FRAUENKÖRPER FRAUENWEISHEIT

Aus dem Englischen übersetzt und für die deutsche
Ausgabe bearbeitet von
Irmgard Hölscher und Sabine Schulte

ZABERT
SANDMANN

2. Auflage 1995
Verlag Zabert Sandmann, München

Titel der amerikanischen Originalausgabe:
Women's bodies, women's wisdom
Bantam Books, New York, July 1994

Lektorat: Sophie von Lenthe, Christine Pfützner
Umschlaggestaltung: ZERO, München
Foto: The Image Bank
Produktion: Peter Karg-Cordes
Satz und Herstellung: Stefan Elsberger, Renate Hausdorf,
Dorle Matussek
Druck und Bindung: Wiener Verlag GmbH, Himberg
Printed in Austria

ISBN 3-924678-69-3

Dieses Buch ist für all die bestimmt, die an die Möglichkeit eines vollen Lebens glauben, unabhängig von gegenwärtigen oder vergangenen Umständen.

Für alle, die wissen, daß Geheimnis, Unsicherheit und Hoffnung zum Alltag gehören.

Für die, die sich nach Gesundheit sehnen und wissen, daß Heilung mehr ist als Medikamente und Techniken.

Dieses Buch ist für alle Ärztinnen, Krankenschwestern, Heilpraktikerinnen, Heilerinnen und Patientinnen bestimmt, die sich offen eingestehen können, wie groß unser Unwissen ist.

Für alle, die wissen, daß es keine vollständige Heilung geben kann, solange das Heilige nicht wieder Eingang in den Alltag findet.

Es ist mit Dankbarkeit den Wissenschaftlerinnen und Heilerinnen aus Vergangenheit, Gegenwart und Zukunft gewidmet, die den Mut zum Glauben nicht verloren haben und ihn sich trotz der abstumpfenden Wirkungen konventionellen Denkens weiterhin bewahren.

Inhalt

Zweiter Teil – Die Anatomie weiblichen Wissens

Einführung

Ärztin, hilf dir selbst!

Als ich 1981 mein erstes Kind bekam, versuchte ich, es voll zu stillen und gleichzeitig mindestens sechzig Stunden in der Woche zu arbeiten. Als Folge zog ich mir eine schwere Mastitis (Brustentzündung) zu, die schließlich zum Funktionsverlust meiner rechten Brust führte. Anstatt bei den ersten Anzeichen der Entzündung ein paar Tage zu Hause zu bleiben, wie ich es jeder Patientin dringend geraten hätte, arbeitete ich weiter, obwohl es mir von Tag zu Tag schlechter ging. Ich fühlte mich hin- und hergerissen: Einerseits hielt ich Muttermilch für die beste Säuglingsnahrung – und daran hat sich bis heute auch nichts geändert –, und ich war fest entschlossen, mein Kind optimal zu versorgen. Also behandelte ich mich selbst mit Antibiotika, weil Kolleginnen oder Kollegen mir das Stillen mit Sicherheit verboten hätten. Andererseits kannte ich das Vorurteil vieler Ärzte, daß Frauen nicht belastbar und zu regelmäßiger Arbeit im Arztberuf unfähig seien, und das wollte ich nicht auf mir sitzen lassen. Ich war damals 31 Jahre alt, arbeitete in einer angesehenen Gemeinschaftspraxis für Gynäkologie und Geburtshilfe mit Kollegen, die ich respektierte, und hatte mich in diesem von Männern dominierten Bereich der Medizin durchgesetzt. Da ich meine Karriere nicht aufs Spiel setzen wollte, arbeitete ich weiter – und mein Gesundheitszustand wurde immer schlechter.

Die Infektion war schließlich so schwer, daß sie auf die üblichen Antibiotika nicht mehr ansprach. Ich wurde immer kränker, bis ich zu guter Letzt eines Nachts hohes Fieber mit Schüttelfrost bekam und phantasierte. Später stellte sich heraus, daß sich die Infektion schon zu diesem Zeitpunkt als Abszeß tief in der Brust abgekapselt hatte. Aber selbst dann arbeitete ich pflichtbewußt weiter. Meiner Meinung nach ließ mir meine Doppelrolle als Mutter und Ärztin keine andere Wahl. In all den Jahren meiner Ausbildung hatte ich gelernt, meine eigenen Bedürfnisse zurückzustellen.

Ich setzte die Selbstbehandlung ein paar Wochen lang fort, bis ich schließlich eines Tages nach der Arbeit (die ich wegen der Schmerzen nur mit Paracetamol und Kodeintabletten durchstand) einen Chirurgen konsultierte. Noch am selben Abend landete ich auf einem Operationstisch, obwohl ich doch gerade das so unbedingt hatte vermeiden wollen.

Der Chirurg sagte meinem Mann, der ebenfalls Arzt ist, der Abszeß unter meiner Brust sei so groß gewesen, daß er sich bereits durch die Brustwand gearbeitet hatte. Einen so schlimmen Abszeß hätte er in seiner dreißigjährigen Praxis noch nie gesehen, und er könnte nicht glauben, daß ich dabei die ganze Zeit weitergearbeitet hätte. Ich hatte den alten Spruch: »Ärztin, hilf dir selbst!« nicht umgesetzt. Es war mir peinlich, daß ich nicht in der Lage gewesen war, mich selbst zu behandeln und daß ich als Ärztin selbst zur Patientin geworden war. Dazu bedrohte die Angst, nicht mehr stillen zu können (meine Milch war durch den Streß bedeutend weniger geworden), mein Selbstbewußtsein als Mutter. Dennoch erinnere ich mich, daß ich auch in dieser Nacht im Krankenhaus entschlossen war, so schnell wie möglich wieder zu arbeiten.

Als ich zwei Jahre später mein zweites Kind bekam, glaubte ich, der damalige Schaden sei behoben, und rechnete nicht damit, auch bei diesem Kind zufüttern zu müssen. Aber wie sich zeigte, konnte meine kleine Tochter keine Milch aus der rechten Brust saugen: Die Infektion hatte die Drüsen in dieser Brust zerstört. Und wieder mußte ich fürchten, mein Kind nicht stillen zu können. Die Bewährungsprobe, die ich mir vor zwei Jahren zugemutet hatte, war auf Kosten meines Körpers gegangen. Ich wußte, daß ich mir mein Verhalten selbst zuzuschreiben hatte, erkannte aber auch, daß diese Vernachlässigung meiner körperlichen Bedürfnisse zutiefst Bestandteil meiner gesamten Erziehung und letztlich meines ganzen Lebens war.

Am dritten Tag nach der Geburt war ich so verzweifelt, daß ich bei LaLeche League International in Chicago anrief. Diese Frauenorganisation war von Müttern ins Leben gerufen worden, die ihre Kinder in einer Zeit stillen wollten, als die Medizin praktisch ausschließlich Fertignahrung propagierte. Heute bietet sie Beratung bei allen Problemen mit dem Stillen an (in der Gynäkologie- und Geburtshilfeausbildung sind Kurse über das Stillen bis heute äußerst selten, und deshalb wissen die meisten Gynäkologen auch längst nicht alles über dieses wichtige Thema). Die Frau, mit der ich sprach, kannte mein Problem aus eigener Erfahrung und sagte, ich könnte auch mit einer Brust stillen, wenn ich bereit wäre, häufiger zu stillen und keine Angst davor hätte, daß diese Brust dann zeitweilig größer wäre als die andere. Dank ihrer Ratschläge konnte ich meine Tochter oft genug stillen, um die Milch nicht versiegen zu lassen. Wenn ich viel Zeit mit ihr verbrachte, hatte ich genug Milch für sie; allerdings mußte ich zufüttern, wenn ich arbeiteten ging. Ich bin der LaLeche League für ihre Beratung heute noch sehr dankbar.

Ich wußte, daß die Brust eine körperliche Metapher für Nähren, Empfangen und Fürsorge ist. Aber in meinem hastigen Bestreben, allen anderen meine Fürsorge zuteil werden zu lassen, hatte ich mich selbst vernachlässigt. Diese rücksichtslose Behandlung hat mein Körper nicht verziehen und mir dadurch etwas Wichtiges mitgeteilt: Körperliche Symptome sind Botschaften, die auf weit mehr hinweisen als auf das unmittelbare gesundheitliche Problem. C. G. Jung hielt Krankheiten für einen Besuch von den Göttern. Ich habe mittlerweile gelernt, daß es sich emotional, physisch und psychisch lohnt, auf die Botschaften des Körpers zu achten.

Rein intellektuell war ich zwar auch schon vorher davon überzeugt gewesen, aber um wirklich heilen zu können, war die eigene Erfahrung nötig. Erst als ich selbst eine schwere Krankheit durchgemacht hatte, konnte ich verstehen, wie es anderen Frauen in gesundheitlichen und anderen Krisensituationen geht. Als übertrieben leistungsorientierte, kerngesunde weiße Frau, die in jeder Hinsicht das männlich dominierte Weltbild umsetzte, konnte ich die Muster nicht erkennen, die mit gesundheitlichen Problemen von Frauen so häufig verbunden sind. Solange ich glaubte, anders zu sein als die anderen Frauen, konnte ich nicht begreifen, daß diese Muster bei sehr vielen Frauen Bestandteil des Bemühens um Ganzheit sind.

Das Private ist politisch

Durch die Geburt meiner Kinder und den täglichen Kampf, Arbeit und Familie unter einen Hut zu bringen, habe ich mich ungeheuer verändert. Nicht aus Büchern und Seminaren, sondern aus eigener Erfahrung lernte ich jetzt, was der feministische Slogan »Das Private ist politisch« bedeutet. Ich lernte, daß es so etwas wie eine Teilzeitmutter nicht gibt. Wenn eine Frau ein Kind bekommt, ist dieses Kind Teil ihres Lebens, und das 24 Stunden am Tag und auf eine Weise, die man nicht erklären kann, sondern selbst erleben muß. Ich wußte nicht, wie weh es tut, das Baby zu verlassen, um zur Arbeit zu gehen. Und ich war auch nicht mehr wie früher der Meinung, Mutterschaft und Versorgung von Kindern sei keine richtige Arbeit.

Berufstätigkeit, das merkte ich sofort, war in vieler Hinsicht unendlich viel leichter als mit zwei kleinen Kindern zu Hause zu sein. In der Praxis konnte ich so viel erledigen! Als gute Tochter des Patriarchats hatte auch ich Effizienz und Produktivität über alles gestellt. Jetzt fragte ich mich, warum es mir eigentlich wichtiger sein sollte, für die körperlichen Bedürfnisse anderer Leute zu sorgen als für meine eigenen und die meiner Kinder. Warum hatte ich immer solche Schuldgefühle, wenn ich mich einmal ausruhte? Sicher, ich hatte viel zu tun, aber warum machte es mir so viel aus, eine halbe Stunde lang auf dem Teppich zu liegen und mit meinen Kindern zu spielen? Warum empfand ich das als Zeitverschwendung? Und warum war die Versorgung von Kindern Frauensache – warum waren meine Kinder in erster Linie *meine* Sache? Mein Mann und ich hatten dieselbe Ausbildung und das gleiche Einkommen. Warum hatte sich sein Leben durch die Geburt der Kinder so wenig verändert und meines so sehr?

Als mir klar wurde, wie stark sich das Familienleben auf mein Wohlbefinden und das anderer Frauen auswirkt, mußte ich alle meine Hypothesen über Erfolg, über Medizin und über mich selbst wieder einmal völlig revidieren. Ich hatte mich bis zur Geburt meines zweiten Kindes nie für eine Feministin gehalten; schließlich hatte ich immer erreicht, was ich wollte. Ich wußte nicht, was »solche« Frauen meinen, wenn sie von den gesellschaftlichen Benachteiligungen der Frauen sprechen. Ich wußte nicht, daß Frauen und Männer unterschiedlich behandelt werden; ich hatte solche Unterschiede nicht bemerkt.

Aber mein gewohntes Leben fiel auseinander, sobald ich feststellen mußte, daß ich jetzt als Ärztin und Mutter in einer Gesellschaft lebte, die Frauen vor die Alternative stellt, sich entweder für eine dieser Rollen zu entscheiden oder in beiden zu versagen. Nichts hatte mich auf diese Situation vorbereitet. Die »Superfrau« machte sich still und leise davon.

Die Einsichten, zu denen mein Brustabszeß den Anstoß gegeben hatte, hatten nicht nur Konsequenzen für meine Gesundheit, sondern auch für meine medizinische Arbeit. Ich überprüfte meine Definition und mein Verständnis von Krankheit. Ich begriff, daß PMS (prämenstruelles Syndrom), Beckenschmerzen, chronische Vaginitis und die anderen Beschwerden meiner Patientinnen oft mit ihrem Lebenskontext zusammenhängen. Fragen nach ihrer Ernährung, ihrer beruflichen Situation und ihren Beziehungen brachten mir oft aufschlußreiche Hinweise über die Ursachen ihrer körperlichen Beschwerden. Mir wurden die Lebensmuster, die hinter diesen Alltagsbedingungen erkennbar waren, plötzlich auf eine nie gekannte Weise bewußt.

Im Laufe der Jahre wurde ich sehr viel sensibler für diese Muster von Gesundheit und Krankheit bei meinen Patientinnen und bei mir selbst und sah schließlich ein, daß es nicht reicht, Gewohnheiten und Ernährungsweisen zu verändern, wenn man langanhaltende Beschwerden wirklich heilen will, sondern daß dazu sämtliche Lebensbereiche berücksichtigt werden müssen. Ich habe in den letzten zehn Jahren viele Frauen behandelt, deren Krankheiten sich nicht allein auf schlechte Ernährung zurückführen lassen und auch nicht einfach durch Medikamente oder Operationen geheilt werden können. Eine makrobiotische Diät oder tägliches Jogging hilft einer Frau nicht, die weiter mit einem Alkoholiker oder Workaholic zusammenlebt oder in der Kindheit Inzest erlebt hat und die damit verbundenen Gefühle verdrängt. Andererseits können aber Veränderungen in der Ernährung und Alternativen zu Medikamenten und Operationen vielen Frauen den Blick für eine neue Betrachtungsweise ihrer Gesundheit schärfen. Eine neue Sichtweise des Körpers und der eigenen Person ist oft der erste Schritt nicht nur zur physischen, sondern zur psychischen, emotionalen und spirituellen Heilung. Von solchen Heilungen wird in diesem Buch häufig die Rede sein.

Die Krankheiten, um die es in den Geschichten dieser Frauen geht, lassen sich wie mein Brustabszeß als Signale zur Umkehr begreifen, die trotz aller Schmerzen den Weg zurück zum Körper weisen und uns bewußt machen, was im Leben wirklich zählt. Meine eigene Krankheit hat mir gezeigt, daß Gesundheit eine Frage des Gleichgewichts ist. Ich hatte meinen Körper und mein inneres Selbst so lange ignoriert, daß ich jetzt in mir selbst nach Antworten auf die Fragen suchen mußte, die gesundheitliche Probleme von Frauen aufwerfen. Da aber die Krankheiten von Frauen auch durch unsere Kultur bedingt sind, in der Frauen dazu erzogen werden, die eigenen Bedürfnisse hinter denen der anderen zurückzustellen, müssen wir unser Denken wie unser Leben radikal verändern, wenn wir gesund werden und gesund bleiben wollen.

»*Women to Women*«

Diese Überlegungen führten dazu, daß ich 1985 die Gemeinschaftspraxis verließ. Ich war entschlossen, eine Praxis zu eröffnen, in der ich neben der medizinischen Versorgung auch meine Erkenntnisse über die Bedeutung von Ernährung und Lebensweise sowie meine Erfahrung als Frau in dieser Gesellschaft nutzbar machen wollte. Mit drei weiteren Frauen eröffnete ich ein Gesundheitszentrum für Frauen. Wir wußten, wie wichtig Alternativen zu den konventionellen Vorsorge- und Behandlungsmethoden sind. Wir wollten mehr als nur Symptome behandeln – wir wollten Frauen helfen, die grundlegenden Bedingungen ihres Lebens zu verändern, die sie krank gemacht hatten. Wir wollten uns nicht damit begnügen, die Situation der einzelnen Patientinnen isoliert zu betrachten und zu ihrer »Privatsache« zu machen, sondern ihnen erklären, daß ihre Verletzungen, ob physisch, psychisch oder spirituell, Bestandteil übergreifender gesellschaftlicher Verletzungen sind, von denen potentiell jede Frau betroffen ist.

Im Dezember 1985 gründeten wir vier – zwei Krankenschwestern und zwei Gynäkologinnen bzw. Geburtshelferinnen in einer Kleinstadt in Maine unser Zentrum »Women to Women«. Es gab keine Vorbilder für das, was wir vor hatten. Einerseits wollten wir uns durchaus auf die konventionelle Medizin stützen, die oft sehr gut helfen kann. Ich kannte viel zuviele Frauen, die es sich fast schon zur Lebensaufgabe gemacht hatten, mit einer Krankheit ohne chirurgische Eingriffe fertigzuwerden, obwohl eine Operation in ihren Fällen die körperliche Heilung wesentlich erleichtert hätte. (Wenn eine Frau sich zu sehr auf die Heilung ihrer Beschwerden konzentriert, hat das oft genug den Sinn, die Beschäftigung mit den Ursachen zu vermeiden. In solchen Fällen kann der Heilungsprozeß selbst zur Sucht werden.) Andererseits wollten wir unseren Patientinnen aber auch zeigen, welches Verhalten der Gesundheit förderlich ist. Wir vier wußten aus eigener Erfahrung, daß die Macht der Gedanken sowie körperliche Symptome schließlich zur Heilung und zu einem tieferen Verständnis unserer selbst und unserer Körper führen können. Diese Erfahrungen wollten wir an unsere Patientinnen weitergeben. Dasselbe Ziel verfolge ich mit diesem Buch.

»Women to Women« war ein Sprung ins kalte Wasser. Wir haben in unserer achtjährigen Arbeit gelernt, wie schwierig es ist, den Schwerpunkt vom Negativen zum Positiven zu verschieben und Frauen die Kraft zu geben, destruktive Verhaltensweisen in solche zu verwandeln, wie sie allgemein mit Gesundheit assoziiert werden. Außerdem haben wir festgestellt, daß auch wir tief eingewurzelte Ängste und Verhaltensweisen besitzen, die unsere Gesundheit zerstören können. Unsere Frustration über die selbstzerstörerischen Angewohnheiten der Patientinnen hat in dem Maße abgenommen, in dem wir begriffen, daß es auch in uns diese Muster gibt. Es hat sich herausgestellt, daß wir an uns selbst, unseren Verhaltensweisen und Kommunikationsformen arbeiten mußten, um unsere Patientinnen medizinisch gut betreuen und selbst für den unaufhörlichen Lernprozeß der medizinischen Praxis offenbleiben zu können. Wir haben daran gearbeitet, die hierarchischen Barrieren zwischen uns und den Patientinnen abzubauen, so daß sie bewußt an ihrer Heilung mitarbeiten und zum Beispiel selbst eine geeignete Diät oder Kombination ganzheitlicher Behandlung entwickeln können. Wir wollten keine »Halbgöttinnen in Weiß« sein. Seit 1986 werden wir von einer Psychotherapeutin beraten, mit deren Hilfe wir gelernt haben, bei Besprechungen und bei der Festlegung von Aufgaben, Schichten, Bereitschaftsdiensten und Urlaub ehrlicher miteinander umzugehen und unsere wahren Gefühle nicht mehr hinter der anerzogenen »Nettigkeit« zu verbergen.

Gesundheit schaffen

In den ersten fünf Jahren unserer Arbeit hat sich gezeigt, daß unser Instinkt nicht getrogen hatte: Der Gesundheitszustand einer Frau hängt in der Tat vollständig von der Kultur, in der sie lebt, von ihrer gesellschaftlichen Position sowie von ihrem individuellen Lebensstil ab. In der medizinischen Ausbildung wird dieser Zusammenhang, der für uns mittlerweile so klar erkennbar ist, nicht berücksichtigt.

Aber die Einsicht in den Zusammenhang zwischen dem gesellschaftlichen Kontext, in dem eine Frau lebt, und ihrer Gesundheit, war nur der erste Schritt bei der Entwicklung eines neuen Modells weiblicher Gesundheitsfürsorge. Im zweiten Schritt ging es darum, die Gesundheit von Frauen durch aktive Veränderung ihrer (und unserer) Lebensumstände zu fördern.

1991 haben wir eine Art Glaubensbekenntnis für unser Zentrum formuliert: »Wir verpflichten uns, Gesundheit, Freiheit und Ausgeglichenheit auf allen Ebenen zu leben, hervorzubringen und zu genießen. Wir stellen pädagogische und medizinische Dienstleistungen zur Verfügung, die Klientinnen und Patientinnen dabei helfen, aus eigener Kraft ebenfalls nach diesen Prinzipien zu leben.« Dieses »Glaubensbekenntnis« macht mir immer wieder Mut. Es ist eine Vision, bei der es nicht auf Vollkommenheit ankommt. Sie erfordert, daß wir unser Bestes geben und uns klarmachen, daß niemand unser Leben *für* uns regeln kann. Das können wir nur selbst, jede für sich und ganz bewußt. Natürlich ist das nicht leicht. Wir alle brauchen dabei Hilfe und Unterstützung. »Women to Women« hat Tausenden von Frauen diese Hilfe und Unterstützung geben können. Es ist ein Ort, wo jede Frau ihre Geschichte erzählen und ihre Verletzung heilen kann. Ich wünsche mir, daß auch ›Frauenkörper, Frauenweisheit‹ mit seinen Berichten über die Heilung von Frauen aus dem Patientinnen- und Kolleginnen-, dem Familien- und Freundinnenkreis Hilfe und Unterstützung sein kann. Die Frauen, die hier zu Wort kommen, haben ihre Stimme wiedergewonnen und damit begonnen zu heilen und Tag für Tag für ihre Gesundheit zu sorgen. Gemeinsam sind sie Teil eines umfassenden weiblichen Bewußtseins. Sie formulieren unsere wahren Bedürfnisse und unsere wahre Identität und nehmen für sich Weiblichkeit und die Möglichkeit, auf unsere ganz ureigene Weise weiblich sein zu können, in Anspruch.

Die Geschichten werden in den eigenen Worten und Bildern der Frauen erzählt und schildern weibliche Rituale, die zwar oft individuell entwickelt wurden, aber dennoch für alle Frauen wichtige Themen berühren. Ich hoffe, daß diese Geschichten die Leserinnen inspirieren ihre Lebensgeschichte – nicht nur ihre Krankheitsgeschichte – auf neue Weise zu reflektieren. Ich hoffe, es regt dazu an, die eigene Lebens- und Krankheitsgeschichte aufzuschreiben und dabei darauf zu achten, welche Muster und Verbindungen erkennbar werden. Auch Sie als Leserin können heilen, wenn Sie Ihr Leben überprüfen, »benennen« und schließlich »zurückfordern«.

Aus diesen Geschichten werden Sie auch lernen, auf Ihren Körper zu hören und seiner Weisheit zu vertrauen, so daß schließlich physisches und psychisches Wohlbefinden entsteht. Medizinisch gesehen, geht es in diesem Buch um weibliche Gesundheit, um den weiblichen Körper und um die weiblichen Organe. Ich erläutere Krankheiten, Beschwerden und Störungen der weiblichen Organe und ihrer Funktionen und mache Vorschläge für die Heilung. Aber an erster Stelle geht es mir um Informationen über das »Innere« von Frauen. Mit der Hilfe meiner Beraterinnen, Kolleginnen und vor allem meiner Patientinnen möchte ich die leise, kluge Stimme der Intuition, des eigenen Körpers wecken, die wir dank unserer Gesellschaft mit ihren Krankheiten, Fehlinformationen und Fehlfunktionen zu ignorieren gelernt haben.

Heute entwickeln Frauen in der ganzen Welt neue Vorstellungen von weiblicher Gesundheit und weiblichem Wohlbefinden – und von weiblicher Identität. Kern dieser Vorstellungen ist, daß wir dem vertrauen, was wir »in unseren Knochen« spüren: daß der Körper unser Verbündeter ist und uns immer die Richtung weist, in die wir gehen müssen.

Ich wünsche mir, daß ›Frauenkörper, Frauenweisheit‹ auf diesem Weg Rat und Hilfe geben kann.

Erster Teil

Von der äusseren Kontrolle zur inneren Stimme

Erstes Kapitel

Der patriarchalische Mythos und das Suchtsystem

Das Bewußtsein bestimmt den Körper. Der Körper ist ein dynamisches Energiesystem, das durch Ernährung, Beziehungen, Erbmasse, Kultur und dem Zusammenspiel aller damit zusammenhängenden Faktoren und Aktivitäten beeinflußt wird. Wir wissen heute immer noch so gut wie nichts darüber, wie die körperlichen Systeme miteinander interagieren, von den Interaktionen mit den Körpersystemen anderer ganz zu schweigen. Trotzdem ist mir in meiner fast zwanzigjährigen Praxis klargeworden, daß eine Heilung für Frauen erst nach einer kritischen Überprüfung und Veränderung der Überzeugungen und Annahmen möglich ist, die unbewußt durch die Gesellschaft vermittelt und verinnerlicht werden. Um den Zugang zur Weisheit des Körpers und der darin verwurzelten Fähigkeit zur Heilung wiederzufinden, ist es erforderlich, die gesellschaftlichen Einflüsse zu durchschauen, die unsere Einstellung zum Körper und zur Medizin geprägt haben.

Die kulturelle Überlieferung

Die westliche Zivilisation basiert seit fünftausend Jahren auf dem Mythos des Patriarchats, auf der Herrschaft der Männer und Väter. Wenn, wie Jamake Highwater meint, »sämtliche menschlichen Überzeugungen und Aktivitäten eine mythologische Basis haben«, dann muß in einer Kultur, die wie die unsere »vom Vater regiert« wird, auch die Einstellung zum weiblichen Körper, ja das gesamte medizinische System männlich dominierten Regeln unterworfen sein.[1]

Auch wenn das Patriarchat nur eines von vielen gesellschaftlichen Systemen ist, läßt sich die Gesellschaft erst dann wirklich verändern, wenn wir innerhalb der bestehenden Gesellschaft die eigene Gesundheit wiedergefunden haben. Ich habe im Kreißsaal immer wieder erlebt, wie Frauen nach der Geburt einer Tochter zu ihrem Mann sagten: »Es tut mir ja so leid, Schatz.« Sie entschuldigt sich dafür, daß sie keinen Sohn geboren haben. Diese Selbstentwertung einer Frau, die sich für das Produkt von neun Monaten Schwangerschaft, Wehen und Geburt entschuldigt, ist erschütternd. Aber auch mir sind diese Entschuldigungen, die ihren Ursprung im kollektiven Unbewußten haben, nach der Geburt meiner zweiten Tochter spontan in den Kopf gekommen. Auch wenn ich sie nicht ausgesprochen habe, waren sie doch unaufgefordert da. Damals habe ich erkannt, wie alt und wie tief verwurzelt die Ablehnung des Weiblichen bei Männern und Frauen gleichermaßen ist.

In unserer Kultur wird Mädchen früh vermittelt, daß sie sich ständig für ihre Existenz, ihren Körper und ihre Weiblichkeit entschuldigen müssen. Wie auffallend häufig Frauen sich entschuldigen, kann man täglich beobachten. Neulich sah ich, wie ein Mann auf dem Bürgersteig versehentlich mit einer Frau so zusammenstieß, daß ihr die Einkaufstüte aus der Hand fiel. Schuld an dem kleinen Zusammenstoß war er, aber entschuldigt hat *sie* sich. Die meisten Frauen sind im tiefsten Inneren davon überzeugt, sie müßten ihr Dasein rechtfertigen, denn, wie Anne Wilson Schaef schreibt, »die Tatsache, als Frau geboren zu sein, ist die Erbsünde, die sich mit guten Werken nicht abbüßen läßt«.[2] Kein akademischer Titel und keine noch so ausgezeichnete Leistung kann daran etwas ändern. Eine Gesellschaft, in der sich Frauen von der Stunde ihrer Geburt an für ihre bloße Existenz entschuldigen müssen, wird kaum ein medizinisches System hervorbringen, das die Weisheit des »zweitklassigen« weiblichen Körpers anerkennt. Und so verkündet das Patriarchat lautstark die Botschaft von der Minderwertigkeit des weiblichen Körpers und der Notwendigkeit seiner Beherrschung.

In unserer Kultur wird routinemäßig verleugnet, daß das Geschlechterverhältnis alle Bereiche des Lebens durchdringt. Erst in meiner medizinischen Praxis habe ich erlebt, wie verbreitet Mißbrauch und Mißhandlung von Frauen ist, ob offen oder verdeckt. Und ich habe auch festgestellt, daß dies die Voraussetzungen für die Erkrankungen des weiblichen Körpers schafft. Die folgenden Zahlen sprechen für sich: Eine Untersuchung von Dr. Gloria Bachmann hat ergeben, daß in den Vereinigten Staaten schätzungsweise bis zu 38 Prozent aller erwachsenen Frauen als Kinder sexuell mißbraucht worden sind. Berücksichtigt man, daß die Behörden nur von 20 bis 50 Prozent aller Fälle überhaupt erfahren, weil sexueller Mißbrauch von Kindern häufig gar nicht angezeigt wird, ist es durchaus wahrscheinlich, daß die Zahl noch sehr viel höher liegt. Nach Schätzungen des FBIs liegt das Risiko einer Vergewaltigung für Frauen in den USA bei eins zu drei und das Risiko verheirateter Frauen, mindestens einmal in ihrer Ehe vom Ehemann mißhandelt zu werden, bei eins zu zwei. Dr. Leah Dickstein hat festgestellt, daß bei schwarzen Frauen jeder zweite und bei weißen jeder vierte Selbstmordversuch auf Mißhandlung in der Ehe zurückgeht. Und weltweit sterben laut Lori Hesse vom World Watch Institut viermal mehr Mädchen an Unterernährung als Jungen, weil männliche Kinder bei der Ernährung bevorzugt werden. Dem UN-Bericht über den Status von Frauen kann man entnehmen, daß Frauen weltweit zwei Drittel der gesamten Arbeiten für ein Zehntel des gesamten Lohnes leisten, aber weniger als ein Hundertstel des gesamten Vermögens besitzen. Die bahnbrechende Untersuchung der Vereinigung amerikanischen Frauen an der Universität (American Association of University Women) über die Geschlechterdiskriminierung an US-amerikanischen Schulen hat eine frühere Untersuchung von Sadkers bestätigt, nach der Jungen vom Lehrpersonal fünfmal häufiger beachtet und achtmal häufiger aufgerufen werden als Mädchen.[3]

Suchtverhalten als Konsequenz des patriarchalischen Systems

Das jüdisch-christliche Weltbild, die Basis der westlichen Kultur, sieht im weiblichen Körper und in der weiblichen Sexualität, symbolisiert in der Person Evas, die Ursache für den Sündenfall der Menschheit. Jahrtausendelang wurden Frauen geschlagen, mißbraucht, verbrannt und aller möglichen und unmöglichen Übel verdächtigt, und das nur aus dem Grund, weil sie Frauen waren. Wir vergessen in unserer schnellebigen Zeit allzu leicht, daß sich Frauen das Wahlrecht erst 1920 erkämpft haben.

Simone de Beauvoir schrieb 1953 in ihrem Buch ›Das andere Geschlech‹: »Der Mann ist gut beraten, wenn er die Gesetze, die er macht, einem Gott zuschiebt. Besonders in Anbetracht der unumschränkten Herrschaft, die er über die Frau ausübt, kann es nur von Vorteil für ihn sein, wenn diese Autorität ihm von einem höchsten Wesen übertragen wird. In vielen Religionen – bei den Juden wie bei den Moslems oder bei den Christen – wird der Mann durch göttliches Recht zum Herrn erklärt: die Gottesfurcht der Unterdrückten wird ihre Empörung schon im Keim ersticken.«[4] Der Glaube, daß Männer dazu bestimmt sind, über Frauen zu herrschen, hat die westliche Kultur zutiefst geprägt.

Die patriarchalische Gesellschaftsstruktur fordert von Frauen, den zweitklassigen Mitgliedern der Gesellschaft, ihre Hoffnungen und Träume zu ignorieren oder zugunsten von Mann und Familie aufzugeben. Aus dieser systematischen Unterdrückung und Verleugnung des Bedürfnisses nach Selbstausdruck und Selbstverwirklichung ist ungeheures psychisches Leid entstanden. Es ist eine alte weibliche Tradition, die Konfrontation mit diesem Leid durch Suchtmittel und Suchtverhalten zu vermeiden. Das Suchtverhalten wiederum hat einen endlosen Kreislauf von Mißbrauch und Mißhandlung zur Folge, an dessen Aufrechterhaltung wir selbst beteiligt sind. Eine Frau, die mißbraucht wird oder sich selbst schlecht behandelt, wird krank. Ihre Krankheit wird dann von einem patriarchalischen Medizinsystem behandelt, das den weiblichen Körper mißachtet. Frauen werden oft genug schlecht oder doch schlechter als Männer versorgt, selbst wenn die Krankheiten identisch sind, was dann dazu führt, daß ihre Krankheiten schlimmer werden oder sich zu chronischen Beschwerden entwickeln, die mit den traditionellen Methoden nicht mehr zu behandeln sind. Das ist der Kreislauf, der typisch ist für unsere gegenwärtige medizinische Versorgung.

Anne Wilson Schaef schreibt: »Alles kann süchtig machen, Substanzen (zum Beispiel Alkohol) genauso wie Prozesse (zum Beispiel Arbeit), weil es bei der Sucht darum geht, einen Puffer zwischen sich und die Wahrnehmung der eigenen Gefühle zu schieben. Mit der Betäubung durch die Sucht wird der Kontakt zum eigenen Wissen und Fühlen verhindert.«[5] Allerdings, und das ist gut zu wissen, stellt das Eingeständnis und der Ausdruck des psychischen Leidens *augenblicklich* den Kontakt zu den Gefühlen wieder her und ermöglicht es, sie als inneres Orientierungssystem zu benutzen. Wir brauchen also einen anderen medizinischen Ansatz, der den ersten Schritt zur Heilung im Kontakt zum psychischen Leiden sieht.

Die Einsicht, daß Sucht und Patriarchat miteinander verbunden sind, hat mir entscheidend geholfen, die Muster zu begreifen, die den verbreiteten Frauenkrankheiten zugrunde liegen. Leider haftet dem Begriff »Patriarchat« immer noch die Vorstellung an, die Männer seien an allem schuld. Schuldzuweisungen zählen aber zu den Verhaltensweisen, welche die Befreiung aus ungesunden Systemen verhindern. Solange ein Geschlecht dem anderen die Schuld gibt, werden sich weder Frauen noch Männer noch die Gesellschaft an sich verändern und genesen. Wir müssen aufhören, Schuld zuzuweisen, wenn wir uns verändern wollen. Suchtverhalten und Suchteinstellungen, mit denen unser System aufrechterhalten wird, gibt es bei beiden Geschlechtern. Schaefs Neudefinition des Patriarchats als Suchtsystem trägt deshalb zu einem besseren Verständnis der gesellschaftlichen Probleme bei,[6] weil dadurch deutlich wird, daß die gesellschaftliche Struktur, an deren Aufrechterhaltung *beide* Geschlechter voll beteiligt sind, auch beiden Geschlechtern schadet. Die Bedeutung des Feminismus und seiner Erkenntnisse werden von Anne Wilson Schaefs Definition des Patriarchats als Suchtsystem nicht in Frage gestellt (siehe 15. Kapitel, Zwölf Schritte zur Heilung). Ich persönlich schließe mich Sonja Johnsons Definition des Feminismus an, weil sie die Utopie der Heilung einbezieht: »Im Feminismus artikuliert sich die alte, geheime Kultur und Philosophie, deren Basis die Werte sind, die das Patriarchat als ›weiblich‹, etikettiert, die aber unabdingbar zur vollen Menschlichkeit gehören. Zu den Prinzipien und Werten des Feminismus, die sich am deutlichsten von denen des Patriarchats unterscheiden, zählen universelle Gleichheit, gewaltfreie Problemlösung und Zusammenarbeit mit der Natur, mit anderen Menschen und anderen Arten.«[7]

Grundlegende Überzeugungen im Suchtsystem

Ich fordere Sie auf, sich über Ihre eigene Rolle im Suchtsystem klarzuwerden. Je bewußter Sie sich Ihrer Rolle in diesem Kreislauf werden, desto mehr wird diese Erkenntnis sowohl Ihre individuelle Gesundheit als auch die unserer Gesellschaft positiv beeinflussen. Die kulturellen Vorstellungen von Gesundheit und vom weiblichen Körper, die ich im folgenden beschreibe, sollen Sie anregen, Ihnen helfen, sich Ihres Körpers und Ihrer Gesundheit bewußt zu werden.

Erste Überzeugung: Die Krankheit ist der Feind

Suchtgesellschaften werden oft als Gesellschaftssysteme beschrieben, die sich entweder auf den Krieg vorbereiten oder vom Krieg erholen. Zerstörung und Gewalt gelten mehr als Zuwendung und Frieden. Da Geld in unserer Kultur als Gradmesser für den gesellschaftlichen Wert gilt, genügt ein Blick auf die Rüstungsausgaben, um die Werte unserer Gesellschaft zu erkennen: Von dem Geld, das in einer Minute für Waffen ausgegeben wird, könnten zweitausend unterernährte Kinder ein Jahr lang leben, und für den Preis eines einzigen Panzers könnte man für dreißigtausend Schülerinnen und Schüler Schulen bauen.[8]

Ähnliches gilt für den medizinischen Bereich: Die etablierte Medizin betrachtet den Körper nicht als ein natürliches System, das homöostatisch zur Gesundheit tendiert, sondern als Kriegsschauplatz. In der medizinischen Fachsprache wimmelt es von militärischen Metaphern. Eine Krankheit oder ein Tumor gilt als »Feind«, der unter allen Umständen »besiegt« werden muß. Wenn überhaupt, dann erkennen nur sehr wenige Medizinerinnen und Mediziner in der Krankheit einen Boten, dessen Nachrichten entziffert werden müssen. Die militaristische Sprache wird selbst auf das Immunsystem angewandt, das für das Gleichgewicht unseres Körpers zuständig ist, was sich an Begriffen wie »Killer«-T-Zellen ablesen läßt. Vor kurzem sagte ein Röntgenologe bei einer Tumorkonferenz in unserem Zentrum: »Die Waffen, mit denen wir diesen Bereich (in diesem Fall das Becken) bis jetzt bekämpft haben, haben die Krankheit nicht daraus vertreiben können.«

Meiner Meinung nach ist die Vorliebe für Medikamente und chirurgische Eingriffe in der Medizin Bestandteil der aggressiven patriarchalen oder suchthaften Einstellung zur Krankheit. Die »massiven Eingriffe« mit Medikamenten, Chemotherapie und Bestrahlung werden natürlichen und ungiftigen Behandlungsmethoden meist vorgezogen. Natürliche Behandlungsmethoden, die wie etwa das Handauflegen ohne Medikamente auskommen, werden trotz aller nachgewiesenen Erfolge ignoriert.[9] Ergänzende Behandlungsmethoden werden lächerlich gemacht; Untersuchungen, die ihren Wert nachweisen, nicht zur Kenntnis genommen. Ein klassischer Fall einer solchen ignorierten Untersuchung (und es gibt viele) ist eine Studie über die Auswirkungen des Gebets. Es handelte sich in jeder Beziehung um einen Doppelblindversuch: Weder die Ärzte noch die Krankenschwestern noch die Patienten wußten, für wen gebetet wurde. Aber das Risiko von Herzversagen, Infektionen und Lungenentzündung sank bei den Patientinnen und Patienten auf einer Intensivstation für Herzkranzgefäßerkrankungen deutlich, für die eine Gruppe von Menschen betete, ohne sie zu kennen; sie mußten seltener an Herz-Lungen-Maschinen angeschlossen werden und waren seltener auf künstliche Beatmung und Diuretika angewiesen als die Patienten auf der Station, für die nicht gebetet wurde.[10]

Wenn dieselbe überzeugende Wirkung bei einem Medikament nachgewiesen worden wäre, hätte man die Weigerung, es einzusetzen, als unmoralisch verurteilt. Die in dieser Studie nachgewiesene Wirkung von Gebeten, die dazu noch keinerlei Nebenwirkungen haben, hätte jeden echten Wissenschaftler faszinieren und den Wunsch wecken müssen, das Material und seine Konsequenzen weiter zu untersuchen. Aber kaum zwei Stunden, nachdem Dr. Bernie Siegel den Aufsatz im Arztzimmer seines Krankenhauses ans Schwarze Brett geheftet hatte, hatte schon jemand »Blödsinn« quer über die Titelseite geschrieben.

Das Suchtsystem geht davon aus, daß der Körper dem Intellekt und dem von ihm diktiert Geboten der Vernunft untergeordnet ist. Es lehrt uns, Phänomene wie Müdigkeit, Hunger, Unbehagen zu ignorieren, genau wie den Wunsch, andere zu versorgen und ihnen Zuwendung zu geben. Es erzieht uns, den Körper als Gegner zu sehen, vor allem dann, wenn er uns etwas mitteilt, was wir nicht hören wollen. In unserer Kultur wird oft versucht, den Boten (den Körper) für die Botschaft zu verurteilen. Aber der Körper ist das beste Gesundheitssystem, das es gibt – falls wir lernen, ihn zu verstehen.

Zweite Überzeugung: Die Medizin ist allmächtig

Die Medizin, so haben wir gelernt, erhält die Gesundheit. Wenn wir uns Sorgen um den Körper und die Gesundheit machen, gehen wir zum Arzt. Man hat uns den Mythos vom Halbgott in Weiß beigebracht: Ärzte wissen mehr über unseren Körper als wir, sie kennen das Mittel zur Heilung. Wenn ich meine Patientinnen frage, was in ihrem Körper geschieht, höre ich denn auch oft: »Das müssen Sie doch wissen – Sie sind doch Ärztin!« Für viele Frauen sind Ärztinnen und Ärzte Autoritätsfiguren, die auf der gleicher Stufe stehen wie Ehemänner und Priester. Aber trotzdem weiß jede Frau mehr über sich als irgend ein anderer Mensch.

Das ambivalente Verhältnis von Frauen zu ihrem Körper und ihrem eigenen Urteil fordert einen hohen psychischen Preis. Neulich sagte eine Patientin: »Ich habe kein Vertrauen zu Ärzten. Die ganze Medizin ist mir nicht geheuer. Aber ich bin trotzdem davon besessen und muß immer unbedingt wissen, was mit mir los ist. Ich gehe oft zum Arzt, weil ich etwas wissen will, und dann bin ich wütend, weil ich mit Medikamenten oder Operationen abgespeist werde.« Andere Frauen klammern sich an die Überzeugung, daß nur Medikamente oder Operationen wirklich helfen können, und lehnen alle alternativen Behandlungsmethoden ab. Immer aber gilt, daß die meisten Frauen in der einen oder anderen Form gelernt haben, die Antwort auf ihre gesundheitlichen Fragen außerhalb der eigenen Person zu suchen. Wir leben in einer Gesellschaft, in der sogenannte Experten unser eigenes Urteil in Frage stellen und abwerten, in der die Fähigkeit zur Selbstheilung und Gesundheitsvorsorge ohne ständige Hilfe von außen weder respektiert noch ermutigt, sondern fast immer geleugnet wird.

In meiner Ausbildung als Ärztin habe ich gelernt, mich als allwissende, paternalistische Expertin darzustellen. Umgekehrt wird die Öffentlichkeit im Glauben gehalten, Ärztinnen und Ärzte seien Vorbilder für ein gesundes Verhalten. Meine Patientinnen erwarten zum Beispiel ständig Vorwürfe von mir, wenn sie den jährlichen Abstrich zur Krebsdiagnostik versäumen – dabei passiert mir das gelegentlich selbst. Eine Untersuchung von der Universität von Kalifornien hat ergeben, daß etwa 50 Prozent aller Ärztinnen und Ärzte selbst keinen Hausarzt haben – obwohl alle Ärzte das so dringend anraten. 20 Prozent treiben keinerlei Sport, nur sieben Prozent glauben, daß sie »zuviel« Alkohol trinken, und von den Ärztinnen führen nur 50 Prozent die empfohlene monatliche Selbstuntersuchung der Brüste durch.[11] Dennoch legen so viele Menschen die Verantwortung für ihre Gesundheit in die Hände dieser sehr mangelhaften Vorbilder für eine gesunde Lebensführung.

Außerdem konzentriert sich dic Medizin extrem stark auf die Pathologie. Gesunde Menschen werden von der Forschung so gut wie nie untersucht, und wenn Patienten mit chronischen oder tödlichen Krankheiten sich wieder völlig erholen und die statistische medizinische Prognose widerlegen, wird meist auf eine falsche Diagnose geschlossen und nicht wirklich untersucht, warum diese Patienten wieder gesund geworden sind.[12] Im Studium habe ich an Leichen und Kranken geübt und gelernt, alles zu berücksichtigen und vorwegzunehmen, was es an negativen Krankheitsfolgen nur geben kann. In der Geburtshilfeausbildung hat man uns beigebracht, man könne immer nur rückblickend von einer »normalen« Geburt sprechen, da während einer Geburt in jedem Augenblick und ohne Vorwarnung ständig Katastrophen auftreten könnten. Akzeptiert man diese Art der Ausbildung, ohne sie kritisch zu hinterfragen, dann entstehen sich selbst erfüllende Prophezeiungen, die schließlich zu einer hohen Zahl von Zangengeburten und Kaiserschnitten führen.

Unsere Gesellschaft hat uns beigebracht, daß medizinische Technologie und medizinische Untersuchungen unsere Rettung sind und daß es möglich ist, jede Variable zu kontrollieren und zu quantifizieren. Wenn wir nur noch mehr Daten aus noch mehr wissenschaftlichen Untersuchungen hätten, dann könnten wir die Gesundheit optimieren, Krankheiten heilen und (wenn wir nicht gestorben sind) immer weiterleben. Wir setzen ein Mehr an Aktivitäten häufig mit einem Mehr an Versorgung gleich. Und wir glauben, die Lösung sämtlicher Probleme mit dem nötigen Geld »kaufen« zu können. Auch hier wieder ignorieren wir das innere Orientierungssystem und die Fähigkeit zur Selbstheilung.

Medizinerinnen und Mediziner lassen einen Labortest nach dem anderen machen, weil sie Unsicherheit fürchten. In ihrer Ausbildung haben sie gelernt, daß Unsicherheit nicht tolerierbar ist. Je mehr Informationen sie haben, desto sicherer glauben sie sich ihrer Diagnose, selbst dann, wenn das Vertrauen in die Information gar nicht gerechtfertigt ist. Umgekehrt können die »Verbraucher« im Bereich der medizinischen Versorgung Unsicherheit genauso schlecht ertragen wie Ärztinnen und Ärzte und wollen alles »genau« wissen. Aber bei Herpes genitalis zum Beispiel gibt es auf Fragen wie: »Wie habe ich das bekommen? Woher weiß ich, ob ich andere nicht damit anstecke?« keine absolut gültigen Antworten.

Dritte Überzeugung: Der weibliche Körper ist nicht normal

Im Patriarchat oder Suchtsystem gilt der männliche Körper als Norm. Die meisten Frauen haben deshalb die Vorstellung verinnerlicht, daß mit ihrem Körper grundlegend etwas »nicht stimmt«, und glauben, sie müßten ihren Körper auf allen möglichen Ebenen bewußt kontrollieren, da sein natürlicher Geruch und seine natürliche Form schlicht unakzeptabel seien. Der weibliche Körper gilt als von Grund auf »schmutzig« und muß ständig »frischgemacht« werden, um keinen »Anstoß« zu erregen. Obwohl Frauen mehr Körperfett haben als Männer und dazu dank der qualitativ besseren Ernährung in den letzten Jahrzehnten heute größer und schwerer sind als ihre Mütter und Großmütter, wiegen Mannequins, die das gesellschaftliche Schönheitsideal verkörpern, im Durchschnitt 17 Prozent weniger als etwa die durchschnittliche Amerikanerin – kein Wunder, daß Magersucht und Bulimie (Eß/Brechsucht) bei Frauen zehnmal häufiger ist als bei Männern, mit steigender Tendenz.[13]

Die Entwertung des weiblichen Körpers hat dazu geführt, daß viele Frauen Angst vor ihrem Körper und den natürlichen Körperprozessen haben oder sich sogar davor ekeln. Manche wagen es zum Beispiel selten oder gar nicht, ihre Brüste anzufassen. Da die weibliche Brust für Männer so erotisch ist, setzen sie die Berührung der eigenen Brust fast schon mit Masturbation gleich – ein weiteres Zeichen dafür, in welchem Ausmaß wir den Männern die Herrschaft über unsere Körper zugestehen.

Nicht nur für die Frauen selbst, auch für die Medizin sind normale weibliche Körperfunktionen wie Menstruation, Klimakterium und Geburt krankhafte Zustände, die behandelt werden müssen. Anscheinend verinnerlichen wir die Vorstellung von unserem Körper als Gefahrenquelle schon früh und bereiten damit den Boden für unsere zukünftige Beziehung zu unserem Körper. Der Körper wird in unserer Gesellschaft schon vor der Geburt zum Objekt der Medizin, und da ist es kein Wunder, daß die meisten kein Vertrauen zu ihrem Körper haben.

Unsere Kultur fürchtet sämtliche natürlichen Prozesse: Gebären, Sterben, Heilen, Leben. Diese Furcht wird täglich neu bekräftigt. Meine siebenjährige Tochter, die mit ihrem Vater im Garten Holz zerkleinerte, kam plötzlich schreiend ins Haus gelaufen und hielt mir ihren blutenden Finger hin. Sie hatte sich an einem scharfen Grashalm geschnitten. Als ich den Finger unter kaltes Wasser hielt und sagte, es sei nur ein unbedeutender kleiner Schnitt, meinte sie: »Es hat erst weh getan, als ich Angst bekommen habe.« Damit hat sie meiner Meinung nach eins der Grundprinzipien des Heilens formuliert.

Die geradezu kultische Verehrung der »objektiven« Wissenschaft in unserer Gesellschaft hat dazu geführt, daß wir glauben, »Wissenschaft« sei mit Wahrheit identisch und könne uns retten. Aber die Wissenschaft, wie sie heute praktiziert wird, ist ein gesellschaftlich konstruiertes Ritual, das sämtliche Vorurteile des Suchtsystems einbezieht. Es gibt keine wirklich objektiven Daten. Die Gesellschaft setzt die Schwerpunkte und legt fest, welche Untersuchungsergebnisse relevant und welche irrelevant sind. Niemand ist wirklich frei von solchen gesellschaftlichen Vorurteilen; heilige Kühe gibt es überall. Der Diskussionsleiter bei einem Ärztekongreß hat einmal treffend festgestellt: »Das menschliche Gehirn hat sich zu einem Organ mit erstaunlichen Immunisierungskräften gegen neue Ideen entwickelt.«

Viele der routinemäßig durchgeführten Untersuchungs- und Behandlungsmethoden des weiblichen Körpers basieren keineswegs auf wissenschaftlichen Ergebnissen, sondern auf Vorurteilen über die angeborene Fähigkeit zur Selbstheilung oder entspringen alten, emotional gefärbten Frauenbildern. Ein Beispiel dafür ist der routinemäßige Dammschnitt bei der Entbindung (bei dem in das Gewebe zwischen Vagina und Rektum ein Schnitt gemacht wird, angeblich, um mehr Raum für den Kopf des Säuglings zu schaffen). Neuere Untersuchungen haben gezeigt, daß dieser Eingriff zu hohem Blutverlust und starken Schmerzen führt und das Risiko chronischer Verletzungen des Beckenbodens erhöht. Genau darauf haben Hebammen seit Jahren immer wieder hingewiesen. Dennoch wird dieser Eingriff weiter bei Entbindungen durchgeführt, und zwar mit der Begründung, daß er den Beckenboden vor Verletzungen *schützt*.[14]

Die eigene Autorität wiedergewinnen

Echte Wissenschaft basiert auf Beobachtung und Experimenten sowie einer ständigen Korrektur von Denkprozessen und Überzeugungen auf der Grundlage empirischer Ergebnisse. Dasselbe gilt für das Vertrauen in die innere Stimme. Die Erkenntnis, daß keine wissenschaftliche Untersuchung wirklich exakt erklären kann, wie und warum sich mein Körper so verhält, wie er es tut, hat mich im Grunde sehr gestärkt, weil sie bedeutet, daß man sich letztlich auf die innere Stimme und die eigenen Gefühle verlassen muß. Schließlich gibt es in jedem Menschen eine Vielzahl von Prozessen, die ausschließlich individuell sind und die es vor ihm so noch nie gegeben hat und nach ihm nicht mehr geben wird. Die Wissenschaft muß endlich eingestehen, wie viel sie noch nicht weiß, und Platz für das Geheimnis, für das Wunder und die Weisheit der Natur lassen.

Mein Vater sagte immer: »Gefühle sind Tatsachen und müssen berücksichtigt werden.« Aber im Studium habe ich schnell erkannt, daß Gefühle, Intuition, Spiritualität und alle Lebenserfahrungen, die sich logischen und rationalen Erklärungen entziehen, nicht zählen und ignoriert werden. Das Suchtsystem fürchtet emotionale Reaktionen und verlangt, daß wir unsere Gefühle beherrschen, weil es den Kontakt zu ihnen verloren hat. Der weibliche Körper, seit jeher mit dem zyklischen natürlichen Rhythmus von Ebbe und Flut assoziiert, gilt als besonders emotional und von daher besonders beherrschungsbedürftig. Unsere Gesellschaft funktioniert auf eine Weise, die uns daran hindert den Kontakt zu unserem intuitiven Wissen und zu unseren Gefühlen aufzunehmen.

Das Suchtsystem bringt Menschen im allgemeinen und Frauen im besonderen in eine defensive Position und führt zu negativem Handeln. Stelle ich zum Beispiel bei der Untersuchung einer Schwangeren erhöhte Blutzuckerwerte fest, verteidigt sie sich fast schon automatisch wegen ihrer Eßgewohnheiten. Obwohl fast alle Schwangeren ein Bedürfnis nach Süßem haben, behauptet sie, sei hätte keinerlei nährstoffarme und zuckerreiche Lebensmittel gegessen, weil sie sich schämt, daß ich sie beim Naschen »erwischt« habe. Sie glaubt, ihr Körper hätte sie durch die Blutzuckerwerte »verraten«. Für mich bedeutet das, daß ich zunächst in mühsamer und zeitraubender Arbeit ihre Abwehr überwinden muß, bevor ich ihr erklären kann, wie sie sich und das Baby gesund ernährt und welche Möglichkeiten es gibt, ungesunde Kost durch gesunde zu ersetzen. Es wäre viel sinnvoller, wenn ich diese Zeit für ein Gespräch über allgemeine Fragen zu ihrer Gesundheit benutzen könnte.

Körper und Geist zahlen einen hohen Preis, wenn wir uns diese kulturell erworbenen Gewohnheiten nicht bewußt machten. Sie verhindern den Kontakt zur inneren Stimme und den Gefühlen und halten uns so in einem schmerzhaften Zustand, der sich mit zunehmender Verleugnung nur verstärkt. Da diese Verleugnung aber ein hohes Maß an Energie erfordert, greifen wir dann schnell auf kulturell bedingte Gewohnheiten zurück und nehmen etwa Zuflucht zu Suchtmitteln, um die Konfrontation mit dem eigenen Unglück und Leid zu vermeiden.

Jeder weiß, daß Alkohol- und Drogenmißbrauch zur physischen Zerstörung führen kann. In der orthopädischen Ambulanz, in der mein Mann als Chirurg arbeitet, gibt es in fünfzig Prozent aller Fälle einen Zusammenhang mit Alkohol. Ein Kollege meines Mannes meinte: »Wenn es keinen Alkohol und keine Zigaretten gäbe, wäre ich arbeitslos.« Die meisten Menschen allerdings haben noch nicht begriffen, daß auch andere zwanghafte Verhaltensformen, mit denen Gefühle vermieden oder verdrängt werden – zum Beispiel zu viel Arbeit und übermäßiges Essen – tödlich sein können.

Suchtverhalten im Bereich der Sexualität und der Beziehungen spielt in der Gynäkologie eine Rolle, vor allem angesichts der epidemischen Ausmaße sexuell übertragbarer Krankheiten. Dazu zählen Warzen an den Geschlechtsorganen, Herpes und Gebärmutterhalskrebs. Eine meiner Patientinnen etwa, die mit einem trockenen Alkoholiker verheiratet war, litt an chronischer Vaginitis, die ich mir nicht erklären konnte. Schließlich erkannte sie selbst die Ursache: »Der tägliche Geschlechtsverkehr ist schon seit langem für meinen Mann so etwas wie Medizin. Ich habe begriffen, daß mein Körper für ihn zum Ersatz für den Alkohol geworden ist – er benutzt meinen Körper genauso wie vorher die Flasche. Ich habe geglaubt, es sei meine Pflicht als Ehefrau, dabei mitzumachen.«

Aus der Erfahrung in meiner Praxis weiß ich, daß Gesundheitsprogramme und Gesundheitserziehung die Kosten der medizinischen Versorgung nicht verringern können, solange die Gesellschaft als ganze das ungeheure Ausmaß von Suchtverhalten und individuellem Leiden, das sich dahinter verbirgt, nicht bewußt zur Kenntnis nimmt. Das ist die Voraussetzung für eine aktive Beteiligung der Patientinnen an ihrer Genesung. Ich kenne keine übergewichtige Frau, die nicht ganz genau weiß, was sie essen »sollte«. Es geht nicht um zusätzliche Informationen über Ernährung. Es geht darum, den Schmerz zu *fühlen*, der mit der überschüssigen Nahrung verdrängt wird. Aber dazu ist es erforderlich, die Verantwortung für die Gesundheit selbst in die Hand zu nehmen und der inneren Stimme Geltung zu verschaffen, mit anderen Worten: der Weisheit des Körpers zu vertrauen.

Der Erfahrung einen Namen geben

Ein erster Schritt auf dem Weg zur positiven Veränderung von Leben und Gesundheit besteht darin, die Erfahrung, die man gegenwärtig macht, zu benennen und sie psychisch, geistig und körperlich wahrzunehmen. Für mich war es entscheidend, meine Beziehungssucht als solche zu benennen. Bis zu diesem Moment, in dem ich den Kontakt zu meiner inneren Stimme aufnahm, brauchte ich die Bestätigung anderer, um mich meiner selbst zu vergewissern. Andere Menschen gaben die Stichworte, nach denen ich mein Handeln, meine Gefühle und mein Aussehen ausrichtete; ich sah mich nur durch ihre Augen. Die Weigerung, die Bedürfnisse anderer zu erfüllen, so glaubte ich, müßte zum Verlust von Liebe und Achtung führen.

Allmählich begriff ich aber, daß meine Neigung, anderen Menschen immer und in jedem Fall zu helfen und sich ihren Wünschen zu unterwerfen, mir die Möglichkeit zur Kontrolle gab: Wenn ich ihre Bedürfnisse erfüllte, erwarb ich mir ihre Liebe. Das tat beiden Seiten nicht gut. Wenn ich mich zur Retterin anderer und damit zur Stellvertreterin ihrer inneren Stimme aufschwang, verhinderte ich, daß sie den Kontakt zur eigenen inneren Kraft fanden. Ich machte sie zu Opfern, die auf mich angewiesen waren. Heute weiß ich, daß dieses Verhalten Bestandteil der Beziehungssucht ist. Wenn heute jemand zu mir kommt und sagt, er brauche mich, dann warte ich zunächst ab, prüfe die Situation und höre auf meine innere Stimme, bevor ich reagiere.

Abhängigkeit ist eins der am weitesten verbreiteten Merkmale im Suchtsystem. Schaef sagt: »Abhängigkeit ist ein Zustand, in dem man davon ausgeht, daß jemand oder etwas von außen die Verantwortung für die eigene Person übernimmt, weil man sie selbst nicht übernehmen kann. Abhängige Menschen verlassen sich darauf, daß andere ihre psychischen, intellektuellen und geistigen Bedürfnisse befriedigen.«[15] Frauen haben die Befriedigung ihrer materiellen Bedürfnisse jahrhundertelang von Männern abhängig gemacht (wobei sie kaum eine Wahl hatten, da sie selbst zum Besitz der Männer gehörten), und die Männer waren zur Befriedigung ihrer psychischen Bedürfnisse auf Frauen angewiesen. Eine meiner Patientinnen sagte über ihre gescheiterte Ehe: »Wir hatten ein Abkommen: er war für Geld zuständig, ich für Gefühle.« Und Clarissa Pinkola Estes meint, daß Frauen auch deshalb zuwenig Kontakt zu ihren kreativen Instinkten haben, weil sie zu beschäftigt sind, die »Krieger« zu versorgen, die aus der Schlacht – oder aus dem Büro – heimkehren.[16]

Diese Form der Beziehung verhindert echte Nähe, denn Nähe oder Intimität ist nur in einer Beziehung möglich, die auf Gleichberechtigung statt auf wechselseitiger Abhängigkeit basiert. Meine Eltern haben mich einmal gewarnt: »Wenn ein Mann sagt: ›Ich brauche dich‹, dann lauf weg, so schnell du kannst!« Das ist ein guter Rat.

In unserer Gesellschaft gilt eine Frau nur dann als »gute« Frau, wenn sie die Bedürfnisse aller Menschen befriedigt, nur die eigenen nicht. Diese Definition betrifft uns alle und versetzt uns in eine Art Schlafzustand, aus dem wir uns durch die Benennung der Suchtmerkmale im Alltagsleben befreien können. Wenn man einer Erfahrung auf der intellektuellen Ebene einen Namen gibt, muß man sich immer bewußt machen, wie sich diese Erfahrung auf der Körperebene anfühlt. Wenn man sie nicht körperlich spürt, wird es einem nicht gelingen, das entsprechende Verhalten – und damit den Gesundheitszustand – zu verändern. *Sobald eine Erfahrung bewußt benannt und körperlich und psychisch verinnerlicht worden ist, verliert sie ihren unbewußten Einfluß.* Dann läßt sich allmählich erkennen, auf welche Weise wir die eigenen Probleme beeinflußt und verlängert haben. Die Benennung einer Erfahrung, die einen negativen Einfluß hat, ist Bestandteil des Befreiungsprozesses. Die Heilung kann oft erst dann beginnen, wenn wir wahrnehmen können, *wie schlimm die Situation tatsächlich ist* (oder war). Diese Wahrnehmung setzt eine emotionale und physische Energie frei, die oft seit Jahren unterdrückt, verleugnet oder ignoriert worden ist. Sobald wir ohne Wertung zulassen, was wir wirklich fühlen, hören wir auf, unsere Energie zu blockieren. Erst dann wird der Weg zu den eigenen Zielen frei. Tabelle 1 soll Ihnen helfen, die eigenen Suchtmerkmale zu benennen.

Eine Patientin mit chronischem und schmerzhaftem Herpes genitalis, die weder auf Medikamente noch auf alternative Behandlungsmethoden wie Diät ansprach, meinte nach drei Jahren: »Vielleicht muß ich einfach immer wieder laut verkünden, daß mir die Scheide wehtut. Als ich klein war, konnte ich das meiner Mutter nie sagen.« Mit der laut ausgesprochenen Formulierung dieser Erkenntnis begann ihre Heilung. Sie erzählte mir, daß sie jahrelang von ihrem Vater sexuell mißbraucht worden war. Die Mutter hatte ihr nicht geglaubt. Schicht für Schicht begann sie, die Verletzungen freizulegen, sie zu benennen und zu heilen. Mit viel Mitgefühl für sich selbst gab sie den Schmerz der Vergangenheit zu und ließ Werturteile über sich wie über die Eltern hinter sich. In diesem Prozeß ließ der Schmerz mehr und mehr nach; gleichzeitig entfaltete sich ihre schriftstellerische Kreativität. Die Herpes-Symptome kamen nicht wieder.

Ich habe an mir, aber auch an meinen Patientinnen erfahren, daß die Benennung der Gesellschaft als Suchtsystem und die Bezeichnung unseres eigenen Verhaltens innerhalb dieses Systems als Sucht eine mächtige Antriebskraft auf dem Weg zur Gesundheit ist.[17] Wenn genügend Menschen das Suchtsystem durchschauen, es benennen und ihr Verhalten dann entsprechend ändern könnten, müßte es zwangsläufig zusammenbrechen, weil es insgesamt nicht anders funktioniert als seine Mitglieder: Der Süchtige spiegelt das System und das System den Süchtigen.[18] Ich erkenne die Merkmale des Suchtsystems bei mir und meinen Patientinnen, am Arbeitsplatz und im Beruf. Je mehr man sie bei sich erkennt, benennt und verändert, um so gesünder wird man. Dieser individuelle Prozeß kann letztlich zur Gesundung der gesamten Gesellschaft führen.

Hätte ich mir nicht eine Umwelt geschaffen, in der Familie, Kolleginnen und Freundinnen dieselbe Auffassung vertreten, hätte ich dank dessen, was ich als Beziehungssucht und die Gesellschaft als »guten Menschen« (bzw. gute Ärztin, Mutter, Krankenschwester, Ehefrau oder Schwester) bezeichne, meine persönlichen Bedürfnisse ständig vernachlässigt und wäre schnell ausgebrannt. So habe ich mich mit Kolleginnen und Freunden umgeben, die ebenfalls ein Gleichgewicht im Leben anstreben. Wir führen unsere Praxis so, daß jede die Verantwortung für ihre Gefühle und ihr Leben selbst übernimmt und Unterstützung so annimmt und gibt, wie sie es braucht. Dazu gehört auch, daß meine Kolleginnen mich auf destruktives Verhalten aufmerksam machen, etwa, wenn ich »aus Gefälligkeit« anbiete, an meinem freien Tag den Bereitschaftsdienst zu übernehmen, statt ehrlich zu sagen, daß ich bereits Pläne für einen Ausflug gemacht habe.

Es gehört zum Genesungsprozeß, anderen den Raum für ihre eigenen Lernprozesse zu lassen. Niemand kann einen anderen Menschen gesund machen. Ich weiß heute, daß ich die Probleme anderer nicht lösen kann; das kann niemand. Man kann den Zugang zur inneren Stimme nur selbst finden und nur dann, wenn man dazu bereit ist. Nach jahrelangen Bemühungen, die Probleme anderer auf eigene Kosten zu lösen, versuche ich heute nicht mehr, irgend jemanden zu überzeugen.

Viele Frauen finden am Arbeitsplatz oder in der Familie diese gesundheitsfördernde Unterstützung nicht. Aber Arbeitsplätze und andere Lebensumstände können sich verändern, wenn genügend Frauen lernen, wie sie ihre Selbstachtung vertiefen, Suchtverhalten benennen und ihr Leben befriedigend und mit Freude leben können. Das individuelle Leben wird durch Gedanken und Bewußtsein zutiefst beeinflußt.

Benennung und Heilung psychischen Leids und die physischen Konsequenzen

Gefühle und Gedanken sind über das Immunsystem, das endokrine System und das zentrale Nervensystem mit dem Körper verbunden. Alle, auch die verdrängten und nicht ausgesprochenen Gefühle haben physische Auswirkungen. Unausgedrückte Gefühle bleiben wie kleine Zeitbomben im Körper »stecken« – sie sind Krankheiten im Inkubationsstadium.

Tabelle 1
Merkmale des Suchtsystems

Merkmal	Definition	Beispiele
Schuldzuweisung	Die Überzeugung, daß jemand oder etwas außerhalb der eigenen Person die Ursache für alles ist, was einem zustößt	»Ich kann nichts machen, meine Mutter war eben Alkoholikern.« »Ich bin mit einem Mann verheiratet, der zu einer wirklich intimen Beziehung absolut nicht in der Lage ist«
Verleugnung	Verlust des Kontakts zu Gefühlen, Bedürfnissen und anderen Informationen	»Meine Eltern waren keine Alkoholiker, sondern soziale Trinker.« »Nicht jeder, der zuviel trinkt, ist ein Alkoholiker.« »Ich weiß nicht, wieso ich zwanzig Pfund zugenommen habe. Ich esse doch nichts Ungesundes.«
Verwirrung	Mangelnde Klarheit über eine Situation oder Gefühle	»Mir sagt ja niemand etwas.« »Ich weiß nie, was los ist.«
Vergeßlichkeit	Etwas aus dem Gedächtnis streichen, nicht mehr bemerken	Vergessen von Verabredungen, Autoschlüsseln, persönlichen Gegenständen, körperlichen Bedürfnissen
Das Mangelmodell (Nullsummenmodell)	Die Überzeugung, daß alles Positive begrenzt ist: Liebe, Geld, Männer, Glück	»Mein Erfolg geht immer auf Kosten von jemand anderem.« »Man darf keine Zeit oder Geld für sich selbst verschwenden.«
Perfektionismus	Das extreme Bedürfnis nach äußerer Ordnung verdeckt das innere Chaos.	Rücksichtsloser Kampf um den perfekten Körper, das perfekte Heim, den perfekten Partner und den perfekten Beruf
Dualistisches Denken	Überzeugung, daß es immer nur eine von zwei Alternativen gibt, eine gute und eine schlechte.	»Vitamine und Kräuter sind gut. Medikamente und Operationen sind schlecht.«

Merkmal	Definition	Beispiele
Illusion von Kontrolle oder Objektivität	Aus Angst vor den eigenen Bedürfnissen und Gefühlen entsteht die Illusion, daß man sich selbst auf irgendeine Art völlig kontrollieren kann; man trennt sich von den eigenen Gefühlen und hält völlige Objektivität für möglich, ungetrübt von Gefühlen.	»Wenn ich das richtige Medikament finde, dann wäre ich meine Angstanfälle los.« »Vor der Menstruation werde ich ein anderer Mensch. Es ist wie Dr. Jekyll und Mr. Hyde. Ich bin einfach nicht mehr ich selbst.« »Die Ozonwerte sind heute sehr hoch. Gehen Sie nicht nach draußen.«
Negativismus	Das Leben wird aus einer Perspektive betrachtet, die sich auf seine Mängel konzentriert.	»Ich kriege jede Krankheit, die gerade umgeht.« »Jetzt, wo ich vierzig bin, fällt alles auseinander.« »Das geht nicht, das ist zu teuer.«
Abhängigkeit	Überzeugung, ein anderer Mensch oder eine Institution müsse die Verantwortung für die eigene Person übernehmen, weil man selbst dazu nicht fähig ist.	»Ich kann meinen Mann nicht verlassen. Dann wäre ich ja ganz allein.« »Ohne ihn kann ich nicht leben.«
Krisenorientierung	Nutzung oder Herbeiführung einer äußeren Krise als sozial akzeptierte Möglichkeit, von den eigenen Gefühlen abzulenken.	»Natürlich warten wir auf den nächsten Polytrauma-Fall. Das bringt so richtig in Schwung.« (Krankenschwester in der Notaufnahme)
Abwehr	Unfähigkeit, ein Feedback zu akzeptieren und das Verhalten entsprechend zu verändern	»Was soll das heißen, PMS hängt mit meiner Familie zusammen! Ich hatte eine absolut glückliche Kindheit.«
Unehrlichkeit	Nicht die Wahrheit sagen	»Ob ich eine Pause brauche? Nein, alles in Ordnung.« »So schlimm war es gar nicht. Ich komme schon damit klar.«

Quelle: Anne Wilson Schaef, *When Society Becomes an Addict* (New York 1987), S. 72; Anne Wilson Schaef und Diane Fassel, *The Addictive Organization* (New York 1988).

Eine Gesellschaft, in der Frauen nicht gefördert werden, legt schon früh die Grundlagen für gesundheitliche Probleme, denn der Lebenskontext trägt wesentlich zum Gesundheitszustand bei. Millionen von Frauen leiden unter chronischen Beckenschmerzen, Vaginitis (Entzündung der Scheide), Eierstockzysten, Warzen im Genitalbereich, Endometriose (Versprengungen der Gebärmutterschleimhaut) und Dysplasie des Gebärmutterhalses (anomale Zellen beim Krebs-Abstrich), das heißt an Erkrankungen der Organe, die nur Frauen besitzen. Solche Erkrankungen sind Äußerungsformen des Körpers; sie sind die Sprache, mit denen der Körper eine tiefere, oft unbewußte Verletzung signalisiert, die der Heilung bedarf: die Überzeugung, nie gut genug zu sein, immer ein Stigma zu tragen.

Eine 41jährige leitende Angestellte kam zum Beispiel wegen starker Hitzewallungen in die Praxis, die auch auf eine um das vierfache erhöhte Östrogengabe nicht angesprochen hatten. Hitzewallungen hängen nicht nur mit einem zu niedrigen Östrogenspiegel, sondern auch mit dem neuroendokrinen System zusammen und werden bei Streß stärker. Bei Frauen, die unter starkem Streß stehen, werden Hitzewallungen objektiv und subjektiv häufiger und schwerer. Der Patientin waren wegen einer schmerzhaften, schweren Endometriose zwei Jahre zuvor bereits Gebärmutter und Eierstöcke entfernt worden. Jetzt schien ihr Fall hoffnungslos. Nach zwei Jahren schließlich schaffte sie es, mir zu erzählen, daß sie als Sechsjährige im Keller eines Süßwarenladens von dem Besitzer sexuell belästigt worden war. Sie sagte, sie wäre damals völlig erstarrt und unfähig gewesen, zu sprechen: »Ich war wie betäubt. Er sagte mir, ich solle es niemandem erzählen, denn sonst könnte mich keiner mehr leiden. Ich habe mich unglaublich geschämt.« Selbst an dem Tag, an dem sie mir die Geschichte erzählte, wurde sie das Gefühl nicht los, etwas Falsches und Böses getan zu haben. Auf dem Rückweg, sagte sie später, wäre sie fest überzeugt gewesen, ich würde sie jetzt, wo ich die Wahrheit wußte, ablehnen.

Die Patientin führte ihre Krankheitsgeschichte auf diesen Mißbrauch in der Kinderzeit zurück. Als sie erwachsen war, waren ihre Schmerzen immer schlimmer geworden, bis sie schließlich der Hysterektomie zustimmte. Wie sie später erkannte, war diese Operation für sie ein Segen gewesen, der erste Schritt auf dem Weg zur echten Heilung. Der Körper versucht oft, auf den »Schauplatz des Verbrechens« hinzuweisen, damit wir die Heilung einleiten können.

Die Patientin hatte versucht, »die Erbsünde der Weiblichkeit« und den daraus resultierenden psychischen Schmerz durch Leistung abzubüßen: Sie hatte nach der Schulzeit ständig an zwei Arbeitsstellen gearbeitet, ihr Diplom in Betriebswirtschaft gemacht und beruflich großen Erfolg gehabt. Ihre Arbeit und die ständige Weiterbildung dienten ihr als Mittel, sich »zu beweisen« und die frühe psychische Verletzung zu verdrängen, die ihr das Gefühl vermittelt hatte, wertlos und schlecht zu sein. Diese Mechanismen entsprangen unmittelbar dem Suchtsystem und wurden dadurch noch verstärkt. Sie kann immer noch nicht über ihre Erfahrung weinen; ist sie erst einmal dazu fähig, wird ihr diese emotionale Erleichterung sehr helfen.

Wie die Patientin selbst glaube auch ich, daß der Ursprung ihrer körperlichen Beschwerden in dem emotionalen Trauma der Kindheit liegt. Das soll nicht heißen, daß der Mißbrauch die Endometriose und die Schmerzen »verursacht« hat. Ich glaube vielmehr, daß der Mißbrauch bei ihr wie bei so vielen anderen meiner Patientinnen ein Muster von Beschwerden in ihrem Gesamtsystem von Körper und Geist – ihrem »Körpergeist« also – in Gang gesetzt hat. Der erste Schritt zur Heilung besteht deshalb darin, zu dieser Erfahrung zurückzukehren, sich mit ihr zu versöhnen und den »bösen Geist« aus ihrer Lebenserfahrung zu vertreiben.

Um der inneren Stimme vertrauen zu können, müssen wir uns auf den Körper einstimmen. Aber statt dessen lassen wir uns von der Schule vorschreiben, was wir zu lernen haben, von der Regierung erklären, wie unser Gemeinwesen strukturiert werden soll und von den Ärzten Impfungen gegen die neuesten Bakterien geben. Wir glauben, wenn wir uns an die Regeln halten, dann ist alles in Ordnung. Eine meiner Patientinnen, bei der ein Vulvakarzinom festgestellt wurde, meinte: »Ich verstehe nicht, wie das passieren konnte. Ich habe mich jedes Jahr untersuchen lassen, alle Abstriche waren normal, und trotzdem habe ich Krebs bekommen.« Diese Patientin ist bei weitem nicht die einzige, die glaubt, Untersuchungen seien ein garantierter Schutz vor Krankheit.

Am ersten Schultag meiner Tochter erklärte die Lehrerin den Kindern, sie dürften nur zu bestimmten Zeiten zur Toilette gehen. Daraufhin ging ich in die Schule und erklärte ihr, daß viele meiner Patientinnen an Verstopfung und Problemen beim Wasserlassen litten und in öffentlichen Toiletten keine Verdauung hätten, weil sie durch solche häuslichen und schulischen »Regeln« früh das Gefühl für ihre normalen körperlichen Bedürfnisse verloren hätten. Vor solchen Beschwerden würde ich meine Tochter schützen. Ich führte dieses Gespräch ausdrücklich in Hörweite meiner Tochter, um ihr deutlich zu zeigen, daß ich ihr Recht unterstützte, dann zur Toilette zu gehen, wenn sie es für nötig hielt.

Heilen heißt, Verletzungen hinter sich zu lassen

Wir können uns keine neue Welt erschaffen, solange wir das Suchtsystem verinnerlicht haben. Wenn wir die Formen der alltäglichen Kollaboration mit einem System, das uns zerstört, nicht wahrnehmen, riskieren wir, uns immer wieder zu Opfern zu machen, an deren Problemen andere schuld sind. Geschlagene Ehefrauen sind in dem Augenblick imstande, ihre Männer endgültig zu verlassen, in dem sie erkennen, daß sie andernfalls umgebracht werden. Entsprechend muß auch jede einzelne Frau für sich erkennen, wann und wo sie zur Komplizin der eigenen Unterdrückung wird.

Eine Freundin, die in den fünfziger Jahren in einer katholischen Familie aufwuchs, hat die körperlichen Auswirkungen der Beichte treffend beschrieben: »Seit meinem siebten Lebensjahr mußte ich zur Beichte gehen. Ich weiß noch, wie ich mein Gewissen nach Sünden und Missetaten durchforschte und jedesmal wieder das Unaussprechliche – sexuelle Gedanken, Masturbation – nicht aussprechen konnte. Es gab keine Sprache dafür. Konnten Mädchen das überhaupt? Ging es anderen auch so, oder war das allein mein Problem? Im Beichtspiegel, in dem die Richtlinien für die Beichte aufgeführt waren, fielen solche Sünden unter die Kategorie ›unkeusche Gedanken und Handlungen‹. Aber auch diese bereinigte Fassung hat sich für mich nicht dazu geeignet, einem Mann, der halb verborgen hinter dem Gitter des Beichtstuhls saß und nach Zigaretten und Alkohol roch, die sinnlichen Dimensionen meiner Person zu offenbaren. Andererseits durfte man ohne eine ehrliche Beichte nicht zur Kommunion gehen; tat man es doch, hatte man eine Todsünde begangen und kam in die Hölle (damit hielten sie einen bei der Stange). Damals bin ich zum ersten Mal mit einem moralischen Dilemma konfrontiert worden.

Den Ausweg habe ich unbewußt gefunden: Mit elf Jahren, kurz vor der Pubertät, fiel ich regelmäßig vor der Kommunion in Ohnmacht und mußte aus der Kirche getragen werden. Ich erinnere mich noch gut daran, wie ich auf den Kirchenstufen wieder zu mir kam, wieder atmen konnte, die Vögel hörte und die Sonne spürte. Das hielt über ein Jahr lang an. Ich konnte diese Ohnmachtsanfälle nicht kontrollieren. Sie waren mir peinlich. Ich fand es verwirrend, was mein Körper da tat – Schweißausbrüche, Dröhnen in den Ohren, und dann die unaufhaltsame Schwärze, die über mir zusammenschlug. (Seit damals fühle ich mich in Kirchen immer bedrückt und eingesperrt.) Die unerträglichen und widersprüchlichen Forderungen haben mich einfach bewußtlos gemacht.«[19]

Die widersprüchlichen Anforderungen unserer Gesellschaft haben vielen Frauen das Bewußtsein geraubt, und das wird allmählich vielen immer deutlicher. Die Heilung von Beschwerden wie Beckenschmerzen, prämenstruellem Syndrom (PMS) und chronischer Müdigkeit, die durch ständige Sorge für zu viele andere Menschen entsteht, wird durch die Erkenntnis gefördert, daß sie kein individuelles Problem sind, sondern in einem ungesunden gesellschaftlichen Kontext stehen. Wenn wir wieder gesund werden und diese Gesundheit täglich neu erschaffen wollen, müssen wir unsere Erfahrungen als das bezeichnen, was sie sind – und dann lernen, daß wir unabhängig von der Vergangenheit den Motor unseres Lebens in uns tragen.

Ärztinnen und andere Fachleute auf dem gesundheitlichen Sektor, die von der Verbindung zwischen Körper und Geist überzeugt sind, können diesen Prozeß unterstützen. Wichtiger noch ist es aber, den Körper und seine Symptome als Teil der inneren Stimme zu verstehen. Wir können die übertriebene Abhängigkeit vom medizinischen System durchbrechen, wenn wir begreifen, wieweit die eigenen Überzeugungen und Verhaltensweisen dazu beitragen, die Aspekte des Systems aufrechtzuerhalten, die der Gesundheit eben nicht förderlich sind. Wer glaubt, daß Krankheiten und Symptome wie Endometriose, Fibrome und PMS »rein medizinisch« und nicht mit den anderen Aspekten des eigenen Lebens verbunden sind, unterwirft sich dem Suchtsystem in der Medizin und trägt damit zu seiner Aufrechterhaltung bei.

Wenn wie jedoch lernen, in die Sprache des eigenen Körpers einzustimmen und diese zu verstehen, dann sind wir eher in der Lage über medizinische Untersuchungen und Techniken kompetent zu entscheiden und damit auch ein besseres Verhältnis zu Ärztinnen und Ärzten zu bekommen. Wir müssen lernen, uns und unserer Erfahrung genauso zu vertrauen wie den Ergebnissen von Laboruntersuchungen. Eine Patientin, die sehr unregelmäßige Perioden hatte, stellte fest, daß sie ihre Periode immer dann bekam, wenn sie »verliebt« war. Sie lernte, ihrem Körper zu vertrauen, und wurde sich immer sicherer, daß Hormontests überflüssig waren, wenn ihre Periode mal wieder ein paar Monate ausblieb. Statt dessen interessierte sie sich immer mehr für die Bedeutung, die ihre Periode für sie hatte, und für die Gefühle, die damit verbunden waren. Die partnerschaftliche Arbeit mit solchen Patientinnen ist für mich und andere Ärztinnen die reine Freude. Beide Teile akzeptieren die Bereiche, in denen die eine oder andere Expertin bzw. Laie ist, und können in unbekannte Gebiete vorstoßen.

Tabelle 2

Der Körper als Prozeß	**Medizinische Perspektive**
Der weibliche Körper reflektiert die Natur und die Erde.	Der weibliche Körper und seine Prozesse sind unkontrollierbar und unzuverlässig. Sie müssen von außen gesteuert werden.
Gedanken und Gefühle sind biochemische Prozesse, die über das Immun-, endokrine und zentrale Nervensystem vermittelt werden.	Gedanken und Gefühle haben nichts mit dem Körper zu tun.
Die physischen, emotionalen, spirituellen und psychischen Aspekte eines Menschen sind eng verbunden und lassen sich nicht trennen.	Man kann einzelne Aspekte des Menschen unabhängig und zusammenhanglos betrachten.
Krankheit ist ein Bestandteil der inneren Stimme.	Krankheit ist ein zufälliges Ereignis. Frauen können wenig tun, um Krankheiten vorzubeugen.
Der Körper sorgt jeden Tag aufs neue für Gesundheit. Er hat die Fähigkeit zur Selbstheilung.	Der Körper ist immer anfällig für Bakterien, Krankheiten und Verfall.
Krankheit läßt sich am besten durch ein ganzheitliches Leben verhindern, das sich an der inneren Stimme orientiert und täglich Gesundheit schafft.	Krankheitsvorbeugung ist in diesem System unmöglich. Sogenannte Vorsorge ist in Wirklichkeit nichts anderes als die Überprüfung auf Krankheiten.
Wichtig ist ein ganzheitliches Leben, das sich auf das Positive konzentriert, ohne den Tod zu leugnen.	Der Tod muß um jeden Preis verhindert werden. Konzentriert sich ausschließlich auf potentiell negative Folgen.
Das wahre Selbst stirbt nicht.	Tod ist gleichbedeutend mit Scheitern. Der Tod ist endgültig.

Wenn Sie dieses Buch lesen, dann denken Sie daran, daß Sie immer die Wahl haben – und daß auch Sie eine innere Stimme haben und spirituelle Hilfen besitzen, die den Weg zu Gesundheit, Freude und Erfüllung weisen. Die Heilung der Erkrankungen, die das Suchtsystem erzeugt, bedeutet, von innen heraus in einer Gesellschaft leben zu lernen, die diese Daseinsform oft negiert. Die besten Bündnispartner bei diesem Bemühen sind der Körper und seine Symptome, weil sie nachhaltiger als alles andere die Aufmerksamkeit erregen. Der Körper zeigt als unfehlbares Barometer, wie gesund wir leben und wie gut wir für uns sorgen.

Germaine Greer hat vor kurzem in einem Interview gesagt: »Niemand weiß, was eine gesunde Frau ist. Wie kann man Frauen behandeln, wenn man nicht weiß, was Weiblichkeit ist?« Ich kenne gesunde Frauen, und ich werde selbst gesund. Mittlerweile weiß ich, wie Gesundheit aussieht und wo sie anfängt: mit der Liebe zum Körper. Stellen Sie sich vor, Sie seien gesund und ganz und spürten zutiefst die Weisheit Ihres weiblichen Körpers. Was ist das für ein Gefühl? Welches Wissen spüren Sie »in den Knochen«? Keine Erkenntnis ist aufregender als die, daß Körper und Gefühle klar und deutlich den Weg zum eigenen Schicksal weisen.

Zweites Kapitel

Weibliche Intelligenz und neue Methoden der Heilung

Gehirn und Körper lassen sich im Grunde nicht trennen. Das Bewußtsein sitzt nicht ausschließlich im Kopf, und genausowenig ist der Geist dem Körper überlegen. Berücksichtigt man die DNA, die den Tanz der Peptide dirigiert, ist der Körper die äußere Manifestation des Geistes.

(Dr. Candace Pert, ehemalige leitende Biochemikerin der Abteilung für Hirnforschung, National Institute of Mental Health)

Körper und Geist sind über das endokrine System, das Zentralnervensystem und das Immunsystem auf das engste miteinander verbunden. Die moderne Forschung bestätigt heute, was die alten Traditionen der Heilkunst seit jeher wußten: Körper und Geist sind eine Einheit. Es gibt keine physische Krankheit, die nicht auch eine geistige und psychische Krankheit ist.

Energiefelder und Energiesysteme

Der Mensch besteht aus Energie und wird durch Energie am Leben erhalten. Der Körper ist keine statische physische Struktur, sondern ein dynamisches, sich ständig veränderndes Energiefeld, ein Hologramm, dessen einzelne Bestandteile immer Informationen über das Ganze enthält. Wir wissen aus der Quantenphysik, daß Materie und Energie (die man auch als Geist bezeichnen kann) auf der subatomaren Ebene austauschbar sind, man könnte auch sagen: Materie ist die dichteste Form des Geistes und Geist die leichteste Form der Materie. Damit läßt sich der Körper als Manifestation spiritueller Energie verstehen. Unsere Psyche und unser alltägliches Denken sind Teil dieser Energie. Es gibt sehr viele Belege dafür, daß sie sich auf die Materie und damit auf den Körper auswirken.

Psychische oder emotionale Faktoren haben deshalb so großen Einfluß auf die Gesundheit, weil sie immer von biochemischen Reaktionen begleitet werden. Voraussetzung für ein angemessenes Verständnis des Geist-Körper-Kontinuums ist die Einsicht, daß jeder Mensch ein sich ständig veränderndes Energiesystem ist, das von der Umwelt beeinflußt wird und umgekehrt die Umwelt beeinflußt. Der Mensch hört also nicht an der Hautgrenze auf.

Diese Energie, aus der wir bestehen und die uns am Leben erhält, ist zwar für uns nicht sichtbar, macht aber doch einen wesentlichen und vitalen Teil des Individuums aus. Sie ist die Lebenskraft, die Herzschlag und Atmung auch im Schlaf aufrechterhält. Wer einmal am Sterbebett eines Menschen gesessen hat, weiß, daß sich etwas verändert, sobald der Tod eingetreten ist. Die Person, die man gekannt hat, ist nicht mehr da, obwohl der physische Körper noch anwesend ist.

Es gibt viele Belege für die Energiefelder und ihre Interaktionen im einzelnen Menschen, zwischen Menschen und zwischen Mensch und Umwelt. Sie sind für eine gesunde Entwicklung und lebenslanges Wachstum wichtig. Eine Untersuchung der Universität von Miami mit Frühgeborenen hat zum Beispiel gezeigt, daß die Gewichtszunahme von Säuglingen, die regelmäßig gestreichelt wurden, um 49 Prozent über der Gewichtszunahme der Kontrollgruppe lag, in der die Kinder nicht gestreichelt wurden, wobei beide Gruppen anfänglich dasselbe Gewicht hatten und dieselbe Nahrungsmenge erhielten. Zudem waren die Säuglinge, die gestreichelt wurden, mit acht Monaten größer und hatten größere Köpfe; neurologische Probleme traten seltener auf.[1] Und das Risiko, an einem sehr vage als »Gedeihstörung« umschriebenen Syndrom zu sterben, erhöht sich trotz ansonsten guter physischer Versorgung deutlich, wenn Babys keinen oder nur wenig Hautkontakt haben und nicht mit ihnen geschmust wird.[2]

Auch bei allgemein als »Zufall« geltenden Unfällen wurde in zahlreichen Studien eine Beziehung zum emotionalen oder psychischen Zustand (oder Energiefeld) der »Opfer« nachgewiesen. Menschen, die zu Unfällen neigen, sind demnach oft impulsiv, wütend, aggressiv, haben unbefriedigte Abhängigkeitsbedürfnisse, fühlen sich depressiv, traurig und einsam. Sie neigen dazu, sich selbst zu bestrafen, wenn sie Wut auf andere empfinden. In der Terminologie des Energiesystems hieße das, daß die Interaktionen des Energiefelds von Menschen mit hoher Neigung zu Unfällen mit dem Energiefeld der Umgebung die Unfallhäufigkeit stark erhöhen.

Menschliche Interaktionen haben mit Sicherheit tiefgreifende Auswirkungen auf die Gesundheit. Ob diese Auswirkungen positiv oder negativ sind, hängt vom psychischen Zustand der Beteiligten ab. Sobald wir begreifen, daß wir ein Energiefeld sind und deshalb die Qualität der eigenen Erfahrungen beeinflussen können, kommen wir mit der inneren Kraft zur Selbstheilung in Kontakt – und erst dann kann es uns gelingen, an jedem Tag unseres Lebens Gesundheit hervorzubringen.

Unsere individuellen Einstellungen und Meinungen beeinflussen und strukturieren unseren Körper. Diese Einstellungen übernehmen wir oft von den Eltern und von den Verhältnissen, unter denen wir aufgewachsen sind. So haben etwa die Untersuchungen des Epidemiologen Dr. Leonard Sagan gezeigt, daß für die Lebenserwartung vor allem Erziehung und Bildung, aber auch Schichtzugehörigkeit, Fertigkeiten und Zusammenhalt in Familie und Gemeinwesen ausschlaggebend sind. Überprüft man *sämtliche* relevanten epidemiologischen Gesundheitsdaten, wird deutlich, daß die wichtigsten Kriterien für die Gesundheit eben *nicht* Impfungen, Ernährung, Wasserversorgung oder Antibiotika sind. Die Zahl der Todesfälle durch Infektionskrankheiten zu Beginn dieses Jahrhunderts zum Beispiel ist lange vor der routinemäßigen Verwendung von Penicillin und anderen Antibiotika drastisch zurückgegangen. *Hoffnung, Selbstachtung und Bildung sind die wichtigsten Faktoren für die Gesundheit,* unabhängig vom individuellen Hintergrund und vom bisherigen individuellen Gesundheitszustand.[3] Selbst Krankheiten werden vom psychischen Zustand eines Menschen beeinflußt. Dr. Jeanne Achterberg hat zum Beispiel gezeigt, daß sich der Verlauf einer Krebserkrankung anhand psychischer Faktoren, etwa dem Faktor Hoffnung, besser voraussagen läßt als anhand medizinischer Tests.[4] Jeder Mensch hat im Innern die Kraft zu lernen, was seine Heilung fördert und Gesundheit schafft.

So sagte eine meiner Patientinnen einmal: »Heute hatte ich auf dem Weg in Ihre Praxis eine blitzartige Erkenntnis. Als Kind hat mich meine Mutter nur beachtet, wenn ich krank war. Also brach ich mir immer wieder die Knochen, dann bekam ich Krebs, und jetzt ist der Abstrich nicht in Ordnung. Aber heute ist mir ganz plötzlich aufgefallen, daß das ja ganz überflüssig ist. Ich muß heute doch gar nicht mehr krank werden, damit meine Mutter mich beachtet!« Sie fügte hinzu, daß genau in dem Moment, als sie diese Einsicht hatte, wie zur Bestärkung die Wolken aufrissen und das gleißende Sonnenlicht durchließen.

Körper und Geist sind eins: Den »Körpergeist« verstehen

In der Medizin setzt sich immer mehr die Erkenntnis durch, daß sich der Mensch ständig selbst erneuert. Der Körper ist wie ein Fluß, in dem Informationen und Energien fließen, und alle seine Teile kommunizieren dynamisch miteinander. Radionuklid-Untersuchungen haben zum Beispiel gezeigt, daß der Vorrat der roten Blutkörperchen alle 28 Tage wieder ergänzt wird und sich die Leber alle sechs Monate erneuert. Diese ständige Umstrukturierung des physischen Körpers bietet täglich neu die Chance zur Heilung.

Obwohl wir jeden Tag Millionen von Reizen ausgesetzt sind, wählen die Sinnesorgane und das Zentralnervensystem *nur die Reize aus, die unsere bereits vorhandenen Einstellungen und Meinungen über die eigene Person bestätigen.* Wie wichtig diese Erkenntnis ist, zeigt eine Untersuchung, die mit dem Nobelpreis ausgezeichnet wurde. Dabei haben die Forscher Kätzchen in Käfigen und Räumen großgezogen, in denen es nur horizontale und keine vertikalen Linien gab. Anschließend wurden sie in eine normale Umgebung gebracht. Dort stellte sich heraus, daß die jetzt ausgewachsenen Katzen in alles hineinliefen, was vertikal war. Sie konnten Vertikales buchstäblich nicht »sehen«. Dasselbe ergab eine Kontrolluntersuchung, bei der Kätzchen in einer Umgebung aufgezogen wurden, in der es nur vertikale Linien gab; sie übersahen später alles, was horizontal war. Diese Forschungsergebnisse lassen sich auch auf Menschen übertragen. Frauen, die als Kinder mißhandelt oder mißbraucht worden sind, werden mit größerer Wahrscheinlichkeit auch als Erwachsene häufiger mißbraucht und mißhandelt als andere. Sie sind auf Mißbrauch programmiert und haben Schwierigkeiten, liebevolle Menschen und Umgebungen zu erkennen. Bei Erwachsenen verstärkt das Zentralnervensystem die Erfahrungen der Kindheit, es sei denn, sie hätten die Auswirkungen dieser frühen Programmierung bewußt verändert. Viele spätere Erkrankungen werden in der Kindheit angelegt; und diese Keime werden dann durch Einstellungen und Denkweisen befruchtet, die davon ausgehen, daß sich frühe Erfahrungen wiederholen.

Die Psycho-Neuroimmunologie (PNI), das heißt die Wissenschaft, die sich mit der Verbindung zwischen Körper und Geist beschäftigt, versucht den Einfluß der Lebensumstände auf den Körper zu erklären. Subtile elektromagnetischen Felder im und um den Körper sind das wichtigste Bindeglied zwischen »psychischen« kulturellen Verletzungen und »physischen« gynäkologischen oder anderen Krankheiten von Frauen.

Bei sexuell mißbrauchten Frauen zum Beispiel kommt es oft zu einer Abspaltung des Körpers; manche nehmen ihren Körper nur vom Hals aufwärts wahr. Eine meiner Patientinnen, die an ständigen leichten Blutungen litt, meinte etwa: »Ich will gar nicht daran denken, was sich unterhalb der Taille abspielt. Ich hasse diesen Teil meines Körpers. Ich wünschte, er würde einfach verschwinden.« Das war für sie eine wichtige Erkenntnis, da sie zeigte, in welche Richtung der Weg zur Heilung führen mußte. Die ständigen Blutungen machten sie immer wieder auf den abgespaltenen Teil ihres Körpers aufmerksam, der geheilt werden mußte. Eine meiner Kolleginnen, läßt ihre Patientinnen gelegentlich ein Selbstbild malen. Dabei stellte sie fest, daß sich eine der Frauen nur als Brustbild darstellen konnte. Da diese Patientin an chronischen Beckenschmerzen litt, fragte sie sie, ob ihr Becken sie vielleicht durch die Schmerzen auf sich aufmerksam machen wolle, weil sie seine Existenz leugnete.

Wenn es der Psycho-Neuroimmunologie und verwandten Wissenschaften gelingt, zu erklären, wie aus emotionalen und psychischen Verletzungen körperliche Krankheiten werden, dann fördern sie damit auch unsere Fähigkeit, von diesen Verletzungen zu genesen. Krankheit und Leiden sind wie Heilung und Gesundheit immer gleichzeitig auf der physischen, psychischen, emotionalen und spirituellen Ebene angesiedelt.

Bis vor kurzem ging die Medizin davon aus, daß die Informationen im Nervensystem linear weitergegeben werden, von einem Nerv zum anderen, etwa wie bei elektrischen Leitungen. Aber mittlerweile wissen wir, daß die Organe über Neuropeptide, das sind chemische Botenstoffe, direkt mit dem Gehirn kommunizieren und umgekehrt. Sie tragen Botschaften zwischen den Nervenzellen hin und her; Rezeptormoleküle für Neuropeptide nehmen dann die Botschaften auf, die von Emotionen und Gedanken ausgelöst und freigesetzt werden. Bis vor kurzem nahm man an, daß es nur im Gehirn und im Nervengewebe Zellrezeptoren für Neuropeptide gibt, aber mittlerweile steht fest, daß sie im ganzen Körper vorhanden sind. Dr. Candace Pert und andere Forscher haben festgestellt, daß diese chemischen Stoffe des Gehirns und des Nervensystems nicht nur in den Nerven Rezeptorenzellen ansteuern und aktivieren, sondern auch im endokrinen System und im Immunsystem. Sogar Organe wie Nieren und Darm besitzen Rezeptoren für diese chemischen Stoffe, die das Gehirn produziert und die zu dem System gehören, über das Gedanken und Gefühle den physischen Körper direkt beeinflussen.

Aber die Organe und das Immunsystem des Körpers besitzen nicht nur Rezeptoren für die neurochemischen Prozesse des Denkens und Fühlens, *sie können diese chemischen Stoffe auch selbst produzieren.*

Das bedeutet also, daß der gesamte Körper Gefühle wahrnimmt und ausdrückt, mit anderen Worten, sämtliche Körperteile können »denken« und »fühlen«. Die weißen Blutzellen können etwa morphinähnliche, schmerzlindernde Stoffe produzieren, die wiederum Rezeptoren für diese Stoffe enthalten. Dadurch sind wir beispielsweise in der Lage, unseren Schmerz ohne Medikamente selbst zu regulieren. Obwohl die weiblichen Organe auf solche Stoffe noch nicht untersucht worden sind, bin ich sicher, daß Gebärmutter, Eierstöcke und Brustgewebe dieselbe Neurochemie des Denkens und Fühlens produzieren wie das Gehirn und die anderen Organe. Hormone zum Beispiel sind Botenmoleküle, die Gefühle und Gedanken transportieren, und auch die Immunzellen besitzen Rezeptoren für Neuropeptide. Eierstöcke und wahrscheinlich auch die Gebärmutter produzieren Östrogen und Progesteron, also Hormone, die als Neurotransmitter fungieren und Denken und Fühlen beeinflussen. Umgekehrt besitzen sie auch Rezeptoren zur Aufnahme der Botschaften vom Gehirn und vom Immunsystem. Es ist also leicht zu begreifen, daß auch die Fortpflanzungsorgane »traurig« und in ihrer Funktion beeinträchtigt sein können, wenn wir uns traurig fühlen.

Gedanken, Gefühle und Gehirn kommunizieren direkt mit dem Immunsystem, dem Nervensystem und dem endokrinen System und den Körperorganen. Darüber hinaus sind aber all diese Körpersysteme, die normalerweise getrennt untersucht und behandelt werden, tatsächlich Aspekte *desselben* Systems. Da Gebärmutter, Eierstöcke, weiße Blutkörperchen und Herz genau die Chemikalien produzieren, die das Gehirn zum Denken braucht, stellt sich die Frage, *wo der Geist im Körper angesiedelt ist*. Die Antwort lautet: *Im ganzen Körper*.

Das Konzept des »Geistes« muß also beträchtlich erweitert werden. *Man kann den Geist begrifflich nicht mehr länger auf das Gehirn oder den Intellekt beschränken; er existiert in jeder Zelle des Körpers*. Jeder Gedanke, jedes Gefühl hat ein biochemisches Äquivalent. Man könnte mit einer meiner Kolleginnen sagen: »Der Geist ist der Raum zwischen den Zellen.« Wenn also der Teil des Geistes, den wir als Gebärmutter bezeichnen, uns durch Schmerzen oder Blutungen etwas mitteilt, sollten wir auf ihn hören.

Ich habe einmal eine verheiratete, 35jährige Rechtsanwältin, die wegen heftiger Zwischenblutungen zu mir gekommen war, nach ihren gegenwärtigen Lebensumständen gefragt. Zunächst wehrte sie die Frage schroff ab, mit der Bemerkung, sie hielte das für ein rein medizinisches Problem. Sie meinte damit, ihr Symptom sei ein ausschließlich physisches und hätte keine Verbindung zu anderen Lebensbereichen. Als ich ihr freundlich erklärte, daß ich sie das auch gefragt hätte, wenn sie wegen eines Beinbruchs zu mir gekommen wäre, da Symptome immer »physisch« wären, wurde sie offener und sagte schließlich die Wahrheit: Sie hatte Schuldgefühle wegen einer außerehelichen Affäre und außerdem schreckliche Angst, sich dabei eine Geschlechtskrankheit geholt zu haben. Kurz nach dem Beginn dieser Affäre hätten die Zwischenblutungen begonnen. Diese Zusatzinformation half mir, sie medizinisch wirksam und angemessen zu behandeln. Sie selbst hat dadurch gelernt, daß sie sich nicht in unzusammenhängende Einzelteile aufspalten muß.

Eine andere Patientin begann eine Biofeedback-Therapie, in der sie lernte, ihre durch chronische Muskelverspannungen schmerzende Schulter zu entspannen. Im Verlauf der Behandlung fiel ihr auf, daß sich die Muskelspannung verstärkte, wenn sie über bestimmte Themen nachdachte, etwa über die Schläge, mit denen sie als Kind von den Eltern bestraft worden war, oder über die Krankheit ihres Mannes und deren mögliche Konsequenzen. Dagegen verringerte sich die Muskelspannung, sobald sie an positive Aspekte ihres Lebens dachte. Ihre Ängste und Einstellungen waren in ihrem Körper codiert. Die Biofeedback-Therapie machte ihr klar, daß ihr Muskelgewebe Gefühle, Gedanken und Erinnerungen besaß, die Bestandteil ihres Körperwissens waren.

Geist und Seele durchdringen den ganzen Körper in einem Maße, das weit jenseits dessen liegt, was der Verstand erfassen kann. Die innere Stimme spricht nicht zuerst durch den Verstand, sondern durch die Gefühle und das Körperwissen zu uns. Sobald wir die innere Stimme nur mit dem Verstand aufspüren wollen, quasi als etwas, was außerhalb der eigenen Person und dem tiefsten eigenen Wissen liegt, bringen wir sie effektiv zum Schweigen. Der Verstand funktioniert am besten *im Dienste* der geistigen Energie, die das Leben beseelt, ob wir sie Intuition, innere Führung, Seele, Gott oder höhere Macht nennen. Die Einsicht, daß wir *mehr* sind als unser Verstand und daß es einen universellen Geist gibt, der uns leiten kann, öffnet den Zugang zur inneren Heilungsfähigkeit. William James hat einmal gesagt: »Im unbewußten Geist liegt die Kraft, welche die Welt bewegen kann.«

Weibliche Intelligenz: Denken mit dem Körper

Frauen sind in der Lage, das, was sie wissen, gleichzeitig im Kopf und im Körper zu spüren – zum Teil, weil die Struktur des weiblichen Gehirns ihnen bei der Kommunikation einen optimalen Zugang zu Informationen aus beiden Hirnhälften und aus dem Körper ermöglicht. Das ist einer der Gründe, warum Frauen ihr Wissen gleichzeitig im Kopf und im Körper spüren.

In der Schule habe ich gelernt, meinen Denkprozessen zu mißtrauen, weil sie immer in Konflikt mit der dualistischen Form der Schulbildung gerieten. Wenn wir zum Beispiel aus einer Reihe von möglichen Antworten die richtige ankreuzen sollten, fand ich immer Begründungen dafür, weshalb fast jede Antwort richtig sein konnte. Ich sah immer »das ganze Bild« und fand Zusammenhänge, die alles miteinander in Beziehung bringen konnten. Wenn die Lehrerinnen und Lehrer dann meine falschen Antworten sahen, sagten sie mir immer wieder: »Du liest da zuviel hinein. Die richtige Antwort ist die offensichtliche.« Aber für mich war sie eben nicht so offensichtlich. Seitdem ich die enge Verbindung von Denken, Fühlen und physischem Körper akzeptiert habe, kann ich wieder alle Ebenen meine Intelligenz nutzen. Ich finde es erschütternd, wie viele hochintelligente Frauen sich nur deshalb für dumm halten, weil große Teile ihrer Intelligenz mißachtet worden sind. Oder, wie Dr. Linda Metcalf sagt: »Frauen glauben, ihr Intellekt sei ein männliches Gebilde, das sich in ihrem Kopf eingenistet hat.«

Mein Denken und Sprechen ist wie bei vielen anderen Frauen multimodal, das heißt, es bezieht mehr als nur eine Ebene ein und umkreist ein Thema unter Einbeziehung beider Hirnhälften und der Körperintelligenz. Jean Houston hat die Evolution dieses multimodalen Denkens so beschrieben: Die Frauen der Urzeit standen über viele Jahrhunderte in ihren Höhlen, wo sie mit der einen Hand die Suppe rührten, mit der anderen das Baby festhielten, das sie auf der Hüfte wiegten, und gelegentlich mit einem Fußtritt das Mammut vertrieben. Frauen mußten, verfolgt man die weibliche Entwicklungsgeschichte, immer mehreren Aufgaben gleichzeitig gerecht werden, und dadurch entstand ein tief eingewurzeltes Verständnis für die Konsequenzen des eigenen Handelns – Konsequenzen nicht nur für das Individuum, sondern für die ganze Familie oder den ganzen Stamm. Die Notwendigkeit, sich auf mehrere Dinge gleichzeitig zu konzentrieren, hat im Verlauf der Menschheitsgeschichte zu einer spezifisch weiblichen Hirnstruktur und einem spezifisch weiblichen Denkstil geführt, der sich wesentlich vom männlichen unterscheidet.

Der Corpus callosum, der die rechte und die linke Hirnhälfte verbindet, ist bei Frauen in der Regel dicker als bei Männern, das heißt, männliche und weibliche Gehirne sind unterschiedlich »verdrahtet«. Wenn Männer denken und über ihre Gedanken sprechen, benutzen sie in der Regel überwiegend die linke Hirnhälfte; ihre Argumente sind meist linear und problemlösungsorientiert, das heißt, sie kommen »auf den Punkt«. Frauen dagegen aktivieren bei der Kommunikation die linke und die rechte Hirnhälfte und damit einen größeren Bereich des Hirns. Da die rechte Hirnhälfte auf vielfältigere Weise mit dem Körper verbunden ist als die linke, können Frauen beim Sprechen und Denken umfassender auf ihr Körperwissen zurückgreifen als Männer.

Diese Einschränkung des männlichen Hirns ist nicht »angeboren«; sie entstand, weil die Entwicklung dieser Fähigkeiten über Jahrhunderte bei Männern nicht gefördert wurde. Die westliche Kultur sieht in dem linearen Kommunikationsstil der linken Hirnhälfte einen Entwicklungsfortschritt gegenüber dem stärker körpergebundenen weiblichen Stil des Denkens und Sprechens. Anne Moir und David Jessel sagen dazu: »Insgesamt gesehen sprechen Männer das aus, was ihnen als erstes in den Kopf kommt, während Frauen sich bei der Kommunikation auf ein sehr viel breiteres Repertoire stützen können. Faßt man alle Daten zusammen, ist der Informationsaustausch im weiblichen Gehirn umfangreicher und breiter.«[5] Es ist schade, daß dieses körpergebundene Denken in der Erziehung nicht entwickelt, sondern abgelehnt und entwertet wird.

Robert Bly hat in einem Gespräch mit der Soziolinguistin Deborah Tannen vor kurzem gesagt: »Die Worte sitzen in der einen und die Gefühle in der anderen Hirnhälfte.« Diese Aussage mag zwar für viele Männer zutreffen, ignoriert aber die Komplexität des weiblichen Gehirns. Und Bly fährt fort: »Das bedeutet, daß Frauen Worte und Gefühle viel schneller verbinden können als Männer. Frauen haben da oben eine vielspurige Autobahn, Männer dagegen, wie Michael Meade sagt, lediglich ein kleines, kurvenreiches Landsträßchen, auf dem sie nur mit viel Glück ein Wort heil rüberbringen können.«[6]

Wenn ich meinem Mann etwas ausführlich erkläre, stöhnt er oft: »Kannst du dich nicht kürzer fassen? Komm doch mal auf den Punkt!« Damit kennzeichnet er einen typisch männlichen Kommunikationsstil. Ich versuche beim Denken und Sprechen, mit Hilfe der Sprache alles auszudrücken, was während des Gesprächs in meinem Gehirn und meinem Körper vorgeht. Für mich ist das weitschweifige und weitausholende Sprechen etwas Schönes. Ich muß oft lange über meine Gefühle sprechen, bis sie mir wirklich klar sind; die Gedanken bilden sich im ganzen Körper und im ganzen Gehirn, bevor ich sie ausspreche. Durch die verbale oder schriftliche Auseinandersetzung mit meinen Gedanken lerne ich mich besser kennen.

Mein Mann dagegen ist so wortkarg wie nur möglich. Wie die meisten Männer will er auf den Punkt kommen, auf das Ergebnis, die Lösung.

Wenn sich ein Gespräch für ihn lohnen soll, müssen alle Beteiligten ein Ergebnis oder eine Lösung haben. Männer betrachten und erleben den *Prozeß*, der zur »Lösung« führt, häufig als lästig und wertlos. (Sie arbeiten bei Vorträgen auch gern mit Zeigestöcken oder entsprechenden elektronischen Hilfsmitteln und kommen oft in Schwierigkeiten, wenn solche Mittel nicht zur Verfügung stehen. Frauen dagegen benutzen sie selten, es sei denn, sie hätten ausschließlich ihre linke Hirnhälfte systematisch geschult.) Dr. George Keeler, ein ganzheitlich orientierter Mediziner, hat festgestellt, daß Männer beim Sprechen eher die Verben und Frauen eher die Substantive weglassen. Und in Anspielung auf die Quantenphysik, für die Teilchen und Wellen einfach nur andere Aspekte von Materie sind, meint er: »Männer sprechen eine Teilchen- und Frauen eine Wellensprache.«

Dieses multimodale, im ganzen Körper angesiedelte Denken ermöglicht es so vielen Frauen, ohne Einkaufsliste in den Supermarkt zu gehen und trotzdem nicht nur nichts zu vergessen, sondern zusätzlich auch noch spontan zu erkennen, was sie neben den vorher eingeplanten Waren noch brauchen. Selbst wenn ich gerade operiere, weiß ich gleichzeitig, wo meine Kinder gerade sind, daß ich noch Taschentücher brauche und auf dem Rückweg Brot mitnehmen muß; in meinen Gehirn läuft das alles gleichzeitig ab. Ein solches Denken wird als *realtionales Denken* bezeichnet. Mein Mann dagegen kann immer nur ein oder zwei Gedanken und Aufgaben auf einmal im Kopf haben. Er vergißt beim Einkaufen immer wieder etwas und muß oft dreimal in den Laden zurück, während ich in aller Regel alles auf einmal erledige.

Die Unterschiede im männlichen und weiblichen Kommunikationsstil sind auch in meiner Praxis erkennbar. Wenn ich mit dem Partner einer Patientin über ihren Zustand sprechen will, erkläre ich ihm zunächst: »Wenn ich Ihnen jetzt sage, was Ihre Frau (Ihre Partnerin) hat, werden Sie denken, daß ich mich im Kreise drehe. Ich rede erst von diesem, dann von jenem und komme dann wieder auf das erste Thema zurück.« Dabei zeichne ich mit dem Finger einen Kreis. »Sie finden wahrscheinlich, daß ich abschweife, und können nicht erkennen, was das ganze bedeuten soll. Aber es gibt tatsächlich wichtige Zusammenhänge. Also hören Sie mir bitte geduldig zu – ich verliere den entscheidenden Punkt nicht aus dem Auge. Am Schluß werden Sie sehen, wie alles zusammenhängt.«

Meine Auffassung von den Unterschieden im männlichem und weiblichen Denken wird nicht unbedingt allgemein geteilt. Aber unabhängig von der jeweiligen Einstellung muß nach meiner Erfahrung eine Frau, die wirklich gesund sein will, sich bewußt machen, wie umfassend die Intelligenz ist, die in ihrem ganzen Wesen liegt – in Körper, in Geist und in der Seele.

Einstellungen und Körperwissen

Gedanken sind nur ein Bestandteil des Körperwissens. Wenn man von Ideen lange genug überzeugt ist und sie oft genug wiederholt, werden sie zu Einstellungen, die sich auch biologisch manifestieren. Einstellungen sind energetische Kräfte und bilden die körperliche Basis des individuellen Lebens und der individuellen Gesundheit. Unaufgearbeitetes psychisches Leid legt den Grundstein für physische Beschwerden, weil verdrängte Gefühle das endokrine System und das Immunsystem biochemisch beeinflussen. Eine der Ursachen von Autoimmunkrankheiten wie rheumatische Arthritis, multiple Sklerose, bestimmte Schilddrüsenerkrankungen und Lupus erythematodes ist die Autoimmunisierung, das heißt, das Immunsystem greift den Körper an. Aber muß nicht das Immunsystem, das die Zellen des Körpers angreift, in dem es wohnt, aus der Tiefe eben dieses Körpers destruktive Botschaften erhalten haben? Bei geistiger und psychischer Depression wurde entsprechend nicht nur ein Zusammenhang mit selbstzerstörerischem Verhalten festgestellt, sondern auch mit einer Depression der Funktionen des Immunsystems.[7] Und viele Frauen mit Autoimmunkrankheiten leiden gleichzeitig unter Depressionen. Weitere Untersuchungsergebnisse belegen darüber hinaus, daß Streß und Einsamkeit einen latenten (inaktiven) Herpesvirus aktivieren können.[8] Dasselbe gilt für den Epstein-Barr-Virus, der zu chronischer Müdigkeit führt. Das könnte eine mögliche Erklärung dafür sein, warum nur sehr wenige Menschen am Epstein-Barr-Syndrom erkranken, obwohl mehr als 90 Prozent der Bevölkerung mit diesem Virus in Kontakt gekommen sind und Antikörper dagegen entwickelt haben. Diese Erkenntnisse sind besonders für Frauen wichtig, weil Autoimmunerkrankungen bei Frauen besonders häufig auftreten; etwa 80 Prozent aller Erkrankten sind weiblich.[9] Und auch bei Endometriose, Epilepsie, verfrühtem Klimakterium, Unfruchtbarkeit und chronischer Vaginitis spielt Autoimmunität eine Rolle.

Die individuellen Einstellungen sind maßgeblich von der Kultur bestimmt und tragen umgekehrt zum Fortbestand der kulturellen Struktur bei. Das erklärt, warum Frauen in unserer Gesellschaft so stark unter Streß leiden. Viele Untersuchungen haben gezeigt, daß es eine Beziehung zwischen »unabänderlichem« Streß und einer bestimmten Form der Immunschwäche (herabgesetzte Reaktion des Immunsystems) gibt. Bei psychischen Schocks werden körpereigene Opiate (morphinähnliche Substanzen) und Kortikosteroide (Hormone aus der Nebennierenrinde) freigesetzt, die die Abwehrfunktion der weißen Blutkörperchen gegen Krebs und Infektion unterbinden. Hoffnungslose oder verzweifelte Menschen, die keine Möglichkeit sehen, eine sehr belastende Situation zu verändern, haben erhöhte Kortikosteroidwerte und geringere Abwehrkräfte als Menschen, die versuchen, den Streß zu bewältigen.[10] Bei Menschen, die sich in »unabänderlichen« Streßsituationen befinden, werden darüber hinaus körpereigene Opiate (Enkephaline) freigesetzt, welche die Körperzellen buchstäblich betäuben (bei streßinduzierter Analgesie)[11] und sie in chronischen Fällen sogar unfähig machen, Krebszellen und Bakterien zu zerstören.[12] Es ist also nicht der *Streß* an sich, der für die Probleme des Immunsystems verantwortlich ist, sondern die *Wahrnehmung*, daß er unabänderlich ist, daß man ihn nicht verhindern kann.

Einstellungen betreffen nicht nur das Denken, sondern gehen sehr viel tiefer und lassen sich nicht einfach per Willensentscheidung beseitigen. Sie sind häufig unbewußt und dem Verstand deshalb nur schwer zugänglich. Ich weiß aus meiner Praxis (und aus eigener Erfahrung), wie oft wir uns der destruktiven Einstellungen gar nicht bewußt sind, die unsere Gesundheit untergraben. Sie sind in der Vergangenheit in das Zellgewebe eingeschrieben worden und haben sich darin festgesetzt.

Die gutaussehende 45jährige Grafikerin Karin kam zu mir, weil sich ihr Zyklus von 28 Tagen auf 25 bis 34 Tage verschoben hatte. Sie hatte aber weder Zwischenblutungen noch andere Symptome. Für mich hörte sich das alles völlig normal an, aber ein anderer Arzt hatte ihr gesagt, solche Zyklusveränderungen könnten ein Anzeichen für Krebs sein, und zu einer Gebärmutterbiopsie geraten. Die Öffnung des Gebärmutterhalses war bei Karin aber zu klein, um ein Biopsieinstrument durchzulassen, und deshalb wurde eine Ausschabung und Kürettage unter Vollnarkose empfohlen. Sie war zu mir gekommen, um eine weitere Meinung einzuholen. Die Ergebnisse der Untersuchungen waren normal, aber wie sich herausstellte, war der Gebärmutterhals tatsächlich für eine ambulante Biopsie zu klein.

Ich sagte ihr, ich hielte Gebärmutterkrebs bei ihr für sehr unwahrscheinlich und würde ihr deshalb nicht zu einer Operation raten. Falls sie sich aber sehr große Sorgen mache und es wünsche, solle sie die Operation ruhig machen lassen, um eine Krebserkrankung mit Sicherheit ausschließen zu können. Um ihr eine Entscheidungshilfe zu geben, fragte ich sie nach ihren Erfahrungen mit Krankheiten in der Kindheit, weil diese oft einen großen Einfluß auf die Einstellungen von Frauen zu Gesundheit und Krankheit haben. Karin antwortete: »Ich war ein Einzelkind. Meine Mutter war ständig krank, sie hatte Probleme mit dem Darm. Ich mußte sie pflegen. Das hat dazu geführt, daß für mich heute alles, was in meinem Körper vorgeht, sofort wie eine Katastrophe wirkt, genau wie bei meiner Mutter.«

Ich fragte: »Glauben Sie, Sie würden sich beruhigen und nicht mehr zwanghaft über Krebs nachdenken, wenn Sie sich für den Eingriff entscheiden und dabei kein Krebs festgestellt wird?« Sie glaubte das nicht und sagte, sie hätte in jedem Fall Angst um ihre Gesundheit. Wir waren uns einig, daß sie ihre so früh erworbenen Einstellungen zum Körper und seiner Anfälligkeit verändern mußte.

Für Karin bedeutete das die Erkenntnis, daß viele ihrer Ängste dem Verstand nicht wirklich zugänglich waren. Sie waren überwiegend in ihrem Körper und ihrem Unterbewußtsein verankert. Es ist vom medizinischen Standpunkt aus falsch, Karin und anderen Frauen mit ähnlichen Problemen zu sagen: »Entspannen Sie sich und machen Sie sich keine Sorgen, Sie sind völlig gesund und bilden sich das alles nur ein.« Karins Einstellungen sind zwar psychisch, aber Psyche und Geist wohnen im ganzen Körper und in sämtlichen Organen.

Um ihre Zwangsvorstellunen über Krebs (oder andere Krankheiten) loszuwerden, mußte sie sich auf einen Prozeß einlassen, ohne den Heilung nicht möglich ist. Ich erkläre meinen Patientinnen diesen Prozeß meist anhand der ersten drei Punkte des Zwölf-Schritte-Programms, das von den Anonymen Alkoholikern entwickelt wurde. Da diese zwölf Schritte auf allgemeinen spirituellen Erkenntnissen beruhen, lassen sie sich meiner Erfahrung nach auf fast alle Lebensbereiche übertragen, in denen meine Patientinnen Probleme haben, die sie lösen wollen. Der erste Punkt heißt: »Wir geben zu, daß wir dem Alkohol gegenüber machtlos sind und unser Leben nicht mehr meistern können.« Das Wort »Alkohol« läßt sich durch alles ersetzen, mit dem man sich gegenwärtig zwanghaft beschäftigt und in dem man sich hilflos fühlt. Karin müßte dann also eingestehen, daß sie ihre zwanghafte Angst vor Krebs mit dem Verstand allein nicht ändern kann, daß diese Einstellung ungesund ist und Teile ihres Lebens ihrer Kontrolle entzieht. Durch Vorwürfe oder den Versuch, sich über den Verstand zu einer Veränderung zu zwingen, wird ihre Einstellung nicht verschwinden.

Der zweite Punkt lautet: »Wir sind zu dem Glauben gekommen, daß eine Macht, größer als wir selbst, uns unsere geistige Gesundheit wiedergeben kann.« Diese Macht, die »größer ist als wir selbst«, ist Teil der inneren Stimme und des Körperwissens. Das Wort »geistige Gesundheit« bedeutet dasselbe wie innerer Frieden oder Gelassenheit. Das Eingeständnis, daß wir Zugang zu einer Macht haben, die größer ist als der eigene Verstand, ist ein erster, sehr wichtiger Schritt auf dem Weg, der uns tatsächlich zu diesem Zugang führt. Der dritte Schritt sagt: »Wir haben uns entschieden, unseren Willen und unser Leben der Sorge Gottes – *so wie wir ihn verstehen* – anzuvertrauen.« (Ich ersetze das Wort »Gott« automatisch durch »innere Stimme« oder »göttliche Weisheit«.) Dieser Schritt umgeht den Verstand völlig. Er ist ein Glaubenssprung, der die Tatsache akzeptiert, daß jeder Mensch eine innere Stimme besitzt, mit deren Hilfe sich schädliche Einstellungen beseitigen lassen. Auch die Formulierung: »Wir haben uns entschieden«, ist sehr wichtig. Gesundheit herzustellen erfordert zunächst eine Entscheidung und dann die Bereitschaft, den Prozeß durchzuhalten. Zwölf-Schritte-Gruppen sind eine gute Möglichkeit, Schritt für Schritt mit den Ängsten, Einstellungen und Krankheiten fertig zu werden, denen der Verstand hilflos gegenübersteht.

Es ist für Karin und für sehr viele andere Frauen schon eine große Hilfe, wenn sie erfahren, daß sie mit ihren Ängsten und Zwangsvorstellungen nicht alleine sind. Mir ist noch niemand begegnet, der nicht zumindest einige gesundheitszerstörende Einstellungen aus der Familie oder der Kultur allgemein übernommen hätte. Viele meiner Patientinnen konnten diese tiefreichende Programmierung des Körpers aufdecken, sobald sie begriffen hatten, daß ihre realen physischen Krankheiten von unbewußten Einstellungen begleitet und verstärkt wurden. Dieses Aufdecken und Heilen negativer Einstellungen gehört zur Heilung. Es ist ein kontinuierlicher, spannender und machtvoller Prozeß, der Geduld und Mitgefühl verlangt.

Einstellungen und Erinnerungen sind tatsächlich biologische Gebilde, die sich körperlich niederschlagen. Wenn man den Geist mit einem Eisberg vergleicht, dann wäre über der Wasseroberfläche nur die Spitze, also das Bewußtsein, sichtbar, das angeblich den ganzen Eisberg steuert. Aber dabei handelt es sich nur um etwa 25 Prozent des Eisbergs. Der sogenannte »unbewußte« Teil des Geistes ist mit 75 Prozent weit größer. Die individuelle Geschichte wird im ganzen Körper aufbewahrt, in den Muskeln, den Organen und im Gewebe. Wie der Teil des Eisbergs, der unter der Oberfläche liegt, werden diese Informationen vom bewußten Verstand, der Spitze des Eisbergs, im allgemeinen nicht erkannt. Aber die individuellen Erinnerungen sind in den Körperzellen gespeichert, auch wenn Bewußtsein und Verstand das nicht zur Kenntnis nehmen oder leugnen wollen.

Als einmal ein Hotelpage mein Gepäck holte und im Zimmer eine Flasche mit chinesischem Hustensaft sah, verzog er sofort das Gesicht, hielt sich den Bauch und fragte: »Ist das Rizinusöl? Meine Mutter hat mir das als Kind oft gegeben. Ich habe jedesmal Magenschmerzen davon bekommen. Heute kriege ich Magenschmerzen, wenn ich so eine Flasche nur sehe!« Dieser Mann war selbst als Erwachsener nicht in der Lage, seine schmerzhaften Körpererinnerungen aus der Kindheit bewußt zu kontrollieren: Sein Körper reagierte automatisch auf den Anblick einer vertrauten Flasche, unabhängig von ihrem Inhalt.

Bei einer Wanderung erzählte kürzlich eine Freundin, sie hätte sich vor zwei Wochen versehentlich Sonnenschutzcreme ins Auge gerieben. Das Auge hatte daraufhin den ganzen Tag getränt. Ein paar Tage später roch sie dieses Sonnenschutzmittel bei jemand anderem, und sofort fing das Auge wieder zu tränen an. So schnell hatte sich ihr biologisches Gedächtnis in ihrem Auge festgeschrieben – unter völliger Umgehung des Verstands!

Wie Einstellungen verkörpert werden

Unser Gesundheitszustand spiegelt immer die Summe unserer individuellen Einstellungen wider, die wir seit der Geburt erworben haben. Unsere Gesellschaft funktioniert auf der Basis zahlreicher allgemein akzeptierter und manchmal schädlicher Einstellungen. (Eine, die ich in meiner Praxis immer wieder zu hören bekomme, lautet beispielsweise: »Ich bin ja jetzt dreißig – oder vierzig oder fünfzig –, und da muß ich wohl mit gewissen Schmerzen rechnen.«) Alle Lebewesen reagieren physisch auf das, was sie für Realität *halten*. Dr. Deepak Chopra, die sich seit langem mit dem Verhältnis von Bewußtsein und Medizin befaßt, macht das am Beispiel von Fliegen deutlich: Wenn man sie in einem geschlossenen Glas hält, verlassen sie mit Ausnahme einiger mutiger Pioniere das Glas auch dann nicht, wenn man den Deckel entfernt. Sie haben sich »in Körper und Geist darauf eingestellt«, daß sie gefangen sind. Dasselbe gilt auch für Fische: Wenn man zwei Fischschwärme im Aquarium durch eine Glasscheibe eine Zeit lang trennt, so schwimmen die Fische des einen Schwarms selbst nach Entfernung der Scheibe nicht in das Gebiet des anderen.

Diese Untersuchungsergebnisse lassen darauf schließen, daß Kindheitsereignisse den Grundstein für die Einstellungen zur eigenen Person und damit zur individuellen Erfahrung legen, einschließlich der Gesundheit. Wenn eine Frau ihre Realität und ihren Gesundheitszustand verändern oder verbessern möchte, muß sie zunächst ihre Einstellung über das verändern, was möglich ist.

In meiner Praxis erlebe ich täglich, daß jede Frau das nötige Potential besitzt, mit dem sich unbewußte destruktive Muster überwinden lassen. Aber neben meiner alltäglichen Erfahrung wird das auch durch experimentelle Untersuchungen bestätigt. Bei einer Studie über den Alterungsprozeß hat Dr. Ellen Langer eine Gruppe von Männern über siebzig in einem Seniorenzentrum untersucht, die sich bereiterklärt hatten, fünf Tage lang genauso zu leben wie im Jahr 1959. Dr. Langer hatte ihnen erklärt: »Wir wollen nicht, daß Sie sich so verhalten, ›als ob‹ es 1959 wäre, vielmehr sollen Sie so *sein*, wie Sie im Jahre 1959 waren.« Die Männer sollten sich entsprechend kleiden, Fernsehsendungen von 1959 sehen, Zeitungen und Illustrierte aus diesem Jahr lesen und so reden, wie sie damals geredet hatten. Sie brachten eigene Fotos aus diesem Jahr mit und hängten sie im Zentrum auf. Dr. Langer führte dann Messungen in den Bereichen durch, die sich häufig (aber nicht zwangsläufig) mit zunehmendem Alter verschlechtern und von Geriatrikern oft als »biologische Marker« zitiert werden: physische Kraft, Wahrnehmung, Kognition, Geschmack und Gehör. Sie stellte fest, daß es in den fünf Tagen tatsächlich Verbesserungen der Meßwerte gab. Anhand von Fotoserien konnte man auch sehen, daß die Männer fünf Jahre jünger wirkten; Gehör und Gedächtnis verbesserten sich ebenfalls. Das heißt, daß sich mit der Veränderung ihrer geistigen Einstellung zum Alter auch ihr Körper verändert hatte. »Die regelmäßigen und ›unumkehrbaren‹ Alterszyklen, die wir in den letzten Stadien des menschlichen Lebens beobachten, sind möglicherweise das Produkt bestimmter Annahmen und Erwartungen in bezug auf die angemessene Art des Alterns. *Sobald diese einschränkenden geistigen Einstellungen nicht mehr zwangsläufig realisiert werden müssen, vergrößert sich die Chance, das Alter zu einer Phase sinnhafter Entwicklung statt zur Phase des Verfalls zu machen*«.[13] (Hervorhebung von mir.)

Wenn es stimmt, daß wir die Auswirkungen des Alters rückgängig machen können, welche Möglichkeiten bieten sich dann erst für die Gesundheit! Die Hoffnungen, die durch solche Ergebnisse entstehen, können gar nicht hoch genug eingeschätzt werden, weil sie auf die ungeahnten Möglichkeiten hinweisen, die der Ausstieg aus dem kollektiven Wahrnehmungsgefängnis bietet. Um diese Hoffnungen zu verwirklichen, müssen wir aber zunächst die unbekannten »horizontalen bzw. vertikalen Linien« erkennen, gegen die wir immer wieder anrennen, weil wir sie nicht wahrnehmen können. Haben wir erst einmal *gesehen*, was schon immer offen vor unseren Augen lag, können wir nach Alternativen suchen.

Heilung contra Symptombeseitigung

Aus der Umarmung von Freiheit und Schicksal entsteht Sinn;
sinnerfüllt wird das Schicksal – die bisher ernsten Augen plötzlich
voller Licht – zur Anmut selber.

(Martin Buber)

Heilung ist nicht dasselbe wie die Beseitigung von Symptomen. Heilung ist ein natürlicher Prozeß, zu dem jeder Mensch *selbst* fähig ist. Symptombeseitigung ist Aufgabe der Ärzte und kommt *von außen*; sie behandelt oder beseitigt Symptome durch Medikamente und Operationen. *Diese äußere Behandlung zielt nicht notwendig auf die Faktoren, die zu dem Symptom beigetragen haben.* Heilung geht tiefer als Symptombeseitigung und muß immer von innen kommen. Sie richtet sich auf das Ungleichgewicht, das den Symptomen zugrunde liegt, und stellt eine Verbindung zwischen den häufig verborgenen Aspekten des individuellen Lebens her, die eine Beziehung zu der Krankheit haben. Natürlich können auch Symptombeseitigung und die Wiederherstellung beeinträchtigter körperlicher Funktionen ein Bestandteil der Heilung sein, aber es bleibt ein wesentlicher Unterschied: Ein Mensch kann völlig geheilt sein und dann doch an seiner Krankheit sterben. In der ganzheitlichen Medizin wird häufig vernachlässigt, daß sich Heilung und Tod keineswegs ausschließen. In meiner Ausbildung als Ärztin habe ich gelernt, Leben zu bewahren und zu schützen. Aber in manchen Situationen muß man den Tod als natürlichen Teil eines Prozesses akzeptieren, der viel gewaltiger und geheimnisvoller ist als wir begreifen können. Für meine Kollegin Patricia Reis bedeutet Heilung »im weiteren Sinne ›ganz machen‹, die fehlenden Teile im Leben eines Menschen zu ergänzen. Das kann gelegentlich sogar bedeuten, sich klarer und realistischer mit dem Tod zu konfrontieren. Auf jeden Fall bietet sie Gelegenheit, das Leben tiefer und umfassender zu leben.«

Obwohl das Denken und Fühlen den gesamten Körper beeinflußt und seine verschiedenen Teile miteinander kommunizieren, ist die Sprache des Körpers bei jedem Menschen anders. *Jede Frau hat ganz unabhängig von den individuellen Ereignissen ihres Lebens die Kraft, die Bedeutung ihrer Erfahrungen und damit die Erfahrungen selbst zu verändern, und zwar sowohl psychisch als auch physisch. In dieser*

Veränderung liegt ihre Heilung. Die Botschaften, die einem Symptom zugrunde liegen, lassen sich nicht anhand irgendwelcher Formeln entschlüsseln. Letztlich kann nur die jeweils Betroffene entscheiden, um welche Botschaft es sich handelt. Durch chronische Vaginitis kann der Körper darauf hinweisen, daß eine Beziehung beendet werden sollte, und prämenstruelle Kopfschmerzen können ein Anzeichen dafür sein, daß ein Verzicht auf Koffein nötig ist. In anderen Fällen ist die Botschaft dieser Symptome wieder eine völlig andere. Jede Frau, die sich um ein Verständnis der ganz eigenen Sprache ihres Körpers bemüht, muß deshalb ihren Symptomen genau »zuhören« und sich für sie öffnen, ohne sie zu bewerten.

Es gibt bis heute keine eindeutigen Erklärungen dafür, warum etwa eine Frau, die von ihrem Mann verlassen wurde, geistig, psychisch und physisch völlig verfällt und diesem speziellen Trauma Schuld an allem Jammer ihres Lebens gibt, während eine andere Frau mit demselben Trauma sich völlig davon erholt und ein produktives Leben führt. Manche Menschen sagen, daß ein ursprünglich schmerzhaftes und traumatisches Ereignis ihre Entwicklung gefördert hat. Es ist nicht so, daß traumatische Erfahrungen wie etwa Kindesmißhandlung, Inzest, Verlust von Vater oder Mutter in einem direkten Verhältnis von Ursache und Wirkung zwangsläufig zu Störungen im Erwachsenenalter führen. Die Auswirkungen traumatischer Ereignisse auf den physischen, geistigen und psychischen Körper hängen überwiegend von der *Interpretation der Erfahrung ab und von der Bedeutung, die ihr zugeschrieben wird.*

Bei den üblichen gynäkologischen Beschwerden spielen neben ernährungs- und anlagebedingten Faktoren, häufig wechselndem Geschlechtsverkehr oder schlichtem Pech immer auch psychische Faktoren eine Rolle. Patientinnen mit hartnäckigen Warzen im Genitalbereich, Herpes oder Eierstockzysten waren oder sind nach meiner Erfahrung in einer Phase psychischer Belastung. In solchen Fällen kann man fast immer Erfahrungen wie sexueller Mißbrauch, eine psychisch nicht verarbeitete Abtreibung oder Konflikte mit Beziehungen und Kreativität feststellen. Solche Konflikte bleiben im Energiefeld des Körpers, bis sie gelöst werden; sie warten nur darauf, daß ihr »Angebot zur Heilung« endlich wahrgenommen wird.

Die Gynäkologin Dr. Maude Guerin hat das am Beispiel einer Patientin namens Hanna deutlich gemacht. Hanna litt an schwerer Endometriose (Versprengungen der Gebärmutterschleimhaut) und Beckenschmerzen. Bei dieser Krankheit wird normalerweise eine Totaloperation der Gebärmutter, Eierstöcke und Eileiter angeraten, und entsprechend »behandelte« Dr. Guerin auch Hanna. Das Problem war nun, daß bei der Patientin nach der Operation schwere Rückenschmerzen, Depressionen und Hitzewallungen einsetzten, die ungewöhnlich hohe Hormongaben erforderlich machten. Obwohl ihre Beckenschmerzen »erfolglreich behandelt« worden waren, ging es ihr in vieler Hinsicht schlechter als zuvor. Da die operative Entfernung von Gebärmutter und Eierstöcken die emotionalen Konflikte im Energiefeld ihres Körpers nicht hatte lösen können, die ihren Problemen zugrunde lagen, konnte die Behandlung sie nicht »heilen«, sondern das behandelte Symptom nur durch ein anderes ersetzen.

Dr. Guerin bemühte sich nun, die Geschichte ihrer Patientin zu erfahren, und stellte fest, daß Hanna mit sechs Jahren sexuell mißbraucht worden war, mit sechzehn erlebt hatte, wie ihre Schwester starb, und sich seitdem zwanghaft in ihre Arbeit gestürzt hatte, um den Kontakt mit ihren Gefühlen zu vermeiden. Sie hatte in ihrem ganzen Leben nie weinen können, trotz ihrer schrecklichen Erfahrungen. Dr. Guerin schreibt:

»Ich habe von dieser Patientin sehr viel gelernt. Während ich vorher der Meinung war, ein Einfluß von Gedanken und Gefühlen auf die körperliche Gesundheit sei zwar vorhanden, aber doch relativ, hat mir diese Patientin gezeigt, daß die Verbindung von Körper und Psyche bei allen Patientinnen unbedingt und immer berücksichtigt werden muß. Das gilt auch für die unbedeutendsten Routinefälle.

Ich hatte die Patientin nach meiner Einschätzung mit Erfolg behandelt und war auch sechs Wochen später bei der Nachuntersuchung noch stolz auf meine Leistungen. Es hat Jahre gedauert, bis wir beide begriffen haben, daß die Operation sie bei allem ›Erfolg‹ nicht geheilt hatte.

Wenn ich heute an die erste Begegnung mit dieser Patientin und den anschließenden Krankheitsverlauf zurückdenke, dann sehe ich die zahlreichen Anzeichen, die auf das umfassendere Bild hingewiesen haben, aber damals habe ich sie nicht erkannt. Als sie sich bei der ersten Untersuchung auf den Untersuchungstisch setzte, behielt sie ihre Strumpfhose an. Aber sie fand es nicht nur schwer, sich für die Untersuchung auszuziehen, sondern fand auch nicht die richtige Position für die Untersuchung. Und danach war es fast unmöglich, das Spekulum einzuführen, weil sich ihre Muskeln durch ihre extreme Angst so verkrampft hatten. Seitdem habe ich mich mit Unterstützung der Patientinnen immer wieder darum bemüht, das Gesamtbild jedes einzelnen Falles zu erkennen. Ich weiß, daß man bei vielen Patientinnen die Symptome beseitigen kann, ohne die Verbindung von Geist und Körper zu berücksichtigen, aber ich weiß auch, daß sich dadurch nur sehr wenige ›heilen‹ lassen.«[14]

Eine meiner Patientinnen, deren Abstrich zur Krebsdiagnose anomal war, war sich darüber im klaren, daß die Entfernung der anomalen Zellen aus dem Gebärmutterhals (»Behandlung«) allein die Energiestörung nicht beheben konnte, die dem Befund zugrunde lag. Sie begann, ein Tagebuch zu führen, um herauszufinden, was für ihre Heilung wichtig war, und dachte lange und gründlich über ihr Symptom und seine Botschaft nach. Diese innere Arbeit an der Heilung führte dazu, daß sie nach einigen Wochen eine für sie sehr wichtige Einstellung aufdeckte: Sie erkannte in den veränderten Zellen die Bestrafung für ihre Sexualität. Erst als sie diese Einstellung erkannt und benannt hatte, machte sie die Termine für die übliche Behandlung ihrer Erkrankung, um ihren Körper bei der Heilung zu unterstützen. Auf dem Weg zu der Praxis, in der die Laserbehandlung durchgeführt werden sollte, überfiel sie plötzlich ein überwältigendes Gefühl der Versöhnung mit ihrer Sexualität, das ihr die Tränen in die Augen trieb; sie konnte spüren, daß sich in ihrem Körper etwas veränderte. Bei der anschließenden Untersuchung wurden keinerlei Anzeichen für eine Zellanomalie mehr festgestellt; die Operation wurde abgesagt. Sie war sehr dankbar für ihre physische Behandlung, vor allem aber für die psychische und emotionale Heilung.

In unserer Kultur wird es oft als Schuldzuweisung verstanden, wenn Ärztinnen und Ärzte von der angeborenen Selbstheilungsfähigkeit jedes Menschen sprechen. Für viele Patientinnen klingt das so, als hätten sie ihre Krankheit selbst *verursacht*. Aber bei Krankheiten gibt es kein schlichtes Ursache-Wirkungs-Verhältnis. Die Einstellung, Krankheiten oder andere schmerzliche Lebensumstände würden bewußt und absichtlich herbeigeführt, ist eine unzulässige und potentiell schädliche Verallgemeinerung. Krankheiten wollen uns oft auf etwas aufmerksam machen und auf die richtige Spur bringen. Mit dem Glauben, man sei selbst »schuld« an seiner Krankheit, wiederholt man nur die Verletzungen der Kindheit und erreicht damit das genaue Gegenteil der Heilung. Für eine Krankheit »verantwortlich« ist *nicht* der Körperteil, in dem sich die Schmerzen manifestieren; sie entstehen im Unbewußten. Aber sobald der Heilungsprozeß begonnen hat, kann er vom Bewußtsein beeinflußt werden.

Viele Ärztinnen und Ärzte setzen die Übernahme der Verantwortung für die eigene Krankheit häufig mit dem Eingeständnis einer Schuld gleich; Verantwortung und Schuld haben im Suchtsystem dieselbe Bedeutung. Andere gehen den umgekehrten Weg und ziehen aus der Tatsache, daß die Patientinnen und Patienten für ihre Krankheiten nicht verantwortlich sind, den Schluß, sie sollten sich auch nicht mehr als medizinisch nötig an der Behandlung beteiligen. Es ist sehr wichtig, sich Ärztinnen und Ärzte zu suchen, die mit ihrer Einstellung die Heilung verstärken. Neueren Untersuchungen zufolge wird die Heilung von der unbewußt wahrgenommenen medizinischen Beurteilung des Heilungspotentials beeinflußt.

Die wirkliche Heilung beginnt, wenn wir den Körper und seine Botschaften ernstnehmen und aufhören, uns als ihre Opfer zu begreifen. Aber in einer Gesellschaft, die die innige Verbindung von Körper und Geist nicht akzeptiert, ist das Vertrauen in das Körperwissen ein Glaubenssprung. *Körperwissen* oder Körperweisheit bedeutet für mich, daß sich in den Symptomen des Körpers die Seele ausdrückt, die oft keine andere Möglichkeit findet, auf sich aufmerksam zu machen. In diesem Sinne müssen wir auf den Körper vertrauen. Die äußere »Behandlung« oder Beseitigung der Symptome verhindert nur die »Heilung« der Lebensbereiche, auf die wir achten und die wir verändern müssen.

Wenn ich meine Patientinnen auffordere, an ihrer Gesundheit mitzuarbeiten, stoße ich immer wieder auf eine fast undurchdringliche Wand von Schuldgefühlen. Eine Frau zum Beispiel, der ich die möglichen Verbindungen zwischen ihrem Myom (ein gutartiger Tumor der Gebärmutter) und ihrem Umgang mit der eigenen Kreativität in ihrer Beziehung erklärte, fragte schließlich sehr böse: »Wollen Sie damit sagen, daß ich selbst daran schuld bin?« Um gesund zu werden, mußte sie über Schuldgefühle und ein Ursache-Wirkungs-Denken hinauswachsen und eine andere Beziehung zu dem Myom herstellen. Sie mußte begreifen, daß es kein »Feind« war, den sie durch Behandlung »beseitigen« mußte, sondern der Versuch ihrer inneren Stimme, ihre Aufmerksamkeit auf notwendige Veränderungen in ihrem Leben zu lenken. Durch die Art, in der wir auf eine Krankheit reagieren und daraus lernen, setzen wir uns gleichzeitig mit dem Suchtsystem auseinander, in dem wir alle leben.

Es ist für die Heilung wichtiger, sich vor den eigenen Krankheiten zu verantworten als sich dafür verantwortlich zu erklären. Alle wirklich gesunden Menschen in meinem Bekanntenkreis nehmen ihre Krankheiten und auch ihr Leben nicht allzu ernst, quälen sich nicht allzuviel mit Selbstvorwürfen, sei es wegen ihrer Krankheiten oder ihrer Lebensumstände, sondern nehmen das Leben jeden Tag aufs neue so, wie es eben kommt. Eine junge Frau hat diese Einstellung sehr schön formuliert: »Ich fühle mich voll und ganz verantwortlich, allerdings nicht dafür, daß ich Krebs bekommen habe oder ihn überlebe, sondern dafür, wie ich auf dieses Chaos reagiere, das mein Leben so durcheinandergewirbelt hat.«

Die Vorstellung, ein Mensch sei an seiner Krankheit im konventionellen Sinne »schuld«, ist begrenzt und falsch. Wir wissen nicht warum und wie, aber Krankheiten *entziehen* sich der Kontrolle des Bewußtseins oder des Verstands und werden von einem anderen Teil der Person gesteuert, ob man ihn nun Seele, innere Stimme oder höhere Macht nennt. Wir müssen den Begriff des »Selbst« erweitern. Es gibt Untersuchungen, die zeigen, daß Gebete augenblicklich heilen können, auch über große Entfernungen hinweg. Zeit und Raum sind nicht absolut. Äußere Kräfte, die sich unserer Kontrolle entziehen, wirken »an« uns. Wenn wir uns öffnen, können wir aus dem ganzen Leben, aus dem inneren Selbst und aus all dem lernen, womit wir verbunden sind.

Der individuelle Körper ist, wie er ist, weil der einzelne diesen individuellen Körper braucht, um genau das tun zu können, wozu er auf dieser Welt ist. Stevie Wonder hat einmal gesagt, weil er blind ist, könnte er die Liebe um ihn herum besser erkennen, als das sehenden Auges möglich wäre. Es mag sein, daß er mit einem »normalen« Körper seine Musik nicht hätte machen können. Wie Elisabeth Kübler-Ross sagt, können sich die spirituellen und geistigen Koordinaten eines Menschen, dessen physische geschädigt oder funktionsunfähig sind, weit über das normale Maß hinaus erweitern. Das läßt sich etwa bei leukämiekranken Kindern erkennen, deren Weisheit oft sehr viel größer ist, als ihr Alter annehmen läßt.[15] Meiner Meinung nach muß man an diese Wahrheit glauben. Wir können kaum hoffen, alles rational zu erfassen. Es gibt tatsächlich wesentlich mehr Dinge zwischen Himmel und Erde, als sich die Philosophen träumen lassen.

Öffnen Sie sich für die Botschaften und Geheimnisse des Körpers und seiner Symptome. Hören Sie gut zu, was die innere Stimme sagt, ohne sie zu bewerten. Was Sie dabei lernen, kann Ihr Leben retten.

Drittes Kapitel

Die innere Stimme

Als Annemarie erfuhr, daß sie Brustkrebs hatte, kam sie zu mir, um die Behandlungsmöglichkeiten zu besprechen. Ich sagte ihr, sie müsse sich zuerst bei verschiedenen Fachleuten informieren, die Entscheidung über die Behandlung aber letztlich selbst treffen. Es sei ein wichtiger Bestandteil ihrer Heilung, sich und ihren Entscheidungen vertrauen zu lernen. Später schrieb sie mir: »Als Sie mir sagten, ich würde in der Genesungsphase schon wissen, wie ich mit dem Krebs umgehen müßte, hat mich das zunächst erschreckt. Schließlich ging es dabei um eine Entscheidung über Leben und Tod und nicht um die Frage, wo man ein Wochenende verbringt. Aber dann fiel mir ein, daß es ja schon seit Jahren um meine Seele gegangen war. Anne Wilson Schaef hat mich darauf aufmerksam gemacht, wie sehr ich 1981 in meiner ersten Gruppensitzung bei ihr um meine Gesundheit besorgt war. Ich hatte damals gerade erfahren, daß ich eine schwere Colitis ulcerosa (geschwürige Dickdarmentzündung) hatte, und fürchtete, ich wäre dabei, mich umzubringen. Ich glaube an die Verbindung von Körper und Psyche. Und als ich dann vor der Entscheidung über meine Krebsbehandlung stand, *sah ich plötzlich, daß hier die echte Chance lag, meiner inneren Stimme zu vertrauen*. Die Vorstellung, sich auf einer so tiefen Ebene selbst zu vertrauen, machte mir Angst, aber jetzt, Monate später, kann ich dankbar sagen, daß das ›Zeug‹ tatsächlich wirkt und daß ich sehr viel Vertrauen zu meinem Heilungsprozeß bekommen habe. Und mit jedem Schritt, den ich zu meiner Heilung tue, bekomme ich wieder neu den Mut, mir auch weiter zu vertrauen.«

Die innere Stimme ist ein Wegweiser, der die Richtung zur größtmöglichen Erfüllung des individuellen Lebens vorgibt. Annemarie hat festgestellt, daß sie selbst angesichts des Brustkrebses imstande war, sich die für sie richtige Chirurgin und eine für sie optimale Behandlung zu suchen und dazu noch zu lernen, daß sie sich auch jetzt noch ihres Lebens freuen konnte. Der Grund lag darin, *daß sie sich jeden Augenblick des*

Tabelle 3

Äußere Orientierung: Die herrschende gesellschaftliche Perspektive	**Innere Stimme**
Die körperliche Welt ist der geistigen unterlegen.	Der Geist durchdringt alles.
Die Natur ist Gott untergeordnet und muß beherrscht werden.	Die Natur ist ein Spiegel des göttlichen Geistes.
Der Mensch steht über der Natur.	Geist, Natur und Mensch sind gleichermaßen Schöpfer.
Die Grundlage des Verhaltens sind Furcht und Wertung.	Die Grundlage des Verhaltens ist Selbstachtung. Selbstachtung führt zur Achtung anderer.
Jeder Unterschied ist verdächtig und muß kontrolliert werden.	Unterschiede werden als Reflektion der schöpferischen Kraft des Geistes gewürdigt.
Es gibt nur eine richtige Lebens- und Daseinsform.	Es gibt viele Wege zu Erfüllung und Freude. Alle sind gleich wertvoll.
Befriedigungsaufschub. Freude und Erfüllung müssen verdient werden.	Lebe im Augenblick und freue dich am Schöpfungsprozeß.
Der Wert eines Menschen wird anhand einer hierarchischen Skala von sehr hoch bis sehr niedrig festgelegt.	Das Leben ist ein wechselseitiges, kooperatives Abenteuer, in dem alle Wesen holographisch miteinander verbunden sind.
Das Verhalten wird von außen durch Gesetze und Institutionen bestimmt.	Das Verhalten wird durch die Verbindung mit der inneren Stimme gesteuert.
Es gibt eine objektive Realität, die unabhängig vom Bewußtsein ist.	Das gesamte Universum ist eine Projektion des Bewußtseins.
Der einzige Weg, etwas zu erreichen, besteht im Handeln und im Kampf gegen das, was wir *nicht* wollen.	Das Bewußtsein schafft alles, was ist. Gedanken und Gefühle schaffen die Wirklichkeit.
Man muß sich Unterstützung und Fürsorge durch andere Menschen und Institutionen verdienen.	Durch die Verbindung zum inneren Selbst und zur inneren Stimme nährt und stützt sich das Individuum selbst.
Der Beifall anderer ist der Schlüssel zum Glück.	Selbstachtung und Selbstakzeptanz sind die Schlüssel zum Glück.

Tabelle 3, Fortsetzung

Äußere Orientierung: Die herrschende gesellschaftliche Perspektive	**Innere Stimme**
Der Mensch ist von Natur aus ein Sünder. Er muß seinen Wert erst beweisen.	Wir sind, und deshalb sind wir wertvoll und ganz. Wir brauchen nichts zu beweisen.
Geistige Orientierung kann nur von Priestern, Pfarrern und Kirchen kommen.	Der Geist und die innere Stimme sind liebevoll und heilsam.
Das letzte Urteil über Wert und Unwert liegt bei Gott und dem Geist.	Das Universum ist in ständiger Entfaltung begriffen.
Man kann alles und jeden verstehen und beherrschen.	Kein Mensch kann alles aus der rein physischen Perspektive begreifen. Das Geheimnis ist Bestandteil des Wunders des Lebens.

Tages von ihren Gefühlen leiten ließ. Ihr Weg führte sie Schritt für Schritt zu der Entscheidung, die sie als die beste *empfand*. Sobald man das ansteuert, was das Leben wirklich erfüllt und fördert, setzt Heilung ein, unabhängig von dem augenblicklichen Gesundheitszustand.

Die innere Stimme äußert sich über Gedanken, Emotionen, Träume und Körpergefühle. Der Körper besitzt die Fähigkeit, Energie und Information zu empfangen und auszustrahlen. Kontakt zur inneren Stimme bedeutet, mit dem *ganzen* Wesen zu leben: mit Verstand, Körper, Psyche und Geist. Wenn ich mich im Verlauf dieses Buches auf diesen Prozeß beziehe, sind immer die verschiedenen Formen gemeint, in denen sich die innere Stimme äußert und für bewußte Veränderungen im Leben und Verhalten, in Beziehungen und im Bereich der Gesundheit nutzbar wird.

Die Sprache des Körpers verstehen

Im allgemeinen sind die »instinktiven« Gefühle gegenüber Menschen oder Dingen zuverlässig. Das liegt daran, daß der Solarplexus oder das Sonnengeflecht, in dem wir diese Gefühle normalerweise spüren, eine Art primitives Gehirn ist. Der Solarplexus ist daneben auch ein wichtiges Zentrum der Intuition, das uns mitteilt, ob wir jemandem vertrauen können oder belogen werden.

Es gibt viele Möglichkeiten, sich auf die Bedürfnisse des Körpers einzustellen. Das fängt schon mit ganz einfachen Dingen an: Ruhen Sie sich aus, wenn Sie müde sind. Gehen Sie zur Toilette, wenn Sie müssen. Lassen Sie die Tränen kommen, wenn Sie bei bestimmten Passagen dieses Buches weinen möchten. Achten Sie darauf, ob Sie bei bestimmten Passagen das Gefühl haben, nicht weiterlesen zu können; vielleicht geht es dabei um Bereiche, die für Sie schmerzlich sind. Notieren Sie einfach Ihre Reaktion. Achten Sie beim Lesen auf Ihre Atmung: Atmen Sie bei manchen Stellen schneller oder langsamer? Schlägt Ihr Herz schneller oder langsamer? Kommen Erinnerungen oder Körpergefühle hoch, wenn Sie die Kapitel über die Gebärmutter oder den Menstruationszyklus lesen?

Ich sage meinen Patientinnen oft, sie sollten darauf achten, was sie im Augenblick in ihrem Körper wahrnehmen. Um den Körper zu heilen, müssen wir ihn wieder bewohnen und erfahren. (Gerade jetzt, wo ich das schreibe, fällt mir auf, daß meine Beine taub werden. Ich habe zu lange gesessen und mein Bedürfnis nach Bewegung ignoriert. Zehn Minuten Barfußlaufen auf der Wiese und tiefes Atmen sorgen dafür, daß ich körperlich sehr viel wacher und zufriedener bin.)

Wir müssen dem angeborenen Wissen des Körpers Glauben schenken. Wir müssen nicht unbedingt genau wissen, warum etwas im Körper geschieht, um darauf reagieren zu können. Sie brauchen nicht zu wissen, *warum* Ihr Herz rast oder *warum* Sie weinen müssen. Die Einsicht in die Ursachen wird möglich, *nachdem* Sie das Gefühl wahrgenommen und zugelassen haben. Heilung ist ein organischer Prozeß, der sowohl im Körper als auch im Verstand abläuft. Wenn Sie also das Gefühl haben, »nicht auf der Höhe« oder »aus dem Gleichgewicht geraten« zu sein, bleiben Sie bei dem Gefühl, spüren Sie es. Nehmen Sie sich danach einen Moment Zeit und überlegen Sie, was in den letzten Stunden oder Tagen passiert ist. Wenn Sie sich krank fühlen oder Symptome haben, können Sie so einen Hinweis auf das finden, was den Symptomen vorangegangen ist.

Ein Beispiel aus meiner Erfahrung soll das verdeutlichen. Vor kurzem spürte ich beim Aufwachen die Taubheit in Gesicht und Händen und die Sehstörungen, die eine Migräne ankündigen. Meine ersten klassischen Migräneanfälle hatte ich mit zwölf Jahren; sie kamen von da an ein- bis zweimal pro Monat bis zu meinem zweiten Studienjahr. Danach waren sie zwanzig Jahre lang verschwunden. Als Jugendliche hatte ich definitiv das Persönlichkeitsbild, das Migräne-Patientinnen kennzeichnet. Ich zwang mich in der Schule und bei allen anderen Aktivitäten erbarmungslos zu Höchstleistungen und sorgte durch diese Belastung regelmäßig für »Kurzschlüsse« im elektromagnetischen Feld des Körpers.

Als ich dieses altvertraute, übelkeiterregende Gefühl wieder spürte, erkannte ich plötzlich, daß ich etwas daraus lernen konnte. Ich legte mich mit einem Eisbeutel im Nacken in ein ruhiges Zimmer und konzentrierte mich darauf, warme Hände zu bekommen. (Ein Biofeedback-Therapeut hatte mir gesagt, daß totale Entspannung und warme Hände Migräneanfälle im Anfangsstadium unterdrücken können.) Damit konnte ich die Kopfschmerzen und die Übelkeit vermeiden, die mich früher einen ganzen Tag gequält und geschwächt hatten. Nach einer Stunde war ich wieder auf den Beinen, wenn auch noch sehr angeschlagen, und dachte über die vorangegangenen Tage nach.

Ich hatte das ganze Haus auf den Kopf gestellt, um in zwei Tagen alles zu ordnen und zu säubern, was sich jahrelang an Unordnung und Schmutz angesammelt hatte. Ich hatte mir kaum die Zeit genommen, zu essen oder zur Toilette zu gehen, und mich bei dem stundenlangen Bücken und Putzen kaum einmal ausgeruht. Dann war ich mit schmerzendem Kopf ins Bett gegangen und am nächsten Morgen mit den Migränesymptomen aufgewacht. Meine Fähigkeit, das körperliche Bedürfnis nach Ruhe, Erholung und Nahrung lange Zeit zurückzustellen, war anscheinend noch völlig intakt, aber im Gegensatz zu früher ließ mir mein Körper lange nicht mehr so viel durchgehen. Die Folge war die Migräne, und ich erkannte sie als Warnung.

Aus dieser Erfahrung läßt sich ein Prinzip der Heilung formulieren: *Wenn man die Botschaft beim ersten Mal nicht beachtet, wird sie mit mehr Nachdruck wiederholt.*

Unabhängig von ihrem Inhalt sind Gefühle dazu da, uns zu helfen, das eigene Leben voll zu spüren und voll daran teilzuhaben. Um sich der inneren Stimme bewußt zu werden, muß man den Gefühlen vertrauen. Das ist nicht immer leicht, denn viele Menschen haben gelernt, so zu leben, als ob sie sich in einer permanenten Krisensituation befänden, und denken: »Mit diesem unangenehmen Gefühl kann ich mich jetzt nicht befassen. Ich habe keine Zeit, weil ich den Bericht noch fertigmachen oder das Essen kochen muß.« Ein solcher Aufschub oder eine solche Verleugnung zwingt den Körper, sich immer lauter und deutlicher Gehör zu verschaffen. Wenn Sie das nächste Mal Lust bekommen, zu lachen oder zu weinen, sollten Sie sich gestatten, diese Gefühle zu spüren.

Viele Frauen »glauben« (im Gegensatz zu fühlen), sie müßten ständig obenauf und glücklich sein, weil sie es so gelernt haben. Aber auch Trauer und Schmerz gehören untrennbar zum Leben und können uns vieles lehren. Obwohl Trauer und Schmerz niemandem erspart bleiben, lehrt unsere Kultur, Schmerz sei nicht normal und müßte durch Medikamente, Verleugnung oder sonstwie um jeden Preis vermieden werden – und der ist sehr hoch.

Was man uns nicht beibringt, ist die Tatsache, daß jeder Mensch die angeborene Fähigkeit besitzt, mit Schmerz umzugehen. Der Körper weiß genau, was dazu nötig ist. Tränen sind eine Form des Körpers, Giftstoffe auszuscheiden.[1] Weinen ermöglicht es, die Energie im Körper fließen zu lassen, sie neu zu kanalisieren und anders zu verstehen. Wenn wir uns verbieten, die eigenen Gefühle wahrzunehmen, und uns statt dessen mit Suchtmechanismen wie Jogging oder Beruhigungsmitteln ein »Stimmungshoch« verschaffen, werden Hormone (Endorphine) ausgeschüttet, die Tränen (und damit den vollen Ausdruck von Gefühlen) unterdrücken.[2] Wenn die Gefühle voll ausgedrückt und freigesetzt werden, werden Körper, Geist und Psyche gereinigt und befreit. Die Erkenntnis, welches Handeln in einer bestimmten Situation erforderlich ist, ist oft erst möglich, *nachdem* die Gefühle wirklich wahrgenommen und, wenn nötig, auch Tränen vergossen wurden. Tränen werden von Hormonen beeinflußt und interessanterweise unterscheiden sich Freudentränen physiologisch und chemisch von Tränen des Schmerzes. Obwohl Freude und Trauer sehr eng miteinander verwandt sind, dienen sie unterschiedlichen Zwecken. Wer die tiefe Trauer nicht kennt, kann auch den Gipfel der Freude nicht erleben. Freude und Trauer drücken zwar unterschiedliche Gefühle aus, gehören aber untrennbar zu den Methoden, mit denen der Körper Gefühle verarbeitet und »verdaut«.

Viele Krankheiten sind nichts anderes als das Ergebnis jahrelang unterdrückter Gefühle, die nicht erkannt und nicht erlebt wurden. Eine Patientin, die seit langem an Migräne litt, sagte vor kurzem: »Als mein Neurologe mir Lithium verschreiben wollte, wußte ich, daß es mit den Kopfschmerzen so nicht weitergehen konnte. Dieses Medikament mit seinen Nebenwirkungen wollte ich meinem Körper nicht zumuten. Ich begann eine Biofeedback-Therapie, in der ich lernte, mich zu entspannen. Ich hatte eine so schreckliche Kindheit, daß ich keinen anderen Ausweg sah, als mich in die Schmerzen zu flüchten. Jetzt weiß ich, daß die Schmerzen nicht mehr unumgänglich sind. Ich habe bemerkt, daß ich die Kopfschmerzen immer dann bekomme, wenn ich mich nicht genug um mich kümmere. Sobald ich zuwenig Ruhe habe, nicht genug schlafe oder in der Familie nicht für meine Interessen eintrete, fangen die Kopfschmerzen an. Ich kann jetzt erkennen, daß sie mich schon immer auf etwas aufmerksam machen wollten.«

Die Befreiung der Gefühle: Heilung vergangener Verletzungen

Die Heilung in der Gegenwart ist nur möglich, wenn wir die verdrängten oder vergessenen Gefühle der Vergangenheit wahrnehmen, ausdrücken und freisetzen. Es ist wie bei einem Abszeß, der geöffnet werden muß, damit der Eiter abfließen kann. Sobald das geschehen ist, verschwindet der Schmerz praktisch sofort, und an der Stelle, an der der Abszeß saß, kann sich neues, gesundes Gewebe bilden. Dasselbe gilt für die Gefühle: Wenn wir sie nicht erleben und freisetzen, bilden sie ebenfalls eine Art Kapsel, die dann Schmerzen verursacht und Energien bindet.

Jeder Mensch besitzt von Geburt an die Fähigkeit, Gefühle unmittelbar auszudrücken, und bei Kindern kann man das auch noch gut beobachten. Da aber in unserer Kultur die Beherrschung der Gefühle oberste Priorität hat, lernen wir alle schon früh, Gefühle zu verdrängen. Wenn Patientinnen wegen Panikanfällen oder Weinkrämpfen in meine Sprechstunde kommen, dann weiß ich, daß emotionales Material ins Bewußtsein drängt und verarbeitet werden muß. Für Außenstehende, die diesen tiefen Prozeß nicht kennen, mag es so wirken, als ob sie »die Beherrschung verlieren«, »sich nicht mehr in der Hand haben« oder »es nicht mehr auf die Reihe bringen«. Aber diese Frauen haben keineswegs »die Kontrolle verloren«, sondern lassen nur einen Heilungsprozeß des Körpers zu. Das einzige, was außer Kontrolle geraten ist, ist ihr Verstand; er läßt dem angeborenen Wissen des Körpers den Vortritt.

Viele Ärzte verschreiben in solchen Fällen Medikamente, die den Heilungsprozeß für Monate oder gar Jahre zum Erliegen bringen. Und selbst wenn keine Medikamente verschrieben werden, können die meisten Menschen in unserer Kultur nur schwer mit den Gefühlen umgehen, die beim Anblick eines Menschen auftauchen, der seine Gefühle wirklich spürt. Deshalb beeilen sie sich, jemanden zu trösten, der zu weinen anfängt oder »sich gehen läßt«. Damit schützen sie sich vor den eigenen Gefühlen und unterbrechen so nicht nur den Heilungsprozeß des »Getrösteten«, sondern auch ihren eigenen.

Sobald eine Frau ermutigt wird, bei ihren Gefühlen zu bleiben und sie zu spüren, so lange zu weinen oder zu schreien, wie sie will, und den Kontakt mit ihrem inneren Selbst ungestört aufrechtzuhalten, wird sie meist feststellen, daß ihr Körper die angeborene Fähigkeit besitzt, selbst sehr schmerzliche Erinnerungen und Ereignisse aus der Vergangenheit zu heilen. Die Bereitschaft, sich mit dem zu konfrontieren, »was ist«, statt davor zu fliehen, ermöglicht die Durcharbeitung schmerzlicher

Erfahrungen, die seit Jahren im Unbewußten geschlummert und Energie absorbiert haben. Stephen Levine bezeichnet diese Erfahrung als »Schmerz, der den Schmerz beendet«.

Wenn wir die Gefühle zulassen und wirklich ausleben, kommt es zu einer Reinigung und Befreiung von Körper, Geist und Seele, die Einsichten und den erneuten Zugang zu einem lange verdrängten Verständnis des Selbst ermöglicht. Ich habe oft beobachten können, wie Frauen nach solchen tiefen Prozessen endlich ihren Frieden mit schmerzlichen Ereignissen der Vergangenheit machen und sich und anderen vergeben konnten, und das nach oft jahrelanger Rationalisierung, die keine wirkliche Heilung erlaubte.

Ein gutes Beispiel dafür ist die Gynäkologin Karola. Sie hatte sich auf die Behandlung unfruchtbarer Frauen spezialisiert und litt immer sehr darunter, wenn sie einer Patientin trotz Einsatzes aller Mittel der modernen Medizintechnik nicht zu einer Schwangerschaft verhelfen konnte. Sie empfand es als persönliches Versagen, wenn es bei ihren Patientinnen mit der Empfängnis nicht klappte, obwohl sie wußte, wie viele unbekannte Faktoren es in diesem Bereich der Medizin gibt. Dadurch war ihre emotionale Einstellung zu ihrem Beruf von einer gewissen Traurigkeit überschattet.

Bei einem meiner Workshops kam das Thema »Mütter« zur Sprache, was bei vielen Teilnehmerinnen hochemotionales Material freisetzte, auch bei Karola, die schluchzend und schreiend auf einer Matte lag und immer wieder sagte: »Ich muß keine neuen Mamas machen.« Danach erkannte sie, daß sie selbst auf der Gefühlsebene nie eine Mutter gehabt hatte. Ihre Mutter hatte sie als Kind oft geschlagen. Die Entscheidung für die Arbeit mit unfruchtbaren Frauen ging zum Teil auf diesen unaufgelösten Schmerz der Kindheit zurück: Auf der unbewußten Ebene versuchte sie, »Mamas zu machen«, um sich die Mutter zu schaffen, die sie emotional brauchte. Nach dieser tiefen Erkenntnis konnte sie frei und unbelastet weiterarbeiten und war endlich von der Last der Verantwortung für die Empfängnis ihrer Patientinnen erlöst.

Träume – das Tor zum Unbewußten

Auch die Träume sind ein Bestandteil der inneren Stimme. Wissenschaftliche Untersuchungen haben nachgewiesen, daß die Aktivität im Gehirn beim Träumen genauso groß ist wie im Wachzustand. Beim Träumen arbeitet das System der inneren Stimme mit dem Gehirn zusammen und entwirft einen Plan der Aktivitäten oder Ziele, die für eine gesunde, ausgeglichene Zukunft nötig oder erwünscht sind. Träume zeigen auch, ob die Richtung, in die wir unsere Energie konzentrieren, günstig oder ungünstig ist und wo sie korrigiert werden muß.

Eine Patientin mit chronischen Beckenschmerzen erzählte, daß sie während des Heilungsprozesses oft träumte, wie sie kompetenter und stärker wurde. Sie freute sich richtig darauf, ins Bett zu gehen und zu erfahren, was sie noch alles konnte.

Eine andere Patientin, die eine Inzesterfahrung durcharbeitete, meinte: »Vor kurzem habe ich von einem kleinen vierjährigen Mädchen geträumt, das mir zu sagen versuchte, wer ihm wehgetan hatte. Ich weiß, daß ich dieses Mädchen bin – und daß ich ihr in meinen Träumen zuhören muß.«

Eine weitere Patientin mit chronischer Vaginitis hielt sich an ihre Träume, als alle medizinischen Behandlungsversuche gescheitert waren. Eine Woche später kam sie in die Praxis und sagte: »Ich habe das richtige geträumt. In dem Traum war alles schwarz, und dann sagte eine Stimme: ›Wenn du Hans loswirst, wirst du auch die Krankheit los.‹« Das half ihr, sich endlich ihren Beziehungsproblemen zuzuwenden, und dadurch besserte sich auch die Vaginitis.

Achten Sie auf Ihre Träume und schreiben Sie sie gleich nach dem Aufwachen auf. Nehmen Sie sich beim Schlafengehen vor, sich an sie zu erinnern, und legen Sie sich einen Block und einen Stift ans Bett.

Intuition und intuitive Diagnose

Intuition ist die »unmittelbare Erkenntnis einer Wahrheit oder einer Tatsache *unabhängig von Denkprozessen*«. Wenn Sie zum Beispiel in einen dunklen Raum kommen, *wissen* Sie intuitiv, wenn jemand anders anwesend ist, auch wenn Sie nichts sehen können und Ihnen niemand gesagt hat, ob jemand da ist. Diese Fähigkeit ist angeboren, und als Kinder waren wir alle hochintuitiv. Aber die Erziehung hat fast immer dafür gesorgt, daß wir diese Art des Wissens spätestens mit sieben Jahren verloren haben. In unserer Kultur führt Bildung im allgemeinen zu einem Verlust an Vertrauen in die natürliche Intuition. Da die Gesellschaft nur das logische, rationale Denken der linken Hirnhälfte akzeptiert, lernen wir, andere Wissensformen als primitiv oder ignorant abzutun.

Die Fähigkeit zur Intuition ist deshalb suspekt und wird viel zu wenig benutzt. Da sie aber eine ganz natürliche Art des Wissens ist, kann sie jederzeit wieder neu erworben werden. Obwohl das Suchtsystem den Kontakt *zum eigenen Wissen und zu den eigenen Gefühlen* und meist auch zur Intuition unterbricht, ermöglicht eine zunehmende Orientierung nach innen und der wachsende Kontakt zur inneren Stimme automatisch auch wieder den Zugang zur Intuition. Unsere Kultur gibt zu, daß selbst ein Genie nur 25 Prozent seiner Hirnkapazität nutzt. Der Zugang zur Intuition bedeutet also nichts anderes als die Nutzung von mehr Bereichen des Verstandes als üblich.

Intuitive Diagnose ist die Fähigkeit, das eigene Energiefeld (oder das Energiefeld anderer) zu lesen. Sie wird seit Jahrhunderten angewandt und war Bestandteil vieler traditioneller Heilmethoden. Die Schamanen und die Heiler der Wicca-Tradition haben damit gearbeitet.[3] Die intuitive Diagnose kann Energieblockaden aufspüren, *bevor* sie sich physisch manifestieren. Wenn wir uns nach diesen Informationen richten, bleiben wir gesund.

Die Mechanismen der inneren Stimme

Eine Freundin aus der Studienzeit, die einen »schlimmen Rücken« hat, hat bemerkt, daß die Rückenschmerzen immer dann auftauchen, wenn sie etwas tun muß, was sie nicht tun will (obwohl ihre Symptome sogenannte »physische« Ursachen hatten). Momentan arbeitet sie gerade an einer medizinischen Veröffentlichung. Aber schon bei dem bloßen Gedanken an den Aufsatz und an die Kollegen, mit denen sie bei dem Projekt zusammenarbeiten muß, setzen Schmerzen im Nacken und Übelkeit ein. In ihrer Ausbildung hat sie gelernt, daß Veröffentlichungen Bestandteil der beruflichen Karriere sind; sie weiß, daß sie ihre Forschungsergebnisse veröffentlichen *sollte*. Aber ihre innere Stimme, die sich in den Gefühlen des Körpers ausdrückt, sagt ihr etwas ganz anderes. Ihr ist klar, daß sie um ihrer Gesundheit willen den entscheidenden Schritt tun und entscheiden muß, wem sie vertrauen will, der inneren Stimme oder den Ratschlägen der Gesellschaft.

Der Körper funktioniert dann am besten, wenn Arbeit und Gefühl übereinstimmen, das heißt, wenn die Arbeit, die wir tun, dem eigenen Gefühl entspricht. Wer wissen will, was Gott mit ihm vorhat, muß nur auf seine Fähigkeiten und Begabungen achten, denn darin äußert sich der göttliche Wille. Wenn eine Frau ihre Arbeit als befriedigend *empfindet*, ist sie gesünder. Um festzustellen, welche Fähigkeiten und Begabungen man hat, ist es sinnvoll, sich an die Wünsche zurückzuerinnern, die man zwischen neun und elf Jahren hatte, als der kulturelle Einfluß noch nicht so vollständig greifen konnte. Was haben Sie damals gerne getan? Was wollten Sie werden? Für wen haben Sie sich gehalten?

Der Kontakt zu den eigenen Fähigkeiten und Begabungen entsteht auch, wenn man sich fragt, was man tun würde, wenn man nur noch sechs Monate zu leben hätte. Würde man in seinem Beruf weiterarbeiten oder weiter mit dem Partner leben wollen?

Jeder Mensch ist dazu bestimmt, nach dem zu streben, was Erfüllung, persönliches Wachstum und Freiheit ermöglicht. Jeder Mensch weiß von Geburt an, welche Aktivitäten, Gegenstände, Gedanken und Gefühle zu diesem Ziel führen. Deshalb müssen wir wieder darauf vertrauen lernen, daß wir selbst wissen, wo wir Heilung und Erfüllung finden.

Die meisten Menschen werden in dem Glauben erzogen, eigene Wünsche wären unerfüllbar und ein Leben voller Mühe mehr wert als ein Leben voller Freude. Entsprechend sollen wir auch allem mißtrauen, was zuviel Erfüllung und zuviel Spaß verspricht. Diese Überzeugung spiegelt sich im Körper. Eine bekannte Hypnoseforscherin hat festgestellt, daß negative Wirkungen, etwa Wundblasen, doppelt so leicht hervorgerufen werden können wie positive.[4] Trotzdem bringt uns die klare Formulierung der eigenen Wünsche und ihre Begründung augenblicklich mit der inneren Stimme in Kontakt, weil sich der Körper gut fühlt, wenn wir darüber nachdenken, was wir wollen und warum wir es wollen. Solche Gedanken und Gefühle sind immer spannend und anregend, und dadurch wird der Kontakt zum inneren Wissen und zur spirituellen Energie aufrechterhalten. Das Ergebnis ist Enthusiasmus und Freude.

In unserer Gesellschaft gilt es nur zu oft als egoistisch, wenn eine Frau eigene Wünsche und Träume hat und es sich gutgehen läßt. Wenn Mädchen Kontakt zu ihrer inneren Stärke finden, hören sie oft Bemerkungen wie: »Was glaubst du, wer du bist! Die Königin von Saba?« Und wenn wir auf eine Leistung stolz sind oder etwas nur aus Spaß und nur für uns gemacht haben, hören wir nur allzu oft: »Nun komm mal wieder auf den Teppich und bilde dir nicht soviel ein.« Solche Bemerkungen haben uns ein Leben lang blockiert. Wenn eine Frau ihren Interessen und ihrem Leben den Vorrang gibt, sieht sie sich sofort mit dem Vorwurf des Egoismus konfrontiert. Egoismus aber, so hat man uns beigebracht, müssen wir um jeden Preis vermeiden.

Frauen haben es in unserer Gesellschaft schwer, ihre persönlichen Wünsche und Bedürfnisse zu erfüllen, weil es als selbstverständlich gilt, daß sie die Verantwortung für den gesamten Bereich alltäglicher Fürsorge übernehmen, wie etwa die Versorgung der Kinder und die Zubereitung der Mahlzeiten. Aber selbst wenn eine Frau ihre persönliche Erfüllung tatsächlich in Kindererziehung und Haushaltsführung sieht, muß sie oft feststellen, daß diese Tätigkeiten unterbewertet und unterbezahlt werden. In jedem Fall wird sich an den äußeren Lebensumständen von Frauen nichts ändern, solange wir nicht lernen, dem eigenen Leben und den eigenen Fähigkeiten dasselbe Maß an Wert und Zuwendung zuzumessen wie dem Leben und den Fähigkeiten anderer. In den Worten einer Freundin: »Wer zu den Auserwählten gehören will, muß nichts weiter tun, als sich selbst zu erwählen.«

Fast jede Frau, die ich kenne, ist in dem Glauben erzogen worden, sie müsse alle anderen Menschen höher achten als sich selbst. Aber diese Vorstellung läßt sich umkehren; wir können uns auch selbst achten. Dana Johnson, eine befreundete Krankenschwester, hat es sogar geschafft, sich von einer fortschreitenden Muskellähmung wieder zu erholen, weil sie lernte, alle Aspekte ihres Körpers zu respektieren. Nach jahrelanger Krankheit begann sie zuletzt auch die Kontrolle über ihre Atemmuskeln zu verlieren und glaubte, sterben zu müssen. Aber dann beschloß sie, zumindest einmal vor ihrem Tod noch die Erfahrung bedingungsloser Selbstliebe zu machen. Jeden Tag setzte sie sich »wie eine Portion Wackelpudding im Rollstuhl« eine Viertelstunde vor den Spiegel und suchte sich einen Körperteil aus, den sie liebhaben wollte. Dabei begann sie mit den Händen, weil sie zunächst die einzigen Körperteile waren, gegen die sie keine Einwände hatte. Jeden Tag wechselte sie zu einem anderen Körperteil. Mit jedem Tag, den sie ihren Körper mehr schätzen lernte, ging es ihr besser. Sie führte ein Tagebuch über die Einsichten, die sie durch diesen Prozeß bekam. Darüber erkannte sie, daß sie von Kindesbeinen an geglaubt hatte, nur wenn sie ihre eigenen Bedürfnisse aufgebe, sei sie für andere nützlich, akzeptabel und wertvoll. Die Einsicht, daß Dienen durch Selbstaufgabe eine Sackgasse darstellt, wurde ihr erst durch die lebensgefährliche Erkrankung möglich. Auch wenn es der Gesundheit förderlich ist, wenn man sich am eigenen Nutzen für andere selbstlos freuen kann, backen doch zu viele Frauen Plätzchen, kochen Kaffee und putzen, weil es so erwartet wird und weil sie sich andernfalls schuldig fühlen würden. Dienst aus einem Gefühl der Verpflichtung führt nur zu Erschöpfung und Groll.

Erkennen, was wir nicht wollen

Wir wissen nicht nur, was wir *wollen*, sondern auch, was wir *nicht* wollen. Dieses Wissen ist angeboren. Säuglinge wissen genau, was sie mögen und was sie nicht mögen. Kinder gehen bis um das sechste Lebensjahr automatisch auf alles zu, was sie mögen, und vermeiden, was sie nicht mögen. Am deutlichsten ist das bei Zweijährigen zu erkennen, die gerade gelernt haben, nein zu sagen.

Die Fähigkeit, nein zu allem zu sagen, was uns nicht guttut, ist ein wesentlicher Bestandteil unserer inneren Stimme. Es ist nie zu spät, zu dem nein zu sagen, was zur Erschöpfung führt, und ja zu dem, was aufbauend ist.

- Wenn eine Freundin anruft und Sie um Ihre Hilfe bittet, halten Sie einen Augenblick inne. Fragen Sie sich: »Will ich ihr jetzt wirklich helfen, oder würde ich lieber etwas anderes tun?«
- Prüfen Sie Ihre körperliche Reaktion, wenn Sie um einen Gefallen gebeten werden. Gibt es Bereiche, wo Sie sich verspannen? Gibt es irgendwelche »instinktiven Reaktionen«? Vermittelt Ihnen der Körper: »Ja, das macht Spaß«, oder sagt er: »Nein, das würde mich erschöpfen«?
- Wenn Sie feststellen, daß Sie am Ende eines Tages müde oder gereizt sind, fragen Sie sich, welche Gedanken, Aktivitäten oder Menschen Ihre Energie während des Tages erschöpft haben.
- Fragen Sie sich an den Tagen, an denen es Ihnen ausgesprochen gut geht, welche Gedanken, Aktivitäten oder Menschen Ihren Energiefluß beflügelt haben.
- Führen Sie ein Tagebuch, in dem Sie alles notieren, was zu einem positiven Energiefluß beiträgt, aus dem Sie neue Kraft schöpfen. Dadurch können Sie diese Dinge verstärkt in Ihre Erfahrung einbeziehen.

Im Gespräch mit einer Sozialarbeiterin, die wegen PMS und leichter Angstanfälle zu mir kam, fiel mir auf, daß sie überhaupt keine Zeit für sich hatte; sie war völlig davon in Anspruch genommen, die Bedürfnisse anderer zu befriedigen, und ignorierte ihre eigenen. Ich empfahl ihr, einmal darauf zu achten, aus welchen Aktivitäten sie Energie beziehen konnte und welche sie erschöpften. Um ihre Symptome loszuwerden, müsse sie mindestens eine Stunde täglich ihre Energievorräte aufladen und sich entweder ausruhen oder etwas tun, was ihr Freude machte. Sie folgte meinem Rat, und nach einem Monat waren ihre Symptome verschwunden. Sie erkannte allmählich, wie sehr sie ihre Energien im Alltag überstrapaziert hatte: »Wenn ich mich hinlege oder Tagebuch schreibe, kann ich buchstäblich spüren, wie die Energie in den Körper zurückfließt. Die Erkenntnis, daß das für mein psychisches und physisches Wohlbefinden ungeheuer wichtig ist, ist eine echte Offenbarung.«

Wir alle empfangen regelmäßig die Botschaften des Körpers, die uns mitteilen, was Gesundheit und Wohlbefinden fördert und was nicht. Der

Körper weiß sofort, wenn wir etwas tun oder auch nur denken, das uns nicht voll unterstützt. Eine Freundin, die in ihrer Kindheit und bis ins Erwachsenenalter physisch und psychisch mißhandelt worden ist, bekommt schon bei dem bloßen Gedanken an einen Besuch bei den Eltern Durchfall und Magenschmerzen. Ihr Körper weiß, daß ein solcher Besuch ihr nicht guttut, und fordert sie durch die Symptome auf, ihn zu unterlassen. Wenn sie den Besuch absagt, verschwinden die Magen-Darm-Probleme sofort.

Um im Alltag gesund zu bleiben, müssen wir lange vor dem Ausbruch von Krankheiten die subtilen Hinweise des Körpers beachten, die uns mitteilen, was uns guttut und was nicht. Benommenheit, Schwindel, Herzklopfen, Akne, Kopf-, Rücken-, Magen- und Beckenschmerzen zählen zu den verbreiteten Symptomen, die darauf hinweisen, daß es an der Zeit ist, alles seinzulassen, was wir nicht wollen. Ein Beispiel aus meinem Leben soll das illustrieren.

In den achtziger Jahren hatte ich zwei kleine Kinder und arbeitete viel zu viel. Dazu kam der Eindruck, daß meine Kollegen bestimmte Aspekte meiner Arbeit nicht wirklich ernstnahmen. Damals bekam ich auffallende Hautunreinheiten, wie ich sie vorher nie gekannt hatte, auch als Jugendliche nicht. Ich nahm Vitamine, machte Diäten und probierte zahlreiche Cremes aus, aber nichts half – bis ich den Arbeitsplatz wechselte. Innerhalb von sechs Monaten war das Problem verschwunden und ist nie wieder aufgetaucht.

In diesen Jahren war also mein Gesicht das Barometer für mein Wohlbefinden. Durch die Pickel hatte mir mein Körper mitgeteilt, daß meine Arbeitsbedingungen nicht optimal für mich waren. Mein Teint hatte meine »dünnhäutige« Sensibilität und meinen Ärger über die ungenügende Akzeptanz durch die Kollegen registriert. (Zu diesem Zeitpunkt konnte ich mich allerdings auch noch nicht wirklich selbst akzeptieren.) Auch wenn ich das damals nicht wußte, lagen all diese Gefühle direkt unter der Oberfläche. Sobald ich mich mit meinen innersten Bedürfnissen »von Angesicht zu Angesicht« konfrontierte und den Arbeitsplatz wechselte, verbesserte sich mein Teint automatisch. In dem Maße, in dem mein Leben klarer wurde, wurde auch die Haut wieder klar.

Negative Gefühle sind dazu da, uns darauf aufmerksam zu machen, daß wir nicht den besten Weg zu unserem Ziel gewählt haben. Wenn wir erkennen, daß der Körper und seine Symptome, mit anderen Worten: die Gefühle, Bündnispartner sind und uns darauf hinweisen, was gut für uns ist und was nicht, werden wir frei. Sie sollten jeden Ärger und jede Aufregung, jeden Kopfschmerz und jedes andere Symptom dazu nutzen, innezuhalten und darüber nachzudenken, was das Symptom Ihnen sagen will. Wenn ich also feststelle, daß meine Stimmung immer stärker bergab geht und ich nur noch negative Gefühle bekomme, weiß ich sofort, daß ich den Kontakt zur inneren Stimme verloren habe und zu sehr von etwas in Anspruch genommen bin, was ich nicht will. Ich habe gelernt, auf solche Gefühle zu achten und einen Moment lang innezuhalten. Wenn ich die ersten Anzeichen der schlechten Stimmung bemerke, kann ich meine Energien mit Hilfe der folgenden Schritte oft wieder zum Fließen bringen:

1. Ich gebe meine Gefühlc *ohne irgendeine Bewertung* zu. Ich vermeide es, mich in die negativen Gefühle hineinzusteigern und sie so zu verlängern, aber ich *spüre* sie definitiv. Ich »bleibe bei dem Gefühl«.
2. Ich gebe zu, daß diese Gefühle einen Grund haben.
3. Ich verbringe etwa 20 Sekunden damit, den Grund herauszufinden. Erst gestern habe ich mich zum Beispiel geärgert, weil mir jemand in der Praxis eine wichtige Nachricht erst so spät gegeben hat, daß ich nicht mehr zurückrufen konnte.
4. Wenn ich die Ursache des negativen Gefühls festgestellt habe, frage ich mich, was ich *tatsächlich* will. (Wenn ich Hilfe brauche, um meine Wünsche zu klären, bitte ich eine Freundin um positive, nichtwertende Unterstützung.) Normalerweise handelt es sich dabei um das Gegenteil dessen, was ich erlebe, wenn es mir schlecht geht. Durch die Frage, wie ich es gerne hätte, konzentriere ich meine Aufmerksamkeit wieder auf positive Gedanken und lenke damit meine Energie auf meinen Wunsch.
5. Dann benenne ich den Wunsch. Die klare Formulierung der eigenen Wünsche ist deshalb so wirksam, weil sie dadurch eindeutig definiert werden, so daß die kreative Energie in die entsprechende Richtung gehen kann. Bei dem vorhin erwähnten Beispiel würde ich etwa sagen: »Ich will über Anrufe rechtzeitig informiert werden, damit ich prompt und effizient reagieren kann.« Diese Aussage gibt der positiven Energie ihre Richtung. Da sie ausschließlich positiv ist, bewirkt sie, daß meine Wünsche in meine Erfahrung einfließen. Sobald ich über negative Gefühle nachdenke oder darüber spreche, was ich möchte, verschwinden sie meist von selbst.
6. Schließlich bekräftige ich, daß ich durch die innere Stimme und die Kraft meines Willens die Macht besitze, meine Wünsche Wirklichkeit werden zu lassen.

In diesem Prozeß werden meine Gefühle eben *nicht* verleugnet oder verdrängt. Er hilft mir, sie mir einzugestehen, sie voll wahrzunehmen und als Wegweiser für meine Wünsche zu nutzen. Ich habe mir angewöhnt, aufzuschreiben, was ich in einer gegebenen Situation wirklich möchte. Damit stelle ich eine Verbindung zwischen meinem Denken und der inneren Stimme her. Normalerweise weiß ich danach, was ich tun muß. Diese Reihenfolge ist wichtig. Ich denke erst darüber nach, was in einer bestimmten Situation zu *tun* ist, wenn ich den gesamten Prozeß bereits durchlaufen habe, der mir die Richtung meiner Wünsche zeigt. Der Grund liegt darin, daß gerichtetes Denken Schwingungen erzeugt, die dann zur Inspiration führen. Wenn ich darauf reagiere, was ich *nicht* will, *steigere* ich es damit und fixiere mein ganzes Handeln darauf, statt die Ergebnisse herbeiführen, die ich mir wünsche.

Früher war mein Mann zum Beispiel abends oft sehr lange im Krankenhaus und kam nicht rechtzeitig zum Essen nach Hause. Ich bin dann immer wieder zum Fenster gelaufen, um zu sehen, ob er nicht kommt, habe das Essen warmzuhalten versucht, und habe Wut auf ihn und Mitleid mit mir selbst gehabt. Je nachdrücklicher ich forderte, er solle pünktlich zum Essen kommen, desto problematischer wurde unsere Beziehung. Eines Tages beschloß ich einfach, allein mit dem Essen anzufangen und mir einen schönen Abend zu machen. Seitdem tat ich das jedes Mal, wenn er später nach Hause kam als vereinbart. Nach einiger Zeit kam er von selbst pünktlich nach Hause, und seitdem hatten wir nie mehr Probleme damit.

Leider werden wir nicht dazu erzogen, uns von den Gefühlen leiten zu lassen, sondern negative Gefühle als *schlecht* anzusehen und entsprechend zu fürchten, zu verleugnen oder zu bewerten. Man hat uns beigebracht, daß Selbst-»Beherrschung« eine positive, lobenswerte Leistung ist. Meine Mutter war zum Beispiel nach dem Mord an John F. Kennedy sehr beeindruckt von der Würde, mit der Jackie Kennedy dem Sarg folgte, ohne eine einzige Träne zu vergießen und ohne jedes Anzeichen von Gefühlen. Für meine Mutter war sie ein Vorbild für die ganze Nation. Obwohl es tatsächlich bewundernswert sein kann, wenn jemand angesichts großer Belastungen ruhig und gesammelt bleibt, wird diese Beherrschung doch nur allzuoft zu einer so tiefverwurzelten Gewohnheit, daß Frauen den Kontakt zu ihren Gefühlen selbst in den Situationen nicht mehr finden können, in denen es gesund und ungefährlich wäre, sie sich einzugestehen und auszudrücken. Das Risiko, den Kontakt zu den Gefühlen zu verlieren, ist bei Männern noch größer, da sie meist früh gelernt haben, daß »große Jungen nicht weinen«. Die

Eltern einer Freundin hatten sie dazu erzogen, beim Weinen den Kopf im Kissen zu vergraben, damit der Rest der Familie es nicht hören mußte. Aber Weinen, auch lautes, gehört zum emotionalen »Verdauungssystem« und ist ein Mittel, den Energiefluß im Körper im Gleichgewicht zu halten.

Anne Wilson Schaef hat auf die »unlebendige« Orientierung des Suchtsystems hingewiesen. Dadurch ermutigt es uns, »nicht überzukochen« und »keine Gefühlsregung zu zeigen«. Die frühe Erziehung zu der Auffassung, daß Gefühle schlecht sind und man sich ihrer schämen muß, ist gleichzeitig eine Erziehung zum Mißtrauen gegen die innere Stimme und dcn eigenen Körper. Damit hat man uns auch systematisch abgewöhnt, die Erfüllung der innersten Wünsche anzusteuern und nein zu sagen, wenn wir etwas nicht wollen. Selbst unsere Religion lehrt uns, jede angeborene Freude und Kreativität zu unterdrücken; sie erklärt es für Sünde, wenn wir uns wohlfühlen. Matthew Fox weist darauf hin, daß »unsere Zivilisation mit der Energie nicht gut umgehen kann, die wir als Vergnügen und Freude bezeichnen«.[5] Wir müssen wieder lernen, daß ein Leben auf der Grundlage der inneren Stimme im wesentlichen ein Leben ist, in dem es Vergnügen und Freude im Überfluß gibt!

Jeder lächelnde, glucksende drei Monate alte Säugling spiegelt die echte, frohe Natur, mit der jeder Mensch geboren wird. Ashley Montagu hat einmal gesagt, die meisten Erwachsenen seien nichts anderes als »zerstörte Kinder«. Glücklicherweise steht uns die innere Stimme stets zur Verfügung und erinnert uns daran, daß wir in die Richtung gehen müssen, in der Erfüllung wartet. Die erneute Verbindung mit der inneren Stimme und die Abkehr von der Überzeugung, Körper und Gefühle seien immer dann schlecht, wenn sie uns Informationen liefern, bringt uns zurück auf den Weg zu einem Leben voller Entwicklungsmöglichkeiten und Freude.

Viertes Kapitel

Das weibliche Energiesystem

Wenn wir verstehen, wie Energie im weiblichen Körper funktioniert, dann können wir besser die Sprache des Körpers entziffern. Es ist von psychischer und emotionaler Bedeutung, wo eine Krankheit im Körper lokalisiert ist. Spezifische geistige und emotionale Muster sind mit spezifischen Stellen des Körpers verbunden. Gedanken, Gefühle und Verhalten bilden sich gleichzeitig im Gehirn, im Rückenmark, in den verschiedenen Organen, im Blut und im Lymph- oder Immunsystem sowie im elektromagnetischen Feld ab, das all diese Gebiete umgibt und durchdringt. Wenn wir die unterschiedlichen dynamischen Energiemuster verstehen, die der Körper erzeugt und in deren Rahmen er funktioniert, können wir auch erkennen, wie sich die positiven und negativen Energien im Körper individuell manifestieren.

Kontinuum von Materie und Energie

Das Energiesystem des Körpers verändert sich ständig, und das Heilungs- wie Erkrankungs*potential* ist jederzeit vorhanden. Präkanzeröse Zellen zum Beispiel, also Zellen, die das Entstehen einer bösartigen Geschwulst begünstigen, werden im Körper regelmäßig gebildet, entwickeln sich aber nur dann zu einer bösartigen Geschwulst, wenn die inneren Steuerungsmechanismen versagen.[1] Mentale und psychische Energie manifestiert und entmanifestiert sich regelmäßig in physischen Formen und springen auf dem Kontinuum von Energie und Materie, Teilchen und Welle hin und her. Mentale und psychische Energie kann sich also in unserem Körper physisch manifestieren.

Unverarbeiteter chronischer psychischer Streß in einem bestimmten Lebensbereich macht sich im Energiefeld als Störung bemerkbar, die sich dann in physischer Krankheit manifestieren kann. Das geschieht etwa so: Wenn wir uns zwanghaft mit einer Sache oder einer Person beschäftigen, entsteht eine Art Leck im Energiesystem, durch das die Lebensenergie unseres Körpers entweicht. Zwangsverhalten bindet die Energie (*chi*, *ki*, *prana* oder *qi*) in einem negativen Prozeß, der sie von den Zellen ablenkt. Dadurch verringern sich vitale zelluläre Prozesse. Zu solchen Energieverlusten kommt es in allen Situationen, in denen Ärger oder Furcht die Fähigkeit einschränkt, sich im Leben vorwärtszubewegen. Auch wenn die Medizin den Beginn einer Krankheit selten unter dem Aspekt des Energieverlusts betrachtet, gibt es durchaus Forschungen, die diese Beobachtung erhärten. In einer Untersuchung zum Beispiel wurde gezeigt, daß karzinogene Zellen die Energie aus dem umgebenden normalen Gewebe sozusagen »stehlen«.[2]

In jedem Fall bietet die Vorstellung von Energiefeldern und Energieverlust eine Hilfe zum Verständnis und zur Einleitung des Heilungsprozesses. Wenn wir uns ständig über einen Menschen ärgern, der uns verletzt hat, dann ist ein Teil unseres Geistes damit gebunden und steht für die Heilung nicht zur Verfügung. Die Schamanen glauben zum Beispiel, daß in manchen Fällen der Geist eines schwer mißhandelten Menschen flieht, um sich der Mißhandlung zu entziehen, und haben entsprechend eine Heilmethode entwickelt, die als »Rückführung der Seele« bezeichnet wird und in einer Zeremonie den geflohenen Geist zurückruft. Ähnliche Erfahrungen kennen viele Frauen, die in der Kindheit sexuell mißbraucht wurden. Sie berichten oft, daß sie während des Mißbrauchs »ihren Körper verlassen« hätten, und manche erinnern sich sogar daran, wie sich ein Teil ihrer Person tatsächlich von ihnen gelöst und von der Decke aus den Vorgang »beobachtet« hat. Dieser abgespaltene Teil des Geistes steht ihnen dann auch in der Gegenwart für die Heilung nicht zur Verfügung.

Energieverluste sind oft unbewußt, können aber, wenn sie anhalten, zu physischen Beschwerden führen. Physische Symptome lenken die Aufmerksamkeit auf den entsprechenden Bereich, damit die Heilung beginnen kann. Eine Patientin im Klimakterium, die unter Schlaflosigkeit und Depression litt, erzählte mir von dem sexuellen Mißbrauch, den sie als Kind erlebt hatte und dessen sie sich bis vor einer Woche nicht bewußt gewesen war. Sie hatte zwischen vierzig und fünfzig eine harte Scheidung durchgemacht und sich vor kurzem von einem Liebhaber getrennt, mit dem sie seit sieben Jahren zusammen war. Sie sagte: »Ich weiß jetzt, daß ich mein Leben lang versucht habe, mich an den sexuellen Mißbrauch *nicht* zu erinnern. Jetzt, wo ich weiß, daß es geschehen ist, weiß ich auch, warum ich nie eine befriedigende Beziehung hatte. Ich habe die Leute immer weggestoßen. Ich wußte einfach nicht, wie man in einer Beziehung wirklich ganz präsent ist. Aber ich konnte es auch nicht wissen. Ich trauere um mein früheres Leben, ich trauere, daß es so lange gedauert hat, bis ich mich an die Vergangenheit erinnern und mich davon befreien konnte. Aber der chronische Knoten in meinem Magen ist endlich verschwunden. Ich fühle mich frei. Ich bin unglaublich erleichtert.« Schlaflosigkeit und Depression besserten sich spontan, als die Erinnerungen an den Mißbrauch wieder auftauchten und aus dem Energiefeld freigesetzt wurden.

Die Heilung des Energieverlusts

Um gesund zu werden und zu bleiben, ist es sinnvoll, darauf zu achten, an welchen Stellen wir Energie verlieren. Das geht oft am besten abends beim Zubettgehen. Achten Sie zunächst einfach darauf, woran Sie denken, worüber Sie sich Sorgen machen und wo Sie sich zwanghaft verhalten. Welche Gedanken, Gefühle, Ereignisse oder Menschen gehen Ihnen nicht aus dem Kopf? Gibt es zwanghafte Gefühle oder Gedanken? Gegen wen oder was hegen Sie einen Groll? Wenn Sie auf solche Bereiche stoßen, müssen Sie Ihren Geist, etwa durch Ihren Willen und die Kraft Ihrer Absicht, aus der Bindung an vergangene oder gegenwärtige Situation zurückrufen, die nicht zu Ihrem Besten sind. Es hilft, wenn Sie das laut tun. Sagen Sie einfach: »Geist, komm zurück zu mir – ich brauche dich.« Die abgespaltenen Teile müssen sich an diese Aufforderung erst gewöhnen, aber allmählich werden sie auf Ihre Bemühungen reagieren, und Sie bekommen Ihre Energie zurück.

Die meisten Blockierungen im Energiesystem sind emotionaler Natur. Man kann sich das Energiesystem wie einen Fluß vorstellen. So lange dieser Energiefluß gesund ist und Sie sich wohl fühlen, sinkt das Krankheitsrisiko. Umweltgifte, Nahrungsfette, zu viel Zucker oder Alkohol schlagen sich in der Regel erst dann als Krankheit nieder, wenn andere Faktoren bereits ein entsprechendes Muster oder eine Blockade im Energiesystem des Körpers »angelegt« haben.[3] Umwelt- oder ernährungsbedingte Risikofaktoren lassen sich mit »Abfall« vergleichen, der im Energiefluß des Körpers mitgetragen wird. Der Abfall schwimmt so lange mit dem Fluß, bis er auf ein Hindernis, etwa einen umgestürzten Baum oder ähnliches trifft und sich darin sammelt. Mit der Zeit können solche Sammelstellen im Energiefluß des Körpers zu physischen Krankheiten führen. Die Forschung hat einen Zusammenhang mit der Unterbrechung des Informationsaustausches zwischen den Zellen und der Auslösung von Krebs in diesen Zellen nachgewiesen. Jede physische Barriere, die die Kommunikation zwischen den Zellen unterbricht, ist ein karzinogener Einflußfaktor.[4] Fett und Gewebe bilden zum Beispiel nur dann ein Myom (gutartige Geschwulst), wenn der Energiefluß, der die Gebärmutter umgibt und durch sie hindurchfließt, bereits gestört ist.

Gefühle werden oft in der Kindheit blockiert, als sie nicht voll ausgedrückt werden durften. In unserer Kultur, die die Abspaltung des erwachsenen rationalen Wissens von der emotionalen Wirklichkeit und den emotionalen Bedürfnissen lehrt, ist es durchaus möglich, daß man einen Doktortitel hat und gleichzeitig emotional auf der Ebene eines Zweijährigen stehengeblieben ist. Die Gefühle, die nicht ausgedrückt und nicht zugegeben werden, bleiben im Energiesystem »hängen«, während Gefühle, die wahrgenommen und ausgedrückt werden, durch das Energiesystem hindurchfließen und keinen »unerledigten« Rest hinterlassen.

Wir müssen aber nicht warten, bis wir Krebs oder andere Krankheiten entwickelt haben, um die Botschaft zu verstehen, daß wir das Energiesystem verändern und heilen müssen. Niemand ist völlig frei von Ängsten, Ärger und Streß; sie gehören zum Leben, kommen und gehen. Wenn diese Gefühle aber so intensiv werden, daß sie regelmäßig das psychische Wohlbefinden beeinträchtigen, steuern wir auf eine physische Krankheit zu, es sei denn, wir könnten sie auf gesunde Art auflösen. Wenn unverarbeiteter Schmerz, Ärger oder Frustration dem Körper täglich vitale, gesundheitsfördernde Energie entziehen, dann müssen wir unbedingt die alltäglichen Gefühle, Gedanken und Handlungen mit Heilung und Verständnis erfüllen.

Eine Frau kann, und das ist wichtig, trotz Mißhandlung, Mißbrauch oder Vernachlässigung in der Kindheit ihr Leben lang frei von physischer Krankheit sein. Probleme aus der frühen Kindheit müssen nicht *notwendig* zu Energiestörungen und körperlichen Erkrankungen führen. Dazu kommt es oft erst, nachdem sie begonnen hat, sich zu einem Individuum mit einer eigenen Identität und eigener Meinung *unabhängig* von ihrer Familie und ihrem familiären Hintergrund zu entwickeln. Das ist der Punkt, an dem sie erkennen kann, daß ihre Erfahrungen in der Kindheit nicht erträglich waren. Aber sie erkennt das aus der Perspektive eines reifen Menschen, nicht aus der des Kindes, das sie war.

Verletzungen und Wunden aus der Vergangenheit werden *erst dann* zu einer physischen oder psychischen Gefahr, wenn eine Frau begreift, daß die Erfahrungen der Vergangenheit *schlecht* waren, daß sie nicht hätten geschehen dürfen, daß die Mitglieder ihrer Familie sie absichtlich und bewußt mißhandelt und mißbraucht haben. Damit hat sie in ihr psychisches Muster ein kontroverses Modell dafür eingeführt, wie ihr Leben *hätte sein sollen.* Das bereitet den Boden für die vergiftende Wirkung von Schuldzuweisungen. So verschreckt und mißbraucht eine Frau als Kind auch gewesen sein mag, ihre frühe Erfahrung wird sich auf sie oder ihren Körper erst dann auswirken, wenn sie anfängt zu glauben, sie hätte ein *Recht* auf ein anderes Leben gehabt. An diesem Punkt setzt eine Neubewertung ihrer frühen Lebenserfahrungen aus der Perspektive eines Menschen ein, der den Schauplatz eines Verbrechens untersucht. Wenn sie nicht imstande ist, ihr psychisches Leid durchzuarbeiten und sich und anderen zu verzeihen, kommt es schnell zu Energiestörungen und anschließenden Krankheiten.

Zur Chemie solcher Konflikte oder solch eines gerechten Zorns gehören im wesentlichen zwei Energien: eine für die Erinnerung an die Gewalt, die ihr in irgendeiner Weise zugefügt wurde, und eine für die Interpretation der Ereignisse aus der Perspektive, die von einer absichtlichen und bewußten Entscheidung der Familie ausgeht, ihr Leid zuzufügen. Nicht der Mißbrauch an sich, sondern diese geistige Einstellung führt zu Krankheiten.

Ich habe die vergiftenden Wirkungen des »gerechten Zorns« an meinem eigenen Körper beobachten können. Wenn man langfristig in dieser Energie gefangen bleibt, wird sie selbstzerstörerisch. Je länger man darin befangen ist und nach Tätern sucht, ob Mutter, Regierung oder Ärzte, denen man die Schuld für die Ereignisse zuweisen kann, desto mehr Energie entzieht man dem Körper.

Vor vielen Jahren galt das, was wir heute Inzest nennen, keineswegs als Inzest, sondern als Teil der Gemeinsamkeit des Stammes. Es gibt bis heute Stämme, die so leben. In anderen Kulturen wird routinemäßig die Klitorisbeschneidung von älteren Frauen durchgeführt. In der Vorstellung des Stammes gilt ein junges Mädchen, das nicht beschnitten wurde, als »beschädigte Ware«. Vom Standpunkt unserer westlichen Kultur aus gesehen ist das barbarisch. Dank des wachsenden Bewußtseins von den physischen, psychischen und spirituellen Auswirkungen der Klitorisbeschneidung wird das Thema nun offen diskutiert und neu bewertet.

Inzest und andere Verletzungen der Menschenrechte waren in den letzten fünftausend Jahren die Norm. Caroline Myss meint, daß sie »zu den Verbrechen, als die sie heute gelten, erst in dem Moment geworden sind, als die persönlichen Grenzen im Rahmen der Sippe neu bewertet wurden.« In meinen Augen konstituiert diese kollektive Neubewertung die Gesundung des Suchtsystems.

Unsere Kindheit in der Familie hat eindeutig großen Einfluß auf Charakter und Gesundheit. Eine prognostische Studie von Dr. Caroline

Thomas zum Beispiel zeigt, daß fehlende Nähe zu den Eltern oder ein physisch und psychisch wenig engagierter Vater bei Männern ein Prognosefaktor für Selbstmord, Bluthochdruck, Herzkranzgefäßerkrankungen und Tumoren ist.[5]

Die Energie der Erde

Die traditionelle östliche Philosophie beschreibt die tiefreichende Interaktion zwischen der Energie der Erde und der des physischen menschlichen Körpers im allgemeinen und die starke Beziehung von weiblicher Energie und Erdanziehungskraft im besonderen. Das Verständnis der weiblichen Natur mit ihrem natürlichen Rhythmus von Ebbe und Flut bietet die Chance zur Heilung und zu einem gesunden, ausgeglichenen Leben.

In manchen östlichen Philosophieschulen geht man davon aus, daß sich der weibliche Körper vom männlichen darin unterscheidet, daß die Energie der Erde von unten nach oben und nach innen durch den weiblichen Körper fließt. Diese weibliche Energie ist eine »hineinziehende« oder zentripetale Kraft, der nichts widerstehen kann. In Familien zum Beispiel sammeln sich die Mitglieder meist um die Person mit der stärksten Zentripetalenergie, in der Regel die Mutter, und wissen sofort, wenn sie nicht da ist. Wenn die Mutter tagsüber nicht da ist, heben sich Kinder ihre Klagen und Beschwerden auf, um sie ihr abends vorzutragen. Meine Kinder müssen immer wissen, wo ich mich im Haus gerade aufhalte. Wenn ich das Zimmer verlasse, rufen sie schon nach einer Minute: »Mama, wo bist du?« Als sie kleiner waren, wollten sie immer unbedingt mit mir in einem Raum sein. Bis die älteste neun Jahre alt war, konnte ich nicht einmal allein baden. Wenn mein Mann dagegen nicht da war, dauerte es viel länger, bis den Kindern seine Abwesenheit auffiel. Diese weibliche, nach innen ziehende Energie ist im Spiel, wenn eine Frau einen Säugling an die Brust legt oder einen Penis in die Vagina aufnimmt (falls sie heterosexuell ist), aber sie wirkt auch in den chemischen Signalen, mit denen das Ei das Sperma anzieht.

Michio Kushi, eine Kapazität auf dem Gebiet der Makrobiotik und der Energiemuster, hat darauf hingewiesen, daß die Zentripetalkraft der Erde, die durch die Füße aufwärts steigt, bei Männern genauso vorhanden ist wie bei Frauen, so wie umgekehrt auch die Energie des Himmels, die von oben durch den Körper fließt (die Zentrifugalkraft) bei Frauen ebenfalls vorhanden ist. Aber sie unterscheiden sich in ihrem Ausmaß. Frauen haben im allgemeinen mehr »aufwärtsgerichtete Erdenergie«

oder Zentripetalkraft. Wie ich gehört habe, tragen die Frauen der Navajos angeblich deshalb Röcke, weil der Kreis, den der Rock auf der Erde bildet, dem Körper einen besseren Zugang zur Erdenergie bietet.

Die zentripetale Energie ist eine fundierende Kraft, die sich auf die gesamte Umgebung auswirkt, weil Frauen meist das Zentrum des Haushalts sind und die psychologische Verantwortung für das Wohlergehen der anderen Familienmitglieder übernehmen. Wenn eine Frau ihr Leben positiv verändert, profitiert entsprechend meist die ganze Familie davon (unabhängig von der Tatsache, ob sie Kinder hat oder nicht). Sie bestimmt die Atmosphäre. Das Wohlergehen der Familie, ja der gesamten Gesellschaft hängt davon ab, daß die weiblichen Mitglieder gesund werden und bleiben. Es gehört zur Heilung, die Kraft weiblicher Energie mit all ihren Implikationen zu verstehen. Die Gesundheit der Menschen, mit denen eine Frau zusammenlebt, ist direkt mit ihrer eigenen Gesundheit verbunden. Deshalb sind wir es uns schuldig, uns vor allem anderen die Zeit zu nehmen, die wir zur Heilung brauchen.

Die Chakren

Man kann die weibliche Energie nicht nur als zentripetale Kraft beschreiben, sondern auch anhand der sieben Energiezentren des Körpers, der *Chakren*. Wie der weibliche Körper werden auch sie von emotionalen und psychischen Mustern beeinflußt. Wundern Sie sich nicht, wenn Sie bei solchen Informationen Widerstand spüren. Geben Sie sich nicht selbst die Schuld für die Ereignisse der Vergangenheit, die zu den ungesunden Lebensmustern der Gegenwart geführt haben, sondern nehmen Sie sie einfach zur Kenntnis, und leiten Sie den Heilungsprozeß ein. Jeder Mensch, ob Mann oder Frau, hat dieselben Chakren, die jeweils bestimmen psychischen Bereichen zugeordnet sind. Diese Energiezentren verbinden Nerven, Hormone und Gefühle. Sie sind parallel zum neuroendokrinen Immunsystem des Körpers angeordnet und dienen als Bindeglied zwischen der energetischen und der physischen Anatomie. Das Energiesystem des menschlichen Körpers ist ein holographisches Feld, das Informationen über Wachstum, Entwicklung und Reproduktion des physischen Körpers enthält. Es steuert die Entfaltung der genetischen Prozesse, mit deren Hilfe die Moleküle des Körpers in funktionstüchtige Organe und Gewebe verwandelt werden. Im Unterschied zur östlichen Medizin hat die traditionelle westliche Medizin die Chakren bis jetzt noch nicht anerkannt. Die international bekannte Heilerin Caroline Myss, die Krankheiten und energetische Störungen diagnostiziert und mit der ich seit über drei Jahren zusammenarbeite, hat mir die mentalen und psychischen Muster erklärt, die in den einzelnen Chakren, den Energiezentren des Körpers, zu Gesundheit oder Krankheit führen. Ein Verständnis der Chakren als Ort einer Energietransformation vom psychischen zum physischen Körper zeigt, daß kulturelle Verletzungen psychische und emotionale Folgen haben, aus denen dann gynäkologische und andere gesundheitliche Beschwerden entstehen können. Man kann die Lehre von den Chakren im metaphorischen oder im wörtlichen Sinne verstehen. In beiden Fällen kann sie dazu beitragen, die Beziehung zwischen Geist und Körper für die Heilung zu aktivieren.

Jedes der sieben Chakren des menschlichen Körpers ist mit einem spezifischen Organ und einem emotionalen Zustand, aber auch mit einer bestimmten Art von Furcht und emotionaler Unsicherheit verbunden. Mit anderen Worten: Spezifische Ängste und Gefühle zielen auf spezifische Körperbereiche (siehe Abbildung 1). In den verschiedenen Texten und Traditionen gibt es leichte Unterschiede hinsichtlich des Orts und des Namens der einzelnen Chakren. Ich stütze mich im folgenden auf ein Chakrensystem, das von dem Neurochirurgen und Energiemediziner Dr. Norman Shealy und von Caroline Myss ausführlich untersucht worden ist.

Caroline Myss hat ihre intuitiven Fähigkeiten plötzlich und unerwartet entdeckt.[6] Sie bezeichnet sich als Lehrerin, die »zu einem energetischen Selbstverständnis verhelfen und eine Verbindung zwischen dem Bewußtsein der energetischen Anatomie und der Pflege des physischen Körpers erleichtern« will. Bei der folgenden Lektüre sollten Sie auf Ihren Körper hören und Ihrer Intuition, Ihren Organen und Systemen vertrauen. Stellen Sie sich jedes einzelne Energiefeld der Chakren bildlich vor, damit Sie sehen können, ob es Ihrem Gefühl nach gesund und ganz ist oder Aufmerksamkeit und Zuwendung braucht.

Alle sieben Chakren sind miteinander verbunden, aber ich werde mich überwiegend auf die konzentrieren, die sich direkt auf Gynäkologie, Geburtshilfe und Brust beziehen. Manche spirituelle Traditionen betrachten die oberen Chakren als »wichtiger« oder »heiliger« als die »niedrigen« oder »geringeren« Chakren. Ich halte das für ein typisch patriarchalisches Mißverständnis. Wir können weder unsere Gesundheit noch unsere Lebensumstände positiv verändern, wenn wir unsere unteren Zentren als »geringer« oder »unter unserer Würde« bewerten. Hätte sich die Menschheit kollektiv stärker um die Bedürfnisse der unteren Chakren gekümmert und sie als vitalen Bestandteil des Ganzen betrachtet, statt sie den »höheren« spirituellen Dingen unterzuordnen,

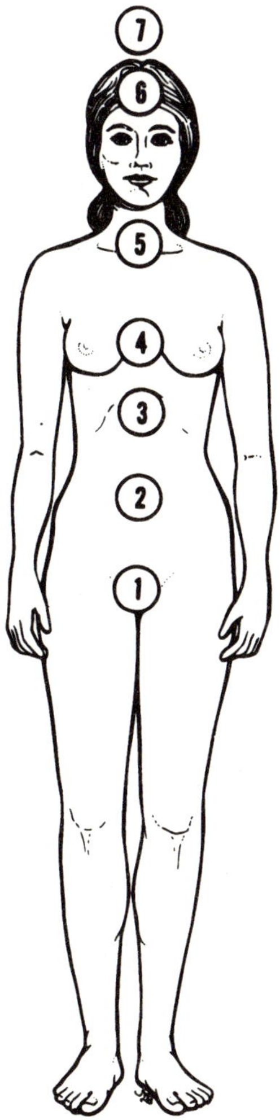

Abbildung 1: Chakra-Diagramm einer weiblichen Figur

würde unser Planet und das individuelle Leben heute blühen und gedeihen. Der Gedanke, daß spirituelle Bedürfnisse höher rangieren als physische, führt zu einer »spirituellen Vermeidung«. Wenn Sie die Chakren durcharbeiten, achten Sie darauf, ob Sie über manche schnell hinweggehen, und prüfen Sie, woran das liegen kann. Vielleicht müssen Sie sie noch einmal lesen, um sich damit vertraut zu machen.

Die ersten vier Chakren

Die drei unteren Chakren beziehen sich auf das physische Leben, auf Menschen, Ereignisse, Erinnerungen, Erfahrungen und physische Objekte aus Vergangenheit und Gegenwart. Diese drei Zentren sind untrennbar miteinander verbunden und in ständiger Interaktion. Auch wenn ich sie hier einzeln behandle, darf diese Wechselwirkung nicht außer acht gelassen werden. (Letztlich gilt der wechselseitige Einfluß und die Interaktion natürlich für alle sieben Chakren.)

Das *erste Chakra* hängt mit dem *Gefühl von Sicherheit und Geborgenheit in der Welt* zusammen. Auf der Körperebene gehören Kreuzbein, Rektum und Hüftgelenke dazu. Da das Fundament für das Sicherheitsgefühl in der Regel in der Kindheit gelegt wird, verkörpern sich im ersten Chakra unverarbeitete Themen, die mit der Familie und mit dem Überleben zusammenhängen, unter anderem Probleme im Bereich Haus, Familie, Geschlechtsidentität und Rasse.

Das *zweite Chakra* enthält die gespeicherten Erinnerungen, Gefühle und Informationen im Bereich der *zwischenmenschlichen Beziehungen*. Im zweiten Chakra liegen das Becken und die Geschlechtsorgane (Vulva, Vagina, Gebärmutter, Gebärmutterhals und Eierstöcke). Der Gesundheitszustand in diesem Bereich hängt davon ab, in welchem Ausmaß zwischenmenschliche Beziehungen auf Kontrolle, Schuldzuweisungen und Schuldgefühlen basieren. Wenn Sex, Geld, Schuldzuweisungen und Schuldgefühle zur Steuerung der Dynamik von Beziehungen (auch der Beziehung zur eigenen Person) benutzt werden, wirkt sich das nachteilig auf die Organe im zweiten Chakra aus.

Das *dritte Chakra* betrifft *Selbstwertgefühl, Selbstvertrauen und Selbstachtung*. Das Fundament für das Selbstgefühl bilden die Gefühle, Erinnerungen und Einsichten, die im Energiefeld des ersten und zweiten Chakras gespeichert sind. Ein hohes Selbstwertgefühl ist abhängig vom Sicherheitsgefühl (erstes Chakra) und von Beziehungen, die von wechselseitiger Achtung und Unterstützung geprägt sind (zweites Chakra). Gallenblase, Leber, Bauchspeicheldrüse, Magen und Dünndarm liegen im Bereich des dritten Chakras.

Alle nicht verarbeiteten Belastungen des frühen physischen Lebens in bezug auf Menschen, Ereignisse, Erinnerungen und Erfahrungen ziehen *hauptsächlich* die Energie aus den drei unteren Kraftzentren ab, den drei ersten Chakren.

Belastungen für die unteren weiblichen Chakren

- Sämtliche feindseligen Gefühle
- Groll und das Gefühl, abgelehnt zu werden
- Angst vor den finanziellen Konsequenzen der Beendigung einer Beziehung, in der man nicht glücklich ist
- Sich des eigenen Körpers schämen
- Sich des familiären Hintergrunds oder der sozialen Stellung des Ehemanns schämen
- Schuldgefühle bei der Mutterrolle
- Kindesmißhandlung aufgrund eigener Mißhandlungserfahrungen
- Erfahrungen von Inzest oder Vergewaltigung
- Schuldgefühle wegen einer Abtreibung
- Empfängnisunfähigkeit

Da die unteren Chakren miteinander interagieren, können all diese Bereiche die Organe »unterhalb der Gürtellinie« beeinflussen. Im folgenden werden die einzelnen Chakren noch einmal ausführlicher vorgestellt.

Das erste Chakra: Speicherung familiärer Verletzungen im Körper

Das erste Chakra wird von der Erziehung und den ersten Lebensjahren bestimmt, also unter anderem von Familie (Kern- und erweiterte Familie), Rasse, sozialem Status, Bildungsniveau und familiären Vermächtnissen und Erwartungen, die von Generation zu Generation weitergegeben werden. Um die gesamte Breite des ersten Chakras verständlich zu machen, verwendet Caroline Myss den Begriff »Sippe«. Manche Männer lernen schon sehr früh, was es bedeutet, Mitglied eines Clans zu sein. Andere Beispiele für das im ersten Chakra angesiedelte »Sippenerbe« finden sich in der ersten und zweiten Generation von Immigrantenfamilien, in der oft die Überzeugung weitergegeben wird, daß echte Leistung Leiden und persönliche Opfer erfordert. Weiter gehören auch die familiären Verletzungen und die Informationen über Gesellschaft und Familie, die das Wirklichkeitsbild eines Menschen prägen, zum Bereich des ersten Chakras.

Tabelle 4: Anatomie der Energie: Mentale und psychische Muster, Chakren und physischer Körper

Chakra	Organe	Mentale und psychische Bereiche	Physische Störungen
7	Muskelsystem Nervensystem Knochen und Haut	Fehlendes Vertrauen zum Leben Erwerb von Einstellungen, Werten, Moral und Mut Humanitäre Bereiche Selbstlosigkeit Mangelndes Erfassen der Gesamtmuster des Lebens Fehlender Glaube	Lähmung Genetische Störungen Knochenkrebs Multiple Sklerose Amyotrophische Lateralsklerose (ALS)
6	Gehirn Augen Ohren Nase Zirbeldrüse	Furcht vor Selbstbeurteilung Intuitive Fähigkeiten Wissen Mißbrauch intellektueller Fertigkeiten Unzulänglichkeit Furcht vor fremden Ideen Paranoia und Angst Weigerung, aus der Lebenserfahrung zu lernen	Hirntumor/Hirnblutung/Hirnschlag Neurologische Störungen Blindheit/Taubheit Probleme mit der Wirbelsäule Lernschwierigkeiten Anfälle
5	Schilddrüse Speiseröhre Nackenwirbel Hals Mund Zähne und Gaumen	Selbstausdruck Umsetzen von Träumen Kreatives Schaffen in der Welt unter Einsatz der persönlichen Kräfte	Rauher Hals Chronische Halsschmerzen Mundkrebs Gaumenprobleme Erkrankungen des Kiefergelenks Skoliose Kehlkopfentzündung Geschwollene Drüsen Schilddrüsenprobleme
4	Herz/Lunge Herzkranzgefäße Schultern Rippen/Brüste Zwerchfell Speiseröhre	Groll, Furcht, Bitterkeit Kummer; Probleme mit Vergebung Abnehmende Liebe zum Leben Wut/Feindseligkeit/Kritik Fordernd und bewertend	Stauungsinsuffizienz Myokardinfarkt (Herzattacke) Mitralklappenprolapse Herzvergößerung Asthma/Allergie Lungenkrebs Bronchopneumonie Oberer Rücken, Schultern

Chakra	Organe	Mentale und psychische Bereiche	Physische Störungen
4 Fortsetzung		Unfähigkeit zur Selbst- und Fremdliebe Unfähigkeit zur Annahme von Liebe Egozentrik	Brustkrebs
3	Bauchregion Oberer Darmbereich Leber, Gallenblase Nieren, Bauchspeicheldrüse Nebenniere Milz Mittlere Wirbelsäule	Fehlendes Vertrauen zu anderen Furcht, Einschüchterung Mangel an Selbstwertgefühl, Selbstvertrauen und Selbstachtung Ablehnung von Zuwendung Furcht vor Selbstverantwortung und Entscheidungen	Arthritis Magen- und Zwölffingerdarmgeschwüre Probleme mit Dickdarm/Darm Entzündung der Bauchspeicheldrüse, Diabetes Chronische oder akute Verdauungsstörungen Mager- und Eß-/Brechsucht Leberfunktionsstörungen Hepatitis Störungen der Nebenniere
2	Gebärmutter, Eierstöcke Vagina, Gebärmutterhals Dickdarm Untere Rückenwirbel Becken Blinddarm Blase	Schuldzuweisung und Schuldgefühl Probleme mit Geld, Sexualität und Kontrolle in Beziehungen Macht/Steuerung in der physischen Welt	Gynäkologische Probleme Schwangerschaftsbeschwerden Schmerzen in Becken und unterem Rücken Sexuelle Potenz Harnwegsprobleme
1	Physische Stützen des Körpers Hüftgelenke Kreuzbein	Sicherheit und Geborgenheit in der Welt Unfähigkeit, für die Befriedigung der Grundbedürfnisse zu sorgen Mangelnde Durchsetzungsfähigkeit Sehnsucht nach einem Zuhause Keine Unterstützung durch andere	Chronische Schmerzen im unteren Rücken Ischias Krampfadern Tumore/Krebs im Mastdarm

Quelle: Shealy, C. N. und C. M. Myss: *The Creation of Health. Merging Taditional Medicine with Intuitive Diagnosis* (Walpole, NH: Stillpoint Publications, 1983).

Das Sippenbewußtsein ist kein individuelles, sondern konzentriert sich auf die Bewahrung und das Überleben des Kollektivs. An erster Stelle steht nicht Liebe, Freundlichkeit und Zärtlichkeit, sondern *Loyalität*. Wenn die Sippe von »Liebe« spricht, meint sie in Wirklichkeit die verpflichtende Sippenbindung, die sich in Äußerungen zeigt wie: »Du liebst mich nicht wirklich, denn sonst würdest du die Familie und mich öfter besuchen.« Obwohl das Sippenbewußtsein demnach relativ primitiv ist, haben wir alle in gewissem Maße daran teil. Viele Frauen geben zu, daß sie mit den Jahren ein solches Sippenbewußtsein bei sich feststellen. Viele Patientinnen sagen, daß sie in ihren Worten und ihrem Tonfall zu ihrer großen Überraschung die Mutter wiedererkennen.

Man kann das Sippenbewußtsein mit einem Eimer voller Krebse vergleichen: Sobald ein Krebs versucht, über den Eimerrand zu kriechen und zu fliehen, ziehen die anderen den Flüchtling immer wieder zurück. Dasselbe passiert in Familien, wenn sich die Frauen von den zu engen Mustern befreien wollen, denn auch hier versuchen die Familienmitglieder, zumindest anfänglich, in der Regel, ihre Bemühungen zu sabotieren.

Zahllose Frauen, die ihre Eltern mit ihren Erinnerungen an Mißhandlung oder Inzest konfrontiert haben, haben erlebt, wie sämtliche Beschuldigungen kategorisch zurückgewiesen wurden. Eltern leugnen deshalb so oft, ein Mitglied der Sippe verletzt zu haben, weil sie unbewußt die Sippe zusammenhalten wollen. Das Sippengedächtnis bewahrt Erinnerungen über bestimmte Ereignisse völlig anders auf als das individuelle Gedächtnis ihrer Mitglieder.

Themen des ersten Chakras, die ein Fundament für Erkrankungen legen können

- Unbearbeitete Probleme mit den Eltern
- Inzest (gleichzeitig auch ein Thema im zweiten Chakra)
- Mißhandlung und Vernachlässigung in der Kindheit
- Einengende psychische Lernerfahrungen der Kindheit wie:
  - »Du bist dumm.« »Du bist zu nichts nütze.« »Du bist ein böses Mädchen.«
  - »Nur Katholiken kommen in den Himmel.«
  - »Du mußt dich für deinen Körper schämen und ihn verstecken.«
  - »Mädchen sind dazu da, die Männer zu bedienen.«
  - »Männer stehen immer an erster Stelle.«
  - »Mädchen dürfen nicht ehrgeizig oder intelligent sein.«
  - »Frauen können kein Geld verdienen. Sie müssen Geld heiraten.«

Die meisten Sippen oder Familien haben nicht die Absicht, ihre Mitglieder bewußt zu verletzen, sondern geben nur die Erkenntnisse weiter, aus denen sich das Wissen der Sippe zusammensetzt, auch wenn es sich dabei um einengende und schmerzhafte Vorstellungen handelt. Insofern ist die »Sippe« von gestern die gestörte Familie von heute.

Meine Freundin Karla zum Beispiel hat jetzt begriffen, daß der Keim ihrer vielen Krankheiten, von denen sie sich inzwischen befreit hat, in ihrer Kindheit gelegt wurde. Sie war von ihrer Mutter immer wieder geschlagen worden, und zwar nicht aus Bösartigkeit oder mangelnder Liebe, sondern gemäß den Vorschriften, mit denen ihre Sippe die Liebe zu einer Tochter und ihre Vorbereitung auf das Leben regelte. Ihre Mutter pflegte Karla zu sagen, die Liebe zu einem Kind zeige sich in Schlägen. Als Erwachsene wurde Karla regelmäßig schwer krank, wenn sie ein angestrebtes Ziel erreicht hatte. Erst jetzt erkennt sie, daß sie sich über eine Leistung, die sie mit Hilfe ihrer angeborenen Gaben und Talente erzielt, auch freuen kann und daß Krankheit und Leiden nicht notwendig zur Leistung gehören müssen.

Das zweite Chakra: Symbolischer kreativer Raum

Das zweite Chakra hat mit den alltäglichen physischen Aspekten des Lebens zu tun, mit den Menschen, mit denen wir in Beziehung stehen, und mit der Qualität dieser Beziehungen, aber auch mit dem, was uns gehört: Geld, Beziehungen und Gegenstände. Die frühe Erziehung im Dienste der Sippe bringt es mit sich, daß die meisten Männer und Frauen die Funktionen des zweiten Chakras automatisch und unbewußt erfüllen und zum Beispiel Partner wählen, die die Bedürfnisse aus diesem Energiefeld befriedigen. Deshalb ist der Wunsch nach materieller Sicherheit, Geld, Kindern und sozialem Status sowie Verlassenheitsängste bei der Heirat vieler Frauen ausschlaggebend und bestimmt die Rolle, die sie künftig spielen werden. Frauen werden dazu erzogen, die Bedürfnisse ihrer Sippe zu befriedigen, und werden oft ausschließlich von den Ängsten des zweiten Chakras gesteuert.

Themen des zweiten Chakras: Wie Verletzungen aus dem Bereich der Beziehungen im Körper gespeichert werden

- Verlassenheitsängste
- Finanzielle Sicherheit
- Sozialer Status
- Kinder
- Kreativität

Gebärmutter und Eierstöcke sind die wichtigsten Organe im zweiten Chakra. Dieser Bereich ist im wörtlichen wie im übertragenen Sinne ein »kreativer Raum«, aus dem Frauen Kinder, Beziehungen, Karrieren, Einsichten, Romane und andere kreative oder künstlerische Werke schaffen können. Wenn die Energie in diesem Körperbereich nicht ungestört fließt, kann es zu gynäkologischen Beschwerden wie Myomen kommen.

Wenn ich die Gebärmutter als »potentiellen Raum« bezeichne, denke ich auch an das, was wir dort angeblich »aufbewahren«. In der Umgangssprache wird die Gebärmutter auch als »Bauchtasche« bezeichnet. Als Menschen, die eine Gebärmutter haben oder hatten, sind wir auch diejenigen, die all das tragen müssen, was andere nicht tragen wollen. Verheiratete Frauen mit Kindern stellen oft fest, daß ihre Kinder Essensreste, Kaugummipapierchen und was sie sonst noch nicht selbst tragen wollen, nicht den Männern, sondern ihnen zum Aufbewahren geben. Einer der Slangausdrücke für alte Frauen ist der Begriff der »alten Schachtel«. Ich weiß noch, daß ich mich in der Schwangerschaft und später beim Stillen und der Versorgung meiner kleinen Kinder oft wie die »Frau der tausend Schachteln« gefühlt habe.

Den Frauen werden aber nicht nur die materiellen Überschüsse aufgeladen, sondern auch die »emotionalen«, überwiegend die der Männer. Eine sechzigjährige Patientin mit drei erwachsenen Kindern, die jetzt allein mit ihrem Mann lebt, konnte es kaum erwarten, endlich Zeit für all das zu haben, was sie sich schon seit langem wünscht, Reisen und Schreiben zum Beispiel. Ihr Mann allerdings, der vor kurzem im Rente gegangen ist, war davon überhaupt nicht begeistert und wußte nicht, was er mit seiner neu erworbenen Freiheit anfangen sollte. Die Patientin meinte: »Mein Mann will immer noch, daß ich seine Anima verkörpere – seine Stimmungen, seine Begeisterung, seinen Spaß. Und wenn ich damit aufhöre und meine wahren Gefühle durchblicken lasse, die keineswegs nur aus Begeisterung bestehen, wird *er* deprimiert.« Unter dem Begriff *Anima*, der von dem berühmten Psychologen C. G. Jung geprägt wurde, versteht man die weiblichen Aspekte der männlichen Psyche, die viele Männer, die ihre Gefühle nicht selbst erleben und verarbeiten können, in die realen Frauen in ihrem Leben projizieren. Wir müssen uns nach dem unbewußten Material fragen, das wir in unseren Körperzentren mit uns herumtragen und das weder wir selbst noch andere brauchen können. Unverarbeitete Probleme im zweiten Chakra, die mit Beziehungen, Kreativität und/oder Geborgenheitsgefühlen zu tun haben, können das Becken und den unteren Rückenbereich krankheitsanfällig machen.

Im zweiten Chakra gibt es viele Problembereiche, die das Fundament für Erkrankungen legen können. Die Untersuchungen von Dr. Gloria Bachmann haben einen Zusammenhang zwischen sexuellem Mißbrauch in der Kindheit und Eßstörungen, Fettsucht, somatischen Beschwerden im urogenitalen Bereich sowie Suchtmittelmißbrauch und anderem selbstzerstörerischem Verhalten ergeben.[7] Und die Untersuchungen von Dr. Robert Reiter und anderen zeigen, daß sexueller Mißbrauch ein signifikanter Prädispositionsfaktor für chronische Beckenschmerzen ist.[8]

Patientinnen mit Erkrankungen der Gebärmutter, vor allem mit Myomen (gutartige Geschwulste, unter denen in den USA etwa 40 Prozent aller Frauen leiden) rate ich immer dazu, über ihre Beziehungen, ihre Kreativität und ihr Geborgenheitsgefühl zu meditieren und sich zu fragen, welche Informationen ihnen das Myom darüber liefern kann. Myome, Endometriose, Erkrankungen der Eierstöcke und andere Störungen im Beckenbereich sind Manifestationen einer »blockierten Energie«. Die Ursache dafür ist in unserer frauenfeindlichen Gesellschaft, in der 40 Prozent der Frauen Erfahrungen mit sexuellem Mißbrauch haben und jede dritte Frau vergewaltigt wird, nicht schwer zu finden.

Bei der 38jährigen Gina stellte ich bei der jährlichen Vorsorgeuntersuchung ein kleines Myom fest. Ich forderte sie auf, über die »blockierte Energie« im Beckenbereich nachzudenken. Schließlich sagte sie: »Nach einiger Zeit erinnerte ich mich daran, daß ich vor 13 Jahren, als mein Bruder durch einen Unfall ums Leben gekommen ist, unglaublich wütend war, weil er mich verlassen hatte. Aber ich war 25 Jahre alt und konnte es mir wirklich nicht zugestehen, diese Wut zu empfinden. Also habe ich sie in mein Becken gestopft. Ich habe schon seit Jahren nicht mehr daran gedacht.« Bei der Nachuntersuchung drei Monate später war das Myom nicht mehr feststellbar. Nach meiner Ansicht veränderten sich durch die Tatsache, daß sie zum ersten Mal das ganze Ausmaß ihrer Wut ausgedrückt und erlebt hat, die Energiemuster im Becken und sie konnte das Myom tatsächlich entmaterialisieren, das heißt, es von Materie in Energie verwandeln. Sie selbst sagte: »Ich habe es irgendwie gespürt, daß Sie heute nichts mehr finden würden. Ich habe wirklich gemerkt, wie es losgelassen hat.« Ich habe auch bei anderen Frauen festgestellt, daß sich Myome durch die Erinnerung und Durcharbeitung alter Erfahrungen verkleinern oder eliminieren lassen.

Das dritte Chakra: Selbstwertgefühl und persönliche Macht

Die Sicherheit und Geborgenheit in der Welt (erstes Chakra) und die Qualität der Beziehungen (zweites Chakra) bilden das Fundament für das Selbst- und Selbstwertgefühl (drittes Chakra). Als Ergebnis ihrer kollektiven und individuellen Geschichte haben die meisten Frauen ein niedriges Selbstwertgefühl. Seit Jahrhunderten war der einzige Maßstab zur Beurteilung von Frauen ihre Fähigkeit, anderen zu dienen und zu gefallen. Deshalb werden viele Frauen von ihrer Familie bei der vollen Entfaltung ihrer Möglichkeiten selbst heute noch nicht unterstützt, trotz des verbrieften Rechts auf Eigenständigkcit.

Das liegt daran, daß Familien meist an der unbewußten Angst der »Sippe« festhalten, die weiblichen Mitglieder könnten sie um ihrer eigenen Ziele willen verlassen und ihre persönlichen Träume ohne die Familie verwirklichen. Zum heutigen Vermächtnis aller Frauen gehört die Überzeugung, eine volle Selbstverwirklichung sei nur möglich, wenn die Fähigkeit zur Versorgung der Familie aufgegeben wird.

Neben dem klassischen Kampf um den Ausgleich von persönlichen Interessen und persönlicher Verantwortung verbinden viele Frauen ihr Selbstwertgefühl mit dem Lebenszyklus ihrer Partner bzw. Partnerinnen. So werden manche Frauen mit sehr erfolgreichen Partnern depressiv, weil sie mit ihnen nicht Schritt halten können, oder entziehen ihrem Aufbruch in neue Bereiche des Denkens oder der Kreativität die Unterstützung, weil sie Angst haben, verlassen zu werden. Umgekehrt hat es aber auch Auswirkungen auf den Bereich des dritten (und des ersten und zweiten) Chakras, wenn die Partner keinen Erfolg in der Außenwelt haben und depressiv werden oder ihre Frauen mißhandeln. Solche Konflikte sind die Ursachen für Energiestörungen im dritten Chakra und können zu physischen Erkrankungen des Magens (Geschwüre, Mager- oder Eß-/Brechsucht), der Gallenblase, des Dünndarms, der Leber und der Bauchspeicheldrüse (Diabetes) führen.

Die Archetypen und die unteren weiblichen Energiezentren

Wenn Frauen gezwungen werden, an bestimmten Aktivitäten teilzunehmen, dann sind Körper, Geist und Psyche gefährdet.[9] Frauen, die unwissentlich in ein Muster von Selbst- und Fremdmißbrauch verwickelt werden, stehen unter dem Einfluß des »Vergewaltigungs«-Archetyps.

Archetypen sind psychische und emotionale Muster, die uns so lange unbewußt beeinflussen, bis wir uns ihrer Macht bewußt werden. Als

Archetypen werden universelle Vorstellungen, Bilder und Denkmuster bezeichnet, die im Unterbewußtsein aller Menschen vorhanden sind. Auch wenn das Konzept der Archetypen zunächst unklar erscheint, haben diese unbewußten Denk- und Verhaltensmuster doch sehr reale Auswirkungen auf Körper und Psyche.

Ich möchte das am Beispiel des »Mutter«-Archetyps verdeutlichen. Eine Frau, die sich unbewußt an diesem Bild (wie es momentan in unserer Gesellschaft existiert) orientiert, ist zwanghaft mit den Bedürfnissen ihrer Kinder beschäftigt und stellt ihre eigenen zurück. Selbst wenn ihre Kinder alt genug sind, um sich um ihre physischen Bedürfnisse selbst zu kümmern, fragt sie sich besorgt, ob sie genug essen, ob es ihnen gutgeht, ob sie warm genug angezogen sind usw., während sie ihre eigenen Bedürfnisse ignoriert oder unterdrückt. Dieses gesellschaftlich geförderte Klischee der ewigen Besorgtheit hat oft sehr negative Folgen. Ein anderer Archetyp ist der des »Helden«. Das Wort *Held* beschwört augenblicklich das Bild eines starken, mutigen und kühnen Menschen herauf, der furchtlos die eigene Sicherheit und die eigenen Bedürfnisse aufgibt, um andere zu retten, möglicherweise aus dem zwanghaften Wunsch heraus, die Mitmenschen zu »erlösen«. Auch dieses Verhalten kann, solange es unbewußt bleibt, negative Konsequenzen für die Gesundheit haben.

Die unbewußte Orientierung an archetypischen Verhaltensmustern führt zum Verlust des Kontakts mit dem tiefsten Selbst und den inneren Bedürfnissen. Frauen, die ihre Wünsche nicht berücksichtigen und die Bedürfnisse anderer befriedigen, stehen eventuell unter dem Einfluß des »Vergewaltigungs-«, »Prostituierten-« oder »Mutter«-Archetyps.

Der »Vergewaltigungs«-Archetyp ist eng mit dem der »Prostituierten« verwandt. Eine Frau, die sich an sexuellen Aktivitäten beteiligt, die sie im Grunde nicht will, aber auch nicht verhindern zu können glaubt, steht unter dem Einfluß des »Vergewaltigungs«-Archetyps, genauso wie eine Frau, die sich sexuelle Lust versagt, weil sie meint, ihr Partner wolle das so – und sie könne daran nichts ändern. Der »Vergewaltigungs«-Archetyp ist auch im Spiel, wenn Frauen zulassen, daß sie verletzt werden, etwa bei einer Abtreibung, die ausschließlich auf den Wunsch des Partners zurückgeht. Frauen, die ihren Partner ablehnen, aber ihn aus finanziellen oder anderen Gründen nicht verlassen wollen, handeln nicht aus eigenem Antrieb, sondern unter dem Einfluß des Archetyps der »Prostituierten«. Frauen verdrängen diesen Archetyp oft, indem sie sich selbst die Schuld an ihrem Verhalten geben und Wut oder Ärger wegstecken, weil sie Angst haben, sie könnten verlassen werden, wenn sie diese Gefühle offen ausdrücken.

Gefahr für die weiblichen Organe des zweiten Chakras besteht auch dann, wenn eine Frau selbst zum Aggressor wird und andere quält. Frauen wirken am »Vergewaltigungs«-Archetyp mit, wenn sie zum Beispiel die physischen und psychischen Grenzen ihrer Kinder verletzen. Ein verbreitetes Beispiel für weibliche Aggression sind tägliche Einläufe oder brutales Waschen der Genitalien. Die Aggression von Frauen bedient sich meist des emotionalen Waffenarsenals, während Männer zusätzlich noch die Fäuste gebrauchen. Wenn Frauen andere schikanieren, geht das meist nicht nur auf Kosten der Energie der weiblichen Geschlechtsorgane im zweiten Chakra, sondern auch auf Kosten der Organe im ersten und dritten Chakra. Caroline Myss zufolge kann es eine Verbindung zwischen aggressivem Verhalten und Krebs der Organe aus den Bereichen der ersten drei Chakren geben.

Frauen können auch potentiell aggressiv sein, denn die Weigerung, ein Problem zu erkennen und zu akzeptieren, verlängert es nur. Bei der Heilung patriarchalischer Einflüsse geht es nicht darum, alle Schuld den Männern zuzuweisen; in unserer Kultur sind beide Geschlechter potentielle Opfer und Täter. So sagte mir Caroline Myss bei meiner ersten diagnostischen Sitzung, mein Körper hätte irgendwann zwischen dem 21. und dem 29. Lebensjahr eine Vergewaltigung registriert. Damals studierte ich Medizin und absolvierte meine Assistenzzeit. Ich hatte zwar keine Vergewaltigung im physischen Sinne erlebt, wohl aber war das Energiesystem meines Körpers durch die medizinische Ausbildung psychisch und emotional »vergewaltigt« worden, auch wenn mir das damals nicht bewußt war. Myss sagt, daß fast jeder Mensch in unserer Kultur mindestens einmal psychisch oder emotional in seinem innersten Selbst vergewaltigt wurde. Das ist einer der Gründe, warum so viele Frauen an chronischen Beckenschmerzen und anderen Problemen im Bereich des zweiten Chakras leiden, obwohl sie nie offen sexuell mißbraucht worden sind. Viele Frauen fühlen sich in Berufen gefangen, in denen der Archetyp der »Vergewaltigung« oder der »Prostitution« alltägliche Realität ist.

Wenn wir Frauen nur als Opfer sehen, erkennen wir nicht, wieviel Schaden Frauen sich und anderen täglich zufügen. Wer je weiblicher Mißhandlung ausgesetzt war oder selbst zur Mißhandelnden geworden ist, weiß, wie wichtig dieser Blickwinkel ist.

Scham und die unteren weiblichen Energiezentren

Ein anderes Problem vieler Frauen ist die Scham. Scham wirkt direkt auf die unteren weiblichen Energiezentren und die inneren Organe, einschließlich Gebärmutter und Eierstöcken. Sie ist oft Ergebnis einer sozialen Programmierung, die Frauen für minderwertig erklärt, kann aber auch Folge familiärer Beziehungen sein, etwa ungesunde Beziehungen zu den Kindern oder ein in ihren Augen zu niedriger sozialer Status des Partners. Scham wegen einer physischen, emotionalen oder psychischen Vergewaltigung wirkt sich auf den Bereich der Vagina aus.

Die Forschung belegt diese Energiestörungen. Fisher und Cleveland haben festgestellt, daß sich die Persönlichkeit von Frauen, die an Krebs der inneren Organe erkranken, von der von Patientinnen mit äußeren Krebserkrankungen unterscheidet.[10] Die Wahrnehmung des eigenen Körpers als durchlässig für äußere Einflüsse, ob physische oder psychische, steht in Beziehung zur Krebsanfälligkeit. Frauen, die ihren Körper als durchlässig empfinden, neigen zu Krebs an tiefliegenden inneren Organen, etwa an den Eierstöcken oder der Gebärmutter, während Frauen, die ihren Körper als stark und gegen äußere Einflüsse gewappnet empfinden, stärker zu Krebs im äußeren Genitalbereich neigen.

Das vierte Chakra

Mit dem vierten Chakra sind Herz, Brust, Lunge, Rippen, der obere Rükken- und Schulterbereich verbunden. Es symbolisiert Selbstliebe und die Fähigkeit zu »Liebe ohne Vorbehalt«. Die emotionalen und psychischen Themen, die mit Gesundheitsstörungen im vierten Chakra assoziiert sind, sind die Unfähigkeit, sich und andere zu lieben und die eigene oder fremde Liebe (Zuwendung) anzunehmen, mangelnde Vergebung, Trauer, unbearbeitete Wut, Feindseligkeit, Kritik und Wertung.

Die Beziehung zwischen dem zweiten und vierten Chakra ist eine ganz besondere. Die Gebärmutter wird manchmal als »unteres Herz« und das Herz in der Brust als »oberes Herz« bezeichnet. Eine Frau, deren unteres Herz etwa durch Vergewaltigung, Inzest oder Mißbrauch verschlossen ist, kann auch ihr oberes Herz nicht wirklich öffnen. Viele Frauen unserer Kultur neigen auch dazu, ihr unteres Herz, das heißt ihre Sexualität und ihre erotischen Bedürfnisse, zu verschließen, weil sie gelernt haben, daß »brave« Mädchen asexuell sind. Da wir gleichzeitig aber auch gelernt haben, Kontakt zu den eigenen Gefühlen zu halten, geraten das zweite und das vierte Chakra zwangsläufig in Konflikt.

Störungen der Chakraenergie entstehen häufig dann, wenn eine Frau nicht genau weiß, wie sie die Energien der Liebe (viertes Chakra) und der Kreativität (zweites Chakra) optimal nutzen kann. Der größte Konflikt entsteht aber immer noch aus dem Glauben, Liebe nur dann bekommen und annehmen zu können und nur dann die Garantie zu haben, gebraucht zu werden, wenn sie die äußeren physischen Bedürfnisse geliebter Menschen befriedigen. Sobald sich eine Frau aber individuiert und sich ihrer inneren Muster bewußt wird, erkennt sie diese Form der Liebesbeziehung, die von familiären Verpflichtungen und der Tradition der Sippe abhängig ist, schnell als Beziehungssucht. Energiestörungen, die im zweiten und vierten Chakra gleichzeitig entstehen, sind sehr verbreitet. Sie sind oft Ergebnis einer unbewußten Orientierung sowohl am »Vergewaltigungs«- als auch am »Mutter«-Archetyp.

Die 26jährige Kellnerin Sally litt an Gebärmutterhalskrebs im Frühstadium (zweites Chakra) und zahlreichen Zysten in der Brust (viertes Chakra). Sie war mit einem emotional und physisch distanzierten Vater großgeworden. Dadurch war eine Leere entstanden, die sie als Jugendliche durch zahlreiche Sexualpartner zu füllen versuchte, überwiegend männliche Jugendliche, die sie weder liebte noch respektierte. Dieses suchtbildende Verhaltensmuster (die »Vergewaltigungs«- und »Mutter«-Archetypen) störte die energetischen Muster im Bereich des zweiten Chakras, was zu häufiger und sehr schmerzhafter akuter vaginaler Herpes führte. Daneben hatte sie Warzen im Genitalbereich.

Wie Sallys distanzierter Vater kümmerte sich auch die Mutter weder um die eigenen emotionalen Bedürfnisse noch um die der Tochter. Sally hat nie gelernt, ihre psychischen Bedürfnisse zu befriedigen, weil sie nie ein Vorbild für dieses Verhalten gehabt hat. Bei beiden, bei Sally und ihrer Mutter, gab es Energiestörungen im Bereich des vierten Chakras, das mit mangelnder Selbstachtung und Selbstversorgung verbunden ist. Sallys Mutter hatte Brustkrebs, und auch Sally selbst hat schon zwei Biopsien wegen gutartiger Knoten hinter sich.

Sally und ihre Mutter sind in unserer Gesellschaft keineswegs die Ausnahme. Frauen wie sie kommen täglich in meine Praxis. Wenn eine Frau ihre inneren Bedürfnisse vernachlässigt, wenn das Kochen, Putzen und Waschen für die Familie zur Sucht wird, wenn sie zwanghaft in ihrem Beruf arbeitet und Sex auf Anforderung liefert, weil sie sich dazu verpflichtet fühlt oder Schuldgefühle hat, wird sie anfällig für Erkrankungen im zweiten und im vierten Chakra. Sie braucht ihre ganze emotionale Energie, um ihre Angst zu ersticken, verlassen zu werden, unzulänglich zu sein, keine Selbstachtung zu verdienen.

Die Forschungsergebnisse von Fisher und Cleveland belegen diese Energiestörungen. Sie haben ergeben, daß Frauen, deren Erkrankungen im Bereich des zweiten Chakras liegen, andere Persönlichkeitsmuster haben als Frauen, deren Krankheiten den Bereich des vierten Chakras betreffen. Leider konnte ich in der vorhandenen Literatur keine Untersuchungen finden, die sich mit den Persönlichkeitsmustern der Frauen befassen, deren Krankheiten mit dem zweiten *und* dem vierten Chakra zusammenhängen.

Patientinnen mit bösartigen Brusttumoren (Bereich des oberen Herzens) haben ein anderes Persönlichkeitsmuster als die mit Gebärmutterhalskrebs (Bereich des unteren Herzens). Eine Untersuchung hat ergeben, daß 50 Prozent der Patientinnen mit Gebärmutterhalskrebs (zweites Chakra) in den frühen Lebensjahren ihren Vater durch Tod oder Scheidung verloren haben (Verluste im zweiten Chakra). Dagegen war bei den Brustkrebspatientinnen (viertes Chakra) der Vater emotional distanziert (Beeinträchtigung des vierten Chakras).[11] Andere Untersuchungen haben bei signifikant mehr Patientinnen mit Gebärmutterhalskrebs Verhaltensmuster festgestellt, die auf ein Energieungleichgewicht im zweiten Chakra hindeuten: Mehrfache Eheschließungen, häufige sexuelle Aktivitäten mit Partnern, die sie weder liebten noch respektierten, Sorgen über Körperform und -größe. Außerdem seien sie als Kinder vernachlässigt worden. Untersuchungen mit Brustkrebspatientinnen dagegen ergaben Verhaltensmuster, die auf eine Fehlfunktion im Bereich des vierten Chakras deuten: Bei ihnen war die Tendenz stärker, die Ehe mit einem ungeliebten Partner nicht zu beenden, sie hatten mit relativ hoher Wahrscheinlichkeit in der Kindheit viel Verantwortung für jüngere Geschwister und verzichteten häufiger auf medizinische Betreuung und physische Nahrung.[12]

Die Beobachtungen von Caroline Myss erhärten diese Forschungsergebnisse. Ihrer Meinung nach wirken sich Wut und Ärger und damit verwandte Gefühle auf den Bereich unter der Gürtellinie aus, während verdrängte Trauer eher zu Krankheiten im Bereich über der Gürtellinie führt. Im 5. bis 10. Kapitel werde ich darauf näher eingehen.

Die Heilung von Verletzungen der unteren Chakren

Verletzungen der unteren Chakren *können nur heilen, wenn es Zeugen dafür gibt.* Es muß jemanden geben, der sagt: »Ja, es ist dir wirklich geschehen.« Durch solche Zeugenaussagen wird die Existenz der Verletzung bestätigt, und der Heilungsprozeß kann beginnen. Die Zeugenrolle ist auch ein sehr wichtiger Bestandteil meiner Arbeit mit Patientinnen. Als Ärztin bin ich eine Autoritätsperson. Wenn ich oder eine andere Autoritätsperson die Verletzung einer Frau bestätigen, kann das zum Katalysator für ihre Heilung werden. Wichtiger noch ist aber, daß *die Frau selbst* ihre Verletzung und die Notwendigkeit ihrer Heilung anerkennt. So lange die Patientin ihre Verletzung anderen gegenüber leugnet (»Es war eigentlich gar nicht so schlimm, er hat mich nie geschlagen.«

»Meine Eltern haben mich sehr geliebt – mein Vater hätte das nie getan«), kann sie die Wahrheit auch sich selbst nicht eingestehen. Das Geheimnis bleibt in den Zellen eingeschlossen, unerreichbar für Zeugenaussagen und Heilung.

Nach der Bestätigung der Verletzungen muß untersucht werden, welchen Einfluß sie auf das Leben hatten. Das ist die Phase des Benennens, die Phase, in der die Verleugnung ein für allemal aufgegeben wird und eine Frau erkennt, daß es tatsächlich negative Einflüsse auf ihr Leben gegeben hat. Viele Frauen befinden sich heute in dieser Phase. In der folgenden und abschließenden Phase, die für die Heilung und die optimale Funktionsfähigkeit des weiblichen Energiesystems nötig ist, geht es darum, sich und anderen zu vergeben und damit den Einfluß der alten Wunden auf das Leben zu durchbrechen.

Die drei weiteren Chakren

Das *fünfte Chakra* ist mit Willenskraft, Kommunikation, Selbstausdruck und der Umsetzung der eigenen Träume verbunden. Dieses Chakra sitzt im Bereich von Kehle, Mund, Zähnen, Gaumen, Schilddrüse, Speiseröhre und Nackenwirbeln. Zu den Störungen in diesem Bereich zählen chronische Halsschmerzen, Kehlkopf- und Mundkrebs, Gaumenprobleme, Erkrankungen des Kiefergelenks, Skoliose, Schilddrüsenkrankheiten, Nackenwirbelprobleme, geschwollene Drüsen und Kehlkopfentzündung. Frauen mit Problemen im fünften Chakra können oft nur schwer für sich einstehen.

Das *sechste Chakra*, das auch als drittes Auge bekannt ist, steht in Beziehung zu persönlichen Visionen, Wissen, intuitiven Fähigkeiten, Selbstbeurteilung und Introspektion. Dieses Chakra liegt zwischen den Augen und damit auch nahe den Ohren, der Nase, dem Gehirn und der Zirbeldrüse. Störungen, die mit diesem Chakra zusammenhängen, sind unter anderem Sehstörungen, Hirntumore, Blutgerinnsel (deren Bildung in Zusammenhang mit einer Störung im intuitiven Informationsfluß stehen), neurologische Störungen, Blindheit, Taubheit, Wirbelsäulenproblemen, Krampfanfälle und Lernstörungen.

Das *siebte Chakra* hängt mit dem Erkennen des umfassenderen Lebenssinns zusammen sowie mit Einstellungen, Überzeugungen, Werten, Moral, Mut und humanitären Fragen. Es liegt im Bereich der oberen Schädeldecke. Das physische Gerüst des Körpers ist das Skelett. Probleme mit dem Skelettsystem, die aus dem siebten Chakra stammen, haben mit dem Gerüst zu tun, auf dem das eigene Leben aufbaut, mit anderen

Worten: mit dem metaphysischen Skelett. Funktionsstörungen in diesem Chakra können zu Lähmung, Knochenkrebs und anderen Knochenerkrankungen führen, aber auch zu Erkrankungen des Muskel- und Nervensystems wie multiple Sklerose und Muskelatrophie.

Im Verständnis der Energieanatomie liegt der Schlüssel zur wahren Heilung, die sich von der bloßen Symptombeseitigung unterscheidet, weil sie einen umfassenden und ganzheitlichen Blick auf den eigenen Beitrag zu Gesundheit und Krankheit bietet. Es kann sein, daß Ihnen vieles in diesem Kapitel neu war. Lassen Sie sich Zeit und warten Sie ab, bis sich die Informationen »gesetzt« haben.

Der Körper heilt am besten, wenn wir in der Gegenwart leben. Solange wir wirklich gegenwärtig sind, können wir fast alles heilen. Aber bei den meisten Menschen ist der Großteil der Energie in den Verletzungen der Vergangenheit gebunden, und der Rest wird von den Sorgen über die Zukunft aufgezehrt. Man kann nicht gesund werden, wenn der überwiegende Teil der Energie und des Geistes im gegenwärtigen Augenblick nicht zur Verfügung steht. Dr. Lewis Thomas hat einmal gesagt, er sehe Krebs mittlerweile als physische Metapher für ein extremes Bedürfnis nach Wachstum. Für ein gesundes Wachstum müssen möglichst viele Teile der eigenen Person in der Gegenwart verfügbar sein – im *Jetzt*, dem einzigen Moment, in dem Heilung möglich ist. Aber Menschen leben selten immer im Jetzt, im Heute. Es ist eine Fähigkeit, die sich durch Introspektion, Meditation und »prozeßhaftes Leben« entwickeln läßt.

Achten Sie bitte darauf, wie Sie sich fühlen. Denken Sie daran, daß viele Krankheiten mit einer Blockierung der Gefühle beginnen. Woran erinnern Sie sich noch? Brauchen Sie noch mehr Informationen? Das 15. Kapitel, »Zwölf Schritte zur Heilung«, soll Ihnen bei diesem Prozeß helfen.

Zweiter Teil

Die Anatomie weiblichen Wissens

Fünftes Kapitel

Der Menstruationszyklus

Wäre alles anders gekommen, wenn du am ersten Tag
der ersten Menstruation von deiner Mutter einen Blumenstrauß
bekommen hättest und sie mit dir
essen gegangen wäre und dich danach zum Ohrlochstechen
mit zum Juwelier genommen hätte, wo dir dein Vater
deine ersten Ohrringe geschenkt hätte, und ihr dann
mit deinen Freundinnen und den Freundinnen deiner Mutter
deinen ersten Lippenstift gekauft hättet und danach
zum ersten Mal,
ins Frauenhaus gegangen wärt,
um vom Wissen
der Frauen zu erfahren?
Wäre alles anders gekommen?

(Judith Duerk, *Circle of Stones*)

Der Weg zurück zu den Erkenntnissen des Menstruationszyklus ist möglich, wenn wir uns wieder auf den zyklischen Charakter unserer weiblichen Natur besinnen und ihn als Quelle weiblicher Energie feiern. Ebbe und Flut von Träumen, Kreativität und hormonellen Veränderungen, die mit den unterschiedlichen Zyklusphasen assoziiert sind, eröffnen uns ungeahnte Möglichkeiten, die Verbindung zu unserem verborgenen Wissen zu vertiefen. Das ist für die meisten Frauen ein längerer Prozeß, der beinhaltet, daß wir Licht in das Dunkel unserer eigenen Geschichte bringen und allmählich zu einer veränderten Betrachtungsweise unserer Zyklen kommen, um diese so auf neue Weise in unser Leben zu integrieren.

Tabelle 5
Die Anatomie weiblichen Wissens

Körperorgan oder körperlicher Prozeß	**Verschlüsseltes Wissen**	**Störungen des Energieflusses**	**Körperliche Manifestierung**
Menstruationszyklus	Zyklen der Kreativität und die Einstimmung auf unbewußte lunare Information	Weigerung, sich auf die Zyklen von Hell und Dunkel einzustellen Weigerung, den Schatten zu erkennen und durchzuarbeiten	Keine Periode Schwere Periode Unregelmäßige Periode PMS
Gebärmutter	Zentrum der mit dem Selbst verbundenen Kreativität	Übermäßige Bindung an die Gefühle anderer Fehlende Ausschöpfung des kreativen Potentials	Myome
Eierstöcke	Zentrum der außengerichteten Kreativität	Abhängigkeit von Autoritätsfiguren oder der Zustimmung anderer Stagnation aus Angst vor finanziellem, physischem oder emotionalem Verlassenwerden	Eierstockzysten Eierstockkrebs
Brust	Geben und Nehmen Fürsorge	Ungleichgewicht von Geben und Nehmen	Brustzysten Brustkrebs, Brustschmerzen
Schwangerschaft	Alle kreativen Prozesse, Fruchtbarkeit	Zu wenig Energie, um Leben zu gebären und zu erhalten Mangelndes Vertrauen in den Geburtsprozeß	Unfruchtbarkeit Fehlgeburt Dysfunktionale Wehentätigkeit

Körperorgan oder körperlicher Prozeß	**Verschlüsseltes Wissen**	**Störungen des Energieflusses**	**Körperliche Manifestierung**
Zervix/Vagina Vulva	Freiheit zur Intimität	Unbefriedigende sexuelle Beziehungen Schuldgefühle bei sexueller Lust	Herpes Warzen Abstrich-anomalien Gebärmutter-halskrebs
Menopause	Übergang zu den Jahren der Weisheit Befruchtung des Umfelds	Nicht bearbeitete Reste der Vergangenheit Angst vor dem Alterungsprozeß	Schwere Hitze-wallungen Melancholie Depression Herzklopfen

Die weibliche Natur ist zyklisch

Der Zyklus der Menstruation, Inbegriff des archetypisch Weiblichen – mit dem wir durch unser Blut verbunden sind – spiegelt im Kleinen die makrokosmischen Zyklen der Natur, etwa den rhythmischen Wechsel der Gezeiten oder der Jahreszeiten. Gleichzeitig ist die zyklische Abfolge von Reifung und Abstoßung des Eies bzw. Schwangerschaft aber auch ein Spiegel des Schöpfungsprozesses, sowohl des unbewußten Schöpfungsprozesses der Natur als auch des bewußten kreativen Prozesses beim Menschen. Wegen dieser Verbindungen zu dem grundlegenden Kreislauf der Natur galt der Menstruationszyklus in vielen alten Kulturen als heilig.

Der Ovulationszyklus, also der Zyklus des Eisprungs, wird vom Mond beeinflußt. Statistische Untersuchungen zeigen einen deutlichen Anstieg der Empfängnis- und vermutlich auch der Ovulationsraten einen Tag vor und bei Vollmond sowie eine deutlich Abnahme bei Neumond, wo die Zahl der Frauen höher liegt, bei denen die Blutung einsetzt. Es ist wissenschaftlich erwiesen, daß der Mond das Verhalten von Flüssigkeiten (von den Gezeiten des Meeres bis zu individuellen Körperflüssigkeiten) reguliert und sich auch auf das Unbewußte und die Träume auswirkt.[1] Menstruation, Fruchtbarkeit und Geburten stehen darüber hinaus auch mit den vom Mond beeinflußten Gezeiten des Meeres in Verbindung. Umweltreize wie Licht, Mond und Gezeiten spielen nachgewiesenermaßen bei der Regulierung von Menstruationszyklus und Fruchtbarkeit eine Rolle.[2] Bei einer Forschungsreihe, an der fast

2000 Frauen mit unregelmäßigem Zyklus teilnahmen, sollten die Teilnehmerinnen während der drei Tage um den Eisprung nachts eine Nachttischlampe brennen lassen. Bei über der Hälfte stellte sich danach wieder ein regelmäßiger Zyklus von 28 Tagen ein.

Der Menstruationszyklus reguliert aber auch die Aufnahme und Verarbeitung von Informationen und die Kreativität. In der Phase vom Beginn der Blutung bis zum Eisprung reift ein Ei heran; es ist die Phase, in der sich der Körper – zumindest symbolisch – auf die Geburt eines neuen Wesens vorbereitet. In unserer Gesellschaft hat das einen hohen Stellenwert. Viele Frauen sind in dieser Phase in »Höchstform«: Sie erleben einen Energieanstieg, der nach außen gerichtet ist, sind voller Enthusiasmus und Pläne. In der Mitte des Zyklus steigt die Sensibilität für andere und für neue Ideen – es ist die Phase der »Fruchtbarkeit«. Bei vielen Frauen erreicht jetzt auch das sexuelle Begehren den Höhepunkt; die ausgeschütteten Hormone erhöhen die sexuelle Attraktivität.[3] Die Hormone, die jetzt freigesetzt werden, werden buchstäblich in die Luft gejagt und können die eigene Attraktivität für Männer erhöhen. (Da das in unserer männerorientierten Gesellschaft ebenfalls einen hohen Stellenwert hat, haben viele Frauen diese Zyklusphase als »gute« internalisiert.) Eine meiner Patientinnen arbeitet als Kellnerin in einer Raststätte, in der viele Lastwagenfahrer verkehren. Sie hat festgestellt, daß sie in der Mitte ihres Zyklus, also um die Zeit des Eisprungs, mehr Trinkgelder bekommt. Und ein Mann beschrieb seine Frau in dieser Phase des Zyklus als »ungeheuer vital und elektrisierend«.

Die Follikelreifungs- und Lutealphasen

Am Menstruationszyklus kann man erkennen, wie aus Bewußtsein Materie und aus Denken Realität wird. Rein physisch betrachtet, wächst in dem Zeitraum zwischen Menses und Eisprung (der als Follikelreifungsphase bezeichnet wird) ein Ei heran. Dem entspricht auf der psychischen Ebene die Entwicklung neuer Projekte und Pläne. Eine befreundete Naturwissenschaftlerin hat festgestellt, daß sie in dieser Zyklusphase die besten Ideen für neue Experimente und auch die meisten Energien für ihre Umsetzung hat. Bei der Ovulation in der Mitte des Zyklus kommt es zu einem abrupten Anstieg von FSH (follikelstimulierendes Hormon) und LH (luteinisierendes Hormon). Der Eisprung symbolisiert den Höhepunkt der Kreativität. Danach folgt eine Phase der Bewertung und des Nachdenkens; eine Art Rückblick auf das Geschaffene (die Phase von der Ovulation bis zur Menses). Der Anstieg von FSH und LH beim Eisprung ist wahrscheinlich die biologische Ursache für die geistige und psychische kreative Aufnahmefähigkeit um den Eisprung herum, von der so viele Frauen berichten. Die erwähnte Naturwissenschaftlerin zieht in dieser Phase des Zyklus Routinearbeiten vor, die weder besondere Informationen von anderen noch viel Nachdenken erfordern.

Der biologische und psychologische Kreativitätszyklus verläuft parallel zu den Mondphasen. In manchen alten Kulturen wurde von menstruierenden Frauen gesagt, sie seien »in ihrem Mond«. Wenn Frauen in einer natürlichen Umgebung zusammenleben, setzt der Eisprung meist bei Vollmond und die Menstruation bei Neumond ein. Wissenschaftliche Untersuchungsergebnisse lassen einen Zusammenhang zwischen biologischen Zyklen und den Rhythmen der Träume und Gefühle mit dem Mond, den Gezeiten und den Planeten vermuten, wobei vor allem der Mond und seine Gezeiten mit dem elektromagnetischen Feld des Körpers interagieren und dadurch die inneren physiologischen Prozesse beeinflussen. Jeden Monat verdunkelt sich der Mond, bevor er nach dem Neumond wieder sichtbar wird und zunimmt. Auch Frauen erleben Monat für Monat in der prämenstruellen und menstruellen Phase eine solche »Verdunkelung«, in der die Lebenskraft zu schwinden scheint. Das ist ganz natürlich. Es gibt keinen Grund, sich zu ängstigen oder sich

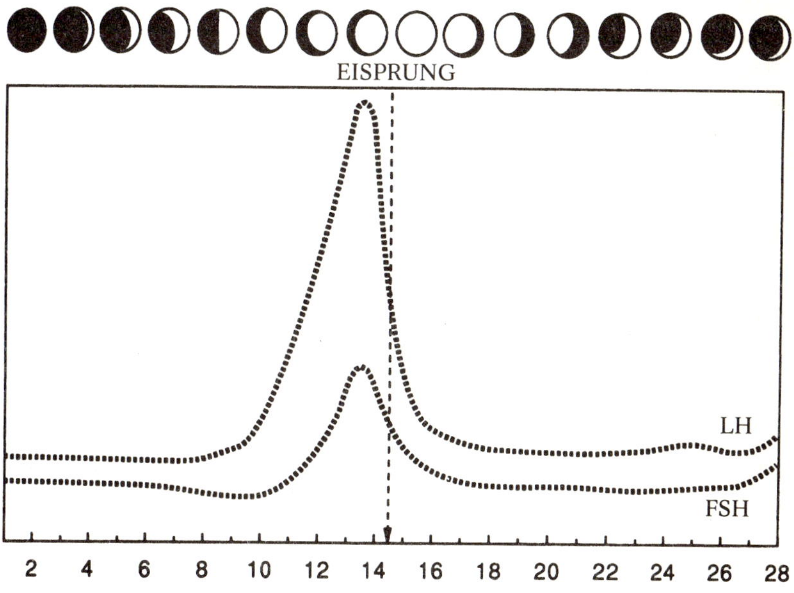

Abbildung 2: Der Menstruationszyklus (in Tagen)

zu fragen, ob man krank wird, wenn Energien und Stimmung ein paar Tage im Monat auf den Tiefpunkt sinken. Demetra George sieht im Neumond einen »evolutionären Läuterungs-, Revitalisierungs- und Transformationsprozeß des Lebens, einen Weg zur Harmonie mit seiner essentiellen Natur«[4]. Bei den meisten Frauen beginnt die Menstruation bei Neumond etwa zwischen vier und sechs Uhr morgens, der dunkelsten Zeit des Tages.[5]

Wird das Ei beim Eisprung nicht befruchtet, beginnt die zweite Hälfte des Zyklus, die Lutealphase, die mit dem Einsetzen der Menstruation endet. In dieser Phase ziehen wir uns von äußeren Aktivitäten zugunsten einer eher reflektiven Haltung zurück. Die Lutealphase ist durch eine stärkere Orientierung nach innen gekennzeichnet: Die Vorbereitung auf eine *Entwicklung oder Geburt aus dem tiefsten Inneren des Selbst.* Da diese Phase in unserer Kultur einen sehr viel geringeren Stellenwert hat als die Follikularphase, neigen wir dazu, prämenstruelle Energien und Gefühle sowie die introspektive Stimmung als »negativ und unproduktiv« zu bewerten.

Die westliche Kultur akzeptiert im allgemeinen nur das, was sich rational begreifen läßt. Entsprechend neigen viele Frauen dazu, den Fluß der unbewußten »lunaren« Einsichten in der prämenstruellen und menstruellen Phase nach Möglichkeit zu blockieren. Lunare Einsichten sind reflektiv und intuitiv und entstehen im Schutz der Dunkelheit durch Träume, Gefühle und Sehnsüchte. Werden sie gewohnheitsmäßig blockiert, äußern sie sich in Form von PMS (prämenstruellem Syndrom) oder Menopausensyndromen, so wie auch andere Gefühle oder Symptome oft zu Krankheiten führen, wenn sie ignoriert werden.[6]

In der Lutealphase zwischen dem Eisprung und dem Beginn der Menstruation sind Frauen *am stärksten mit ihrer inneren Stimme in Kontakt und spüren am deutlichsten, was in ihrem Leben falsch läuft.* Neurologische Untersuchungen haben gezeigt, daß Frauen in der prämenstruellen und menstruellen Phase häufiger und lebhafter träumen.[7] In der prämenstruellen Phase ist die »Grenze zwischen den Welten« des Sichtbaren und des Unsichtbaren, des Bewußten und des Unbewußten, viel durchlässiger als zu anderen Zeiten des Zyklus; die »magische Kraft«, das heißt die Fähigkeit, etwas zum Besseren zu wenden, ist leichter zugänglich. Es entsteht ein stärkeres Bewußtsein von dem, was im Leben wirklich wichtig ist. In dieser Phase brechen Frauen sehr schnell in Tränen aus – aber nie grundlos. Diese Tränen offenbaren immer ihre Beziehung zu wichtigen Lebensfragen. Wie die zahlreichen Untersuchungen von Dr. Katerina Dalton belegt haben, sind Frauen in der prämenstruellen Phase emotionaler, agieren Wut und Ärger eher aus und leiden häufiger unter Kopfschmerzen und Müdigkeit. Gelegentlich können sich auch bestehende Krankheiten wie zum Beispiel Arthritis in dieser Zeit verschlimmern. Die Beschwerden der prämenstruellen Phase hängen wesentlich davon ab, ob und inwieweit der Kontakt zu den eigenen unbewußten Anteilen unterbrochen wurde. Aus meiner eigenen Erfahrung, aber auch aus meiner langjährigen medizinischen Praxis, weiß ich, daß die schmerzhaften und unangenehmen Probleme, die in der prämenstruellen Phase auftauchen, nie »eingebildet« sind und immer Aufmerksamkeit verdienen.

Es ist wichtig, die Themen ernst zu nehmen, die in dieser Phase ans Licht kommen, auch wenn sie sich physisch und psychisch jetzt anders ausdrücken als im ersten Teil des Zyklus, in den sogenannten »guten Tagen«. So erzählte etwa eine Frau, daß ihr jedesmal vor ihrer Menstruation voller Angst und Schrecken einfiel, daß Haus, Auto und Investitionen allein auf den Namen ihres Mannes eingetragen waren. Wenn sie mit ihrem Mann darüber sprechen wollte, fragte der nur: »Ja und? Hast du kein Vertrauen zu mir?« Meiner Meinung nach war das eine intuitive prämenstruelle Realitätsprüfung, die sie unbedingt berücksichtigen sollte! Und ein Mann berichtete, in der Follikularphase sei seine Frau phantastisch: immer fröhlich, eine gute Hausfrau und Köchin. Aber nach dem Eisprung »ließe sie sich gehen« und spreche davon, wieder studieren zu wollen und mehr aus dem Haus zu gehen. Ich riet ihm, ihr Verhalten vor der Menstruation ernst zu nehmen und als Anzeichen für das zu betrachten, was seine Frau für die volle Entwicklung ihrer Persönlichkeit brauchte.

Die weibliche Psyche ist eng an die zyklische Funktion der Eierstöcke gebunden: Vor dem Eisprung sind wir extrovertiert und auf der Höhe, beim Eisprung sehr aufnahmebereit für andere und nach dem Eisprung (in der prämenstruellen Phase) introvertiert und nachdenklich. Diese Beobachtung wird durch eine verblüffende Untersuchung von 1939 gestützt: Die Psychoanalytikerin Dr. Therese Benedek beschäftigte sich mit den Protokollen einer Gruppe von Frauen, die in psychotherapeutischer Behandlung waren und deren hormoneller Zyklus von Dr. Boris Rubenstein untersucht wurde. Anhand des psychotherapeutischen Materials konnte Benedek erstaunlich exakt voraussagen, an welchem Punkt des Menstruationszyklus die Frauen sich gerade befanden: »Wir konnten erfreut und überrascht feststellen, daß die Ovulationsdaten, die durch die beiden eigenständigen Methoden erhoben wurden, exakt übereinstimmten.« Benedek und Rubenstein haben festgestellt, daß Gefühle und Verhalten der Frauen vor der Ovulation, wenn der Östrogenspiegel am höchsten ist, auf die Außenwelt gerichtet waren. Während der Ovulation waren die Frauen dagegen entspannter, zufriedener und empfänglicher für Zuwendung und Liebe. Nach der Ovulation und in der prämenstruellen Phase, wenn der Progesteronspiegel am höchsten ist, waren die Frauen tendenziell introvertierter und konzentrierten sich stärker auf sich selbst. Besonders interessant war, daß derselbe Zyklus von Emotionen und Verhalten auch bei den Frauen festgestellt wurde, die ihre Periode ohne Ovulation bekamen, allerdings mit einem Unterschied: Bei diesen Frauen fehlten die für die Ovulationsphase typischen Gefühle, also Entspannung, Zufriedenheit und Empfänglichkeit für äußere Zuwendung.[8]

Vor dem Hintergrund unserer Kultur mit ihrer spezifischen Einstellung zu Krankheit im allgemeinen und zur Menstruation im besonderen, läßt sich leicht nachvollziehen, wieso Frauen die prämenstruelle Phase nicht mehr mit Reflexion und Regeneration, sondern mit Krankheit oder Fluch gleichsetzen. Experimentelle Untersuchungen haben gezeigt, daß schon rein verbale Faktoren Auswirkungen auf den Menstruationszyklus haben können. Frauen, denen in der Hypnose positive Begriffe zum Menstruationszyklus vermittelt wurden, litten seltener unter Menstruationsbeschwerden.[9]

Und Diane Ruble hat in ihrer Untersuchung das umgekehrte Phänomen festgestellt: Eine Gruppe von Frauen, denen gesagt wurde, sie seien in der prämenstruellen Phase, obwohl das nicht stimmte, klagte häufiger über negative Symptome wie zum Beispiel Harnverhaltung, Krämpfe und Reizbarkeit als die Kontrollgruppe, die man im Glauben ließ, sie seien nicht in der prämenstruellen Phase.[10] Diese Untersuchungen zeigen, wie sich Denken und Überzeugungen auf den Hormonhaushalt und die biochemischen Prozesse mitsamt der damit verbundenen Erfahrung auswirken.

Heilung durch den Zyklus

Die hormonelle und emotionale Heilung von Frauen beginnt, wenn sie den Menstruationszyklus als Bestandteil der inneren Stimme akzeptieren. Viele Frauen sind in der prämenstruellen Phase introvertierter und spüren ihr eigenes Leid und das der anderen stärker. Gleichzeitig entwickeln sie einen besseren Kontakt zur eigenen Kreativität und neue Pläne, die dann später ausgeführt werden können. Frauen brauchen in der prämenstruellen Phase viel Zeit für sich, um sich von den alltäglichen Pflichten zu erholen – für viele eine gänzlich ungewohnte Vorstellung. Wenn dieses zyklische Auf und Ab verleugnet wird, kommt es zu PMS (Prämenstruelles Syndrom). Unsere Gesellschaft fordert ständige Aktivität, und deshalb wird das Bedürfnis nach Ruhe und Erholung oft nicht berücksichtigt. Aber über den Menstruationszyklus können wir lernen, daß der Lebensprozeß das Ausatmen genauso erfordert wie das Einatmen. In der prämenstruellen Phase sind wir anfälliger und schwächer und müssen uns ein oder zwei Tage ausruhen. In der Kultur der nordamerikanischen Indianer kamen die Frauen während der Menstruation in der Mondhütte zusammen, ruhten sich aus, konzentrierten sich auf Träume und Visionen und kehrten dann wieder voller Kraft in die Gemeinschaft zurück. Wahrscheinlich würde bei der Mehrzahl der Frauen PMS verschwinden, wenn sie sich drei oder vier Tage im Monat zurückziehen und von anderen versorgen lassen könnten.

Ich habe bei mir festgestellt, daß es schon reicht, wenn ich meinem Mann ganz direkt und *ohne Entschuldigung* sage, daß ich das Bedürfnis nach einer monatlichen Ruhepause habe. Wenn klar wird, daß ich mich und die Prozesse meines Körpers respektiere, dann tut er das auch, und mein Körper reagiert getröstet und dankbar. Von dem Augenblick an, als mir auffiel, daß die Einsichten über mich selbst, mein Leben und meine Arbeit ein oder zwei Tage vor Beginn der Periode am fruchtbarsten sind, hat sich meine Einstellung zum Menstruationszyklus verändert. Mit Mitte Dreißig fing ich plötzlich an, mich auf meine Periode zu freuen, weil ich sie als wichtige Phase erkannte, die unsere Kultur nur nicht honoriert. Die Traurigkeit, die in dieser Phase häufig auftritt, bezieht sich immer auf sehr wichtige Lebensbereiche, und ich empfinde diese erhöhte Sensibilität wie ein Geschenk. Ich neige dann mehr zu Tränen als zur Wut, aber selbst wenn ich böse würde, würde ich es nicht auf »die blöden Hormone« zurückführen. Ich überprüfe mittlerweile die Mondphasen in meinem Taschenkalender, um zu sehen, ob der Eisprung bei Vollmond, Neumond oder Halbmond kommt. Setzt der Eisprung bei Vollmond und die Menstruation bei Neumond ein, ist meine Reflexionsphase in Übereinstimmung mit der Verdunkelung des Mondes. Setzt die Menstruation dagegen bei Vollmond ein, bin ich emotionaler und habe eine stärkere Blutung. Wie ich festgestellt habe, reicht gelegentlich, allerdings nicht immer, schon allein der Wunsch aus, daß die Periode mit dem Neumond zusammenfällt, um den Zyklus entsprechend zu verschieben. (Ich »bemühe« mich allerdings dabei nicht um Steuerung.) Die bewußte Wahrnehmung meines Zyklus und seiner Beziehung zum Mondzyklus stärkt meine Bindung an die Natur und an andere Frauen aus Gegenwart und Vergangenheit.

Unser kulturelles Erbe

Bis zur Zerstörung der friedlichen matrilinearen europäischen Kulturen vor etwa 5 000 Jahren galten der weibliche Körper und der Menstruationszyklus als heilig oder als »tabu«.[11] (Das Wort »tabu« bedeutete ursprünglich ebenfalls »heilig«.) Häufig ließen sich die Stämme von den Träumen und Visionen menstruierender Frauen leiten. In primitiven Kulturen auf der ganzen Welt wurde die erste Menstruation junger Frauen mit einem Initiationsritual gefeiert, bei dem sie von Müttern, Tanten und anderen Frauen in die »weiblichen Aufgaben« eingeführt wurden.[12] Aus archäologischen Funden, die über 6 000 Jahre alt sind, läßt sich vermuten, daß Knochen mit kleinen Einritzungen, mit deren Hilfe Frauen ihrem Zyklus auf der Spur blieben, die Ursprünge des Kalenders waren.[13] Aber in den schriftlichen Zeugnissen unserer Kultur und auch in den religiösen Überlieferungen wird der Menstruationszyklus meist mit Scham und Erniedrigung und mit der dunklen, unkontrollierbaren Seite der weiblichen Natur in Verbindung gebracht. Im Jahre 65 nach Christus schrieb Plinius der Ältere:

> »Aber es läßt sich nicht leicht etwas finden, was bemerkenswerter ist (man beachte die ambivalente Wortwahl!) als der Blutfluß der Frauen. Jede Berührung damit verdirbt die Ernten, verheert die Gärten, tötet die Keime ab, läßt die Früchte vom Baum fallen, tötet die Bienen; berührt sie den Wein, so wird er zu Essig; die Milch wird sauer. Der Glanz von Spiegeln und Elfenbein trübt sich, stählerne Schneiden werden stumpf und sogar Bronze und Eisen werden augenblicklich rostig und erfüllen die Luft mit entsetzlichem Gestank. Hunde, die daran lecken, werden toll, und ihr Biß ist unheilbar giftig.«[14]

Tabus, die mit dem Menstruationszyklus verbunden sind, gibt es bis heute. Generationen von Frauen wurde beigebracht, sie seien während ihrer Periode körperlich anfälliger; Schwimmen, Baden und Haarewaschen waren verboten. Diese Regeln gehen auf die viktorianische Auffassung zurück, daß Baden, Schwimmen oder Haarewaschen den Blutfluß »umkehren« und damit Schlaganfälle, Wahnsinn oder Tuberkulose auslösen könnten.[15] In neuerer Zeit wurde das mit der Erkältungsgefahr begründet, die ein Kontakt mit Wasser in dieser Phase angeblich mit sich bringt. Alle diese Tabus entbehren jeder wissenschaftlichen Grundlage, haben aber Generationen von Frauen Angst vor einem ganz natürlichen Körperprozeß eingeflößt.

Wenn wir uns das Potential des Menstruationszyklus wieder aneignen wollen, müssen wir uns auch die negativen Einstellungen eingestehen, die fast jede Frau verinnerlicht hat. Wir müssen den Schmerz und das Unbehagen zugeben, die so viele Frauen jeden Monat erleben. Um den Menstruationszyklus ranken sich bösartige Bemerkungen und Zoten, vom »Handtuch zwischen den Füßen« bis zur »roten Hölle«. Die Pubertät und die erste Menstruation vieler Frauen war von Scham und Demütigung geprägt. Die negative und degradierende Einstellung zum Menstruationszyklus war neben Gewalt und Furcht das wirksamste Mittel, mit dem unsere Kultur Frauen in Schach gehalten hat.

Ein wichtiger Schritt auf dem Weg zur weiblichen Gesundheit besteht darin, die traditionellen negativen Mythen über den Menstruationszyklus durch sachliche Information zu ersetzen. Nach der Menarche (der ersten Menstruation), die bei uns normalerweise um das zwölfte Lebensjahr einsetzt, erreicht eine junge Frau die sexuelle Reife. Für die Menarche sind bestimmte körperliche Voraussetzungen erforderlich. Der Fettanteil des Körpergewicht muß bei etwa 17 Prozent liegen, damit die Periode einsetzen kann, und für einen anhaltenden Zyklus ist ein Fettanteil von mindestens 22 Prozent erforderlich.[16] Das ist einer der Gründe dafür, weshalb magersüchtige junge Frauen, Tänzerinnen und Sportlerinnen, die sehr dünn sind, keine regelmäßige Periode haben. In der Regel fehlt bei den ersten Zyklen junger Frauen die Ovulation; es dauert meist einige Zeit, bis der Eisprung einsetzt und ihre Eierstöcke jeden Monat ein Ei produzieren. Wird dieses Ei in der Mitte des Zyklus nicht befruchtet, setzt ungefähr 14 Tage nach dem Eisprung die Blutung ein. Bei der Blutung wird die Gebärmutterschleimhaut (Endometrium) abgestoßen. Dieser monatliche Prozeß des Aufbaus und Abstoßens des Endometriums wird durch erstaunlich komplexe Interaktionen der Hormone gesteuert, die von den Eierstöcken, der Hypophyse und dem Hypothalamus produziert werden. Diese hormonellen Interaktionen sind so komplex, daß durch den Menstruationszyklus sehr viele Lebensbereiche beeinflußt werden – und umgekehrt.

Die meisten Mädchen werden sehr klinisch, steril und ohne jeden Respekt vor dem weiblichen Körper und der weiblichen Sexualität über den Menstruationzyklus informiert. Sie erfahren nur selten etwas über die Beziehungen zwischen dem Menstruationszyklus, ihrem Körper und ihrer Sexualität, und nur wenige erleben die Menstruation als positiven Initiationsritus. Ich wurde von meiner Mutter »aufgeklärt«, die mir die Begriffe Sperma und Ei erklärte. Ich weiß noch, wie sehr mich diese Informationen damals verstört haben. Ich war in der vierten Klasse. Meine elf Monate jüngere Schwester hatte eines Tages verkündet: »Ich weiß jetzt, wo die kleinen Kinder herkommen, Mami, aber wie kommen sie da rein?« Daraufhin nahm meine Mutter uns mit ins Schlafzimmer und las uns aus einem Buch vor, daß Mädchen mit ungefähr zwölf Jahren ihre Periode bekommen und danach ein Kind kriegen können, falls sie Geschlechtsverkehr haben.

Diese Information machte mich damals ziemlich unglücklich, und ich klammerte mich weiter an die Hoffnung, daß Frauen doch durch Küssen und nicht durch diesen ekelhaften Akt schwanger werden würden, den meine Mutter uns beschrieben hatte. Daß ich die ganze Angelegenheit so ekelhaft fand, hing sicher auch mit der Pubertätserfahrung meiner Mutter zusammen. Sie mußte bei ihrer ersten Periode fast alle ihre Lieblingsbeschäftigungen aufgeben. Bis dahin hatte sie am liebsten mit den Jungen Fußball gespielt und war auf Bäume geklettert. Aber sobald sie »zur Frau geworden war«, wurden ihr die Spiele mit den Jungen verboten. Sie hat mir erzählt, daß sie ihre Mutter angebettelt hatte, sie ins Krankenhaus zu bringen und die Perioden »wegmachen« zu lassen, damit sie weiter Fußball spielen könnte. Diese Haltung zur Menstruation aus ihrer Jugend, die sich bei meiner Mutter erst mit über sechzig Jahren veränderte, habe ich wahrscheinlich unbewußt übernommen, obwohl sie sich bemüht hatte, sie mir als normalen Bestandteil des Lebens darzustellen.

Frauen haben in unserer Gesellschaft nicht gelernt, ihre zyklische Natur als positiven Aspekt der Weiblichkeit zu sehen. Im Grunde sollen wir die Periode am besten überhaupt nicht zur Kenntnis nehmen, damit die Bedürfnisse von Mann und Kindern nur ja nicht zu kurz kommen. Noch im Jahre 1963 war auf dem Beipackzettel von Tamponschachteln zu lesen:

Ratschlag für Ehefrauen

»Es gibt eine alte Regel für ein gutes Eheleben, und die lautet: Nutzen Sie Ihren Ehemann nicht aus! Diese alte Regel ist heute so richtig wie früher. Natürlich bemühen auch Sie sich darum, sie einzuhalten, aber nicht alle Formen der Ausnutzung sind leicht zu erkennen.
Oder würden Sie dabei einen Zusammenhang mit der Menstruation erkennen? Aber wenn Sie die Menstruation nicht zu einer ganz normalen Zeit im Monat machen und sich statt dessen jeden Monat ein paar Tage zurückziehen als ob Sie krank sind, dann nutzen Sie die Gutmütigkeit Ihres Mannes tatsächlich aus. Er hat schließlich eine Vollzeitgattin geheiratet, keine Teilzeitfrau. Sie sollten deshalb jeden Tag aktiv, schwungvoll und fröhlich sein.«[17]

Jeden Tag fröhlich sein müssen – wie in den alten Doris-Day-Filmen! Kein Wunder, daß so viele Frauen unter PMS leiden. Bei einer dermaßen

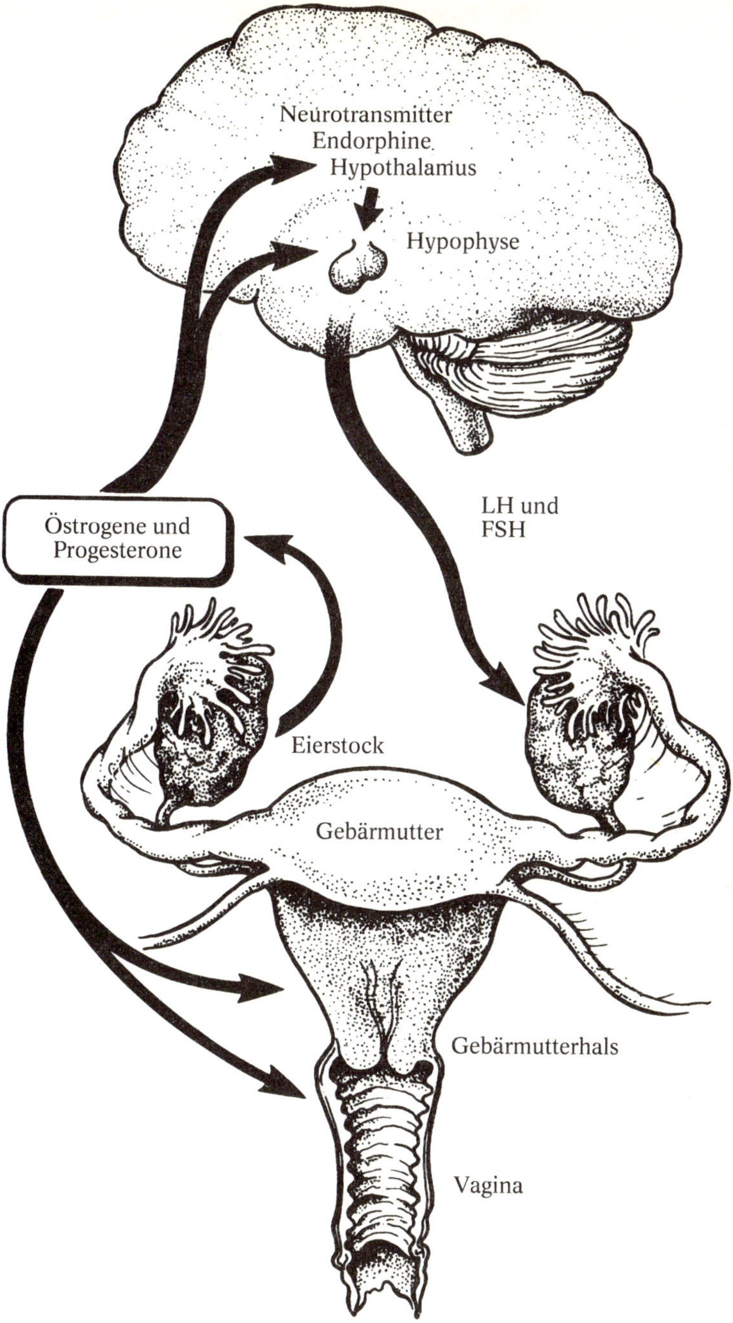

Abbildung 3: Interaktionen zwischen weiblichem Gehirn und Beckenorganen

haarsträubenden Indoktrination, wie sie dieser Beipackzettel vorführt, kann man nur darüber staunen, daß Frauen es heute wirklich so weit gebracht haben.

Menstruationszyklus, Pille und weibliche Intuition

Die jeweiligen Phasen des Menstruationszyklus beeinflussen auch die Intuition. Dieser Einfluß ist auch einem Kollegen aufgefallen, der als Chiropraktiker arbeitet. Er überwies mir eine seiner Patientinnen, da er der Meinung war, sie müsse ihre Verhütungsmethode ändern. Die Patientin nahm seit ein paar Jahren die Pille, und er sah darin einen Eingriff in ihre Fähigkeit zu intuitiven Entscheidungen. Auf seinem Überweisungsformular stand: »Die Pille greift in die Funktion der Intuition ein. Bitte machen Sie Alternativvorschläge.« Soviel Einsicht ist bei einem Arzt selten.

Millionen von Frauen nehmen heute die Pille und sind dadurch körperlich erheblich stärker auf den Rhythmus der Pharmaindustrie als auf den des Mondes eingestimmt. In dieser Situation ist es nicht leicht, ein Präparat neu zu beurteilen, das so vielen Frauen so hochgelobte Vorteile bietet. Denn die Pille sorgt dafür, daß die Periode kein Wochenende mehr ruinieren kann, reduziert Menstruationskrämpfe und setzt angeblich das Risiko von Eierstock- und Gebärmutterkrebs herab. Andererseits kann sie das Risiko für Gebärmutterhalskrebs erhöhen, und ein erhöhtes Brustkrebsrisiko kann nicht ausgeschlossen werden.

Die Gynäkologin Laura hatte neun Jahre lang die Pille genommen und sie auch ihren Patientinnen unter Berufung auf ihre eigene Erfahrung als Patentrezept geradezu »angepriesen«. Ihr Vortrag über die Vorteile der Pille schloß regelmäßig mit den Worten: »Ich lasse mir meine Pille unter keinen Umständen nehmen.« Laura revidierte ihre Einstellung in dem Maße, in dem sie begriff, daß ihre eigenen Krankheiten körperliche Manifestationen psychischer Probleme waren. Diese Erkenntnis hing zum Teil damit zusammen, daß ihre Ehe in die Krise geriet. Sie stritt sich mit ihrem Mann immer häufiger über Sexualität. »Es hat mich ganz verrückt gemacht«, sagte sie, »daß Sex für ihn völlig unabhängig von allem war, was sonst in der Beziehung lief. Dazu kam mein sehr unklares Verhältnis zu meinem Körper. Sex war für mich mit negativen Assoziationen und manchmal unüberwindlichen Schwierigkeiten überfrachtet, weil ich so unzufrieden mit meiner Körperform und -größe war, so viele Hemmungen wegen der Geräusche und Peinlichkeiten im Bett hatte, aber auch wegen der sehr ambivalenten Botschaften über Sex und Verführung, die ich als Kind mitbekommen hatte.«

Laura verstand allmählich, was ihr Körper durch die Symptome ausdrücken wollte. Ihr wurde klar, daß sie mit der weiteren Einnahme der Pille diese körperlichen Botschaften blockieren könnte, die jetzt so wichtig für sie waren in ihrer persönlichen Krise, die um den Bereich der Sexualität kreiste. Sie spürte, daß sie sich, ohne es zu merken, von ihrem Körper abgespalten und sich nicht an ihrem intuitiven Wissen, sondern an den gesellschaftlichen Regeln orientiert hatte. Parallel dazu begann sie, sich zum ersten Mal für Feminismus zu interessieren. Bisher hatte sie sich für sehr erfolgreich und funktionsfähig gehalten, was sie auf den ersten Blick auch war. Aber es hatte auch die gutartige Eierstockzyste gegeben, die vor ein paar Jahren operiert werden mußte, und davor, in ihrer Zeit als Assistenzärztin, war eine Operation wegen Schilddrüsenkrebs notwendig geworden. Ihr wachsendes intuitives Wissen führte zu der Erkenntnis, daß ihr Körper sie durch diese Krankheiten darauf aufmerksam machen wollte, daß irgend etwas in ihrem Leben aus dem Gleichgewicht geraten war. Auf diese Botschaften wollte und konnte sie jetzt achten, vor allem, weil sie im Augenblick gesund war.

»Es macht mich traurig«, sagte Laura, »wenn ich mir klarmache, wie lange ich die außerordentliche Wechselwirkung von Gehirn, Hormonen, Gebärmutter und Eierstöcken als selbstverständlich hingenommen, mit Medikamenten bekämpft oder einfach nur als lästig empfunden habe. Niemand hat aus meiner ersten Periode ein Fest gemacht. Niemand hat mich darauf aufmerksam gemacht, daß ich die Fähigkeit, Kinder zu gebären, mit meiner Sexualität verbinden könnte. Ich wollte diesen Zauber und das verlorene Geheimnis wirklich wiederfinden. Aber ich mußte erst zwei Jahre lang mein Leben aufräumen, sozusagen Hausputz machen und die Spinnweben aus den Ecken fegen, bevor ich auch nur ansatzweise meinem Körper trauen konnte.«

Nach diesen langen persönlichen Auseinandersetzungen beschloß Laura, ein Jahr mit der Arbeit in ihrer gutgehenden gynäkologischen Großstadtpraxis auszusetzen. Die Anforderungen ihrer drei Kinder, ihrer Arbeit und ihrer Ehe, die jetzt endgültig zerbrochen war, hatten sie erschöpft. Sie brauchte Zeit, um über ihr Leben nachzudenken und neue Orientierungen zu suchen. Sie sagte, es sei für sie »so etwas wie eine feierliche und revolutionäre Tat« gewesen, als sie die Pille schließlich endgültig absetzte. Sie wußte, daß die Scheidung unvermeidlich war: »Da ich jetzt keine Verhütungsmittel mehr brauchte, fand ich, es sei der richtige Zeitpunkt, mir den Luxus der Hormone zu gönnen. Also warf ich die letzte Pillenpackung weg und wartete. Ich ging davon aus, daß meine Eierstöcke nach neun Jahren der Regulation durch die Pharmaindustrie völlig durcheinandergeraten würden, und wappnete mich mit Geduld. Ich war auf Reizbarkeit, Gefühlsstürme und Verwirrung eingestellt. Aber auf das, was dann passiert ist, war ich nicht vorbereitet.«

Zwei Wochen nach dem Absetzen der Pille saß Laura in einer Frauengruppe und redete über die Ereignisse der letzten beiden Jahre. »Plötzlich war ich in Tränen aufgelöst und konnte kaum noch sprechen. Ich habe gedacht: ›Das ist aber komisch‹.« Obwohl die Veränderungen der letzten Jahre sie auch vorher schon traurig gemacht hatten, hatte sie in der Zeit, als sie noch die Pille nahm, mit anderen ohne jede emotionale oder physiologische Reaktion darüber sprechen können. Der Eisprung führte bei ihr zu einer gesteigerten Fähigkeit, ihre tiefsten Gefühle wahrzunehmen und auszudrücken. »Ich habe erst nach zwei Tagen begriffen«, schrieb sie, »daß die erhöhte Absonderung von Zervixschleim (ein verbreitetes Anzeichen des Eisprungs) und die plötzliche Überflutung von Gefühlen die Anzeichen für die Ovulation waren. Und selbst dann habe ich mich noch geweigert, meinem Körper zu trauen. ›Warte lieber noch mal zwei Wochen‹, habe ich mir gesagt. Und zwei Wochen später kam sie dann, die erste spontane Periode nach neun Jahren! Es war, als hätte ich von einem lange verlorenen Freund ein wunderbares Geschenk bekommen. Ich hatte meinen Körper so lange und so sehr vernachlässigt, und plötzlich sprach er wieder zu mir, machte mir Mut und gab mir Sicherheit. Es gab tatsächlich wieder Hoffnung.«

Laura hatte aber nicht nur einen besseren Zugang zu ihren Gefühlen bekommen, sondern spürte jetzt auch all den Ärger und die Wut, die sie vorher geleugnet hatte: »Nicht lange danach habe ich meine Wut wiederentdeckt. Meine berechtigte, wilde, glühende Wut. Natürlich hat mein Mann sämtliche unterdrückten Gefühle der letzten zwanzig Jahre abbekommen. Wahrscheinlich hat er das gar nicht verdient, zumindest nicht alles auf einmal. Aber als es plötzlich alles hochkam und nur so heraussprudelte, habe ich gedacht: ›Das ist ungeheuerlich! Das bin wirklich ich. Das sind meine Hormone. Meine Kraft!‹ Mittlerweile denke ich, wenn ich diese Wut in den ganzen Jahren gespürt hätte, wäre ich immer noch verheiratet oder schon seit langem geschieden. Beides wäre besser gewesen als das, was wirklich passiert ist. Es war nicht gut, daß ich mich so wenig gekannt habe.«

Laura konnte diese neuen Erkenntnisse akzeptieren, auch wenn sie oft schmerzlich waren, und auf ihren Körper hören: »Seit dieser Zeit warte ich regelmäßig auf das, was mir meine Hormone mitteilen wollen. Sie zeigen mir, worauf ich achten muß. Wenn ich plötzlich in Tränen ausbreche, muß ich innehalten und mir überlegen, was ich auf diesem

Gebiet emotional noch nicht erledigt habe. Wenn ich meine Wut spüre, sage ich mir, daß es sinnlos ist, sie zurückzuhalten und auf meine Selbstbeherrschung stolz zu sein. Wut, die nicht ausgedrückt wird, produziert Krankheiten. Wut muß raus; sie gehört nicht nach innen.«

Wie viele andere Frauen machte auch Laura die Erfahrung, daß Menstruationszyklus und Sexualität zusammenhängen. Sie sagte: »Jeden Monat vor dem Eisprung habe ich nur wildes Begehren im Kopf. Das verblüfft mich immer noch, obwohl mir Freundinnen schon davon erzählt hatten. Schließlich war ich jahrelang fest davon überzeugt, daß die Pille gut für mein Sexualleben ist, weil sie mir die ganzen anderen lästigen Verhütungsmethoden abnimmt!« Da sie nur während des Stillens ein Diaphragma benutzt hatte, hatte sie ihr geringes sexuelles Interesse in dieser Zeit einfach auf die Schwierigkeiten bei seiner Anwendung zurückgeführt. Jetzt begriff sie, daß ihre sexuelle Unlust nichts mit dem Diaphragma zu tun hatte, sondern wahrscheinlich mit den Hormonen zusammenhing, die die Milchproduktion steuern, und mit dem Energieverlust, der beim Stillen üblich ist. Viele stillende Mütter haben wenig Interesse an Sex, weil ihre Energien bereits von einem sehr attraktiven Menschen, dem neuen Baby, buchstäblich »aufgesaugt« werden. Das Begehren kommt allmählich wieder, wenn der Säugling älter wird.

Laura bemerkte noch eine weitere Veränderung, die ebenfalls verbreitet ist. Nach dem Absetzen der Pille bemühte sich ihr Körper, die verlorene Zeit aufzuholen. Sie hatte zunächst einen häufigeren Eisprung, der sich erst allmählich auf den Monatsrhythmus einpendelte. »Nachdem ich mir meinen Zyklus wieder angeeignet hatte, war er zunächst sehr kurz, etwa alle drei Wochen«, sagte sie. »Ich habe mir zwar gesagt, daß es lästig wäre, jede dritte Woche zu bluten, aber dann wurde mir klar, daß ich mir diese Einstellung sozusagen antrainiert hatte. Ich hatte so viele vierzigjährige Patientinnen, die sich über ihre häufiger werdenden Perioden beschwerten und mich baten, sie deswegen zu ›behandeln‹. Für mich waren die kurzen Zyklen die Chance zum ›Nachholen‹, und ich fand es ganz toll. Ich hatte alle drei Wochen einen Eisprung, und jedesmal lernte ich mehr über meinen Körper. Es war wie ein Intensivkurs in weiblicher Physiologie – meiner eigenen. Ich freute mich jedesmal auf meine Periode und wollte nicht vor 65 in die Wechseljahre kommen. Und als ich mir diese Freude gestattet hatte, lernte ich, daß ich nicht alles kontrollieren kann: Mein Zyklus verlängerte sich auf dreieinhalb, dann auf vier Wochen. Ich glaube, die Drei-Wochen-Zyklen waren so etwas wie ein Test, um sicherzustellen, ob ich diesen Teil meines Körpers wirklich zurückhaben wollte. Aber das will ich.«

Lauras Geschichte ist ein Beispiel für die Erfahrungen, die möglich werden, wenn sich Frauen den Menstruationszyklus wieder aneignen. Die Pille hat viele Vorteile, aber sie unterbricht die Verbindung zu wichtigen Bereichen weiblicher Intuition. Es ist belegt, daß die Kommunikation von Menschen, die in engem Kontakt miteinander stehen, auch über die Hormone läuft. Orale Verhütungsmittel kappen aber einen Teil dieser hormonellen Kommunikationswege, unter anderem auch in der sexuellen Kommunikation mit Männern. Eine Untersuchung hat gezeigt, daß die flüchtigen Fettsäuren im vaginalen Sekret, die als Kopuline bezeichnet werden, bei Männern sexuelles Interesse und Verhalten stimulieren. Aber die Pille verhindert die Freisetzung der Kopuline.[18] Der Zyklus von Frauen, die zusammen wohnen, gleicht sich in der Regel an; eine Freundin von mir hat das als »ovariale Schwesternschaft« bezeichnet. Auch das wird durch die Pille verhindert. Und andere Untersuchungen haben nachgewiesen, daß die Zyklen von Frauen, die enge Beziehungen zu anderen Menschen haben, kürzer und regelmäßiger sind, während Frauen mit wenig Kontakten zu anderen zu unregelmäßigen Zyklen neigen.[19]

Menstruationskrämpfe (Dysmenorrhoe)

Unter Menstruationskrämpfen leiden 60 Prozent aller Frauen, manche so sehr, daß sie an einem oder mehreren Tagen im Monat nicht arbeiten können. Daß die Mehrzahl aller Frauen in unserer Gesellschaft davon betroffen ist, ist ein deutliches Anzeichen für ein gestörtes Verhältnis zum weiblichen Körper. Der Kontakt zu den intuitiven Erkenntnissen des Menstruationszyklus ist zum größten Teil verlorengegangen. Schon in den fünfziger Jahren wurde in der psychologischen und gynäkologischen Fachliteratur immer wieder darauf verwiesen, daß Menstruationskrämpfe überwiegend psychische Ursachen haben und mit Konflikten bei der Frauenrolle zusammenhängen. Auch Caroline Myss sieht in Krämpfen und PMS (prämenstruelles Syndrom) klassische Anzeichen für Probleme mit der Weiblichkeit, mit den weiblichen Rollenzuschreibungen und den Erwartungen der jeweiligen Kultur. Berücksichtigt man die traditionellen Erwartungen, die unsere Gesellschaft an die Frauen stellt, dann ist es eigentlich verwunderlich, daß nicht alle Frauen an Krämpfen und PMS leiden.

Man muß zwischen Menstruationskrämpfen und PMS unterscheiden, auch wenn viele Frauen an beidem leiden. Krämpfe oder Dysmenorrhoe werden in zwei Gruppen eingeteilt: zum einen funktionelle Dysmenorrhoe, das heißt Krämpfe, die nicht auf »organische« Erkrankungen zurückzuführen sind, und zum anderen organische Dysmenorrhoe, die durch Endometriose (Versprengungen der Gebärmutterschleimhaut) oder andere Erkrankungen im Beckenbereich entsteht. Die Behandlung der funktionellen Dysmenorrhoe hilft meist auch bei organischer.

Ich habe als Jugendliche und danach bis zur Geburt meines ersten Kindes an funktioneller Dysmenorrhoe gelitten. Manchmal hatte ich während der Schulzeit so schlimme Krämpfe, daß mich meine Mutter nach Hause holen mußte. Später, als Assistenzärztin, mußte ich deswegen sogar eine Operation abbrechen. Ein Kollege meinte damals: »*Du* hast Krämpfe, Chris? Dann bilden sich das die Weiber ja doch nicht nur ein!« (Damals gehörte ich eben zu »den Jungs« und tat, was ich konnte, um diese Position beizubehalten. Deshalb war es auch so ein furchtbarer Schlag, wegen dieser gefürchteten weiblichen Schwäche, *Krämpfen*, den Operationssaal verlassen zu müssen!)

In den späten siebziger Jahren wurden erstmals hohe Werte des hormonähnlichen Stoffs Alpha-Prostaglandin im Menstruationsblut von Frauen nachgewiesen, die an Krämpfen leiden. Wenn das Alpha-Prostaglandin beim Abstoßen der Gebärmutterschleimhaut in den Blutkreislauf gerät, kommt es zu schmerzhaften Verkrampfungen der Gebärmutter.[20] (Menstruationskrämpfe sind also nicht eingebildet, sondern reale Phänomene in der Gebärmutter!)

Als ich meine erste Periode bekam, bekam ich auch meine erste Brille wegen Kurzsichtigkeit. Das ärgerte mich, vor allem, weil ich die einzige Brillenträgerin in der Familie war. Gleichzeitig weigerte ich mich aber, meine Augen etwa durch Pausen beim Lesen zu schonen, was die Kurzsichtigkeit verstärkte. Heute glaube ich, daß es damals etwas gab, vor dem ich die Augen verschließen wollte. Wahrscheinlich hatte ich Probleme mit dem Erwachsenwerden im allgemeinen und dem Heranwachsen zur Frau im besonderen, genau wie meine Mutter. Die zunehmenden Belastungen der Pubertät sowie die vielen Milchprodukte, die ich damals aß, erhöhten den Adrenalinspiegel (Norepinephrin) und den Anteil von Alpha-Prostaglandinen im Blut, was dann schlimme Krämpfe auslöste. Nach der Geburt meines ersten Kindes verschwanden die Krämpfe für einige Jahre und traten in milderer Form und nicht mehr so regelmäßig wieder auf, als meine zweite Tochter etwa fünf Jahre alt war. Diese Phase ohne Krämpfe war für mich eine Bestätigung dafür, daß Krämpfe ein Hinweis für fehlendes Gleichgewicht sind. Wenn mein Leben im Gleichgewicht ist, habe ich keine Krämpfe. Wenn ich überlastet und überarbeitet bin, zwingen mich die Krämpfe am ersten Tag meiner Periode, mich ein paar Stunden auszuruhen. Sie weisen mich auf die Notwendigkeit hin, mein Leben so umzustellen, daß es in Einklang mit meinem Körper steht.

Behandlung

Ernährung. Eine fett- und proteinreiche Ernährung begünstigt die Synthese von Alpha-Prostaglandinen und damit die Neigung zu Krämpfen. Damit der Körper statt des Überschusses an Alpha-Prostaglandinen das nicht krampffördernde Prostaglandin E produzieren kann, müssen ausreichende Mengen an essentieller Fettsäure sowie Vitamin C, Vitamin B_6 (Pyridoxin) und Magnesium vorhanden sein. Starker Streß und schlechte Ernährung steigern die Produktion von Alpha-Prostaglandinen und fördern Menstruationskrämpfe.

Weitere Möglichkeiten:

- Vermeiden Sie Milchprodukte, vor allem Käse, Eis, Hüttenkäse und Joghurt (siehe auch 17. Kapitel).
- Reduzieren Sie Proteine und Fleisch. Fleisch sollte nur in sehr geringen Mengen genossen werden.
- Günstig ist eine stärke- und faserstoffreiche Diät (das heißt, keine raffinierten Kohlenhydrate wie zum Beispiel Industriezucker, sondern Getreide, Kartoffeln, Hülsenfrüchte, Obst, Gemüse usw.) und wenig Fett sowie relativ wenig Proteine. Geeignet sind Mahlzeiten, wie sie im 17. Kapitel aufgeführt sind.
- Wichtig sind essentielle Fettsäuren, etwa Leinsamenöl, Borretschöl und Öl aus den Kernen schwarzer Johannisbeeren sowie der Nachtkerze. Die normale Dosis liegt bei vier bis sechs 500- mg-Kapseln über den Tag verteilt.[21]
- Nehmen Sie ein Multivitaminpräparat zur Nahrungsergänzung.
- Nehmen Sie 100 mg Vitamin B_6 pro Tag, kombiniert mit Vitamin - B-Komplex. B_6 kann die Intensität und Dauer von Menstruationskrämpfen herabsetzen.[22]
- Nehmen Sie während der Menstruation alle zwei Stunden bis zu 100 mg Magnesium, ansonsten drei- bis viermal am Tag.
- Nehmen Sie dreimal am Tag 50 mg Vitamin E während des gesamten Zyklus. Vitamin E kann Krämpfe verhindern helfen,[23] es muß aber in Form von D-Alpha-Tokopherol genommen werden oder, wenn Sie dies nicht bekommen, in Form von DL-Alpha-Tokopherol, um wirken zu können; dies können Sie dem Beipackzettel entnehmen.

Medikamente. Nichtsteroidale Antirheumatika sind Schmerzmittel, die die Prostaglandinsynthese hemmen, wenn sie unmittelbar zu Beginn der Periode genommen werden, *bevor* der Schmerz einsetzt, oder so bald wie möglich danach. Wenn die Gebärmutterschleimhaut abgestoßen wird und Alpha-Prostaglandine in den Blutkreislauf geraten, lassen sich die Verkrampfungen der Gebärmutter, die die Schmerzen hervorrufen, sehr viel schwerer unterbrechen.

Auch die Pille, die den Eisprung und damit die hormonellen Veränderungen verhindert, die zu Krämpfen führen können, hilft bei manchen Frauen, die ihren Lebensstil oder ihre Ernährung nicht umstellen wollen, allerdings nicht bei allen. Die neueren Präparate können von den meisten Frauen über 35 bedenkenlos benutzt werden, solange sie nicht rauchen.

Heilung des Energiesystems

- Streßreduzierung (siehe auch Seite 141)
- Rizinusölpackungen auf dem Unterbauch; mehrere Monate lang mindestens dreimal pro Woche (zur Verbesserung des Immunsystems und Reduzierung von Streß und Adrenalin; siehe auch Seite 152-153).
- Akupunktur, Kräuter, Massage, Homöopathie. Homöopathische Heilmittel sollten nur von ausgebildeten Homöopathen verschrieben werden.
- Veränderung der Einstellung zum Menstruationszyklus.

Berichte von Frauen

Ruth: Menstruationskrämpfe heilen. Ruth war 26, als sie zu mir kam. Seit ihrer ersten Menstruation im Alter von 13 Jahren litt sie an sehr heftigen und schmerzhaften Menstruationskrämpfen. Wie sie sagte, begannen die Krämpfe vor jeder Periode und hielten auch noch nach dem Ende der Blutung an. Sie fragte sich, ob die Krämpfe vielleicht auf organische Ursachen wie Endometriose oder eine Eierstockzyste zurückzuführen seien.

Ruth hatte vor einigen Jahren die Pille ausprobiert, aber nur einen Monat, weil sie sich damit nicht wohl fühlte. Sie hatte auch schon ein nichtsteroidales Antirheumatikum verschrieben bekommen, was die Schmerzen etwas verringert, aber nicht wesentlich beeinflußt hatte. Außerdem klagte sie über eine sehr starke Blutung (sie mußte am zweiten Tag stündlich den Tampon wechseln), prämenstruelle Reizbarkeit, Akne, Wassereinlagerungen, empfindliche Brüste und Jucken im Vaginalbereich vor der Periode. Ihre beiden Schwestern hatten weder Menstruationskrämpfe noch andere gynäkologische Beschwerden. Ruths Ernährung basierte auf Milchprodukten wie Hüttenkäse, Joghurt und Eiscreme. Sie sagte, sie äße eigentlich alles, ernähre sich aber normalerweise überwiegend von Milchprodukten.

Ruth war Grundschullehrerin, aber die Arbeit machte ihr nicht viel Spaß. Sie hatte schon seit langem vor wegzuziehen, wurde aber immer wieder davon abgehalten, weil ihre Eltern ihr Schuldgefühle machten und es für egoistisch hielten, wenn sie sich an ihren eigenen Interessen orientierte. Sie fanden, Ruth sollte in ihrer Nähe bleiben, die Sicherheit des Lehrerberufs nicht aufgeben, heiraten und Kinder bekommen. Damit kam Ruths aus der Kindheit stammendes Bedürfnis, den Eltern Freude zu machen, in Konflikt mit ihrem gegenwärtigen Bedürfnis nach persönlicher Entwicklung. Es konnte sie nur krank machen, wenn sie zu Hause blieb und die eigenen Bedürfnisse ignorierte. Ich machte sie darauf aufmerksam, daß es sich bei ihrem Dilemma um einen klassischen Fall von Co-Abhängigkeit handelte. Um wirklich gesund werden zu können, mußte sie sich daraus lösen. Die für sie unbefriedigende Arbeit stellte eine weitere Belastung dar.

Die gynäkologische Untersuchung war ergebnislos; weder gab es Anzeichen für Zysten noch Hinweise auf andere Krankheiten. Also empfahl ich ihr das folgende Programm:

- zweimal wöchentlich Rizinusölpackungen auf dem Unterbauch;
- keine Milchprodukte und kein rotes Fleisch;
- zwei- bis dreimal täglich ein Multivitaminpräparat sowie
- Pläne für den Umzug nach Idaho und
- Lektüre zur Co-Abhängigkeit.

Als Ruth drei Monate später wieder zu mir kam, waren ihre Krämpfe deutlich besser geworden. Sie sagte, seitdem sie keine Milchprodukte und kein rotes Fleisch mehr gegessen hätte, hätte sich ihr Befinden total verändert. Ihre Blutung war sehr viel schwächer geworden. Sie erkannte, wie stark ihre Ernährung die Krämpfe beeinflußt hatte. Von den Rizinusölpackungen »schwärmte« sie geradezu. Sie hatte die Packungen genutzt, um über sich und ihre Bedürfnisse nachzudenken, und hatte fest vor, ihre Träume zu verwirklichen und die alten, krankmachenden Muster aufzugeben. Sie hatte Bücher über Co-Abhängigkeit gelesen. Darüber war ihr klargeworden, wie sehr sie sich seit ihrer Kindheit darum bemüht hatte, anderen Menschen »Freude zu machen«, und daß sie lernen mußte, sich selbst Freude zu machen, wenn sie ein befriedigendes Leben führen wollte. Sie war aus ihrer Rolle des braven kleinen Töchterchens herausgewachsen.

Im Verlauf der Ernährungsumstellung und der geringerwerdenden Belastungen war Ruths Periode sehr viel unproblematischer geworden. Vor allem aber wurden ihre Umzugspläne jetzt konkreter. Sie wollte auf keinen Fall ein weiteres Schuljahr in einem ungeliebten Beruf und an einem ungeliebten Ort bleiben. Zwar machte ihr der Sprung ins Ungewisse angst, aber gleichzeitig freute sie sich auch darauf. Meiner Meinung nach hätte ohne diese Pläne für ein eigenständiges Leben, unabhängig von den Wünschen der Eltern, ihr »Bravsein«, ihre Gesundheit bald wieder gefährdet. So aber hat sie durch die Erkenntnisse, die ihr der Körper vermittelte, nicht nur ihre Menstruationskrämpfe geheilt, sondern auch ihr Leben neu geordnet.

Prämenstruelles Syndrom (PMS)

Das heute weit verbreitete prämenstruelle Syndrom, auch als PMS bezeichnet, zeigt deutlicher als alles andere, daß wir unsere Einstellung zur Menstruation verändern und uns das intuitive Wissen des Menstruationszyklus wieder aneignen müssen. Ich habe durch die Behandlung von vielen hundert Frauen mit PMS gelernt, daß diese neue Einstellung die einzige Möglichkeit ist, zur Wurzel des Problems vorzustoßen. Das soll nicht heißen, daß Veränderungen der Ernährungsgewohnheiten, Bewegung, Vitamin- und Progesterontherapien keine sinnvollen Behandlungsmöglichkeiten von PMS wären; ich empfehle sie vielen Frauen als ersten Schritt der Behandlung. Aber hartnäckigere Fälle von PMS sind Anzeichen für eine tiefreichende Unausgeglichenheit, die sich durch veränderte Lebensgewohnheiten allein nicht beseitigen läßt. Wie wissenschaftliche Untersuchungen gezeigt haben, können nicht bearbeitete psychische Probleme den Menstruationsrhythmus und das normale hormonelle Milieu stören.[24]

Mindestens sechzig Prozent aller Frauen leiden an PMS, wobei die Dreißig- bis Vierzigjährigen am stärksten betroffen sind. Aber es kann auch bei jungen Mädchen und bei Frauen vor dem Klimakterium auftreten. Obwohl das prämenstruelle Syndrom seit dem Altertum bekannt ist, wurde der Begriff erst in den achtziger Jahren durch einen Artikel in einer sehr verbreiteten amerikanischen Zeitschrift (»Family Circle«) populär, der sich mit dem allmonatlichen millionenfachen Leiden von Frauen beschäftigte. Die anderen Medien stürzten sich auf das Thema und machten die Abkürzung PMS schnell zum Schlagwort.[25] Feministische Kreise diskutierten besorgt, ob sich die Diagnose PMS auch gegen Frauen verwenden ließe. Ärztinnen fürchteten, PMS könnte von Frauen und ihren Familien als eine Art »Wegwerf«-Diagnose für all die Fälle verstanden werden, in denen sich wirkliche Ursachen nicht feststellen lassen. Aber die meisten Frauen waren einfach nur froh, daß es endlich einen Namen für ihr allmonatliches Leiden gab, und strömten in die gynäkologischen Praxen, um sich behandeln zu lassen.

Die traditionelle Gynäkologie griff das Thema auf ihren Kongressen übrigens erst auf, *nachdem* der Artikel erschienen war und Frauen ihre Ärztinnen und Ärzte mit dieser Selbstdiagnose konfrontiert hatten. Die waren darauf meist schlecht vorbereitet, da PMS in der gynäkologischen Ausbildung nicht behandelt wurde. Jetzt aber war der Druck der Patientinnen und der Medien so stark, daß PMS Mitte der achtziger Jahre auf Kongressen und in Fachzeitschriften behandelt wurde und erste Forschungsergebnisse veröffentlicht wurden. So wie der Wunsch nach natürlichen Geburtsmethoden die patriarchalischen Ansätze in der Geburtshilfe veränderte, so veränderten die Fragen der Frauen zu PMS die gynäkologische Praxis und sorgten für eine andere Einstellung zum weiblichen Körper.

Diagnose

Die Bandbreite der Symptome ist bei PMS extrem groß. Über die Diagnose entscheidet nicht das spezifische prämenstruelle Symptom, sondern die Frage, ob es *zyklisch* auftritt. Wenn eine Frau ihre Symptome drei Monate oder länger notiert, wird häufig ein Muster deutlich; es läßt sich dann vorhersagen, in welcher Phase ihres Zyklus das Symptom auftritt. Von den wenigen sehr schweren Fällen abgesehen sind die meisten Frauen mindestens drei Tage im Monat beschwerdefrei. In der zweiten Zyklushälfte können sich auch vorhandene chronische Krankheiten verschlimmern, zum Beispiel Glaukome, Arthritis oder Depression, was aber trotz dieses Zusammenhangs nicht unter die Definition des PMS fällt. Es gibt mehr als hundert PMS-Symptome.[26]

PMS-Symptome:

Aggressionen
Akne
Anfälle
Angst
Asthma
Bedürfnis nach Salz
Bedürfnis nach Süßem
Blaue Flecken
Depression
Ekelgefühle

Gerstenkörner
Geschwollene und schmerzende Brüste
Halsschmerzen
Hämorrhoiden
Heißhunger
Herpes
Herzklopfen
Koordinationsprobleme
Kopfschmerzen
Lethargie
Migräne
Müdigkeit
Nebenhöhlenerkrankungen
Neigung zu Unfällen
Nesselausschlag
Ödeme
Ohnmachtsanfälle
Probleme beim Wasserlassen
Psychische Labilität
Reizbarkeit
Rückenschmerzen
Rückzug von anderen
Schlaflosigkeit
Schwellungen und Schmerzen in den Gelenken
Sehstörungen
Selbstmordgedanken
Überempfindlichkeit gegen Alkohol
Unterleibskrämpfe
Veränderungen des Sexualtriebs
Verwirrung
Wassereinlagerungen im Unterleib
Wutausbrüche

Wenn PMS nicht behandelt wird, wird es mit der Zeit oft schlimmer. Im Anfangsstadium setzen die Symptome ein paar Tage vor der Menstruation ein und hören mit Beginn der Blutung abrupt auf, später beginnen sie ein oder zwei Wochen vor dem Einsetzen der Blutung. Manche Frauen haben beim Eisprung ein ganzes Bündel von Symptomen, die dann eine Woche lang verschwinden und in der Woche vor der Blutung wiederkehren. Im weiteren Verlauf sind manche Frauen schließlich nur noch zwei oder drei Tage im Monat symptomfrei, bis sich dann schließlich überhaupt kein erkennbares Muster von »guten« und »schlechten« Tagen unterscheiden läßt: PMS macht sich buchstäblich jeden Tag bemerkbar.

Menstruationskrämpfe und PMS werden von manchen Frauen gleichgesetzt, aber es gibt einen Unterschied, auch wenn er in der Literatur über PMS nicht immer deutlich wird. Frauen, die an PMS leiden, haben oft völlig beschwerdefreie Perioden, während Frauen mit Menstruationskrämpfen häufig *keine* Symptome haben, die auf PMS schließen lassen. Die Ursache von Dysmenorrhoe sind Kontraktionen der Gebärmutter aufgrund von Alpha-Prostaglandin, das produziert wird, wenn die Gebärmutterschleimhaut im Verlauf des Menstruationszyklus abgestoßen wird. Untersuchungsergebnisse zeigen, daß Prostaglandine auch bei PMS eine Rolle spielen. Deshalb sind Veränderungen der Ernährungsgewohnheiten, zusätzliche Vitamine und Mineralien sowie Medikamente, die die Prostaglandinproduktion hemmen (meist nichtsteroidale Antirheumatika) nicht nur bei Krämpfen, sondern auch bei PMS sinnvoll.[27]

In Teilen der medizinischen Forschung wird immer noch nach der »biochemischen Störung« gesucht, die für PMS verantwortlich sein soll. Aber trotz aller Forschungen und der zahllosen wissenschaftlichen Veröffentlichungen ist sie bis heute unauffindbar geblieben – genauso wie die »Zauberformel« für eine universelle Behandlung. Der reduktionistische Ansatz, das heißt der Ansatz, der nach den chemischen »Ursachen« und medikamentösen »Heilmitteln« sucht, kann nicht funktionieren, weil PMS multifaktoriell bedingt ist und ganzheitlich betrachtet werden muß, das heißt, man muß sämtliche Faktoren, also Gehirn, Gefühle, Ernährung, Licht, Bewegung, Beziehungen, Erbmasse und Kindheitstraumata bei der Behandlung berücksichtigen.

Die im folgenden aufgeführten Prozesse verändern den Hormonhaushalt des Körpers und können, wenn sie nicht behandelt werden, PMS auslösen oder verstärken.

Prozesse, die mit dem Beginn von PMS in Verbindung stehen:

- Menses oder die beiden Jahre vor der Menopause;
- Absetzen der Pille;
- Neueinsetzende Blutungen nach einer Phase ohne Blutungen (Amenorrhoea);
- Geburt eines Kindes oder Schwangerschaftsabbruch;
- Schwangerschaftskomplikationen durch eine Schwangerschaftsvergiftung (EPH-Gestose), die zur Eklampsie führen kann;
- Sterilisation durch eine Tubenligatur (operative Unterbindung der Eileiter), vor allem nach der in den siebziger Jahren verbreiteten Methode, bei der an zwei Stellen des Eileiters an beiden Seiten koaguliert wurde;
- Traumata, zum Beispiel durch den Tod eines Familienmitglieds.

Auch viele ernährungsbedingte Faktoren können zu PMS beitragen. Bei Frauen, die an PMS leiden, sind folgende physiologische Merkmale und Ernährungstendenzen festgestellt worden:

Ernährungsmerkmale von Frauen mit PMS:

- Hoher Konsum von Milchprodukten.[28]
- Übermäßiger Konsum von Koffein, entweder als Erfrischungsgetränk, als Kaffee oder in Form von Schokolade.[29]
- Übermäßiger Konsum von raffiniertem Zucker; zu wenig Vollkornprodukte und Gemüse.
- Ein relativ hoher Östrogenspiegel im Blut. Der Östrogenspiegel steigt entweder durch die erhöhte Produktion aus Nahrungs- oder Körperfett oder weil die Leber nicht genügend Östrogen inaktivieren kann. Dabei besteht ein Zusammenhang mit Defiziten bei den B-Vitaminen, vor allem B_6 und B_{12}. Die Leber braucht diese Vitamine, um Östrogen inaktivieren zu können.[30]
- Ein relativ niedriger Progesteronspiegel. Progesteron wirkt dem Östrogenüberschuß entgegen. Ein niedriger Progesteronspiegel geht entweder auf einen organisch bedingten Progesteronmangel oder auf eine übermäßige Inaktivierung des Hormons zurück.[31]
- Zu hoher Konsum tierischer Fette (führt zu einem Anstieg von Alpha-Prostaglandin und trägt zu dem hohen Östrogen- und niedrigen Progesteronspiegel bei PMS bei).[32] Vegetarierinnen, die wenig Fett und viel Ballaststoffe zu sich nehmen, scheiden zwei- bis dreimal mehr Östrogen im Stuhl aus als Nichtvegetarierinnen. Außerdem enthält ihr Blutplasma 50 Prozent weniger unkonjugierte Östrogene (metabolisiertes Östrogen) als das von Nichtvegetarierinnen. Deshalb kommt bei ihnen PMS nicht so häufig vor.[33]
- Sehr hohes Körpergewicht. Damit steigt das Risiko erhöhter Östrogenwerte und PMS.[34]
- Vitamin- C-, Vitamin- E- und Selenmangel. Genau wie die Gruppe der B-Vitamine braucht die Leber auch diese Substanzen, um Östrogen inaktivieren zu können.[35]
- Magnesiummangel.[36] Man hat eine Beziehung zwischen dem Heißhunger auf Schokolade und einem niedrigen Magnesiumspiegel festgestellt. Neben den B-Vitaminen spielt auch Magnesium bei der Inaktivierung der Östrogene in der Leber eine wichtige Rolle.
- Unzureichender Kontakt mit Tageslicht und Tendenz zu jahreszeitlich bedingten affektiven Störungen. Viele der Symptome bei PMS entsprechen denen der jahreszeitlich bedingten affektiven Störung. Licht ist ein Nährfaktor und hat über die Netzhaut, den Hypothalamus und die Zirbeldrüse direkten Einfluß auf das gesamte neuroendokrine System. Bei einer Untersuchung wurde festgestellt, daß PMS-Patientinnen auf eine Behandlung mit sehr hellem Licht er-

kennbar reagierten: Gewichtszunahme, Depression, Bedürfnis nach Kohlenhydraten, sozialer Rückzug, Müdigkeit und Reizbarkeit verschwanden nach zweistündiger Behandlung mit sehr hellem Licht.[37] Bei dieser Untersuchung fand die Behandlung abends statt, aber eine weitere Studie hat ergeben, daß sich dieselben Ergebnisse auch am Morgen erzielen lassen. Wenn man überwiegend künstlichem Licht ausgesetzt ist und nicht regelmäßig mit natürlichem Licht in Kontakt kommt, kann sich das nicht nur gravierend auf die Regelmäßigkeit des Zyklus auswirken, es kann auch zu PMS führen. Die positiven Wirkungen von Tageslicht sind in vielen Untersuchungen erhärtet worden.[38]

Behandlung

Bei vielen Frauen mit PMS werden überwiegend die jeweiligen Symptome behandelt, aber langfristig nutzt das nicht viel. Wenn man Wassereinlagerungen mit Entwässerungsmitteln, Kopfschmerzen mit Schmerztabletten und Angstzustände mit Valium behandelt, kommt es oft zu neuen Beschwerden aufgrund der Nebenwirkungen der Medikamente, während sich an dem grundlegenden Ungleichgewicht nichts ändert, das für die Entstehung des PMS verantwortlich ist. Und die ebenfalls häufig empfohlene psychotherapeutische Behandlung kann den Patientinnen zwar ihre Belastungen bewußt machen, vernachlässigt aber wiederum die ernährungsbedingten und biochemischen Aspekte der Krankheit.

Programm zur PMS-Behandlung:

- *Achten Sie auf eine fettarme, stärke- und faserstoffreiche Ernährung:* höchstens 35 g Fett täglich; 75 Prozent der Kalorien durch sogenannte hochmolekulare Kohlenhydrate, wie sie vor allem in Getreide, Kartoffeln, Hülsenfrüchten, Obst und Gemüse vorkommen. Wenig Fett und Proteine fördern dazu das hormonelle Gleichgewicht (siehe 17. Kapitel).
- *Nehmen Sie ein ergänzendes Multivitamin-/Mineralienpräparat* mit 400 bis 800 mg Magnesium und 50 mg B-Vitaminen, und zwar täglich, nicht nur vor der Menstruation.
- *Essen Sie keine Produkte, die raffinierten Zucker und Weißmehl enthalten.*[39]
- *Verzichten Sie auf Koffein.* Nach meiner Erfahrung verbessert sich PMS bei manchen Frauen drastisch, wenn sie auf Koffein verzichten, selbst dann, wenn sie vorher nur eine Tasse Kaffee oder eine Dose Cola pro Tag getrunken hatten.

- *Nehmen Sie mehr essentielle Fettsäuren zu sich, vor allem Linolsäure* (das sind zweifach ungesättigte Fettsäuren, die vor allem in Safloröl, Sonnenblumenöl oder Maisöl reichlich vorhanden sind) *zur Förderung des Hormonstoffwechsels.* Borretschöl, Öl aus den Kernen schwarzer Johannisbeeren und Nachtkerzenöl enthalten sehr viel essentielle Fettsäuren. Auch Nüsse und Keime enthalten viel essentielle Fettsäuren, aber die meisten Frauen greifen lieber auf fertige Präparate zurück, die in Apotheken und Reformhäusern erhältlich sind. Normalerweise nimmt man drei- bis viermal 500 mg oder richtet sich nach der Packungsanweisung. Bei sehr hohen Dosen kann es zu Kopfschmerzen kommen. Für eine optimale Verarbeitung der essentiellen Fettsäuren muß genügend Magnesium, Vitamin C, Zink, Vitamin B_3 und B_6 im Körper vorhanden sein.
- *Reduzieren Sie Streß.* Regelmäßige Meditation oder andere Methoden zur Tiefenentspannung können PMS-Symptome spürbar mildern.[40] Es gibt so viele wirksame Meditationsmethoden, daß sich jede Frau die für sie geeignete aussuchen und in ihr Alltagsleben integrieren kann.
  Die von Dr. Herbert Benson entwickelte »Entspannungsreaktion« (Relaxation Response) zum Beispiel wird drei Monate lang täglich 15 bis 20 Minuten angewandt. Sie besteht aus vier Schritten: 1. Ruhiges Sitzen in angenehmer Haltung mit geschlossenen Augen; 2. tiefe Entspannung aller Muskeln, vom Gesicht angefangen bis zu den Füßen; 3. durch die Nase atmen und sich des Atems bewußt werden; 4. beim Ausatmen das Wort »eins« denken. Versuchen Sie nicht, sich zur Tiefenentspannung zu zwingen.
- *Absolvieren Sie dreimal wöchentlich mindestens 20 Minuten lang körperliches Training.*[41] Es reicht schon, schnell zu gehen. Leichtes Konditionstraining kann viele prämenstruelle Symptome herabsetzen und erhöht dazu den Anteil der Endorphine im Blut (Endorphine sind natürliche morphinartige Substanzen, mit deren Hilfe der Körper Depressionen bewältigt). Schätzungen zufolge läßt sich die Hälfte aller Fälle von Depression allein durch Bewegung beseitigen.
- *Lichtbehandlung.* Setzen Sie sich täglich morgens oder abends zwei Stunden sehr hellem natürlichem oder künstlichem Licht aus (2 500 bis 10 000 lux).[42] Die Lichtintensität liegt an einem wolkigen Tag in Nordeuropa bei ungefähr 10 000 lux, an einem sonnigen Tag am Äquator ungefähr bei 80 000 lux.
- *Falls erforderlich, eignet sich auch eine Behandlung mit natürlichem Progesteron.* Natürliches Progesteron führt in Verbindung

mit Veränderungen des Lebensstils oft zu deutlichen Verbesserungen bei PMS.[43] Es ist nachgewiesen, daß Östrogen und Progesteron in ihrer Funktion als Neurotransmitter die Stimmung beeinflussen. Östrogen allein, ohne Unterstützung durch Progesteron, stimuliert tendenziell das Nervensystem; Progesteron beruhigt es.

Ich empfehle natürliches Progesteron Frauen, bei denen PMS in mäßigen bis schweren Formen auftritt und sich durch Veränderungen der Lebensgewohnheiten nicht verbessern läßt. Diese Patientinnen sprechen oft von einem prämenstruellen »Dr. Jekyll–Mr. Hyde-Effekt«, das heißt einer starken Persönlichkeitsveränderung. Natürliches Progesteron hilft aber auch bei prämenstruellen migräneartigen Kopfschmerzen, die oft im Präklimakterium beginnen, wenn sich der Östrogen- und Progesteronspiegel verändert.

Natürliches Progesteron darf nicht mit synthetischem Progesteron (Gestagenen) verwechselt werden. Es hat normalerweise keine ernsthaften Nebenwirkungen; kann aber gelegentlich leichte Zwischenblutungen hervorrufen oder die Periode verzögern. Bei sehr hohen Dosen (weit höher als die, die ich normalerweise empfehle) wurde in seltenen Fällen Euphorie und gelegentliches Schwindelgefühl festgestellt. Natürliches Progesteron ist in Deutschland als Hautgel und in Form von Vaginalzäpfchen erhältlich und verschreibungspflichtig.

Bei Gestagenen dagegen sind viele Nebenwirkungen bekannt, etwa Wassereinlagerungen, Kopfschmerzen und Gewichtszunahme. Leider wird vielen Frauen gesagt, es gäbe keinen Unterschied zwischen Gestagenen und natürlichem Progesteron. Dabei können Gestagene die Symptome des PMS noch verstärken, weil es den natürlichen Progesteronspiegel verringert.

Bei Frauen, die gut auf Progesteron ansprechen, kommt es oft zu einer rapiden Stimmungsveränderung nach dem Eisprung, die dann mit dem Einsetzen der Blutung endet. Von einer Minute zur anderen haben sie das Gefühl, von einer »schwarzen Wolke« erstickt zu werden.[44] Wenn die Periode dann einsetzt, »geht das Licht wieder an«. Dabei handelt es sich nicht um Einbildung, sondern um reale biochemische körperliche und psychische Veränderungen.

Bei PMS geht man von einem Ungleichgewicht zwischen Östrogen und Progesteron aus. Dieses dynamische, ständig wechselnde Phänomen läßt sich mit den heutigen Labormethoden zur Messung des Hormonspiegels nicht feststellen. Das subtile Ungleichgewicht zwischen Östrogen, Progesteron und weiteren verwandten Hormonen wird auch mit unregelmäßigen Perioden und emotionaler Belastung in Verbindung gebracht. Emotionale Belastung erhöht den Spiegel des ACTH-Hormons, was wiederum häufig zu nichtovulatorischen Zyklen[45] (Zyklen ohne Eisprung) führt, die durch einen unzureichenden Progesteronspiegel gekennzeichnet sind.

Frauen, die sich den psychischen Themen stellen, die ihrem PMS zugrunde liegen, können allmählich ihren hormonellen Status *ohne* äußere Hormongaben verändern. Tatsächlich ist bei den meisten Frauen mit PMS-Symptomen mit wenigen Ausnahmen eine Progesterontherapie nur sechs bis 24 Monate erforderlich. Denn das Ergebnis des psychischen Heilungsprozesses sind *biochemische Veränderungen* im Körper. Die positive Veränderung der psychischen Realität ist ein biochemischer Prozeß. Nach meiner Erfahrung sollten Frauen mit PMS die Behandlung mit natürlichem Progesteron ein oder zwei Tage vor dem Eisprung oder vor dem Einsetzen der Symptome beginnen. Progesteron sollte vom Körper aufgenommen worden sein, bevor der Stimmungswechsel einsetzt. Dadurch wird das Auftreten der Symptome verhindert oder doch stark verringert. Wenn die Symptome bereits spürbar sind, schlägt die Progesteronbehandlung oft nicht an. Die Dosierung ist individuell verschieden; meist müssen die Frauen eine Weile experimentieren, bis sie die richtige Dosis gefunden haben.

Die Einnahme von natürlichem Progesteron verbessert allmählich das Gleichgewicht von Östrogen und Progesteron. Mit jedem neuen Zyklus werden die Symptome ein wenig geringer. Wenn die Symptome verschwunden sind, können die meisten Frauen die Dosis allmählich herabsetzen. Man sollte aber mit einer eher hohen Dosis anfangen und einige Monate dabeibleiben.

Berichte von Frauen

Gerlinde: Von der prämenstruellen Wut zum Bewußtsein der eigenen Macht. Gerlinde war 36, als sie zu mir kam. Sie war groß, schlank, temperamentvoll und redegewandt und besaß ausgesprochen viel Humor. Sie litt an sehr schwerem PMS mit regelmäßig auftretenden Wutanfällen und manischen Schüben. In einer dieser prämenstruellen manischen Phasen hatte sie zum Beispiel abends angefangen, ihre Küche zu streichen, und war anschließend ohne Pause direkt zur Arbeit gegangen. Dann hatte eine depressive Phase eingesetzt, in der sie ein paar Tage lang vor Müdigkeit nicht aus dem Bett gekommen war. Einmal war es so schlimm, daß ihre Angehörigen glaubten, ihr die Kinder wegnehmen zu müssen, und mich deswegen anriefen. Gerlinde litt schon als Jugendliche an PMS und Stimmungsschwankungen, oft verbunden mit selbstzerstörerischem Verhalten, das sie in gefährliche Situationen brachte. In einer dieser Phasen war sie von mehreren Männern vergewaltigt worden, in einer anderen wurde sie schwanger und ließ danach eine Abtreibung machen. Da ihre Symptome so schwer waren, verschrieb ich ihr zunächst hohe Dosen Progesteron. Die echte Heilung verdankte Gerlinde aber ihrer Bereitschaft, sich mit dem grundlegenden Ungleichgewicht in ihrem Leben auseinanderzusetzen.

Als es ihr besserging, sagte sie: »In der prämenstruellen Phase ist meine ganze Wut, Bitterkeit und das Gefühl, zutiefst verraten worden zu sein, explodiert, und das oft so gewaltig, daß es immer schwerer wurde, meine Ehe weiterzuführen und mich um meine autistische Tochter und die beiden jüngeren Kinder zu kümmern.«

Als ich Gerlinde kennenlernte, war sie bereits geschieden, meditierte regelmäßig, hatte ihre Ernährung auf makrobiotische Vollwertkost umgestellt, trieb regelmäßig Sport und nahm Vitamine und Mineralien. So hatten sich die Symptome ein wenig verbessert. Bei leichten Formen von PMS können solche Veränderungen in der Ernährung und im Lebensstil die Symptome beseitigen, aber Gerlinde erlebte immer noch jeden Monat eine psychische »Hölle«. PMS war der deutliche Hinweis ihres Körpers auf die zahlreichen verdrängten psychischen Probleme.

Als sie mit der Progesterontherapie begann, waren viele Lebensbereiche völlig außer Kontrolle geraten. Sie erkannte ihren prämenstruellen psychischen »Zusammenbruch« als Aufforderung, sich das Verdrängte Schritt für Schritt wieder bewußt zu machen. Im Rückblick wurde ihr klar, daß dieser Prozeß für die Heilung ausschlaggebend war. Ein wichtiger Schritt war ihre Teilnahme an dem Zwölf-Punkte-Programm der »Sex and Love Addicts Anonymous« (Anonyme Sex- und Liebessüchtige). Dadurch begriff sie, daß sie ihr Leben lang von einer Mißbrauchsbeziehung in die nächste geraten war; von jedem Mann, mit dem sie eine Beziehung hatte, war sie besessen, obwohl sie wußte, daß er nicht »der Richtige« war. Als dann ihr Freund, ein Künstler, ihr in der prämenstruellen Phase sagte, er wolle sie verlassen, bekam Gerlinde einen Wutanfall und schlug mit einer Gewalt auf ihn ein, die für beide überraschend war und ihr große Angst machte. Ihr wurde klar, daß sie ein ernsthaftes Beziehungsproblem hatte, und sie begann eine Psychotherapie. Dort erfuhr sie, daß Sex- und Liebessucht oft Folge von sexuellem Mißbrauch in der Kindheit ist, und fand die Verbindung zwischen einer frühen Mißbrauchserfahrung, der erwähnten Vergewaltigung und ihrem aktuellen selbstzerstörerischen Verhalten. In ihren prämenstruellen Wutausbrüchen drückte sich die Wut eines verletzten Kindes aus. Jetzt, als Erwachsene, mußte sie sich mit dieser Wut beschäftigen.

Gerlinde unterstützte ihren Körper mit natürlichem Progesteron, gesunder Ernährung und regelmäßiger Tiefenentspannung durch Meditation und entwickelte so die Kraft, »*mit all dem umzugehen, was da an Sprengstoff in mir war, und es aus dem Leib zu kriegen*«. Wenn sie in die Praxis kam, sagte ich ihr immer wieder, sie sollte bei ihren Gefühlen bleiben, egal, wie schlecht es ihr ging; ihre Wut sei gut und gehöre zu ihrem Heilungsprozeß. Es war wichtig, daß sie ihre Wut spürte und, wenn nötig, auch auf ein Kissen einschlug. Sie mußte lernen, die Wut als wichtige Botschaft zu akzeptieren, statt sie an anderen abzureagieren. Im weiteren Verlauf ihres Heilungsprozesses entdeckte sie, daß sich hinter der prämenstruellen Wut tiefe Einsichten und Wahrheiten verbargen. Schließlich fand sie den Zugang zu den Tränen und dem Verlassenheitsgefühl, das der Mißbrauch in ihr ausgelöst hatte. »Die Verlassenheitsgefühle sind manchmal überwältigend«, sagte sie. »Aber wenn ich die Trauer zulasse, bin ich hinterher stärker.«

Nach neunmonatiger Progesteronbehandlung konnte Gerlinde die Dosis stark reduzieren. »Ich nehme heute nur noch zwei Tage im Monat Progesteron, und auch nur wegen leichter Reizbarkeit«, sagte sie. »Gelegentlich stoße ich an eine psychische Mauer, aber im Unterschied zu früher kann ich heute damit viel besser umgehen, weil ich weiß, wo das alles herkommt. Ich glaube, Frauen mit PMS müssen sich mit den physischen, psychischen und spirituellen Bereichen befassen, damit sie sich wieder ganz fühlen, wieder zur vollen Menschlichkeit zurückfinden können, mit anderen Worten, zur Integrität.«

Gerlindes erste Konsultation bei mir liegt jetzt zwei Jahre zurück. Als sie vor kurzem wieder zu mir kam, ging es ihr besser als je zuvor. Sie sagte, wenn sie ihr Leben in einem Wort beschreiben müßte, dann würde sie das Wort *Ermächtigung* wählen. Sie kümmerte sich um Angelegenheiten der Vergangenheit, entschuldigte sich bei Menschen, die sie verletzt hat, und sagte denen die Wahrheit, von denen sie verletzt wurde. Sie war glücklich, daß sich ihre »angeborenen Begabungen«, ihre Stimme, ihre Musik, ihre Kunst, jetzt voll entfalteten. »Ich glaube, daß alle Menschen diese Talente haben. Aber man gibt uns nicht das Gefühl, daß wir etwas Wertvolles besitzen.« Medikamentöse Behandlung braucht sie nicht mehr. »Wenn ich noch mal wütend werde, gebe ich mir selbst Ruhe und Raum, gehe nach innen und frage mich: ›Wovor habe ich Angst? Welchem Schmerz möchte ich mich entziehen?‹ Ich finde fast immer eine Antwort, mit der ich dann weiterarbeiten kann.«

PMS und Co-Abhängigkeit

Statistisch gesehen gibt es einen deutlichen Zusammenhang zwischen PMS und Alkoholikerfamilien, ob in der Eltern- oder der Großelterngeneration. PMS ist stark mit einer Haltung verbunden, die die eigenen Bedürfnisse zugunsten der anderen zurückstellt: Selbstaufgabe durch Beziehungssucht. In Familiensystemen mit einer Tendenz zum Alkoholismus bei den männlichen Familienmitgliedern gibt es bei den weiblichen häufig die Tendenz zu PMS. Das statistische Alkoholismusrisiko bei Kindern von Alkoholikern liegt bei 40 Prozent. Daß dieses Risiko so hoch ist, hängt nicht nur mit der genetischen Disposition zur Alkoholabhängigkeit zusammen, sondern auch mit der Erfahrung, daß Alkohol die Gefühle abtötet. Diesen Umgang mit Emotionen lernen Kinder sehr schnell. Bei Frauen, die aus Alkoholikerfamilien stammen oder mit alkoholabhängigen Partnern zusammenleben, entsteht PMS durch die Abspaltung der Gefühle. Sehr viele meiner Patientinnen kamen aus Familien, in denen Generationen von Frauen an PMS gelitten hatten. (Frauen aus Alkoholikerfamilien leiden neben PMS zusätzlich häufig unter Hypoglykämie, das heißt, ihr Blutzuckerspiegel ist zu niedrig. Das führt zu einem sehr starken Verlangen nach Süßem, vor allem in der prämenstruellen Phase. Zur Behandlung eignen sich die bereits erwähnten Ernährungsumstellungen.)

Als die heute 49jährige Hausfrau und frühere Lehrerin Margret in meine Praxis kam, litt sie an starken prämenstruellen Stimmungsschwankungen, Verlangen nach Süßem und Müdigkeit. Als ich mir die Geschichte ihres Lebens durchlas, die sie aufgeschrieben hatte, stellte ich fest, daß sie in einem Beruf arbeitete, den sie haßte. Ihr Mann war Alkoholiker, genauso wie ihre Mutter und ihre Schwester. Sie hatte sich nie mit dieser familiären Problematik beschäftigt. Also erklärte ich ihr, wie sie durch Ernährung und Sport ihren Körper beim Menstruationszyklus unterstützen könnte, machte aber gleichzeitig klar, daß sie ihr prämenstruelles Syndrom nur »heilen« könnte, wenn sie bereit wäre, die Botschaften ihres Körpers zur Kenntnis zu nehmen und sich mit ihrer familiären Situation auseinanderzusetzen. Ich konnte sehen, daß sie dazu noch nicht bereit war, und war nicht überrascht, als sie nicht wiederkam.

Sieben Jahre später aber ließ sich Margret wieder einen Termin geben. Sie sagte: »Als ich vor sieben Jahren bei Ihnen war, haben Sie mir gesagt, PMS und Müdigkeit hingen bei mir damit zusammen, daß ich co-abhängig wäre, und damit müsse ich mich beschäftigen. Ich habe damals gedacht: ›Dr. Northrup ist ja sehr nett, aber sie hat keine Ahnung, wovon sie spricht, und spinnt ein bißchen. PMS durch Co-Abhängigkeit? Blödsinn.‹ Heute weiß ich, daß PMS mit meiner Lebensgeschichte zusammenhängt. Ich habe endlich eingesehen, daß ich jahrelang von meinem Mann verbal mißhandelt worden bin, und habe die Scheidung eingereicht. Ich weiß jetzt, wie total meine Entpersönlichung gewesen ist.«

Sie erzählte weiter, daß sie in einer Gruppe mitmachte, die mit dem Zwölf-Schritte-Programm arbeitete. Die Gruppe half ihr zu begreifen, welche Konsequenzen das Leben mit Alkoholikern und die verbale Mißhandlung hatten, und ermöglichte ihr, ihr Leben neu zu ordnen. Sie hat den Kontakt zu ihren Gefühlen wiedergefunden und entwickelt sich zu einer eigenständigen Person, die selbst entscheidet, was sie am Verhalten ihrer Familie tolerieren kann und was nicht. Die PMS-Symptome treten nur noch selten auf, und wenn, dann weiß sie, daß sie alles etwas langsamer angehen lassen und ihr Leben in Einklang mit ihren Bedürfnissen bringen muß.

Unregelmäßige Zyklen

Trotz meiner über 15jährigen medizinischen Praxis finde ich den eindeutigen Zusammenhang zwischen dem Menstruationszyklus, der Blutung und dem Kontext des individuellen Lebens immer wieder verblüffend. Bei anomalen Blutungen gibt es fast immer einen Zusammenhang mit familiären Problemen, denn wie Caroline Myss sagt, ist Blut immer Familie. Eine Frau erzählte mir, bei einem Treffen mit ihren Schwestern, die sehr weit weg wohnten, hätte sie festgestellt, daß bei ihr und zwei anderen Schwestern in demselben Monat die Periode ausgeblieben war, in dem die vierte Schwester eine Fehlgeburt hatte. Und bei einer 55jährigen Patientin, die mit 52 Jahren die letzte Periode hatte und anschließend ein klassisches Klimakterium erlebte, samt Hitzewallungen und Laborergebnissen, die bei ihr die »Wechseljahre« bestätigten, setzte unmittelbar nach dem Tode der Mutter wieder eine ganz normale Periode ein. Wenn eine Patientin im Klimakterium »postklimakterische« Blutungen bekommt, frage ich immer nach den aktuellen Lebens- und Familienereignissen. Oft genug stellt sich dann heraus, daß es vor der Blutung ein wichtiges emotionales Ereignis gegeben hat.

Menstruelle Blutungen, vor allem außerplanmäßige, sind immer eine Botschaft und vermitteln wichtige Einsichten. Myss geht davon aus, daß Blutungsprobleme häufig auf eine Verschiebung des psychischen und physischen Gleichgewichts zurückgeführt werden können, das heißt, es gibt zu viele Emotionen und zuwenig ausgleichende geistige und intellektuelle Energie. Ihrer Beobachtung nach verstärken sich anomale Blutungen, wenn Familie oder Gesellschaft einer Frau ambivalente Signale zu ihren sexuellen Vorlieben und Bedürfnissen vermitteln. Häufig spielen Schuldgefühle wegen der Sehnsucht nach sexueller Befriedigung eine Rolle oder die Unfähigkeit, sexuelle Wünsche einzufordern. Solche inneren Konflikte sind oft unbewußt.

Die meisten Ärztinnen und Ärzte wissen aus Erfahrung, wie stark die Psyche den Menstruationszyklus beeinflussen kann. Schon 1949 hat S. Zuckerman festgestellt, daß psychische Störungen den Menstruationsrhythmus aus dem Gleichgewicht bringen, Blutungen verstärken und den Zeitpunkt des Eisprungs beeinflussen können. Ein weitverzweigtes Netz von Nerven, über die Gehirn und Eierstöcke verbunden sind, ist wahrscheinlich für diese Verbindung der emotionalen Funktionen mit denen der Gebärmutter und der Eierstöcke verantwortlich.[46]

Wann ist der Zyklus regelmäßig?

Um unregelmäßige Blutungen näher untersuchen zu können, muß man zunächst klären, wann von Regelmäßigkeit gesprochen werden kann. Man hört häufig, der Zyklus sei unregelmäßig, wenn die Blutung nicht nach 28 Tagen einsetzt. Meiner Meinung nach sind aber Zyklen von etwa 24 bis 35 Tagen durchaus *regelmäßig*. Bei manchen Frauen setzt die Blutung tatsächlich immer nach 28 Tagen pünktlich ein, aber das gilt bei weitem nicht für alle. Deshalb glauben viele Frauen, deren Zyklus nicht dem 28-Tage-Rhythmus entspricht, ihre Periode wäre unregelmäßig.

Die Regelmäßigkeit der Periode ist abhängig von einer komplexen Interaktion zwischen Gehirn (Hypothalamus, Hypophyse und Schläfenlappen), Eierstöcken und Gebärmutter. Der Rhythmus der Blutung kann sich mit dem Wechsel der Jahreszeiten oder durch den Einfluß von Licht, Ernährung, Reisen und familiären Belastungen verändern. Man hat auch eine Beziehung zwischen unregelmäßigen und anovulatorischen Zyklen und Osteoporose festgestellt. Ob ein Eisprung stattgefunden hat, können viele Frauen an der wäßrigen, eiweißartigen Flüssigkeit – dem Zervixschleim – feststellen, die 12 bis 16 Tage nach dem ersten Tag der letzten Periode ausgeschieden wird. Ovulatorische Zyklen zeichnen sich außerdem durch die sogenannte prämenstruelle *Molimina* aus, eine Gruppe von »Symptomen«, die von normalen zyklischen Hormonveränderungen im Körper hervorgerufen werden, unter anderem eine leichte Umverteilung der Körperflüssigkeit, die oft als »Aufschwemmung« oder Empfindlichkeit der Brüste erlebt wird, leichte Krämpfe im Unterbauch und Stimmungsveränderungen, wie sie der nachdenklichere, passivere Zustand in dieser Phase mit sich bringt. Wenn der Eisprung ausbleibt, treten auch diese Veränderungen nicht auf; die Periode kommt dann »aus heiterem Himmel«, weil es keine Anzeichen für ihre »Fälligkeit« gab. Zyklen ohne Eisprung sind tendenziell unregelmäßiger.

Übermäßige Wucherung der Gebärmutterschleimhaut

Bei manchen Frauen mit unregelmäßigem Zyklus ergibt die Untersuchung einer Gewebeprobe der Gebärmutterschleimhaut (Endometriumbiopsie) eine extreme Zunahme des Drüsengewebes. Unter dem Mikroskop erkennt man, daß die Drüsen der Schleimhaut übereineinandergeschichtet sind und zu dicht nebeneinanderliegen. Dieser Drüsenüberschuß (genannt glandulär-zystische Hyperplasie) der Gebärmutterschleimhaut[47] (nicht zu verwechseln mit Endometriose, die im 6. Kapitel ausführlich behandelt wird) entsteht, wenn die Gebärmutterschleimhaut durch zuviele Östrogene stimuliert wird, die nicht durch eine entsprechende Menge an Progesteron ausgeglichen werden können. Zur Hyperplasie – das heißt zu einer Wucherung der Gebärmutterschleimhaut – kommt es manchmal, wenn der Eisprung unregelmäßig ist. Normalerweise sorgen die Hormone, die den Eisprung regulieren, für eine *gleichmäßige* Zunahme der Gebärmutterschleimhaut bis zur Abstoßung (Menstruation). Bei einer Hyperplasie gerät die Gebärmutterschleimhaut aus dem Takt: Manche Teile der Schleimhaut benehmen sich, als sei es der siebte Tag des Zyklus, andere als sei es der 28. Die Folge sind unregelmäßige und stoßweise Blutungen.

Die Wucherung der Gebärmutterschleimhaut gilt als ungefährlich, solange bei der Gebärmutterschleimhautbiopsie keine anomalen Zellen zu finden sind. Sie ist kein Grund zur Beunruhigung, wenn sie nicht immer wieder auftritt. Zwischen dem vierzigsten und dem fünfzigsten Lebensjahr kommt es nicht mehr unbedingt bei jedem Zyklus zum Eisprung, da sich die Eierstöcke vor und im Klimakterium allmählich verändern. Wenn die Periode unregelmäßig wird, ist also nicht unbedingt jedesmal eine Gebärmutterschleimhautbiopsie nötig. Diese Frage muß je nach der individuellen Krankheitsgeschichte und den entsprechenden Untersuchungsergebnissen von Fall zu Fall entschieden werden.

Behandlung

Ich möchte vorausschicken, daß ich hier wie in anderen Fällen nur über die Behandlungsmethoden spreche, die in der gynäkologischen Praxis besonders verbreitet sind. Es geht dabei nicht um die tieferliegenden

Bereiche, die für die Symptome verantwortlich sein können. Informationen dazu finden sich in den Erfahrungsberichten am Ende dieses Abschnitts.

In vielen Fällen verschwindet die einfache Hyperplasie von selbst; atypische Zellen, also Vorstufen von Krebs oder sogar Krebs, werden bei der Biopsie nur selten nachgewiesen. Trotzdem muß der Verlauf einer endometrischen Hyperplasie überwacht werden, damit frühzeitig festgestellt werden kann, ob sie zunimmt oder ob Krebsvorstufen entstanden sind. Frauen mit chronisch anovulatorischem Zyklus, also Zyklen ohne Eisprung, haben statistisch gesehen ein erhöhtes Risiko, an Gebärmutterkrebs zu erkranken.

Da in der gynäkologischen Ausbildung und Praxis die Krebsgefahr im Mittelpunkt steht und jede Patientin als potentiell krebsgefährdet gilt, wird bei endometrialer Hyperplasie routinemäßig zunächst ein bis drei Monate lang ein Gestagenpräparat verschrieben. Danach wird eine weitere Biopsie durchgeführt, um festzustellen, ob die Hyperplasie verschwunden ist. Ich verschreibe häufig natürliches Progesteron, vor allem bei den Frauen, die Gestagene schlecht vertragen (der Unterschied zwischen natürlichem und synthetischem Progesteron wird auf Seite 142 erklärt). Die empfohlene Dosierung und Einnahmedauer der Medikamente ist sehr unterschiedlich. Gelegentlich wird die Gestagenbehandlung auch als »medikamentöse Ausschabung« bezeichnet, weil sie dazu führt, daß die Gebärmutterschleimhaut im ganzen abgestoßen und die Gebärmutter von dem aufgebauten Gewebe befreit wird.

Wenn Frauen mit hartnäckiger endometrialer Hyperplasie auf eine medikamentöse Behandlung nicht ansprechen, wird gelegentlich eine operative Ausschabung nötig. In sehr seltenen Fällen muß sogar die Gebärmutter entfernt werden (Hysterektomie), falls die Hyperplasie nicht verschwindet oder anomale Zellen nachgewiesen werden.

Dysfunktionelle Blutungen

Bei längeren Phasen ohne Blutung oder bei Zwischenblutungen spricht man von dysfunktionellen Blutungen (DB). Ihre Ursache liegt oft im Hypothalamus, das heißt, in der komplexen Interaktion von Gehirn, Eierstöcken und Gebärmutter. Schwere Depression und Ängste verändern das Niveau der Neurotransmitter im Gehirn und können die Funktion des Hypothalamus beeinträchtigen. Häufig gibt es einen Zusammenhang zwischen dysfunktionellen Blutungen und anovulatorischen Zyklen. Menstruationsstörungen können zwar mit endokrinen Störungen wie zum Beispiel Funktionsstörungen der Schilddrüse oder der Hypophyse zusammenhängen, aber meiner Erfahrung nach kommt das sehr selten vor, obwohl ich die entsprechenden Untersuchungen und Blutanalysen routinemäßig durchführe. Ich lasse zusätzlich auch noch den Prolaktinspiegel bestimmen, da dysfunktionelle Blutungen auf einen erhöhten Prolaktinspiegel zurückgehen können, der ein Anzeichen für Tumore der Hypophyse (Hypohysenadenome) ist. Auch dieser erhöhte Prolaktinspiegel (Hyperprolaktinämie) ist sehr selten.

Die Diagnose der dysfunktionellen Blutung basiert auf der Krankengeschichte, auf Blutuntersuchungen zur Feststellung der Hormonspiegel von Schilddrüse und Hypophyse und gelegentlich auch auf einer Uterusbiopsie, um festzustellen, ob ein Eisprung stattfindet oder ob eine Zellanomalie vorliegt.

Konventionelle Behandlung

Bei dysfunktionellen Blutungen werden meist Hormone verschrieben, zum Beispiel die Pille, um die Periode zu »regulieren«. Bei Nichtraucherinnen wird diese Behandlung heute bis zur Menopause fortgesetzt (früher wurden orale Verhütungsmittel nur Frauen unter 35 verschrieben. Das hat sich geändert, seitdem der Hormonanteil der Pille verringert wurde. Wie neuere Untersuchungen gezeigt haben, stellt sie für ältere Frauen kein Risiko mehr dar). Orale Verhütungsmittel führen zu regelmäßigen Abbruchblutungen und sind deshalb für Frauen geeignet, die ihre Lebensumstände nicht verändern können oder wollen. Aber diese Mittel heilen nicht, sondern verdecken nur die wirklichen Ursachen oder »beruhigen« die Störung des inneren Gleichgewichts eine Zeit lang. Dennoch verschreibe auch ich vielen Frauen die Pille, ob zur Verhütung oder gegen dysfunktionelle Blutungen, denn sie ist die einfachste Methode zur Beseitigung von Symptomen bei den Frauen, die sich die Mühe nicht machen wollen, Aspekte ihres Lebens zu verändern, die zu den Problemen beitragen.

Frauen über vierzig haben statistisch ein erhöhtes Risiko, an Wucherungen der Gebärmutterschleimhaut zu erkranken. Deshalb wird in der Regel vor Beginn der Hormonbehandlung eine feingewebliche Untersuchung der Gebärmutterschleimhaut vorgenommen. Danach wird meist ein Gestagenpräparat verordnet, das die Blutungen normalisiert. Ich persönlich verschreibe lieber natürliches Progesteron. Bei Frauen mit Kinderwunsch, deren Periode gelegentlich ausfällt, wird häufig auch Clomifen (Antiöstrogen) verschrieben, um Gehirn und Eierstöcke zur Ovulation anzuregen.[48]

Manche Frauen mit dysfunktionellen Blutungen sind übergewichtig. Bei ihnen ist der Eisprung zum Teil deswegen unregelmäßig, weil ihr Körperfett zuviel Östrogene produziert. Diese Überstimulierung der Gebärmutterschleimhaut durch Östrogen kann dazu führen, daß kein Eisprung stattfindet. Gelegentlich leiden übergewichtige Frauen auch am sogenannten polyzystischen Ovarialsyndrom, das heißt, einer Verdickung der äußeren Wand der Eierstöcke, unter der nicht freigesetzte, nur partiell reife Eier Zysten bilden. Bei der Ultraschalluntersuchung erkennt man die vergrößerten Eierstöcke mit den vielen kleinen Zysten. (Interessanterweise beschreiben Menschen mit intuitiven heilenden Fähigkeiten exakt dieses Bild, wenn sie mit solchen Frauen konfrontiert sind.) Auch beim polyzystischen Ovarialsyndrom gibt es einen Zusammenhang mit zuviel Östrogen und zu wenig Progesteron. Eine Diät mit wenig Fett und viel Ballaststoffen kann zur Senkung des Östrogenspiegels beitragen.

Anhaltender Streß, fettreiche und nährstoffarme Kost und zu wenig Kontakt mit natürlichem Licht können ebenfalls zu dysfunktionellen Blutungen führen. Bei vielen meiner Patientinnen verbesserte sich das Symptom bereits nach Veränderungen im Lebensstil und einer Ernährungsumstellung, bei anderen war zusätzlich eine Hormonbehandlung erforderlich.

Alternative Behandlungsmethoden

Mein Behandlungsplan umfaßt einige oder alle der folgenden Punkte:

- Machen Sie mindestens zwei Monate lang eine fettarme, faserstoffreiche Diät. Der Fettanteil sollte 35 g Fett täglich nicht überschreiten, und mindestens 75 Prozent der Kalorien sollten aus hochmolekularen Kohlenhydraten (Kartoffeln, Getreide, Hülsenfrüchte usw.) sowie rohem Gemüse, Vollkornprodukten und Bohnen bestehen. (Siehe auch die Beispiele für Mahlzeiten im Anhang.)
- Ergänzende Multivitaminpräparate und essentielle Fettsäuren erleichtern die Inaktivierung des überschüssigen Östrogens und stellen das Prostaglandin-Gleichgewicht wieder her (siehe das Programm zur PMS-Behandlung, Seite 140-142).
- Machen Sie drei Monate oder länger mindestens dreimal wöchentlich einstündige Rizinusölpackungen auf dem Unterbauch, danach nur noch einmal die Woche. Rizinusölpackungen sollten aber während schwerer Blutungen nicht angewandt werden.
  Rizinusöl oder Christpalme wird seit Hunderten von Jahren in der Medizin benutzt. Edgar Cayce, ein bekannter intuitiver Heiler, hat sie bei vielen unterschiedlichen Problemen verschrieben. Ich bin

durch Dr. Gladys McCarey darauf aufmerksam gemacht worden, die sie seit über vierzig Jahren in ihrer allgemeinmedizinischen Praxis anwendet. Man tränkt dazu ein vierfach gefaltetes Tuch aus saugfähigem Woll- oder Baumwollflanell mit (kaltgepreßtem) Rizinusöl, legt es direkt auf den Unterbauch und bedeckt es mit einem Stück Plastik, etwa einer Plastiktüte. Darauf wird dann eine heiße Wärmflasche oder ein elektrisches Heizkissen gelegt und mit einer Decke oder einem Handtuch festgehalten. Ich selbst ziehe eine nichtelektrische Heizquelle vor. Die Patientin bleibt dann eine Stunde liegen. Während der Behandlung ist es empfehlenswert, auf Gedanken, Bilder und Gefühle zu achten und sie anschließend schriftlich festzuhalten. Erste Untersuchungen über Rizinusölpackungen an der George Washington School of Medicine haben gezeigt, daß sie das Immunsystem stärken.

- *Lichttherapie.* Bestimmen Sie so genau wie möglich den ersten Tag der letzten Periode. Lassen Sie vom 14. bis zum 17. Zyklustag nachts eine gewöhnliche Nachttischlampe mit einer 100-Watt-Birne brennen, die sie neben Ihrem Bett auf den Boden stellen. Die Lampe sollte einen Schirm haben, der das Licht auf Decke und Wand lenkt, damit der Schlaf möglichst wenig gestört wird. Diese Lichttherapie sollten Sie sechs Monate lang beibehalten. Bei einer Untersuchung mit 2 000 Frauen konnten über 50 Prozent ihre unregelmäßigen Zyklen damit auf einen regelmäßigen Zyklus von 29 Tagen einpendeln.[49]
- *Natürliches Progesteron.* Kann oral, als Vaginalzäpfchen oder über die Haut aufgenommen werden. Die Dosierung ist von den Symptomen abhängig und muß von Ihrem Arzt oder Ihrer Ärztin festgelegt werden.
- *Synthetische Hormone.* Nach Absprache mit Ihrem Arzt oder Ihrer Ärztin können Sie Gestagene einnehmen. Auch orale Verhütungsmittel sind geeignet.
- *Akupunktur und Kräuter.* Akupunktur und Kräuter können bei dysfunktionellen Blutungen wie bei vielen anderen gynäkologischen Problemen helfen. Die sehr unterschiedlichen emotionalen Befindlichkeiten und individuellen Störungen des Energieflusses bei Menstruationsstörungen erfordern unter Umständen aber individuell sehr unterschiedliche Behandlungsschwerpunkte. Genauso unterschiedlich können auch die Diagnosen sein: mangelnder Energiefluß im Herzen, in der Milz und in der Leber, zu wenig oder blokkiertes *chi*, (Lebensenergie). Je nach der Krankengeschichte, den

Symptomen und den Untersuchungsergebnissen werden dann bestimmte zu behandelnde Akupunkturpunkte und anzuwendende Kräuter festgelegt. Das Vertrauensverhältnis zu dem Akupunkteur oder Arzt, der nach dieser Methode behandelt, ist sehr wichtig.

- *Meditation und Streßreduzierung.* Alles, was Streß und Belastungen verringert, kann zur Regulierung der Periode beitragen, weil es eine sehr starke Verbindung zwischen emotionalem oder psychischem Streß und biochemischen Prozessen gibt.

Berichte von Frauen

Dora: Befreiung von familiären Bindungen. Dora hatte mit 17 Jahren ihr Elternhaus verlassen und war ins College gegangen. Sie erzählte, daß ihre Familie »der unteren Mittelschicht« angehörte und »nicht auf eine Collegeausbildung eingestellt« war. In ihrer Familie verließ man sein Zuhause nur, wenn man heiratete; sie war die erste, die aus anderen Gründen wegging. Die Eltern waren denn auch nicht begeistert von ihrem Studium und verlangten, daß sie jedes Wochenende nach Hause kam.

In ihrem erste Collegejahr lernte Dora viele Menschen kennen, die sie interessant fand und von denen sie fasziniert war. Eine ganz neue Welt intellektueller Leistungen und beruflicher Möglichkeiten tat sich vor ihr auf, und sie war noch nie so glücklich und zufrieden gewesen. Aber ihre Mutter hatte Angst, sie zu verlieren, und rief sie jeden Abend an. Bei diesen Telefongesprächen sagte sie Dora, diese sei eine Versagerin und würde es nie zu etwas bringen, wenn sie im College bliebe. Sie drohte sogar damit, die Collegeleitung anzurufen und ihr Stipendium streichen zu lassen. Dann müßte sie nach Hause zurückkommen.

Dora wurde depressiv und hatte zum ersten Mal unregelmäßige Perioden. Die Blutungen kamen zwei- oder dreimal im Monat, und dann wieder bis zu drei Monate lang gar nicht. Sie fing an zu joggen, um ein besseres Körpergefühl zu bekommen. Zunächst fühlte sie sich dadurch auch stärker und unabhängiger. Sie gewann ein Stück weit die Kontrolle über ihren Körper wieder zurück, der sich zum ersten Mal in ihrem Leben sozusagen »selbständig« gemacht hatte. Aber durch das Training wurde ihr Zyklus nicht regelmäßiger, es förderte im Gegenteil lange Phasen von Amenorrhoe (Fehlen der monatlichen Blutung). Sie ließ sich bei einem Gynäkologen untersuchen, aber ohne Befund. Der Arzt meinte, seiner Meinung nach »mache sie nur mit zu vielen Jungs herum«. Das half ihr gar nichts, weil sie damals überhaupt keine Beziehung zu einem Mann hatte, führte aber dazu, daß sie die nächsten elf Jahre keinen Gynäkologen mehr aufsuchte.

Statt dessen ging sie zu einem Heilpraktiker, der sie mit chinesischen Kräutern und Akupunktur behandelte. Innerhalb von zwei Monaten wurde ihr Zyklus wieder regelmäßig, aber sie stellte bald fest, daß sie sich mit der Ursache ihrer Depression befassen mußte, die immer auftrat, wenn sie wegen Krankheit oder Verletzung nicht joggen konnte. (Sie stellte auch fest, daß ihre Periode sofort wieder unregelmäßig wurde, wenn sie mit der Akupunktur- und Kräuterbehandlung aufhörte.) Schließlich erkannte sie, daß die Beziehung zu ihrer Mutter die Ursache ihrer Probleme war. Sie zog in einen anderen Staat, der zu weit weg war, als daß die Mutter sie weiterhin täglich anrufen konnte, und entzog sich so ihrer Kontrolle.

Als Dora zum ersten Mal zu mir kam, war sie in psychotherapeutischer Behandlung und sie hatte sich von ihrem Suchtverhalten beim Laufen und ihrer Beziehung zu ihrer Mutter schon ein Stück weit gelöst. Ich empfahl ihr einen Intensiv-Workshop bei Anne Wilson Schaef, eine Vollwertdiät, Progesterongel und ein ergänzendes Kalzium-Magnesium-Präparat. In den folgenden sechs Monaten normalisierte sich ihre Periode; der Zyklus pendelte sich auf 28 bis 29 Tage ein; die Depressionen waren verschwunden. Sie beendete ihr Studium und machte schließlich den Doktor. Sie hat sich von den familiären Fesseln, der Ursache ihrer Probleme, befreit und ihr Leben auf allen Ebenen ins Gleichgewicht gebracht.

Monika: Dysfunktionelle Familie und dysfunktionelle Blutungen. Als die 42jährige Professorin Monika in meine Praxis kam, hatte sie seit sechs Monaten unregelmäßige Blutungen: zwei Wochen lang Blutungen, dann sechs Wochen keine, dann ein paar Tage leichte Blutungen, dann keine und so weiter. Genau zu der Zeit, als die Unregelmäßigkeiten begannen, hatte sie schwere Angstanfälle und Depressionen, die drei Wochen anhielten.

Auch Monikas Mutter hatte in den Vierzigern an dysfunktionellen Blutungen und Stimmungsschwankungen gelitten, aber sie war der Meinung gewesen: Das sind eben die Hormone, damit muß man leben. Monika glaubte, daß ihre Mutter Probleme mit ihrem Vater gehabt hatte, weil sie sich daran erinnerte, wie unheimlich ihr der Großvater als Kind gewesen war.

Sie erinnerte sich an sexuellen Mißbrauch durch ihren Onkel und erzählte, sie hätte öfter davon geträumt. »Damals habe ich geglaubt, wenn ich jemandem erzähle, was passiert ist oder was meiner Meinung nach passiert ist, dann straft mich der liebe Gott, und davor hatte ich große

Angst«, sagte sie. »Kann man sich nicht dazu zwingen, solche Sachen schneller zu bewältigen?« Wie so viele Frauen glaubte auch sie, daß man das Unbehagen schon beseitigen und alle Probleme bewältigen kann, wenn man nur die Fakten kennt – also wer, was, wo und wann. Aber die Heilung alter Verletzungen hat ihre eigenen Regeln. Sie verläuft sacht und schrittweise, und diesen Prozeß müssen wir respektieren lernen.

Monikas Erziehung hatte sie zu dem Schluß geführt: »Alles ist meine Schuld. Ich denke immer, ich bin verrückt und habe mir die ganze Sache nur eingebildet.« Ich versicherte ihr, daß Frauen in unserer Kultur seit Jahrhunderten für verrückt erklärt wurden, wenn sie die Wahrheit sagten, und daß ihre Gefühle auf dem Hintergrund ihrer Geschichte völlig normal seien. Sie beschloß, an einer Selbsterfahrungsgruppe für Inzestopfer teilzunehmen und so die familiären und die eigenen Verleugnungsmechanismen zu durchbrechen. Bei einer weiteren Biopsie der Gebärmutterschleimhaut nach ein paar Monaten (zur Feststellung eventueller Zellanomalien) war der Befund völlig normal. Dasselbe galt für den endokrinologischen Hormonspiegel. Ihr Zyklus wurde langsam regelmäßiger.

Durch die Durcharbeitung ihres alten psychischen Traumas hat Monika ihre Zyklusstörungen »geheilt«. Ihre Erkrankung war ein körperliches Signal; die Blutungen lenkten ihre Aufmerksamkeit auf das gestörte Verhältnis zu ihrer Familie, das sie bearbeiten mußte.

Marlene: Unregelmäßige Blutungen seit der ersten Menstruation. Die verheiratete, kinderlose Lehrerin Marlene war dreißig, als sie in meine Praxis kam. Seit der Pubertät litt sie an dysfunktionellen Blutungen: lange Phasen ohne Blutung, gefolgt von Blutungen, die fast vier Wochen anhielten, dann unregelmäßige Zwischenblutungen. Außerdem hatte sie schwere Angstzustände und bekam Panikanfälle, wenn sie für längere Zeit aus dem Haus war. In ihrer Ehe war sie unglücklich. Sie machte sich ständig Sorgen, hatte Schlafschwierigkeiten und litt an Kopfschmerzen.

Marlene hatte eine sehr belastende Kindheit und Jugend hinter sich. Der Vater und mindestens einer der Großväter waren Alkoholiker, obwohl die Familie, wie sie sagte, das meist verleugnet hatte. Die Mutter, die Großmutter mütterlicherseits und ihre Kusine hatten ebenfalls ihr ganzes Leben unregelmäßige Blutungen gehabt, die schließlich zur Gebärmutterentfernung führten. Eine ihrer Tanten und eine weitere Kusine litten an Gebärmutterkrebs; auch ihnen war schließlich die Gebärmutter entfernt worden.

Marlene war ursprünglich wegen einer Überprüfung ihrer Fruchtbarkeit zu mir gekommen. Wegen ihrer unregelmäßigen Blutungen führte ich zunächst eine Biopsie durch, die eine endometrische Hyperplasie ergab. Daraufhin verschrieb ich ihr relativ hohe Dosen Progesteron, die aber die Blutung anders als bei den meisten Frauen nicht stoppen konnten. Der Befund einer zweiten Biopsie nach der Progesterontherapie war eine glandulär-zystische und adenomatöse Hyperplasie. Der nächste Schritt wäre eine Ausschabung gewesen, um einen eventuellen Gebärmutterkrebs auszuschließen.

Marlene hatte davor aber so viel Angst, daß sie mich um alternative Behandlungsvorschläge bat. Also schlug ich ihr drei- bis viermal wöchentlich Rizinusölpackungen vor, um ihr Immunsystem zu stärken. Das gab ihr die Chance, zumindest dreimal die Woche über ihren Zustand nachzudenken und festzustellen, was ihr Körper ihr damit mitteilen wollte. Sollte das keine Auswirkungen auf die Untersuchungsergebnisse haben, sollte die Ausschabung durchgeführt werden.

Zwei Wochen später ergab die Biopsie zu Marlenes großer Erleichterung keinerlei Gewebeanomalitäten mehr. Außerdem sprachen alle Anzeichen dafür, daß sie sich in der ersten Phase des Menstruationszyklus befand. Von da an normalisierte sich ihr Zyklus und blieb auch in den folgenden Monaten regelmäßig, in denen sie eine Biofeedback-Therapie gegen ihre Schlaflosigkeit, Kopfschmerzen und extremen Ängste machte. Als sie schließlich erkannte, daß ihre Ehe ihr nicht guttat, trennte sie sich von ihrem Mann, reichte die Scheidung ein und lernte einen Mann kennen, der ihre sexuellen Wünsche berücksichtigte. Auch das trug wesentlich zur Heilung bei.

Drei Jahre später sagte Marlene bei ihrer jährlichen Vorsorgeuntersuchung, sie hätte jetzt ein ganz neues und faszinierendes Gefühl von Macht, was den Menstruationszyklus anging: »Meine Brüste werden größer, ich fühle mich stark und mächtig, als ob mir kein Geheimnis im Universum fremd sei. Ich glaube, meine Familie hatte schon immer Angst vor meiner Stärke, die ich selbst als kleines Mädchen schon gespürt habe. Heute ist diese Stärke etwas Neues für mich, und gleichzeitig kommt es mir vor, als hätte ich sie schon immer gekannt.« Marlene hat ihre Verbindung zum universell Weiblichen und zu ihrer Sexualität wieder eingefordert. Dadurch hat sie den generationenübergreifenden Zirkel unregelmäßiger Blutungen in ihrer Familie, mit anderen Worten: die Bande des Blutes, durchbrochen.

Schwere Blutungen (Menorrhagie)

Manche Frauen haben so heftige Blutungen, daß Tampons und Binden auch zusammen nicht mehr ausreichen und noch am zweiten oder dritten Tag der Periode das Blut durch die Kleidung dringt. Gelegentlich können sie deshalb in dieser Zeit nicht mehr aus dem Haus gehen. Eine meiner Patientinnen ließ sich die Gebärmutter entfernen, weil sie zweimal im Flugzeug nicht nur ihre Kleidung, sondern auch den Sitz durch die starken Blutungen ruiniert hatte.

Frauen mit so heftigen Blutungen (Menorraghien) haben oft einen regelmäßigen Zyklus. Menorraghien können mit der Zeit zu Anämie (einem Mangel an roten Blutkörperchen) führen, falls die betroffenen Frauen nicht genug Eisen mit der Nahrung zu sich nehmen und ihr Körper den monatlichen Blutverlust nicht ersetzen kann. Ausgelöst werden Menorraghien durch Myome, Endometriose und Adenomyose, in seltenen Fällen auch durch Schilddrüsenprobleme. Es kommt aber auch vor, daß sich keine rein körperliche Ursache feststellen läßt.

Chronische Menorrhagie kann mit anhaltendem Streß im Bereich des zweiten Chakras in Verbindung stehen, der Kreativität, Beziehungen, Geld und Verantwortung für andere Menschen umfaßt. Eine meiner Patientinnen, die gelegentlich sehr schwere Blutungen hatte, stellte fest, daß sich die Blutungen immer dann verstärkten, wenn sie sich geärgert hatte oder traurig war: »Wenn ich so stark blute«, sagte sie, »habe ich das Gefühl, daß der untere Teil meines Körpers alle Verluste meines Lebens beweint.« Wenn sie sich auf ihre aktuellen Probleme konzentrierte und Enttäuschung und Schmerz zuließ, war die Blutung normal. Eine andere Patientin, die an schlimmen Krämpfen und sehr heftigen Blutungen litt, stellte eine Verbindung zu ihrem sehr starken Bedürfnis nach Entfaltung ihrer Kreativität her. Daraufhin nahm sie sich eine Stunde am Tag Zeit für ihre bildhauerische Arbeit und genoß es, aus purer schöpferischer Freude etwas zu schaffen. Schmerzen und Blutungen wurden mit jedem Monat geringer. Bei der Adenomyose, eine der häufigsten Ursachen der Menorrhagie, wachsen die Drüsen der Gebärmutterschleimhaut (Endometrium) in die Gebärmutterwand. (Adenomyose, auch als »Endometriosis interna« bezeichnet, tritt häufig, aber nicht immer, zusammen mit Myomen und Endometriose, also Versprengungen der Gebärmutterschleimhaut, auf.) Bei der Periode dringt dann das Blut in die Gebärmutterwand, was zu sehr schmerzhaften und heftigen Blutungen führt. Die durch das Blut aufgeschwemmte Gebärmutterwand verhindert, daß sich die Muskeln der Gebärmutter zusammenziehen und die Blutung stoppen.

Adenomyose wird in der Regel anhand der individuellen Daten der Patientin sowie der charakteristischen schwammigen Konsistenz der Gebärmutter diagnostiziert. Die Diagnose muß aber dann durch Kernspintomographie oder eine Biopsie (Gewebeprobe) der Gebärmutterwand erhärtet werden.

Behandlung

Wie bei allen Symptomen, die in diesem Kapitel beschrieben wurden, wirken sich Veränderungen des elektromagnetischen Feldes des Körpers, etwa durch Akupunktur, Meditation und Massage, die Blockaden der Beckenenergie lösen können, günstig auf Menorrhagie aus.

Ernährungsumstellung. Unabhängig davon, ob die Blutungen auf Adenomyose zurückgehen oder nicht, ist eine fettarme und stärke- und faserstoffreiche Diät zur Reduzierung überschüssigen Östrogens sinnvoll (mindestens drei Monate lang maximal 30 g Fett täglich; 75 Prozent der Kalorien sollten von hochmolekularen Kohlenhydraten stammen. Siehe 17. Kapitel).

Vitamin C mit Bioflavonoiden (500 mg täglich)[50] und Vitamin A[51] können nachgewiesenermaßen ebenfalls die Blutungen herabsetzen. Hochdosiertes Vitamin A (100 000 IE täglich) wirkt ebenfalls gut, kann aber wegen der Vergiftungsgefahr in dieser Dosierung nur drei Monate lang eingenommen werden. Deshalb sollte diese hochdosierte Einnahme unbedingt nur unter ärztlicher Aufsicht erfolgen! Da sich Vitamine in ihrer Wirkung gegenseitig unterstützen, empfehle ich außerdem ein gutes Multivitaminpräparat mit zusätzlichen Mineralien, in dem alle Vitamine in ausreichender Menge vorhanden sind.

Wie ich im 17. Kapitel ausführen werde, ist es auch sinnvoll, mindestens drei Monate lang sämtliche Milchprodukte (auch die mit geringem Fettgehalt) vom Speiseplan zu streichen.

Medikamente. In den Fällen, in denen Menorrhagie nicht auf eine Diät anspricht oder die betroffenen Frauen eine Alternative wünschen, läßt sich die Blutung auch mit Gestagenen reduzieren. Natürliches Progesteron ist ebenfalls geeignet, wobei die Dosierung von der Schwere der Blutung abhängt. Durch eine fettarme und ballaststoffreiche Ernährung läßt sich die Dosis von Gestagenen oder Progesteron mit der Zeit reduzieren oder wird sogar überflüssig. Manche Patientinnen haben durch eine teilweise jahrelange Gestagen- oder Progesterontherapie eine Gebärmutterentfernung verhindern können.

Auch Prostaglandinhemmer können die Blutungen in manchen Fällen herabsetzen.[52] Die Einnahme (ein- bis zweimal täglich) sollte drei bis vier Tage vor Einsetzen der Periode beginnen und bis zu den Tagen fortgesetzt werden, an denen die Blutung normalerweise am stärksten ist.

Operative Eingriffe. Wenn alle anderen Behandlungsmethoden versagt haben, läßt sich Menorraghie auch durch Kauterisation (Verätzung) der Gebärmutterschleimhaut behandeln. Manche meiner Patientinnen haben auf diesen Eingriff sehr gut reagiert, bei anderen hatte er keinerlei Wirkung. Frauen, die diese Operation (die in der Klinik unter Vollnarkose durchgeführt wird) wünschen, sollten sich deshalb vorher gründlich untersuchen lassen, um die Erfolgschancen abzuklären. Eine letzte Möglichkeit ist schließlich die Gebärmutterentfernung.

Der Bruch mit der Tradition: Die Vorbereitung unserer Töchter

Viele Frauen haben wie die Patientinnen, die ich in diesem Kapitel vorgestellt habe, ihre schmerzlichen Menstruationserfahrungen positiv umgedeutet und sich das Wissen wieder neu erarbeitet, das dem Körper und dem Menstruationszyklus innewohnt. Dieser Prozeß repräsentiert die Befreiung von der patriarchalischen Degradierung des Weiblichen und ermöglicht es, der kommenden Generation ein positiveres Körperbild und eine positivere Beziehung zum Körper zu vermitteln und den Weg zu einem gesunden Umgang mit dem Menstruationszyklus freizumachen.

Viel zu lange wurde jungen Mädchen der Menstruationszyklus nur unter dem Aspekt von Geschlechtsverkehr und unerwünschter Schwangerschaft erklärt. Aber nur, wenn ein Mädchen die Funktionen von Gebärmutter, Eileitern, Eierstöcken und Menstruationszyklus kennt und begreift, kann es die Komplexität der weiblichen Sexualität emotional wirklich erfassen. Die erneute Erschließung der Weisheit unseres Menstruationszyklus erfordert auch die Entwicklung einer neuen, positiven weiblichen Sprache, mit der wir unsere Menstruationserfahrung formulieren und den Töchtern, aber auch den Söhnen und Männern in der Familie vermitteln können. Wir brauchen eine ständige Auseinandersetzung mit der weiblichen Sexualität. Väter sagen häufig, der Umgang mit ihren pubertierenden Töchtern bereite ihnen Unbehagen. Sie haben ein tief verwurzeltes und selten hinterfragtes Bedürfnis, ihre Töchter vor anderen Männern, ob jung oder alt, zu schützen. Es wäre schön, wenn dieses Schutzbedürfnis tatsächlich funktionieren würde und die Mädchen sich dadurch in ihrem weiblichen Körper sicherfühlen könnten. Realistisch betrachtet kann aber kein Vater seine Tochter wirksam schützen, und deshalb müssen Mädchen und Frauen von der Vorstellung des männlichen Beschützers und Versorgers Abschied nehmen.

Viele Frauen klagen darüber, daß sich ihre Väter mit der ersten Menstruation von ihnen zurückgezogen haben: »Als ich meine Periode bekam, hat sich unser Verhältnis völlig verändert. Mein Vater hat mich seitdem nie mehr in den Arm genommen oder mit mir geschmust. Seitdem ist die Beziehung total anders geworden.« Eine Patientin mit einem Myom erinnerte sich an eine Episode, an die sie jahrelang nicht mehr gedacht hatte: Als Vierzehnjährige hatte sie sich einmal für ein Rendezvous zurechtgemacht und war daraufhin von ihrem Vater als Schlampe und Hure beschimpft worden. Sie sagte, sie hätte damals das Gefühl gehabt, daß diese Worte direkt in ihren Körper eingedrungen wären. Dort waren sie zwanzig Jahre lang geblieben und hatten ihr weibliches Selbstgefühl bestimmt.

Frauen lernen von Geburt an, daß ihr Körper Gegenstand anerkennender Blicke, Bemerkungen und öffentlicher Beobachtung ist. Schon kleine Mädchen werden zur Schau gestellt und appetitlich hergerichtet, wie kleine Püppchen, an denen andere Freude haben sollen. Ein Kollege hat einmal höchst amüsiert und anschaulich erzählt, wie sein Sohn der 13jährigen Schwester beim Abendessen sagte: »Sieh mal an, die Brustfee war da.« Ich glaube nicht, daß seine Tochter das so komisch gefunden hat.

Viele Mädchen in unserer Gesellschaft erleben die Pubertät als Verlust. Mit elf Jahren sagte mir meine älteste Tochter eines Abends beim Zubettgehen, sie hätte ein schmerzhaftes Gewächs auf der Brust, das ich mir mal anschauen sollte. Ich stellte fest, daß sich auf der linken Brust die Brustwarze entwickelte – das erste Anzeichen der Pubertät. Also beruhigte ich sie. Ich sagte ihr, sie müsse sich keine Sorgen machen, es sei alles in Ordnung, und sprach ihr meine Glückwünsche aus.

Später kam sie in mein Zimmer, weil sie nicht schlafen konnte. Ich fragte, was los wäre. Sie fing an zu weinen und sagte: »Ich will aber nicht erwachsen werden.« Daraufhin nahm ich sie in den Arm und erzählte ihr, daß es mir in ihrem Alter genauso gegangen wäre. Bis dahin hatte ich das völlig vergessen, aber jetzt, wo ich neben ihr saß, spürte ich plötzlich wieder die tiefe Traurigkeit, die ich an der Schwelle zur Pubertät empfunden hatte. Ich wollte keinesfalls jemals von zu Hause weggehen; mein Leben sollte immer so bleiben, wie es gewesen war. All das erzählte ich meiner Tochter an diesem Abend.

Später frage ich, ob sie mit ihrem Vater darüber sprechen wollte, und sie sagte ja. Sie fragte ihn: »Papa, hat dich das Erwachsenwerden auch mal traurig gemacht?« Er meinte: »Erst in den letzten paar Jahren«, und darüber mußten wir alle lachen. Wir unterhielten uns noch ein wenig über die Gefühle, mit denen meine Tochter zur Pubertät stand, und dann bedankte sie sich und ging zufrieden wieder ins Bett. Diese Erfahrung zeigt, wie Gefühle, wenn sie respektiert und ausgedrückt werden, sich nicht im Körper festsetzen müssen, sondern freigesetzt werden können.

Meine Tochter hat das Thema seitdem nicht mehr angesprochen, aber ich weiß, daß sie es tun wird, sobald sie Unterstützung braucht. In ihrer Traurigkeit sehe ich die Aufforderung an uns erwachsene Frauen, unseren Töchtern dazu zu verhelfen, mit Freude und Achtung erwachsen zu werden. Sie hat auf einer tiefen, vorsprachlichen Ebene gespürt, daß der Schritt von der Kindheit zur Pubertät in unserer Kultur, die den weiblichen Körper als Ware betrachtet, nicht unbedingt den Weg in eine bloß verheißungsvolle Zukunft weist. Wenn wir uns bemühen, neue Übergangsriten für Frauen zu schaffen, müssen wir auch akzeptieren, daß der Schritt nach vorne gleichzeitig immer bedeutet, das Vergangene loszulassen und um das Verlorene zu trauern.

Natürlich können wir unseren Töchtern keine Erfahrungen vermitteln, die wir selbst nie gemacht haben. Wir können bei anderen nicht die Bereiche heilen, die bei uns selbst zutiefst verletzt sind. Wenn wir die tief verwurzelte Tradition der Scham über weibliche Körperprozesse, die von einer Frauengeneration zur nächsten weitergegeben wurde, nicht durchbrechen, können wir unseren Töchtern nicht wirklich beibringen, ihren Körper zu lieben. Wir müssen lernen, anders darüber zu denken, und individuell unterschiedliche Zeremonien und Übergangsriten für die nachwachsende Generation entwickeln. Das geht aber nur, wenn wir uns die eigenen, oft schlimmen Erfahrungen eingestehen und sie durcharbeiten. Ein Beispiel für eine solche positive Einstellungsveränderung zum Menstruationszyklus hat Tamara Slayton mit der von ihr gegründeten Organisation (»Menstrual Health Foundation«) und der dazugehörigen Firma »New Cycle« entwickelt. Diese Organisation bietet neben pädagogischen Informationen und Hilfen ein Puppenset für die erste Menstruation an. Mütter (oder Väter oder andere Personen) können daraus mit ihren Töchtern anläßlich der Menarche eine Puppe machen und mit Perlen und anderem Schmuck verzieren.

Außerdem bietet sie auch Workshops für heranwachsende Mädchen. Die Mädchen modellieren dabei unter anderem aus rosa Wachs ein Modell der Gebärmutter, samt Eierstöcken, Eiern und Zervixflüssigkeiten, die mit verschiedenen Farben symbolisiert werden: Rot steht für das Menstruationsblut und Weiß für den Zervixschleim, der in der Mitte des Zyklus den Eisprung anzeigt. Anschließend wird der Zyklus mit seinen Veränderungen graphisch dargestellt. Die Kombination aus spielerischer handwerklicher und geistiger Kreativität und Informationen über den Menstruationszyklus macht die Verbindung zwischen dem körperlichen Zyklus und der individuellen Schöpfungskraft wieder spürbar. Diese Workshops unterscheiden sich drastisch vom »Sexualkundeunterricht«, weil sie den Mädchen zu dem Verständnis ihres Zyklus und ihres inneren Rhythmus verhelfen, das für die Integration der weiblichen Sexualität unentbehrlich ist.

Als ich vor ein paar Jahren meine Nichte entband, habe ich ihre Nabelschnur aufbewahrt, sie um eine Papprolle gewickelt und auf dem sonnigen Fensterbrett getrocknet. (Im Winter geht das auch im warmen Backofen.) Die lange dünne Sehne ist ein starkes Symbol für die Verbindung zwischen Mutter und Kind. Ich werde sie ihr schenken, wenn sie groß genug ist. Einige nordamerikanische Indianerstämme flochten die Nabelschnur in die Mähne des ersten Ponys eines Kindes, um es zu beschützen; in anderen Kulturen wurde sie ebenfalls bei verschiedenen Ritualen benutzt. Meine Töchter fanden die Nabelschnur ihrer Kusine faszinierend und hätten gerne auch ihre eigene gehabt. Heute finde ich es schade, daß ich damals an so etwas überhaupt nicht gedacht habe.

Weibliche Teenager sind heute »Fruchtbarkeits-Zeitbomben«, weil sie ihren Zyklus nicht kennen und Sexualität und Geschlechtsverkehr für sie ein Übergangsritus ist.[53] Ich halte es für sinnvoll, jungen Mädchen beizubringen, wie sie sich selbst befriedigen können, so daß sie nicht darauf angewiesen sind, junge Männer als Ventil zu benutzen. Wenn wir es schaffen, die eigenen Verletzungen zu heilen und jungen Frauen Achtung vor dem Körper und dem Menstruationszyklus beizubringen, läßt sich die jahrhundertealte Kette von Mißhandlung und Mißbrauch endlich zerbrechen.

Nach der Lektüre eines Artikels über Patricia Reis' Arbeit mit der Göttin und dem weiblichen Körper schrieb Marge Rosenthal ihr, wie sie ihre Tochter durch einen selbstentwickelten Mythos mit dem Menstruationszyklus vertraut gemacht hatte: »Als meine Tochter vier oder fünf war und ich versuchte, etwas Positives an Menstruationskrämpfen, schlechter Laune und all den anderen ›Freuden‹ des weiblichen Lebens zu finden, entstand ganz spontan die Göttin Menses und zwar aus einer schlichten Situation: eine mies gelaunte Mama, eine kleine Tochter, die fragt warum, und die Notwendigkeit einer überzeugenden Erklärung.

Also erzählte ich, daß die Göttin Menses einmal im Monat den Körper jeder Frau besucht. Menses ist eine sehr unberechenbare Göttin. Manchmal kommt sie leise und fast unbemerkt, manchmal kündigt sie ihren Besuch mit heftigem Klopfen und Ziehen an. Während fließendes Blut bei Männern immer Anzeichen für eine Krankheit oder Verletzung ist, ist das Blut, das die Göttin mitbringt, ein Zeichen des Lebens, eine Reinigung des Körpers. Und ich erzählte ihr, daß die Ankunft der Göttin ein Grund zum Feiern ist, ein Anlaß, sich mit Blumen oder anderen Kleinigkeiten eine Freude zu machen. Die schlechte Laune käme, wenn man nicht auf die Anzeichen des Körpers achtete. Hätte ich das Ziehen bemerkt, wäre ich besonders nett zu mir gewesen (und hätte vielleicht ein paar Aspirin genommen).

Diese Erklärungen machten mir schlagartig klar, wie wichtig es sein kann, sich seine privaten Göttinnen zu schaffen. Meine kleine Göttin sorgte für eine positive Besetzung des Menstruationszyklus. Sie ist eine temperamentvolle, energische stets zu Streichen aufgelegte Person. Mal kommt sie zu früh, mal zu spät, mal still und unauffällig, mal stürmisch, mal kneift sie uns ein bißchen, dann wieder zerreißt sie uns fast, aber sobald wir ihre Ankunft bemerkt und akzeptiert haben, beruhigt sie sich und ist's zufrieden – bis zum nächsten Mal.

Jetzt, wo das Klimakterium näherrückt, ist mir klar, daß ich die Göttin vermissen werde. Sie klammert sich an unsere gemeinsame Jugend, während ich sie verlassen muß, um eine neue Göttin zu finden. Ich frage mich, wie *sie* wohl heißen mag.«

Heilung durch den Menstruationszyklus

Setzen Sie sich ruhig hin. Fragen Sie sich: Was bedeutet der Menstruationszyklus für mich? Was fühle ich, wenn ich darüber nachdenke? Welche Botschaften habe ich von meiner Familie zu Menstruation und Hormonen erhalten? Welche Information habe ich den jungen Frauen in meinem Leben weitergegeben? Wie denke ich über den Menstruationszyklus? Was kann ich daraus lernen? Akzeptieren Sie Ihre individuellen Antworten gelassen.

Führen Sie danach drei Monate lang einen Mondkalender, in dem Sie notieren, wie sich der Menstruationszyklus auf Ihr Leben auswirkt. Achten Sie dabei auf die Mondphasen (sie stehen in vielen Taschenkalendern, gelegentlich auch in Zeitungen). Achten Sie auf eventuelle Übereinstimmungen zwischen den Mondphasen und Ihrem Zyklus. Achten Sie darauf, ob Sie in der prämenstruellen Phase ein starkes Verlangen nach bestimmten Nahrungsmitteln spüren. Um welche handelt es sich dabei? Könnte ein heißes Bad nicht dieselbe positive Wirkung haben wie ein Eisbecher?

Nehmen Sie sich Zeit und stellen Sie sich auf Ihren Zyklus ein. Gewöhnen Sie sich an, täglich kurz Tagebuch zu führen. So entsteht eine ganz neue Verbindung mit dem Leben und ein Zuwachs an Achtung vor der eigenen Person und der Kraft der Hormone.

Entwickeln sie Ihr ganz individuelles Zeremoniell für den »Kult« der Göttin Menses.

Sechstes Kapitel

Die Gebärmutter

Das älteste Orakel in Griechenland, das der Großen Mutter der Erde, des Meeres und des Himmels geweiht war, wurde Delphi genannt, von Delphos: Gebärmutter.

(Barbara Walker, *Das geheime Wissen der Frau*)

Die Gebärmutter (der Uterus) sitzt im unteren Zentrum des Beckens. Der Gebärmutterhals (Zervix) verbindet sie mit der Scheide, mit den Gewebebändern (auch Mutterbänder genannt) ist sie an den seitlichen Wänden des Beckens aufgehängt. Die Blase grenzt an ihrer Rückseite an das sogenannte untere Uterinsegment, den unteren vorderen Teil der Gebärmutter. Rechts und links im oberen Teils des Hohlorgans münden die Eileiter ein. Unter ihren seitlichen Enden, den sogenannten Fimbrien, sitzen die Eierstöcke. Die Fimbrien sehen wie zarte Farnwedel aus. Sie haben die Aufgabe, das Ei beim Eisprung aufzufangen, das vom Eierstock in den Eileiter gleitet. Eierstöcke, Eileiter und Gebärmutter sind Bestandteile des weiblichen Hormonsystems und eng miteinander verbunden.[1] Die Durchblutung der Eierstöcke ist zum Beispiel auch von einer intakten Gebärmutter abhängig; wird die Gebärmutter entfernt, stockt bei vielen Frauen die Durchblutung der Eierstöcke, was zu einem verfrühten Klimakterium führt. Die Gebärmutter selbst reagiert sehr sensibel auf Hormone. Gebärmutter und Mutterbänder sind zentrale Organe der Beckenanatomie, deren Bedeutung häufig unterschätzt wird.

Die kulturelle Überlieferung

Die Tatsache, daß es nur sehr wenige Untersuchungen gibt, die sich mit der Gebärmutter an sich befassen, unabhängig von ihrer Bedeutung bei der Schwangerschaft, spiegelt die grundlegenden Vorurteile unserer Kul-

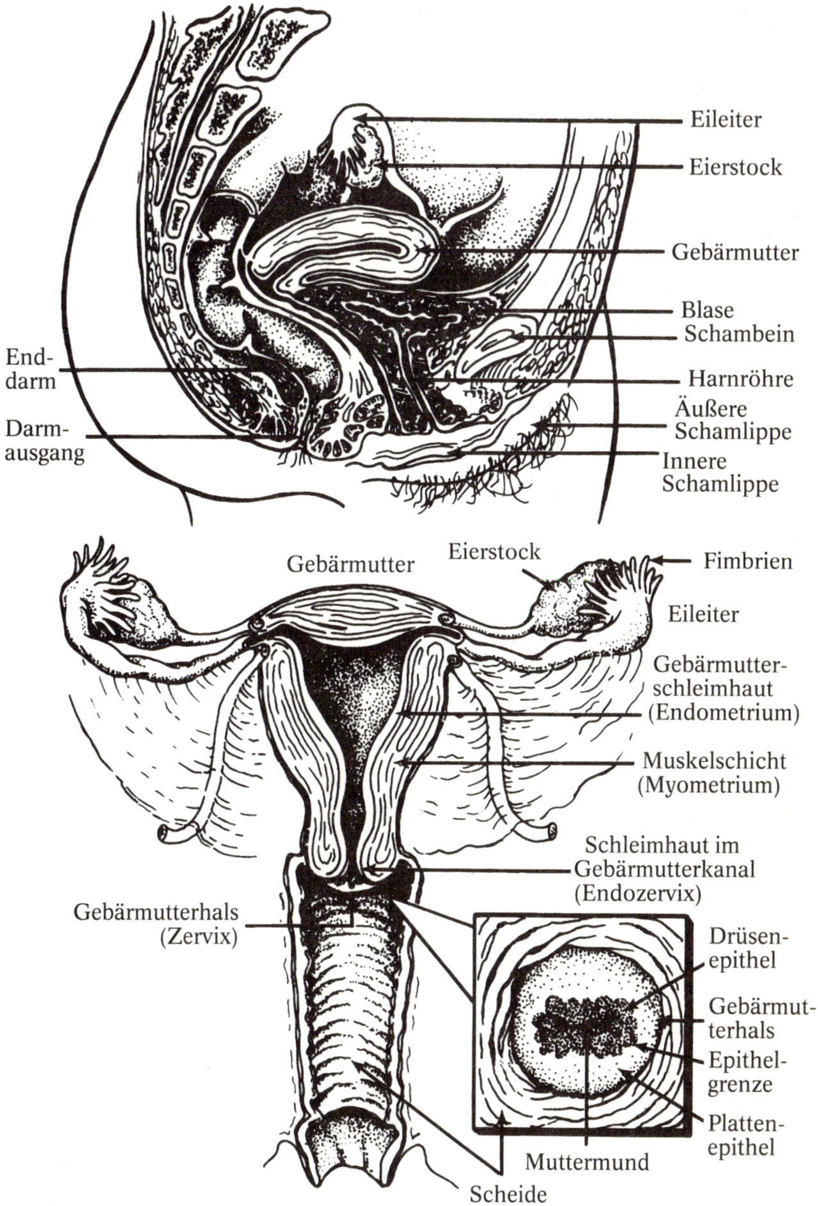

Abbildung 4: Gebärmutter, Eierstöcke und Gebärmutterhals (Zervix) mit ihren anatomischen Bezeichnungen

tur.[2] Sie wird als potentielle Heimstatt eines anderen Menschen betrachtet und ist nur wichtig, solange sie diese Rolle erfüllen kann. Wenn eine Frau keine Kinder wünscht oder ihre Kinder bereits bekommen hat, ist die Gebärmutter für die »moderne« Medizin nicht mehr wichtig, da sie angeblich keinen eigenständigen Wert hat. Dasselbe gilt für die Eierstöcke, deren Funktion nach Meinung von Medizinern genausogut, wenn nicht sogar besser, von Hormonpräparaten übernommen werden kann. Frauen werden zu einem entsprechenden Selbstbild erzogen: Sie sollen ihren Wert nicht aus sich selbst beziehen, sondern nur aus ihrer Funktion als Mutter oder Gefährtin eines anderen Menschen.

In meiner Assistenzzeit hat der Dozent für Onkologie (Spezialist für Krebserkrankungen) immer gesagt: »Im Grab ist kein Platz für die Gebärmutter.« Ein anderer beliebter Spruch lautete: »Der Uterus produziert entweder Babies oder Krebs.« Und wenn einer der Professoren eine Gebärmutter entfernt hatte, die völlig normal aussah, lautete die scherzhafte Diagnose »CHU«: Chronisch hartnäckiger Uterus. Diese Einstellungen herrschen in der konventionellen Medizin vor.

Die Möglichkeit, daß die Gebärmutter noch eine andere Funktion haben könnte, als Krebs oder Babies zu produzieren, wird in der konventionellen gynäkologischen Ausbildung nicht genügend berücksichtigt. Selbst heute noch halten viele Ärzte Frauen mit gynäkologischen Erkrankungen, die ihre Gebärmutter behalten möchten, obwohl sie keine Kinder mehr wollen, für emotional, sentimental, abergläubisch oder unwissend. Der patriarchalische Tenor der gynäkologischen Ausbildung besagt, mehr Informationen über dieses Organ würde den Frauen schon klarmachen, daß die Gebärmutter, abgesehen von Schwangerschaften, für sie keinen Nutzen hat.

Als ich vor kurzem einer 48jährigen Frau, die eine Hysterektomie ablehnte, ein Myom aus der Gebärmutter entfernte, fragte mich die Assistenzärztin, die bei der Operation assistierte: »Warum machen Sie die Gebärmutter nicht einfach raus? Meinen Uterus kann man mir jederzeit rausnehmen. Ich habe meine Kinder schon, und er ist doch bloß ein Krebsrisiko.» Ich sagte ihr, sie sei auf medizinische Indoktrination hereingefallen.

Das folgende Zitat aus einem Aufsatz über Hysterektomie, der von einem Dr. M. E. Davis geschrieben wurde, faßt die Einstellung zusammen, die in den fünfziger Jahren vorherrschte, aber sich in etwas geringerem Maße bis heute gehalten hat: »Bei Frauen, die sich dem Ende der Reproduktionsphase nähern und bei denen der Uterus keine sinnvolle Funktion mehr erfüllt, sind Hysterektomien gerechtfertigt ... Wenn eine

Reproduktion nicht mehr erwünscht ist, ist der Uterus überflüssig, denn das alternde Organ hat keine oder nur geringe Funktionen mehr, ist aber anfällig für Degeneration und schwere Erkrankungen.« Über mögliche negative Reaktionen auf die Hysterektomie geht der Verfasser locker hinweg: »Die völlige Entfernung des Uterus nach der Entbindung hat keine negativen Folgen für das normale Sexualleben, sondern kann es im Gegenteil verbessern ... Die geräumige Vagina und die Befreiung von der Furcht, schwanger zu werden, resultiert in einem idealen Eheleben.«[3] In Wirklichkeit aber spricht viel dafür, daß der Uterus bei der hormonellen Regulierung eine Rolle spielt und nur in den Fällen entfernt werden sollte, in denen es absolut notwendig ist.

Diese Unterschätzung der Gebärmutter in der Medizin wie im öffentlichen Bewußtsein ist mit dafür verantwortlich, daß die Hysterektomie in den Vereinigten Staaten zu den häufigsten freiwilligen Operationen zählt. In den USA haben 60 Prozent aller 65jährigen Frauen keine Gebärmutter mehr.[4] Bedenkt man, daß unser Denken und unsere Überzeugungen einen Einfluß auf den Körper haben, verursachen die negativen Botschaften über die Gebärmutter, die wir ein Leben lang verinnerlichen, viele Probleme in diesem Bereich.

Die Anatomie der Energie

Trotz der deutlichen Unterschiede zwischen der Energie der Eierstöcke und der des Uterus haben viele Frauen mit beiden Probleme. Bei Frauen mit Endometriose an den Eierstöcken gibt es oft gleichzeitig auch Myome in der Gebärmutter. Deshalb halte ich es für sinnvoll, zunächst den gesamten Charakter der emotionalen und psychischen Energiemuster zu behandeln, die zu Gesundheit und Krankheit in den Beckenorganen führen, bevor ich auf diese Bereiche im einzelnen eingehe.

Die *inneren* Beckenorgane (Eierstöcke, Eileiter und Uterus) sind mit dem Bereich des zweiten Chakras verbunden. Ihre Gesundheit hängt davon ab, inwieweit eine Frau sich fähig, kompetent und stark genug fühlt, um ausreichende finanzielle und emotionale Stabilität herzustellen und ihre Kreativität voll auszudrücken. Sie muß ein gutes Gefühl sich selbst gegenüber, und was ihre Beziehung zu anderen Menschen anbelangt, haben. Beziehungen, die als belastend oder einschränkend erlebt werden, haben einen negativen Einfluß auf die inneren Beckenorgane. Eine Frau, die sich aus einer ungesunden Beziehung nicht löst, weil sie glaubt, materiell oder emotional nicht auf eigenen Füßen stehen zu können, erhöht also ihr Krankheitsrisiko in diesem Bereich.

Eine Krankheit entwickelt sich erst dann, wenn eine Frau frustriert ist, weil es ihr nicht gelingt, notwendige Veränderungen in ihrem Leben herbeizuführen. Die Wahrscheinlichkeit und die Schwere einer Erkrankung stehen in Zusammenhang mit der Qualität der verschiedenen Lebensbereiche. Ein stützendes Ehe- und Familienleben kann etwa die Belastungen im Beruf zum Teil ausgleichen. Ein klassisches psychisches Muster, das mit physischen Problemen im Beckenbereich verbunden ist, zeigt sich bei Frauen, die sich aus einschränkendem Beziehungsverhalten (etwa in der Ehe oder im Beruf) zwar befreien wollen, gleichzeitig aber nicht fähig sind, sich mit den *eigenen* Ängsten vor der daraus entstehenden Unabhängigkeit zu konfrontieren. Auch wenn sie glauben, von *anderen* an der Befreiung gehindert zu werden, liegt der entscheidendere Konflikt in ihnen selbst und kreist um ihre eigenen Ängste. Eine meiner Patientinnen bekam mit 40 Jahren plötzlich ein Gebärmuttermyom und eine Eierstockzyste. Ich fragte, ob sie ihre kreativen Bedürfnisse umsetzen könne, und sie meinte, sie würde am liebsten ihren Beruf aufgeben und ein Blumengeschäft aufmachen. Von Kind an hatte sie sich für Blumen interessiert, aber ihre Eltern mißbilligten das als »frivol«. Pflichtbewußt hatte sie sich nach ihren Wünschen gerichtet, Schreibmaschine und Steno gelernt und arbeitete jetzt als Chefsekretärin in einem Steuerberatungsbüro. Sie fand die Arbeit unbefriedigend, blieb aber wegen des festen Einkommens und der guten Sozialleistungen. Die Risiken der Selbständigkeit machten ihr angst. Als der vierzigste Geburtstag näherrückte, spürte sie das Bedürfnis, ihren Kindheitswunsch zu verwirklichen, und hatte wiederholt Träume von Blumenfeldern, die sie nicht erreichen konnte, weil sie mit Stacheldraht umgeben waren. Wie sie schließlich erkannte, wollte ihr das »Gebärzentrum« ihres Körpers durch die Eierstockzyste und die Myome im Uterus etwas mitteilen.

Auch Konflikte zwischen den unterschiedlichen Bedürfnissen wirken sich auf die weiblichen Beckenorgane aus. Der Widerstreit zwischen dem inneren Bedürfnis nach Beziehungen und emotionaler Unterstützung und dem äußeren nach Erfolg, Autonomie und Zustimmung der »Sippe« kann sich in den Organen des Beckens, also den Eierstöcken und der Gebärmutter, manifestieren. Unsere Gesellschaft lehrt uns, daß emotionale Befriedigung und finanzieller Erfolg nicht miteinander zu vereinen sind und daß es sich dabei um Bedürfnisse handelt, die sich gegenseitig ausschließen, mit anderen Worten, daß Frauen nicht alles haben können. Frauen wird in der Regel nicht beigebracht, kompetent mit ökonomischen und finanziellen Faktoren umzugehen, denn das patriarchalische System ist auf die Abhängigkeit der Frauen angewiesen.

Geld und Status bieten Schutz und Sicherheit, und diese Sicherheit, so die gesellschaftliche Botschaft an die Frauen, können sie nur in der Ehe finden, während die Botschaft für Männer lautet, sie müßten ihren Frauen Geld und Status bieten. Erfolg im Suchtsystem erlaubt die Beherrschung anderer. Diese Einstellung und das daraus folgende kontrollierende Verhalten ist die Grundlage für Probleme der Beckenorgane.

Auf der Energieebene ist die Gebärmutter mit dem tiefen Selbstgefühl von Frauen und ihrer inneren Welt verbunden. Sie ist ein Symbol für ihre Träume und für das Selbst, das sie »gebären« möchten. Sein Gesundheitszustand ist ein Spiegel der tiefen emotionalen Realität und des Selbstvertrauens. Die Gesundheit der Gebärmutter ist gefährdet, wenn eine Frau nicht an sich glaubt und allzu selbstkritisch ist.

Die Energie der Gebärmutter fließt langsamer als die der Eierstöcke. Die biologische Reifungsphase des Foetus beträgt neun Mond-Monate, die des Eis einen Mond-Monat. Man kann sich die Gebärmutter symbolisch oder biologisch als fruchtbaren Boden vorstellen, in dem die kreativen Samen der Eierstöcke mit der Zeit heranreifen.

Die Energie der Eierstöcke ist dynamischer und sie verändert sich schneller; in den reproduktionsfähigen Jahren bilden die gesunden Eierstöcke monatlich ein Ei auf dynamische Weise. Wenn diese dynamische Eierstockenergie Aufmerksamkeit braucht, können sich die Eierstöcke sehr schnell verändern. Eine große Eierstockzyste etwa kann unter entsprechenden Umständen in nur wenigen Tagen wachsen.

Die Gesundheit der Eierstöcke ist direkt mit der Qualität der Beziehungen zu Menschen und Gegenständen in der Außenwelt verbunden (siehe 7. Kapitel). Die Eierstöcke sind gefährdet, wenn sich Frauen von anderen kontrolliert oder kritisiert fühlen oder umgekehrt andere kontrollieren und kritisieren.

Chronische Beckenschmerzen

Schmerzen im Becken können durch ein Organ verursacht werden, zum Beispiel die Eierstöcke, oder durch mehrere; sie können aber auch den ganzen Beckenraum einbeziehen und selbst dann auftreten, wenn alle Organe entfernt worden sind. Es gibt einen gewissen Prozentsatz von Frauen, deren chronische Beckenschmerzen sich weder durch eine Operation noch durch eine andere medizinische Behandlung beseitigen lassen. Dreißig Prozent aller Hysterektomien, die wegen chronischer Schmerzen vorgenommen werden, können die Schmerzen *nicht* beseitigen, selbst wenn eine diagnostizierbare Erkrankung wie Endometriose oder Myome vorgelegen hat. Frauen mit chronischen Schmerzen haben häufig eine komplexe psychische und emotionale Geschichte. Die Schmerzen sind oft Ergebnis einer Endometriose (siehe unten) im Beckenraum und mit unbearbeitetem emotionalem Leiden in vergangenen oder gegenwärtigen privaten oder beruflichen Beziehungen, sexuellem oder emotionalem Mißbrauch oder Vergewaltigung (auch im psychischen Bereich) verbunden. Emotionale Belastungen im Privat- oder Berufsleben, die als unabänderlich angesehen werden, sind bei Beckenschmerzen ein wichtiger Faktor. Unbearbeitete traumatische Ereignisse aus der Vergangenheit bleiben auch dann im Energiesystem des Körpers, wenn dic Organe im Beckenraum chirurgisch entfernt werden. Ich erlebe bei meinen Patientinnen immer wieder, daß die Schmerzen im Becken neu aufflammen, wenn sie Inzesterinnerungen aufdecken oder den Ort des Inzests besuchen, aber auch, wenn sie sich in einem Beruf kontrolliert fühlen, den sie ihrer Meinung nach nicht aufgeben können. Solchen Patientinnen erkläre ich, daß ihr Körper sie durch die Schmerzen auffordert, auf ihn zu achten und für ihn zu sorgen. Der Körper in seiner Weisheit möchte ihre Aufmerksamkeit auf den physischen Ort ihres psychischen Schmerzes lenken, damit sie den Heilungsprozeß einleiten können.

Da sich in vielen Fällen von chronischen Beckenschmerzen keine »physische« Ursache finden läßt, werden sie in der Medizin oft nicht ernst genommen. Aber chronische Beckenschmerzen, deren Ursache in unbearbeitetem emotionalem Schmerz aus der Vergangenheit liegt, sind *real* und nicht »eingebildet«. Schmerz wird physisch und chemisch im endokrinen Nerven- und Immunsystem gespeichert; er ist Teil des Gesamtsystems von Körper und Geist. Man kann ihn nicht einfach herausschneiden.

Die 39jährige Clara kam wegen chronischer Beckenschmerzen zu mir. Sie war zart und zierlich und arbeitete als Lehrerin. Als Jugendliche hatte sie sich für das Ballett begeistert und auch eine Weile selbst getanzt, aber später, nach einem Umzug, hatte sie das Tanzen aufgegeben. Wie sie sagte, war sie nicht gerne Lehrerin, hatte aber nicht die Mittel, um irgend etwas an ihrem Leben zu verändern. Sie wünschte sich einen Garten, hatte aber keinen, da sie in einer Mietwohnung lebte. Sie erzählte, sie hätte eine schwierige Kindheit gehabt, die sie aber bereits bearbeitet hätte. Für ihr gegenwärtiges Problem sei das nicht relevant. Ihr Vater wäre sehr streng und perfektionistisch gewesen und die Mutter hätte sich immer bemüht, seinen hohen Maßstäben gerecht zu werden. Clara klagte über fast ständige brennende Schmerzen im Becken und litt am chronischen Müdigkeitssyndrom. Weder eine sehr strenge Vollwertdiät und Sport noch vielfältige ganzheitliche Behandlungsmethoden von Akupunktur bis zu Polarity- Therapie hatten ihr helfen können.

Bei der Untersuchung konnte ich nichts Ungewöhnliches feststellen, weder druckempfindliche noch schmerzende Stellen. Da die Schmerzen aber allmählich schlimmer geworden waren, machte ich noch eine Bauchspiegelung, um den Beckenraum auf Endometriose, Entzündungen oder andere Krankheiten zu überprüfen. (Bei Bauchspiegelungen oder Laparoskopien, die normalerweise unter Vollnarkose durchgeführt werden, wird ein Spezialendoskop durch den Bauchnabel in den Bauchraum eingeführt, mit dem man die Organe direkt betrachten kann.) Aber auch diese Untersuchung blieb ergebnislos. Da sie Ernährung und Lebensstil bereits erfolglos umgestellt und, wie sie sagte, auch die Probleme ihrer Kindheit schon durchgearbeitet hatte, schlug ich ihr vor, Caroline Myss zu konsultieren.

Nach der Konsultation sagte Myss: »Das gesamte System unterhalb der Taille wirkt, als stünde es in Flammen. Das Schmerzniveau ist unerträglich. Sie steht kurz davor, eine bösartige Krankheit zu entwickeln.« Wie sie sagte, stammten Claras Probleme aus der Kindheit, in der sie oft kritisiert worden war: »Zwischen dem ersten und dem siebten Lebensjahr entwickeln wir normalerweise über die Beziehung zu den Eltern unsere Verbindung zur Erde. Aber diese Frau hat sich nie an das tatsächliche physische Leben gebunden. Sie hat auf ihren Schmerz mit der Entwicklung einer Phantasiewelt reagiert, in die sie sich flüchten konnte. Sie glaubt zwar, sie hätte ihre frühe Geschichte durchgearbeitet, aber sie meint damit nur, daß sie darüber sprechen kann. Das heißt gar nichts.«

Die gesamte Energie aus Claras Vergangenheit war immer noch in ihrem Körper. Sie hatte sich nie gestattet, sie zu spüren und freizusetzen. Ich stellte fest, daß sie ihre Wohnung zu einem Zufluchtsort vor der Welt gemacht hatte und immer allein war. Myss sagte: »Ihre Energie zeigt, daß sie ihren Geist in eine Phantasiewelt geschickt hat, in einen Liebesroman, und daß sie alles vermeidet, was erdhaft und real ist, seien es Gegenstände oder Menschen.« Als Konsequenz machte ihr Körper und sein Wissen sie nachdrücklich und hartnäckig auf die frühen Verletzungen aufmerksam, während Clara immer wieder ihren Geist aus ihrem Körper heraussandte. Myss sah darin den Grund dafür, daß Clara fast keine Energien für die Heilung mehr zur Verfügung standen, und sie meinte: »Du mußt ihr sagen, daß sie unbedingt wieder zurück zum Körper kommen muß. Wenn nicht, wird ihr Körper schnell eine Möglichkeit manifestieren, mit deren Hilfe sie endgültig gehen kann.«

Clara konnte Teile dieser Diagnose, die wir zusammen durchgingen, akzeptieren, aber bei weitem nicht alles. Wie so viele Frauen hatte auch sie seit Jahren keinen Kontakt mehr zu ihren Gefühlen. Wenn die Wahrnehmung ihrer Gefühle für sie als Kind ungefährlich gewesen wäre, hätte sie ihren Geist nicht in eine Phantasiewelt schicken müssen. Die Information aus Myss' Diagnose konnte ihr solange nicht zur Heilung verhelfen, wie sie ihre eigene Wahrheit nicht verinnerlicht und körperlich gespürt hatte.

Nach der Diagnose konzentrierte sich Clara darauf, ihren Geist zurückzurufen. Ich sagte ihr, sie solle sich eine Liste all der Gründe aufschreiben, die für ihr Weiterleben sprachen. Ich ermutigte sie, einen Garten zu finden. Mittlerweile hat sie einiges verändern können. Sie hat jetzt einen Garten, und die Schmerzen haben nachgelassen. Aber sie hat so lange in einer Phantasiewelt gelebt, daß der Wiedereintritt ins reale Leben und eine wirkliche Heilung sehr viel Zeit, Engagement und innere Bereitschaft brauchen. Krebs hat sie nicht entwickelt.

Claras Fall zeigt, daß zur Heilung chronischer Beckenschmerzen oft die Heilung des eigenen Lebens auf tiefer Ebene gehört. Heilmittel wie Massage, Akupunktur, Psychotherapie und Ernährungsumstellungen, die die Funktion des neuroendokrinen Systems und des Immunsystems fördern, sind dabei hilfreich, aber vor allem müssen die psychischen und emotionalen Erinnerungsspeicher der Vergangenheit gereinigt und geheilt und der Geist in das Hier und Jetzt zurückgerufen werden. Das aber ist nur möglich, wenn wir auf das eigene Wissen und auf die Verbindung zu einer Macht vertrauen, die stärker ist als die gegenwärtigen Lebensumstände.

Endometriose (Versprengungen der Gebärmutterschleimhaut)

Endometriose ist eine rätselhafte, aber zunehmend häufigere Krankheit. Die Gebärmutterschleimhaut (Endometrium; verantwortlich für den monatlichen Menstruationszyklus) kleidet die Uterushöhle aus und wächst normalerweise nur dort. Bei der Endometriose wächst Endometrium-ähnliches Gewebe aus noch unbekannten Gründen außerhalb der Gebärmutter und manchmal sogar außerhalb des Beckens. (Es gibt belegte Fälle von Endometriose in der Lunge und selbst im Gehirn.) Die häufigste Lokalisation von Endometriose sind aber die Beckenorgane, das Bauchfell (das die Organe der Beckenhöhle umgibt) und gelegentlich der Darm.

Endometriose steht manchmal, aber nicht immer mit Unfruchtbarkeit und Beckenschmerzen im Zusammenhang. Da Myome und Endometriose häufig gleichzeitig auftreten, bezieht sich vieles von dem, was ich über Myome sage, ebenso auf Endometriose. Endometriose und Myome hängen mit Ernährung und blockierter Energie im Beckenraum zusammen.

Endometriose ist eine Konflikterkrankung,[5] das heißt, sie entsteht bei Konflikten zwischen emotionalen Bedürfnissen und äußeren Funktionen. Wenn die innersten emotionalen Bedürfnisse einer Frau den Erwartungen der Außenwelt diametral entgegengesetzt sind, dann bedient sich ihr Körper oft der Endometriose, um sie auf dieses Problem aufmerksam zu machen. Frauen beteiligen sich heute an der von Konkurrenz geprägten traditionell männlichen Geschäftswelt. Viele Frauen finden in ihrem Privatleben und zu Hause keine emotionale Unterstützung, andere haben sogar jeden Gedanken an emotionale Bedürfnisse aufgegeben. Meine Endometriosepatientinnen verausgaben sich oft rücksichtslos in der Außenwelt, ruhen sich selten aus und stimmen sich selten auf ihre innersten Bedürfnisse und tiefsten Wünsche ein. Deshalb ist es nur logisch, daß gerade heute so viele Frauen diese Krankheit bekommen. Ein Jungianer hat Endometriose einmal als ein »Blutopfer, das der Göttin dargebracht wird«, bezeichnet. Sie ist der Versuch des Körpers, uns an unsere weibliche Natur, unser Bedürfnis nach Pflege und Schutz der eigenen Person und nach Kontakt mit anderen Frauen zu erinnern.

Endometriose galt lange als »Karrierefrauenkrankheit«. Bei Frauen, die den Zeitpunkt für eine Schwangerschaft hinauszögerten, war angeblich das Risiko einer Endometriose am höchsten. Es ist noch gar nicht lange her, daß Frauen, die an dieser Krankheit litten, zu hören bekamen, sie müßten nur zu Hause bleiben und Kinder bekommen, dann wäre alles in Ordnung. Diese Behauptung ist so beleidigend wie umstritten, denn neuere Untersuchungen haben gezeigt, daß Endometriose bei Frauen ohne Kinder nicht häufiger auftritt als bei Frauen mit Kindern. Dr. David Redwine, ein international bekannter Endometriosespezialist, kommt zu dem Schluß, daß Schwangerschaft keinen Schutz vor Endometriose bietet. Schützen könnten uns eine berufliche und private Umgebung, in der eine psychische und gefühlsmäßige Spaltung nicht nötig ist. Da aber eine solche Revolution wohl lange auf sich warten lassen wird, muß in der Zwischenzeit jede Frau selbst an ihrer Heilung arbeiten, und das fängt damit an, daß sie den Körper und seine Botschaften versteht und auf sie hört.

Symptome

Die klassischen Symptome der Endometriose sind Beckenschmerzen, anomale Menstruationszyklen und Unfruchtbarkeit. Diese Symptome sind aber individuell sehr unterschiedlich ausgeprägt. Manche Frauen haben trotz fortgeschrittener Endometriose überhaupt keine Symptome und erfahren erst dann von der Erkrankung, wenn sie ärztlich diagnostiziert wird. Andere sind wegen fast ständiger Schmerzen und Krämpfe arbeitsunfähig, obwohl ihre Endometriose nur minimal ist. Bei den meisten Patientinnen liegen die Symptome irgendwo zwischen diesen Extremen. Endometriose tritt am häufigsten zwischen Gebärmutter und Rektum auf, in dem Bereich, der als Douglas-Höhle bezeichnet wird. Hier kann sie zu Schmerzen beim Geschlechtsverkehr, rektalem Druck und Schmerzen beim Stuhlgang führen, vor allem vor der Periode.

Diagnose

Definitiv läßt sich Endometriose in der Beckenhöhle nur durch eine Bauchspiegelung nachweisen, aber wenn Frauen mit entsprechenden Symptomen zu mir kommen, etwa mit häufigen Beckenschmerzen und Zwischenblutungen, liegt die Diagnose für mich oft nahe. In einigen seltenen Fällen läßt sie sich auch bei einer normalen gynäkologischen Untersuchung feststellen; dann läßt sich endometrisches Gewebe im Gebärmutterhals, in der Vagina oder der Vulva erkennen. Untersuchungen haben aber leider ergeben, daß Patientinnen mit Endometriose im Durchschnitt fünf Ärzte konsultieren, bevor die Diagnose gestellt wird, weil es viele andere Krankheiten gibt, zum Beispiel Reizdarm, die ähnliche Symptome aufweisen.

Manche Experten glauben, daß sich Endometriose bei wirklich gründlicher Untersuchung bei jeder Frau feststellen läßt.[6] Ich teile diese Auffassung. Ich habe bei laparoskopischen Tubensterilisationen (Eileiterunterbrechung) bei einer überraschend hohen Zahl von Frauen Endometriose festgestellt, die nicht die geringsten Symptome hatten. Weder sie noch ich hatten damit gerechnet. Mich würde interessieren, wie verbreitet Endometriose bei Frauen ist, die keine Symptome haben. Ich halte es für wahrscheinlich, daß es bei allen Frauen rudimentäre Zellen in der Beckenhöhle gibt, die sich zu endometrischem Gewebe entwickeln können. Wenn aber jede Frau das Potential zur Entwicklung von Endometriose besitzt, dann muß man fragen, warum manche und nicht alle Frauen Symptome bekommen. Die medizinischen Autoritäten können diese Frage nicht beantworten, und deshalb muß jede Frau selbst die Antwort finden und die Botschaft ihrer Symptome entschlüsseln.

Die häufigsten Fragen

Warum haben so viele Frauen Endometriose? In meiner Ausbildungszeit wurde Endometriose sehr viel seltener diagnostiziert als heute. Für diesen scheinbaren Zuwachs gibt es viele Gründe. Dank der mittlerweile entwickelten Methode der Laparoskopie (Bauchspiegelung) kann Endometriose heute besser diagnostiziert werden; die Patientinnen müssen außerdem keine längeren Krankenhausaufenthalte mehr auf sich nehmen, sondern können am selben Tag wieder nach Hause gehen. Da die Bauchspiegelung eine direkte Beobachtung der Beckenorgane ohne große chirurgische Eingriffe ermöglicht, wird sie bei Beckenschmerzen mittlerweile routinemäßig durchgeführt.

Außerdem spielt die Tatsache eine Rolle, daß Frauen heute später und seltener Kinder bekommen und deshalb mehr Menstruationszyklen erleben als in der Vergangenheit. Da Endometriose mit den Hormonen zusammenhängt, kann ein Östrogenniveau, das über eine lange Zeit relativ hoch ist und nicht durch Schwangerschaft oder Stillen unterbrochen wird, das Auftreten dieser Störung fördern.

Ist Endometriose erblich? Endometriose liegt oft in der Familie, deshalb spielt Vererbung zumindest eine gewisse Rolle. Unter meinen Patientinnen waren einige, deren Mütter und Schwestern ebenfalls Endometriose hatten. Allerdings bekommt man Endometriose nicht zwangsläufig, wenn eine Schwester daran erkrankt, vor allem dann nicht, wenn man ein anderes Leben führt als sie. Das genetische Potential für Endometriose wird meist nur dann manifest, wenn es von Umgebung und Lebensgewohnheiten gefördert wird. Eine sehr fettreiche Ernährung wirkt sich günstig auf Endometriose aus und läßt sich in Familien nachweisen, in denen sie gehäuft auftritt. Nach meiner Erfahrung verstärkt vor allem der Verzehr von Milchprodukten die Schmerzen bei Endometriose.

Kann Endometriose die Fruchtbarkeit beeinträchtigen? Unter den Endometriosepatientinnen sind viele fruchtbare Frauen, deren Hauptproblem die Schmerzen sind. Endometriose ist nicht die Ursache von Unfruchtbarkeit, kann aber wesentlich dazu beitragen. Zwischen 40 und 50 Prozent aller Frauen, die wegen Unfruchtbarkeit laparoskopisch untersucht werden, haben Endometriose.[7] Andererseits haben aber auch viele Frauen mit Endometriose die für Unfruchtbarkeit charakteristischen schweren Vernarbungen im Uterus. Dr. David Redwine weist denn auch darauf hin, daß »die Untersuchung der Krankheit bei überwiegend unfruchtbaren Frauen nur zur Verwirrung beiträgt.«[8] Es ist möglich, daß die noch unklaren Ursachen der Endometriose auch zur Sterilität führen können, aber das eine bedingt nicht zwangsläufig das andere.[9]

Was sind denn nun die Ursachen der Endometriose? Trotz einer Vielzahl von Theorien weiß heute niemand genau, was Endometriose ist und warum so viele Frauen sie anscheinend haben. Der klassischen Theorie zufolge entsteht Endometriose durch einen Rückstau bei der Menstruation, das heißt, ein Teil des Menstruationsbluts und der Gebärmutterschleimhaut wandert zurück in die Eileiter, setzt sich dann im Beckengewebe fest und fängt dort an zu wachsen.[10] Da aber ein solcher Rückstau wohl bei jeder Frau irgendwann einmal vorkommt, kann diese Theorie nicht erklären, warum manche Frauen die Krankheit bekommen und andere nicht. Eine andere Theorie geht davon aus, daß sich Beckengewebe spontan in endometrisches Gewebe verwandelt, möglicherweise aufgrund einer Reizung oder hormoneller Aktivität.

Auch die Ursachen für die Schmerzen, die bei Endometriose auftreten, sind noch nicht geklärt. Wir wissen, daß Endometriose zum Teil durch die Hormone des Menstruationszyklus stimuliert wird und daß sich die Schmerzen beim Eisprung und in den prämenstruellen und menstruellen Zyklusphasen verschlimmern. Da die endometrischen Herde aus demselben Gewebe bestehen wie die Gebärmutterschleimhaut, kann man annehmen, daß sie zur Zeit der Periode ebenfalls mikroskopisch kleine Mengen Blut ausscheiden. Manche Experten nehmen an, daß dabei chemische Stoffe abgeben werden, die zu monatlichen Blutungen in den Haargefäßen des Bauchfells (das die Beckenorgane umgibt und an dem die Endometriose festgestellt wird) und mit der Zeit zu schmerzhaften Zysten und Verklebungen in der Bauchhöhle führen, die unter den entsprechenden Umständen aktiviert werden können.

Die für mich einleuchtendste Theorie geht davon aus, daß Endometriose angeboren und bereits bei der Geburt vorhanden ist.[11] Sie entsteht demnach aus embryonalem weiblichem Genitalgewebe, das im Laufe der Entwicklung den Weg ins Innere des Uterus nicht gefunden hat. Damit läßt sich erklären, warum Endometriose familiär gehäuft vorkommen kann und warum manche Mädchen *von der ersten Periode an* schwere Schmerzen haben, die auf Endometriose zurückgehen. Aber dennoch können nach dieser Theorie alle Frauen Endometriose bekommen, wenn entsprechende Umstände die embryonalen Zellen im Becken stimulieren.

Normalerweise geht man in der Gynäkologie davon aus, daß Endometriose progressiv verläuft und mit der Zeit immer schlimmer wird. Andererseits konnte aber in manchen Studien, unter anderem in der von Dr. Redwine, gezeigt werden, daß sich die Krankheit bei vollständiger chirurgischer Entfernung des Endometriosegewebes nicht ausbreitet und auch nicht wiederkehrt. Manche Anzeichen sprechen für eine statische Erkrankung, die zwar ihre Erscheinungsformen mit der Zeit verändert, aber sich nicht ausbreitet und nicht schlimmer wird.

Bei Bauchspiegelungen zur Diagnose von Beckenschmerzen wird Endometriose im Frühstadium oft übersehen, weil die meisten Ärzte gelernt haben, nur auf die charakteristischen schwarzen »Schießpulver«-Flecken zu achten. Tatsächlich gibt es sie aber in vielen Farben: durchsichtig, weiß, gelb, blau und rot. Im Anfangsstadium sind sie oft schwach ausgeprägt und ohne die entsprechenden Geräte kaum zu erkennen.[12]

Die Farbe der endometrischen Schädigungen hängt wahrscheinlich von den Blutungen der Haargefäße der Umgebung ab. Mit der Zeit werden die Flecken immer dunkler, gelegentlich auch schwarz, je nach der Stärke der vorhandenen Narben. Je älter die Patientin ist, desto höher wird die Wahrscheinlichkeit einer klassischen Endometriose mit schwarzen »Schießpulver«-Läsionen und »Schokoladenzysten« der Eierstöcke. (Durch Endometriose der Eierstöcke können sich große, mit altem Blut gefüllte Eierstockzysten entwickeln, deren Inhalt bei einer Operation wie Schokoladensyrup aussieht.)

Die Verbindung zum neuroendokrinen System und zum Immunsystem

Der Schlüssel zur Interpretation der individuellen Botschaft der Endometriose liegt in der Interaktion von Gedanken, Gefühlen und Immunsystem. Bei Untersuchungen des Immunsystems von Frauen mit symptomatischer Endometriose wurden häufig Antikörper gegen Eigengewebe festgestellt, die als Autoantikörper bezeichnet werden. Das bedeutet, daß Aspekte des Selbst auf einer tiefen Ebene vom Geist ihres Beckens abgelehnt werden.

Autoantikörper greifen störend in verschiedene Prozesse der menschlichen Reproduktion ein, unter anderem in die Funktion der Spermien, den Befruchtungsprozeß und den normalen Schwangerschaftsverlauf. Ihr Auftreten kann erklären, warum Unfruchtbarkeit und Endometriose bei Frauen oft gemeinsam auftreten. Es gibt einen eindeutigen Zusammenhang zwischen Endometriose und einer reduzierten Befruchtungsfähigkeit des Eies, geringeren Erfolgsraten bei In-vitro-Fertilisation (Reagenzglasbefruchtung) und häufigen Fehlgeburten. Die klinisch-therapeutische Arbeit von Niravi Payne mit Frauen, die an Unfruchtbarkeit und Endometriose leiden, hat eindeutig gezeigt, daß diese Frauen einer Schwangerschaft unbewußt ambivalent gegenüberstehen: Ihr Verstand wünscht sie, aber ihr Herz ist sich nicht sicher. Der Nachweis dieser anomalen Autoantikörper bei Endometriosepatientinnen ist ein Schlüssel zum Verständnis der Merkmale der Krankheit, die sich dem Verständnis der Wissenschaftler entziehen, für die Endometriose ein rein strukturelles Problem ist, etwa vergleichbar mit einem Tumor, den es zu entfernen gilt.[13]

Die Entwicklung von Antikörpern gegen eigenes Körpergewebe ist auch für andere Autoimmunkrankheiten charakteristisch, die der konventionellen Medizin ein Rätsel sind und sich nicht im üblichen Sinne »behandeln« lassen. Das Immunsystem ist hochsensibel; von seiner Fähigkeit, zwischen Selbst und Nichtselbst zu unterscheiden, hängt unser Überleben ab. Die Frage ist, aus welchen Gründen das Immunsystem selbstzerstörerische Befehle befolgt. Wir können den Nachweis, daß das Immunsystem sich an Botschaften unseres Geistes hält, zur Heilung heranziehen.

Behandlung

Für Frauen mit symptomatischer Endometriose ist ein umfassendes Behandlungsprogramm am geeignetsten, mit dem das Immunsystem voll unterstützt wird; gleichzeitig sollten sie offen sein und herauszufinden versuchen, was sie in ihrem Leben verändern müssen. Meine Patientinnen haben Endometriosesymptome mit den verschiedensten Behandlungsmethoden heilen können. Vor allem aber haben sie zu verstehen gelernt, was sie zur echten Heilung brauchen, im Gegensatz zur bloßen Symptombehandlung.

Hormone. Die übliche Behandlung der Endometriose ist eine Hormontherapie, meist mit oralen Verhütungsmitteln, Gestagenen oder Hormonpräparaten, die auf die Keimdrüsen einwirken (Danazol, SRH, GnRH-Analoga). Diese Medikamente wirken auf die Hirnanhangdrüse (Hypophyse) und lösen eine Art vorübergehendes Klimakterium aus, so daß die Endometriose »austrocknet«, weil das Gewebe nicht mehr zyklisch zum Wachstum stimuliert wird.

Diese künstlichen Hormonpräparate werden auch vor Operationen gegeben; das soll die Endometriose reduzieren helfen. Das Problem dieser Behandlungsmethoden besteht darin, daß sie die Krankheit nicht wirklich heilen können; sie verhindern nur eine Zeit lang ihre hormonelle Stimulation. Außerdem leiden viele Frauen unter den Nebenwirkungen der Medikamente. Danazol zum Beispiel kann auch vermännlichende Effekte haben, etwa zunehmende Behaarung und eine tiefere Stimme. Das ist ein Grund, die Behandlung sofort abzubrechen. Die meisten Frauen nehmen während der Behandlung zu. Eine Therapie mit SRH führt zu Hitzewallungen, dünner werdendem Scheidengewebe und Knochenschwund. Trotzdem sind manche Frauen dringend auf diese Hormonbehandlung angewiesen, um ihre Schmerzen loszuwerden, auch wenn diese nach der Behandlung oft wiederkommen.

Vor kurzem sprach ich mit einer Patientin, die den Sommer über Hormone genommen hatte. Sie schwärmte: »Es war ganz phantastisch. Ich konnte Zelten, Wasserskilaufen und Drachenfliegen, ohne mich um die Schmerzen kümmern zu müssen. Ich habe mich einfach toll gefühlt. Ich weiß, daß ich diese Medikamente nicht dauernd nehmen kann, aber es geht mir wirklich gut.« Zu diesem Zeitpunkt war die Behandlung bereits seit zwei Wochen beendet, und die Schmerzen kamen allmählich wieder. Wir sprachen über weitere Behandlungsmöglichkeiten. Nach gründlichem Nachdenken beschloß sie, ihren Tagesablauf so umzustellen, daß sie sich besser ernähren konnte, und war auch bereit, drei Monate lang nichtmedikamentöse Behandlungsmethoden auszuprobieren. Sie wußte, daß sie sich immer noch operieren lassen konnte, wenn sonst nichts half.

Obwohl sich die Klimakteriumssymptome, zu denen beispielsweise SRH führt, nach dem Absetzen des Medikaments anscheinend wieder zurückbilden, machen mich solche Therapien immer etwas nervös. Ich verschreibe sie nur in Einzelfällen, in denen es keine Alternativen zum momentanen Lebensstil der Patientinnen gibt. Dabei handelt es sich meist um Frauen, die einen Beruf mit sehr hohen Anforderungen, großem Arbeitsaufwand, häufigen Reisen und wenig Freizeit nicht aufgeben wollen oder können. Solche Frauen können dank Medikamenten dann Tätigkeiten weiterführen, die ihnen auf einer gewissen Ebene trotzdem schaden. Ich mache mir Sorgen, wenn Patientinnen diese Medikamente nehmen, vertraue aber auch darauf, daß sie aus jeder Behandlungsentscheidung etwas lernen können. Ich verlasse mich darauf, daß die Gründe, die sie zu mir geführt haben, sie auch offener für das Wissen ihres Körpers machen werden. Wenn es für sie an der Zeit ist, wissen sie, daß sie wiederkommen und andere Methoden ausprobieren können.

Nach den klinischen Erfahrungen von Dr. John Lee, einer Kapazität für die klinische Behandlung mit natürlichem Progesteron habe ich einige meiner Endometriosepatientinnen in letzter Zeit auch mit natürlichem Progesteron behandelt (siehe 5. Kapitel). Natürliches Progesteron verringert die Auswirkungen des Östrogens auf die Endometrioseherde und kann deshalb der Endometriose entgegenwirken. Es hat keine Nebenwirkungen und ist gut verträglich.

Operationen. Viele Frauen mit schwerer Endometriose, die jahrelang Hormone und Schmerzmittel genommen haben, entscheiden sich schon in jungen Jahren freiwillig für eine vollständige Entfernung von Gebärmutter und Eierstöcken. Viele erfahren erst später, daß es Alternativen zu dieser aggressiven chirurgischen Behandlung gegeben hätte.

Konservativere Operationen, bei der nur die Endometriose und nicht die Organe entfernt werden, sind oft sehr hilfreich. Mehr und mehr Gynäkologinnen und Gynäkologen beherrschen heute die laparoskopische Chirurgie und können die Endometriose restlos entfernen. Wenn nicht alle Herde entfernt werden, kommt der Schmerz wahrscheinlich wieder, aber bei korrekten pelviskopischen Eingriffen tritt der Schmerz nur in zehn Prozent aller Fälle wieder auf, wobei die Schmerzen meist nicht auf die Endometriose, sondern auf Myome, Verklebungen oder Adenomyose zurückgehen (siehe 5. Kapitel). Frauen, die sich wegen ihrer Endometrioseschmerzen operieren lassen wollen, sollten darauf achten, daß ihre Ärzte die laparoskopische Chirurgie wirklich beherrschen.

Energiemedizin. Alles, was die Funktionen des Immunsystems verbessert und den Energiefluß im Körper steigert, kann bei Endometriose helfen. Beantworten Sie die folgenden Fragen ehrlich:

- Welche emotionalen Bedürfnisse haben Sie?
- Welche beruflichen oder privaten Veränderungen wären für Sie wirklich förderlich?
- Gibt es Konkurrenzen oder Konflikte, aus denen Sie sich nicht befreien können? Sind Sie bereit, Veränderungen einzuleiten?
- Bekommen Sie genügend Ruhe?
- Glauben Sie, daß Sie die Macht haben, Ihre Lebensbedingungen zu verändern?

Machen Sie mindestens dreimal wöchentlich einstündige Rizinusölpackungen auf dem Unterbauch (siehe Seite 152). Achten Sie darauf, welche Gedanken, Bilder und Gefühle dabei auftauchen. Machen Sie eventuell eine Akupunkturbehandlung mit chinesischen Kräutern. Lassen Sie mindestens alle zwei Wochen eine Vollmassage machen. Was fällt Ihnen nach der Massage auf?

Ernährungsumstellung. Endometriose ist eine Erkrankung, die auf Östrogen reagiert. Zu fette Ernährung stimuliert die Produktion überschüssigen Östrogens und das wiederum stimuliert Endometriose. Entsprechend verschwinden die Symptome nach einer fettarmen, ballaststoffreichen Diät ohne Milchprodukte (auch fettarme) oft oder verbessern sich zumindestens. Wenn Sie das ausprobieren wollen, streichen Sie mindestens einen Monat lang sämtliche Milchprodukte vom Speiseplan.

Eine meiner Patientinnen hatte seit vielen Jahren Endometriose; weder Hormonpräparate noch chirurgische Eingriffe hatten geholfen. Nach ihrem völligen Verzicht auf Milchprodukte dagegen verschwanden die Symptome und sind in den letzten zehn Jahren nicht wiedergekommen. Vor kurzem ist sie problemlos zum ersten Mal schwanger geworden, obwohl ihr ein anderer Arzt gesagt hatte, sie könnte wahrscheinlich nie ein Kind bekommen.

Nehmen Sie ein gutes Multivitaminpräparat mit viel B-Vitaminen und Magnesium (etwa 50 mg von jedem der B-Viamine und 400 bis 800 mg Magnesium).

Berichte von Frauen

Doris: Von der Endometriose lernen. Doris war 41 Jahre alt, als sie zum ersten Mal zu mir kam. Sie war eine erfolgreiche Geschäftsfrau, die sehr viel arbeitete und oft unterwegs war, aber wenig Zeit für sich und ihre persönlichen emotionalen Bedürfnisse hatte. Sie hatte starke Monatsblutungen, die nachts schlimmer wurden und gelegentlich auch die Bettwäsche durchtränkten. Sie klagte über Wassereinlagerungen und schwere Menstruationskrämpfe. Ihr Uterus war durch Myome so groß wie in der zehnten oder zwölften Schwangerschaftswoche. Sie hatte mehrere Fehlgeburten und eine Abtreibung gehabt und war unfruchtbar. Bei einer Bauchspiegelung, die ein anderer Arzt durchgeführt hatte, war neben den Myomen eine Endometriose festgestellt worden, die seiner Meinung nach mit für die Fehlgeburten verantwortlich war. Er hatte ihr eine Hysterektomie vorgeschlagen, weil er der Meinung war, sie würde auch weiterhin schwere und problematische Perioden haben und langfristig um die Operation nicht herumkommen. Da sie sich mit dieser Diagnose nicht abfinden wollte, kam sie zu mir, um sich über die Alternativen zu informieren.

Bei der ersten Untersuchung stellte ich Druckempfindlichkeit an der Gebärmutterhinterwand fest, was für Frauen mit Endometriose typisch ist. Ich fragte sie nach ihren Lebensgewohnheiten, ihrer Ernährung, nach Fehlgeburten, Sport und Streß. Ich war wie sie der Meinung, daß eine Operation im Augenblick nicht nötig war, und schlug mehrere Behandlungsalternativen vor, unter anderem Verzicht auf Milchprodukte, Rizinusölpackungen (siehe Seite 152) auf dem Unterbauch und Vitaminpräparate. Außerdem empfahl ich ihr, Bücher über Perfektionismus, Sucht und Vollwerternährung zu lesen. Aus dem, was Doris mir von sich erzählte, schloß ich, daß ihre Gefühle zu den Fehlgeburten und der Abtreibung Heilung brauchten. Doris akzeptierte meine Vorschläge. Um Zugang zu ihren Gefühlen zur Fruchtbarkeit zu bekommen, schrieb sie Briefe an die ungeborenen Wesen, die sie in ihrem Körper getragen hatte. Später schrieb sie mir: »In irgendeiner Form waren sie offensichtlich noch in meinem Geist und hatten die körperliche Gestalt von Myomen und vielleicht auch Endometriose angenommen. Nachdem ich die Briefe geschrieben hatte, hatte ich ein unglaubliches Erlebnis. Dank bestimmter Visualisierungsmethoden konnte ich mich schon länger regelmäßig an meine Träume erinnern. Eines Nachts hatte ich einen Traum, in dem ich mir meines Körpers völlig bewußt war; ich träumte, daß Tausende von weißen Tauben aus meinem Uterus flogen. Ich fühlte mich unbeschreiblich leicht und weinte beim Aufwachen vor Freude.«

Drei Monate nach dieser Traumerfahrung stellte ich bei der Untersuchung fest, daß die Myome und die Druckempfindlichkeit größtenteils verschwunden waren. Die Myome hatten sich anscheinend zu einer weichen Masse verdichtet, die definitiv kleiner war als bei der ersten Untersuchung. Doris ist aufgefallen, daß es ihr gut geht und sie keine Symptome hat, sobald sie auf sich achtet, sich an ihre Diät hält, Sport treibt und etwas für sich tut. Die Myome sind zwar nicht völlig verschwunden, aber seit Jahren nicht mehr gewachsen. Es gibt keine Druckempfindlichkeit bei der Untersuchung mehr, ein sicheres Anzeichen dafür, daß die Endometriose inaktiv ist.

Doris hat mit Hilfe ihres Körperwissens schmerzhafte Erfahrungen geheilt, die sie bis dahin nicht betrauert hatte. Sie hat sich auf das Risiko eingelassen, ihr Selbstbild völlig zu verändern; eine Veränderung, die oft nötig wird, wenn eine Frau sich auf tiefer Ebene heilen will. Das erfordert meist eine sehr gründliche und ehrliche Überprüfung der wirklichen Einstellung zur eigenen Weiblichkeit. Oft müssen auch die Aktivitäten in der Außenwelt zurückgenommen und ein gesundes Gleichgewicht zwischen dem inneren und dem äußeren Selbst geschaffen werden.

Myome

Myome sind gutartige Tumoren der Gebärmutter und wachsen an den Außen- und Innenwänden der Gebärmutter sowie in der Gebärmutterhöhle (siehe Abbildung 5). Sie bestehen aus hartem, weißem, körnigem Gewebe, das ein quirlförmiges Muster hat, und sind bei etwa 20 bis 50 Prozent aller Frauen vorhanden. Eine meiner Patientinnen, die die Entfernung ihres Myoms im Spiegel beobachtete, sagte später, das Aussehen des Myoms hätte sie sehr überrascht: »Ich habe gedacht, es wäre weich und klebrig. Es sieht aber eher aus wie ein Stück Plastik, wie das Zeug, aus dem man Küchenbrettchen macht.«

Myome sind für 33 Prozent aller gynäkologischen Krankenhauseinweisungen verantwortlich; in den USA sind sie der Hauptgrund für Hysterektomien.[14] Sie sind bei schwarzen Frauen drei- bis neunmal häufi-

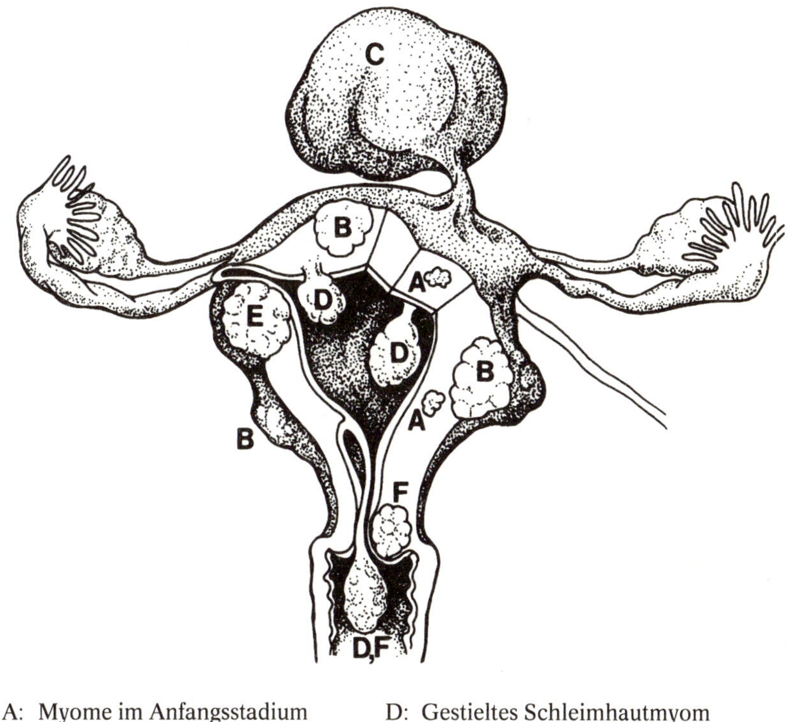

A: Myome im Anfangsstadium
B: Subseröses Myom
C: Gestieltes Myom
D: Gestieltes Schleimhautmyom
E: Submuköses Myom
F: Zervikales Myom

Abbildung 5: Diagramm der Myome

ger als bei weißen. Viele Frauen erfahren erst bei einer Routineuntersuchung, daß sie ein Myom haben. Die konventionelle Medizin hat keine Erklärung für die Ursachen.

Für Caroline Myss repräsentieren Myome die Kreativität, die wir nie ausgedrückt haben. Dazu gehören auch »Phantasie«-Selbstbilder, die nie ans Tageslicht gekommen sind, und die kreativen Geheimnisse unserer anderen »Selbste«. Aber auch wenn wir unsere Lebensenergie in eine Sackgasse lenken, entstehen Myome, zum Beispiel dann, wenn wir einem Beruf oder einer Beziehung entwachsen sind. Ich sage Frauen mit Myomen, sie sollten über ihre Beziehungen zu anderen Menschen und über den Ausdruck ihrer Kreativität meditieren. Myome sind oft mit Konflikten im Bereich Kreativität, Reproduktion und Beziehungen verbunden.[15] Meiner Meinung nach sind in unserer sich schnell verändernden Gesellschaft, in der sich auch die Rolle der Frauen ständig verändert, Konflikte bei der Kindererziehung nicht nur ein individuelles, sondern vor allem ein gesellschaftliches Problem. Eine Patientin, die ihr Myom gesehen hatte, sagte, sie könnte es sich gut als eine Form harter, unversöhnlicher Wut vorstellen. Die Tatsache, daß diese Tumore bei so vielen Frauen vorhanden sind, kann als Beweis für die kollektiv blockierte kreative Energie in unserer Kultur gelten.

Symptome

Die meisten Frauen mit Myomen sind symptomfrei und erfahren erst bei einer gynäkologischen Routineuntersuchung davon. Ob ein Myom symptomatisch wird oder nicht, hängt davon ab, wie groß es ist und wo es in der Gebärmutter lokalisiert ist. Myome, die in den Muskelwänden der Gebärmutter direkt unter der Oberfläche (subserös) sitzen, sind meist symptomfrei, während Myome in der Gebärmutterschleimhaut (submukös) oft schwere oder unregelmäßige Blutungen verursachen können. Manche Myome sind mit einem dünnen Stiel innen oder auch außen mit der Gebärmutter verbunden und werden als gestielte Myome bezeichnet. Wenn sie außen an der Gebärmutter sitzen, werden sie oft mit Eierstocktumoren verwechselt. Ich hatte auch zwei Patientinnen, die sechs Zentimeter lange Myome durch den Gebärmutterhals quasi »geboren haben«. Diese konnte ich einfach entfernen, indem ich den Stiel klammerte und dann durchtrennte. Beide Patientinnen hatten keine weiteren Probleme.

Bei Frauen mit Myomen und Endometriose kann es zu Menstruationskrämpfen, Beckenschmerzen oder beidem kommen. Bei den meisten Myomen reicht es, sie etwa alle halbe Jahre auf ihre Größe zu untersuchen und ansonsten zu belassen.

Blutungen. Manche Frauen mit Myomen haben extrem schwere Perioden, die zu Anämie und Müdigkeit führen und sie gelegentlich sogar ans Haus fesseln können. Wenn Myome sehr schnell wachsen, die Hormone einer Frau im Fluß sind (was um die Zeit des Klimakteriums sehr häufig vorkommt) oder sie unter starkem Streß steht, kann es auch zu Blutungen aus den Myomen selbst kommen. Manche Frauen haben sich so an ihren starken monatlichen Blutverlust gewöhnt, daß sie gar nicht mehr wissen, was eine »normale« Blutung ist.

Myome können deshalb so starke Blutungen hervorrufen, weil der Uterus sehr stark mit Blut versorgt wird. Bei submukösen Myomen (die direkt unter der Gebärmutterschleimhaut angesiedelt sind), fällt es dem Körper besonders schwer, die menstruelle Blutung auf normale Weise, das heißt durch Muskelkontraktionen des Uterus, zu beenden, da die Myome diesen Mechanismus beeinträchtigen können. Bei anomalen Blutungen ist eine Endometriumsbiopsie (Entnahme einer Gewebeprobe aus dem Uterus) und gelegentlich auch eine Ausschabung nötig, um sicherzugehen, daß sie durch Myome und nicht durch Krebs verursacht werden. Das gilt besonders in den Fällen, in denen Frauen in unregelmäßigen Abständen Zwischenblutungen haben.

Rückbildung von Myomen. Ein Myom kann sich nach anfänglichem schnellem Wachstum zurückbilden, zum Beispiel in besonders belastenden oder emotional fordernden Phasen, während der Schwangerschaft oder im Jahr vor dem Klimakterium. Zu dieser Rückbildung kann es kommen, wenn die Blutversorgung des Myoms nicht mehr ausreicht und das Zentrum des Myoms nicht mehr über das Blut mit Sauerstoff versorgt wird. Die Nerven im Innern des Gewebes registrieren diesen Sauerstoffmangel als Schmerz, wie es etwa auch bei Frostbeulen der Fall ist. Der Schmerz kann lästig werden, ist aber nicht lebensbedrohlich. Die Rückbildung im Zentrum des Myoms führt oft zu einer Schrumpfung, gelegentlich auch zum völligen Verschwinden. In beiden Fällen hört der Schmerz nach etwa einer Woche wieder auf, weil sich die Nerven dann umgestellt haben.

Druck im Becken und häufiges Urinieren. Je nach der Lage eines Myoms können Symptome auftreten, die durch Druck auf ein anderes Organ entstehen, etwa das Rektum oder die Blase. Das Resultat sind Druck- oder Völlegefühle im Enddarm, im unteren Rücken oder im Unterbauch. Wenn das Myom vor der Gebärmutter und relativ tief sitzt, kann der Druck auf die Blase deren Speicherfähigkeit beeinträchtigen und die Blasennerven reizen. Die Folgen sind häufiges Urinieren oder Ausscheiden relativ kleiner Urinmengen. Diese Symptome sind lästig, aber insgesamt nicht schädlich für den Körper. In meiner Praxis habe ich keinen Fall erlebt, in denen ein Organ durch ein angrenzendes Myom geschädigt wurde. Gelegentlich kann ein sehr großes Myom den Harnleiter (der von der Niere zur Blase führt) im Liegen teilweise blockieren. Weder in der Urologie noch in der Gynäkologie weiß man genau, ob dadurch langfristig Nierenprobleme entstehen können. Die meisten Frauen mit Myomen, die groß genug sind, um Druck auf den Harnleiter auszuüben, entscheiden sich für eine Operation. Ich habe allerdings mehrere Patientinnen, denen es auch ohne Operation gut geht und die keine Probleme mit den Nieren haben. Bei einer dieser Frauen, die seit mindestens zehn Jahren eine sehr stark vergrößerte Gebärmutter mit zahlreichen Myomen hatte, haben gerade die Wechseljahre angefangen, und ihre Myome schrumpfen sehr schnell.

Die häufigsten Fragen

Was ist, wenn ich ein Myom habe? Wenn ich bei einer Patientin zum ersten Mal ein Myom taste, mache ich normalerweise eine Ultraschalluntersuchung, um die Größe zu messen und den Zustand der Eierstöcke zu überprüfen, da sich bei einer Tastuntersuchung ein Gewächs am Eierstock nicht immer von einem Gebärmuttermyom unterscheiden läßt.

Kann sich aus Myomen Krebs entwickeln? Myome sind so gut wie nie kanzerogen (in weniger als einem von tausend Fällen entwickelt sich ein Myom zu einem Sarkom, das heißt einer sehr seltenen Form des Gebärmutterkrebses. Um ganz sicherzugehen, muß man sie allerdings entfernen und mikroskopisch untersuchen). Da das Risiko, bei einer operativen Entfernung der Gebärmutter zu sterben, etwa eins zu tausend ist, ist das Operationsrisiko höher, als die Gefahr, daß aus einem Myom Krebs wird. Das häufigste Problem bei Myomen liegt darin, daß sie tendenziell wachsen und Blutungen verursachen. Bei den vielen Frauen, mit denen ich gearbeitet habe, hat sich aber gezeigt, daß Myome bei einer Veränderung der damit verbundenen zugrundeliegenden Energiemuster, Lebensprobleme, Konflikte und emotionalen Themen nicht wachsen und auch sonst keine Probleme verursachen.

Sind Myome erblich? Myome können in der Familie liegen. Einer meiner Patientinnen erzählte, seit drei Generationen hätten alle Frauen in ihrer Familie Myome. Sie ist entschlossen, als erste Frau ihrer »Sippe«

mit intakter Gebärmutter die Wechseljahre zu erreichen. Sie hat ihre Ernährung umgestellt und ist jetzt völlig symptomfrei.

Wie bei familiärem Alkoholismus ist auch in »Myom-Familien« die einzelne Frau mit einem familiären Überzeugungssystem konfrontiert, aus dem sie sich schwer befreien kann. Ich habe vor kurzem einen Artikel mit dem Titel ›Meine Mutter, meine Zellen‹ gelesen, in dem die Autorin ihre Schwierigkeiten mit ihrer »ererbten« Neigung zu Eierstockkrebs beschrieb, die sie erschreckte und die sie nicht kontrollieren konnte.

In unserer Gesellschaft gilt eine genetische Veranlagung oft als unvermeidliche »Verurteilung« zu der entsprechenden Krankheit. Aber ob sich eine Krankheit manifestiert oder nicht, hängt in hohem Maße von Umweltfaktoren ab. Manche Menschen mit der genetischen Veranlagung zu Mukoviszidose zum Beispiel weisen keinerlei Anzeichen der Erkrankung auf und werden fünfzig Jahre alt oder älter, und viele Frauen, in deren Familien Brustkrebs sehr häufig ist, bekommen trotzdem keinen Krebs.

Viele Frauen, in deren Familie sich Myome, Eierstockzysten und Endometriose häufen, haben diese Krankheiten zwar bekommen, sind aber auch wieder gesund geworden. Eine Patientin faßte einen notwendigen Teil ihrer Heilung so zusammen: »Ich habe schließlich erkannt, daß ich nicht meine Mutter bin. Ich muß ihr Leben nicht in meinem Körper ausleben.« Es wäre sinnvoll, in Familien mit Erbkrankheiten die Mitglieder zu untersuchen, die die Krankheit *nicht* bekommen, weil sie wahrscheinlich das Familienmuster durchbrochen und die Erwartungen ihrer Familie nicht ausgelebt haben, weder auf der Zellebene noch sonst.

Können Myome zu Störungen in der Schwangerschaft führen? Während der Schwangerschaft ist der Hormonspiegel deutlich erhöht; bereits vorhandene Myome können jetzt sehr schnell wachsen. Wenn sie sich zurückbilden, können sie gelegentlich Gebärmutterkontraktionen auslösen, durch die es zur Fehlgeburt kommen kann. Das ist aber nicht bei allen Myomen der Fall. Ich habe Patientinnen gehabt, die trotz Myomen von der Größe einer Grapefruit schwanger wurden, das Kind austrugen und eine ganz normale, komplikationsfreie Geburt erlebten.

Eine 29jährige Frau in der zwölften Schwangerschaftswoche kam wegen eines großen Myoms im hinteren Teil der Gebärmutter zu mir. Sie hatte die Schwangerschaft nicht geplant, freute sich aber sehr darüber. Ihr Arzt hatte ihr empfohlen, abzutreiben und das Myom vor einer erneuten Schwangerschaft zu entfernen. Er glaubte, das Myom würde zu einer Frühgeburt führen, bevor das Baby lebensfähig wäre. In diesem

Dilemma brauchte die Patientin eine Ärztin, die bereit war, die Schwangerschaft zu begleiten, die wußte, daß es Komplikationen geben könnte, aber gleichzeitig auch *offen für die Chance* fehlender Komplikationen war. Die Schwangerschaft verlief normal, bis zum Ende hatte sie weder Schmerzen noch Blutungen oder vorzeitige Wehen. Nach acht Stunden Wehen gebar sie eine sieben Pfund schwere Tochter. Sechs Wochen nach der Geburt war ihr Myom bei der Kontrolluntersuchung auf die Größe einer Frauenfaust geschrumpft.

Myome können zu Fehlgeburten oder Sterilität führen, vor allem, wenn sie die Gebärmutterhöhle stark verändert haben. Ob es Komplikationen gibt, hängt wahrscheinlich von der Lokalisation des Myoms in der Gebärmutter und von seiner Nähe zu Embryo und Plazenta ab. Mit Hilfe von Ultraschall, Hysterosalpingographie (Röntgenuntersuchung, bei der ein Kontrastmittel in Gebärmutter und Eileiter gespritzt wird) oder der Kernspintomographie kann man sich vor einer Schwangerschaft Klarheit über den Sitz des Myoms verschaffen.

Bei manchen Frauen wuchern die Myome während der Schwangerschaft. Dann wird meist eine Einweisung ins Krankenhaus, Schmerzmittel und ständige Beobachtung angeordnet. Im allgemeinen schaden Myome dem Embryo nicht, es sei denn, sie reizen die Gebärmutter so sehr, daß sie sich zusammenzieht und vorzeitige Wehen auslöst. Es gibt keine Garantien gegen mögliche Komplikationen durch Myome in der Schwangerschaft, weil in dieser Zeit die gesamte Gebärmutter wächst, einschließlich der darin sitzenden Myome. Je weiter ein Myom von der Gebärmutterhöhle entfernt ist, desto weniger Probleme wird es wahrscheinlich verursachen. Manche Ärztinnen und Ärzte sind zu einer abwartenden Haltung gegenüber Myomen und Schwangerschaft bereit. Sie meinen, die Patientin solle ruhig schwanger werden und abwarten, was passiert. Andere empfehlen, das Myom vor einer Schwangerschaft entfernen zu lassen.

Wachsen die Myome oder verschwinden sie? Vielen Frauen wird schon bei relativ kleinen Myomen eine Entfernung der Gebärmutter (Hysterektomie) empfohlen, um die Risiken und Komplikationen bei der Operation größerer Myome zu vermeiden. Wie zahlreiche Untersuchungen belegen, gibt es für diese Auffassung wenig oder gar keine Rechtfertigung.[16] Myome wachsen manchmal, aber durchaus nicht immer. In den Jahren vor der Menopause, wenn der Hormonspiegel stark schwankt, tendieren sie gelegentlich zu relativ raschem Wachstum, bilden sich danach aber ebenso rasch zurück. Eine 49jährige Patientin, die kurz vor der Menopause steht und die seit mehr als zehn Jahren bei mir in Behandlung ist, kann ihre Myome durch die Bauchdecke mit den Fingern spüren. Wie sie sagt, wachsen sie unmittelbar vor der Periode bis zum Bauchnabel und schrumpfen innerhalb von drei Tagen nach dem Ende der Periode bis kurz vor den Beckenknochen. Myome verändern häufig ihre Größe während des Menstruationszyklus; am größten sind sie während des Eisprungs und kurz vor Beginn der Periode. Auch in Streßphasen werden sie häufig größer. Sie sollten etwa alle sechs Monate ärztlich überprüft werden. Es gibt keinen Grund für eine schnelle Operation, wenn nicht wiederholt schwere Blutungen auftreten, die sich durch Hormonbehandlung oder andere Mittel nicht unter Kontrolle bringen lassen.

Manchmal können Myome auch ganz verschwinden. Ich habe vor kurzem eine fromme Frau getroffen, bei der die Gebärmutter entfernt werden sollte. Sie betete deswegen täglich. Als sie nach sechs Wochen wieder untersucht wurde, waren die Myome verschwunden. Die Operation wurde abgesagt.

Eine Patientin, eine 43jährige Musikerin und Musiktherapeutin namens Persis, hatte bei der ersten Untersuchung ein Myom, dessen Größe der der Gebärmutter im vierten Schwangerschaftsmonat entsprach. Nach zwei Jahren strenger Diät, Meditation, Massage und Musiktherapie[17] hatte ihre sehr stark vergrößerte Gebärmutter wieder fast Normalgröße erreicht. Eine so starke Schrumpfung von Myomen habe ich selten erlebt. Die Rückbildung hatte auch nichts mit dem Klimakterium zu tun; sie hat immer noch normale Perioden. Sie sagt:

»Im Sommer 1988 hat man bei mir Endometriose und ein Myom von der Größe einer Grapefruit diagnostiziert. In den Jahren davor hatte ich zunehmend schlimmere Schmerzen; ich bin beim Autofahren oft fast ohnmächtig geworden. Ich hatte mich daran gewöhnt, abwechselnd zwei Wochen lang Schmerzen zu haben und mich dann zwei Wochen wieder davon zu erholen. Ich hatte furchtbare Angst vor meiner Periode.

Der Arzt, zu dem ich damals ging, nannte mir alle Behandlungsmöglichkeiten, mit denen ich das Problem angehen konnte. Er riet mir zu einer Hysterektomie und sagte: ›In Ihrem Alter brauchen Sie sowieso keine Gebärmutter mehr.‹ Die zweite Möglichkeit, die er nannte, war eine Hormontherapie, mit der die Periode für ein bis zwei Jahre unterbrochen werden sollte: ›Dann wird allerdings Ihre Stimme tiefer, und Ihre Libido wird beeinträchtigt.‹ Schließlich schlug er mir noch vor, den Schmerz und die Blutungen bis zur Menopause auszuhalten.

Da ich meinen Körper intakt halten wollte, keine Lust hatte, durch eine Hormonbehandlung meine Weiblichkeit zu verlieren, und die

Schmerzen nicht aushalten konnte, sah ich mich nach anderen Behandlungsmöglichkeiten um. Ich engagierte mich für mein Leben. Ich akzeptierte die Verantwortung für mich selbst. Ich nahm die liebevolle Hilfe anderer an. Ich hielt mich an eine sehr strenge makrobiotische Diät, machte Sitzbäder, trieb Sport und meditierte. Heute weiß ich gar nicht mehr, wie ich das alles bei meinem ziemlich beschäftigten Leben schaffen konnte. Aber ich weiß, daß ich mich völlig verändert habe.

Ich fing auch an, vorsichtig nach den Gründen für mein ›Frauenleiden‹ zu suchen. Ich akzeptierte meine Co-Abhängigkeit und öffnete mich für den Schmerz meiner Kindheit und meiner frühen Erwachsenenjahre. Die Bauchschmerzen waren der Höhepunkt lebenslangen Schmerzes. Ich wußte, daß eine bloß chirurgische Entfernung dieses Schmerzes den anderen Schmerz in meinem Leben nicht ›reparieren‹ konnte.

Heute habe ich kaum noch Schmerzen und fühle mich außerordentlich wohl. Ich erlebe mein Leben als Prozeß, und das werde ich immer tun. Durch die Meditation und die Musiktherapie habe ich meinen inneren Glauben erneuert. Ich akzeptiere mein Leben und meine Fähigkeit, mich zu heilen und anderen bei der Heilung zu helfen. Was ich für andere tue, tue ich auch für mich.«

Wenn ich mich operieren lasse, kommen die Myome dann wieder?
Diese Frage läßt sich nur individuell beantworten. Wenn Sie etwa fünf Jahre vor der Menopause operiert werden, wachsen sie selten nach, weil das Östrogenniveau abnimmt. Manchmal gibt es viele sehr kleine Myome in der Gebärmutterwand, die nur schwer alle bei einer Operation entfernt werden können. Wenn sich die Energiemuster, die emotionalen Themen oder der Hormonspiegel nicht verändern, die den Myomen zugrunde liegen, können diese Myome zu wachsen beginnen. Eine Ernährungsumstellung verringert die Wahrscheinlichkeit neuer Myome drastisch. Bei den meisten meiner Patientinnen kommen die Myome nicht wieder und verschlimmern sich auch nicht. Meiner Meinung nach hängt das damit zusammen, daß die Frauen, die zu mir kommen, die Bereitschaft mitbringen, sich wirklich mit der Botschaft zu beschäftigen, die hinter dem Problem steckt. Ernährungsumstellungen, Körperarbeit und andere Alternativmethoden empfehle ich auch den Frauen, die sich für eine Operation entscheiden. Das grundlegende Körpermuster, das die Myome zum Wachsen ermutigt, läßt sich durch Operationen nicht ändern. Es ist wirklich entscheidend, darauf zu achten, was der Körper uns lehren will.

Behandlung

Ich mache meinen Patientinnen keine Vorschriften darüber, wie sie mit ihrer Gebärmutter umzugehen haben; richtig und falsch gibt es dabei nicht. Statt dessen biete ich ihnen Hilfen zum Nachdenken über Gebärmutter, Eierstöcke und den Körper als ganzes an, damit sie bei der Entscheidung für Hormone, Medikamente oder Operationen die für sie richtige Behandlung auswählen können. Es gibt heute mehr Behandlungsmethoden als je zuvor. Frauen, die sich über die Fakten informiert haben, können sich auf ihre innere Stimme einstellen und dann entscheiden, welche Behandlung für sie richtig ist.

Für viele Frauen ist es schon eine große Erleichterung, wenn sie erfahren, daß es überhaupt Alternativen gibt. Manche Frauen empfinden zum Beispiel Operationen als weiteren Mißbrauch, wenn sie sich nicht freiwillig dazu entschieden haben. Inzestopfer sagen gelegentlich, sie empfänden schon den bloßen Gedanken an einen Eingriff in den Körper, vor allem einen gynäkologischen, als Vergewaltigung. In diesen Fällen darf man offensichtlich den Kreislauf des Mißbrauchs nicht wieder in Gang setzen, sondern muß andere Behandlungsmethoden ausprobieren.

Die folgenden Fallbeispiele illustrieren verschiedene Behandlungsmethoden für Gebärmutterprobleme. Sie zeigen, daß es die einzig richtige Methode nicht gibt. Jede der Frauen mußte wegen relativ klarer und verbreiteter Probleme behandelt werden, und jede entschloß sich zu einer anderen Behandlung. Nur eine Frau wünschte eine Entfernung der Gebärmutter. Jede Frau war imstande eine Behandlung zu wählen, die ihren Vorstellungen entsprach. Die medizinische Technologie kann, wenn sie in der individuellen Behandlung bewußt eingesetzt wird, ein wichtiges Mittel zur Heilung sein. Die Behauptung, eine Hysterektomie sei in jedem Fall falsch oder die schlechtere Wahl, ist nicht weniger dualistisch und schädlich als die Behauptung, alle Naturheilmittel seien Quacksalberei. In all diesen Fällen habe ich übrigens die spezifischen psychischen und emotionalen Themen nicht angesprochen, die mit »Energieblockaden im Becken« verbunden sind. Nicht alle Frauen sind offen und bereit, ihre tiefen Probleme zu erforschen, und ich respektiere ihre Entscheidung, auf den richtigen Zeitpunkt zu warten.

Beobachten und Abwarten. Wenn die Myome keine Probleme verursachen, empfehle ich je nach der Situation der Patientin eine halbjährliche oder jährliche Untersuchung. Ich lasse zu Anfang auch eine Ultraschalluntersuchung machen, um sicherzugehen, daß es sich wirklich um ein Myom und nicht um eine Eierstockzyste oder einen Tumor handelt.

Mit Ultraschall kann man die Größe eines Myoms bestimmen und die Eierstöcke überprüfen. Diese Art der Therapie wird manchmal auch als »wohlwollende Vernachlässigung« oder »Heilung durch Zeit« bezeichnet. Sie ist manchmal die beste.

Hysterektomie (operative Entfernung der Gebärmutter). Hysterektomie ist die Behandlung, die Frauen mit Myomen überwiegend angeboten wird. Sie wird meist dann gewählt, wenn eine Frau monate- oder sogar jahrelange Blutungen hat, durch den Blutverlust anämisch geworden ist, einen Bauch bekommt, der »schwanger« aussieht, wegen starker Blutungen das Haus nicht mehr verlassen kann oder häufig urinieren muß, weil das Myom auf die Blase drückt.

Eine Hysterektomie kann in einzelnen Fällen die Lebensqualität verbessern, und ich führe sie auch durch. Wenn sich eine Frau aber nicht wirklich darauf vorbereitet und die Alternativen nicht bedacht hat, kann die Operation verheerende Folgen haben. Mit den Jahren habe ich festgestellt, daß die Frauen, die sich vor der Entscheidung für eine Operation gründlich mit den Alternativen auseinandergesetzt haben, mit dem Ergebnis sehr viel zufriedener sind (zur Vorbereitung auf Hysterektomien und zum Genesungsprozeß siehe 16. Kapitel). Leider gibt es aber in der Medizin die Tendenz, Krisensituationen herzustellen und Hektik zu verbreiten. So wird Frauen oft schon nach einer einzigen erschreckenden Blutung aufgrund eines Myoms geraten, sich so schnell wie möglich operieren zu lassen. Sie geraten dann durch ihre Ängste und das Drängen des Arztes oder der Familie unter Druck und stimmen zu, hätten aber durchaus noch warten können. Ich glaube, daß die Frauen, die ihre Entscheidung später bereuen, auch die sind, die keine Alternative zur Hysterektomie gesehen haben. Bevor sich eine Frau für eine bestimmte Behandlung entscheidet, sollte sie sich die Zeit nehmen, alle nötigen Informationen einzuholen und ihre Optionen abzuwägen.

Fran, eine 42jährige Lehrerin mit einer Tochter, kam zu mir, weil sie sechs Monate lang Zwischenblutungen, zunehmende Krämpfe und leichte Schmerzen beim Geschlechtsverkehr gehabt hatte. Als ich sie untersuchte, stellte ich ein Myom von der Größe einer Grapefruit fest (ungefähr elf Zentimeter Durchmesser). Ich kannte Fran schon seit vielen Jahren und hatte sie von ihrer Tochter entbunden. Sie unterrichtete an unterschiedlichen Schulen, ernährte sich nicht besonders gesund, war übergewichtig und mit einem Mann verheiratet, der in einem ungeliebten Beruf arbeitete und zu Depressionen neigte. Unter diesen Bedingungen entschied sie sich für eine Hysterektomie, bei der nur die Gebärmutter, aber nicht die Eierstöcke entfernt wurden. Sie wußte, daß es auch die Möglichkeit gab, das Myom zu entfernen und die Gebärmutter intakt zu lassen, aber ich konnte ihr nicht garantieren, daß die Krämpfe und die unregelmäßigen Blutungen dadurch verschwanden.

Fran war nicht bereit, sich die Zeit zu nehmen, um alternative Behandlungsmethoden auszuprobieren, und wollte sich auch nicht mit der möglichen Botschaft ihres Myoms beschäftigen. Die Vorstellung, keine Periode, Krämpfe und Schwangerschaftsängste mehr zu haben, war für sie sehr attraktiv. Die Operation verlief problemlos; sie konnte innerhalb von vier Wochen wieder arbeiten und normal leben. Sie hat ihre Entscheidung nie bereut oder überprüft. Fran steht beispielhaft für die Frauen, die in Kenntnis der Alternativen eine sehr klare Entscheidung getroffen haben.

Vor Hysterektomien oder sonstigen Operationen mache ich die Patientinnen immer darauf aufmerksam, daß die Entfernung des Organs die Körpererfahrung verändern kann. Wir brauchen noch sehr viel mehr Untersuchungen über die Auswirkungen der Hysterektomie auf das physische, emotionale und psychologische Körperbild und das Konzept der Gesundheit.

- *Sexuelle Reaktion.* Nach Untersuchungen aus England nimmt die Libido bei 33 bis 46 Prozent der Patientinnen nach der Entfernung von Gebärmutter und Eierstöcken nach eigener Aussage ab.[18] In der konventionellen Ärzteschaft gilt das meist als psychogene, das heißt »eingebildete« Reaktion. Die psychogene Theorie basiert auf der patriarchalischen Annahme, daß Eierstöcke, Zervix und Gebärmutter wenig Auswirkungen auf die weibliche Libido haben und für die sexuelle Befriedigung unwesentlich sind. Dieses patriarchalische Denken trennt zwischen Körper und Geist und glaubt, Neigungen, Gedanken und Gefühle kämen primär aus dem Gehirn. Da dieses Denken den weiblichen Körper und die weiblichen Organe entwertet, ist es kein Wunder, daß es die Libido auch überwiegend in die Psyche verlegt. Aber die meisten Frauen wissen, daß Körper und Geist eine Einheit sind. Wenn eine Frau sich positiv mit ihren Geschlechtsorganen verbunden fühlt, dann liegt es auf der Hand, daß deren Entfernung auch Konsequenzen für ihr Sexualleben hat. Wir wissen heute, daß die abnehmende Libido *mancher* Frauen nach einer Totaloperation eine physiologische Grundlage hat (ein gewisser Prozentsatz von Frauen berichtet von einem *Anstieg* der Libido nach einer Hysterektomie). Die Forschung hat festgestellt,

daß der Verlust der androgenen (männlichen) Hormone nach der Entfernung der Eierstöcke bei dem Verlust der Libido eine Rolle spielt. Selbst wenn die Eierstöcke intakt bleiben, erleben manche Frauen den Orgasmus nach der Hysterektomie anders, wahrscheinlich, weil bei ihnen Gebärmutterhals und Gebärmutter als Auslöser des Orgasmus fungieren. Da diese Frauen die tiefen rhythmischen Kontraktionen der Gebärmutter als sehr befriedigenden Teil des Orgasmus empfinden, können sie ihren Verlust als Veränderung erleben, als realen Verlust der Orgasmusqualität. Diese Erfahrung fehlt unter Umständen bei Frauen, die überwiegend durch Klitorisstimulation zum Orgasmus kommen.
Bei Frauen dagegen, die seit Jahren Schmerzen beim Geschlechtsverkehr hatten oder an Beckenschmerzen wegen Problemen mit Gebärmutter oder Eierstöcken litten, kann die Hysterektomie die Lebensqualität und die Qualität der sexuellen Erfahrung verbessern.

- *Klimakterium.* Wenn nur die Gebärmutter entfernt wird, verändert sich die Blutversorgung der Eierstöcke. Das kann zu einem früheren Beginn des Klimakteriums führen. Bei einer Studie war das bei etwa 50 Prozent der Stichproben der Fall.[19] (Viele Frauen haben einige Monate nach einer Hysterektomie Hitzewallungen, auch wenn ihre Eierstöcke nicht entfernt wurden. Dasselbe Phänomen kann auch nach Operationen auftreten, bei denen nur ein Eierstock entfernt wurde. Es dauert manchmal eine Weile, bis ein Eierstock sich nach der Operation »erholt« hat bzw. die Funktion des entfernten zweiten Eierstocks mit übernimmt.) Einige Anzeichen sprechen für einen früheren Beginn von Osteoporose bei Frauen, die eine Hysterektomie hatten, auch in den Fällen, in denen die Eierstöcke nicht entfernt wurden.
- *Probleme beim Urinieren.* Nach einer Hysterektomie steigt die Wahrscheinlichkeit späterer streßbedingter Harninkontinenz, denn die Nerven, die die Blase stimulieren, liegen sehr dicht an der Gebärmutter und können während der Hysterektomie leicht beschädigt werden.[20]
- *Herzkrankheiten.* Manche Untersuchungen haben gezeigt, daß die Entfernung der Eierstöcke vor der Menopause negative Auswirkungen auf die Herzkranzgefäße haben kann (das Durchschnittsalter der Menopause liegt bei 52 Jahren). Negative Auswirkungen einer Entfernung der Eierstöcke nach dem Klimakterium sind ebenfalls möglich, weil die Eierstöcke auch nach der Menopause noch Hormone produzieren.[21]

Myomenukleation (operative Entfernung der Myome). Die Myomenukleation ist eine Operation, bei der die Myome entfernt werden, die Gebärmutter aber an Ort und Stelle belassen wird. Dank der chirurgischen Fortschritte der letzten zehn Jahre ist dies heute eine gute Alternative für alle Frauen, die ihre Organe behalten und Kinder haben wollen.

Viele meiner Patientinnen, die ihre Symptome durch Ernährungsumstellung restlos beseitigt haben, entscheiden sich trotzdem für die Myomenukleation, weil sie durch die Myome einen Bauch bekommen haben, der ihr Aussehen oder ihr Körpergefühl verändert.

Gloria war 45 Jahre alt, als sie zu mir kam. Sie hatte zwei Kinder; ihr Mann hatte sich sterilisieren lassen. Ihre Gebärmutter war vergrößert und voller Myome, die auf die Blase drückten, so daß sie auch nachts häufig zur Toilette mußte. Ihre Periode war regelmäßig, Schmerzen hatte sie nicht. Die Hysterektomie, die ihr ein Gynäkologe empfohlen hatte, schien ihr entschieden zu drastisch, und sie wollte eine Myomenukleation. Diese Operation lehnte ihr Arzt allerdings »wegen ihres Alters« ab, was seine Vorurteile zeigte. Wie viele konventionell ausgebildete Gynäkologen war auch er der Meinung, Gloria brauche ihre Gebärmutter nicht mehr, weil sie über 40 Jahre alt war und keine Kinder mehr wollte. Die Myomenukleation, die bei Gloria dann doch durchgeführt wurde, befreite sie völlig von ihren Blasenproblemen. Sie konnte nachts wieder durchschlafen und war froh, daß sie ihre Gebärmutter behalten hatte.

Wenn die Lage oder die Größe eines Myoms eine Schwangerschaft gefährdet, ist die Myomenukleation eine gute Wahl. Man sagt den Patientinnen meist, während der Operation könnte sich die Notwendigkeit einer Hysterektomie ergeben. In meiner Praxis habe ich noch keinen Fall erlebt, in dem das nötig geworden wäre, auch wenn ich mit einer gesunden Patientinnenpopulation zu tun habe und mit erfahrenen gynäkologischen Chirurginnen und Chirurgen zusammenarbeite. Patientinnen, die weit weg wohnen und eine konservative Operation wünschen, überweise ich meist an Fachärzte für Sterilitätschirurgie, die sich auf die Wiederherstellung statt auf die Entfernung von Organen konzentrieren. Am besten sind immer die Spezialisten, die nicht nur qualifiziert und erfahren sind, sondern ihre Arbeit lieben und sich freuen, wenn sie es geschafft haben, die Funktionen der Beckenorgane wieder herzustellen.

Hormontherapie: Gestagene oder natürliches Progesteron. Wenn die Myome im wesentlichen Blutungen verursachen, empfehle ich den Patientinnen oft eine Behandlung mit Gestagenen oder natürlichem Progesteron, um ein allzu starkes Wachstum der Gebärmutterschleimhaut zu verhindern. Diese Therapie ist in vielen Fällen günstiger als eine Operation und kann die Blutungen oft eindämmen. Progesteron oder Gestagene sind eine Option für Frauen, die ihre Ernährung nicht umstellen können oder deren Myome nicht auf die Ernährungsumstellung angesprochen haben. Manche Frauen reagieren auf die Behandlung mit Gestagenen mit Depressionen, andere mit Wassereinlagerungen, prämenstruellem Syndrom oder Kopfschmerzen. Die Dosierung, die ich verschreibe, ist von Fall zu Fall verschieden; jede Frau hat ihre eigene Lebenssituation, und deshalb ist eine individuelle medizinische Behandlung nötig.

SRH. Das sind synthetische, Somatotropin-freisetzende Hormone, die durch Einwirkung auf die Hypophyse die Funktion der Eierstöcke unterbinden. Nach etwa einem Monat der Einnahme beginnt so etwas wie ein künstliches Klimakterium: Der Östrogenspiegel sinkt sehr stark; die Periode hört auf. Auch die zyklische Stimulation des Myomgewebes wird unterbrochen; die Myome schrumpfen fast immer. SRH werden heute in einigen Fällen zur Verkleinerung von Myomen benutzt, entweder vor einer Operation oder um eine Operation überflüssig zu machen. Manche Ärzte unterdrücken mit diesem Medikament die Myomsymptome so lange, bis die Patientin in das Alter kommt, in dem das Klimakterium einsetzt und die Myome von selbst schrumpfen. Auf diese Weise läßt sich eine Operation vermeiden. Das Medikament entfaltet seine maximale Wirkung nach etwa drei Monaten, aber die Ergebnisse sind nicht in allen Fällen die gleichen, weil auch die Myome nicht immer gleich sind.[22]

SRH sollte man nicht länger als sechs Monate nehmen. Wenn das Medikament abgesetzt wird, wachsen die Myome oft wieder sehr schnell nach, es sei denn, die Patientin hat bereits die Wechseljahre erreicht.

Viele meiner Patientinnen haben verständliche Vorbehalte gegen solche synthetischen Hormone. Sie erinnern sich noch allzugut an DES, ein Hormonpräparat, das bis in die siebziger Jahre hinein zur Verhütung von Fehlgeburten ausgesprochen beliebt war. Später ergab sich dann ein Zusammenhang mit bestimmten sehr seltenen Scheidenkrebsarten und anderen Anomalitäten im Genitalbereich bei einigen Töchtern (und auch Söhnen) der Frauen, die mit DES behandelt worden waren. Pharmafirmen, die synthetische Hormone herstellen, haben es geschafft, die etablierte Gynäkologie mit ihren Vorträgen und Informationen über Hormonbehandlung stark zu beeinflussen. Auch ich verschreibe gelegentlich eine SRH-Behandlung, aber nur sehr vorsichtig und in sehr speziellen Fällen.

Endometrische Ablation mittels Hysteroskopie. Christine hatte seit Jahren schon sehr schwere Perioden; sie benutzte zwei Super-Tampons plus Binde gleichzeitig und mußte selbst die am zweiten Tag der Periode noch jede halbe Stunde wechseln. Reisen wurden dadurch zum Problem; an manchen Tagen konnte sie nicht einmal einkaufen gehen. Eine leichte Ernährungsumstellung hatte nicht geholfen. Weitere Untersuchungen zeigten, daß sie viele sehr kleine Myome im Uterus hatte.

Christine wollte eine Hysterektomie möglichst vermeiden, deshalb versuchten wir eine Behandlung mit Gestagenen jeweils in den letzten beiden Wochen des Zyklus, insgesamt drei Monate lang.[23] Diese Behandlung verringert fast immer die Blutung, schlug aber in ihrem Fall nicht an. Auch eine Ausschabung konnte die Blutung nicht verringern. Ich überwies sie an einen Arzt, der eine sogenannte endometrische Ablation unter Verwendung eines Hysteroskops durchführte. Hysteroskopie ist eine Operationstechnik, bei der ein Spezialendoskop von der Vagina aus durch den Gebärmutterhals in den Uterus eingeführt wird, so daß man die Gebärmutterwand beobachten und operieren kann. Wenn der Chirurg die Technik beherrscht, lassen sich submuköse Myome, das sind Myome, die in der Gebärmutterschleimhaut sitzen, damit entfernen. Bei dieser Methode, die unter Vollnarkose im Operationssaal durchgeführt wird, wird die Gebärmutterschleimhaut, also der Teil, der monatlich blutet, kauterisiert und entfernt; die Monatsblutungen hören dann auf oder sind nur noch sehr schwach. Die Methode funktioniert nicht immer, aber bei Christine hat sie wunderbar geholfen. Statt sich einen Monat von der Entfernung ihrer Gebärmutter erholen zu müssen, konnte sie das Krankenhaus einen Tag nach dem Eingriff bereits wieder verlassen. Da diese Behandlungsmethode von der Position der Myome abhängig ist, ist sie nicht für jede Frau geeignet, aber für manche ist sie eine sehr gute Möglichkeit.[24]

Nach den Wechseljahren: Die Hormontherapie der Natur. Myome schrumpfen oft drastisch, wenn die Menopause einsetzt (normalerweise zwischen 50 und 52 Jahren). Frauen mit Myomen haben oft erst mit Mitte bis Ende Vierzig Symptome, also in dem Alter, in dem auch die meisten Hysterektomien gemacht werden. Wenn eine Frau es will, läßt sich die Hysterektomie durch eine Kombination von Ernährungsumstellung, Rizinusölpackungen, Gestagenbehandlung und Streßreduzierung vermeiden, mit der die Myome unter Kontrolle gehalten werden.

Die alleinstehende, kinderlose Beate kam 1984 zu mir. Sie hatte Myome und jeden Monat 12 bis 18 Stunden lang sehr starke Blutungen, die zu einer Anämie geführt hatten, gegen die sie Eisen nahm. Ihr Myom war submukös, also von der Art, die an die Gebärmutterschleimhaut anstößt und häufig zu schweren Blutungen führt. Sie begann eine makrobiotische Heildiät, aber die relativ schweren Blutungen hielten an. Da sie Eisen nahm, lagen ihre Blutwerte immer noch im Normalbereich, auch wenn sie etwas niedriger waren als üblich. Bei der ersten Untersuchung hatte die Gebärmutter eine Größe wie in der 12. bis 14. Schwangerschaftswoche, schrumpfte aber innerhalb von sechs Monaten auf eine Größe wie in der 8. bis 10. Schwangerschaftswoche, was ich auf die Diät zurückführte. Einige Monate nach Beginn der Diät begann sie eine wöchentliche Behandlung mit Shiatsu-Massage, die sie als positiver empfand als die Diät.[25] In den folgenden acht Jahren schwankte die Gebärmuttergröße, je nachdem, wie konsequent sie ihre Diät einhielt, zwischen faustgroß bis zuletzt, vor der Menopause, kindskopfgroß. Ich erinnerte sie wiederholt daran, daß eine Myomoperation oder eine Hysterektomie jederzeit möglich wäre, aber sie wollte sich nicht operieren lassen. In den drei bis vier Jahren vor der Menopause, also in einer Zeit, in der der Östrogenspiegel unregelmäßig ist und oft stark schwankt, mußte die Blutung mit einer Gestagentherapie kontrolliert werden. Gelegentlich waren die Blutungen so stark, daß ihre Familie Angst bekam. Trotzdem schaffte sie es, die Operation zu vermeiden. Jetzt, nach der Menopause, ist das Myom innerhalb von nur einer Woche von der Größe eines Kindskopfs auf die Größe einer Männerfaust geschrumpft. In den zehn Jahren meiner Zusammenarbeit mit Beate hat sie sich an ihre Diät gehalten und sich in ihrer Entscheidung, die Operation zu vermeiden, nicht beirren lassen.[26]

Jede Hormonersatztherapie nach der Menopause kann theoretisch zu einem erneuten Wachstum der Myome führen, aber die geringen Hormonmengen, die bei solchen Therapien verwendet werden, machen im allgemeinen keine Probleme.

Ernährungsumstellung. Die Ernährungsumstellung ist bei meinem Behandlungsansatz für die Frauen der wichtigste Faktor, die an Alternativen zu Medikamenten und Operationen interessiert sind. Da die Gebärmutter (wie Myome und Endometriose) auf Östrogene reagiert, wird sie von allem beeinflußt, was den Östrogenspiegel verändert. Es gibt genügend Beweise dafür, daß eine fettreiche und ballaststoffarme Ernährung den Östrogenspiegel erhöht. Eine solche Ernährung – die bei vielen Frauen die Regel ist – ist genau die, die das Risiko von Myomen (und Endometriose und Brustkrebs) erhöht.

Wenn eine Frau sich von einer fett- und proteinreichen Ernährung (viel Eis, rotes Fleisch und Käse) auf eine fettarme, ballaststoffreiche und überwiegend vegetarische Ernährung umstellt, stellt sie oft fest, daß sich ihre Blutungen und Wassereinlagerungen, ja sogar die Größe von Myomen verringern. Viele Frauen sind bereit, diese Ernährungsumstellung auszuprobieren; sie wissen, daß immer noch die Möglichkeit zur Operation besteht, wenn die Diät nicht funktioniert. Die fettarme Diät auf der Basis von hochmolekularen Kohlenhydraten – das heißt also eine stärke- und ballaststoffreiche Diät –, die ich in diesem Buch immer wieder erwähne, kann das Wachstum der Myome aufhalten und in manchen Fällen sogar zu ihrem völligen Verschwinden führen.

Wenn eine Frau bereit ist, ihre Ernährung und ihren Lebensstil umzustellen, schlage ich normalerweise eine dreimonatige entsprechende Diät vor: ohne Milchprodukte, rotes Fleisch, Geflügel und raffinierten Zucker. Die Diät zur Behandlung von Myomen muß eine Zeit lang sehr streng eingehalten werden, um den Östrogenspiegel zu senken. Als Nahrungsergänzung empfehle ich einen Vitamin-B-Komplex und ein Multivitaminpräparat, das mindestens 600 mg Magnesium enthält. Sie können versuchen, ein amerikanisches Präparat zu bekommen (in einer internationalen Apotheke), das meist höher dosiert ist als die deutschen.

Bei der Mehrzahl der Frauen, die ihre Myome mit Diät behandeln, verschwinden die Schmerzen und die schweren Blutungen innerhalb von drei bis vier Monaten. Eine fettarme, ballaststoffreiche Ernährung läßt die Myome »ruhen«, aber sie »heilt« sie nicht. Auch die Energieblockade im Becken muß bearbeitet und aufgelöst werden. Ich habe auch Patientinnen erlebt, bei denen die Myome trotz einer sehr strengen fettarmen makrobiotischen Diät weiter wuchsen. Normalerweise hatten diese Frauen unverarbeitete Probleme aus der Kindheit, wie zum Beispiel Inzesterfahrungen, oder sie waren mit Partnern verheiratet, die sie mißhandelten.

Die Freisetzung blockierter Energie. Die folgenden Behandlungsmethoden sind heilend, wenn sie von gut ausgebildeten und begabten Menschen durchgeführt werden:

Akupunktur, Akupressur und Massagen sind bei Myomsymptomen sehr zu empfehlen, auch wenn die Myome dadurch nicht immer schrumpfen.

Mit homöopathischer Medizin habe ich bis jetzt wenig Erfahrung, aber Homöopathen sagen, sie könnten mit den entsprechenden Mitteln Myome verkleinern und Symptome erleichtern.

Die Literatur über chinesische Akupunktur zeigt, daß zur Beseitigung großer Myome oft 100 oder mehr tägliche Sitzungen nötig sind. Tägliche Behandlungen erfordern von den Patientinnen wie den Therapeuten ein hohes Maß an Engagement.

Es gibt mittlerweile in vielen Orten ganzheitlich orientierte Ärztinnen und Ärzte. Allerdings sind sie nicht immer in die orthodoxe medizinische Gemeinschaft integriert, die sie immer noch skeptisch betrachtet und selten Überweisungen ausstellt.

Heilungsprogramm für Myome

- Fettarme, ballaststoffreiche Ernährung: höchstens 20 g Fett pro Tag, kein tierisches Eiweiß, auch nicht in Form von Geflügel, Fisch und Milchprodukten, viele Vollkornprodukte, Bohnen und Gemüse.
- Nahrungsergänzung: etwa 1 000 mg der Vitamine Cholin und Inosit täglich sowie ein Multivitamin-Mineralienpräparat, das die B-Vitamine enthält.
- Dreimal wöchentlich 20 Minuten Aerobic oder eine ähnliche Gymnastik.
- Massage, Tai-chi, Meditation, Akupunktur, um den Energiefluß im Becken zu fördern.
- Rizinusölpackungen auf dem Unterbauch mindestens dreimal wöchentlich; beachten Sie die während der Behandlung in Ihnen aufsteigenden Gedanken, Bilder und Gefühle.
- Tagebuch: Schreiben Sie alles auf, was Sie in Ihrem Leben schaffen möchten. Beachten Sie, wieviel Begeisterung und Energie Sie einfach dadurch aufbringen können, indem Sie sich vorstellen, wie sich Ihre kreativen Fähigkeiten oder Ihr geheimes Selbst voll entfalten könnte. Schreiben Sie auf, wo Sie in diesem Prozeß Blockaden feststellen, die sich normalerweise als »Ja, aber«-Aussagen bemerkbar machen, etwa: »Ja, ich würde furchtbar gerne regelmäßig schöne Kleidungsstücke nähen, aber ich habe ja keine Zeit dazu.« Sie werden bald feststellen können, welche einschränkenden Überzeugungen Ihre Kreativität blockieren.
- Halten Sie sich an die im 15. Kapitel beschriebenen Schritte.

Sie sollten dieses Programm mindestens einen Monat ausprobieren und dann die nötigen Anpassungen vornehmen. Jede Frau hat andere Bedürfnisse, und deshalb muß auch jede Frau dieses Programm individuell abwandeln. Was können Sie über Ihren Körper und seine Reaktionen auf diese Umstellungen lernen? Hören Sie auf die Botschaften Ihres Körpers.

Berichte von Frauen

Myome kommen wie alle anderen Störungen nicht aus dem Nichts. Wenn Sie bereit sind, auf die Botschaften Ihrer Gebärmutter zu hören und dadurch in Kontakt mit ihr zu kommen, haben Sie bereits den ersten Schritt zur Heilung gemacht, statt nur die Symptome zu verdecken oder zu beseitigen. Wenn Sie im Kontakt mit den Botschaften Ihrer Gebärmutter sind, können Sie die Behandlung wählen, die für Sie die beste ist. Das Behandlungsspektrum reicht von der Operation bis zum Naturreis.

Viele Frauen können das Entstehen ihrer Myome auf den Beginn verbaler Mißhandlung durch den Partner, berufliche Belastungen oder andere Probleme in den Beziehungen zur Außenwelt zurückführen. Wenn Sie diese Bereiche innerlich durcharbeiten, lassen sich oft neue Wege finden, mit diesen verletzenden oder einschränkenden Situationen umzugehen.

Susanne: Myome und Kreativität. Susanne, eine Krankenschwester Mitte vierzig, hatte unregelmäßige Perioden und schwere Menstruationsblutungen. Bei ihrer Jahresuntersuchung wurde ein kleines Myom festgestellt. Ein Jahr zuvor war sie wegen einer Eßstörung und Co-Abhängigkeit in Behandlung gewesen. Als ich die Myome diagnostizierte, stand sie vor der Entscheidung, ob sie ihren gut bezahlten, aber sehr einschränkenden Verwaltungsposten aufgeben und wieder in die Krankenpflege zurückgehen sollte oder nicht.

Ich schlug ihr eine fettarme, ballaststoffreiche Diät und Rizinusölpackungen vor und empfahl ihr, darüber nachzudenken, was sie wirklich tun wollte und was für sie befriedigend wäre. Dabei erkannte sie, daß ihre jetzige Arbeit ihre Kreativität erstickte. Sie fragte ihren Körper nach seiner Botschaft und bat ihn, ihr diese in Träumen oder in der Meditation zu offenbaren. Nach mehreren Monaten sagte sie: »Ich habe gelernt, mich durch die Rizinusölpackungen, die Meditation und die Therapie mit heilender Energie und Liebe zu umgeben.«

Sie hatte eine Reikitherapie gemacht, eine Form der Energiebehandlung, die der heilenden Berührung ähnelt und durch Handauflegen heilt. Zwei Wochen nach ihrer Untersuchung berichtete sie: »Ich hatte eine Vision, in der meine Masseuse eine kugelige Form aus meinem Bauch hob. Sie ließ mich daran ziehen, und ich hatte etwas in der Hand, was etwa so aussah wie die kleinen Kletten, die einem im Wald immer an den Socken hängenbleiben. Es hatte genau 45 Häkchen (Susanne war 45 Jahre alt). Diese Form, die Klette, stellte mich dar und meinen Hang, mich auf ungesunde Weise an etwas zu klammern. Sie symbolisierte mein Klammern an die Arbeit und an Menschen, durch die ich Erfüllung zu finden versuche. Aus meinen Träumen und Meditationen habe ich gelernt, daß das Gewächs in der Gebärmutter eine physische Manifestation meiner erstickten Kreativität war, die sich durch meine Abhängigkeit von anderen nie voll ausdrücken konnte. Der emotionale und physische Heilungsprozeß hat das Myom verkleinert und mir zu einem kreativeren, befriedigerenden Aufgabengebiet in der Patientenversorgung verholfen.« Bei ihrer Nachuntersuchung nach drei Monaten war die Gebärmutter sehr viel kleiner geworden; ich konnte kein Myom mehr finden.

Martha: Nichtstützende Beziehungen. Die Massage-Therapeutin Martha kam 1986 zu mir. Sie war damals 41 Jahre alt und wollte eine zweite Meinung wegen ihrer Myome einholen. Ihre Gebärmutter war nur mäßig vergrößert, etwa auf die Größe einer Gebärmutter in der zwölften Schwangerschaftswoche, und sie hatte keine Symptome. Trotzdem hatte ihr Gynäkologe ihr eine Hysterektomie empfohlen. Auch ihrer Mutter war die Gebärmutter wegen Myomen entfernt worden. Martha wollte die Operation vermeiden. Sie hatte sich seit Jahren durch übermäßiges Essen und Beziehungen zu mißhandelnden Männern selbst malträtiert. Sie hatte dreimal abgetrieben, Kinder hatte sie nicht. Bei ihrem ersten Besuch hatte sie bereits eine makrobiotische Diät angefangen, um das Myomwachstum zu stoppen.

Bei der Ultraschalluntersuchung konnte ich nichts weiter feststellen und bestätigte daher Marthas Entscheidung, ihre Myome mit Ernährungsumstellung zu behandeln. Da sie sehr weit weg wohnte, sagte ich, sie solle sich alle sechs Monate von ihrem Gynäkologen untersuchen lassen. Aufgrund ihrer Einsicht in ihre Verhaltensmuster war ich der Meinung, sie sollte Alternativen zur Operation ausprobieren. Zu Hause hielt sie sich an ihren Behandlungsplan.

Vier Jahre später kam sie wieder zu mir. Sie hatte jetzt sehr starke Blutungen, und ihr Gynäkologe hatte ihr dringend zur Operation geraten. Sie nahm an dem Zwölf-Schritte-Programm der Anonymen Sex- und Liebessüchtigen teil und erzählte, daß sie sich gerade aus einer sehr ungesunden, vierjährigen Suchtbeziehung gelöst hätte. Von dieser Beziehung war sie immer noch völlig absorbiert, obwohl beide Teile sich einig waren, daß sie beendet war. Sie sagte, sie könne allmählich erkennen, daß »ich mit der ganzen Wut, die ich auf meinen früheren Freund gerichtet habe, nur vermieden habe, an mir, meinen Gefühlen und meiner Vergangenheit zu arbeiten.« Jetzt fing sie an, die Verantwortung für ihr Leben und ihre Situation zu übernehmen und sich selbst zu heilen. Durch diese Arbeit erkannte sie, daß sie seit ihrer Kindheit, die von ihrem alkoholabhängigen Vater geprägt war, nur gestörte Beziehungen eingegangen war. Sie gestand sich ein, daß sie immer wieder Dramen inszeniert hatte, um das Vakuum ihrer abgestorbenen Gefühle zu füllen und ihre mangelnde Verbindung zum eigenen Körper zu kompensieren.

Martha fing gerade an, die tiefe Verbindung zwischen ihren Beziehungen und ihrem Selbstgefühl zu erkennen und zu begreifen, wie sie sich körperlich manifestierte. Sie wußte, daß nicht alle Aspekte ihres Myoms mit der Ernährung zusammenhingen, benutzte aber das Essen, um ihre Gefühle zu verbergen. Bei ihrer Genesung kam sie Schritt für Schritt mit ihrem inneren Wissen in Kontakt. Als sie 1992 wiederkam, war die Größe ihres Myoms stabil geblieben; sie hatte regelmäßige Blutungen. Sie war in einem Stadium der Heilung, das für manche Frauen, wenn auch nicht für alle, nötig ist: Sie mußte sich eine Zeitlang von Männern zurückziehen und ist überwiegend mit Frauen zusammen. Bei jedem Besuch ist sie zentrierter, positiver und stärker. Sie hat erkannt, daß ihr Myom ein Signal war, das sie in ihr eigenes Leben zurückgerufen hat.

Luise: Kinder und Verlust. Luise ist eine Frau, die bereit ist, sich partnerschaftlich an ihrer Gesundheitsversorgung zu beteiligen und sich nicht scheut, ihre Meinung zu sagen. Sie arbeitet als Produzentin beim Rundfunk. Luise kam zu mir, weil sie sich vergewissern wollte, ob die Hysterektomie wirklich die einzige Behandlungsmöglichkeit für ihr Myom sei. Sie hatte das Myom bekommen, kurz nachdem ihre zweite Tochter das Haus verlassen hatte, um auf eigenen Wunsch in ein Internat zu gehen. Nach der Konsultation bei mir schrieb sie den folgenden Brief an den Gynäkologen, der ihr die Hysterektomie empfohlen hatte.

> Lieber Dr. …
> auf Ihren Rat hin habe ich eine zweite Meinung über die Hysterektomie wegen des Myoms eingeholt. Ich möchte Ihnen die Geschichte erzählen, die ich erlebt habe, in der Hoffnung, daß Sie in Zukunft einen weniger engen und konventionellen Ansatz in der Behandlung anderer Frauen mit Myomen praktizieren.
> Als erstes fiel mir auf, wie hilflos ich mich bei Ihrer Empfehlung der Operation gefühlt habe. Plötzlich fing ich an, mich für krank zu halten. Aber mein Herz sagte: »Nein, du hast nichts Schlimmes.« Also folgte ich der Stimme meines Herzens. Ich las alles über Myome, was mir in die Hände fiel, vor allem Bücher und Aufsätze, in denen Alternativen zur Operation erklärt wurden.[27] Ich habe erfahren, wie viele überflüssige Hysterektomien durchgeführt werden, und ich habe mich über die schweren und oft langfristigen Folgen informiert.

Selbst das wenige, was es an Forschungen über die Funktion der Gebärmutter, vor allem die postklimakterische, gibt, zeigt, daß sie für die gesamte Gesundheit wesentlich ist. Synthetische Hormone können die hervorragenden Funktionen der weiblichen Organe nicht ersetzen.
Das bestärkte mich in meiner Entschlossenheit, meine Gebärmutter zu behalten – übrigens nicht nur aus physischen Gründen. Sie haben mich nicht gefragt, wie ich mich fühle, was mit meiner Familie und meinem Leben los ist und welchen Einfluß eine Hysterektomie darauf haben könnte. Meine beiden Töchter sind innerhalb eines Jahres von zu Hause weggegangen, die 19jährige zum Studium, die 15jährige auf *eigenen* Wunsch in ein Internat. Ich unterstütze sie, aber gleichzeitig bedeutet es für eine Mutter eine große Umstellung, wenn beide Kinder so schnell hintereinander das Elternhaus verlassen. Meine Kinder, die aus meiner Gebärmutter kamen, sind gegangen, und da sagen Sie mir, ich sollte mir jetzt auch die Gebärmutter entfernen lassen! Nein, danke. Die gebe ich im Moment keinesfalls her und habe es auch später nicht vor. Wenn ich eine lebensgefährliche Erkrankung der Gebärmutter hätte, würde ich möglicherweise anders denken.
Für Sie mag das bizarr klingen, aber ich bin fest davon überzeugt, daß wir zu den Krankheiten des Körpers selbst beitragen. Umgekehrt heißt das aber auch, daß wir auch dazu beitragen können, den Körper zu heilen. Ich bitte Sie, sich ein wenig mehr Zeit für Ihre Patientinnen zu nehmen und sich die ganze Geschichte erzählen zu lassen. Wenn ich Ihren Rat nicht angezweifelt hätte, wäre auch ich vielleicht heute ein Beispiel für eine überflüssige Hysterektomie. Vielleicht wäre es bequemer gewesen, die schweren Blutungen loszuwerden, aber der Preis – finanziell in Form von verlorener Arbeitszeit, langfristiger Hormonbehandlung und langfristigen psychischen Schäden – wäre zu hoch.
Bitte erklären Sie Ihren Patientinnen in Zukunft alle Möglichkeiten, und geben Sie ihnen die Zeit, darüber nachzudenken.
Mit freundlichen Grüßen
Luise T.

Luises Gynäkologe ist keine Ausnahme. Wir lernen in unserer Ausbildung nicht, auf das einzugehen, was die Patientinnen über die Bedeutung ihrer Krankheiten zu sagen haben. Dr. Larry Dossy hat in seinem Buch ›Meaning and Medicine‹ die Geschichte des Patienten Frank erzählt, der mit Schmerzen im Brustraum auf der Intensivstation für Herzkranke lag. Frank konnte seinen Herzschlag je nach der *Bedeutung* verändern, die er dem Schmerz zuschrieb. Sobald er den Schmerz als Herzanfall interpretierte, bekam er Angst; er hatte augenblicklich sein geschädigtes Herz, die verstopften Blutgefäße, den Verlust seiner Arbeit und die Möglichkeit eines neuen Anfalls vor Augen. Sobald er den Schmerz aber als Muskelschmerz oder Verdauungsstörung interpretierte, war er erleichtert; der Herzschlag normalisierte sich. Dossey stellte fest, daß Franks Herzmonitor als »Bedeutungsmesser» funktionierte. Dasselbe gilt für Myome.

Sieben Monate nach ihrer ersten Konsultation hatte Luise eine Stelle in einem anderen Staat angenommen und arbeitete an einer Rundfunkstation, die ihre Leistung wirklich würdigte. Sie hatte erkannt, wieviel sie beim Auszug ihrer Töchter verloren hatte, und sich die Zeit genommen, darüber zu trauern. Bei den Vorstellungsgesprächen in der fremden Stadt war ihr klargeworden, daß ihre Ehe schon seit Jahren unbefriedigend war. Im Grunde waren sie und ihr Mann nur noch wegen der Kinder zusammen. Sie ließ sich in gegenseitigem Einverständnis von ihrem Mann scheiden. Danach fand sie einen neuen Partner, was sie sich vorher nicht im Traum hatte vorstellen können und nie angestrebt hatte. Diese Beziehung stellte sich als ausgesprochen sinnlich und wichtig heraus. Sie hatte ihre Ernährung umgestellt und aß keine Milchprodukte mehr. Bei der Untersuchung zeigte sich, daß ihr Myom fast völlig verschwunden war. Im Grunde hatte sie die komplette Energie im ersten und zweiten Chakra verändert.

Paula: Myome und Abtreibung. Gelegentlich habe ich Patientinnen, deren Myome in Beziehung zu einer oder mehreren Abtreibungen stehen. Wenn ich von Beziehung spreche, meine ich nicht einen »ursächlichen Zusammenhang«. In zahllosen Studien ist immer wieder festgestellt worden, daß eine Abtreibung sich nicht negativ auf den Körper auswirkt. Wenn Frauen überhaupt nach einer Abtreibung Probleme bekommen, dann stehen sie in Verbindung mit der *Bedeutung*, die die Abtreibung für sie und für die Gesellschaft hat, in der sie leben.

Paula kam 1987 zu einer Routineuntersuchung in die Praxis. Sie war 36 Jahre alt und kinderlos, hatte aber als Jugendliche und zwischen zwanzig und dreißig insgesamt drei Abtreibungen gehabt. Die Umstände dieser Abtreibungen sind mir nicht bekannt; sie selbst sprach ganz selbstverständlich darüber. Mit Anfang dreißig hatte sie Myome bekommen und fünf Jahre lang an Beckenschmerzen gelitten. Jetzt fühlte sie sich gesund und wohl, was sie mit der folgenden Geschichte in Zusammenhang brachte: »Ich hatte zunehmend mehr Probleme mit Zwischenblutungen und Beckenschmerzen. Da ich mich weder operieren lassen noch Hormone nehmen wollte, ging ich zu einem indianischen Heiler. Er sagte, ich müsse den Geist der Wesen freisetzen, die vor den Abtreibungen bei mir gewesen sind. Er führte ein Befreiungsritual durch, bei dem ich buchstäblich sehen und fühlen konnte, wie weiße Flügel aus meinem Bauch kamen und fortflogen. Ich habe stundenlang vor Kummer und Erleichterung geweint. Danach wurde meine Periode wieder normal, und ich habe nie mehr Schmerzen gehabt.«

Paulas Geschichte ist ein drastisches Beispiel dafür, wie heilend die Freisetzung von Gefühlen sein kann. Ich stellte bei der Untersuchung zwar immer noch ein etwa faustgroßes Myom fest, aber das mußte nur regelmäßig beobachtet werden. Paula sagte, es sei für sie sehr erleichternd, diese Geschichte einer Ärztin erzählen zu können; die meisten Ärztinnen und Ärzte würden darüber doch nur lachen und sie für verrückt halten. Genau das ist natürlich der Grund, warum Ärzte selten Geschichten hören, in denen es um Wunder und Heilung geht. Sie kommen häufig vor, werden aber geheimgehalten, weil Mediziner sie so oft mit Geringschätzung und Herablassung behandeln.

Im Unterschied zur bloßen Symptombehandlung oder Beruhigung der geistigen Ängste gehört zur wahren Heilung die Transformation unseres Energiefeldes und Bewußtseins. Bei den Frauen, von denen ich hier erzählt habe, war die Heilung zum Teil auch deshalb möglich, weil sie individuell ihrem Myom, ihren Blutungen oder anderen Symptomen eine Bedeutung gegeben haben. Die Wissenschaft mag sich den Kopf darüber zerbrechen, ob es so etwas gibt oder nicht. Ich werde mich an diesem Streit nicht beteiligen, weil ich mich damit nur zu einem Teil des Suchtsystems machen würde. Es ist unendlich viel reizvoller, die Heilung zu fördern.

Siebtes Kapitel

Die Eierstöcke

... ihr Lied kommt aus dem Wissen von *los ovarios*, ein Wissen aus der Tiefe ihres Körpers, aus der Tiefe ihres Geistes, aus der Tiefe ihrer Seele.

(Clarissa Pinkola Estes)

Vom Standpunkt der Energiemedizin sind die Eierstöcke das weibliche Gegenstück zu den männlichen Hoden, die ja umgangssprachlich auch als »Eier« bezeichnet werden. Die Hoden stehen für die männlichen Leistungen in der Außenwelt. Bei Frauen spielt die Energie der Eierstöcke beim Schritt in die männerdominierte Außenwelt eine Rolle. Sie sollten die Männer nicht einfach imitieren, weil die Eierstöcke und deren Energiefelder von der Außenwelt negativ beeinflußt werden können. Um gesund zu bleiben, müssen Frauen lernen, ihre Eierstockenergie auf eine Weise einzusetzen, die das Leben fördert.

Die Eierstöcke repräsentieren die tiefste und individuellste Kreativität, das Potential, das nur durch uns in die Welt gesetzt werden kann, das uns hilft, in der Welt und außerhalb der eigenen Person etwas neu zu erschaffen. Biologisch betrachtet, sendet das Ei beim Eisprung ein Signal aus, mit dem das Sperma angezogen wird. Es macht sich nicht aktiv auf den Weg, um das Sperma zu finden, sondern wartet darauf, daß es zu ihm kommt. Das biologische Geschöpf, das dann entsteht, der Embryo, hat ein eigenes Leben und Bewußtsein und ist mit der Mutter zugleich verbunden und von ihr getrennt. Obwohl Wachstum und Entwicklung des Embryos zutiefst von der Mutter beeinflußt werden, verlaufen sie doch auch unabhängig von ihr. Sie kann den Embryo nicht durch Willenskraft zur schnelleren Entwicklung zwingen, genauso wie sie nicht bestimmen kann, wann ihr Kind geboren wird. Nach der Geburt muß sie akzeptieren, daß ihr »Werk« ein eigenes Leben und eine eigene Persönlichkeit hat und haben wird, obwohl sie es aus ihrem Fleisch und Blut geschaffen hat.

Dasselbe gilt für sämtliche kreativen Werke, die aus dem tiefsten Selbst, aus dem Wissen der Eierstöcke entstehen: Ob Kinder, Bücher oder Kunstwerke, alle haben ihr eigenes Leben; wir sind zwar für ihren Ursprung und ihr Wachsen verantwortlich, können sie aber letztlich nicht kontrollieren. Solch tiefe Kreativität läßt sich nicht erzwingen. Sie braucht Zeit und Raum, damit sie sich ihrem eigenen inneren Rhythmus gemäß entwickeln kann. Wie bei der biologischen Mutterschaft müssen Frauen auch für die Individualität, die eigenen Energien und Impulse ihrer Schöpfungen offen sein, ohne zu versuchen, sie in vorher festgelegte Formen zu pressen. Der Schlüssel zum Verständnis der Eierstockenergie liegt in der Fähigkeit, der eigenen Kreativität *nachzugeben*, zu akzeptieren, daß sie nicht mit dem Verstand kontrolliert werden kann. Wir müssen der kreativen Kraft *gestatten*, sich in und durch uns zu entwickeln.

Unsere Gesellschaft versucht, die Kreativität durch den Zwang zur Einhaltung von Terminen (die im englischen Sprachraum als »deadline« bezeichnet werden und somit das Wort dead = tot enthalten, was darauf verweist, daß Termindruck die Kreativität buchstäblich »umbringen« kann), Kontingenten und eines bestimmten Produktivitätsniveaus unter Kontrolle zu bringen. Eine meiner Kolleginnen, die ihre Eierstöcke immer sehr gesund erhalten hat, arbeitet als Forschungsassistentin. Jedesmal, wenn sie in einem neuen Labor anfängt, bekommt sie vom Laborleiter genaue Anweisungen und Richtlinien. Einmal sollte sie zum Beispiel eine künstliche Zelle, ein sogenanntes Liposom, produzieren. Sie hielt sich an die vorgegebenen Anweisungen, führte die Experimente entsprechend durch und versuchte unter Einsatz all ihres Willens und ihres ganzen Verstands, das Experiment zu erzwingen und zu kontrollieren – erfolglos. Daraufhin ließ sie die spezifischen Anweisungen des Laborleiters beiseite und fragte sich: »Was will ich in dieser Situation eigentlich erfahren? Wie kann ich mit Hilfe dieses Experiments mehr über einen Aspekt des Lebens herausfinden? Was kann ich damit über die Zellen lernen?« Mit solchen Fragen öffnete sie sich für das gesamte Potential des Experiments im umfassendsten Sinne und konnte dadurch Experimente entwickeln, die weit mehr Informationen erbrachten als ursprünglich angenommen. Das Endergebnis entsprach nie genau dem, was der Laborleiter gewünscht hatte, war aber meist weit wertvoller und wichtiger. Bei dem Liposom-Experiment zum Beispiel entwickelte sie nicht nur ein künstliches Zellmodell, sondern ein Forschungsdesign, aus dem sich möglicherweise ein Impfstoff gegen eine schwere Krankheit entwickeln läßt. Außerdem führte dieser Prozeß regelmäßig dazu, daß die Laborleiter, die von den Ergebnissen begeistert waren, ihr gestatteten, ihre eigenen Experimente ohne Anweisungen von außen zu entwikkeln. Ihre wissenschaftliche Arbeit war brillant. Das Festhalten an ihrem tiefsten kreativen Wissen führte zu Ergebnissen, die allen Beteiligten zugute kamen. Das ist ein Beispiel für weibliche Kreativität, wie sie sein sollte. Jede Frau kann diese Kreativität in ihr Leben und ihre Arbeit integrieren, wenn sie sowohl im Auge behält, wie eine bestimmte Aufgabe mit anderen verbunden ist, als auch ihre eigene Verbundenheit mit anderen Menschen und Dingen berücksichtigt und darauf achtet, wie eine Handlung eine Brücke zu einer anderen schlagen oder weitere hervorbringen kann.

Anatomie

Die Eierstöcke sind kleine, längliche, perlmuttfarbene Organe, die direkt unter den Eileitern auf beiden Seiten der Gebärmutter liegen. Die Eierstöcke produzieren Eier. Die größte Anzahl von Eiern, die eine Frau je in ihren Eierstöcken haben wird, hat sie mit 20 Wochen als Foetus im Mutterleib: etwa 20 Millionen! Danach setzt der allmähliche Verlust der Eier ein. Das heißt, das Ticken der biologischen Uhr für die Fortpflanzung beginnt schon vor der Geburt.

Etwa vom 14. Lebensjahr an (manchmal früher, manchmal später) produzieren die Eierstöcke ungefähr einmal im Monat ein Ei. Nach der ersten Menstruation dauert es normalerweise zwei bis drei Jahre, bis die Ovulation regelmäßig wird, und umgekehrt braucht es auch im Klimakterium ein paar Jahre, bis die Ovulation ganz aufhört. Da bei jeder Ovulation eine kleine Zyste im Eierstock entsteht, ist es relativ normal, daß die Eierstöcke kleine zystische Bereiche aufweisen, die entweder auf ein sich entwickelndes Ei oder einen kurz zuvor erfolgten Eisprung zurückgehen. Bei der monatlichen Eientwicklung bildet sich eine Nährflüssigkeit, die das Ei vom Eierstock abkapselt. Dieser mit Flüssigkeit gefüllte Bereich, der auch als Zyste bezeichnet wird, ist physiologisch bedingt und völlig normal, aber viele Frauen wissen das nicht. Beim Eisprung, wenn das Ei freigesetzt wird und in den Eileiter wandert, platzt die Zyste auf und die sogenannte Follikelflüssigkeit wird mit dem Ei in die Gebärmutter gespült.

Nach dem Eisprung entwickelt sich eine weitere kleine Zyste an dem Ort, an dem das Ei gesessen hat, die als Corpus luteum bezeichnet wird und Progesteron ausschüttet. Das Corpus luteum wird nach und nach wieder vom Eierstock absorbiert. Es kommt oft vor, daß sich mit der beginnenden Entwicklung eines Eises die kleine Zyste bildet, ohne daß es in diesem Eierstock zum Eisprung kommt. Die Zyste bleibt dann noch eine Weile bestehen. Dieser monatliche Prozeß der Eireifung und Zystenbildung erklärt, warum Frauen während der Jahre der Fruchtbarkeit praktisch immer kleine, mit Flüssigkeit gefüllte Eierstockzysten haben.

Bei jeder Utraschalluntersuchung zur Abklärung chronischer Schmerzen, Myome oder anderer Probleme werden auch die Eierstöcke untersucht. Dabei kann man diese Zysten erkennen. Zysten von etwa einem bis drei Zentimeter Länge sind so gut wie immer normal, weil die Produktion kleiner Zysten, die entstehen und verschwinden, zur normalen Aufgabe der Eierstöcke gehört: der Reifung von Eiern, kleinen Zysten oder, im Sprachgebrauch der Energiemedizin, frischen Ideen mit einem großen Potential. Die Eierstöcke produzieren auch das ganze Leben hindurch Hormone, einschließlich Östrogene, Progesteron und Androgene. Die Menge verändert sich mit dem Alter (was nicht notwendig bedeutet, daß sie sich verringert). Noch bis vor etwa zwanzig Jahren wurde angenommen, die Androgene, also die Hormone, die die Libido beeinflussen, würden ausschließlich von der Nebenniere produziert, der endokrinen Drüse, die auf dem oberen Pol der Niere aufsitzt. Aber mittlerweile haben zahlreiche Untersuchungen belegt, daß die Eierstöcke vor wie nach der Menopause Androgene in signifikanter Menge produzieren, möglicherweise sogar 50 Prozent der Gesamtmenge.[1]

Bis vor kurzem ging man auch davon aus, daß die Eierstöcke ihre Funktion mit der Menopause verlieren, aber mittlerweile wird ihre Rolle in der zweiten Lebenshälfte neu bewertet. Einigen Untersuchungen zufolge sollten die Eierstöcke nicht operativ entfernt werden, da sie noch mehrere Jahrzehnte nach der Menopause Steroidhormone produzieren können.[2] Auch wenn Teile der Eierstöcke etwa ab dem 30. Lebensjahr allmählich kleiner werden und sich ihre Größe nach dem 45. Lebensjahr deutlich verringert, sind sie doch *keinesfalls* die funktionslose Gewebemasse, für die sie so lange gehalten wurden.

Mit dem Alter bildet sich nur der Teil der Eierstöcke zurück, der als »Theka« bezeichnet wird. Das Theka ist die äußere Hülle des Eierstocks, in der sich die Eier entwickeln und die physiologischen Zysten entstehen. In der Lebensmitte bildet sich das Theka zurück, und der innerste Teil der Eierstöcke, das innere Stroma, wird zum ersten Mal aktiv.[3] Mit anderen Worten: Wenn eine Funktion aufhört, fängt die andere an. Dieser Prozeß ist noch lange nicht ausreichend erforscht worden. Auch in der zweiten Lebenshälfte produzieren die Eierstöcke noch signifikante Mengen des Hormons Androstendion, das zu den Androgenen gehört.

Androstendion wird in den Fettspeichern des Körpers oft in Östron verwandelt (eins der Östrogene). Wie Untersuchungen gezeigt haben, können die Eierstöcke selbst nach der Menopause die Hormone Progesteron und Östradiol produzieren, die eine wichtige Rolle bei der Verhinderung von Osteoporose spielen.[4]

Bis vor kurzem wurde das Klimakterium überwiegend als »Verlustkrankheit« untersucht, das heißt, die Forschung, die die kulturellen Einstellungen zur Menopause reflektiert, hat sich auf die Aspekte konzentriert, die im Klimakterium wegfallen. Ein Forschungsansatz, der davon ausgeht, daß die Eierstöcke auch nach dem Klimakterium noch aktiv sind und einen Nutzen haben, würde wahrscheinlich mehr über die Rolle der Eierstöcke bei der Erhaltung des normalen körperlichen Gleichgewichts herausfinden. Die Eierstöcke sollten nicht als Organe betrachtet werden, die nach dem 40. Geburtstag überflüssig und potentiell schädlich sind, sondern als dynamische Organe, als lebenslanger Bestandteil des Körperwissens.

Diese Auffasssung wird von manchen alten Traditionen gestützt. Für die taoistische Kultur enthalten die Eierstöcke einen großen Teil der Lebenskraft, die kontinuierlich sexuelle Energie produziert. Spezielle Übungen zur »Ovar-Atmung« sollen die Lebensenergie der Eierstöcke freisetzen und speichern, um andere Organe zu revitalisieren und einen höheren Bewußtseinszustand zu erreichen. Auf diese Weise wird die sexuelle Energie der Eierstöcke in *chi* (Lebensenergie) und *shen* (rein geistige Energie) verwandelt.[5] Das Erlernen der Ovar-Atmung und anderer taoistischer Meditationstechniken ist sehr zeitaufwendig und anstrengend; aber es ist oft emotional schon heilend, wenn man nur weiß, daß die Eierstöcke nicht nur die nächste Generation produzieren, sondern auch eine eigene Energie und eigene Funktionen haben.

Wenn Frauen ihr innerstes kreatives Wissen nicht berücksichtigen, weil sie Angst vor der Außenwelt haben oder sich unsicher fühlen, können Probleme mit den Eierstöcken auftreten. Solche Probleme entstehen oft in Situationen, in denen sich Frauen von außen kritisiert und kontrolliert fühlen. Finanzielle und physische Bedrohungen in der Außenwelt haben Konsequenzen für die Eierstöcke, vor allem, wenn Frauen glauben, diesen Bedrohungen machtlos gegenüberzustehen. Eine Frau zum Beispiel, die von ihrem Partner verlassen wird oder sich im Beruf überlastet fühlt, kann Probleme mit den Eierstöcken bekommen, wenn sie ihre Situation als ausweglos wahrnimmt oder das Gefühl hat, von »außen« an Veränderungen gehindert zu werden. Belastungen können nicht nur zu Gebärmutter-, sondern auch zu Eierstockproblemen führen. Störungen der Gebärmutter und der Eierstöcke hängen oft eng miteinander zusammen, aber es gibt auch Unterschiede. Die Energie, die bei Gebärmuttererkrankungen die wichtigste Rolle spielt, ist das Gefühl, sich aus einer einengenden Situation nicht befreien zu können oder zu dürfen und keine wirklichen Lösungen zu finden. Die Gebärmutter ist sehr eng mit dem dritten Chakra und dem Selbstwertgefühl verbunden. Gebärmutterprobleme treten dann auf, wenn die persönlichen und emotionalen Unsicherheiten einer Frau sie am vollen Ausdruck ihrer Kreativität hindern. Die Frauen zweifeln dann an ihren Fähigkeiten und Mitteln, mit anderen Worten: »Sie selbst« tun es sich an.

Zu Problemen mit den Eierstöcken dagegen kommt es dann, wenn Frauen das Gefühl haben, andere Menschen und äußere Umstände verhinderten den Ausdruck ihrer Kreativität, das heißt: »die anderen« tun es ihnen an. Dazu kommt noch eine weitere Energie, die nur die Eierstöcke und nicht die Gebärmutter berührt: Rache und Groll oder das Bedürfnis nach Abrechnung. Der Bereich des zweiten Chakras ist der Ort, wo man normalerweise seine Waffen trägt: Schußwaffen, Messer und Brieftaschen. Eine Frau, die ihr emotionales Waffenarsenal für Kritik oder für Rache benutzt, gefährdet zwar nicht ihre Gebärmutter, wohl aber ihre Eierstöcke.

Gutartige Eierstocktumore unterscheiden sich von Eierstockkrebs nur in dem Ausmaß der seelischen Energie, die dabei verbraucht wird. Bei Eierstockkrebs gibt es außerdem einen Bezug zu einem extremen Bedürfnis nach männlicher Autorität und männlichem Beifall bei gleichzeitigem Vernachlässigen der eigenen emotionalen Bedürfnisse. Frauen, die glauben, ihre finanzielle oder sonstige Macht reiche nicht einmal aus, um eine Mißbrauchsbeziehung zu verändern, haben ein erhöhtes Eierstockkrebsrisiko. Anders als beim Gebärmutterhalskrebs, der sich oft über viele Jahre hinweg entwickelt, wächst Eierstockkrebs aufgrund eines psychosozialen Traumas normalerweise relativ schnell. Ein solches Trauma kann etwa ausgelöst werden, wenn der Partner ankündigt, daß er sich trennen will.[6]

Als eine meiner Freundinnen einzusehen begann, daß ihr Beruf nicht gut für sie war und auch ihre Ehe nicht auf wechselseitiger Unterstützung basierte, und als sie dazu noch erfuhr, daß ihr Mann eine Affäre hatte, entwickelte sich bei ihr eine Eierstockzyste. Die Behandlung der Zyste verhalf ihr zu der Erkenntnis, daß es in ihrem Alltag reale Probleme gab, die sie lösen mußte. Ihr Körper hatte ihre emotionale Unzufriedenheit konkretisiert und sie darauf aufmerksam gemacht, daß sie für sich sorgen mußte.

Als Beate zu mir kam, hatte sie seit langem Endometriose, außerdem war ihr vor vier Jahren der rechte Eierstock wegen eines gutartigen Tumors entfernt worden. Sie klagte über periodisch auftretende Schmerzen am linken Eierstock und hatte Angst, daß er ebenfalls entfernt werden müßte, was sie auf jeden Fall vermeiden wollte. Sie war erst 32 Jahre alt und scheute die Vorstellung, auf synthetische Hormone angewiesen zu sein. Sie war bereit, auf tiefer Ebene an ihrer Heilung zu arbeiten. Die Ultraschalluntersuchung zeigte einige kleine Zysten im Eierstock, was zum Bild einer Endometriose am Eierstock paßte. Die intuitive Diagnose von Caroline Myss zeigte, daß Beate ihr Leben lang ihre kreativen Bedürfnisse beschnitten hatte, um den Anforderungen ihrer Familie gerecht zu werden, in deren Nähe sie wohnte. Außerdem hatte sie einen ungeliebten und sehr anstrengenden Beruf; als Führungskraft arbeitete sie mindestens 70 Stunden in der Woche.

Caroline Myss sagte Beate, sie könne nur gesund werden, wenn sie sich mindestens eine Stunde täglich Zeit für kreative Tätigkeiten nähme. In dieser Zeit sollte sie jede Erwartung an Leistung und Produktivität aufgeben und ihrer Kreativität einfach freien Lauf lassen. Beate hatte immer gern mit Stoffen gearbeitet und war eine sehr gute Schneiderin. Sie nahm sich täglich Zeit und schuf kleine, sehr magisch wirkende Puppen, die, wie sie sagte, »ein eigenes Leben haben«. Sie erzählte mir, die Puppen würde ihr quasi zeigen, wie sie aussehen und was sie tragen wollten. Die Schmerzen nahmen währenddessen ab und verschwanden schließlich, kamen aber gelegentlich wieder, wenn äußere Anforderungen ihre Zeit für die kreative Arbeit beschnitten. Dank seiner beharrlichen Botschaften wurde ihr Eierstock zum Barometer für den Fluß ihrer angeborenen Kreativität. Sie hat mittlerweile eine ganz neue Einstellung zum Leben gefunden. Auch die Puppen, die sie von innen heraus schafft und in die Welt setzt, entwickeln und verändern sich.

Eierstockzysten

Frauen müssen ihrer Kreativität ein Leben lang Ausdrucksmöglichkeiten bieten. Die kreativen Werke verändern und entwickeln sich mit dem eigenen Wachstum und der eigenen Entwicklung, so wie sich auch die Eierstöcke ständig verändern und kontinuierlich ihre kleinen physiologischen Zysten hervorbringen und wieder absorbieren. Solange der tiefe Fluß der Kreativität seinen Ausdruck findet, sind auch die Eierstöcke gesund. Wenn die kreative Energie aber durch irgend etwas blockiert wird, entstehen oft anomal große und hartnäckige Zysten. Ein Grund für die Entstehung solcher Energieblockaden ist Streß, ob durch negative oder positive Belastungen. Wenn eine Frau ihren Beruf zum Beispiel sehr liebt, kann es vorkommen, daß sie über der Arbeit ihr Bedürfnis nach Ruhe vernachlässigt und dadurch eine Zyste entwickelt.

Die linke Körperseite repräsentiert die künstlerische, reflektierende weibliche Seite, die rechte die analytischere männliche Seite. Welche Bedeutung sie dieser Tatsache zumißt, muß jede Frau für sich entscheiden. Die meisten Eierstockzysten, mit denen ich in meiner Praxis zu tun habe, sitzen allerdings links, und das ist meiner Meinung nach ein Symbol für die in unserer Kultur so tief verletzte Weiblichkeit. Viele Frauen versuchen, männliche Daseinsformen zu imitieren, die nicht immer ihren inneren Bedürfnissen entsprechen. Als ich mir von Caroline Myss die erste Energiediagnose stellen ließ, sagte sie, ich hätte eine nichtphysiologische Eierstockzyste entwickelt, die wahrscheinlich hätte operiert werden müssen, wenn ich noch ein Jahr länger in meiner alten Praxis geblieben wäre. Die Zyste war im Energiefeld des Körpers bereits erkennbar.

Bei Frauen vor dem Klimakterium sind Zysten unter vier Zentimetern Länge im allgemeinen normal. Eierstockzysten werden als *funktionale Zysten* bezeichnet, wenn sie als Teil des Ovulationsprozesses entstehen. Zysten, die größer als vier Zentimeter sind, sollten einige Monate beobachtet werden, um festzustellen, ob sie weiter wachsen. Anomale Zysten unter der Eierstockhülle oder im Eierstock selbst können mit Flüssigkeit, Blut und Zellmaterial gefüllt sein.

Symptomatische funktionale Eierstockzysten

Follikelzysten. Viele Eierstockzysten, die größer als vier Zentimeter und noch nach zwei oder drei Menstruationszyklen vorhanden sind, sind funktional. Sie entstehen, wenn der Follikel, das heißt die physiologische Zyste, in der sich das Ei entwickelt, das Ei nicht ausstößt, sondern auch nach dem Zeitpunkt weiterwächst, zu dem der Eisprung normalerweise hätte stattfinden sollen. Gelegentlich werden solche Zysten sieben bis acht Zentimeter groß und verursachen Schmerzen. Wenn sie bei einer Ultraschalluntersuchung festgestellt werden, bezeichnet man sie als »unilokulär« und dünnwandig, das heißt, sie bestehen aus einer Flüssigkeitsansammlung in einer dünnen Membran. Normalerweise verschwinden sie von selbst, aber gelegentlich sind sie hartnäckig und müssen dann operiert werden. Manche Ärzte verschreiben in solchen Fällen immer noch die Antibabypille, damit sich die Zyste durch die Unterbrechung des Ovulationsprozesses zurückbilden kann, obwohl die neueren

Pillen mit ihren nur sehr geringen Östrogendosen nicht mehr annähernd genug Hormone enthalten, um den Eierstock lahmzulegen und die Zyste zu beeinflussen.

Corpus-Luteum-Zyste. Eine Corpus-luteum-Zyste bildet sich, wenn das reife Ei beim Eisprung aus seinem Follikel ausgestoßen wird. Dabei kommt es gelegentlich zu einer leichten Blutung in die Kapsel des Eierstocks und gelegentlich auch in die Bauchhöhle.

Manche Eierstockzysten machen sich nie bemerkbar, andere verursachen Schmerzen. Diese Schmerzen können scharf und stechend sein, wenn die Zyste platzt und ihren Inhalt in die Bauchhöhle ergießt, oder dumpf und drückend, wenn es sich um chronische Zysten handelt, wie sie zum Beispiel bei Endometriose an den Eierstöcken auftreten. Die Blutung in die Bauchhöhle kann auch während des Eisprungs zu Schmerzen führen. Schmerzen bei der Blutung in die Zysten- oder Bauchhöhle gehen oft darauf zurück, daß die Eierstockkapsel (das Gewebe auf der Oberfläche des Eierstocks) gestreckt wird. Sie können ein paar Minuten, aber auch ein paar Tage dauern. Wenn die Blutung in die Wand der Zyste mehr als ein paar Stunden anhält, bezeichnet man das Corpus luteum als Corpus haemorrhagicum: ein Körper, der blutet. Die Blutung eines Corpus hämorrhagicum dauert von einigen Stunden bis zu mehreren Tagen; sie kann mit einer Eileiterschwangerschaft verwechselt werden. Eine andere mögliche Begleiterscheinung ist eine vaginale Blutung. Hämorrhagische Zysten verschwinden normalerweise von selbst, können aber mehrere Tage lang Schmerzen verursachen. In wenigen Einzelfällen hört die Blutung nicht auf; dann wird ein chirurgischer Eingriff nötig, um die Zyste zu entfernen – meist mittels der Bauchspiegelung. Normalerweise wird die Blutung dadurch gestoppt, was die Entfernung des Eierstocks überflüssig macht.

Die meisten funktionalen Eierstockzysten werden bei einer normalen Untersuchung festgestellt und anschließend mit Ultraschall verifiziert. Dabei werden immer beide Eierstöcke untersucht und verglichen, um sicherzugehen, daß auch wirklich eine Eierstockzyste und nicht etwa ein Myom getastet wurde.

Beide Formen der funktionalen Zysten, die Follikel- und die Luteinzysten, entwickeln sich nicht zu Krebs. Manche Frauen leiden immer wieder darunter, andere haben sie nur einmal im Leben. Man muß bedenken, daß diese Zysten sich in nur wenigen Stunden oder Tagen entwickeln können, weil der Körper Eierstockzysten sehr schnell produzieren kann. Aber genauso schnell verschwinden sie oft auch wieder.

Gutartige neoplastische Zysten. Da die Eierstöcke Zellen enthalten, die sich zu vollständigen neuen Menschen entwickeln können, enthalten sie auch Zellen, aus denen sich eine Vielzahl von Zysten und Gewächsen entwickeln können. Darin spiegelt sich unser enormes kreatives Potential. Wird dieses Potential daran gehindert, sich auszudrücken, dann macht die kreative Energie unter Umständen körperlich auf sich aufmerksam und manifestiert sich in den Eierstöcken, statt in die Außenwelt zu fließen. In der konventionellen Medizin gelten die Ursachen für alle Eierstockzysten als unbekannt, die nicht »funktional« sind, das heißt im Zusammenhang mit dem Eisprung stehen.

Gutartige, nichtfunktionale Eierstockzysten entstehen, wenn sich die Eierstockzellen vermehren, die nicht mit der Ovulation verbunden sind. Der Begriff *neoplastisch*, der hier und im folgenden zur Kennzeichnung gut- und bösartiger Tumore verwandt wird, bedeutet einfach »neues Gewebe«.

Weitere Zysten. Neben den Follikel-, Lutein-, hämorrhagischen und gutartigen neoplastischen Zysten gibt es andere, die eine feste Konsistenz haben und nicht nach zwei oder drei Menstruationszyklen wieder verschwinden. Man nimmt an, daß es sich dabei um Tumore handelt, die nicht durch die Ovulation entstehen. Sie müssen operiert und untersucht werden, weil sich erst unter dem Mikroskop sagen läßt, ob sie gutartig sind oder nicht. Bei einigen meiner Patientinnen ließen sich solche Eierstockzysten über Jahre hinweg bei der Untersuchung und auf dem Ultraschallgerät feststellen, ohne daß sie sich verändert oder Symptome verursacht hätten. Diese Frauen wußten, daß sie im konventionellen Sinne ein Risiko eingingen, weil sie sich nicht operieren ließen. Manche waren dazu bereit und lebten viele Jahre, ohne die Eierstöcke diagnostizieren zu lassen. Obwohl dieser Ansatz von der Medizin nicht befürwortet wird und ich diesen Patientinnen immer auch die Operation als die Standardbehandlung in solchen Fällen ans Herz lege, respektiere ich es, wenn gut informierte erwachsene Frauen sich gegen einen operativen Eingriff entscheiden.

Polyzystisches Ovarialsyndrom

Viele Frauen haben sogenannte polyzystische Eierstöcke, die eine Hormonstörung anzeigen. Das polyzystische Ovarialsyndrom wird durch Gefühle, Gedanken, Ernährung und persönlichen Hintergrund sehr stark beeinflußt und ist daher eine sehr komplexe Störung.

Das polyzystische Ovarialsyndrom gilt heute nicht mehr wie früher als Krankheit im eigentlichen Sinne, sondern als Endergebnis einer komplexen Folge subtiler hormoneller Interaktionen. Gelegentlich ist es genetisch bedingt und kommt deshalb gehäuft in Familien vor, aber meist läßt sich eine solche genetische Verbindung nicht feststellen. Die konventionelle Medizin kann die Ursachen gegenwärtig nicht erklären.

Bei polyzstischen Eierstöcken geschieht folgendes: Die Eierstöcke einer Frau produzieren keine Eier, und ihr Körper produziert zu viele Androgene. Androgene sind Hormone, die bei Männern und bei Frauen vorkommen. Bei Frauen mit polyzystischem Ovarialsyndrom ist der Androgenspiegel überdurchschnittlich erhöht. Ein chronisch erhöhter Androgenspiegel wiederum verhindert die normale zyklische Entwicklung eines Eies im Eierstock, er blockiert das Wachstum vor der Reife. Wenn der normale weibliche Hormonzyklus durch chronische Überproduktion von Androgenen blockiert ist, fehlen die natürlichen zyklischen Veränderungen des Körpers und des Eierstocks. Der Hormonspiegel bleibt statisch. Die Eierstöcke sind deshalb voller kleiner Zysten, die durch unterentwickelte Eier entstehen. Bei der Ultraschalluntersuchung erkennt man, daß die Eierstöcke vergrößert sind und unter ihrer Oberfläche zahlreiche kleine Zysten gebildet haben (daher der Name »polyzystischer Eierstock«). Eine weitere Folge eines chronisch erhöhten Androgenspiegels ist die Neigung zu Fettsucht, Diabetes, Herzkrankheiten und Hirsutismus (übermäßige Gesichtsbehaarung bei Frauen).

Die Körper-Geist-Verbindung bei der Amenorrhoe (Fehlen der Regelblutung)

Wenn eine Frau Probleme mit einem so komplexen Prozeß wie der Ovulation bekommt, dann kann das nach heutigem Wissen mit Problemen in den Mechanismen des Gehirns zusammenhängen, die den Menstruationszyklus regulieren. Der Hypothalamus wird von emotionalen und seelischen Faktoren aus der Vergangenheit beeinflußt, die sich wie etwa Streß oder verdrängtes Leid als Störungen des Menstruationszyklus ausdrücken können. Da die Ursachen der Amenorrhoe fast immer im Hypothalamus liegen, das heißt, auf heute noch nicht erklärbare Veränderungen in der Feinabstimmung der Neuropeptide im Gehirn zurückgehen, ist auch beim polyzystischen Ovarialsyndrom ein Zusammenhang mit dem Hypothalamus denkbar. Die zyklische Freisetzung der Hormone aus dem Hypothalamus verläuft bei Frauen mit polyzystischem Ovarialsyndrom anders als bei Frauen mit normaler Ovulation. Wir wissen heute noch nicht, ob diese Veränderung Ursache oder Folge der Eierstockstörungen ist. Es gibt noch keine Forschungen über die Zusammenhänge zwischen Streß und polyzystischem Ovarialsyndrom, aber der Zusammenhang zwischen Streß und »funktionaler Amenorrhoe« kann als Anhaltspunkt für die Auswirkungen von Gefühlen und Lebensgeschichte auf den Menstruationszyklus und die Funktion der Eierstöcke und damit möglicherweise auch auf das polyzystische Ovarialsyndrom dienen (siehe 5. Kapitel, Der Menstruationszyklus).

Zu den Belastungen, die die Funktion der Eierstöcke und den Menstruationszyklus beeinträchtigen können, zählt unter anderem eine negative Einstellung zur eigenen Weiblichkeit. Wenn Frauen in Kindheit und Jugend immer wieder gehört haben, daß Frauen weniger wert sind als Männer, wollen sie nach meiner Erfahrung mit dem Frausein oder Frauwerden nichts mehr zu tun haben. Solche negativen Gefühle können den Körper beeinflussen und zu einer Unterbrechung der Ovulation oder einer »androgynen« Entwicklung führen.[7]

Es gibt Untersuchungen, denen zufolge Frauen, die keinen Eisprung haben, häufig angespannter und ängstlicher, abhängiger und geistig weniger produktiv sind als Frauen mit normalem Eisprung. Sie haben außerdem oft auch Wut und Ärger über ihre Mutter verdrängt. Manchen Mädchen macht ihr Bedürfnis nach der Liebe und dem Schutz der Eltern Schuldgefühle; gleichzeitig haben sie Angst davor, diesen Schutz zu verlieren. Wenn solche Mädchen älter werden, können sich solche Schuldgefühle und Ängste als Amenorrhoe manifestieren, das heißt, sie versuchen, ihre Entwicklung zu reifen Frauen »anzuhalten«.[8]

Behandlung des polyzystischen Ovarialsyndroms

Da die Schulmedizin die Ursachen des polyzystischen Ovarialsyndroms in den meisten Fällen nicht kennt, zielt die Behandlung ausschließlich darauf ab, die Symptome zu unterdrücken. Meist wird deshalb die Pille oder ein Gestagenpräparat verschrieben, um den Menstruationszyklus und die Periode wieder zu aktivieren. Diese Methoden berücksichtigen weder die fehlende Ovulation noch den hormonellen Zustand des Gehirns. Antibabypillen oder Gestagene verhindern daneben auch die hormonelle Überstimulation der Gebärmutterschleimhaut und verringern so die Gefahr einer Entwicklung von Gebärmutterkrebs, der entstehen kann, wenn sich dank der fehlenden Periode die Gebärmutterschleimhaut über viele Jahre hinweg verdickt hat. Die Pille kann also zwar einige der Risiken und Symptome des polyzystischen Ovarialsyndroms verhindern, verdeckt die Probleme aber nur teilweise und ändert nichts an den Ursachen.

Früher wurde beim polyzystischen Ovarialsyndrom oft eine sogenannte »Keilexzision« gemacht, das heißt, bei den Frauen wurde ein Teil der Eierstöcke operativ entfernt. In manchen Fällen konnte dadurch der Hormonspiegel gesenkt (durch die Verkleinerung des Eierstocks reduziert sich auch die Menge der produzierten Hormone) und die Zyklusfunktion wiederhergestellt werden, aber in anderen führte die Operation nur zu Vernarbungen und Verklebungen. Diese Methode wird heute nicht mehr benutzt.

Wenn Frauen mit polyzystischem Ovarialsyndrom ein Kind bekommen wollen, läßt sich der Eisprung gelegentlich mit Medikamenten stimulieren, meist mit Clomifen.

Frauen können selbst dazu beitragen, die zyklische Funktion der Eierstöcke wieder herzustellen:

- Beschäftigen Sie sich gründlich mit früh verinnerlichten negativen Botschaften über Ihr Leben als reproduktionsfähige Frau. Machen Sie sich diese Botschaften bewußt, damit sie Ihren Körper und Ihre Eierstöcke nicht länger dominieren. Ein Beispiel: Eine Patientin, bei der drei Jahre bevor sie mich zum ersten Mal konsultierte, ein polyzystisches Ovarialsyndrom diagnostiziert worden war, erkannte, daß sie negative Gefühle über ihre Weiblichkeit verinnerlicht hatte, weil sie als Kind von ihrem Vater mißbraucht worden war. Sie hatte unbewußt der Mutter die Schuld gegeben, die sie nicht beschützt hatte, und daraus den Schluß gezogen, Frauen seien machtlos. Als sie sich dieser Botschaften bewußt geworden war, setzte sie die Pille ab (die sie gegen das polyzystische Ovarialsyndrom nahm) und begann, ein positives Verhältnis zu ihrer Weiblichkeit aufzubauen. Innerhalb von sechs Monaten waren Eisprung und Menstruation wieder regelmäßig. (Allerdings bedurfte es dazu auch meiner Versicherung, das polyzystische Ovarialsyndrom sei bei ihr nicht zwangsläufig ein chronischer Zustand fürs ganze Leben.)
- Etablieren Sie Ihren emotionalen Zyklus wieder neu. Lassen Sie die ganze Breite emotionaler Reaktionen auf die Ereignisse in Ihrem Leben zu. Notieren Sie diese täglich in einem Tagebuch, um festzustellen, wie Ihr natürlicher Gefühls- und Stimmungsrhythmus aussieht. Können Sie eine Beziehung zu den Jahres- oder Tageszeiten oder anderen Zyklen feststellen? Verfolgen Sie die Mondphasen anhand eines Kalenders. Der Menstruationszyklus wird bekanntlich vom Mondzyklus beeinflußt. Wenn Sie in der Nähe des Meeres wohnen, achten Sie auch auf die Gezeiten. Wie schon gesagt, kön-

nen sich Menstruationszyklus und Fruchtbarkeit von Frauen schon regulieren, wenn sie bewußt auf Umgebungsreize wie Licht, Mondphasen und Gezeiten achten[9].

- Etablieren Sie Ihren Monatszyklus wieder neu durch die Verbindung zu Licht und Natur. Halten Sie sich so oft wie möglich in natürlichem Licht auf. Natürliches Licht beeinflußt den Hypothalamus, die Nebennieren und den Eisprung. Schlafen Sie drei Tage im Monat bei Licht (siehe 5. Kapitel). Es kann sinnvoll sein, sich eine entsprechend helle Lichtquelle zuzulegen, vor allem in den Herbst- und Wintermonaten.
- Stellen Sie sich auf fettarme, überwiegend vegetarische Vollwertkost um, um den Cholesterinspiegel, das Gewicht sowie das Risiko von Diabetes und Herzkranzgefäßerkrankungen zu verringern. Diese leichte Diät kann auch die Einstimmung in Ihre spirituelle, intuitive Seite fördern und damit die Emotionen wieder in Fluß bringen, den Hormonspiegel normalisieren und das polyzystische Ovarialsyndrom verbessern.

Berichte von Frauen

Die folgenden Berichte zeigen, daß mehrere meiner Patientinnen ihre Eierstockzysten zum Anlaß genommen haben, ihr Leben zu verändern und zu verbessern. Sie haben auf die Botschaft des Körpers gehört und sie in Veränderungen umgesetzt. Eine Botschaft ist besonders deutlich: Wir alle müssen darauf achten, in welcher Form wir uns unbewußt am Suchtsystem beteiligen und uns von äußeren Autoritäten ablenken lassen, anstatt unserer inneren Stimme zu folgen.

Gerda: geballter Aktionismus. Ich bin mit Gerda seit sehr vielen Jahren befreundet. 1989 konsultierte sie mich wegen einer hartnäckigen Eierstockzyste, die schließlich, als sie Ende dreißig war, operiert werden mußte. Und das ist ihre Geschichte:

»1984 stellte eine Gynäkologin bei einer Routineuntersuchung eine große Eierstockzyste am linken Eierstock fest. Die elegante New Yorker Ärztin verkündete, das sei eine gefährliche Sache, und ich sollte die Zyste so schnell wie möglich operieren lassen. Insgesamt müßte ich mit vier bis sechs Wochen strenger Bettruhe rechnen. Natürlich würde sie die Operation gerne selbst machen. Das alles eröffnete sie mir innerhalb einer Viertelstunde. Ich war entsetzt und völlig durcheinander. Damals kannte ich mich noch nicht gut genug, um begreifen zu können, warum mir diese Information solche Angst machte. Wie ich es immer getan hatte, schüttete ich die Angst mit verstärkter Aktivität und Hektik zu. Das fiel mir ausgesprochen leicht, weil ich damals eine weltweite Friedensinitiative leitete und deshalb oft innerhalb eines Monats mehrere Kontinente bereisen mußte. Daneben war ich mir intuitiv aber auch ziemlich sicher, daß diese Eierstockzyste weder so dringend noch so ernst war, wie die Ärztin mich glauben machen wollte. Ich ließ mich nicht operieren.

Einige Jahre vergingen, und ich dachte nicht allzuviel an die Zyste. Ich lebte in einem Zustand kämpferischer Begeisterung, veränderte die ganze Welt und das Leben vieler Menschen, aber mein eigenes Leben ignorierte ich. Viele dieser Aktivitäten waren sehr positiv und hatten große Bedeutung für mich, aber trotzdem war mein eigenes Leben nicht im Gleichgewicht.

Ende 1987 starb mein Vater. Da er weit in den Achtzigern war und ein erfülltes Leben gehabt hatte, konnte ich mir vorher nicht vorstellen, daß sein Tod mich so schwer treffen würde. Ich geriet in eine Art spiritueller Krise und ging zu einem Therapeuten, den mir eine Freundin empfohlen hatte. Diese Empfehlung kann ich nur als Gnade bezeichnen. Die Arbeit mit diesem wunderbaren Mann hat mein Leben verändert. Mit vollendetem Geschick und seltener Freundlichkeit befähigte er mich, vieles von dem, was ich bis dahin aus Angst nicht sehen wollte, zu erkennen und zu heilen. Wichtig für die Heilung war vor allem meine Einsicht, daß ich meine Weiblichkeit verraten und mich mit dem Männlichen verbündet hatte. Das war bei mir ein durchgängiges Muster gewesen und hatte dazu geführt, daß ich mich bis dahin nicht dem Sein, sondern dem Tun, nicht dem Fühlen, sondern dem Denken, nicht der Innen-, sondern der Außenwelt verschrieben hatte. Für mich bedeutete das einen Verrat an mir selbst, war aber auch ein Symbol für den kollektiven gesellschaftlichen Verrat des Weiblichen, der unserer Kultur eine so tiefe Wunde geschlagen hat.

Ich begriff, daß die Eierstockzyste die körperliche Manifestation des kämpferisch-männlichen Teils meiner Persönlichkeit war, der mich die ganze Zeit so umgetrieben hatte. Ich bezeichnete das als ›geballten Aktionismus‹. Der Verrat an meiner weiblichen Seite ging so tief, daß diese kämpferische Zyste dem Zentrum der weiblichen Kreativität in meinem Körper buchstäblich kaum noch Raum ließ. Sie hatte mittlerweile die Größe einer großen Grapefruit angenommen.

Obwohl ich spirituell und emotional sehr viel mehr Klarheit über meine Zyste gewonnen hatte, war ich mir immer noch nicht sicher, wie ich auf der physischen Ebene damit umgehen sollte. Ich spürte sie nie –

ich hatte nicht die geringsten Schmerzen. Sie stellte so etwas wie eine Bedrohung dar, und ihre Präsenz erinnerte mich daran, daß irgend etwas in mir nicht im Gleichgewicht war.«

Im Herbst 1991 zeigten die Ultraschalluntersuchungen, daß Gerdas Zyste wieder zu wachsen begonnen hatte und auch innen fester und dichter geworden war, das heißt, die flüssigen Bestandteile der Zyste waren durch Zellen und Gewebe ersetzt worden. Meiner Meinung nach war die Zyste jetzt lange genug beobachtet worden; die Veränderung zeigte an, daß die Zellen präkanzerogen werden konnten. (Wenn man die Signale, die der Körper durch einen Tumor aussendet, nicht ernst nimmt, macht sich der Tumor immer deutlicher bemerkbar. Er wächst zum Beispiel schneller und entwickelt Symptome. Nichtphysiologische Eierstockzysten können je nach den Umständen sehr schnell wachsen.) Gerda spürte jetzt auch einen gewissen Druck auf die Blase. Ich schlug ihr eine Operation vor, da ich die hartnäckige und sich verändernde Zyste als Belastung für ihre Energie sah. Wie schon erwähnt, entzieht ungesundes Gewebe dem angrenzenden gesunden Gewebe die für den Zellstoffwechsel notwendigen Moleküle (siehe 4. Kapitel).

Die Operation verlief problemlos. Ich entfernte die gutartige Zyste, die Gerdas linken Eierstock quasi ersetzt hatte. Gerdas Gebärmutter und ihr rechter Eileiter und Eierstock waren ausgesprochen gesund.

Sie hatte nach der Operation kaum Schmerzen, und auch die Narkose hatte wenig Nachwirkungen. Zwei Tage später verließ sie das Krankenhaus. Über ihren Zustand danach sagte sie:

»Ich genieße meine heilende Rückzugsphase. Es ist noch zu früh, als daß ich schon alles begreifen könnte, was sich verändert hat und neu entstanden ist. Aber ich weiß, daß ich gegen einen Drachen gekämpft habe, vor dem ich sehr viel Angst hatte. Dieser Kampf hat mich bereichert und erfüllt. Ich weiß, daß ich um Hilfe bitten kann, wenn ich Angst habe, und daß es viele Menschen gibt, die mir helfen wollen. Ich weiß, daß ich das alte Bündnis in mir verändert und harmonisiert habe – der Krieger tanzt Walzer mit der Mystikerin.«

Bei großen, komplexen Eierstockzysten wie der von Gerda wird das gesunde Eierstockgewebe oft fast völlig durch ungesundes Gewebe ersetzt, bis gesundes und ungesundes Gewebe fast nicht mehr zu unterscheiden ist.[10] Gerda geht es weiterhin gut. Am Beispiel ihres Umgangs mit der Zyste, dem Krankenhausaufenthalt und der nachoperativen Versorgung kann man deutlich sehen, daß sie mehr weibliche, nährende Energie in ihrem Leben zugelassen hat. Und das hat sie von ihrem linken Eierstock gelernt.

Marie: mit dem Beruf verheiratet. Die Molekularbiologin Marie hat in ihrem gesamten Berufsleben nur in männerdominierten Institutionen gearbeitet. Schon in der Schule interessierte sie sich sehr für Physik und Mathematik, aber ihr Vater, selbst Physikprofessor, empfahl ihr, Schreibmaschine zu lernen, weil ihr das später viel mehr nützen würde. Wie viele Männer seiner Generation sah er in einer höheren Schulbildung für seine Tochter nur eine Verschwendung, da sie ja doch heiraten und Kinder bekommen würde. Aber Marie entschied sich für ein naturwissenschaftliches Studium und veröffentlichte ironischerweise sehr viel mehr wissenschaftliche Aufsätze als ihr Vater. Sie war geschieden und hatte ein Kind. Die Ehe hatte sie praktisch von Anfang an als unbefriedigend empfunden, und anschließend war sie mit ihrer Arbeit »verheiratet«.

Marie war schon einige Jahre meine Patientin, obwohl sie weit weg wohnte, und ließ sich regelmäßig einmal im Jahr untersuchen. Bei einer dieser Untersuchungen tastete ich eine sieben Zentimeter lange Eierstockzyste, was dann im Ultraschall bestätigt wurde. Da sie sehr offen für einen bewußten Umgang mit ihren Symptomen war, sagte ich ihr, daß diese Manifestation ihr wohl etwas zu den Bereichen des zweiten Chakras sagen wollte, vor allem zu ihren Beziehungen und ihrer Kreativität. Sie sollte versuchen, Kontakt zu ihrem Eierstock herzustellen, und abwarten, was er ihr zu sagen hätte. In drei Monaten wollte ich sie dann wieder untersuchen.

Eine Energiediagnose bei Caroline Myss zeigte, daß die Zyste mit Wut gefüllt war, die sich durch Verletzungen und Übertretungen angesammelt hatte. Myss erkannte in der Zyste auch eine »Krebsenergie«. Krebsenergie ist nicht dasselbe wie physischer Krebs, bewegt sich aber in diese Richtung. Deshalb meinte Caroline, die Zyste sollte bald entfernt werden, weil die wütende Energie sehr stark war, auch wenn sie sich noch nicht in Krebs verwandelt hatte.

Nach der Diagnose von Myss versuchte Marie, einen Dialog mit ihrem Eierstock in Gang zu bringen: »Ich habe festgestellt, daß er voller Wut ist, voller Verlassenheitsgefühle und auch voller Eifersucht. Aber es war auch Liebe da. Ich hatte diese Liebe gelegentlich schon gespürt, konnte sie aber nicht ausdrücken. Ich habe einen Ort gebraucht, wo ich all das unterbringen konnte – und das war mein Eierstock.«

Marie beschloß, die Warnungen von Myss ernstzunehmen und ließ sich krankschreiben. Ich stimmte ihrer Entscheidung für die Operation zu und sagte ihr, sie solle die Operation nicht als Verzicht auf ihre Selbstheilungsfähigkeiten begreifen, da auch Operationen ein starkes Heilungspotential besitzen und ihr schnelle Fortschritte auf dem Weg zu einer Heilung auf allen Ebenen ermöglichen würden. Marie mußte die Beziehung zu ihrem Vater und ihrer Arbeit durcharbeiten und heilen.

Die Operation verlief ohne Komplikationen, und die Zyste stellte sich als gutartig heraus. In der unmittelbaren nachoperativen Phase durchlebte Marie einen Prozeß tiefer Trauer und gab die Vision einer Beziehung zu ihrem Vater auf, wie sie sie sich immer vergeblich gewünscht hatte. Sie erkannte das Muster lebenslanger unbefriedigender Beziehungen zu Männern, das sie durch ihre unerfüllte Sehnsucht nach väterlichem Beifall etabliert hatte und sich auch auf ihre Arbeit und ihre Arbeitsbeziehungen auswirkte. Sie mußte ihren Vater aus ihren Erwartungen und Forderungen entlassen. Sie erkannte auch, daß das Motiv ihrer Forschungsarbeit nicht nur die Freude an der Wissenschaft, sondern auch der Wunsch nach Anerkennung durch die Kollegen gewesen war. Vier Wochen später, bei der Nachuntersuchung, ging es ihr gut. Sie war dankbar dafür, daß ihr der Eierstock eine Wahrheit über ihr Leben mitgeteilt hatte, die für ihren Verstand nicht zu erkennen gewesen war. Marie hat ihre Eierstockzyste für einen transformierenden Weg nutzbar gemacht, über den sie ihr Körperwissen und die Freude an ihrem Beruf verbinden konnte.

Conny: unentwickelte Kreativität und das Bedürfnis nach äußerer Anerkennung. Conny entwickelte mit 38 Jahren eine sechs Zentimeter lange gutartige Zyste am linken Eierstock, die operativ entfernt wurde. Die Zyste hatte sich in einer Phase entwickelt, in der sie darüber nachdachte, ob sie ein Kind bekommen sollte. Um die Zeit der Operation hatten wir darüber gesprochen, wie sie ihre Zystenerfahrung am besten für Veränderung und Wachstum nutzbar machen könnte. Sie wußte, daß ihr Beruf sie erstickte. Sie wäre am liebsten Töpferin geworden und war auch sehr gut in der Arbeit mit Ton; wenn sie die Zeit fand, etwas zu töpfern, fanden sich fast immer Käufer für ihre Werke. Andererseits bot ihr Beruf gute »Sozialleistungen«. Ich sagte, sie solle darüber nachdenken, ob gute »Sozialleistungen« Grund genug seien, sich umzubringen.

Ein Jahr nach der Operation war Conny wieder in der Praxis, weil sie dieselben Schmerzen in der linken Seite hatte wie vorher, obwohl sie jetzt keine Zyste hatte. Sie bemerkte, daß die Schmerzen anfingen, sobald sie an ihrem Arbeitsplatz ankam, und dann immer stärker wurden. Diesmal sprach ihr Körper sehr deutlich. Sie hatte schon eine Operation hinter sich, aber die Bedingungen, die zur Entwicklung der Zyste geführt hatten – das Energiemuster ihres Körpers –, hatten sich nicht wirklich verändert.

Intellektuell begriff Conny ihr Problem durchaus, und sie wußte auch, daß sie etwas verändern mußte. Aber sobald sie ernsthaft daran dachte, ihre Stelle aufzugeben und ihren kreativen Instinkten zu folgen, hörte sie die Stimme ihres Vaters sagen: »Du bist eine Närrin, wenn du die Sicherheit deines Berufs aufgibst. Kunst ist kein Beruf, Kunst ist ein Hobby. Kunst macht man, wenn man mit der Arbeit fertig ist.« Sie hatte diese Einstellung ihres Vaters von Kind an verinnerlicht. Ihr Beruf repräsentierte die Anerkennung des Vaters. Damit hatte sie aber äußeren Kräften die Steuerung ihrer angeboren Kreativität übertragen. Die dadurch entstandene Wut verleugnete sie.

Ich sagte Conny, sie solle sich überlegen, was sie tun würde, wenn sie nur noch sechs Monate zu leben hätte. Darüber dachte sie lange nach. Schließlich nahm sie erschöpft, depressiv und unter Schmerzen mit dem Segen ihrer Firma drei Monate unbezahlten Urlaub, um zu klären, wo sie Prioritäten setzen wollte. Die Schmerzen verschwanden fast augenblicklich, ihre Energie kam zurück und ihre künstlerische Seite entfaltete sich. Sie stand jetzt vor der Herausforderung, ihre kreativen Bedürfnisse mit ihrem Beruf in Einklang zu bringen. Als sie nach dem Urlaub ihre Arbeit wieder aufnahm, hatte die Firma sie an eine andere Stelle versetzt, in der es keinen Publikumsverkehr gab. Sie arbeitete im Hintergrund des Geschehens und war jetzt für die Ablage und die Rechnungen zuständig. Diese Veränderung entsprach ihren Bedürfnissen nur sehr kurze Zeit. Die Arbeit befriedigte sie nicht; viele Aspekte ihres Lebens wurden weiterhin von ihrem Bedürfnis nach Anerkennung durch Eltern und Vorgesetzte beherrscht. Drei Monate nach einer Routineuntersuchung ohne Befund entwickelte sie einen sehr großen präkanzerogenen Tumor am linken Eierstock. Er wuchs so schnell, daß sie innerhalb von einer Woche eine Beule in der Bauchwand erkennen konnte. Bei der Operation zeigte sich, daß der Tumor »auf der Grenze« zwischen gut- und bösartig war. Das Tumorwachstum war augenscheinlich auf den linken Eierstock beschränkt. Nach einer Beratung mit dem Onkologen wurde entschieden, nur diesen Eierstock zu entfernen, so daß Conny eine normale Gebärmutter und einen normalen rechten Eierstock behielt.

Aber jetzt wußte sie auf einer tiefen, zellulären Ebene, daß ihre Kreativität verzweifelt zum Ausdruck kommen wollte und daß sich ihr Körper nur dann zufrieden geben würde, wenn sie sich ihrem innersten Wissen überließ. Sie gab ihren Beruf auf und töpferte, wann immer sie konnte. Sie hat vor, ein Studium der ganzheitlichen Medizin zu beginnen. Als ich sie wiedersah, war die Aura der Depression verschwunden, die sie in den letzten drei Jahren umgeben hatte. Sie entfaltet die ganze Fülle ihres kreativen Selbst. Die Beziehung zu ihren Eltern war nie besser. Sie hat akzeptiert, daß sie ihre kreativen Bedürfnisse wahrscheinlich nie verstehen werden, aber auch erkannt, daß das eine Beziehung zu ihnen nicht ausschließt und daß sie die Eltern nicht dafür verantwortlich machen kann, daß sie selbst jahrelang ihre Kreativität beschnitten hat. Für sie war die Botschaft des Eierstocks ein »Tritt in den Hintern«, den sie wirklich gebraucht hat und für den sie dankbar ist.

Eierstockkrebs

Viele Gynäkologen, vor allem in den USA, befürworten die Entfernung der Eierstöcke bei allen Frauen über vierzig, die sich einer Operation im Bauchraum unterziehen müssen, um dem Eierstockkrebs vorzubeugen. Da allerdings nur eine von 80 Frauen Eierstockkrebs bekommt, bedeutet das, daß zahlreichen Frauen gesunde Organe als Vorbeugungsmaßnahme gegen eine Erkrankung entfernt werden, von der tatsächlich nur sehr wenige betroffen wären. Viele Frauen müssen so auf die wichtigen Funktionen ihrer hormonproduzierenden Organe verzichten. Dazu erhöht die vorzeitig Entfernung der Eierstöcke das Risiko von Osteoporose und Herzkrankheiten und verstärkt viele Symptome des Klimakteriums, etwa das Dünnerwerden der Haut, die zu einem vorzeitigen äußeren Alterungsprozeß und möglicherweise einer verstärkten Anfälligkeit für blaue Flecken und Verletzungen führt.[11]

Aber die Medizin in unserer Gesellschaft konzentriert sich unbeirrt auf die Entfernung der Eierstöcke als Präventivmaßnahme gegen Krebs und spielt alle möglichen negativen Konsequenzen herunter. Die Entfernung der Eierstöcke aus Gründen der Krebsprophylaxe beruht auf der Annahme, daß die »prophylaktische« Eierstockentfernung während einer Hysterektomie, einer operativen Entfernung der Gebärmutter, erstens die Eierstockkrebsrate verringern könnte und sich zweitens die körpereigenen Hormone einer Frau problemlos durch medikamentöse Hormongaben ersetzen ließen. Wie Untersuchungen gezeigt haben, ist die erste Annahme nicht unbedingt richtig.[12] Gesunde Eierstöcke sollten danach an ihrem Platz belassen werden. Synthetische Hormonpräparate können nie mit der komplexen Mischung aus Androgenen, Progesteron und Östrogen, die ein gesunder Eierstock produziert, identisch sein. Berücksichtigt man das Medikamentenverhalten der Patientinnen, die immer wieder eine Dosis vergessen, und die anderen unberechenbaren Faktoren, die Aufnahme und Wirkung des Medikaments beeinträchtigen können, dann verlängert die Erhaltung der Eierstöcke das Leben.[13]

Wir brauchen einen anderen medizinischen Ansatz, der nicht die Eierstöcke von Tausenden von Frauen opfert, um eine oder zwei vor Eierstockkrebs zu bewahren. Der Schlüssel zu diesem Ansatz liegt im Verständnis der Weisheit und der Energie der Eierstöcke. Aufgestaute Wut und Groll, die auf der Energieebene im zweiten Chakra des Körpers festgeschrieben werden, können zu Eierstockkrebs führen. Viele Frauen sind sich dieser Festschreibungen nicht bewußt, aber die Energie ist vorhanden, wenn etwa der Partner oder der Chef einer Frau ständig böse auf sie ist oder sie auf andere Weise mißhandelt. Außerdem gibt es auch Arbeitsbeziehungen, die von Mißbrauch geprägt sind, und das hat ebenfalls Einfluß auf die Eierstöcke. Wenn Frauen sich aus Angst vor physischer, emotionaler oder finanzieller Verlassenheit nicht aus solchen Beziehungen lösen, dann heißt das, daß sie nicht an ihre Fähigkeit glauben, Lebensumstände zu verändern, und den Kontakt zu ihrer inneren Kraft verloren haben.

In solchen Situationen kommt es vor, daß der Körper mittels der Eierstöcke auf sich aufmerksam zu machen versucht, vor allem, wenn die Frauen wütend und gekränkt sind oder anderen die Schuld an ihren Verhältnissen zuschieben. (Man darf nicht vergessen, daß die Energie der Eierstöcke sehr viel aktiver ist als die der Gebärmutter.)

Solche Frauen hätten zwar durchaus Alternativen, sind aber davon überzeugt, sie seien *gegen ihren Willen gezwungen*, in der Beziehung zu bleiben. Ihr unbewußtes Verhaltensmuster entspricht dem, das ich im 4. Kapitel als »Vergewaltigungs-Archetyp« bezeichnet habe. Wenn eine Frau in einer Beziehung bleibt, in der sie emotional oder physisch ständig mißhandelt wird, dann erlebt sie in der Sprache der Energie eine Vergewaltigung. Ihre Würde und ihre kreativen Fähigkeiten werden weder von ihr selbst noch von dem mißbrauchenden Partner oder dem mißbrauchenden Arbeitsverhältnis anerkannt; ihre Würde wird damit ebenfalls »vergewaltigt«. Häufig lassen sich solche Frauen von ihrer Wut lähmen, obwohl gerade die Energie der Wut, würde sie erkannt und ausgedrückt, ihnen helfen könnte, eine Veränderung einzuleiten. Auch die Überzeugung, der Beruf, der Ehemann oder eine andere äußere Instanz hätte Macht *über* sie, trägt zu dieser Lähmung bei. Weiter fehlen meist auch Zeugen oder ein Zeugnis für ihre emotionale Verletzung. In Mißbrauchssituationen, in denen sich Frauen machtlos fühlen, übernehmen die Ehemänner, Chefs oder andere Instanzen selten die Verantwortung für ihren Anteil an dieser Situation, und das heißt, daß auch sie als Zeugen der Verletzung nicht in Frage kommen. Die Frauen geben sich deshalb oft selbst die Schuld und begraben ihre Wut in ihrem tiefsten Inneren, aus Angst, sie würden verlassen, wenn sie ihre wahren Gefühle offenbaren. Das Wissen des Körpers und die innere Stimme bieten hier eine Hilfe zur Einleitung des nötigen Veränderungsprozesses.

Das Syndrom des »Goldenen Käfigs«

Eierstockkrebs ist epidemiologisch mit einem hohen sozioökonomischen Status verbunden. Frauen aus den oberen Schichten der Gesellschaft leiden oft unter dem Syndrom des »Goldenen Käfigs«: Einerseits sind sie in ihrer Ehe unglücklich, ja verachten sogar ihren Mann oder ihren Beruf, andererseits ist es aber gerade dieser Mann oder dieser Beruf, der ihnen die finanziellen Mittel garantiert, mit denen sie sich die teuren Reisen, schönen Häuser und schicken Clubs leisten können. Aus Angst, diese »Vorteile« zu verlieren, lassen sie alles, wie es ist –, begraben ihre Gefühle in ihrem Körper und fühlen sich elend und eingesperrt.

Einige meiner Patientinnen mit Eierstockkrebs kamen in Begleitung ihrer Männer zur Untersuchung. Die kritische Energie, die diese Männer ausstrahlten, ließ sich fast schon mit Händen greifen. Ich weiß noch, wie verletzbar, vorsichtig und abwehrend ich mich in ihrer Gegenwart plötzlich fühlte. Sie haben gar nichts gesagt, aber ich war mir trotzdem ganz sicher, daß sie an mir und meiner Praxis im stillen kein gutes Haar ließen. Einer dieser Männer gab mir am Ende der Konsultation die Hand, ohne mich dabei anzusehen! Als er mit seiner Frau gegangen war, habe ich zu meiner Sprechstundenhilfe gesagt: »Wie kann eine Frau mit der Energie dieses Mann tagein und tagaus leben? Ich fühle mich schon erschlagen, wenn ich nur in seiner Nähe bin.« Es gibt so viele verschiedene Arten von Eierstockkrebs, daß sie im Rahmen dieses Buches nicht alle angesprochen werden können. Im wesentlichen entsteht Eierstockkrebs dann, wenn eine Eierstockzelle anomales Gewebe produziert. Eierstockkrebs kann sehr schnell wachsen. Fast alle Gynäkologinnen und Gynäkologen aus meinem Bekanntenkreis haben schon erlebt, daß Patientinnen drei bis sechs Monate nach einer Routineuntersuchung ohne Befund plötzlich Eierstockkrebs hatten, der rasend schnell gewachsen war und sich im ganzen Beckenraum ausgebreitet hatte.

Mögliche Entstehungsfaktoren

Die konventionelle Medizin kennt die Ursachen von Eierstockkrebs bis heute nicht, obwohl es epidemiologisch einen Zusammenhang mit fettreicher Ernährung und häufigem Verzehr von Milchprodukten gibt. Bei bereits vorhandenen Energieblockaden im zweiten Chakra können solche Umgebungsfaktoren das System belasten und die Körperzellen krankheitsanfällig machen. Untersuchungen haben gezeigt, daß Patientinnen mit Eierstockkrebs sieben Prozent mehr tierisches Fett in Form von Butter, Vollmilch und rotem Fleisch und auch mehr Joghurt, Hüttenkäse und Eis verzehren als die gesunde Kontrollgruppe.[14] Je höher der sozioökonomische Status und je schwerer die Nahrung, desto höher die Eierstockkrebsrate. Eierstockkrebs tritt am häufigsten in den Ländern auf, in denen auch der Verzehr von Milchprodukten am höchsten ist (Schweden, Dänemark und die Schweiz)[15]; am seltensten ist er in Japan, Hongkong und Singapur, also in den Ländern, in denen die wenigsten Milchprodukte konsumiert werden. Galaktose, einer Zuckerart, die bei der Verdauung von Milchprodukten produziert wird, steht anscheinend mit Eierstockkrebs in Verbindung. Hüttenkäse und Joghurt sind bei der Entstehung dieses Eierstockgiftes die schlimmsten »Sünder«, weil der Milchzucker darin schon zu Galaktose »vorverdaut« ist und der Körper diesen Schritt gar nicht mehr selbst leisten muß. Bei Frauen, die keinen Milchzucker vertragen und deshalb keine Milchprodukte zu sich nehmen können, ist das Eierstockkrebsrisiko niedriger.

Mehrere Untersuchungen haben auch einen Zusammenhang zwischen den häufigsten Arten von Eierstockkrebs, den Epithelkarzinomen, und der Verwendung von Talkumpuder hergestellt, das auf die äußeren Genitalien oder Monatsbinden aufgetragen wird und durch Zervix und Vagina in die Bauchhöhle dringen kann. Von da aus wandert es möglicherweise in die Eileiter.[16] Talkum und eventuell auch andere Substanzen können die äußere Hülle des Eierstocks reizen und damit zum Risikofaktor für Eierstockkrebs werden. In Experimenten wurde zum Beispiel nachgewiesen, daß Kohlenstoffteilchen, die auf die Vulva aufgetragen wurden, in relativ kurzer Zeit durch die Geschlechtsorgane in die Bauchhöhle wandern.[17] Weitere Faktoren, die mit Eierstockkrebs in Verbindung gebracht werden, sind:

- Verschiedene Toxine, die die Eizellen im Eierstock vergiften und so das Krebsrisiko erhöhen können.
- Röntgenstrahlen, das Mumpsvirus, polyzystische Hydrokarbone.
- Orale Verhütungsmittel und andere Medikamente, die den Gonadotropinspiegel herabsetzen, können die Auswirkungen von Oozyten-Giften auf die Eierstöcke hemmen.[18] Das ist wahrscheinlich der Grund dafür, daß orale Verhütungsmittel mit einem geringeren Eierstockkrebsrisiko assoziiert werden.
- Medikamente zur Steigerung der Fruchtbarkeit, die den Gonadotropinspiegel erhöhen.

In mehreren Untersuchungen hat es sich gezeigt, daß das Krebsrisiko nach Eileiterunterbrechungen und Hysterektomien signifikant um bis zu 37 Prozent gesunken ist.[19] Möglicherweise hängt das damit zusammen, daß diese Eingriffe die Passage zwischen den äußeren Genitalien und der Bauchhöhle auf Dauer blockieren.

Das Material aus diesen Untersuchungen zeigt, daß Frauen, die sich wegen Eierstockkrebs Sorgen machen, gut daran tun, Milchprodukte, vor allem Hüttenkäse und Joghurt, nach dem 35. Lebensjahr vom Speiseplan zu streichen, da ab diesem Alter der Gonadotropinspiegel tendenziell ansteigt. Fettreiche Nahrungsmittel und Milchprodukte spielen nicht nur beim Eierstockkrebs, sondern auch bei vielen anderen Gesundheitsproblemen eine Rolle, und deshalb ist es nur vernünftig, die Ernährung *jetzt* umzustellen. Aus dem Material läßt sich übrigens *nicht* schließen, daß alle Frauen über vierzig orale Verhütungsmittel nehmen sollten, da diese zahlreiche andere Nebenwirkungen und Risiken mit sich bringen.

Diagnose

Das wohl größte Problem bei der frühzeitigen Diagnose des Eierstockkrebs sind die geringen Symptome. Ein Symptom, das oft genannt wird, sind unklare Bauchbeschwerden, etwa Verdauungsstörungen, aber leider gibt es dafür ja auch eine Vielzahl anderer Gründe.

Vorsorgeuntersuchungen. Eierstockkrebs wird meist im Spätstadium diagnostiziert, gilt dann aber nicht mehr als heilbar. *Bis heute* gibt es keine gute Vorsorgeuntersuchung, mit der sich Eierstockkrebs im Frühstadium feststellen oder gar verhindern ließe. Viele Frauen fordern heute Ultraschalluntersuchungen und einen Bluttest auf Ca12-5. Ca12-5 ist ein Tumor-Marker, das heißt, er enthält Proteine, die von der Oberfläche von Krebszellen abgestoßen werden. Leider können beide Untersuchungen beim heutigen Stand der Vorsorge nicht definitiv klären, ob eine Frau Eierstockkrebs hat oder nicht.[20]

Ein hoher Ca12-5-Blutwert ohne einen sonstigen Befund kann große Angst hervorrufen, ohne daß er ein definitives Anzeichen für Eierstockkrebs wäre. Endometriose, Myome, Lebererkrankungen und andere noch unbekannte Faktoren können die Werte ebenfalls erhöhen. Definitiv ausschließen läßt sich Eierstockkrebs nur mit Hilfe einer Bauchspiegelung, die allerdings nur unter Vollnarkose gemacht wird. Und wenn die Ursache der erhöhten Ca12-5-Werte auch bei der Bauchspiegelung nicht festgestellt werden kann, muß die Patientin mit der Angst leben, die dieser anomale Befund auslöst.

Umgekehrt garantiert ein normaler Ca12-5-Wert nicht unbedingt, daß die Patientin *keinen* Eierstockkrebs hat. Bei einem bestimmten Prozentsatz von Frauen mit Eierstockkrebs sind die Ca12-5-Werte fälschlicherweise negativ. Statistisch gesehen entwickeln zehn Prozent der Frauen, deren Eierstöcke entfernt wurden, eine Form von Krebs, die im Bauchfell anfängt, sich aber trotzdem so verhält und auch so aussieht wie Eierstockkrebs.

Eierstockkrebs ist also ein sehr reales Problem für Frauen und ihre Ärztinnen. Er braucht einen diagnostischen Ansatz, der sich deutlich von dem der letzten vierzig Jahre unterscheidet. Eine der gynäkologischen Krebsspezialistinnen an unserem Zentrum hat vor kurzem bei einer Konferenz gesagt: »Zunächst scheint alles erfolgversprechend, langfristig gesehen aber funktioniert nichts. Wecken Sie mich, wenn Sie fertig sind.« Die Schaltstelle zwischen Immunsystem, Gefühlen, Ernährung und genetischen Faktoren beim Eierstockkrebs muß ganz neu und kreativ untersucht werden.

Eierstockkrebs in Familien

Frauen, bei deren Schwestern, Müttern und Verwandten ersten Grades mütterlicherseits Eierstockkrebs aufgetreten ist, haben ein überdurchschnittlich hohes Risiko, die Krankheit ebenfalls zu bekommen. Daß Eierstockkrebs in der Familie liegen kann, wurde der Öffentlichkeit durch die Geschichte von Gilda Radner bekannt.[21] Manche Frauen, in deren Familien Eierstockkrebs sehr häufig vorkommt (ein Krankheitsrisiko von 20 bis 30 Prozent) entscheiden sich für die prophylaktische Eierstockentfernung, die empfohlen wird, wenn eine Frau keine Kinder mehr bekommen kann oder möchte. Aber auch dadurch läßt sich die Krankheit nicht immer verhindern. Selbst nach einer prophylaktischen Entfernung der Eierstöcke ist Eierstockkrebs oder eine andere Krebserkrankung möglich, die in den Zellen des Bauchfells entsteht und sich von Eierstockkrebs nicht unterscheiden läßt.[22]

Mir ist aufgefallen, daß Frauen, die miterlebt haben, wie eine gute Freundin an Eierstockkrebs starb, aus Angst stärker zur Entfernung der Eierstöcke neigen. Natürlich hat diese Angst keine wissenschaftliche Grundlage, aber nach meiner Erfahrung treffen wir die wichtigsten Entscheidungen oft nicht aufgrund von Statistiken, sondern aufgrund der emotionalen Realität.

Es ist nicht zwangsläufig genetisch bedingt, wenn Krankheiten in bestimmten Familien gehäuft auftreten, da auch Einstellungen »in der Familie liegen«. In Familien mit einer Häufung von Eierstockkrebs sollte man die Frauen untersuchen, die die Krankheit *nicht* bekommen, da höchstwahrscheinlich sie diejenigen sind, die das Familienmuster durchbrochen und sich auf physischer und auf energetischer Ebene von ihrer »Sippe« getrennt haben.

Entfernung der Eierstöcke im Rahmen einer anderen Bauchoperation

Frauen, die sich etwa wegen eines Myoms für eine Hysterektomie entscheiden oder aus anderen Gründen operiert werden, müssen sich auch entscheiden, ob sie die Eierstöcke dabei mit entfernen lassen. Ich frage jede Frau vor einer Operation, ob sie Angst vor Eierstockkrebs hat, und sage ihr, sie solle ihre Gefühle zu den Eierstöcken überprüfen, da sich der Zustand der Eierstöcke oft erst bei einer Operation feststellen läßt und dann eine Entfernung nötig werden kann.

Auch wenn die Patientin ihre Eierstöcke behalten will, muß sie wissen, daß ich mich manchmal während einer Operation für die Entfernung der Eierstöcke entscheiden muß, falls es Anzeichen für Anomalien gibt. Meine Patientinnen wissen, daß ich eher »eierstockfreundlich« bin. Manche wollen bei der Operation wachbleiben, damit sie eine Mitsprachemöglichkeit haben. Für mich ist das kein Problem, weil ich mich weigere, Patientinnen vorzuschreiben, was sie mit ihren Eierstöcken zu machen haben. Bei wichtigen Entscheidungen über den Körper spielen immer viele bewußte und unbewußte Faktoren eine Rolle.

Da die meisten meiner Patientinnen genau wie ich vom Wert ihrer weiblichen Organe überzeugt sind, entscheiden sie sich auch bei einer Hysterektomie meist dafür, die Eierstöcke zu behalten. Im Studium habe ich gelernt, daß die Eierstöcke bereits bei 35jährigen entfernt werden sollten. Mittlerweile bin ich selbst schon über 35, und für mich sind die Eierstöcke immer noch ein wertvoller Teil meines Körpers, dessen Funktionen mich mein Leben lang unterstützen werden. Die Eierstöcke sind Teil des Ausdruckssystems meiner inneren Stimme. Ich verlasse mich darauf, daß sie es mich wissen lassen, wenn ihre Gesundheit Veränderungen nötig macht.

Die gynäkologische Ausbildung findet fast immer an großen Universitätskliniken statt, die in einer Woche mehr Patientinnen mit Eierstockkrebs behandeln, als man in der Praxis in zehn Jahren zu sehen bekommt. Damit erleben die Assistenzärzte in einem Ausbildungsjahr mehr Fälle von Eierstockkrebs als in ihrer gesamten anschließenden Praxis und bekommen so eine negative Einstellung zu diesem Organ. Es ist oft schwer, Frauen mit Eierstockkrebs zu behandeln und ihr Sterben zu erleben, da sie oft Schmerzen haben und es häufig Komplikationen wie wiederholte Darmverschlüsse, große Flüssigkeitsansammlungen im Unterbauch und eine Reihe anderer extrem unangenehmer Konsequenzen gibt. Ärzte, die erlebt haben, wie eine Frau an Eierstockkrebs gestorben ist, entwickeln deshalb oft eine Abneigung gegen die Eierstöcke, obwohl die große Mehrzahl der Frauen diesen Krebs *nicht* bekommt.

Ein Klinikpathologe meinte vor kurzem: »Ich habe eine Todesangst vor Eierstockkrebs. Ich sorge dafür, daß sich meine Frau mit vierzig die Eierstöcke entfernen läßt; eigentlich sollte sie sich prophylaktisch auch gleich die Brust abnehmen lassen.« Das war natürlich nicht ernst gemeint, aber da er den ganzen Tag die Leichen von Frauen obduziert, die an Brust- und Eierstockkrebs gestorben sind, sieht er auch jeden Tag, welche Verheerungen diese Krankheiten anrichten. Er schneidet riesige Tumore auf und bekommt Präparate, bei denen sich Gebärmutter, Eileiter, Eierstöcke, ja selbst Vagina, Blase und Rektum quasi in Tumorgewebe verwandelt haben. Er weiß, wie Brusttumore aussehen, die in die Brustwand durchgebrochen sind. Deshalb ist es kein Wunder, daß die routinemäßige Entfernung der Eierstöcke so stark empfohlen wird.

Konventionelle Behandlung

In den letzten 40 Jahren hat es keinen nennenswerten Rückgang der Sterblichkeitsrate bei Eierstockkrebs gegeben. Die Krankheit läßt sich nur schwer behandeln. Die konventionellen Behandlungsmethoden sind Operationen mit anschließender Chemotherapie und Bestrahlung, je nach Verbreitungsgrad des Krebses. Eine definitive Diagnose ist meist erst bei einer Operation möglich, die wegen anderer Erkrankungen im Bauchraum gemacht wird. Ob ein Eierstocktumor gut- oder bösartig ist, läßt sich nur durch eine Bauchoperation mit anschließender Gewebeuntersuchung feststellen.

Wenn der Tumor bösartig ist, werden normalerweise Eierstöcke, Eileiter, Gebärmutter, Omentum (die Fettschürze, die den Darm schützt) sowie alle weiteren Tumore entfernt, die sich im Bauch angesiedelt haben. Die wenigen Ausnahmen können hier nicht behandelt werden. In sehr frühem Stadium kann die Operation zu einer Heilung führen.

Wie Sie für Ihre Gebärmutter, Ihre Eierstöcke oder Ihren Beckenraum sorgen können:

- Machen Sie sich klar, daß die inhärente Kreativität, die die Eierstöcke symbolisieren, Ihnen immer zur Verfügung steht, auch wenn Ihre Eierstöcke entfernt wurden.

- Gibt es eine kreative Tätigkeit, bei der Sie nicht merken, wie die Zeit vergeht? Gibt es eine Aktivität oder einen Prozeß, in den Sie sich so völlig vertiefen können, daß Sie darüber das Essen vergessen? Worum handelt es sich dabei?
- Reservieren Sie jeden Tag eine gewisse Zeit, um etwas zu tun, das kreativen Wert und persönliche Bedeutung für Sie hat und aus Ihnen heraus entsteht.
- Haben kreative Werke der Vergangenheit ein Eigenleben angenommen? Können Sie sich eingestehen, daß Sie diese Werke in die Welt gesetzt und dann losgelassen haben? Klammern Sie sich immer noch an Ihre Werke und versuchen, sie zu kontrollieren?
- Ihre kreative Kraft wird in der Außenwelt heute dringend benötigt. Wenn Sie wirklich Zugang dazu finden und nicht versuchen, sie unter Kontrolle zu bringen oder zu erzwingen, kann diese Kraft Ihnen und anderen gute Dienste leisten. Gestehen Sie sich die Kraft zu, die aus Ihren Eierstöcken kommt, und akzeptieren Sie sie.

Achtes Kapitel

Wiederaneignung der Erotik

Wenn ich vom Erotischen spreche, dann meine ich die Bestätigung weiblicher Lebenskraft, die kreative, ermächtigende Energie, deren Wissen und Nutzen wir heute in unserer Sprache, unserer Geschichte, unserem Tanz, unserer Liebe, unserer Arbeit, unserem Leben wieder einfordern.

(Audre Lorde)

Sexualität gehört zum Leben

Sexualität wird in unserer Kultur mit den Genitalien gleichgesetzt, obwohl sich der Ausdruck von Sexualität bei weitem nicht darauf beschränkt. Menschen sind die einzigen Säugetiere, deren Sexualtrieb und Sexualfunktionen nicht ausschließlich an die Reproduktion gebunden sind. Die weibliche Sexualität beschränkt sich nicht auf die Reproduktion, sondern bezieht das Geben und Nehmen sexueller Lust ein. Das einzige Organ des menschlichen Körpers, das ausschließlich die Funktion hat, sexuelle Lust zu spenden, ist die Klitoris. Die sexuelle Erfahrung von Frauen wird nicht ausschließlich von den Genitalien bestimmt und ist genausowenig auf die äußeren Genitalien beschränkt wie die männliche auf den Penis.

Sexualität ist eine normale organische, körperliche und psychische Funktion des menschlichen Lebens. Bei Frauen wird die Scheide während des Schlafes etwa alle 15 Minuten feucht, während Männer eine Erektion bekommen. Bei der sexuellen Erregung füllt sich die Klitoris mit Blut und reagiert äußerst sensibel, die Vagina dehnt sich aus, und ihr Mittelteil wölbt sich nach außen und hebt die Gebärmutter und den Gebärmutterhals. Wenn es nach dieser Erregungsphase zum Geschlechtsverkehr kommt, sorgt die veränderte Form der Vagina dafür, daß das Sperma besser in den Gebärmutterhals eindringen kann, und fördert auf diese Weise die Empfängnis.

Manche Frauen haben beim Geschlechtsverkehr Schmerzen, wenn es zur Penetration kommt, bevor ihre Erregung stark genug war, um Gebärmutter und Gebärmutterhals zu heben, weil die Stöße des Penis auf die Eierstöcke drücken. In der Regel lassen sich diese Schmerzen vermeiden, wenn das Paar mit dem Geschlechtsverkehr wartet, bis die weibliche Erregung ihren Höhepunkt erreicht hat.

Bei der sexuellen Erregung produzieren die Bartholin-Drüsen, die am unteren Teil der großen Schamlippen vor der Scheidenöffnung sitzen, und die Wände der Vagina Sekrete (das vaginale Sekret wird als Transsudat bezeichnet). Bei manchen Frauen kommt es beim Orgasmus auch zur Ejakulation einer Flüssigkeit aus den para-urethralen Drüsen der Scheide, einschließlich der weiblichen »Prostata«-Drüsen.[1] Im tantrischen Joga, einer alten östlichen Methode, die Sexualität und Spiritualität verbindet, wird diese Flüssigkeit »Amrita«, der göttliche Nektar, genannt.[2] Viele Frauen verwechseln dieses weibliche Ejakulat mit Urinverlust beim Orgasmus, aber es handelt sich nicht um Urin, auch wenn es zum Teil durch den Harnleiter kommt. Die Menge kann in manchen Fällen bis zu einer Tasse betragen. Diese Flüssigkeit, die beim Liebesakt mehr als einmal ausgestoßen werden kann, ist normaler Bestandteil des sexuellen weiblichen Reaktionszyklus. Viele Frauen sind wegen dieses Ejakulats beunruhigt, weil sie nicht wissen, worum es sich handelt.

Nach Ansicht von Caroline und Charles Muir, die sich mit tantrischer Sexualität beschäftigt haben, wird dieser Nektar dann produziert, wenn (meist durch zärtliches Liebesspiel) ein Bereich tief innen in der Vagina aktiviert wird, der »heilige Ort«.[3] Allerdings ist dazu nicht immer eine direkte Stimulation nötig; »Amrita« kann auch ohne Orgasmus entstehen, etwa wenn eine Frau beim Lachen, aus Freude oder aus Liebe »losläßt«. Die Vorstellung des »Loslassens« ist jedoch mißverständlich: In einer solchen Situation *ist* eine Frau die freudige oder liebevolle Energie, und statt loszulassen *gewinnt* sie die Essenz dieses ekstatischen Gefühls.[4] Jede Frau kann diesen göttlichen Nektar verströmen, aber dazu muß sie sich auch einem tiefem Glück überlassen können. Nach Caroline und Charles Muir ist dieser »heilige Ort« in der Tiefe der Vagina oft der Platz, in dem vergangene und gegenwärtige Verletzungen sowie Schmerzen im Bereich der Sexualität gespeichert werden. Deshalb ist die Erregung dieses Ortes zunächst oft mit schmerzhaften oder unangenehmen Erinnerungen verbunden. Frauen und ihre Partner, die das wissen, werden sich bei der Liebe Zeit lassen und langsam dorthin vordringen. Dadurch läßt sich der Schmerz auf allen Ebenen heilen. Eine Frau kann zu einer Freude finden, die sie nie zuvor gekannt hat.

Die 47jährige Buchhalterin Elizabeth, die allmählich ins Klimakterium kommt, erzählte vor kurzem bei einer Routineuntersuchung: »In meinem Herbsturlaub habe ich über einen gemeinsamen Bekannten einen wunderbaren Mann kennengelernt. Wir haben uns sofort zueinander hingezogen gefühlt und eine Beziehung angefangen. Als er mich das erste Mal liebte, war es einfach wunderbar. Aber dann, als er mich tief in der Vagina stimulierte, habe ich mich blitzartig an den sexuellen Mißbrauch erinnert, den ich erlebt hatte, und fing an zu weinen und zu zittern. Ich konnte nichts dagegen machen, und ich hatte Angst, er könnte glauben, daß er etwas falsch gemacht hätte. Aber er hat mich nur festgehalten und gesagt, es sei alles in Ordnung, und er sei für mich da. Auch jetzt noch kommen solche Zustände bei der Liebe wieder, aber sie dauern nicht mehr so lange, und ich fühle mich jedesmal sicherer. Und auch meine Lust wird größer. Ich habe nie gewußt, daß das Zusammensein mit einem Mann so wunderbar sein kann. Er war sanft und liebevoll und hat sich Zeit gelassen. Ich bin ihm sehr dankbar.«

Jede Frau, die sich ihre Sexualität wieder aneignet und sie erforscht, sollte wissen, daß die weibliche Sexualität den Charakter einer totalen sinnlichen Erfahrung hat, die den ganzen Körper einbezieht, nicht nur die Genitalien. Direkter genitaler Kontakt mit einem anderen Menschen kann zur Sexualität einer Frau gehören oder auch nicht. Für den Kontakt zur eigenen Sexualität ist ein Partner oder eine wichtige Zweierbeziehung *nicht* erforderlich, ja nicht einmal ein Orgasmus oder eine physische Berührung. Das individuelle Körperwissen jeder einzelnen Frau bestimmt, was in sexueller Hinsicht für sie richtig ist. Die Sex- und Beziehungssucht, das mangelnde Selbstvertrauen sowie die Angst vor dem Verlassenwerden, die in unserer Gesellschaft heute so verbreitet sind, schränkt die Fähigkeit von Frauen ein, auf das Wissen und die Botschaften ihres Körpers zu hören. Was eine Frau sexuell begehrt, ist manchmal sehr weit von dem entfernt, was in unserer Gesellschaft für Frauen als normal gilt – und kann durchaus dem entsprechen, was unsere Kultur nur bei Männern als normal ansieht.

Die Funktion der Geschlechtsorgane und die sexuelle Reaktion ist zum großen Teil durch die gesellschaftliche Konditionierung im sexuellen Bereich festgelegt. Um die weibliche sexuelle Reaktion und die Funktion der daran beteiligten Organe zu verstehen, müssen wir auch berücksichtigen, in welcher kulturellen Tradition Frauen stehen. In unserer Gesellschaft ist Sexualität eng mit Körperbildern und Selbstwertgefühl verbunden. Irgend jemand hat einmal gesagt: »Männer und Frauen sind erst dann gleichberechtigt, wenn eine Frau mit Glatze und Bierbauch als gutaussehend gilt.« Die weibliche Erziehung läßt Frauen glauben, sie müßten sich sexuelles Vergnügen mit einem bestimmten Aussehen und Gewicht verdienen, und, was noch schlimmer ist, weibliche Sexualität und Fortpflanzung seien zwei verschiedene Dinge, auch wenn eins zum anderen führen kann. Es gibt Grund zu der Annahme, daß Frauen in den alten, vorpatriarchalischen Zeiten ihre Fruchtbarkeit natürlich kontrollieren konnten und wußten, daß sexuelle Lust ein natürlicher Bestandteil des menschlichen Lebens ist. Bei Paaren, die natürliche Methoden zur Familienplanung benutzen, entwickelt sich oft eine sehr sensible Einstimmung auf die gegenseitige Fruchtbarkeit und den jeweiligen sexuellen Zyklus. Neben Planung oder Verhinderung einer Empfängnis führen solche Methoden oft auch zu einer Steigerung der Intimität und Lust.

Unsere Kultur geht von einer »Urknall«-Theorie der heterosexuellen Lust aus, das heißt, es gilt als der lustvollste Teil der Sexualität, wenn der Penis in die Vagina gestoßen wird. Für manche Frauen mag das auch zutreffen, aber für andere nicht. In jedem Fall handelt es sich dabei nur um einen Aspekt von Sexualität und Lust, und Frauen, die diesen Aspekt nicht genießen, sollten sich nicht für anomal halten. Viele Frauen finden den traditionellen Geschlechtsverkehr (Penis in Vagina), den man ihnen als den »richtigen« beigebracht hat, nicht besonders befriedigend und täuschen den Orgasmus oft vor, um ihren männlichen Partnern das Gefühl zu geben, »gute« Liebhaber zu sein.

Nora Hayden hat 1980 eine Untersuchung mit 486 Frauen durchgeführt und kam zu folgenden Ergebnissen:

- 310 Frauen sagten, sie täuschten den Orgasmus bei jedem Geschlechtsverkehr vor.
- 124 Frauen sagten, sie täuschten den Orgasmus meistens beim Geschlechtsverkehr vor.
- 52 Frauen sagten, sie täuschten den Orgasmus manchmal vor.[5]

Die »Urknall«-Theorie scheint also für viele Frauen nicht zu stimmen. Neuere Untersuchungen zeigen, daß klitorale, vaginale und uterine Stimulation oder eine Kombination davon zum Orgasmus führen.[6] Viele Frauen kommen nicht durch Geschlechtsverkehr, sondern auf anderen Wegen zum Orgasmus.

Es ist durchaus üblich, die Qualität einer sexuellen Beziehung ausschließlich an der *Häufigkeit des Geschlechtsverkehrs* zu messen, vor allem in medizinischen Kreisen.[7] Dabei ist offensichtlich, daß viele andere Faktoren die Qualität einer Beziehung bestimmen können.

Entsprechend läßt sich die Qualität des Sexuallebens eines Menschens auch nicht durch die Anzahl seiner Sexualpartner oder -partnerinnen bestimmen. Frauen haben dann ein ungesundes und potentiell destruktives Sexualleben, wenn sie ihre sexuellen Beziehungen dazu benutzen, ihre emotionalen Bedürfnisse am Körper eines anderen Menschen auszuagieren. Manche Frauen beschwichtigen ihre Ängste vor dem Verlassensein oder dem Verlassenwerden durch sexuelle Beziehungen zu Menschen, die sie weder lieben noch achten, und benutzen Sex als Suchtmittel. Das kann oft auf offenen oder verdeckten sexuellen Mißbrauch in der Kindheit zurückgeführt werden.

Das gesellschaftliche Dogma, das den Wert einer Frau an ihrer Bindung zu einem Mann und ihrer sexuellen Attraktivität für alle Männer mißt, geht sehr tief. Viel zu viele Frauen haben die kulturell sanktionierten sexuellen Gewohnheiten und Bedürfnisse der Männer als eigene verinnerlicht, obwohl die männliche Sexualität und die männlichen sexuellen Bedürfnisse sehr viel vielfältiger und weniger einheitlich sind, als man uns glauben gemacht hat.[8] Selbst in lesbischen Kreisen wird der Wert einer Frau gelegentlich durch ihre Partnerin oder Bettgenossin bestimmt. Eine meiner lesbischen Freundinnen sagte, sie gälte wegen ihres Ingenieurdiploms als »guter Fang« und »gutes Einkommenspotential«. In der Lesbenszene der Stadt im Westen der USA, wo sie lebt, gibt es den Spruch: »Zeige mir, mit wem du schläfst, und ich sage dir, wer du bist.«

Zweifellos halten es viele Frauen für ihre Pflicht, die sexuellen Wünsche ihrer Partner zu erfüllen und die eigenen Bedürfnisse zu ignorieren. Dieses Sexualverhalten trägt ihnen oft kaum mehr ein als eine unerwünschte Schwangerschaft und/oder Geschlechtskrankheiten. Als im November 1991 bekannt wurde, daß der berühmte Sportler Magic Johnson AIDS hat, schrieb das ›Time-Magazine‹: »Sex und Sport sind heute fast schon identisch.« Dem Artikel zufolge rühmt sich Wilt Chamberlain, in vierzig Jahren mit 20000 Frauen geschlafen zu haben, das sind im Durchschnitt 1,4 Frauen am Tag. Und ein anderer Basketballspieler wird mit den Worten zitiert: »Als ich 1979 nach Los Angeles kam, habe ich mich nach Kräften bemüht, so viele Frauen zu bedienen, wie ich konnte – die meisten durch ungeschützten Sex.«[9]

Der Artikel beantwortet die Frage nach der Sorte von Frauen, die zu solch kurzen sexuellen Affären mit einem Mann, selbst einem berühmten, bereit sind, mit der Information: »Frauen, die oft keine sinnvolle Arbeit haben, können ihre Identität nur über die Männer definieren, mit denen sie geschlafen haben.«[10] Diese Frauen waren in ihren eigenen Augen also nicht länger ein *Niemand*; sie waren ja mit einem Sportstar im Bett. Obwohl sie diesem Mann völlig egal waren, obwohl er sich nicht einmal an sie erinnern konnte, hatten sie sich eine Art perversen Status erarbeitet, indem sie ihren Körper zur Verfügung stellten und benutzen ließen.

Männer haben oft einen sehr starken Einfluß auf die Verhütungsmethoden von Frauen und auf ihre Entscheidung für oder gegen eine Schwangerschaft. In den späten siebziger Jahren führten die Mitarbeiterinnen und Mitarbeiter eines Familienplanungsprojekts in Chicago, das Männer über Verhütungsmittel informieren und ihnen Verantwortung für ihr Sexualverhalten nahebringen sollte, eine Umfrage durch, an der sich mehr als 1 000 männliche Jugendliche zwischen 15 und 19 Jahren beteiligten. Dabei wurden sie unter anderem auch gefragt, ob sie den folgenden Aussagen zustimmen oder nicht:

- »Man darf einem Mädchen sagen: ›Ich liebe dich‹, um sie ins Bett zu kriegen.« Sieben von zehn stimmten zu.
- »Ein Mann sollte möglichst immer Verhütungsmittel benutzen.« Acht von zehn stimmten nicht zu und sagten, ein Mann sollte keine Verhütungsmittel benutzen.
- »Wenn ein Mädchen von mir schwanger wird, wäre mir eine Abtreibung am liebsten.« Fast neun von zehn stimmten nicht zu und meinten, sie wollten nicht, daß das Mädchen abtreibt, weil Abtreibung falsch sei.

Diese Untersuchung hat also mit anderen Worten ergeben, daß es für Männer moralisch akzeptabel ist, ein Mädchen mit Lügen zu verführen und sich bei der Verhütung unverantwortlich zu verhalten, während es moralisch unakzeptabel ist, wenn dieses Mädchen abtreiben läßt.[11]

Viele Frauen besetzen ihre sexuellen Beziehungen unter Hintansetzung der eigenen Person so stark, daß sie immer wieder lieber das Risiko einer Schwangerschaft oder einer Geschlechtskrankheit eingehen als die Beziehung zu gefährden. Die in den USA bekannte Ratgeberkolumnistin Ann Landers bekam einen Brief von einer jungen Frau, die sich darüber beklagte, daß ihr Freund nichts weiter als Sex wollte. Wie sie schrieb, sprach er kaum noch mit ihr und es gab abgesehen vom Sex wenig gemeinsame Unternehmungen oder Aktivitäten. Aber sie hatte Angst, ihn darauf anzusprechen, weil sie ihn nicht verlieren wollte!

Ich habe vor ein paar Jahren in einer Schule einen Vortrag über die damals laufende Abtreibungsdebatte und die Argumente der Befürworter einer freien Entscheidung bei der Abtreibung gehalten. Anschließend sprachen mich mehrere junge Männer darauf an, daß ihre Freundinnen sie nie aufforderten, Kondome zu benutzen – ja ihnen im Gegenteil versicherten, es sei alles in Ordnung und sie müßten sich um nichts kümmern! Die Mädchen (da es eine Privatschule war, stammten sie überwiegend aus der oberen Mittelschicht) empfanden das Gespräch über Verhütung mit ihren Freunden als Gefährdung ihres gesellschaftlichen Werts. Seit Jahrhunderten werden Frauen dazu erzogen, unter Einsatz ihres Körpers zwischenmenschliche Beziehungen unter allen Umständen aufrechtzuerhalten, die für sie und ihr Wohlbefinden keineswegs förderlich sind.

Frauen mit Vergewaltigungs- oder Inzesterfahrungen haben noch größere Schwierigkeiten, befriedigende sexuelle Beziehungen aufzubauen, die frei von Mißhandlung und Opferverhalten sind. Viele dieser Frauen haben nie stützende und lustvolle sexuelle Beziehungen kennengelernt.

Die Psychotherapeutin Patricia Reis, die längere Zeit an unserem Zentrum gearbeitet hat, hat mehrere Jahre mit der Patientin Jane gearbeitet, die an einer chronischen Entzündung der Vagina (Vaginitis) litt. Dabei erfuhr Reis, daß Janes Mann am liebsten oralen Sex hatte und sich oft Pornovideos auslieh, um sie damit zu oralem Sex zu stimulieren. Jane war als Jugendliche vergewaltigt und dabei auch zu oralem Sex gezwungen worden. Für Jane war dieses Trauma so schlimm, daß sie der bloße Gedanke an oralen Sex und der damit verbundene Geruch schon anekelte. Nach zwei Jahren Therapie konnte sie ihrem Mann endlich entschieden erklären, daß oraler Sex zu diesem Zeitpunkt für sie nicht in Frage kam. Sie hatte sich in sexueller Hinsicht seit Jahren von ihm benutzt gefühlt und mußte sich eine gewisse Zeit von diesen Praktiken distanzieren, um sich mit ihren eigenen sexuellen Bedürfnissen zu versöhnen, bevor sie die Möglichkeit ins Auge fassen konnte, liebevoll oralen Sex zu praktizieren.

Wenn andere mit Hilfe der Sexualität entwürdigt, kontrolliert oder verletzt werden, geht das auf Kosten der Gesundheit von allen Beteiligten. Vor allem die Frauen, die in den fünfziger Jahren groß geworden sind (aber auch die, die ihre Jugend in den achtziger Jahren verlebt haben), wissen genau, wie negativ sich die Religion in vielen ihrer Ausprägungen auf die weibliche Sexualität ausgewirkt hat und wieviel Macht damit ausgeübt wurde. Während ich dies schreibe, sind die Zeitungen voll mit Schlagzeilen über Priester, die jahrelang gewohnheitsmäßig Kinder mißbraucht haben. Die Lehren der katholischen und anderer christlicher Kirchen setzen die Sexualität herab, die doch eine normale menschliche Funktion ist, und ordnen sie der Reproduktion unter. Die Konsequenzen dieser Repression zeigen sich sowohl in den Problemen beim Ausdruck der weiblichen Sexualität also auch in den sexuellen Abweichungen mancher kirchlicher Würdenträger.

In den westlichen Religionen werden weibliche Sexualität und Mutterschaft selten als zwei Seiten derselben Medaille angesehen.[12] Gerade das Christentum trennt traditionell die Sexualität sehr scharf von der Mutterschaft und hat so zu der psychischen Spaltung in Jungfrau und Hure geführt, die so viel Leid über so viele Frauen gebracht hat. Barbara Walker hat diese christliche Tradition und ihren Zweck ausführlich untersucht und kommt zu dem Ergebnis: »Die Lösung des Ödipuskonflikts, nach der sich jeder Mann sehnte, war die unmögliche Konstruktion der Jungfrau-Mutter: reine Mütterlichkeit, von deren Verehrung keinerlei sexuelle Begierde ablenkte ... Die Theologen haben die heidnische Göttin, in deren Weiblichkeit sich Sexualität im Überfluß *und* Mütterlichkeit verbanden, in zwei Hälften aufgespalten, wobei die eine als Hure und Verführerin, die andere als Mutter ohne jedes menschliche oder weibliche Bedürfnis etikettiert wurde. Die Männer der Kirche präsentieren das Dogma der Jungfrauengeburt immer noch als ›Adelung‹ von Frauen, da sie die natürliche weibliche Sexualität als verwerflich und beherrschungsbedürftig betrachten.« Und Elizabeth Cady Stanton, eine der berühmtesten frühen Frauenrechtlerinnen, schrieb schon Ende des 19. Jahrhunderts: »Für mich ist das Dogma, das die Jungfrauengeburt als etwas höheres, süßeres, edleres als die normale Mutterschaft festschreibt, eine Verleumdung aller natürlichen Mütter der Welt ... Dieses Dogma und alles, was damit verbunden ist, ist der Ursprung sämtlicher Mönchs- und Nonnenklöster, in denen Männlichkeit und Weiblichkeit seit tausend Jahren entehrt und verzerrt und demoralisiert worden sind. Diesem falschen, mönchischen und auch unnatürlichen Anspruch stelle ich ... meine Mutter entgegen, die in ihrer Mutterschaft so heilig war wie Maria selbst.«[13]

Der Weg zur eigenen Sexualität

Wir müssen als Frauen zwischen unserer persönlichen sexuellen Wahrheit und ihren kulturellen Verzerrungen unterscheiden lernen. Um die Sexualität von innen heraus definieren zu können, müssen wir uns vor allem anderen als sexuelle *Subjekte* statt als sexuelle *Objekte* begreifen. Fragen Sie sich, was Ihre Sexualität ausmacht. Welche Vorstellungen haben Sie von unserer Gesellschaft übernommen und in Ihre Psyche integriert? Wie sehen Ihre eigenen Vorstellungen aus? Wenn wir unsere eigene Sexualität wieder einfordern, dann zeigt sich, daß sie wenig Ähnlichkeiten mit den kulturellen Vorstellungen hat. Wie viele Frauen zum Beispiel haben am Ende eines arbeitsreichen Tages, unmittelbar vor dem Einschlafen, wirklich Lust auf körperliche Liebe? Immer wieder kommen besorgte Frauen in meine Praxis, die glauben, sie seien irgendwie unnormal, weil sie nachts keine Lust auf Sex haben. Aber mir geht es meist genauso. Ich ziehe den Nachmittag bei weitem vor.

Offen gesagt: Nichts tötet die Libido schneller, als wenn man nach einem anstrengenden Arbeitstag nach Hause kommt, die Hausarbeit erledigt, den Tisch abräumt, das Geschirr spült und die anderen drängenden Pflichten des Familienlebens erfüllt. Bei den meisten Frauen ist das sexuelle Begehren direkt an die Qualität ihrer Beziehung zum Partner gebunden. Sex ist eine Form von nonverbaler Kommunikation, und deshalb ist ein Gedankenaustausch für Frauen wie für Männer sexuell erregend – die Qualität des Sexuallebens ist direkt an die Qualität der Kommunikation gebunden. Diese Qualität läßt sich aber nicht mit vollem geistigem und körperlichem Engagement herstellen, wenn man erschöpft ist – wahrscheinlich sollte man es dann auch gar nicht versuchen.

Das Begehren einer Frau wird von allem beeinflußt, was der Partner im Laufe des Tages gesagt oder nicht gesagt hat. Aufmerksamkeit und Zärtlichkeit sind für Männer wie für Frauen *Teil* der Liebe, unabhängig vom tatsächlichen Geschlechtsverkehr. Dennoch höre ich bei meinen Patientinnen immer wieder die Frage: »Warum kann ich meinen Partner nicht küssen oder umarmen, ohne gleich im Schlafzimmer zu landen?« Es ist traurig, daß so viele Männer gelernt haben, die sexuellen Funktionen der Beziehung von allen anderen Aspekten zu trennen und Zärtlichkeiten oder Umarmungen nur als Signale für Sex zu werten. Der Begriff »Liebe machen« sollte sich nicht nur auf den direkten genitalen Kontakt beziehen, sondern sehr viel weiter gefaßt werden.

Alle Menschen, ob männlich oder weiblich, sollten Liebe und Sexualität dann praktizieren, wenn es für sie der richtige Augenblick ist, und nicht, weil sie jemandem einen Gefallen tun, von jemandem geliebt werden oder jemanden beherrschen wollen. Die ursprüngliche Bedeutung des Wortes »Jungfrau« hatte nichts mit Sexualität zu tun, sondern bezog sich auf eine Frau, die sich selbst genügte und keinem Mann angehörte.[14] Vielen Menschen täten gut daran, in diesem Sinne ihre Jungfräulichkeit wiederherzustellen. Glücklicherweise gibt es heute viele junge Menschen, die sich auf eine so verstandene Jungfräulichkeit und ein Zölibat einlassen.

Eine Frau, die es für ihre Pflicht hält, mit ihrem Mann auch dann zu schlafen, wenn sie müde ist oder keine Lust hat, weil sie glaubt, seinen Wünschen gehorchen und die eigenen ignorieren zu müssen, kann ihr Leben nicht heilen und der inneren Stimme nicht folgen. Manchen Frauen macht es durchaus Spaß, sich ab und zu pornographische Filme anzusehen und sich sexuell davon anregen zu lassen; es gehört für sie zur sexuellen Freiheit. Andere Frauen mit einem befriedigenden Sexualleben machen die Erfahrung, daß »Pornofilme« ihnen jedes sexuelle Begehren nehmen, und fühlen sich durch die Darstellung der Sexualität in solchen Filmen entwürdigt. Eine meiner lesbischen Patientinnen, die nie sexuelle Probleme hatte, erzählte, daß ihre neue Freundin ihr vorgeschlagen hatte, sich bei der Liebe einen pornographischen Film anzusehen. Sie war durchaus offen für diese neue Erfahrung und probierte es auch aus, stellte aber fest, daß der Film und die Aktivitäten des Abends sie körperlich abstießen. In solchen Situationen gibt es keine verbindlichen Regeln für richtig oder falsch; was richtig oder falsch ist, muß der Körper entscheiden.

Weibliche Sexualität und Natur

Bei vielen Frauen, übrigens auch bei mir, ist Sexualität zutiefst mit der Natur verbunden. Eine Freundin hat mir einmal erzählt, wie an einem Sonntagmorgen, als sie aus der Kirche kam, der warme, erdhafte Geruch eines frisch gepflügten Feldes ihre Sinne weckte. Sie wußte noch genau, wie erotisch die Verbindung dieses Geruchs mit dem Sonnenschein für sie war.[15] Das ist keineswegs irrational, denn im Gehirn liegen die Bahnen der Geruchsnerven sehr dicht an den Nervenbahnen, die bei der sexuellen Erregung eine Rolle spielen. Eine lesbische Frau sagte, sie denke bei der Liebe immer an den Grand Canyon, und eine dritte machte die erotischste Erfahrung ihres ganzen Lebens, als sie mit einer Schule von Delphinen schwamm.[16] Sonnenbaden ist für viele Männer und Frauen ebenfalls mit sexueller Erregung assoziiert. Im alten Griechenland liefen die Männer nackt am Strand entlang und ließen die Hoden von der Sonne bescheinen. Heutige Untersuchungen haben gezeigt, daß sich dadurch der Testosteronspiegel erhöht. Bei Frauen erhöht das Sonnenlicht wahrscheinlich den Spiegel der Androgene, die ähnlich wie Testosteron mit sexuellem Begehren assoziiert sind.

Das Meer und die Wellen sind ebenfalls verbreitete erotische Bilder. Bevor das Patriarchat sich durchsetzte, galten Fruchtbarkeit, Sexualität und Natur als Aspekte derselben Energie und desselben Phänomens. Im heidnischen Beltan-Fest wurde gleichzeitig die menschliche Sexualität und die Fruchtbarkeit der Erde gefeiert (eine gute Beschreibung dieses Festes findet sich in dem Roman ›Die Nebel von Avalon‹ von Marion Zimmer-Bradley). Die meisten christlichen Feiertage gehen ursprünglich auf die heidnischen Feiern der Fruchtbarkeitszyklen der Erde zurück. Für Frauen, die in Städten oder an anderen Orten mit sehr wenig Kontakt zur Natur leben, sind die subtilen erotischen Kräfte, die mit der Erde verbunden sind, nicht mehr wahrnehmbar. Die ständige Bombardierung mit Lärm und künstlichem Licht verhindert die Einstimmung auf die Gerüche, Rhythmen und Gefühle der Erde.

In alten taoistischen Praktiken, die auch heute noch gelehrt werden, gilt die sexuelle Energie als Lebensenergie. Durch ihre bewußte Steuerung während der Meditation kann diese Energie dazu beitragen, die Körperorgane wieder aufzubauen. Die sexuelle Energie ist eine der stärksten Energien für die Gesundheit. Wenn wir sie bewußt einsetzen, wird sie zu einer Quelle von Jugend und Vitalität, ganz unabhängig davon, ob wir tatsächlich eine sexuelle Beziehung haben oder nicht. Mit bestimmten, bewußt und liebevoll eingesetzten Methoden können wir lernen, den Orgasmus aufwärts durch den Körper zu lenken, so daß nicht nur die Genitalien, sondern alle Organe von dieser verjüngenden Erfahrung profitieren können.[17]

Um diese Methoden zu erlernen, braucht man viel Zeit, aber es ist für die Gesundheit jeder Frau ein Gewinn, wenn sie den Muskel zwischen Schambein und Damm (Musculus pubococcygeus, abgekürzt PC) stärkt, der bei den Kontraktionen des weiblichen Orgasmus eine wichtige Rolle spielt. Frauen mit gesunden, starken Beckenmuskeln neigen weniger zu vaginalen Problemen und Streßinkontinenz und haben tendenziell ein befriedigenderes Sexualleben. Wenn Sie feststellen wollen, wo dieser Muskel sitzt, können Sie entweder den Urinstrom unterbrechen, wenn Sie das nächste Mal zur Toilette müssen: Der Muskel, den Sie dazu anspannen müssen, ist der PC-Muskel. Oder Sie schieben zwei leicht geöffnete Finger in die Scheide und spannen den PC-Muskel so an, daß sich die Finger schließen. Dabei ziehen sich meist auch die Bauchmuskeln und der Schließmuskel zusammen, aber es ist der PC-Muskel, der den Urinfluß unterbricht und die Vagina zusammenzieht.

Sie müssen lernen, den PC-Muskel von anderen zu unterscheiden. Dr. Kegel hat eine Reihe sogenannter Kegelscher Übungen entwickelt, mit denen man den Beckenboden stärken und Streßinkontinenz verbessern kann. Bei richtiger Ausführung können diese Übungen leichte Streßinkontinenz zu 90 Prozent verbessern. Da viele Frauen bei den

Kegelschen Übungen nur die Bauchmuskeln anspannen, ist es wichtig, den PC-Muskel anspannen zu lernen, um diese Übungen richtig ausführen zu können. Zur Stärkung des PC-Muskels müssen die Ringmuskeln um die Vagina angespannt werden. Sie können das regelmäßig üben, und zwar so: Halten Sie beim Urinieren zwei- oder dreimal den Urinfluß an. Wenn der Muskel kräftiger wird, können Sie ihn allmählich von den anderen Muskeln unterscheiden, die dabei ebenfalls beteiligt sind. Spannen Sie den PC-Muskel dreimal täglich an und zählen Sie dabei zunächst bis drei und mit der Zeit dann bis zehn. Wiederholen Sie das fünf- bis zehnmal. Innerhalb eines Monats werden Sie einen deutlichen Unterschied feststellen.

Eine weitere Möglichkeit, die Beckenbodenmuskulatur zu stärken, sind unterschiedlich schwere Vaginal-Kegel,[18] die in die Vagina eingeführt und dort festgehalten werden. Diese Kegel sind eine moderne Version der Obsidianeier, die seit Jahrhunderten im Taoismus benutzt werden.[19] Die Kegel werden im wesentlichen vom PC-Muskel in der Vagina festgehalten. Wenn Sie diese Kegel benutzen, müssen Sie die »richtigen« Muskeln nicht bewußt anspannen; das tut der Körper automatisch, so lange der Kegel in der Vagina ist. Ich empfehle diese Kegel seit mehr als zwei Jahren als sehr wirksame Beckenbodenübung. Die Patientinnen sind sehr zufrieden mit den Ergebnissen.

Sex, Liebe und Religion sind die Aspekte des menschlichen Lebens, die das Potential für die höchste Ekstase und das tiefste Leid besitzen. Leid verursachen sie auch deshalb, weil unsere Kultur uns verbietet, die ihnen innewohnende natürliche Freude und Lust voll auszuleben. Die Suche nach Lust und Freude liegt in der menschlichen Natur. Bedenkt man den Charakter unserer Gesellschaft, dann ist es kein Wunder, daß so viele Menschen die Intensität, die diese Bereiche ermöglichen, in Drogen oder auch in suchtbildenden sexuellen Praktiken suchen.

Sexuelle Energie oder Eros ist eine Lebenskraft, die die ganze Schöpfung durchdringt und unlösbar mit der freudigen Erschaffung des Lebens verbunden ist. Ihr direktes Gegenstück ist der Todestrieb oder Thanatos, das heißt die Energie, die auf den Tod gerichtet ist. Unsere Kultur hat Thanatos viel zu lange den Vorrang gegeben, ohne ihn durch den Eros auszugleichen. Sie hat uns gelehrt, unsere Erotik zu fürchten, zu degradieren und zu unterdrücken, statt ihr natürlichen Ausdruck zu geben und so zu einem ganzen, gesunden Leben zu finden.

Die menschliche Fähigkeit zur Ekstase ist ein normaler Bestandteil der Persönlichkeit, und die ekstatische sinnliche Erfahrung kann gleichzeitig auch eine spirituelle sein. Die erhebende ekstatische Energie wird in der Kunst, in intensiven Liebesgefühlen und in tiefen schöpferischen Akten erfahrbar, die aus dem eigenen Inneren entstehen. Auch mystische Erfahrungen, etwa bei Gottesdiensten oder in der Meditation, lassen uns an einer ekstatischen Energie teilhaben, die erotischen Charakter haben kann. Erst durch die Einsicht, daß Ekstase und Spiritualität Teil der menschlichen Natur sind, verlieren Ekstase und Verbundenheit mit anderen den Charakter von Destruktivität und Sucht, den sie heute oft haben. Nicht nur der Körper, auch die Seele braucht Nahrung.

Berichte von Frauen

Wenn wir das heute überflüssige kulturelle Erbe benannt haben, müssen wir uns von seinen schädlichen Gedanken und Verhaltensweisen lösen. Bei vielen Frauen wird das zu einem lebenslangen Prozeß.

Nur wenn wir den individuell angemessenen Kontakt zur eigenen Sexualität herstellen, können wir hoffen, sie mit einem anderen Menschen in einer bedeutungsvollen Beziehung zu teilen. Eine kluge Frau hat einmal gesagt: »Wenn du dir die Zärtlichkeit und Liebe, die du von anderen erhoffst, nicht *selbst* geben kannst, wirst du sie nirgends finden.« Daß diese Aussage wahr ist, habe ich bei meinen Patientinnen immer wieder erlebt: Sobald sie lernen, zärtlich und liebevoll mit sich selbst umzugehen, verändern sich ihr Leben und ihre Beziehungen fast zwangsläufig zum Positiven.[20]

Karin: Heilung durch Zölibat. Die 35jährige Karin hatte seit Jahren Schwierigkeiten, zum Orgasmus zu kommen. Die Untersuchungsergebnisse waren völlig normal. Sie erzählte, daß ihr Vater, ein erfolgreicher Geschäftsmann, in ihrer Kindheit und Jugend selten zu Hause gewesen war. Wie so viele Frauen wuchs auch Karin ohne die bestätigende physische Anwesenheit eines liebevollen Vaters auf. Die Vorstellung von »einem Mann, der eine liebevolle Beziehung zu mir hat« verband sich bei ihr aus Erfahrung mit »emotionaler und physischer Distanz«. Sie hatte nacheinander Beziehungen mit verschiedenen Männern gehabt, die alle viel unterwegs waren und Verabredungen häufig in letzter Minute absagten. Sie fühlte sich dann emotional verlassen und war wütend, weil sie nie auf sie zählen konnte. In einem Intensiv-Workshop bei Anne Wilson Schaef begann sie schließlich, ihren eigenen Anteil an den suchtbildenden Beziehungen zu benennen und durchzuarbeiten.

Anschließend sagte sie: »Im Rückblick ist es kein Wunder, daß ich beim Geschlechtsverkehr nie sexuelle Lust erleben konnte. Ein Teil von mir hielt sich immer zurück und konnte sich der Erfahrung nicht hingeben. Ich hatte zwar Sex, aber ich habe die Lust dem jeweiligen Partner zuliebe nur vorgetäuscht. Die Hingabe an die Möglichkeit echter Liebe und Leidenschaft hätte zu denselben Gefühlen geführt wie in meiner Kindheit: Enttäuschung, Verletzbarkeit und das Gefühl, daß mich der erste Mann in meinem Leben verlassen hat. Natürlich war mir das nicht bewußt. Aber als mich die Verzweiflung über meine ständigen schlechten Beziehungen überfiel, wußte ich, daß ich Hilfe brauchte. Bei dem Workshop habe ich den ganzen Schmerz und die ganze Verzweiflung meiner Kindheit zutiefst gespürt, vor der ich mein Leben lang weggelaufen war. Jetzt geht es mir besser; ich gehe zu einer Zwölf-Schritte-Gruppe und habe seit kurzem eine freundschaftliche, nicht sexuelle Beziehung zu einem Mann, der in der Nähe wohnt und selten reist. Zunächst fand ich ihn nur langweilig und gar nicht attraktiv. Ich war nie so »süchtig« nach ihm wie nach den anderen, und deshalb bin ich auch nicht so fasziniert und besessen von ihm.

Heute lebe ich in der Gegenwart und achte auf die kleinen sinnlichen Freuden des Lebens. Ich weiß, daß ich jetzt eine heilende Beziehung zu mir selbst habe und daß eine liebevolle Beziehung zu einem Mann möglich ist. Aber dazu muß ich erst eine liebevolle und sinnliche Beziehung zu mir selbst entwickeln.

Für mich steht jetzt eine zölibatäre Phase an. Ich habe mich seit Jahren nicht mehr so lebendig gefühlt. Jeden Tag spüre ich aufs neue, wie schön es ist, den Wind im Gesicht und die Sonne auf der Haut zu fühlen. Ich gehe so oft wie möglich zum Strand und sehe den Wellen zu. Ich betrachte den Sonnenuntergang und freue mich über die Schönheit des Mondes. Ich achte auf meinen Menstruationszyklus. Dabei habe ich festgestellt, daß mein sexuelles Begehren beim Eisprung steigt. Ich habe jetzt die Freiheit, das zu spüren, ohne danach handeln zu müssen. Es gehört einfach zur Wiederaneignung meines körperlichen, sinnlichen Wissens.«

Eine neue Auffassung von Sexualität: Abschließende Gedanken

- Wir sollten darüber nachdenken, als Frauen wieder zu »Jungfrauen« zu werden, indem wir dem eigenen tiefsten Selbst gemäß leben. Jede Frau muß so handeln und leben, wie es für sie richtig ist – es geht nicht darum, anderen zu gefallen, sondern um die eigene innere Wahrheit.
- Wir müssen akzeptieren, daß jeder Mensch Zugang zur Lebenskraft hat – zur erotischen, ekstatischen Energie des Seins, die zum Menschsein gehört.

- Wir müssen uns vorstellen, wie unsere Sexualität sein könnte, wenn wir sie für heilig und geheiligt hielten, für ein Geschenk derselben Kraft, die das Meer, die Wellen und die Sterne geschaffen hat.
- Jede einzelne Frau muß sich darum bemühen, wieder neu mit der eigenen Sexualität Kontakt aufzunehmen, in der sich diese kreative Lebenskraft ausdrückt.
- Wir müssen lernen, die eigene sexuelle Energie (nicht nur beim Geschlechtsverkehr) so zu erfahren und zu steuern, daß wir so viel Lust und Freude wie möglich daraus beziehen. Zweitens müssen wir uns überlegen, wie wir sie so einsetzen, daß auch andere Menschen davon profitieren können.
- Wir müssen neue sexuelle Einstellungen finden. Wie würde sich eine solche Veränderung Ihrer Gedanken und Handlungen auf Ihre physische, seelische und geistige Gesundheit auswirken?

Neuntes Kapitel

Vulva, Vagina und Gebärmutterhals

»Ich widme (dieses Buch) mit Zärtlichkeit und Respekt der Vulva in ihrer Vollkommenheit.« Diese Worte hat Alice Walker ihrem neuen Buch ›Sie hüten das Geheimnis des Glücks‹ vorangestellt, in dem sie sich mit den unaussprechlichen Leiden der Millionen von Frauen auf der ganzen Welt beschäftigt, deren äußere Genitalien beschnitten oder die sonstwie unter dem Diktat patriarchalischer Kulturen in der Kindheit verstümmelt wurden. Klitorisbeschneidung wird bis heute praktiziert, selbst in den Vereinigten Staaten.

In einer Kultur, die Frauen positiv gegenübersteht, ließe sich die untere Öffnung des weiblichen Körpers als Teil der normalen Körperfunktionen Geburt, Blutung, Sexualität und Ausscheidung begreifen. Schließlich ist dies die Öffnung, die jeder Mensch bei der Geburt passieren muß. Vagina, Vulva und Zervix sollten nicht verstümmelt, sondern als Pforte des Lebens gewürdigt werden.

Aber in der westlichen Kultur gilt die Vagina als »schmutzig« und wird damit geschändet. Alle Funktionen, die mit diesem Körperbereich verbunden sind – Geburt, Blutung, Ausscheidung – sind emotional und psychologisch *hochbesetzt*. Die meisten Frauen haben von Kind an gelernt, diesen Körperteil von allen anderen zu unterscheiden: als tabu, schmutzig und wertlos. Immer wieder werde ich von Patientinnen jeden Alters und aus allen Schichten bei der Untersuchung gefragt: »Wie konnten Sie sich nur ausgerechnet diesen Beruf aussuchen? Das ist doch so ekelhaft!« Und wenn Frauen Scheidenspülungen machen, dann fast immer aus dem irrigen, von den Müttern an die Töchter weitergegebenen Glauben, dieser Körperbereich sei anstößig und bedürfe besonderer Säuberungsmethoden. In den USA machen ein Drittel aller Frauen regelmäßig Scheidenspülungen, obwohl sie nicht nur unnötig, sondern oft sogar schädlich sind.[1] Das Angebot von Deodorants zur weiblichen Hygiene und die Art, wie dafür geworben wird, vermittelt Frauen den Eindruck, die Vagina sei in ihrem natürlichen Zustand nicht akzeptabel und müsse desinfiziert und desodoriert werden.

Die kulturelle Überlieferung

Das Wort »Vagina« kommt vom lateinischen »vaina«: »Scheide für ein Schwert« - oder für den Penis.[2] Das heißt, der weibliche Körper wird auch hier wieder nur im Verhältnis zum Mann definiert. In prähistorischen, egalitären Kulturen waren die Vulva und das Schamdreieck, das oft auf Höhlenwände gemalt oder darin eingeritzt wurde, Symbol für einen heiligen Ort, für ein Tor zum Leben. Die Art, in der unsere Kultur von Vagina und Vulva spricht, hat ihre Bedeutung leider verzerrt und mit unbewußten negativen Symbolen besetzt.

Für die männlichen Mitglieder in männerdominierten Gesellschaften ist die Vagina seit alters her angstbesetzt. Die »Vagina dentata« (die mit Zähnen bewehrte Vagina) ist ein jahrhundertealtes und sehr verbreitetes männliches Schreckbild, das von Freud später populär gemacht wurde. Barbara Walker schreibt: »Die *Vagina dentata* ist das klassische Symbol für die Angst des Mannes vor dem Geschlechtsverkehr, Ausdruck der Furcht, die Frau könne ihren Partner während des Geschlechtsverkehrs auffressen oder kastrieren.«[3] Die Vulva löst bei beiden Geschlechtern orale Assoziationen aus, was sich auch in den anatomischen Bezeichnungen spiegelt: »Labia majora«, die äußeren oder großen Schamlippen, »Labia minora«, die inneren oder kleinen Schamlippen.

Auf dem Hintergrund unserer kollektiven Geschichte ist es kein Wunder, daß so viele Frauen Probleme mit den Öffnungen des weiblichen Körpers haben. Erkrankungen von Vulva, Vagina und Zervix sind vor allem mit Verletzungen in der Zweierbeziehung oder im Beruf verbunden. Wenn eine Frau in einer sexuellen Liebesbeziehung zurückgestoßen wird, kann sie diese Ablehnung als gewalttätige Verletzung empfinden, was wiederum zu Erkrankungen im Bereich der Vulva und Vagina führen kann. Auch Erinnerungen an Inzest, eine unklare Geschlechtsidentität und sexuelle Schuldgefühle können zu wiederholter Scheidenentzündung (Vaginitis) führen.

Auch wenn Frauen sich ohne ihre bewußte Einwilligung sexuell ausnutzen lassen oder gegen ihren Willen zu Sexualpraktiken gezwungen werden, denen sie mit gemischten Gefühlen gegenüberstehen, kann der

Körper mit Störungen reagieren, die allgemein mit sexueller Gewalt in Verbindung gebracht werden. Körperliche Symptome treten zum Beispiel dann auf, wenn Frauen Sex benutzen, um sich finanzielle, physische oder emotionale Sicherheit zu verschaffen oder andere zu manipulieren. Es gibt einen Zusammenhang zwischen dem Gefühl, ausgenutzt und vergewaltigt zu werden, und chronischer Vaginitis, chronischen Schmerzen der Vulva, wiederholten Ausbrüchen von Genitalwarzen und Herpes, Zervix-Dysplasien (anomale Zellen im Abstrich) und Gebärmutterhalskrebs.

Bei chronischen Schmerzen und Jucken im Vulvabereich gibt es oft einen Zusammenhang mit Streß durch Angst und Irritation, der durch die Kontrolle durch einen Partner oder eine Situation entsteht, die auf der Energieebene einer Partnerschaft entspricht. Ein Beispiel für eine solche Situation wäre etwa eine Frau, die mit ihrem Beruf »verheiratet« ist und ihm soviel Bedeutung einräumt, daß sie unbewußt die Freiheit verliert, ihr Leben selbst zu bestimmen. Für Caroline Myss ist die Außensteuerung mit einem modernen »Keuschheitsgürtel« vergleichbar. Zum Verlust der Selbstbestimmung in Partnerschaften kommt es etwa dann, wenn der Partner sie zum Geschlechtsverkehr zwingt oder die sexuellen Aktivitäten verweigert, die sie wünscht.

Ruth kam wegen wiederholter Vaginitis in die Praxis, die auf die üblichen Behandlungsmethoden wie Antipilzcremes und Antibiotika nicht ansprach. Wie sich herausstellte, wollte ihr Mann jede Nacht mit ihr schlafen, und sie hielt es für ihre »Pflicht«, seine sexuellen Bedürfnisse zu befriedigen. Sie liebte ihren Mann wirklich, war aber abends oft so müde, daß sie keine Lust mehr auf Sex hatte. Je öfter sie sich dazu zwang, desto größer wurde ihr unbewußter Groll. Wie so viele Frauen verwechselte auch Ruth im sexuellen Bereich Quantität mit Qualität und stritt zunächst jedes sexuelle Problem ab.

Was Frauen »in Schwierigkeiten«, das heißt in sexuelle Situationen bringt, die nicht nur ihren Bedürfnissen nicht gerecht werden, sondern ihnen sogar schaden, ist vor allem die sexuelle Maxime unserer Kultur, nach der begehrenswerte Frauen den Männern sexuell zu Diensten sind. Das stürzt viele Frauen in Konflikte, weil sie glauben, sie dürften den Geschlechtsverkehr nicht verweigern, wenn sie ihr Bedürfnis nach Liebe und sexueller Lust nicht gefährden wollen. Die weibliche Überzeugung, den Zugang zu ihrem Körper unter keinen Umständen verweigern zu »dürfen«, hängt oft mit gynäkologischen Problemen im Bereich von Vulva, Vagina und Zervix zusammen. Eine solche Überzeugung, die nichts weiter als die Einwilligung in den Mißbrauch der eigenen Person darstellt, läßt sich auch auf andere Bereiche übertragen und kann dann dieselben körperlichen Symptome hervorrufen. Eine meiner Patientinnen zum Beispiel entwickelte eine chronische Vaginitis, als die Universität ihr (widerrechtlich) den Schein für ein Seminar verweigerte, an dem sie teilgenommen hatte. Zunächst wollte sie diese Ungerechtigkeit hinnehmen, weil sie keinen »Ärger« machen wollte. Aber die Vaginitis reagierte auf keine Behandlungsmethode, bis sie schließlich die Entscheidung der Universität anfocht und keine Kompromisse mehr akzeptierte. Sie bekam am Ende ihren Schein, und die Symptome verschwanden.

Nicht nur Frustration und Groll, sondern auch Schuldgefühle wirken sich negativ auf die Gesundheit aus. Schuldgefühle im sexuellen Bereich können sich in Erkrankungen an den Öffnungen des weiblichen Körpers manifestieren. Die sexuelle Revolution der sechziger und siebziger Jahre hat manche der puritanischen Ansichten unserer Gesellschaft zur Sexualität verändert, aber eine Kultur, die Sexualität unterdrückt, läßt sich nicht schon dadurch heilen, daß sie die Kleider ablegt. Es ist heute für Frauen wichtiger als je zuvor, sich über ihre Sexualität und die Wahl ihrer Sexualpartner Klarheit zu verschaffen. Wichtig ist vor allem, daß wir unsere Freiheit bewußt dazu benutzen, herauszufinden, was unser Körper wirklich will, und uns nicht durch die Schmeicheleien von Partnern verführen lassen, die Freiheit mit Verantwortungslosigkeit verwechseln.

Die Forschung unterstützt die These des Zusammenhangs von chronischer Vaginitis und Erkrankungen des Gebärmutterhalses bis hin zum Gebärmutterhalskrebs mit bestimmten emotionalen Faktoren.[4] Eine Untersuchung zum Beispiel hat bei Frauen mit Gebärmutterhalskrebs tendenziell schlechtere sexuelle Anpassung, weniger Orgasmen beim Geschlechtsverkehr und eine Abneigung gegen den Geschlechtsverkehr bis hin zum Widerwillen nachgewiesen als bei einer Kontrollgruppe von Frauen mit anderen Krebserkrankungen. Die höhere Scheidungs- und Trennungsrate bei der Experimentgruppe zeigt auch, daß sie sich schlechter an die Ehe anpassen können.[5] Eine andere Studie hat sich mit Frauen mit Zervix-Dysplasie (Veränderungen der Zellkerne im Krebsabstrich) beschäftigt, bei denen mittels weiterer Untersuchungen abgeklärt werden mußte, ob Gebärmutterhalskrebs vorlag. Dabei konnten die Forscher anhand der Reaktionen der Frauen auf Fragen zu gegenwärtigen belastenden Lebensereignissen vorhersagen, ob sie bereits Gebärmutterhalskrebs hatten. Wenn der Ehemann oder Freund untreu war, trank oder sich herumtrieb, sagten Frauen mit Gebärmutterhalskrebs etwa: »Ich hätte ihn verlassen sollen, aber ich konnte ja nicht, wegen der Kinder«, oder: »Ich habe geglaubt, er braucht mich«. Frauen ohne Gebärmutterhalskrebs sagten in ähnlichen Situationen: »Ich kann ihm nicht trauen – er will mehr, als er gibt.« Dasselbe Phänomen zeigte sich, wenn ein Familienmitglied schwer erkrankt oder gestorben war. Frauen mit Gebärmutterhalskrebs sagten dann: »Ich hätte mich mehr bemühen und besser auf ihn (oder sie) aufpassen müssen«, während die Kontrollgruppe die Grenzen ihrer Verantwortung realistischer einschätzte und eher wußte, daß sie den normalen Lauf der Ereignisse nicht ändern konnte.[6]

Probleme mit Vagina oder Vulva sind in der Regel sehr langwierig und hartnäckig. Sie hängen oft mit unausgesprochenen Schwierigkeiten wegen einer Situation zusammen, die sich über Jahre hinweg entwickelt hat. Auf der klinischen Ebene hat sich gezeigt, daß die Behandlung von chronischen Problemen der Vulva oft erfolglos bleibt, wenn die psychischen und seelischen Aspekte des Problems ignoriert werden. Viele der Patientinnen sind von Arzt zu Arzt gelaufen, ohne die Symptome beseitigen zu können.

Vom energetischen Standpunkt aus bereitet eine Frau dann den Boden für chronische Erkrankungen der Vulva, wenn *ihr der Mut fehlt*, die negativen Aspekte einer ungesunden Beziehung zu verändern. Wenn sie sich aus Angst (ob vor finanzieller oder physischer Unabhängigkeit, vor dem Alleinsein oder vor der Abhängigkeit) nicht von einem Partner trennt, den sie weder achtet noch liebt, beteiligt sie sich am Archetyp der »Prostituierten«. Wenn sie mit jemandem schläft, den sie weder achtet noch liebt, verlängert sie ein Energiemuster, das mit den als »Prostituiertenkrankheiten« bekannten chronischen Problemen der Vagina, Zervix oder Vulva verbunden ist.

Vulva und Vagina sind die äußeren Eingänge in das weibliche Genitalsystem; der Gebärmutterhals und seine Öffnung, die auch als Muttermund bezeichnet wird, bilden die inneren Zugänge zur Gebärmutter und den Beckenorganen, das heißt Eileiter und Eierstöcke (siehe Abbildung 4, Seite 167).

Anatomie

Die Vulva besteht aus den großen (äußeren) und kleinen (inneren) Schamlippen. Das Schamhaar bildet eine schützende Barriere vor dem empfindlicheren Gewebe von Vagina und Zervix. Die Haut der Vulva enthält dieselben apokrinen Schweißdrüsen wie die Haut unter den Achseln. Apokrine Schweißdrüsen unterscheiden sich von normalen Schweißdrüsen darin, daß sie nicht nur durch physische Anstrengung, sondern auch durch emotionale Situationen stimuliert werden. Die Vulva »schwitzt« mehr als jeder andere Körperteil.

Der äußere Eingang von der Vulva zur Vagina wird als *Introitus* bezeichnet. Die Vagina bildet einen Kanal zum Gebärmutterhals (Zervix), dem unteren Teil der Gebärmutter. Der Gebärmutterhals ragt in den oberen Teil der Scheide und ist von denselben Zellen bedeckt wie das Gewebe der Vagina.

Der Abstrich, mit dem das Gewebe auf anomale Zervixzellen untersucht wird, wird von der Öffnung im Zentrum der Zervix genommen, an der das Plattenepithel der äußeren Zervix an das Epithel des Zervixkanal grenzt (als Epithel wird der geschlossene ein- oder mehrschichtige Zellverband bezeichnet, der innere oder äußere Körperoberflächen bedeckt; das Plattenepithel bedeckt die Schleimhäute in der Vagina, der Vulva und im Mund). Dieser Bereich wird als *Epithelgrenze* bezeichnet und ist Schauplatz eines ständigen dynamischen Veränderungsprozesses, der sogenannten *Metaplasie*. Die ständige Veränderung der Drüsen an der Epithelgrenze liegt zum Teil an der sauren Umgebung der Vagina. Die normalen mukösen Sekretionen des Zervixkanals können sich deshalb gelegentlich stauen und Retentionszysten (Ovula Nabothi) an der Portio (Muttermund) bilden. Man kann diese Zysten als kleine Knötchen auf dem Gebärmutterhals fühlen; sie können etwa ein oder zwei Zentimeter groß werden. Viele Frauen, die diese Knötchen spüren, glauben an eine Erkrankung, aber die Knötchen sind völlig normal und brauchen nicht behandelt zu werden.

Bei manchen Frauen, vor allem bei Jugendlichen, liegt die Epithelgrenze auf der Außenseite des Gebärmutterhalses, das heißt, die inneren, rötlich wirkenden Zellen des Zervixkanals erscheinen auf der Oberfläche der Schleimhaut der Portio. Früher wurde diese normale anatomische Erscheinung oft mit einer Erkrankung verwechselt und der rötliche Drüsenbereich fälschlich als »Erosion« oder »chronische Zervizitis« bezeichnet. Das hat in vielen Fällen zu einer irrtümlichen Kauterisation normalen Gewebes geführt.

Chronische Vaginitis, Geschlechtskrankheiten wie Genitalwarzen und Herpes und anomale Ergebnisse beim Abstrich (die ebenfalls als Geschlechtskrankheit gelten) haben heute epidemische Ausmaße angenommen. Diese Störungen können Vulva, Vagina und Zervix gleichzeitig betreffen. Sie werden zwar oft auf bestimmte Viren zurückgeführt, die sich in all diesen Bereichen gleichzeitig feststellen lassen, aber dagegen spricht, daß *dieselben Viren bei zahllosen Frauen vorhanden sind, die keinerlei Symptome entwickeln.*

Die gynäkologische Arbeit berührt unmittelbar die verborgensten und schmerzlichsten Probleme von Frauen. Um ihrer Aufgabe als Heilende wirklich gerechtzuwerden, müssen Gynäkologinnen und Gynäkologen wissen, daß die sexuelle Verletzbarkeit einer Frau die gynäkologische Untersuchung oft überschattet. Die Diagnose einer Geschlechtskrankheit oder eines anomalen Abstrichergebnisses zum Beispiel aktiviert oft sämtliche Ängste, Überzeugungen und Mißverständnisse im Bereich der Sexualität und des Körpers. Diejenigen, die heilende Berufe ausüben, müssen für solche Gefühle sensibel sein und ihren Patientinnen dabei helfen, nicht nur ihre Fragen, sondern auch ihre Ängste und ihre Trauer zu artikulieren. Wenn Sie feststellen, daß eine Ärztin oder ein Arzt bei einer Untersuchung oder einer Diagnose Ihre Gefühle nicht entsprechend berücksichtigt, sollten Sie ihm oder ihr sagen, daß Ihre Gefühle für Sie wichtig seien und daß Sie gelernt hätten, sie als notwendigen Schlüssel für ein besseres Verständnis der eigenen Person zu respektieren. Fordern Sie die Ärzte auf, sich bei der gynäkologischen Untersuchung mitfühlend und unterstützend zu verhalten. Sie können nicht erwarten, daß die Ärztin oder der Arzt bereits bei der ersten Untersuchung den Grund für die starken Gefühle kennen, die dabei oft auftauchen. Bleiben Sie einfach bei Ihren Gefühlen und konzentrieren Sie sich auf die Heilung. Dann sollten Sie sich entspannen und sich der inneren Stimme überlassen, um der Heilung Raum zu gehen. Wenn Sie bereit dazu sind, wird Ihnen die notwendige Einsicht zuteil.

Bei gynäkologischen Untersuchungen stelle ich es der Patientin frei, den Untersuchungstisch im Rücken hochzustellen, damit sie zusehen kann. Vor jedem Schritt erkläre ich genau, was ich tue und warum, und frage nach dem Einverständnis der Patientin. Wenn sie will, kann sie die Untersuchung auch im Spiegel beobachten. Ich gehe immer sehr langsam vor und sage ihr, wo ich sie gerade berühre. Ich benutze das kleinstmögliche Spekulum (meine Spekula liegen auf einem Heizkissen, damit sie immer warm sind).

Wenn Patientinnen vor der Untersuchung sehr nervös sind, erkläre ich ihnen zunächst, wie sie ihre Beckenmuskeln entspannen können, damit sich das Spekulum leichter einführen läßt. Ich sage ihnen, wie sie den PC-Muskel identifizieren können, der die Vagina zusammenzieht, und fordere sie dann auf, ihn so stark wie möglich anzuspannen und zu entspannen, damit sie das Gefühl kennenlernen, das ihnen die Untersuchung erleichtert. Diese Übung lasse ich sie mehrere Male wiederholen, bis sie den Unterschied zwischen Muskelspannung und -entspannung kennen. Extrem ängstlichen Frauen versichere ich, ich würde sofort aufhören, wenn sie es wünschen, damit sie wissen, daß sie selbst die Untersuchung kontrollieren. In manchen Fällen, in denen die Patientin sehr verletzbar oder ängstlich ist, beschließen wir gemeinsam, die Untersuchung zu unterbrechen und sprechen statt dessen über ihre Ängste. In einem solchen Gespräch kann ich ihr Informationen und Unterstützung geben. Sobald sie dazu bereit ist, kann sie wiederkommen und die Untersuchung machen lassen. Ich sage meinen Patientinnen auch, daß viele Frauen sich bei der gynäkologischen Untersuchung unbehaglich fühlen, auch dann, wenn es keinen Anhaltspunkt für eine Erkrankung gibt, und daß sie mit ihrer Angst und ihrem Unbehagen keineswegs allein sind.

Papillomavirus (HPV)

Beim Papillomavirus (HPV = Humanpapillomavirus) handelt es sich um einen sehr verbreiteten Virus, der zu Genitalwarzen führen kann und auch bei Zervix-Dysplasie, das heißt anomalen Abstrichergebnissen, eine Rolle spielt. Es wird angenommen, daß sich eine Infektion mit dem HPV bei schätzungsweise mindestens 50 Prozent aller Erwachsenen und 40 Prozent aller Kinder nachweisen läßt.[7] Die große Mehrzahl der Frauen, die mit HPV in Kontakt kommen, entwickeln weder Warzen noch Zervix-Dysplasie. Bei anderen wurde dagegen eine Verbindung zwischen HPV und Gebärmutterhalskrebs festgestellt.

In der gynäkologischen Literatur kommt es immer wieder zu Kontroversen über die Frage, ob HPV die Zervix-Dysplasie tatsächlich *verursacht* oder ob Virus und Dysplasie nur zur selben Zeit am selben Ort, das heißt, in dem anomalen Zervixgewebe, vorkommen. Die DNA des Virus (das genetische Material, mit dem es identifiziert wird) wurde bei sämtlichen anomalen Abstrichergebnissen und Krebszellen des Gebärmutterhalses nachgewiesen. Umgekehrt bekommen aber Frauen, die Kontakt mit dem Virus hatten, in ihrer großen Mehrzahl *keine* Zervix-Dysplasie. HPV ist nur einer der Faktoren, die bei dieser Dysplasie eine Rolle spielen, und kann deshalb nicht als einzige Ursache gelten.

Seit kurzem weiß man, daß bestimmte Formen von HPV ansteckender sind als andere[8], und diese Formen sind bei Gebärmutterhalskrebs und anderen schweren Abstrichanomalien stärker beteiligt. Es gibt bis heute noch keine effektiven Methoden, mit denen man feststellen könnte, bei welchen Frauen diese gefährlichsten Formen des Virus vorhanden sind, damit sich Präventivmaßnahmen gegen Zellanomalien in der Zervix ergreifen ließen. Unter anderem liegt das daran, daß in manchen Fällen auch die sogenannten gutartigen Formen des Virus am Wachstum von anomalem Zervix-, Vagina- oder Vulvagewebe beteiligt sind, während in anderen die gefährlicheren Formen keine Anomalien verursachen. Die konventionelle Medizin kann nicht sicher sagen, bei wem der Virus zu Anomalien führen wird und bei wem nicht, solange sie die Faktoren nicht berücksichtigt, die die Abwehr schwächen. Anomalien können erst dann entstehen und zu Schäden führen, wenn das Immunsystem in diesem Körperbereich bereits geschwächt ist und die Gesundheit des Gewebes nicht erhalten kann. In einer Studie zum Beispiel wurde nachgewiesen, daß chronischer Streß und bestimmte Einstellungen zur Sexualität die Durchblutung im Gewebe des Gebärmutterhalses verändern und seine Sekretionen beeinflussen. Das läßt darauf schließen, daß es eine Verbindung zwischen Streß und der Entwicklung von Krankheiten in diesem Körperbereich gibt.[9] Die Unterdrückung der Abwehrfunktion des Immunsystems durch chronischen, psychischen oder anderen Streß kann zu Veränderungen im Immunsystem führen, die eine zunehmende Virusproduktion überhaupt erst möglich machen. Die Verbindung zwischen Abstrichanomalien und Defiziten im Immunsystem ist bekannt: Bei Frauen, die nach einer Organtransplantation Medikamente zur Unterdrückung der körpereigenen Abwehr nehmen müssen, erhöht sich die Wahrscheinlichkeit von Abstrichanomalien und immer wieder aufbrechender Genitalwarzen und Herpes. (Die emotionale Reaktion auf die Diagnose von Genitalwarzen ist oft ähnlich wie bei Herpes. Wenn Sie sich in beiden Bereichen Sorgen machen, lesen Sie bitte beide Abschnitte durch.)

Wenn wir davon ausgehen, daß der Körper ein Hologramm ist, in dem jeder Teil das Ganze enthält (siehe Seite 46), dann muß es sich beim HP-Virus und den Zellanomalien, die damit in Verbindung stehen, auch um zwei miteinander verwandte Aspekte eines größeren Ganzen handeln, das wir noch nicht wirklich verstehen. Aus vielen Gründen erhöht ein geschwächtes Immunsystem die Wahrscheinlichkeit, daß die in der Vagina oder im Gebärmutterhals bereits vorhandenen HP-Viren bereits geschwächte Zellen angreifen. Man kann HPV mit Opportunisten vergleichen, die schon auf dem Schauplatz des Geschehens warten, etwa wie die Geier, die sich um ein sterbendes Kalb sammeln. Das Virus ist genausowenig die »Ursache« von Krebs wie die Geier die »Ursache« für die Krankheit des Kalbes sind. Trotzdem sind die Geier da, sobald das Kalb krank ist und stirbt. Die meisten Frauen mit HPV entwickeln *keine* anomalen Zellen und *keinen* Gebärmutterhalskrebs, und daraus kann man schließen, daß die meisten Aktivitäten und Infektionen des Virus durch gute Abwehrfunktionen unterbunden werden.

Symptome

In der Regel haben Frauen mit HPV schmerzlose, aber sichtbare und spürbare warzenähnliche Gewächse (Condylomata acuminata) auf der Außenseite der Vulva, die während einer Schwangerschaft, wenn sie durch die Schwangerschaftshormone stimuliert werden, wachsen und sich vermehren können. Nach der Entbindung, wenn sich der Hormonspiegel erneut verändert, verschwinden sie oft von selbst. Im Aussehen der Warzen gibt es oft große Unterschiede: von relativ breiten Flecken bis zu spitzen, harten Warzen. Manche Frauen haben nur wenige, andere sehr viele Warzen in der Vulva. Selten kann das Virus auch zu warzenartigen Gewächsen auf der Zunge, den Lippen und in der Kehle führen. Bei manchen Frauen sitzen die Warzen nicht auf der Vulva, sondern in der Vagina und im Gebärmutterhals; sie wissen oft gar nichts davon.

Eine HPV-Infektion spielt gelegentlich auch bei chronischen Schmerzen im Bereich der Vulva, chronischer Vaginitis und chronischer Zervixentzündung (Zervizitis) eine Rolle. Ausfluß kommt nur in Einzelfällen vor. Da manche Frauen gleichzeitig eine HPV-Infektion und eine Scheideninfektion durch Hefepilze oder durch ein bestimmtes Bakterium namens Gardnerella vaginalis (siehe Seite 284) haben, läßt sich nicht immer genau unterscheiden, welche Symptome auf das Virus und welche auf die Bakterien zurückgehen. Das HPV-Virus ist für eine Frau nur dann erkennbar, wenn sie die typischen warzenähnlichen Gewächse in der Vulva hat oder an einer HPV-bedingten chronischen Vulva- oder Vaginareizung leidet.

Diagnose

Bei warzenähnlichen Gewächsen auf Vulva, Vagina oder Zervix und anomalen Zellen beim Abstrich oder bei einer Zervixbiopsie geht man in der Regel von HPV aus. Wenn die Symptome zum ersten Mal auftauchen, wird eine Biopsie gemacht und ins Labor geschickt, um die Diagnose zu bestätigen. Manchmal wird HPV bei einer Kolposkopie (Untersuchung des Gebärmutterhalses mit einem Vergrößerungsspiegel) festgestellt, einer Untersuchung, bei der eine Kontrastaufnahme der Zervix gemacht wird, nachdem man verdünnte Essigsäure auf das Gewebe aufgetragen hat. Wenn Essig auf Vulva, Zervix oder Gewebe der Vagina aufgetragen wird, in dem sich HP-Viren befinden, färbt es sich oft weiß (dieses Gewebe wird dann als essigweißes Epithel oder weiße Hautzellen bezeichnet). Eine Biopsie des weißen Gewebes bestätigt oft, daß HPV vorhanden ist.

Häufige Fragen

Warum haben so viele Frauen das Virus? Das HP-Virus war wahrscheinlich schon immer im Gewebe der menschlichen Genitalien vorhanden; in Abstrichen, die vor etwa 20 Jahren gemacht wurden, läßt es sich jedenfalls nachweisen. Damals wurde HPV einfach nicht so oft erkannt und untersucht wie heute. Mehrere Faktoren haben dazu geführt, daß es heute sehr viel häufiger diagnostiziert wird als früher, unter anderem die Kolposkopie, eine diagnostische Methode, die in den siebziger Jahren zur Auswertung von Abstrichanomalien entwickelt wurde. Bei der Kolposkopie werden Zervix und Vagina durch einen Vergrößerungsspiegel betrachtet. Werden dabei Anomalien festgestellt, wird eine Biopsie gemacht (siehe Seite 271–273). Die wachsende Materialmenge durch Zervixbiopsien und die frühere Diagnose von Zervixanomalitäten hat dazu geführt, daß die Pathologen immer häufiger auch die Zellveränderungen festgestellt haben, die auf HPV zurückgehen.

Durch die »sexuelle Revolution« und durch häufig wechselnde Geschlechtspartner kommen immer mehr Frauen mit dem Virus in Kontakt. Da das Virus gehäuft im Hodensack (Skrotum) von Männern auftritt und durch Körperkontakt übertragen wird, können Kondome eine Ansteckung nicht verhindern. Selbst wenn eine Frau monogam lebt, kann sie sich anstecken; ihre Ansteckung hängt davon ab, wie viele Sexualpartnerinnen ihr Partner hatte. Weiter begünstigt eine geschwächte Abwehr durch nicht optimale Ernährung, emotional ungesunde Beziehungen und übermäßigen Konsum von Alkohol und Zigaretten die Entstehung von Genitalwarzen durch HPV. Das heißt, daß man dem gegenwärtigen Sexualpartner nicht nur einen Virus mitbringt, den man sich beim letzten Partner geholt hat, sondern man gibt auch den gegenwärtigen seelischen Gesundheitszustand weiter, der mitbestimmt, ob der Virus aktiv wird.

Wie habe ich mir das Virus geholt? Bei wem habe ich mich angesteckt? Das sind für die meisten Frauen die wichtigsten Fragen bei einer HPV-Infektion. Tatsache ist aber, daß HPV wie das Herpesvirus über Jahre hinweg inaktiv sein kann, was theoretisch bedeutet, daß man sich das Virus, das 1992 ausbricht, bereits 1967 »eingefangen« hat! Und es bedeutet, daß der Partner, der das Virus weitergegeben hat, gar nicht wußte, daß er infiziert war. Ich kenne monogame Paare, bei denen ein Partner Warzen oder Herpes hat und der andere nicht, obwohl sie seit zwanzig Jahre ohne Kondom miteinander schlafen.

Für eine Gesellschaft, die an das Prinzip von »Ursache und Wirkung« glaubt, sind HPV- und Herpes-Infektionen höchst irritierend, denn diese kleinen Viren und ihre komplexen Interaktionen mit dem Immunsystem zerstören jegliche Illusion von Kontrolle. Manche Menschen sind »asymptomatische Überträger«, das heißt, sie übertragen das Virus auf andere, ohne zu wissen, daß sie es überhaupt haben. Deshalb kann niemand mit hundertprozentiger Sicherheit eine Weitergabe des Virus ausschließen.

Für Frauen heißt das folgendes: In dem Maße, in dem eine Frau ihre Sexualität mit Schuldgefühlen oder Selbsthaß besetzt, wird sie sich auch zwanghaft Sorgen wegen einer Herpes- oder HPV-Infektion machen. Ich habe unzählige Male erlebt, wie sehr sich Frauen bei der Diagnose von Herpes oder Warzen schämen, vor allem dann, wenn sie aus einem männerorientierten religiösen Milieu kamen, weil sie glauben, daß nur Menschen Herpes oder HPV bekommen, die etwas Böses getan haben. Und ich habe andere Frauen erlebt, die bei der Diagnose von lähmenden Schuldgefühlen überfallen werden, weil sie glauben, für immer gezeichnet zu sein, und schreckliche Angst haben, das Virus an andere weiterzugeben. Ihr ohnehin geringes Selbstwertgefühl schwindet bei der Diagnose von Herpes oder HPV noch mehr. Sie setzen so im Körper einen gefährlichen Kreislauf in Gang, der das Immunsystem weiter schwächt und damit das Risiko wiederholter Ausbrüche steigert. Dazu kommen die deprimierenden Auswirkungen einer Medienberichterstattung, die eine Verbindung zwischen HPV oder Herpes und Gebärmutterhalskrebs herstellt. Eine solche Mischung aus Scham und Furcht ist für das Immunsystem tödlich. (Am Ende dieses Kapitels stehen einige Empfehlungen, wie man seelisch und psychisch mit diesen Erkrankungen umgehen und das Immunsystem stärken kann.)

Führt HPV zu Störungen in der Schwangerschaft? Schwangerschaftshormone stimulieren häufig das Wachstum von Warzen in der Vulva. In seltenen Fällen können die Warzen bei der Geburt Blutungen auslösen, vor allem, wenn sie in dem Bereich angesiedelt sind, der bei einem eventuellen Dammschnitt durchtrennt wird. Im allgemeinen haben Warzen aber keine negativen Auswirkungen auf die Schwangerschaft und verschwinden nach der Geburt oft von selbst. Theoretisch kann das Kind bei der Entbindung mit HPV angesteckt werden und auch Papillome an den Stimmbändern bekommen, die operativ entfernt werden müssen. Das ist allerdings so selten, daß es einen Kaiserschnitt keineswegs rechtfertigt. In meiner Praxis habe ich solche Fälle nie erlebt. Das Immunsystem des Säuglings ist in so gut wie allen Fällen ein ausreichender Schutz gegen diese Viren.

Behandlung

Eine Frau, die HPV einmal bekommen hat, wird ihn nie mehr los. Deshalb zielt die Behandlung darauf ab, die sichtbaren Warzen zu entfernen und durch Untersuchungen sicherzustellen, daß sich keine anomalen oder präkanzerogenen Zellen entwickeln, die gelegentlich mit den Warzen in Verbindung gebracht werden. Wenn der größte Teil entfernt ist, kann das Immunsystem mit den restlichen Warzen besser fertig werden.

Die Frage, ob in die Behandlung der Warzen auch die Männer einbezogen werden sollen, wird kontrovers diskutiert. Viele Ärzte spielen die Bedeutung des Mannes bei HPV herunter und wissen nicht, wie man die Warzen richtig diagnostiziert. Vielc Männer haben deshalb keine Ahnung, daß sie Warzen haben.[10] Die weibliche Zervix scheint im Unterschied zur Haut von Penis oder Skrotum eine besonders empfängliche Umgebung für die Entwicklung von Anomalien zu sein, die durch Viren bedingt sind.

Laserbehandlung. Die Laserbehandlung, die vor einigen Jahren zur Entfernung von Warzen sehr beliebt war, hat die anfänglichen Erwartungen nicht erfüllen können. Ärzte, die sehr gut mit dem Laser umgehen können, können damit bei hartnäckigen Warzen Behandlungserfolge erzielen, aber in einigen Studien wurde nachgewiesen, daß Warzen, die mit dem Laser von Zervix und Vulva entfernt wurden, schneller nachwachsen als Warzen, die mit anderen Methoden behandelt wurden, möglicherweise weil bei der Laserbehandlung das Gewebe verdampft und das Virus so auf das Umgebungsgewebe verteilt wird. Das HP-Virus auf den mukösen Membranen von Vagina und Zervix läßt sich mit dem Virus vergleichen, das für die Erkältungskrankheiten der Atemwege verantwortlich ist. Niemand käme auf die Idee, das Virus mit Hilfe des Lasers von der Oberfläche der Luftröhre und der Bronchien zu entfernen. Die Laserbehandlung von Genitalwarzen ist im Grunde dasselbe: das WarzenVirus läßt sich genausowenig ausrotten wie das Erkältungsvirus. Da beide Viren in sehr vielen Formen auftreten, ist auch eine Impfung nicht praktikabel. Langfristig halte ich deshalb die Laserbehandlung für wenig effektiv und ziehe andere Behandlungsformen vor.

Podophyllin. Podophyllin ist ein chemisches Harz aus den Früchten der Berberitze. Es unterbricht den Prozeß der Zellteilung und verhindert dadurch das Wachstum von Genitalwarzen. Bei manchen Frauen schlägt es gut an. Allerdings kann es ausschließlich bei äußeren Warzen angewandt werden, weil es in dem normalen Gewebe der Warzenumgebung toxische Wirkungen haben kann. Podophyllin wird direkt auf die Warzen selbst aufgetragen und muß nach ein paar Stunden abgewaschen werden.

Podophyllin wird als lokales Antivirenmittel zunächst von der Ärztin und später von den Frauen selbst auf äußere Warzen aufgetragen. Dank dieser bequemen Behandlungsmethode muß die Patientin bei wiederkehrenden Warzen nicht mehr so oft in die Praxis kommen.[11]

Säuren. Ich verwende zur Behandlung von Warzen auf dem Gebärmutterhals, der Vagina und der Vulva oft Trichloressigsäure. Diese Säure ist sehr effektiv, »heilt« aber die Warzen nicht, sondern ätzt nur die sichtbaren weg. Die Säure darf nur in sehr kleinen Mengen und ausschließlich auf die befallenen Bereiche aufgetragen werden, weil sie in gesundem Gewebe zu schmerzhaften Verätzungen führen kann. (Sie ätzt auch Löcher in die Kleidung.) Auch beim Auftragen auf die Warzen kann es zu stechenden Schmerzen kommen; später bilden sich gelegentlich Geschwüre. Wenn die Säure mit anderen Hautpartien in Berührung kommt (und das geschieht oft), dauert es bis zu zwei Wochen, bis die Haut wieder verheilt ist. Etwa genausolange dauert es, bis die Geschwüre auf den Warzen abgeheilt sind. Die Behandlung ist unter Umständen mehr als einmal nötig.

Kryotherapie. Warzen können mit einem entsprechenden Gerät auch durch Kältebehandlung in der Praxis entfernt werden. Dabei verschwinden die Warzen innerhalb von etwa ein bis zwei Wochen. Da diese Methode sehr zeitaufwendig und oft schmerzhaft ist, benutze ich sie nicht.

Elektrokoagulation. Sehr große Warzenansammlungen lassen sich durch Elektrokoagulation entfernen, das heißt, die Warzen werden mit einem heißen elektrischen Gerät weggebrannt. Normalerweise geschieht das unter Vollnarkose. Wir arbeiten nur dann damit, wenn alle anderen Methoden versagt haben.

Elektroresektion. Bei dieser relativ neuen Methode werden Warzen und von Warzen befallenes Gewebe auf Vulva, Vagina und Zervix durch Elektrokoagulation mittels einer elektrischen Schlinge entfernt. Sie eignet sich auch zur Behandlung von Zervix-Dysplasien, und damit habe ich in der Praxis bereits Erfahrungen gesammelt. Ich habe zwar selbst noch keine Erfahrungen mit dieser Methode bei der Entfernung gutartiger Warzen, halte sie aber für eine gute Technik.

Laserbehandlung. Bei einem umfassenden Befall von Schamlippen, Scheide und Muttermund wird inzwischen bevorzugt die Lasertherapie angewendet.

Ich weiß aus eigener Erfahrung, daß bei Warzen eine Vielzahl von Behandlungsmethoden »wirken«. Man weiß, daß es sehr viele verschiedene effektive Behandlungsmethoden von Warzen an den Händen gibt, die vom Auflegen kalter Kartoffeln bis zur Hypnose reichen.[12] Aber bis heute können wir nicht sagen, mit welchem physischem Mechanismus das Immunsystem die Warzen beseitigt, obwohl seit Tausenden von Jahren bcobachtet wurde, daß Warzen auf Suggestion und volkstümliche Heilmethoden reagieren.

Auch wenn die Entfernung von Warzen in Wirklichkeit nicht »heilt«, hilft sie dem Körper doch, HPV zu bekämpfen. Zum einen können die Warzen nach der Behandlung nicht mehr so viele Viren verbreiten. Zum anderen wird das Immunsystem gestärkt, wenn man das Gefühl hat, »etwas zu tun«. Wir leben in einer sehr aktiven Gesellschaft und wollen deshalb auch selbst aktiv werden. Wenn Warzen behandelt werden und verschwinden, haben die Patientinnen auf einer bestimmten Ebene das Gefühl, etwas »getan« und die Angelegenheit »erledigt« zu haben. Dieses Gefühl wird von Immunsystem aufgenommen; es »kümmert« sich jetzt weiter darum.

Ernährungsumstellung. In unserem Zentrum fördern wir die Behandlung von Warzen durch Ernährungsumstellung, ergänzende Präparate und Informationen über die Funktionen des Immunsystems. Durch hartnäckige Warzen teilt der Körper mit, daß das Immunsystem geschwächt ist. Wir sagen den Patientinnen, daß die Art, in der sich die Warzen »ausdrücken«, auch davon abhängt, wie gut sie für sich sorgen. Untersuchungen haben gezeigt, daß Nahrungsmittel (oder Präparate zur Nahrungsergänzung) mit einem hohen Anteil von Antioxidantien, also Vitamin C, Folsäure, Vitamin A, Vitamin E, Beta-karotin und Selen, bei der Heilung und Vorbeugung von Zervix-Dysplasie helfen können.[13] Da es eine Verbindung zwischen HPV, Zervix-Dysplasie und Gebärmutterhalskrebs gibt, empfehlen wir Frauen mit HPV, täglich ein Multivitaminpräparat zu nehmen und/oder sich auf Vollwertkost umzustellen.

Energiemedizin. Sie können Ihr Immunsystem stärken, wenn Sie sich viel im Freien aufhalten und das tun, was Ihnen Spaß macht. Natürlich kann niemand eine Virusinfektion oder -erkrankung völlig ausschließen.

Aber vor allem bei hartnäckigen Fällen von Warzen oder Herpes wirken ein liebevoller, verzeihender Umgang mit sich selber, gute Ernährung und Multivitaminpräparate oft Wunder und verhindern erneute Ausbrüche von Warzen oder Herpes.

Herpes

Herpes ist ein Virus, das kleine, sehr schmerzhafte Bläschen auf der Vulva, in der Vagina oder im Gebärmutterhals hervorrufen kann. Herpes kann auch an der Lippe oder im Gesicht auftreten. Herpesviren werden in verschiedene Gruppen eingeteilt. Typ 1 (der sogenannte orale Stamm) ist für die Bläschen im Gesicht und auf der Lippe verantwortlich und lebt tendenziell »über der Gürtellinie«, kann aber gelegentlich auch genitale Infektionen verursachen. Typ 2 (der sogenannte genitale Stamm) lebt tendenziell »unter der Gürtellinie« und ist das Virus, das überwiegend für genitalen Herpes verantwortlich ist, kann aber gelegentlich auch orale Infektionen verursachen. Wenn man sich mit Herpes einmal angesteckt hat, wird man das Virus sein Leben lang nicht mehr los. Ein inaktiver (oder latenter) Herpesvirus sitzt in dem infizierten Gewebe um die Lippen oder Schamlippen oder in den Nerven des Rückenmarks.

Symptome

Da wie bei HPV auch viele Frauen, die Kontakt mit dem Herpesvirus hatten, keinerlei Symptome haben, wissen sie meist gar nichts von ihrer Ansteckung. Bei einer Untersuchung von Frauen mit einem hohen Ansteckungsrisiko für Geschlechtskrankheiten wurde bei 47 Prozent der Teilnehmerinnen das Virus festgestellt, obwohl nur die Hälfte irgendwelche Symptome hatte.[14] Wenn das Virus aber aktiv wird, entwickeln sich die charakteristischen kleinen Bläschen auf den Genitalien. Das erste Aufbrechen der Herpessymptome (primäre Herpesinfektion), kann ausgesprochen schmerzhaft sein und zu Fieber, Systemerkrankungen, geschwollenen Lymphdrüsen in der Leiste, Schmerzen im Genitalbereich und durch Infektion der Blase oder des Harnleiters sogar zu Harnverhaltung führen. Nach dem Ausbruch der Primärinfektion sind die Symptome selten wieder so schwer, da der Körper Antikörper gegen das Virus produziert.

Weitere Ausbrüche von Herpes werden als Sekundärherpes bezeichnet und beginnen in der Regel mit einem Kribbeln in dem betroffenen Bereich, bevor es zur Bläschenbildung kommt. Manche Frauen haben auch Schmerzen in den Beinen, weil das Herpesvirus in den Nerven des

Rückenmarks angesiedelt ist, die sowohl die Genitalien als auch die Innenseite der Schenkel stimulieren. Emotionale Faktoren wie Depression, Angst und Feindseligkeit können zu einer Steigerung der Virenproduktion mit anschließender chronischer Reizung der Vagina führen.[15]

Allerdings hat Herpes die Tendenz, nach ein paar Jahren »auszubrennen«, das heißt, die Herpesausbrüche können sich ein oder zwei Jahre lang häufen, setzen sich aber danach nicht mehr fort. Eine meiner Patientinnen hatte nur ein einziges Mal einen Herpesausbruch, als sie erfuhr, daß ihr Mann eine Affäre hatte. Sie ließ sich scheiden, fand einen neuen Partner und hat seitdem *nie* an sekundärer Herpes gelitten. Ihr Immunsystem hat das Virus inaktiv gehalten, obwohl sie stark rauchte und wegen ständiger Diät unter Streß stand, was normalerweise das Immunsystem schwächt. Die Immunabwehr im Genitalbereich hat ihren Herpes zum Abklingen gebracht und damit einmal mehr gezeigt, daß eine gut funktionierende Zweierbeziehung die Immunabwehr an den Körperöffnungen fördert.

Diagnose

Um festzustellen, ob Sie Herpes haben oder nicht, ist es am besten, wenn Sie bei der Primärinfektion zu einem erfahrenen Arzt oder einer Ärztin gehen. Die Herpesbläschen haben zwar ein charakteristisches Aussehen, aber gelegentlich kann auch eine chronische Hefeinfektion zu Bläschen auf der Vulva führen, die wie Herpes aussehen. Zur Bestätigung der Diagnose wird eine Kultur von einem aktiven Herpesbläschen angelegt, aber selbst dann sind fälschlich negative Ergebnisse möglich, weil sich das Herpesvirus nicht immer in Kulturen produzieren läßt. Auch ein Bluttest auf Antikörper ist möglich, aber durch die große Verbreitung des Virus haben die meisten Menschen bereits Antikörper entwickelt.

Häufige Fragen

Wo habe ich mir Herpes geholt? Habe ich jemanden damit angesteckt? Die Antwort auf diese Fragen ist dieselbe wie bei HPV: Da das Virus jahrelang inaktiv sein kann, kann die Ansteckung bei einer Primärherpes zwanzig Jahre oder mehr zurückliegen. Ich habe primäre Herpes genitalis bei 85jährigen Frauen erlebt, die seit zwanzig Jahren verwitwet waren und in dieser Zeit mit niemandem geschlafen hatten. Frauen können das Virus durch die sogenannte Autoinfektion auf andere Körperteile übertragen, etwa wenn sie zunächst ein Herpesbläschen und dann andere Körperteile berühren. Deswegen sollte man den Kontakt mit einem aktiven Herpesbläschen nach Möglichkeit vermeiden.

Herpesbläschen an der Lippe können durch oralen Sex auch die Genitalien mit Herpes infizieren. Theoretisch kann jeder, der jemals ein Lippenbläschen gehabt hat, auch genitale Herpesbläschen entwickeln. Obwohl das orale Herpesvirus (Typ 1) und das genitale (Typ 2) sich unterscheiden und jeweils am besten in der Mundhöhle bzw. im Genitalbereich gedeihen, sind wechselseitige Infektionen möglich, bei denen sich ein orales Herpesvirus im Genitalbereich ansiedelt und umgekehrt. Es gibt keine Garantie dafür, daß die Viren an ihrem Platz bleiben.

Ich kenne monogame Paare, bei denen einer der Partner Herpes hatte und der andere nicht, obwohl sie in ihren vielen Ehejahren keine Kondome benutzten. Allerdings werden bei Herpes in der Regel Kondome empfohlen, um das Ansteckungsrisiko zu verringern.

Kann Herpes Konsequenzen für die Schwangerschaft haben? Herpes in der Schwangerschaft löst immer noch viele Ängste – auch aufgrund falsch verbreiteter Informationen – aus. Vor der Entbindung führt Herpes *nicht* zu Schwangerschaftsproblemen, außer in den Fällen, in denen es während der Schwangerschaft zu einer Herpesinfektion kommt und sich das Virus im Blut genügend ausbreitet (Virämie). Herpesinfektionen des Embryos sind äußerst selten.

Schwangere Frauen fürchten vor allem, daß ein aktives Herpesbläschen auf Vulva, Vagina oder Zervix um die Zeit der Entbindung einen Kaiserschnitt erforderlich macht. Es ist nicht ungewöhnlich, daß ein Kaiserschnitt gemacht wird, um eine Ansteckung des Babys mit dem Herpesvirus der Mutter zu verhindern, obwohl die Zahl der Säuglinge mit belegter Herpesinfektion ausgesprochen gering ist. Allerdings können die wenigen Kinder, die tatsächlich Herpes bekommen, lebensbedrohliche Infektionen entwickeln, und das ist der Grund für den Kaiserschnitt.

Aus meiner Sicht vergrößern die Frauen, die sich während der ganzen Schwangerschaft Gedanken machen, ob sie zum Zeitpunkt der Entbindung ein aktives Herpesbläschen bekommen, das Risiko eines Wiederaufbrechens von Herpes. Im folgenden beschreibe ich einige Möglichkeiten, mit denen sich das verhindern läßt.

Behandlung

Medikamente. Aciclovir ist heute das verbreitetste Medikament gegen Herpes (Virostatikum) auf dem Markt. Es ist in Tablettenform oder als Salbe erhältlich und kann auch über einen langen Zeitraum hinweg genommen werden (zwei bis drei Jahre). Bei oraler Einnahme wirkt es wie jedes Antibiotikum. Innerhalb von 24 Stunden nach der Einnahme wird das Virus inaktiv. Trägt man es als Salbe auf die Bläschen auf, verzögert sich die Wirkung etwas. Aciclovir ist verschreibungspflichtig und wirkt besonders gut bei Primärinfektionen.

Wenn die Patientinnen es wünschen, verschreibe ich Aciclovir, aber ich befürchte, daß eine langfristige Anwendung nur zur Entwicklung von widerstandsfähigeren und noch schwerer zu behandelnden Formen des Virus führt. Bei anderen Krankheitserregern ist das in den vierzig Jahren, in denen die Ärzte Antibiotika und Virostatika verschrieben haben, immer wieder der Fall gewesen. Der heutige Kampf gegen weitgehend resistente Formen des Staphylococcus und die Erreger von Tuberkulose und Lungenentzündung geht unter anderem darauf zurück, daß Antibiotika routinemäßig so oft auch dann verschrieben wurden, wenn sie nicht angezeigt waren, und daß man es versäumt hat, nach Möglichkeiten zu suchen, das Immunsystem so zu stärken, daß es mit den Erregern selbst fertig werden kann. Deshalb befürworte ich Ansätze, mit denen die körpereigenen Abwehrkräfte von Frauen gegen das Virus gestärkt werden.

Ernährung: Knoblauch. Bei wiederaufbrechendem Herpes, auch bei Herpesbläschen an der Lippe, hat sich Knoblauch als sehr effektives Mittel ohne jede Nebenwirkungen erwiesen. Knoblauch hat eine Anzahl von Eigenschaften, die gegen Viren, Bakterien und Pilze wirken.[16] Frauen mit wiederholtem Herpes empfiehlt unser Zentrum, beim ersten Anzeichen des vertrauten »Kribbelgefühls« zwölf geruchlose Knoblauchkapseln (erhältlich zum Beispiel in Reformhäusern) zu schlucken, um den Ausbruch zu verhindern, in den folgenden drei Tagen tagsüber alle vier Stunden drei Kapseln.[17] Damit läßt sich in fast allen Fällen ein Wiederaufbrechen von Herpes verhindern. Bei der geruchlosen Variante der Knoblauchkapseln entsteht der unangenehme Körpergeruch nicht, der das einzig negative Merkmal des Knoblauchs ist. Wenn Frauen, die unter wiederholten Herpesausbrüchen leiden, eine Schwangerschaft planen oder schwanger sind, empfehle ich zwei Knoblauchkapseln täglich. Bei steigender Belastung kann die Dosis auf sechs bis acht Kapseln am Tag erhöht werden. Meiner Erfahrung nach haben Frauen, die sich daran halten und die Dosis bei Streß steigern, keine Herpesbläschen bekommen.

Ernährung: Öl vom australischen Teebaum (Melaleuca). Das Öl des australischen Teebaums läßt sich mit einem Wattestäbchen oder dem Finger unmittelbar vor einem Herpesausbruch direkt auf die kribbelnden Bereiche auftragen. In den meisten Fällen kann diese lokale Behandlung einen Ausbruch verhindern.[18]

Ergänzungspräparate. Manche Frauen nehmen Vitamin C oder Bioflavonoide, während andere Zinksulfat- oder Vitamin-E-Salben auftragen, um wiederaufbrechende Herpes zu behandeln.

Anwendung der Ergänzungspräparate

- Vitamin C, Zink und Bioflavonoide: Je 200 mg Vitamin C und Bioflavonoide, je 100 mg Zink beim ersten Auftreten der Symptome dreimal täglich zu den Mahlzeiten.
- Zink- oder Vitamin-E-Salben: Innerhalb von 48 Stunden nach dem Entstehen eines Herpesbläschens viermal täglich auftragen, bis das Bläschen verschwunden ist.[19]

Zervizitis

Bei einer echten Zervizitis handelt es sich um eine Entzündung des Gebärmutterhalses aufgrund von Trichomonaden, Chlamydien oder Candida, die auch für eine Vaginitis verantwortlich sind. Zervizitis und Vaginitis treten deshalb meist gleichzeitig auf und werden auch auf dieselbe Weise behandelt (siehe Vaginitis, Seite 287).

Bei manchen Frauen finden sich die mukösen Sekretionszellen des inneren Teils des Gebärmutterhalses (Endozervix) auch auf dem äußeren Teil (Exozervix). Das ist eine normale anatomische Variation und keine echte Zervizitis. Es kann zwar gelegentlich zu leicht vermehrtem Ausfluß kommen, aber das ist selten behandlungsbedürftig. In den Fällen, in denen der Ausfluß zum Problem wird, kann eine Kryotherapie (Kältebehandlung) oder eine Elektroresektion gemacht werden (siehe Seite 265).

Zervix-Dysplasie (Anomale Befunde beim Zervix-Abstrich)

Als Zervix-Dysplasie werden anomale Zellen bezeichnet, die im Zervixkanal oder der Zervix festgestellt werden. Dysplasie bedeutet nichts anderes als »Fehlentwicklung«. Die Analyse des Abstrichs zeigt, ob die Zellen des Gebärmutterhalses anomal sind; sie werden nach einem einheitlichen Standard klassifiziert, der sogenannten Pap-Skala (Papanicolaou-Skala). Dabei werden etwa Veränderungen im inneren Epithel der Zervix oder anomale Zellen im Plattenepithel von Zervix, Vagina oder Vulva festgestellt. Der Pathologe, der die Abstriche untersucht, ordnet sie in numerischer Reihenfolge, je nach der von ihm festgestellten Zellveränderung. Dementsprechend ist ein Pap-I-Ergebnis relativ harmlos und ein Pap-IV-Ergebnis relativ gefährlich.

Sobald ich einer Patientin sage, daß ihr Abstrichergebnis anomal ist, geht sie praktisch immer von der schlimmsten Möglichkeit aus: »*Oh nein. Ich habe Krebs!*« Die schnelle Klärung der Ursachen für die Anomalien bringt dann im allgemeinen wieder Beruhigung. Die meisten Abstrichauffälligkeiten bedeuten *keinen* Gebärmutterhalskrebs, aber ein gewisser Prozentsatz von Dysplasien kann sich zu Gebärmutterhalskrebs entwickeln, wenn sie nicht diagnostiziert und behandelt werden. Vor allem die leichten Anomalien des inneren Zervixepithels verschwinden häufig von selbst, wahrscheinlich, weil es sich bei der Mehrzahl leichter Zervix-Dysplasien um HPV-Infektionen handelt, die sich nicht ausbreiten und vom körpereigenen Abwehrsystem unter Kontrolle gehalten werden.

Zervix-Dysplasien sind oft das Ergebnis von Situationen, in denen Frauen zu vielen Bedürfnissen gleichzeitig gerecht werden müssen und deshalb in Konflikte kommen, etwa, wenn sie Kinder haben, den Haushalt versorgen müssen und voll berufstätig sind. Sie fürchten dann oft, in beiden Bereichen den Anforderungen nicht genügen zu können. Bei Frauen, die nicht berufstätig sind, gibt es ähnliche Erfahrungen, die man als »Tretmühlenstörung« bezeichnen kann. Das Gefühl, in einer Tretmühle zu stecken, fördert die Funktion des Immunsystems mit Sicherheit nicht. Auch schlechte Ernährung, Umweltgifte, geringe Selbstachtung und religiös bedingte Scham können den Boden für Dysplasien bereiten.

Es gibt wissenschaftlich abgesicherte emotionale Unterschiede zwischen Frauen, bei denen die Dysplasie fortschreitet, und Frauen, bei denen die Dysplasie schwach ausgeprägt ist und von selbst verschwindet. Die erste Gruppe verhält sich in belastenden Situationen passiver und pessimistischer; die Frauen verleugneten ihre Ängste oder agierten sie somatisch aus. Sie neigten zum Beispiel zu Migräne, Rückenschmerzen und anderen Störungen. Frauen mit leichter Dysplasie dagegen gingen mit Belastungen optimistischer und aktiver um und veränderten ihre Situation durch die Suche nach kreativen Problemlösungen.[20]

Symptome

Bei Zervix-Dysplasie gibt es normalerweise keine Symptome, obwohl manche meiner Patientinnen mit Abstrichanomalien sagten, sie hätten gewußt, daß etwas nicht stimmt, weil sie ein »Brennen« im Zervixbereich gespürt hätten. (Gebärmutterhalskrebs kann ebenfalls asymptomatisch sein, aber normalerweise gibt es Anzeichen, unter anderem Zwischenblutungen, Bauchschmerzen, übelriechenden Ausfluß und/oder Blutungen nach dem Geschlechtsverkehr.)

Diagnose

Abstrich. Anomalien im Gebärmutterhals werden zunächst anhand der Pap-Skala diagnostiziert, die in den den zwanziger Jahren von Dr. George Papanicolaou entwickelt und in den dreißiger Jahren verfeinert wurde und seitdem als Vorsorgeuntersuchung zur Identifizierung und Behandlung anomaler Zervixzellen im frühesten Stadium benutzt wird. Beim Abstrich wird eine Zellprobe an der Epithelgrenze der Zervix in der Zervixöffnung genommen. Die Zellen werden dann auf einer Glasscheibe mit einer konservierenden Chemikalie »fixiert«, die aufgesprüht oder aufgetragen wird. Unter dem Mikroskop kann die Probe dann von Fachleuten analysiert werden. Dank dieses Tests ist die Sterblichkeitsrate bei Gebärmutterhalskrebs um 70 Prozent gesunken.

Hundertprozentige Ergebnisse liefert natürlich auch die Untersuchung der Abstriche nicht, schließlich ist Gebärmutterhalskrebs noch nicht ausgerottet. In den USA sterben immer noch 7 000 Frauen jährlich daran, und nicht alle haben die Vorsorgeuntersuchungen versäumt. In unserem Kliniklabor liegt die Fehlerquote bei 13 Prozent, das heißt, 13 Prozent der Frauen, bei denen keine Anomalien beim Abstrich festgestellt werden, hatten tatsächlich eine Dysplasie, die beim Test nicht erkannt wurde. Meist lassen sich diese Irrtümer darauf zurückführen, daß beim Abstrich die anomalen Zervixzellen nicht erfaßt wurden.[21]

Anomalien des oberen Genitaltrakts, also des Endometriums, der Eileiter und gelegentlich auch der Eierstöcke, können zwar bei der Abstrichanalyse erfaßt werden, aber das kommt sehr selten vor. Bei der Analyse werden *ausschließlich* Anomalitäten des Gebärmutterhalses untersucht. Vielen Frauen ist diese Einschränkung der diagnostischen Möglichkeiten ihrer Ärzte unverständlich.

In Deutschland wird ab Geschlechtsreife ein jährlicher Abstrich empfohlen. Ich rate nur den Jugendlichen zu einem jährlichen Abstrich, die sexuell aktiv sind. Wenn eine Frau mit der Pille oder der Spirale verhütet, dann sollte sie alle sechs Monate einen Abstrich machen lassen, ebenso Frauen in der Postmenopause, die eine Hormontherapie machen. Regelmäßige Abstriche werden auch den Frauen empfohlen, die eine Hysterektomie hatten, weil das Gewebe an der früheren Einmündung der Zervix in die Vagina für dieselben Anomalien anfällig ist wie die Zervix. Wir wissen nicht, welcher Untersuchungsabstand für alle Frauen der beste ist.

Kolposkopie. Nach der Feststellung einer Zellanomalie wird das Ausmaß des Problems mit Hilfe der Kolposkopie beurteilt. Dabei wird die Zervix durch einen Vergrößerungsspiegel betrachtet, um die Adern und das Gewebemuster zu prüfen. In Bereichen, die anomal aussehen, werden Biopsien gemacht und dann zum Labor geschickt. Dabei wird ganz besonders auf die Epithelgrenze geachtet und sichergestellt, daß dieser Bereich genau geprüft wird. Manchmal erstrecken sich die Anomalien bis in die Schleimhaut im Gebärmutterkanal, wo sie weder gesehen noch untersucht werden können. In diesen Fällen wird eine Konisation (eine kegelförmige Biopsie aus dem Inneren der Zervix) oder eine Elektroresektion empfohlen, um das Gewebe weiter zu untersuchen (diese Methode dient nicht nur der Diagnose, sondern ist oft auch heilend).

Eine häufige Frage

Wie habe ich das bekommen? Niemand weiß genau, warum die eine Frau eine Zervix-Dysplasie entwickelt und die andere nicht. Wie bei HPV spielt das Immunsystem auch bei der Zervix-Dysplasie eine Rolle. In einer Untersuchung wurde festgestellt, daß die Wahrscheinlichkeit von Abstrichanomalien bei Frauen, die nach einer Nierentransplantation Medikamente zur Unterdrückung der Immunabwehr nahmen, siebenmal höher war als bei der Kontrollgruppe. Rauchen ist bei Zervixanomalien, die zu Gebärmutterhalskrebs führen, definitiv ein Risikofaktor. Bei Frauen mit Zervixanomalien wurde außerdem ein geringerer Spiegel von Antioxidantien und Folsäure im Blut festgestellt. Es gibt eine belegte Verbindung zwischen der Antibabypille und bestimmten Formen der Zervix-Dysplasie[22], möglicherweise, weil die Pille Nährstoffe wie die B-Vitamine verringert (siehe dazu »Papillomaviren« in diesem Kapitel).

Behandlung

Die Patientinnen sollten wissen, daß manchen Untersuchungen zufolge bis zu 50 Prozent aller Fälle von leichten Zervixanomalien ohne Behandlung wieder verschwinden. Ein kleinerer Prozentsatz der schwereren Anomalien bildet sich ebenfalls von selbst zurück. Sie können sich manchmal aber auch sehr schnell verschlimmern. Da niemand weiß, bei wem die Anomalien zurückgehen und bei wem sie sich schnell verschlimmern, empfehle ich allen betroffenen Frauen eine Behandlung.

Ziel der Behandlung von Dysplasien ist die Entfernung des gesamten anomalen Gewebes. Die Gynäkologie hat ausgezeichnete Methoden zur Behandlung einer Zervix-Dysplasie und von Zervixkrebs entwickelt, mit einer Erfolgsquote von mehr als 90 Prozent.

Zu diesen Methoden zählen Laserbehandlung, Kryotherapie, Trichloressigsäure und Elektroresektion. In unserem Zentrum diagnostizieren und behandeln wir manche Fälle von Anomalien im inneren Zervixepithel, die früher eine Konisation unter Vollnarkose erforderten, heute auch mit Hilfe der Elektroresektion. Manche Ärzte benutzen dazu auch den Laser.

Regelmäßige Nachuntersuchungen und neue Abstriche, im ersten Jahr im Abstand von drei Monaten und danach jedes halbe Jahr, sind nötig, um sicherzustellen, daß die Anomalien nicht wiederkehren. Wenn die Abstriche über mehrere Jahre hinweg normal geblieben sind, kann man die Nachuntersuchungen auch jährlich machen, aber diese Entscheidung muß von Fall zu Fall getroffen werden. In jedem Fall gilt, was eine meiner Kolleginnen so formulierte: »An zu vielen Vorsorgeuntersuchungen ist noch niemand gestorben.« Eine verstärkte Vorsorge ist hier gerechtfertigt, weil Frauen, bei denen eine Zervix-Dysplasie festgestellt wurde, bei einem Fortschreiten der Krankheit wahrscheinlich Probleme bekommen.

Ernährung. Zahlreiche Untersuchungen haben einen Zusammenhang zwischen zu wenig Vitamin A und B und einer Dysplasie gefunden. Orale Verhütungsmittel können die Wahrscheinlichkeit einer Zervix-Dysplasie erhöhen, allerdings ist das Material, das diese Annahme bestätigt, unter Gynäkologen nicht sehr bekannt. Da aber die Pille den Vitamin-B-Gehalt im Blut verringert, kann sie bei Frauen, die sich nährstoffarm ernähren, zu einem leichten Mangelzustand führen. Zervix-Dysplasie kann gelegentlich mit einem einfachen Mangel an Folsäure verwechselt werden. Deshalb kann man es, wenn eine Zervix-Dysplasie diagnostiziert wurde, erst einmal mit hochdosierter Folsäure probieren. Ich empfehle immer, wenn ich die Pille verschreibe, ein gutes Multivitaminpräparat mit vielen B-Vitaminen und Folsäure.

Berichte von Frauen

Wenn eine Frau bereit ist, die Belastungsmomente ihres Lebens zu erkennen, und diese psychische Arbeit mit den normalen medizinischen Behandlungsmethoden kombiniert, ist der Erfolg fast schon vorprogrammiert.

Sylvia: Signal zum Aufwachen. Sylvia war 39 Jahre alt, als sie in die Praxis kam. Zwei Jahre zuvor war ein Verdacht auf Gebärmutterhalskrebs im Frühstadium diagnostiziert und eine Konisation gemacht worden. Danach waren die Abstriche normal, aber bei der Nachuntersuchung zeigten sich erneut Anomalien. Als sie das Ergebnis erfuhr und das Sprechzimmer verließ, hörte sie die Sprechstundenhilfe sagen: »Es ist schon schlimm, daß das jetzt alle zwei Jahre wiederkommt.«

Wie sie später sagte, war es diese Bemerkung, die sie förmlich elektrisierte und zum Handeln trieb. Sie wollte schon lange Zigaretten, Alkohol und Kaffee aufgeben, aber jetzt wurde ihr klar, daß es um Leben oder Tod ging. Sie mußte ihren Entschluß endlich in die Tat umsetzen. Außerdem sagte sie: »Ich erkannte auch, daß ich aufhören mußte, meine Mutter zu hassen. Bis vor einem Jahr war ich das typische ›unartige‹ Mädchen. Dann habe ich mit Visualisierungen und Meditation begonnen. Durch diese Arbeit an meiner Heilung wurde mir klar, daß ich aus einer Familie komme, in der sich die Frauen seit Generationen selbst hassen. Meine Schwägerin ist an Lungenkrebs gestorben, weil sie vier Schachteln Zigaretten pro Tag geraucht hatte. Bei ihrer Beerdigung wurde ich von meiner Mutter schlimmer fertiggemacht als je zuvor. Zwei Tage danach erfuhr ich, daß ich Gebärmutterhalskrebs habe. Ich bin dankbar, denn jetzt fühle ich mich endlich lebendig. Das kannte ich vorher kaum.« Sylvia erzählte, daß alle ihre Schwestern Hysterektomien hatten; eine hatte auch schon eine Brust durch Brustkrebs verloren. »Meine Mutter mußte sich die Gebärmutter entfernen lassen. Sie haßt sich selbst. Erst jetzt wird mir plötzlich klar, daß alle Frauen in meiner Familie sich hassen, und das schon seit vielen Jahren.«

Sylvia war entschlossen, dieses Muster zu durchbrechen. Sie stellte ihre Ernährung um, hörte auf zu rauchen und begann ein Tagebuch, in dem sie notierte, welche Überzeugungen ihr nicht länger dienlich waren. Sie bemühte sich, auf allen Ebenen respektvoller mit sich umzugehen. Das anomale Gewebe wurde entfernt, und seitdem sind ihre Abstriche normal geblieben.

Frauke: Heilung von Dysplasien in Zervix und Vulva. Die Krankenschwester Frauke war Anfang dreißig, als sie 1989 zu mir kam. Neben ihrem Beruf besuchte sie Kunstkurse. Im Jahr davor war bei ihr eine leichte Dysplasie (intraepithele Neoplasie) in Zervix, Vagina und Vulva festgestellt worden. Die Dysplasie wurde als Sekundärerscheinung einer HPV-Infektion betrachtet und mit Laser entfernt. Ein Jahr später war dieselbe Dysplasie wiedergekommen. Ihr Arzt hatte ihr wieder eine Laserbehandlung vorgeschlagen, aber da sie beim ersten Mal Schmerzen gehabt hatte und der Erfolg nicht garantiert werden konnte, war sie davon nicht begeistert.

Als sie zu mir kam, hatte sie ihre Ernährung bis zu einem gewissen Grad schon umgestellt und war davon begeistert. Ich erklärte ihr den viralen Charakter ihre HPV-Infektion und die nachfolgenden Zellanomalien und machte sie darauf aufmerksam, daß sie ihr Immunsystem durch weitere Ernährungsumstellungen und Heilmethoden ihrer Wahl zusätzlich stärken könnte. Ich empfahl auch Präparate zur Nahrungsergänzung. Sie wußte, daß die Nachuntersuchungen wichtig waren.

Dann hörte ich nichts mehr von ihr, bis sie mich drei Jahre später wieder konsultierte. Sie sagte, die HPV-Anomalien wären durch die Ernährungsumstellung und die Meditation innerhalb von sechs Monaten verschwunden, was ihr Arzt gar nicht fassen konnte. Die Abstriche waren normal geblieben. Jetzt hatte sie einen neuen Sexualpartner gefunden und machte sich Sorgen, ob der HP-Virus wieder aktiv werden könnte. Sie hatte durch Lektüre und die Teilnahme an Zwölf-Schritte-Gruppen, vor allem bei den Anonymen Sex- und Liebessüchtigen, bereits viel an ihrer Sexualität gearbeitet. Sie wußte, daß sie in der Vergangenheit oft Geschlechtsverkehr gehabt hatte, ohne es wirklich zu wollen, fast automatisch, um ihre Angst vor dem Verlassenwerden abzuwehren. Ihre Eltern waren religiös und hatten sie in einem Glauben erzogen, der ihr Schuldgefühle wegen ihrer Sexualität gemacht hatte. Die Eltern hatten ihren Brüdern eingeschärft, nur ja kein Mädchen zu schwängern, während sie ihr vermittelten, sie solle überhaupt kein sexuelles Wesen sein, jedenfalls nicht bis zur Ehe. Nach einer zölibatären Phase hatte sie jetzt das Gefühl, sie sei erneut bereit, ihre Sexualität mit einem anderen Menschen zu erkunden. Sie hatte eine stützende und liebevolle Beziehung zu einem Mann angefangen, mit dem sie aber noch nicht schlief.

Der HPV-Test war bei Frauke wie bei ihrem potentiellen Liebhaber negativ. Ich hatte den Test nur vorgeschlagen, um festzustellen, ob das Virus noch aktiv war – nicht um ihr zu helfen, eine Entscheidung zu treffen. Ich gab ihr den Rat, darüber nachzudenken, ob sie in der Beziehung Unterstützung und Freude finden könne. Dieser Entscheidungsprozeß ist noch nicht beendet; sie will sich erst endgültig entscheiden, wenn sie sich mit ihrer inneren Stimme in völligem Einklang weiß.

Barbara: Gescheiterte Operation. Barbaras Geschichte ist ein gutes Beispiel für die Zusammenhänge zwischen Lebensgeschichte, sozialer Situation und den Körperöffnungen und auch für die Heilung.

Als Barbara zum ersten Mal zu mir kam, war sie 39 Jahre alt. Sie war blond, klein, perfekt angezogen und hatte ein Lächeln auf den Lippen, das aussah, als wäre es dort aufgeklebt; es wirkte wie eine Maske, die vieles verbergen konnte. Sie war Lehrerin und liebte ihren Beruf, aber ihr Körper gab ihr viele Signale. Ihre Mutter war mit 63 Jahren an Eierstockkrebs gestorben; ihre Großmutter mütterlicherseits hatte dieselbe Krankheit gehabt. Und sie selbst hatte in den letzten neun Jahren mehr als 15 Operationen wegen Gebärmutterhals- und später Scheidenkrebs im Frühstadium hinter sich.

Über ihre Krankengeschichte sagte sie: »Die Zeit verging, und ein Arzt nach dem anderen fand präkanzerogene Zellen. Eine Biopsie führte zur anderen, eine Operation zur nächsten. Die Laserbehandlung half nicht. Neun Jahre, nachdem die ersten anomalen Zellen diagnostiziert worden waren, wurde schließlich eine Totaloperation gemacht. Die Ärzte gaben mir den Rat, mir keine Sorgen zu machen. Es sei noch genügend normales Gewebe übrig. Ich war dankbar.«

Die Hysterektomie lag bei diesem Besuch drei Jahre zurück. Ich machte einen Scheidenabstrich.[23] Wieder war der Befund anomal und zeigte eine leichte Dysplasie mit den spezifischen Zellveränderungen, die normalerweise mit einer aktiven HPV-Infektion zusammenhängen und in der Regel beim HPV oder Warzenvirus festgestellt werden. Eine Kolposkopie und verschiedene Biopsien bestätigten die Zellanomalien in der Vagina. Die Behandlung bestand in der Entfernung der anomalen Zellen.

Da Barbaras Problem so hartnäckig wiederkam, blieb nur der Weg nach innen; wir mußten die Gründe herausfinden, warum ihr Körper ihr immer wieder dieselbe Botschaft sandte. Wir wollten mit ihr an der Stärkung ihres Immunsystems arbeiten und den Krankheitsprozeß anhalten, in dem ihr immer mehr Teile der Vagina chirurgisch entfernt beziehungsweise durch Kälte oder Hitze verätzt wurden. Keine der bis jetzt angewandten Behandlungsmethoden, ob Operation, Laser, Elektrokoagulation oder die verschiedenen medikamentösen Behandlungen, hatte ihr Problem »beseitigen« können.

Als wir in die Tiefe ihrer Lebensgeschichte gingen, stellte sich heraus, daß Barbaras Mann in den ersten 15 Jahren ihrer Ehe Alkoholiker gewesen war. Sehr viel später erfuhr sie auch, daß er seit Jahren Affären hatte. Sie sagte: »Morgens hielt er mit mir Händchen und nachmittags mit einer anderen. Daß er mir dauernd Lügen erzählt hatte, stellte sich ein paar Nächte vor dem Zeitpunkt heraus, an dem ich ihm sagte, er solle gehen, aber im Herzen kannte ich die Wahrheit seit langem. Er hatte eine Affäre nach der anderen gehabt, kurze Treffen mit Prostituierten, Begegnungen in Großstädten. Das hatte er bis dahin immer geleugnet, wie alles andere auch. Als ich die Wahrheit wußte, fühlte ich mich leer und allein.« Barbara hatte bereits eine Therapie angefangen und war dabei, ihre Familiengeschichte zusammenzusetzen.

Allmählich brachte sie wieder Ordnung in ihr Leben: »Ich hatte mich auf eine Reise begeben, die mich schließlich zu der Überzeugung führen würde, daß ich es auch allein schaffen kann. Die Trennung von meinem Mann war die erste gut durchdachte Entscheidung, die ich ganz allein getroffen habe. Ich wußte genau, welche Wirkung das auf mein Leben haben würde, und ich hatte den Mut, ein Leben außerhalb der Ehe anzufangen. Ich habe die Nähe und das Einssein vermißt, das man in der Ehe spürt. Ich habe den Menschen neben mir vermißt und das Wissen, daß er nach Hause kommt. Er war mein Fels. Er hat mich definiert. Er hat mich besessen. Er hat mich mißhandelt. Er hat mich verlassen. Es hat wehgetan. Der Schmerz hat nachgelassen, aber ganz verschwinden wird er wohl nie.« (Diese Serie von Offenbarungen zeigt deutlich, wie die Verleugnung allmählich abnimmt. A. Wilson Schaef hat das so ausgedrückt: »Es ist schwer, wenn man etwas verliert, das man nie gehabt hat.«)

Barbara führte ein Tagebuch. Wie sie erzählte, offenbarte sich darin eine ängstliche Frau – ja in vieler Hinsicht ein Kind. Sie sagte, sie hätte Angst vor der Zukunft; es wäre unnatürlich und unbehaglich für sie, positiv zu bleiben. Es schien ihr eine unüberwindliche Schwierigkeit, allein zu sein und zu lernen, allein zu leben. Wirkliche Freude machte es ihr nur, für ihre damals elfjährige Tochter zu sorgen und ihre Entwicklung zu beobachten.

Barbara begann, sich mit Hilfe von kreativen Visualisierungsmethoden ihr Gewebe als stark und gesund vorzustellen. Gleichzeitig begann sie eine Behandlung mit therapeutischer Berührung, um die blockierten Energien im Becken zum Fließen zu bringen.[24] Dadurch lernte sie, sich zu entspannen und Belastungen zu reduzieren. Wie sie sagte, hatte sie sich bis dahin ihre Sexualität, ihre Brüste und ihre Vagina nie als frei von Krankheit, sauber, gesund und rosig vorstellen können: »Meine Körperteile waren immer schmutzig gewesen. Sie hatten nie zu mir gehört. Sie existierten gar nicht.«

Die Erfahrungen mit der Berührungstherapie beschrieb sie so: »Ich setzte mich auf den Stuhl. Ich sollte die Hände auf die Knie legen und an warmes Wasser und einen sauberen, gesunden Körper denken. Du mußt dieser Frau vertrauen, habe ich mir gesagt. Vertrau ihr! Seitdem ich denken konnte, war mein Körper zum ersten Mal frei von Angst. Ich hatte ein echtes Gefühl des Friedens, ein Hochgefühl, das wirklich unerklärlich war. Ermächtigung. Sie wollten, daß ich mächtig werde. Ich sollte meine Ernährung umstellen und mir auch weiterhin mein Leben so vorstellen, wie es sein könnte. Du mußt ihnen vertrauen, habe ich mir immer wieder gesagt. Das könnte klappen. Das *wird* klappen.«

Barbara nahm an einem Workshop mit Dr. Bernie Siegel und Louise Hay teil und machte eine gelenkte Imagination mit, die sich auf die Höhepunkte ihres Lebens konzentrierte. Die Bilder und Schmerzen, die dabei auftauchten, bildeten einen Knoten in ihrem Magen, der, wie sie glaubte, nie verschwinden könnte. Dazu kamen Rituale, mit denen sie ihre Vergangenheit freisetzen sollte. Sie versenkte zum Beispiel ihren Ehering in einem Bach, der von ihrem Haus wegfloß. Sie sprach die bestätigende Formel: »Ich bin bereit, mich zu empfangen.« Dieses Thema arbeitete sie immer wieder durch.

Aber trotz all dieser Arbeit hatte sie sechs Monate nach ihrer ersten Konsultation wieder Abstrichanomalien. Jetzt wurde sie zehn Wochen lang mit einer chemotherapeutischen Salbe behandelt (was nur in sehr hartnäckigen Fällen angezeigt ist). Sie beschloß, mit ihren Träumen zu arbeiten und zu versuchen, sich für die Botschaft ihrer Zellen stärker zu öffnen. In dieser Zeit starb ihr Vater, und dadurch kam ein anderer Teil ihrer Vergangenheit an die Oberfläche. So lange sie denken konnte, hatte eine psychisch kranke Frau, Kerry, in ihrer Familie gelebt. Sie erkannte jetzt, daß Kerry die ganze Familie beherrscht und manipuliert hatte, und fragte sich, ob Kerry vielleicht die ganzen Jahre über eine lesbische Beziehung mit ihrer Mutter gehabt hätte. Möglicherweise hatte Kerry deshalb für ihre Mutter immer die Hauptrolle gespielt – vor ihrem Mann und ihren Kindern.

Barbara schrieb: »Meine Träume zeigten mir allmählich den Schrekken, den ich verleugnet hatte. Kerry hatte mich als Kind sexuell mißbraucht. Ich war ungeheuer wütend darüber. Sie hatte mich verletzt, und dafür haßte ich sie, und wie! Sie hat mir oft eingeredet, ich sei schmutzig. Ich kann ihre Hände immer noch auf meinem Körper spüren. Und dann hat sie mich in die Badewanne gesetzt und mir gesagt, ich solle den Schmutz abwaschen. Sie hat mich dazu gebracht, meine Vagina zu schrubben, bis sie ganz aufgescheuert war. Ich habe mich geschämt und Angst davor gehabt, die Menschen zu verlieren, die mich liebten.

Ich werde nie erfahren, wo meine Eltern waren und warum sie mich vor dieser Hexe nicht beschützt haben, die mich so viele Jahre in ihrem Bann gehalten hat. Jetzt kann sie mir nicht mehr wehtun. Sie ist alt und leidet an den Schmerzen ihrer Krebserkrankung, wegen der sie jetzt schon seit Jahren in einem Heim ist. Die Co-Abhängigkeit in der Familie hat sich verändert. Meine Arbeit am Zwölf-Schritte-Programm hat meine Überlegungen bestätigt, daß wir uns trennen, uns individuieren und lernen müssen, allein zu leben. Ich bemühe mich, ihr zu verzeihen, daß sie mir Mutter und Vater genommen hat. Sie hat mir auch meine Freiheit, meine Würde und meine Sexualität genommen. Aber das alles kommt wieder, und ich habe angefangen, mich zu lieben. Die Scham ist geringer geworden, und die Schuldgefühle schwinden. Ich habe angefangen, andere Kerry-Gestalten in meinem Leben zu erkennen, die mich anziehen, die ich fürchte, und die ich jetzt vermeide.

In meiner Suche nach Frieden und Zufriedenheit mache ich in allen Phasen meines Wesens weiterhin drei Schritte vorwärts und zwei zurück. Ich weigere mich, den Kampf aufzugeben. Ich habe mein Versprechen erfüllt, meine Tochter ins College zu schicken und ihr ein Vorbild zu geben, das sie bestätigt und gleichzeitig auch andere und ihre Bemühungen bestätigt.«

Barbara hat mit ihren Verlusten Frieden geschlossen – dem Verlust von Mutter und Vater und dem Verlust der Beziehung zu einem Bruder, der Alkoholiker ist. Sie sagt, sie trauert »über den Verlust meines Traumes, in dem jemand ganz Besonderes in mein Leben kommt und mich vor dem Alleinsein rettet«. Sie ist böse, weil sie so lange für die Erkenntnis gebraucht hat, daß niemand einen anderen Menschen retten kann.

»Heute weiß ich, daß niemand in meine Haut kriechen und für mich tun kann, was ich selbst tun muß. Ich habe meine Tochter losgelassen. Ich habe sie von der Aufgabe befreit, mich zu unterstützen und zu trösten. Das Alleinsein ist eine neue Realität, die ich nicht länger verleugne. Ich hoffe darauf, daß ich besondere Gelegenheiten mit anderen und mit mir selbst genießen kann, denn ich sehe mich heute als eine Person, die sich nicht verändern muß. Ich mag mich. Ich mag die warme, liebevolle Frau, die gelegentlich in mir zum Vorschein kommt. Ich werde daran arbeiten, daß sie sich öfter zeigen kann. Ich habe ein paar wunderbare Eigenschaften, die ich der Welt anbieten kann.«

Barbara hat heute einen gesunden Körper. Die halbjährlichen Abstriche sind alle normal. Wenn sie in die Praxis kommt, sehe ich eine lebenssprühende, wunderschöne Frau, die vor Gesundheit strotzt. Wenn sie lächelt, dann aus dem tiefsten Inneren. Die Maske ist verschwunden. Sie ist geheilt.

Die Öffnungen unseres Körpers sind viel zu lange entwertet und als Teil unserer Persönlichkeit verleugnet worden. Auch wenn wir an diesen Orten viel Schmerz gespeichert haben, können wir uns bemühen, auf diese vergessenen Körperteile zu hören und sie zurückfordern – als etwas Heiliges und Wertvolles, genauso wertvoll wie unser Geist, unser Herz und unsere Träume.

Zervixkarzinom

Mehrere meiner Patientinnen, bei denen der Abstrich die Anfangsstadien von Krebs zeigte (mikroinvasiver Gebärmutterhalskrebs, durch Konisation bestätigt), haben sich geweigert, die in diesen Fällen empfohlene Hysterektomie durchführen zu lassen. Auch wenn im konventionellen Denken diese Entscheidung nicht gerechtfertigt ist, waren diese Frauen jahrelang krebsfrei.

Berichte von Frauen

Konstanze (Dr. jur.): Mikroinvasiver Gebärmutterhalskrebs. »Mit Krebs kann ich umgehen; es sind die Männer, die mich perplex machen«, sagte Konstanze, bei der ein Zervixkarzinom festgestellt worden war. »Ich habe den Krebs als Signal verstanden, mein Leben neu zu bewerten. Ich hatte zwar täglich meditiert, Sport getrieben und auf meine Ernährung geachtet, aber mein Gefühlsleben war außer Kontrolle. Kurz, ›die Frau in mir‹, die sehr tief in meinem Inneren sitzt, war wütend über die sexuelle Ablehnung durch meinen Partner. Er hat mir keine eindeutige Botschaft gegeben, er hat nicht gesagt: ›Wir wollen keine Liebhaber mehr sein, sondern Freunde werden‹, sondern mir eine Mischung aus Annäherung und Ablehnung geboten.

Die Beziehung lief schon ein paar Jahre. Wir wollten ein Kind bekommen, nachdem mein erstes Kind mit vier Jahren bei einem Autounfall ums Leben gekommen war. Dann kam meine Tochter, aber die Beziehung war nicht so, wie ich es mir wünschte und wie ich es brauchte. Meine Enttäuschung und Wut ging tief und hat sich in den Zellen des Gebärmutterhalses manifestiert.

Als ich die Ergebnisse des Abstrichs und der Kolposkopie erfuhr und auf die Konisation wartete, die abklären sollte, wie tief der Krebs ging und welche Operationen und Behandlungen nötig würden, dachte ich über mein Leben nach. Ich erkannte das Wesen meines Problems: ein Muster, in dem ich zum Oper von Männern wurde. Dieses Muster manifestierte sich in meinem Körper.

Meine unmittelbare Situation, in der ich vom Vater meines Kindes einmal sexuell abgelehnt wurde und dann wieder liebevolle Zuwendung und ein paarmal im Jahr auch Sex bekam, machte mich wütend. Dieses Verhalten entsprach genau dem Muster, nach dem mich die meisten Männer in meinem Leben abwechselnd gestützt und mißhandelt hatten. Meine Vergangenheit zeigt das klassische Muster der Co-Abhängigkeit. Mein Vater war plötzlich gestorben, als ich sechs Jahre alt war. Er war ein warmer, jovialer Mann, der Kinder im allgemeinen und mich im besonderen liebte. Mein sieben Jahre älterer Bruder hat mich als Schwester abwechselnd akzeptiert und abgelehnt. Mein erster Mann hatte gleich zwei Diplome von Harvard, aber das hinderte ihn nicht daran, mich körperlich und seelisch zu mißhandeln und zwanghaft zu spielen. Mein zweiter Mann war Alkoholiker und mißhandelte mich emotional und verbal.

In dem Monat zwischen dem Abstrichergebnis und der Konisation begann ich plötzlich, vorbeugend für meine Gesundheit zu sorgen. Ich stützte mich auf meine Freundinnen und lud sie ein, sich an der Visualisierung meiner Gesundheit zu beteiligen. Ich verabredete Zusatztermine bei meiner spirituellen Lehrerin. Ich setzte meine Wut und meinen Wunsch nach Sex mit dem Vater meiner Tochter frei. Ich stützte mein Unterbewußtsein und meine Seele mit diesem kleinen Mantra:

Ich brauche ihn nicht.
Ich bin frei, ich zu sein.

Dieses Mantra fiel mir spontan ein, als ich mich tief in meinen Heilungsprozeß versenkte. Ich wollte mich nicht länger als Märtyrerin fühlen und meine Wut vor mir hertragen. Dieses Ziel war zunächst rein intellektuell. Ich sprach und sang dieses Mantra immer wieder, damit die Information meine Zellen auch erreichen konnte. Ein Mantra kann einen überallhin begleiten. Ich hatte über die Heilung auf der Ebene der ›Seele‹ gelesen, und ich wußte, daß sie für mich nötig war. Aber dazu mußte ich meinen Schmerz loslassen und verzeihen können.

Das Mantra war für mich ein Symbol der Vergebung. Der größte Bestandteil meiner Heilung war die Vergebung ›aus dem Bauch‹, nicht nur mit dem Verstand. Dieser Prozeß, ein langsames Abtragen und Loslassen, dauerte mehrere Monate.

Nach der Konisation sagte die Chirurgin, sie hätte den Pathologen angerufen und das Biopsie-Ergebnis mit ihm diskutiert, weil die Ergebnisse so geringe Anomalien gezeigt hätten, jedenfalls viel geringer als erwartet. Nach ihrer Interpretation hatte ich den Eingriff früher machen lassen als normal. Nach meiner Interpretation hatte die Frau in mir zu heilen begonnen, weil ich mich von meiner Wut befreit hatte.

Die Entscheidung zu vorbeugenden Aktivitäten gegen den Krebs war gleichzeitig die Entscheidung, mein authentisches Selbst zu entdecken, das ich nach dem Tode meines Vaters verloren hatte. Statt mich automatisch den Forderungen anderer zu unterwerfen, lerne ich jetzt, nein zu sagen und zu erwidern: ›Ich muß mir das noch überlegen. Ich melde mich dann wieder.‹ Ich habe heute sehr viel mehr Achtung vor mir und berücksichtige mich stärker. Ich pflege eine Liebesbeziehung mit meinem innersten Selbst.«

Konstanzes Abstriche und Untersuchungsergebnisse sind in den letzten fünf Jahren normal geblieben.

Infektionen der Vagina (Vaginitis)

Fast alle Frauen haben irgendeine Form von Ausfluß. Ein gelblicher oder weißlicher Fleck in der Unterwäsche ist am Ende des Tages fast unvermeidlich, vor allem, wenn man Strumpfhosen oder Hosen trägt. Viele Frauen wissen das nicht und glauben, sie hätten eine Infektion, aber das stimmt nicht; diese Art Ausfluß erfordert keine gynäkologische Untersuchung. Ausfluß kann ein Jahr vor der ersten Periode einsetzen, wenn der allmähliche Anstieg der Östrogenproduktion die Schleimproduktion der Zervixzellen und die Fluktuation der Zellen in der Vagina erhöht.

Normaler Ausfluß der Vagina besteht aus einem Gemisch von Vaginal- und Zervixzellen und Zervixschleim. Bei der mikroskopischen Untersuchung eines Abstrichs sind überwiegend normale Epithelzellen der Vagina zu erkennen. Die Fluktuation der Zellen in der Vagina kann bei Belastungen steigen und so zu vermehrtem Ausfluß führen. Aber auch dabei handelt es sich meist um normale Zellen.

Der Ausfluß verändert sich mit dem Menstruationszyklus. Bei vielen Frauen kommt es in den Tagen um den Eisprung zu stärkerem und oft flüssigerem Ausfluß. Der bei der Ovulation stark verdünnte Zervixschleim hat gelegentlich eine eiweißartige Konsistenz. Manche Frauen haben vor der Menstruation auch Zwischenblutungen, bei denen bräunliches altes Blut ausgeschieden wird. Auch das ist an sich noch nicht unnormal.

Allerdings ist jede Frau irgendwann in ihrem Leben anfällig für eine vaginale Infektion, die oft auch die Vulva befällt. Wenn ich im folgenden den Begriff *Vaginitis* verwende, ist eigentlich der umfassendere Begriff der *Vulvovaginits* gemeint.

Zu den häufigsten Bakterien, die unter den entsprechenden Umständen solche Infektionen verursachen können, zählen Chlamydien, Gardnerella, Trichomonaden und Hefen. »Unter den entsprechenden Umständen« ist hier der Schlüsselbegriff, denn in der Vagina, die normalerweise einen sauren pH-Wert hat, siedeln viele verschiedene Bakterienarten, und Hefen und Gardnerella zum Beispiel sind immer vorhanden.[25]

Solange eine Frau gesund ist, führen diese Bakterien nicht zu Infektionen. Das ist nur dann der Fall, wenn dieser Körperbereich im Ungleichgewicht ist.

Fast jede Bakterienart, die unter *unausgeglichenen* Bedingungen eine Vaginitis hervorrufen kann, läßt sich auch bei Frauen nachweisen, die *keine Symptome* haben. Bei manchen Frauen zum Beispiel lassen sich über Jahre hinweg die trichomonadischen Protozoen in der Vagina nachweisen, die zu den bekannten Ursachen für die durch Geschlechtsverkehr übertragenen Formen der Vaginitis zählen, *ohne* daß sie irgendwelche Symptome hätten, während dieselben Keime bei anderen starkes Jucken und Brennen verursachen.

Symptome

Die meisten Infektionen der Vagina machen sich durch Brennen oder Jucken bemerkbar, einige auch durch veränderten oder zunehmenden Ausfluß.

Häufige Ursachen

Zu einer Infektion kann alles führen, was das pH-Gleichgewicht oder das bakterielle Verhältnis der Vagina stört.

Häufiger Geschlechtsverkehr innerhalb eines sehr kurzen Zeitraums. Die Samenflüssigkeit ist eine saure Pufferlösung mit einem pH-Wert von etwa neun. Ein einziger Geschlechtsverkehr kann den pH-Wert der Vagina für acht Stunden erhöhen. Wenn der pH-Wert der Vagina über eine längere Zeitspanne höher ist als normal, kann das Bakterienverhältnis aus dem Gleichgewicht geraten; Bakterien, die normalerweise nur in geringer Anzahl vorhanden sind, können sich vermehren und so entzündungsähnliche Symptome »verursachen«.

Bei dreimaligem Geschlechtsverkehr mit Samenejakulation in die Vagina innerhalb von 24 Stunden bleibt der pH-Wert die ganze Zeit erhöht. Vor allem bei den Frauen, die ihren Partner nur selten sehen, weil er beispielsweise weit weg wohnt, und deren Sexualleben deshalb sporadisch ist und sich auf ein paar Tage konzentriert, kann sich auf dieser Basis sehr leicht eine Infektion entwickeln. (Zur Vorbeugung eignen sich besonders Scheidenspülungen mit einem Präparat, das Kaliumjodid enthält. Kaliumjodid setzt den pH-Wert der Vagina herab. Geeignet sind auch Essigspülungen – ein Teelöffel Essig auf einen Liter warmes Wasser. Die Spülungen sollten einige Stunden nach dem Geschlechtsverkehr gemacht werden.)

Chronische Feuchtigkeit der Vulva. Die Vulva schwitzt mehr als jeder andere Körperteil, vor allem bei emotionalen Belastungen. Einengende, nicht saugfähige synthetische Kleidungsstücke, die direkt auf der Haut getragen werden, führen oft zu Reizungen, aus denen sich schließlich Infektionen der Vulva entwickeln können, besonders dann, wenn Frauen in dieser Art Kleidung Sport treiben. Fahrradfahren, Reiten oder das Training an Ruderapparaten in solcher Kleidung kann die Vulva reizen.

Chemische Reizungen. Chemikalien, wie sie etwa in parfümiertem, besonders weichem und farbigem Toilettenpapier, in Schaumbädern und parfümierten Binden und Tampons enthalten sind, können zu Irritationen der Vulva führen. Binden und Tampons, die desodorierende Stoffe enthalten, sollten auf keinen Fall benutzt werden. Die Tampons können zu Geschwüren in der Vagina und die Binden zu Irritationen der Vulva führen. Tampons sollten nie länger als acht bis zwölf Stunden in der Vagina bleiben. Auch Chemikalien in Schwimmbädern und Whirlpools, parfümierte Präparate zur Scheidenspülung und Vulva-Deodorants können zu Reizungen führen.

Streß. Manche Frauen reagieren auf Streß mit einer Candidainfektion. Candidainfektionen beginnen häufig vor der Menstruation und verschwinden, sobald die Blutung einsetzt.

Antibiotika. Nach der Einführung von Breitbandantibiotika in den vierziger und fünfziger Jahren ist die Zahl der Frauen mit Vaginitis aufgrund von Candida drastisch angestiegen. Bei vielen Frauen begann die Vaginitis im Teenageralter, als sie Antibiotika gegen Akne bekamen. Jede Einnahme eines Antibiotikums greift in die natürliche bakterielle Scheiden- und Darmflora ein und erhöht so das Risiko einer voll entwickelten und oft chronischen Candidainfektion. In den letzten zehn Jahren ist der Anteil der Frauen über 18 Jahren in den USA nur um 13 Prozent gestiegen, während sich die Zahl der verordneten Antipilzmittel um 53 Prozent erhöht hat.[26]

Ernährung. Es gibt heute sehr viel Literatur über den Zusammenhang zwischen Antibiotikabehandlung, ungesunder Ernährung (vor allem raffiniertem Industriezucker) und übermäßigem Wachstum von Hefepilzen in Vagina und Darm. Eine Ernährung mit viel raffiniertem Zucker und Weißmehl kann das Wachstum von Candida begünstigen. Milchprodukte, vor allem Milch und Eis, tragen oft ebenfalls zu Vaginitis durch Candida bei, weil der hohe Anteil von Laktose (Milchzucker) das Wachstum von Candida in Darm und Vagina fördert. Eine meiner Patientinnen entwickelte hartnäckige Candidainfektionen durch ein Instant-Getränk, das sie morgens als Frühstücksersatz trank. Der hohe Zuckergehalt dieses angeblich »gesunden« Produkts unterdrückte die Fähigkeit ihres Körpers zur Bekämpfung eines übermäßigen Candidawachstums.

Daß häufige Antibiotikabehandlungen und schlechte Ernährung Faktoren sind, die zu chronischer Vaginitis beitragen, wird von konventionell ausgebildeten Ärzten oft nicht erkannt. Ich hatte viele Patientinnen, die wegen ihrer Vaginitis bei zehn und mehr Ärzten waren und bei denen alle üblichen Kulturen und Biopsien ergebnislos blieben. Sobald sie aber die natürliche Heilungsfähigkeit des Körpers durch seelische Arbeit, bessere Ernährung und zusätzliche Vitamine und Mineralien unterstützten, verschwanden die Infektionen sehr häufig.

Diagnose

In den meisten Fällen lassen sich gewöhnliche Infektionen der Vagina durch mikroskopische Abstrichuntersuchungen und Tests des ph-Werts diagnostizieren. Manche Infektionen, etwa Chlamydia und Herpes, machen eine Laboruntersuchung der Kultur erforderlich. Bei Frauen mit chronischer Vaginitis wird häufig ein dysbakterieller Darmzustand (Dysbiose) vermutet, das heißt ein Ungleichgewicht in der Darmflora, das oft mit einem Überschuß an Candida einhergeht. In diesen Fällen gerät die Candida trotz wiederholter Behandlung immer wieder aus dem Darm in die Scheide und führt dort zu neuen Infektionen.[27] Bei Verdacht auf Dysbiose schicken wir immer eine Stuhlprobe an ein spezialisiertes Labor.

Bei manchen Frauen ist die Candidainfektion auch deswegen chronisch, weil sie immer wieder von ihren Partnern angesteckt werden.[28] In diesen Fällen sollte der Partner mitbehandelt werden.

Behandlung

Rezeptfreie Mittel. Viele Frauen können ab und zu auftretendes Brennen oder Jucken in der Vagina mit rezeptfreien Mitteln aus Apotheke oder Reformhaus behandeln, zum Beispiel mit Mitteln, die rechtsdrehende Milchsäurebakterien enthalten. Hartnäckigere Fälle von bakterieller Vaginitis lassen sich mit verschreibungspflichtigen antibiotischen Scheidencremes behandeln, die Clindamycil oder Metronidazol enthalten.

Metronidazol wird auch zur oralen Behandlung von Trichomonadeninfektionen eingesetzt. Zu den Nebenwirkungen zählen Übelkeit und negative Reaktion auf Alkohol. Feste Partner der Patientinnen müssen sich ebenfalls behandeln lassen, um eine erneute Ansteckung zu vermeiden. Männer geben die Trichomonaden beim Geschlechtsverkehr weiter, haben selbst aber keine Symptome.

Wenn Sie frei verkäufliche Mittel eine Woche ohne Besserung der Symptome angewandt haben, sollten Sie eine Ärztin oder einen Arzt aufsuchen, um sicherzustellen, daß nichts übersehen wird. Nach der Diagnose können die Ärzte dann die entsprechende Behandlung für die Infektion verschreiben.

Vorbeugung. Empfindliche Frauen sollten die chemischen Reizstoffe vermeiden, die bei Vulvovaginitis oft eine Rolle spielen. Wenn die Infektionen immer wiederkommen, kann es auch sinnvoll sein, ein halbes Jahr lang keine Tampons zu benutzen.

Spülungen. Ich empfehle Spülungen nur zur Behandlung bestimmter Symptome oder zur Vermeidung von Infektionen nach wiederholtem Geschlechtsverkehr. Vor allem die handelsüblichen Präparate greifen störend in die bakterielle Flora der Vagina ein und können das Infektionsrisiko noch erhöhen.

Frauen mit wiederholten Candidainfektionen empfehle ich eine ballaststoffreiche Diät ohne Zucker und raffinierte Kohlenhydrate, also ohne Kekse, Kuchen, Saft, Erfrischungsgetränke usw. Antibiotika sollten zudem möglichst vermieden werden. Es kommt vor, daß eine Überproduktion von Candida im Darm und ein gestörtes Gleichgewicht der Darmflora immer wieder zu Vaginitis führt. Dieser Zustand wird gelegentlich als Dysbiose bezeichnet.

Wir bieten in unserem Zentrum verschiedene Präparate zur Entfernung der Candida aus dem Darmtrakt und danach zum Aufbau der Darmflora an (Symbioselenkung), zum Beispiel die Darmkulturen Acidophilus und Bifidusfaktor. Solche Präparate sind in Apotheken und Reformhäusern erhältlich. Außerdem empfehlen wir Streßreduzierung und eine Stärkung des Immunsystems (entsprechende Diätvorschläge finden sich im Anhang).

Psychische und seelische Aspekte

Manche Frauen mit chronischer Vaginitis sprechen auf keine Behandlungsform an. Einigen fehlt außerdem die nötige Offenheit für andere Methoden als die konventionellen; sie glauben, »die Vaginitis hat einen Grund, den ihr Ärzte nur noch nicht gefunden habt – also testet und untersucht weiter«. Das ist dann für die Patientin wie für die Ärztin ein schwieriges Problem. Zur echten »Beseitigung« der chronischen Vaginitis und Vulvovaginitis müssen auch die seelischen Aspekte berücksichtigt und durchgearbeitet werden.[29] Damit ist *nicht* gesagt, daß die Frauen sich das Problem nur einbilden. Auch was als »Einbildung« angefangen hat, wird schließlich physisch manifest. Untersuchungen haben bei vielen Frauen mit diesen Infektionen Antikörper nachgewiesen, die sich gegen das eigene Immunsystem und die Reproduktionszellen richten.[30]

Chronische Vaginitis ist eine gesellschaftlich akzeptierte Möglichkeit für Frauen, sich dem Sex zu entziehen. Manche Frauen haben von ihren Partnern oder der Umgebung, in der sie groß geworden sind, die Überzeugung übernommen, es sei nicht akzeptabel, einfach zu sagen: »Nein, ich habe heute nacht oder den Rest der Woche keine Lust, mit dir zu schlafen.« Wenn Frauen, wie unbewußt auch immer, Sex für eine Pflicht halten, die sie erfüllen müssen, ob es ihnen Freude macht oder nicht, kann chronische Vaginitis durchaus ein »Ausweg« sein.

Ein anderes verbreitetes Problem, das bei chronischen Infektionen von Vagina oder Vulva eine Rolle spielt, ist die Untreue des Partners. Auch wenn eine Frau auf der Verstandesebene nicht wirklich »weiß«, daß ihr Mann eine Affäre hat, kann sich ihr *Körper* dessen sehr bewußt sein. Bei mehreren meiner Patientinnen begann die chronische Vaginitis ungefähr zur selben Zeit wie die Affäre ihres Partners. Man kann das natürlich damit erklären, daß der Partner sie irgendwie angesteckt hat, und das ist gelegentlich auch der Fall. Bei den meisten dieser Patientinnen konnte ich allerdings keine physische Ursache der Vaginitis feststellen.

Bei Frauen, die seit Jahren in einer monogamen Beziehung leben, können plötzlich auftretende primäre Herpes, Fieber und allgemeine Krankheitssymptome, Bläschen, Warzen oder andere offensichtliche Anzeichen einer genitalen Infektion die klassischen Anzeichen dafür sein, daß der Partner fremdgeht. Aber wie schon gesagt, ist das nicht zwangsläufig so und läßt sich so gut wie nie »beweisen«. Ich hatte auch Patientinnen, bei denen vaginale Infektionen verstärkt wurden, weil sie Schuldgefühle wegen einer *eigenen* Affäre hatten.

Es kommt oft vor, daß Ehemänner oder -frauen lügen, wenn sie im Verdacht stehen, eine Affäre zu haben. Viele meiner Patientinnen hatten Träume, in denen sie von ihren Männern belogen wurden. Nach oft jahrelangen Zweifeln an ihrer seelischen Gesundheit stellten sie dann fest, daß diese Träume die Wahrheit gesagt hatten und sie tatsächlich über Jahre hinweg belogen worden waren. Der Körper weiß so etwas oft lange, bevor der Verstand die Information akzeptieren kann.

Berichte von Frauen

Juliane: Vaginitis als Botschaft. Als die 53jährige Juliane zu mir kam, hatte sie bereits seit zwanzig Jahren chronische Infektionen der Vagina gehabt, die nach der Behandlung immer wiederkamen. Sie hatte sich gerade scheiden lassen und war verbittert und wütend. Ihr Mann, ein wohlhabender und charmanter Alkoholiker, hatte sie nach langjähriger Ehe wegen einer ihrer Freundinnen verlassen, und sie fühlte sich im Stich gelassen und abgeschoben. Allerdings ergaben Nachfragen, daß die Beziehung zu ihrem Mann schon seit langem nicht mehr befriedigend für sie gewesen war. Sein Trinken und die Arbeitssucht hatten schon immer zu Problemen geführt, und ihre sexuelle Beziehung war durch Schmerzen beim Geschlechtsverkehr und die häufigen Infektionen in den letzten zwanzig Jahre problematisch gewesen.

Bei der ersten Untersuchung konnte ich nichts Ungewöhnliches feststellen, wenn man davon absieht, daß das Gewebe der Vagina dünn und empfindlich war. Solange sie keinen Geschlechtsverkehr hatte, hatte sie keine Infektionen und auch sonst keine Beschwerden; deshalb war eine Behandlung nicht nötig. In den nächsten Jahren kam Juliane regelmäßig zu den Vorsorgeuntersuchungen. Vor Jahr zu Jahr nahm ihre Verbitterung wegen ihres Ex-Mannes ab, und es wurde ihr immer klarer, wieviel besser es ihr ohne ihn ging. Dann heiratete sie wieder. Als sie mit ihrem Mann zusammenzog, hatte sie einen Traum, in dem ihr gemeinsames Haus zum Teil ein Krankenhaus, zum Teil eine Schule war. Dieser Traum war für sie sehr wichtig; er war ein Symbol dafür, daß die neue Ehe sowohl Heilung als auch Lernen ermöglichte. Zum ersten Mal in ihrem Leben fühlte sie sich versorgt. Sie erkannte, daß sie vor dieser Ehe nie echte Intimität erlebt hatte.

Ihre sexuelle Beziehung zu dem zweiten Ehemann war, wie sie sagte, so wunderbar, wie sie es sich nie hätte träumen lassen. Sie hatte nie wieder eine Vaginitis, und das Gewebe der Vagina war in jeder Beziehung normal und gesund. Sie weiß jetzt, daß ihr Körper ihr durch die chronische Vaginitis viele Jahre lang Botschaften über ihre erste Ehe vermittelt hatte, die ihr Verstand noch nicht »fassen« konnte. Wenn der Boden für die Heilung bereitet ist, läßt sich auch chronische Vaginitis heilen.

Katherina: Das Wissen des Körpers. Katharina klagte bei ihrer jährlichen Untersuchung über wiederholte Infektionen der Vagina in den letzten beiden Monaten. Bei der Untersuchung waren diese Infektionen aber bereits verschwunden; sie war symptomfrei. Kurz vorher hatte sie eine Beziehung beendet, die nur zwei Monate gedauert hatte: »Als er mir sagte: ›Am liebsten hätte ich dich ganz für mich allein und würde dich vor aller Welt verstecken‹, da wußte ich, daß ich da raus mußte.« Als sie den Mann verlassen hatte, dachte sie, es würde ihr bessergehen, aber statt dessen bekam sie Anfälle von Heißhunger und Eßlust.

Ich schlug ihr vor, noch einmal auf ihr Leben seit der letzten Untersuchung zurückzublicken, die vor einem Jahr gemacht worden war. Wie sie sagte, hatte sie sich aus einer zehnjährigen Beziehung mit einem Drogenabhängigen gelöst und arbeitete in einer Gruppe am Thema Inzest. Als ich sie fragte, ob sie sich eins der Bänder von Pia Mellody über Liebessucht angehört hätte, wie ich es ihr beim letzten Mal empfohlen hatte, sagte sie: »Das wage ich gar nicht.« Wir lachten, und ich erinnerte sie an die Fortschritte, die sie gemacht hatte. Wir sprachen über die Signale, die der Körper aussendet, lange bevor der Verstand bereit ist, darauf zu hören, und sie meinte: »Wissen Sie, ich habe im zweiten Monat meiner Beziehung mit dem Drogenabhängigen Endometriose bekommen, und ich wußte damals, daß das wahrscheinlich an dem Beziehungsstreß lag. Aber ich habe die Stimme meiner Intuition nicht hören wollen.«

Im Rückblick konnte sie anerkennen, wieviel ihr Körper über ihre alte, langfristige und die gerade beendete kurze Beziehung gewußt hatte. Ich machte sie darauf aufmerksam, daß ihre vaginalen Symptome, die jetzt zurückgingen, ihr auch etwas gesagt hatten.

Geschlechtskrankheiten

Es gibt für sexuell aktive Menschen keinen hundertprozentig sicheren Schutz vor Kontakt mit Geschlechtskrankheiten, genausowenig wie bei HPV und Herpes. Trotzdem bedeutet ein Kontakt mit solchen Krankheiten nicht zwangsläufig, daß man eine Geschlechtskrankheit auch bekommt.[31] Der beste Schutz vor Geschlechtskrankheiten ist für Frauen Selbstachtung, Selbstwertgefühl, ein funktionierendes Immunsystem (das oft mit Selbstliebe assoziiert ist), die Wahl vernünftiger Schutzvorkehrungen wie Kondome sowie gesunder Menschenverstand bei der Auswahl der Geschlechtspartner.

Es gibt zwei grundsätzliche Einstellungen zu Geschlechtskrankheiten:

1. Sie können sich in der Illusion totaler Kontrolle wiegen, sich von Ihrer Angst lähmen lassen, das Gelübde des Zölibats ablegen, keinen Menschen »da unten« anfassen, auch nicht sich selbst, und die gesamte Umgebung desinfizieren, was nicht funktionieren wird.

2. Sie können aber auch »Safer Sex« praktizieren, bis Sie eine verbindliche monogame Beziehung aufbauen, sich gut ernähren, ein gutes Multivitamin/Mineralien-Präparat nehmen und sich so akzeptieren, wie Sie sind, mitsamt Ihren individuellen natürlichen Gaben. Erweitern Sie Ihr Verständnis für Ihre Sexualität und für die Einstellungen, die sie geprägt haben.

Meiner Meinung nach gibt es nur einen einzigen Ausweg aus dem Dilemma, das die Geschlechtskrankheiten darstellen: Wir müssen lernen, unseren Körper zu lieben. Wir müssen lernen, dem Körper nicht unterschiedslos alles anzubieten. Wir müssen lernen, Sexualität als Form von Kommunikation zu begreifen und zu benutzen, die auf wechselseitiger Achtung und Verpflichtung beruht, und nicht als Mittel, mit dem wir »einen Mann halten« oder eine innere Leere füllen und uns trösten lassen können. Die internalisierte Unterdrückung treibt viele Frauen dazu, ungewollte Schwangerschaften auszutragen und das Risiko einer Geschlechtskrankheit auf sich zu nehmen. Ich weiß das, aber ich weiß auch, daß Frauen die Auswirkungen dieser Unterdrückung abschütteln und lernen müssen, ihre Fruchtbarkeit und ihre Sexualität selbst zu steuern. Die Existenz von AIDS und anderen Geschlechtskrankheiten kann Frauen helfen, die jahrhundertelange Beziehung zwischen Sex und Macht im Geschlechterverhältnis zu verändern und ihren Körper und ihre Gesundheit in die eigenen Hände zu nehmen.

Einige Bemerkungen zu AIDS

Ich bin keine Expertin für AIDS und ich habe auch keine Patientinnen mit AIDS, werde aber oft danach gefragt und schicke viele Frauen zum AIDS-Test. Wie Herpes und Genitalwarzen wird AIDS unter anderem durch sexuellen Kontakt übertragen und ist insofern damit verwandt, auch wenn es sich um eine sehr viel ernsthaftere Erkrankung handelt. Da man sehr lange mit dem HI-Virus infiziert sein kann, ohne daß er Symptome hervorruft, gibt es im Grunde *keine* sicheren Geschlechtspartner, es sei denn, man hätte mindestens sechs Monate lang eine monogame Beziehung und beide HIV-Tests wären negativ. (Selbst ein negativer HIV-Test bietet keine absolute Sicherheit, weil man beim Test mit dem Virus infiziert sein kann, ohne daß sich bereits die Antikörper gebildet hätten, die der Test nachweist.) Der Begriff des »asymptomatischen Überträgers«, den ich beim Herpesvirus erwähnt habe, läßt sich meiner Meinung nach auf *fast alle* ansteckenden Krankheiten anwenden, insbesondere auf die, die beim Geschlechtsverkehr übertragen werden.

In meinen Augen ist die AIDS-Epidemie die Folge eines weit verbreiteten Zusammenbruchs des menschlichen Immunsystems aufgrund etwa der Vergiftung von Luft und Wasser, des Raubbaus am Boden, einer schlechten Ernährung und einer generationenalten Unterdrückung der Sexualität. Man hat AIDS als Metapher für den Zusammenbruch des Immunsystems unseres Planeten bezeichnet, bedingt durch die übermäßige Ablagerung von Giftstoffen in das Lymphsystem der Erde - und damit auch des Menschen.[32] Es gibt Menschen, die trotz AIDS lange leben oder sogar ihren Status von HIV-positiv zu HIV-negativ verändert haben. Diesen Menschen ist eins gemeinsam: Sie haben sich entschieden, ihr Leben und ihr Immunsystem durch die heilende Kraft der Natur und der Liebe zu transformieren.[33]

Auf dem Jahrestreffen der Vereinigung amerikanischer ganzheitlicher Mediziner, das 1992 in Washington stattfand, sagten Ärzte und überlebende Langzeitpatienten mit AIDS bei einer Podiumsdiskussion, AIDS müsse nicht notwendig tödlich sein, auch wenn uns die Medien und die entsprechenden Einrichtungen das glauben machen wollen. Dr. Laurence Badgeley, Experte in der natürlichen Behandlung von AIDS, sagte, vielen HIV-positiven Menschen ginge es sehr gut - *bis sie davon erfahren.* Wenn sie erfahren, daß sie HIV-positiv sind und somit an einer unvermeidlich tödlichen Krankheit leiden, werden sie fast sofort krank.

In manchen Fällen wird das Immunsystem nicht durch das Virus selbst, sondern durch die Information geschwächt, daß man ihn hat. Selbstverständlich richtet das HI-Virus Schaden an, aber seine Wirkung läßt sich durch ein Programm aus Ernährungsumstellung, ergänzenden Vitamin- und Mineralienpräparaten, sozialer Unterstützung und spiritueller Orientierung stark verringern.

Zehntes Kapitel

Die Brust

Ich mag meine Brüste – beide. Und sie sind nicht gleich groß.
(Debbie, Arzthelferin bei »Women to Women«)

Die kulturelle Überlieferung

In einer Kultur, in der Frauen wie Männer mit Barbiepuppen, Miss-Wahlen und »Playboy«-Fotos aufwachsen, ist der Busen ein physisch und metaphorisch hochbesetzter Teil der weiblichen Anatomie. Dr. Norm Shealy hat einmal gesagt: »Freud hat sich vertan. Mir ist noch nie eine Frau mit Penisneid untergekommen, aber ich habe viele Männer mit Busenneid kennengelernt.« Meiner Meinung nach hatten viele Menschen als Säuglinge viel zu wenig Kontakt mit der Brust ihrer Mutter; sie wurden nicht gestillt, sondern mit kalten Plastiksaugern und Fertignahrung von multinationalen Firmen ernährt. Kein Wunder, daß unsere Gesellschaft so auf die weibliche Brust fixiert ist und die Voraussetzungen für Erkrankungen der Brüste so früh geschaffen werden!

In der westlichen Kultur ist der ideale Busen der einer Achtzehnjährigen, mit zwei gleich großen, festen Brüsten. Frauen, deren Busen diesem Ideal nicht entspricht (und das sind fast alle) glauben deshalb oft, sie seien anomal. Wenn alle Frauen die Möglichkeit hätten, die unzähligen Varianten in der Form und Größe der Brüste kennenzulernen, wäre ihnen auch klar, wie verzerrt die Wahrnehmung der weiblichen Brust ist. Wir könnten dann die Brüste lieben lernen, die wir haben, anstatt sie an einem unerreichbaren Ideal zu messen.

Es ist unbestritten, daß extreme Größenunterschiede zwischen der rechten und linken Brust oder sonstige Abweichungen vorkommen und zu psychischen Problemen führen, oder daß ein sehr großer Busen zum Beispiel Rückenschmerzen verursacht. In solchen Fällen kann plastische Chirurgie ein Segen sein. Allerdings spielen bei den meisten kosmetischen Brustoperationen andere Gründe eine Rolle: Die Patientinnen wollen einen Busen, wie ihn Mannequins in den Illustrierten haben, wie ihn sich ihre Partner erträumen oder wie er den Bildern unserer Gesellschaft mit ihrer Fixierung auf große Busen entspricht. Die Fixierung auf die Größe des Busens schlägt sich auch im Jargon der plastischen Chirurgie nieder. Die Indikation für eine Brustvergrößerung lautet: *chronische bilaterale Mikromastie*, zu deutsch »zwei chronisch kleine Brüste«.

Frauen haben oft das Gefühl, ihre Brüste seien nicht für sie selbst, sondern für andere da. Ich habe mitbekommen, wie ehemalige Kollegen Frauen vom Stillen abrieten, weil es »ihren Busen ruinieren« würde, und es ist auch keine Seltenheit, daß Ehemänner ihren Frauen das Stillen verbieten, weil sie auf das Baby eifersüchtig sind! Der Wirbel, der im Moment um die Brustimplantate gemacht wird, ist eindeutig ein Symptom für eine sehr viel tiefergehende Unzufriedenheit, die gesellschaftliche Ursachen hat. (Mit Brustimplantaten beschäftige ich mich am Ende dieses Kapitels.)

Die Brüste sind die körperliche Metapher für Geben und Nehmen. In alten Zeiten symbolisierten sie den Überfluß und die nährenden Eigenschaften der Natur. Wie sehr die Brüste das nährende Element symbolisieren, hat mir der Fall einer Patientin sehr deutlich gemacht. Jennifer, bei der das Klimakterium bereits vier Jahre zurücklag, wurde wegen zwei sehr großer Zysten (fünf und sieben Zentimeter Durchmesser) in der Brust, die sich praktisch über Nacht gebildet hatten, zu mir überwiesen. Als ich sie fragte, ob es in ihren Lebensumständen gegenwärtig Bezüge zum nährenden Bereich gäbe, erzählte sie, daß ihre jüngste Tochter gerade ihr Studium in einer anderen Stadt begonnen hätte und ihre Katze, die seit 15 Jahren im Haus lebte, vor kurzem gestorben war. Sie trauerte über den Verlust der Tochter und den Verlust des geliebten Tieres. Jennifer hatte in der Nacht, bevor sich die Zyste manifestierte, einen Traum gehabt, in dem sie ihre jüngste Tochter stillte. Beim Absaugen des Zysteninhalts stellte sich heraus, daß sie mit Milch gefüllt waren! Jennifers Körper hatte auf die Veränderung ihrer Rolle als mütterlich Nährende mit der Produktion von Muttermilch reagiert.

Unsere Kultur hat die nährende Metapher dahingehend verzerrt, daß Frauen sich anderen hingeben, ohne sich selbst zu nähren. Frauen geben und geben, bis die Quelle versiegt ist. Würden Männer und Frauen bei uns mit nacktem Oberkörper herumlaufen, könnte man sehen, daß die häufigsten Narben bei Frauen durch Brustamputation und bei Männern durch Bypassoperationen entstehen – weil Männer lernen müssen, ihr Herz zu öffnen.

Brustkrebs hängt überwiegend mit dem Bedürfnis nach Selbständigkeit und Selbsterhaltung zusammen. Caroline Myss meint: »Die wichtigsten Gefühle hinter Knoten und Krebs in der Brust sind Verletzung, Kummer und unbearbeitete emotionale Probleme im nährenden Bereich.« Die Brust liegt im Energiezentrum des vierten Chakras, nahe am Herzen. Sie ist das Zentrum, in dem Emotionen wie Reue und das klassische »gebrochene Herz« energetisch gespeichert werden. Schuldgefühle wegen der Unfähigkeit, sich oder anderen zu verzeihen, blockieren die Energie der Brüste. (Die anderen Organe im vierten Chakra werden durch dieses Energiemuster ebenfalls beeinflußt.)

Bereits im 19. Jahrhundert hat die medizinische Literatur Verbindungen zwischen Brustkrebs und Einsamkeit, Sorgen, ja sogar Wut festgestellt.[1] Frauen mit Brustkrebs neigen stärker zu Selbstaufgabe und Hemmungen im sexuellen Bereich, können Hilfsangebote anderer schlechter erkennen und Ärger und Feindseligkeit nicht abführen, verbergen Wut und Feindseligkeit oft hinter einer Maske der Freundlichkeit und haben oft unbearbeitete, feindselige Konflikte mit der Mutter. Es gibt Anzeichen für ein besseres Funktionieren des Immunsystems bei den Brustkrebspatientinnen, die sich vom Ehemann oder anderen Menschen stark unterstützt fühlen.[2] Einer Studie zufolge legten Frauen mit Brustkrebs mit höherer Wahrscheinlichkeit als die Kontrollgruppe Wert darauf, sich nach außen als nette oder gute Menschen darzustellen und ihre Gefühle, vor allem ihre Wut, zu unterdrücken oder zu verinnerlichen.[3] Nicht die Gefühle selbst verursachen die Probleme, sondern die Unfähigkeit, sie auszudrücken und anschließend freizusetzen. Es gibt tatsächlich einen Zusammenhang zwischen jahrelang unterdrückter Wut und negativen Veränderungen des Immunsystems.[4] Bedenkt man, wie sehr unsere Gesellschaft dazu neigt, Frauen und ihre Wut zu unterdrücken, zu ignorieren und zu entwerten, dann wird schnell klar, warum so viele Frauen Probleme mit der Brust haben. Eine Krankenschwester hat mir erzählt, daß eine Freundin mit Brustkrebs kurz vor ihrem Tod gesagt hatte: »Jetzt weiß ich, daß ich nicht an Krebs sterben muß, um mich auszuruhen.«

Anatomie

Die weibliche Brust erfüllt zwei Funktionen: Sie versorgt den Säugling mit optimaler Nahrung und sie ist eine Quelle der weiblichen sexuellen Lust. Die Brüste bestehen aus Drüsen, die sehr sensibel auf hormonelle Veränderungen im Körper reagieren. Sie verändern sich zyklisch mit dem Menstruationszyklus und sind eng mit den weiblichen Geschlechtsorganen verbunden. Durch die Stimulierung der Brustwarzen erhöht sich der Prolaktinausstoß der Hypophyse. Dieses Hormon beeinflußt auch die Gebärmutter und kann Kontraktionen auslösen. Das Brustgewebe erstreckt sich bis in die Achselhöhlen (Axilla), in der auch die Lymphknoten sitzen, die das Brustgewebe entwässern. Beim Einschießen der Milch nach einer Entbindung können sich durch die Vergrößerung des Brustgewebes auch starke Schwellungen in den Achselhöhlen bilden. Form und Größe der Brüste und der Brustwarzen sind individuell sehr unterschiedlich. Bei den meisten Frauen ist eine Brust etwas kleiner als die andere.

Selbstuntersuchung

Der günstigste Zeitpunkt für die Selbstuntersuchung der Brust ist nach der Periode, weil sich dann die hormonelle Stimulation des Brustgewebes am wenigsten bemerkbar macht. Wir fragen die Patientinnen immer, ob sie ihre Brüste monatlich abtasten. Aber die wenigsten Frauen führen die empfohlenen Selbstuntersuchungen durch, und das gilt auch für Krankenschwestern und Ärztinnen, die es doch »besser wissen« sollten.

Woran liegt es aber, daß nur so wenige Frauen ihre Brüste regelmäßig untersuchen? Manchen Frauen sind die Brüste unheimlich, sie finden sie zu knotig und glauben, sie seien sowieso nur zur Freude oder zur Beurteilung anderer da. Die normale Anatomie der Drüsen in der Brust kennen sie meist nicht. Die große Mehrzahl meiner Patientinnen hat völlig normale Brüste, aber dennoch glauben viele, irgend etwas sei nicht in Ordnung. Die anatomische Skizze einer gesunden Brust zeigt, daß es sich bei den kleinen »Knoten«, die wir manchmal fühlen, um ganz normale Drüsen handelt. Es kommt vor, daß diese kleinen Drüsen anschwellen; sie fühlen sich dann wie harte Erbsen an, schwellen aber meist von selbst wieder ab. Trotzdem sollte in solchen Fällen sicherheitshalber die Ärztin oder der Arzt konsultiert und eine Untersuchung gemacht werden. Statistisch gesehen wird die große Mehrzahl aller Anomalitäten der Brust von den Frauen selbst festgestellt.

Außerdem aktualisiert eine systematische, gründliche Selbstuntersuchung nach klinischen Richtlinien trotz aller rationalen Informationen oft sämtliche Ängste, die wir in bezug auf die Brüste haben. Welche Frau sucht schon gerne Monat für Monat gründlich nach etwas, was sie nicht finden will, und das in einem Organ, dessen Aufbau sie nicht kennt? Wenn es um unsere weibliche Anatomie geht, sind wir immer schnell mit der Annahme bei der Hand, daß etwas *nicht* stimmt.

Eine neue Einstellung zur Selbstuntersuchung finden

Eine Veränderung der Einstellung zur Brustuntersuchung läßt sich am besten dann erreichen, wenn Sie damit kurz nach einer ärztlichen Brustuntersuchung beginnen. Sie wissen dann, daß im Augenblick alles in Ordnung ist. Ich sage den Patientinnen bei der Brustuntersuchung immer, was ich gerade taste, und lasse sie die Untersuchung oft wiederholen, damit auch sie ein Gespür dafür bekommt, wie sich ihre »normale« Brust anfühlt. Ich empfehle ihnen, in Zukunft nicht bei jeder Berührung der Brust an *verdächtige Knoten* zu denken, sondern diesen Körperbereich mit fürsorglichen und respektvollen Energien zu versorgen.

Begegnen Sie Ihren Brüsten mit Achtung. Wenn Sie Angst vor Ihren Brüsten haben und sie zu »knotig« finden, beginnen Sie damit, daß Sie ihnen beim täglichen Baden oder Duschen besondere Aufmerksamkeit widmen. Achten Sie beim Waschen der Brust darauf, wie sich die Haut unter Ihren Fingern anfühlt. Stellen Sie sich vor, Sie hätten heilende Kräfte in den Händen (was übrigens stimmt). Wenn Sie Brust und Achselhöhlen waschen, dann tun Sie es im Geiste einer Segnung. Auf diese Weise bekommen Sie ein Gefühl für die Umrisse Ihrer Brüste. Machen Sie das zu einem festen Bestandteil Ihrer Körperpflege, bis Sie Ihre Brüste als wichtigen Teil Ihrer Anatomie wieder achten können.

Wenn Ihnen diese Übung völlig vertraut geworden ist, können Sie einen Schritt weitergehen und spüren, wie sich Ihr Brustgewebe anfühlt, wenn Sie etwas mehr Druck ausüben. Es hilft vielleicht, wenn Sie das mit derselben unbefangenen Neugier angehen, mit der Sie etwa Ihre Hände oder Fußsohlen betrachten. Ihre Brüste sind ein wichtiger Bestandteil des weiblichen Wissens, und Sie sollten lernen, auf sie zu hören. Legen Sie sich auf den Rücken, eine Hand unter dem Kopf. Dadurch legt sich Ihr Brustgewebe flacher gegen die Brustwand; der Untergrund aus Muskeln und Rippen macht es leichter, das Gewebe zu spüren und zu würdigen. Erkunden Sie jetzt mit der rechten Hand die linke Brust, aber mit der flachen Seite der Finger, nicht mit den Fingerspitzen. Die Fingerspitzen sind so empfindlich, daß sie sämtliche kleinen Drüsen spüren. Das kann Angst machen, solange Sie nicht wissen, wie sich Ihre Brüste normalerweise anfühlen. Sie sollten deshalb Ihr Brustgewebe erst dann mit den Fingerspitzen untersuchen, wenn Sie Ihre Brüste gut kennen und Vertrauen zu ihnen haben. Wiederholen Sie das mit der linken Hand und der rechten Brust. Zu Anfang ist es sinnvoll, die Brust in vier Bereiche aufzuteilen, die einzeln untersucht werden. Streichen Sie anschließend mit der Hand hinauf in die Achselhöhle und dann wieder zurück zur Brustwarze, um die Unterschiede in den verschiedenen Bereichen zu spüren. Das

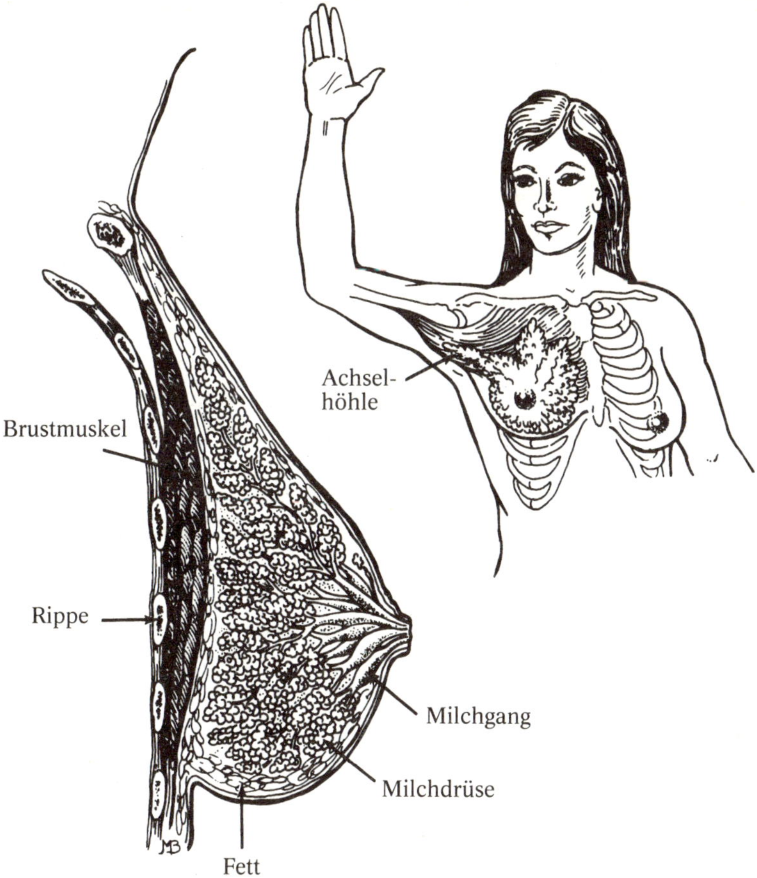

Abbildung 6: Die Anatomie der Brust

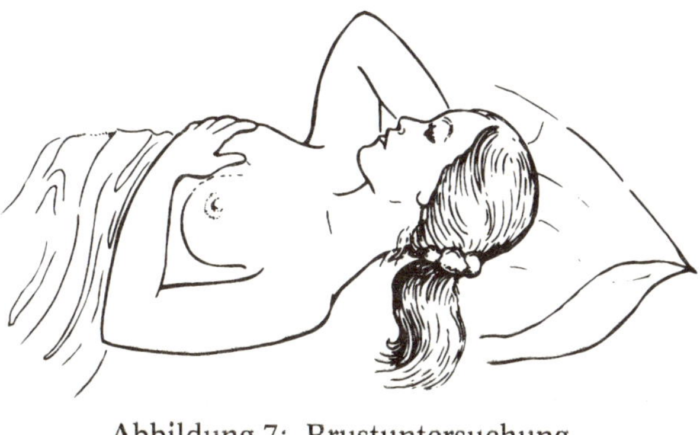

Abbildung 7: Brustuntersuchung

Brustgewebe ist meist im oberen, äußeren Teil der Brust am dichtesten. Mit der Zeit lernen Sie die Unterschiede zwischen diesem Bereich und den anderen kennen; Sie wissen dann, welche Unterschiede bei Ihnen normal sind.

Wenn Frauen die Anatomie der Brüste verstehen, sie (von innen und von außen) erspüren und sie betrachten, lernen sie ihre Brüste kennen, und das ist meiner Meinung nach das wichtigste. Frauen müssen begreifen, daß die Brüste ganz normale Körperteile sind und genausoviel oder mehr liebevolle Aufmerksamkeit brauchen wie das Haar oder die Haut. Eine Selbstuntersuchung mit dieser Einstellung, die sich *nicht* nur darauf konzentriert, »Knoten zu finden, die man nicht finden will«, schafft ein sehr viel positiveres Energiefeld für die Brüste. Eine furchtsame Einstellung zur Brustuntersuchung steigert die Furcht und ist somit das genaue Gegenteil von dem, was Sie brauchen, um ein gesundes Brustgewebe zu entwickeln. Ein Beispiel für diese gesunde Einstellung zur Brustuntersuchung hat eine Patientin gegeben, bei der wegen Brustkrebs eine brusterhaltende Operation (Tylektomie oder Lumpektomie) durchgeführt wurde. Sie tastet die Brüste regelmäßig ab und kennt ihre Anatomie genau. Und jeden Morgen vor dem Aufstehen sagt sie ihnen: »Mädels, bei mir seid ihr sicher.«

Gutartige Brustsymptome: Schmerzen, Knoten, Zysten und Absonderungen der Brustwarze

Schmerzende Brüste (zyklische Mastodynie)

Die meisten Patientinnen kommen wegen Knoten oder wegen Zysten in den Brüsten zu mir, die zwar überwiegend gutartig sind, aber beobachtet werden müssen, um eine kanzerogene Entwicklung auszuschließen. (Absonderungen der Brustwarze sind seltener, aber oft ebenfalls besorgniserregend.)

Schmerzen in den Brüsten sind für etwa die Hälfte aller Arztbesuche von Frauen verantwortlich. Zyklische Schmerzen in Übereinstimmung mit dem Menstruationszyklus (zyklische Mastodynie) entstehen in der Regel durch eine übermäßige hormonelle Stimulation der Brust aufgrund von zuviel Östrogen, übermäßigem Koffeingenuß oder auch chronischem Streß. Mastodynie ist *kein* Risikofaktor für Brustkrebs.

Meine Kollegin Dr. Mary Ellen Fenn hat einmal gesagt: »Ist dir schon mal aufgefallen, daß Männer *nie* über Hodenschmerzen klagen, während Frauen dauernd sagen, daß ihnen die Brüste, ja sogar die Eierstöcke wehtun? Meinst du, daß die Männer einfach nicht darüber sprechen, weil sie wissen, daß sie dann unters Messer kommen? Oder sind die männlichen Organe in unserer Gesellschaft nicht so gefährdet?« Frauen könnten ihre Brüste ganz anders schätzen, wenn sie wüßten, daß ihre innere Stimme ihnen mit Hilfe der Symptome in den Brüsten raten will, mehr Zeit und Energie für sich selbst aufzubringen.

Fibrozystische Mastopathie

Etwa 70 Prozent aller Frauen wird von Medizinern eine einfache oder »fibrozystische« Mastopathie bescheinigt. Es hat in den letzten zehn Jahren Untersuchungen gegeben, denenzufolge Frauen mit einfacher Mastopathie zwei- bis dreimal häufiger Brustkrebs bekommen. Diese Ergebnisse haben Panik ausgelöst, und die Patientinnen bekamen widersprüchliche Auskünfte von den Ärzten. 1985 hat das Nationale Krebsinstitut in den USA bei einer von ihm selbst durchgeführten Untersuchung festgestellt, daß es sich bei der sogenannten einfachen Mastopathie in 70 bis 80 Prozent aller Fälle um normale Brustveränderungen handelt und ein Zusammenhang mit Brustkrebs *nicht* gegeben ist. Aber nicht alle Frauen wissen das.

Die weibliche Brust besteht aus Fett und Bindegewebe. Da sich das Verhältnis zwischen Fett und Bindegewebe mit der Zeit verändert, ist es normal, daß bei der Untersuchung manche Bereiche der Brust fester sind als andere – das Brustgewebe ist nicht homogen. Manche Teile der Brust sind allein deshalb fester, weil sie mehr Bindegewebe enthalten. Bei den meisten Frauen treten diese »fibrozystischen Veränderungen« auf, wie sie in der Pathologie genannt werden, und deshalb ist die Wahrscheinlichkeit hoch, daß sie bei einer Biopsie festgestellt werden. Da mit dieser Bezeichnung aber so gut wie alle Verhärtungen, Empfindlichkeiten und Symptome der Brust beschrieben werden, wird oft auch bei den Frauen eine »fibrozystische Erkrankung« diagnostiziert, bei denen das Brustgewebe durch eine flächendeckende oder teilweise Zunahme des Bindegewebes fester geworden ist, was durchaus noch im Rahmen des Normalen liegt.

Wie der Begriff der »Zervixerosion«, der eine normale Veränderung der Zervix zur Krankheit erklärt, bezeichnet auch der Begriff der »fibrozystischen Mastopathie« nach Meinung vieler Fachleute keine Krankheit und sollte meiner Meinung nach nicht mehr benutzt werden. Die falschen Informationen, die über die fibrozystische Mastopathie verbreitet sind, führen in Verbindung mit der ständigen Ausschlachtung der weiblichen Brust in den Medien und der generellen ambivalenten Einstellung unserer Kultur zu einer psychischen Dynamik, die für viele

Frauen sehr negative Auswirkungen haben kann. Man redet ihnen nicht nur ein, daß ihre Brüste zu klein, zu groß oder nicht richtig geformt sind, jetzt sollen sie auch noch krank sein!

Absonderungen der Brustwarze

Absonderungen der Brustwarze entstehen meist durch Stimulation der Brustwarzen, normalerweise beim Liebesakt, und sind nicht gefährlich. Nach dem Abstillen kann es ein Jahr oder länger dauern, bis der Milchfluß völlig versiegt ist. Wenn die Flüssigkeitsabsonderungen (von milchig bis klar und grünlich) hartnäckig sind und nicht auf eine Stimulation zurückgehen, sollte mit einem Bluttest der Prolaktinspiegel geprüft werden, um die Möglichkeit eines selten vorkommenden Tumors der Hypophyse (Hypophysenadenom) auszuschließen. Bei blutigen Absonderungen ist eine Untersuchung unbedingt erforderlich, um Krebs auszuschließen. Für diese sehr seltene Form der Absonderung können auch gutartige Gewächse im Ganggewebe der Brustwarze verantwortlich sein.

Zysten

Die Brüste reagieren sehr sensibel auf Hormonveränderungen, und gutartige Knoten oder Verdickungen verschwinden mit der Zeit meist von selbst. Trotzdem sollten Sie jeden Knoten sofort der Ärztin oder dem Arzt mitteilen. Wenn ich bei der Untersuchung einen Knoten finde, muß ich zunächst klären, ob es sich um eine Zyste handelt. Zur Diagnose werden die mit Flüssigkeit gefüllten Brustzysten unter örtlicher Betäubung mit einer Kanüle angestochen und die Flüssigkeit abgesaugt. Manchmal läßt sich bei der Untersuchung nicht eindeutig klären, ob es sich um einen Knoten oder eine Zyste handelt; dann ist eine Ultraschalluntersuchung erforderlich. Wenn sich die Zystenflüssigkeit, die in der Regel gelb oder grün-braun ist, absaugen läßt, schicke ich sie routinemäßig zur Analyse an ein zytologisches Labor, obwohl die meisten Fachleute der Meinung sind, man könne sie wegschütten, weil eine Analyse selten hilfreich ist.[5] In den meisten Fällen verschwindet die Zyste nach dem Absaugen, und wenn keine anomalen Zellen gefunden werden, ist eine weitere Behandlung unnötig.

Handelt es sich bei dem Knoten *nicht* eindeutig um eine Zyste, überweise ich die Patientin meist an einen guten Chirurgen, um eine zweite Meinung einzuholen. Dazu gehört auch eine Mammographie (Röntgenaufnahme der weiblichen Brust), die vom Radiologen *und* dem Chirurgen ausgewertet werden sollte. Meiner Meinung nach sollte jede Frau so gründlich wie möglich informiert sein, bevor sie sich für eine Behandlung der Brust entscheidet. Bei Frauen, die jünger als 35 Jahre sind, kann eine Brustverdickung auch über mehrere Menstruationszyklen hinweg beobachtet werden, um festzustellen, ob sie von selbst verschwindet.

Behandlung gutartiger Brustsymptome

Wenn die Brustuntersuchung und eine eventuelle Mammographie keine Auffälligkeiten ergeben haben, empfehle ich bei Schmerzen, gutartigen Knoten und anderen symptomatischen Veränderungen der Brüste den folgenden Behandlungsansatz. In Untersuchungen konnte nachgewiesen werden, daß ein Überschuß an Östrogenen Auswirkungen nicht nur auf den Menstruationszyklus und die Gebärmutter, sondern auch auf die Brüste hat. Eine chronische hormonelle Überstimulation des Brustgewebes verursacht nicht nur Schmerzen, sondern kann auch ein Risikofaktor für Brustkrebs sein. Verschiedene Möglichkeiten der Ernährungsumstellung können dieser Überstimulation entgegenwirken.

Bei Brustschmerzen haben sich die folgenden Methoden oft als wirksam erwiesen. Sie sollten damit experimentieren und sich dann für die Methode entscheiden, die für Sie am leichtesten durchzuhalten ist.

Verzicht auf Koffein. Wie zahlreiche Untersuchungen gezeigt haben, konnte damit manchen (aber nicht allen) Frauen geholfen werden.[6] Die beste Wirkung erzielen Sie, wenn Sie nicht nur Koffein vermeiden, sondern sämtliche Nahrungsmittel, die Methylxantin enthalten, also auch Cola, Schokolade und koffeinfreien Kaffee. Lassen Sie diese Produkte am besten eine Zeit lang ganz weg, und beobachten Sie dann, was passiert, wenn Sie kleine Mengen davon wieder zu sich nehmen. Bei manchen Frauen führt der Verzicht auf Koffein zu einer deutlichen Besserung der Schmerzen. Manche meiner Patientinnen bekamen vor der Periode schon Brustschmerzen, wenn sie seit der letzten Periode auch nur ein Stück Schokolade gegessen hatten, während die Schmerzen bei anderen davon überhaupt nicht beeinflußt wurden.

Linolsäure. Ergänzen Sie Ihre Ernährung mit Linolsäure, das etwa in Nachtkerzenöl, Borretschöl, Leinsamenöl oder Kernöl von schwarzen Johannisbeeren enthalten ist. In manchen Untersuchungen hat sich diese Nahrungsergänzung sehr positiv ausgewirkt.[7] Linolsäure ist auch in Leinsamen enthalten. Streuen Sie einen Eßlöffel gemahlenen Leinsamen täglich unmittelbar vor dem Essen über Suppen, Salaten, Müslis oder andere Körnergerichte (nicht mitkochen lassen; mahlen Sie den Leinsamen in einer kleinen Kaffee- oder Nußmühle).

Veränderung der Ernährungsgewohnheiten. Halten Sie sich an eine ballaststoffreiche, fettarme Diät mit viel hochmolekularen Kohlenhydraten aus Kartoffeln, Gemüse, Hülsenfrüchten und Getreide und ohne Milchprodukte. Nehmen Sie dann nach etwa zwei oder drei Monaten wieder fettarme Milchprodukte zu sich und achten Sie darauf, ob sich die Schmerzen verändern.

Nahrungsergänzung. Nehmen Sie ein Multivitaminpräparat mit viel Vitamin E oder setzen Sie Vitamin E der Nahrung zu (400 bis 600 IE täglich). Forschungsergebnisse zeigen, daß die Antioxidantien Vitamin E, A und Selen vielen Frauen mit Brustschmerzen sehr gut geholfen haben.[8] Die Untersuchung von R. S. London hat gezeigt, daß Vitamin E den Spiegel der Hypophysenhormone (LH und FSH) senkt.

Bei den Untersuchungen zu den verschiedenen Ergänzungspräparaten, die bei Brustschmerzen helfen, wurde jeweils nur ein Faktor untersucht. Da sie aber alle zusammen wirken, ist es meiner Meinung nach auch am besten, sie synergistisch zu nutzen.

Jod. Wenn keines der oben aufgezählten Mittel hilft, empfehle ich Jod, das anscheinend die Östrogenaufnahme im Brustgewebe verändert.[9]

Rizinusölpackungen. Zwei bis drei Monate lang dreimal wöchentlich einstündige Rizinusölpackungen (siehe Seite 152, 153) auf der Brust können Brustschmerzen oft beseitigen, vor allem bei Entzündungen des Brustgewebes. Danach empfehle ich wöchentlich eine Packung.

Die Botschaft hinter den Symptomen erkennen

Gelegentlich halten die Brustschmerzen an, bis eine tiefere gesellschaftliche Verletzung angesprochen wird. Eine meiner Patientinnen wurde erst schmerzfrei, nachdem sie sich daran erinnert hatte, daß ein paar Jungen sie als Fünfjährige beim Spiel in einer Scheune gezwungen hatten, nackt vor ihnen zu posieren, wobei sie sich vor allem auf ihre Brust konzentriert hatten. Als sie in der Pubertät dann einen Busen bekam, wurde ihr seelisches und psychisches Unbehagen, das durch diesen Vorfall entstanden war, chronisch und manifestierte sich schließlich als physischer Schmerz.

Eine 47jährige Frau erzählte, sie sei sich ihrer Brüste in der Zeit extrem bewußt gewesen, als ihre dreizehnjährige Adoptivtochter sich von ihr zu lösen begann. Sie hätten manchmal geschmerzt, so als ob sie sich danach sehnten, einen Säugling zu stillen und zu wiegen. Sie sagte:

»Als ich auf das Klimakterium zusteuerte, wurde mir klar, daß ich nicht wußte, wie sie als Säugling ausgesehen hatte, und daß sie auch nicht an meiner Brust getrunken hatte. Ein paar Monate später wurde bei der Vorsorgeuntersuchung eine Verdickung in der linken Brust festgestellt, sehr nahe am Herzen. Ich wußte, was es damit auf sich hatte. Ich mußte die wieder aufgetauchten Gefühle verarbeiten, die um meine Unfruchtbarkeit und die damit verbundenen Verluste kreisten. Ich war sehr traurig darüber, daß ich mein wunderbares Kind nicht selbst geboren hatte. Zum ersten Mal ließ mich jetzt mein Körper wissen, daß er ebenfalls trauerte.« Zwei Monate nach dieser Erkenntnis war die Verdickung verschwunden. Manchmal heilt der Körper schon, wenn Sie seine Botschaften zulassen und annehmen.

Bei jedem hartnäckigen Knoten ist eine Biopsie nötig, um zu einer definitiven Diagnose zu kommen. Die meisten Brustbiopsien werden von Chirurgen ambulant und mit örtlicher Betäubung durchgeführt. Wir arbeiten mit einem Labor zusammen, in dem die Gewebeproben oft noch während der Biopsie auf Krebs untersucht werden können. Gelegentlich sind aber auch weitere diagnostische Tests nötig, so daß die Diagnose erst in einigen Tagen vorliegt.

Die Unsicherheit, ob ein Knoten in der Brust Krebs ist oder nicht, zählt zu den unangenehmsten Erfahrungen, die Frauen machen können. Wenn ich bei der Untersuchung nur den geringsten Verdacht auf Krebs habe oder die Patientin selbst weitere Tests wünscht, schicke ich sie deshalb zu einem guten Chirurgen, damit sie noch von anderen geschickten Händen untersucht wird. Brustbiopsien können Verformungen und Narben im Brustgewebe hinterlassen. Sie sind zwar sehr verbreitet und oft notwendig, sollten aber nicht ohne ein gründliches Verständnis ihrer Folgen und einer Abwägung der Notwendigkeit gemacht werden.

Mammographie

Eine Mammographie ist eine Röntgenuntersuchung der Brust, mit der Brustkrebs im Frühstadium festgestellt werden kann, bevor er sich bei den normalen Untersuchungen bemerkbar macht. Regelmäßige Mammographien werden gegenwärtig allen Frauen ab fünfunddreißig oder vierzig Jahren empfohlen. Die Frage, wie oft bei Frauen über vierzig, in deren Familie es keinen Brustkrebs gibt, Mammographien nötig sind, wird kontrovers diskutiert. Manche Institutionen, etwa die amerikanische Krebsgesellschaft und das amerikanische College für Geburtshilfe und Gynäkologie, empfehlen Frauen zwischen vierzig und fünfzig alle zwei Jahre eine Mammographie, danach jedes Jahr. Diese Empfehlungen basieren aber nur auf einer generellen Absprache. Bei manchen Frauen wäre wahrscheinlich jedes Jahr, bei anderen nur alle drei Jahre eine Mammographie am sinnvollsten. Sprechen Sie darüber mit Ihrer Ärztin oder Ihrem Arzt.

Mammographien sind kein Allheilmittel bei Brustkrebs; zwischen zehn und 15 Prozent aller Krebserkrankungen werden dabei übersehen. Dennoch sind sie im Augenblick das beste Mittel zur Früherkennung. Wenn bei der Mammographie etwas als »wahrscheinlich gutartig« diagnostiziert wird, liegt die Wahrscheinlichkeit einer Fehldiagnose laut der Aussage der Röntgenologin an unserem Zentrum bei weniger als zwei Prozent. Die Häufigkeit falsch-positiver Mammographien (das heißt irrtümlich festgestellter Anomalien) liegt bei fünf bis zehn Prozent.

Die Mammographieberichte können gelegentlich einen strafenden und verwirrenden Unterton haben. Bei einer 38jährigen Frau mit völlig normalen Brüsten hieß es nach einer Mammographie etwa: »Die Brüste sind extrem dicht und für die Mammographie schlecht geeignet.« Als ob die Brüste *für* die Mammographie geschaffen und deshalb schuld an den Problemen wären! Eine Brust, die zu dicht für einen Röntgenstrahl ist, ist *nicht* anomal, sondern liegt im Bereich des Normalen.

Bei einer 45jährigen Frau mit völlig gesunden Brüsten wurden bei der Mammographie gutartige Kalkablagerungen in einem kleinen Teil des Brustgewebes festgestellt. Das ist nichts Ungewöhnliches und keinesfalls alarmierend. Aber der Mammographiebefund war in einer extrem gewundenen und erschreckenden Sprache abgefaßt: »Trabecularstörung und Mastopathia cystica mit bilateraler Adenosis. Hervortretendes Ligamentum suspensorium. Kein Nachweis von Verdichtungen, Hautverdikkungen oder unifokaler Hyperaktivität der Gefäße. Verstreute, punktförmige singuläre Verkalkungen in beiden Brüsten bis zu 1,5 mm Größe; sie sind vereinzelt und unterscheiden sich von Verkalkungen, die mit Malignität assoziiert sind.«

Beide Mammographiebefunde wurde von den Patientinnen selbst in die Praxis gebracht. Alle Radiologen interpretieren die Mammographieergebnisse mit leichten individuellen Unterschieden. Die Interpretation der Röntgenbilder ist eine Kunst, keine exakte Wissenschaft, und hängt von unvollkommenen Menschen ab. Dennoch macht man die Frauen glauben, bei einer Mammographie ohne Befund sei garantiert alles in Ordnung, und weist sie nicht auf die Grenzen der Untersuchung hin. Tausende von Frauen mit gutartigen Brustsymptomen werden Jahr für Jahr durch die Interpretation der Mammographieergebnisse in die schlimmsten Ängste gestürzt. Es ist unbestritten, daß die Röntgenaufnahme Brustkrebs im Frühstadium erkennt. Aber auch wenn viele Ärzte in einer frühen Diagnose die beste Strategie zur Lebensrettung sehen, herrscht auch darüber keine Einigkeit. Wenn die Mammographie Anomalien ergibt, wird eine Biopsie gemacht. Auch wenn die meisten Biopsien einen gutartigen Befund ergeben, gehen viele Frauen, während sie auf die Untersuchungsergebnisse warten, durch die Hölle, weil sie glauben, sie hätten Krebs. Verständlicherweise macht sie diese Erfahrung ängstlich, schließlich kennt fast jede Frau eine andere, die an Brustkrebs gestorben ist. Das ist die nicht ganz so gutartige Nebenwirkung der augenblicklich besten diagnostischen Methode zur Früherkennung von Brustkrebs. Ich erkläre deshalb meinen Patientinnen die Mammographieberichte, wenn sie die Begriffe nicht verstehen.

Die meisten Berichte enthalten den Satz: »Eine negative Mammographie schließt die Biopsie einer klinisch tastbaren Läsion nicht aus.« Das hat rechtliche Gründe; es soll die Ärzte und die Patientinnen auf die Grenzen der Diagnosefähigkeit der Röntgenuntersuchung (wie jeder anderen diagnostischen Untersuchung) hinweisen. Erkrankungen der Brüste werden durch eine Kombination von körperlicher Untersuchung, Mammographie, Ultraschall, Absaugen von Zysten und, wenn nötig, chirurgischer Biopsie diagnostiziert. Es kommt dem diagnostischen Prozeß zugute, wenn eine Frau ihre Brüste gut kennt, weil sie dann weiß, was für sie normal ist und was nicht. Ich zweifle nicht an der Fähigkeit von Frauen, Anomalien festzustellen, und werde immer aufmerksam, wenn eine Frau, die ihren Körper kennt, mir sagt, daß etwas nicht stimmt. Wenn bei der Selbstuntersuchung oder der ärztlichen Untersuchung ein Knoten getastet wird, der vorher nicht da war, muß immer eine Biopsie gemacht werden, um Krebs auszuschließen, auch wenn die Röntgenuntersuchung nichts Auffälliges ergeben hat.

Einige meiner Patientinnen, die seit vielen Jahren stabile Knoten in der Brust haben, haben sich gegen eine Biopsie entschieden. Die Knoten haben sich nicht verändert; die Frauen kennen diese Brustbereiche sehr gut und übernehmen die volle Verantwortung für ihre Entscheidung. Andere Patientinnen haben den Arztbesuch dagegen monatelang aufgeschoben, obwohl sie wußten, daß sie einen Knoten in der Brust hatten. Eine Patientin, bei der schließlich Brustkrebs diagnostiziert wurde, wartete zwei Jahre, bis sie zur Diagnose und Behandlung zu mir kam, weil sie vor Trauer um den einige Jahre zurückliegenden Tod ihres Vaters wie gelähmt war. Sie war berufstätig und sagte, sie »hätte weder die Zeit noch die Energie gehabt, ärztliche Hilfe in Anspruch zu nehmen«. Eine solche Einstellung zur eigenen Gesundheit kann sehr gefährlich sein. Aber die meisten meiner Patientinnen sind gut informiert und kommen kurz nach der Feststellung einer ungewöhnlichen Veränderung in der Brust, um sich untersuchen und beruhigen zu lassen. Ich stelle ihnen immer Fragen nach ihren momentanen Lebensumständen, vor allem im Bereich der nährenden Zuwendung zu sich und anderen, bevor ich die Untersuchung mache und gegebenenfalls weitere Tests veranlasse. Die Patientinnen wissen, daß ihre Brüste sie auffordern, nach innen zu blicken und Kontakt zur inneren Stimme aufzunehmen, unabhängig davon, wie die Diagnose lautet.

Manche meiner Patientinnen lehnen die Mammographie grundsätzlich ab. Eine meinte kürzlich: »Ich kenne zu viele Frauen, die nach einem positiven Mammographiebefund vor Angst wie erstarrt waren. Das kann die Gesundheit doch nur gefährden. Ich habe zu oft erlebt, wie es ihnen sehr schnell immer schlechter ging.« Genauso reagieren übrigens auch viele Menschen auf die Diagnose des HI-Virus. Angst und Hilflosigkeit schaden der Gesundheit tatsächlich. Die Patientin meinte weiter: »Ich lasse erst dann eine Mammographie machen, wenn ich bereit bin, mit den Konsequenzen umzugehen, ganz gleich, welche das sind. Im Augenblick glaube ich, daß mein Körper wahrscheinlich imstande ist, mit dem Krebs, den ich möglicherweise täglich produziere, selbst fertig zu werden.«

Damit hat sie wahrscheinlich gar nicht so unrecht. Bei der Mammographie werden oft Anomalitäten in einem sehr frühen Stadium festgestellt, die sich nicht unbedingt zu invasivem Krebs entwickeln. Solche frühen Veränderungen werden als *Carcinoma in situ* bezeichnet. Da sie nie über eine längere Zeit hinweg untersucht wurden, halten die Ärzte sie automatisch und unweigerlich für schnell wachsend und damit für potentiell tödlich.

Da diese Veränderungen in vielen Bereichen der Brust vorkommen, wird oft eine Brustamputation (Mastektomie) empfohlen. Der Internist und Forscher Dr. Welch hat sich mit den Problemen befaßt, die im Gefolge der medizinischen Technologie mit ihren diagnostischen Möglichkeiten zur Erkennung von Brustkrebs im frühesten Stadium entstehen. Er macht darauf aufmerksam, daß sich die mikroskopisch kleinen präkanzerogenen Veränderungen in der Brust bei 40 Prozent aller Frauen nachweisen lassen, die an anderen Krankheiten gestorben sind. Genau diese Veränderungen lassen sich bei der Mammographie erkennen, und niemand weiß, welche inaktiv bleiben und welche sich zu invasivem Krebs entwickeln.[10]

Eine andere Patientin, eine strahlend gesunde Frau in den Fünfzigern, lehnt die für Frauen ihres Alters empfohlene jährliche Mammographie ab. Sie glaubt, eine solche jährliche Belastung mit Röntgenstrahlung könne nicht gut für ein so strahlungsempfindliches Organ sein: »Ich will mindestens 90 Jahre alt werden, und ich denke gar nicht daran, meine Brüste jedes Jahr einmal mit Strahlen bombardieren zu lassen. Das wären dann ja noch mehr als 40 Röntgenuntersuchungen!«

Ich kenne solche Befürchtungen auch von anderen Patientinnen. Meine Aufgabe ist es, die Frauen auf die Mammographierichtlinien der amerikanischen Krebsgesellschaft und auf die Tatsache hinzuweisen, daß die Röntgenuntersuchung einen Brustkrebs Jahre vor der Entwicklung eines tastbaren Knotens feststellen kann. Ich gehe davon aus, daß meine Patientinnen intelligente Erwachsene sind, die selbst entscheiden »dürfen«, ob sie eine bestimmte Untersuchung machen lassen wollen oder nicht, obwohl ich weiß, daß die meisten Gerichtsverfahren gegen Gynäkologen heute auf nicht diagnostizierten Brustkrebs zurückgehen. Patientinnen, die partnerschaftlich an ihrer Gesundheitsversorgung mitarbeiten wollen, müssen die Verantwortung für die möglichen Folgen ihrer Weigerung, sich röntgen zu lassen, selbst übernehmen. Es fällt mir schwer, mit einer Frau zu streiten, die keine Mammographie machen lassen will, weil ich eben keine patriarchalische »Verordnungs«-Medizin praktiziere, sondern die Orientierung an der intuitiven Weisheit befürworte. Wenn eine Frau akzeptiert, daß ihre Verweigerung der Mammographie einen im Frühstadium unentdeckten Brustkrebs zur Folge haben kann, trifft sie eine informierte Entscheidung. Ich sage meinen Patientinnen allerdings auch, daß in unserem gegenwärtigen dualistischen, von Prozessen geplagten Gesundheitssystem ich diejenige bin, welche die Verantwortung für ihre Brüste sowie für das trägt, was damit geschieht. Die Träger der Versicherungen gegen ärztliche Kunstfehler schärfen mir das immer wieder ein, und diese Sachlage ist letztlich der Grund dafür, daß Ärzte ihre Patientinnen zur Mammographie drängen. Ich lehne dieses System ab, weil es eine Mauer zwischen mir und meinen Patientinnen errichtet, und deshalb erkläre ich ihnen das Problem, wenn es auftaucht. Auf diese Weise wissen alle Beteiligten, was auf dem Spiel steht.

Trotz aller Mängel und trotz der nicht ganz ungefährlichen Röntgenstrahlung verschreibe ich aber durchaus regelmäßige Mammographien. Für ihre absolute Ungefährlichkeit kann ich im Augenblick keine Garantien geben. (Wie es aussieht, bekommt man dabei dieselbe Röntgenstrahlung ab wie auf einem Flug von Portland nach Chicago. Die Erde wird täglich von kosmischen Strahlen bombardiert, die mit zunehmender Höhe stärker werden.) Ich kann verstehen, wenn eine Patientin die Mammographie nicht so oft machen lassen will, wie es die amerikanische Krebsgesellschaft empfiehlt. Kein Arzt kann garantieren, daß die Brustkrebsdiagnose im Frühstadium zwangsläufig lebensrettend ist, denn dazu sind viel zuviele Frauen innerhalb von zwei Jahren nach der Früherkennung des Brustkrebses gestorben. Andererseits *haben* aber viele Frauen danach auch noch vierzig Jahre oder länger gelebt.

Selbstuntersuchungen und regelmäßige Mammographie sind *nicht* dasselbe wie *Vorbeugung*. Eine meiner Kolleginnen hat gesagt: »Wir können die Risiken identifizieren, aber wir wissen nicht, wie wir verhindern sollen, daß sie sich als Krankheit manifestieren.« Unsere Kultur setzt die Mammographie als Arznei ein, ohne aber Frauen dazu zu ermutigen, ihre Ernährung umzustellen, das Rauchen aufzugeben und in Beziehungen nährende Zuwendung zu finden, also Maßnahmen zu ergreifen, durch die meiner Meinung nach die Brüste gesund bleiben. Aber wie eine Wissenschaftlerin sagte, ist Unterstützung für Vorbeugung schwer zu bekommen, weil sich die Aufmerksamkeit auf die Behandlung konzentriert. Wenn die Schwester oder die Mutter an Brustkrebs stirbt, spenden die Angehörigen oft Geld für Forschungsprogramme, mit denen die Behandlung verbessert werden soll, und eröffnen nicht etwa ein makrobiotisches Restaurant in der Nachbarschaft oder der Schule. In unserer Gesellschaft wird am liebsten dann gehandelt, wenn das Kind bereits im Brunnen liegt.

Brustkrebs

In den Vereinigten Staaten bekommt heute jede neunte (nach manchen Untersuchungen auch jede achte) Frau zwischen einem und 85 Jahren Brustkrebs. Das heißt nicht, daß von neun 45jährigen Frauen eine Brustkrebs bekommt. Aber Brustkrebs ist in den USA die hauptsächliche Todesursache von Frauen zwischen vierzig und fünfundvierzig Jahren.[11]

Im Studium habe ich noch gelernt, daß jede 25. Frau Brustkrebs bekommt. Wir wissen nicht, ob die Brustkrebsrate wirklich so stark angestiegen ist oder ob Brustkrebs heute dank der Mammographie und der öffentlichen Aufmerksamkeit nur früher diagnostiziert wird. Aber unabhängig von den Statistiken kennen die meisten Frauen mindestens eine andere Frau, die Brustkrebs hatte oder hat.

Diese Tatsache zeigt, daß irgend etwas aus dem Gleichgewicht geraten sein muß. Ich habe viel zuviele Patientinnen mit Brustkrebs – er ist für Frauen heute eine tödlichere Gefahr als AIDS. Die Forschung belegt in zunehmendem Maße, daß bestimmte Umweltgifte zur Östrogenaktivität beitragen und damit möglicherweise einen Beitrag zur Verbreitung von Brustkrebs in den Industrieländern leisten.[12] Aber unabhängig von der Frage, ob Brustkrebs nun statistisch zunimmt und Industriegifte und Pestizide dazu beitragen oder ob sie dies nicht tun, muß heute jede Frau vorbeugende Maßnahmen für die Gesundheit ihrer Brüste treffen. Wir können nicht darauf warten, bis die Umweltgifte besser erforscht sind oder eine definitive Behandlungsmöglichkeit von Brustkrebs entwickelt worden ist.

Die potentielle Verbindung zwischen der Pille oder Östrogenpräparaten und Brustkrebs macht mir Sorge. Die Brust ist ein Organ, das auf Östrogen sehr sensibel reagiert. Frauen, die die Pille oder Östrogenpräparate genommen haben, haben immer wieder festgestellt, daß diese Medikamente zu vergrößerten und oft empfindlichen Brüsten geführt haben. In Verbindung mit der üblichen fettreichen und ballaststoffarmen Ernährung können diese Medikamente durch die Überstimulation des Brustgewebes die Voraussetzungen für die Entstehung von Brustkrebs schaffen. Da schon heute jede neunte Frau Brustkrebs bekommt, wie können wir da überhaupt wissen, ob die Krankheit nicht schon epidemische Ausmaße angenommen hat? Sie ist jedenfalls schon viel zu weit verbreitet, um darauf zu warten, daß die Medizin oder die Regierung Maßnahmen ergreift. Frauen müssen ihre Risiken *jetzt* reduzieren.

Die Verbindung zwischen Brustkrebs und Ernährung

Es gibt einen Zusammenhang zwischen Brustkrebs und jahrelanger Ernährung mit zu viel Fett und zu geringem Nährwert. Bereits 1977 haben Wynder und Gori am Nationalen Krebsinstitut der USA nachgewiesen, daß in den Ländern mit den meisten brustkrebsbedingten Todesfällen auch der Konsum tierischer Fette am höchsten liegt.[13] Ein lebenslanger Östrogenüberschuß (im Verhältnis zum Progesteron) hängt anscheinend mit einem erhöhten Brustkrebsrisiko zusammen. Zwar weiß noch niemand ganz genau, welche Rolle die Kombination aus Nahrungsfett und Östrogen bei Brustkrebs spielt, aber die Forschung hat doch einige Hinweise geben können.

- Tierische Fette regen die Darmbakterien zur Synthetisierung von Östrogen aus dem Cholesterol der Nahrung an und tragen so zu einem Östrogenüberschuß im Körper bei.
- Körpereigenes Fett produziert Östron, ein primär im Organismus gebildetes Östrogen.

- Überschüssiges Östrogen wird durch eine ballaststoffreiche, fettarme Ernährung abgebaut, weil durch die Ballaststoffe Östrogen vermehrt mit dem Stuhl ausgeschieden wird.[14]
- Frauen aus dem Orient, die sich an die traditionelle Ernährung halten, zu der Sojaprodukte wie Tofu, Tempeh und Miso gehören, scheiden sehr viel mehr Östrogen aus als Frauen, die sich anders ernähren. Auch das Risiko, Brustkrebs zu bekommen, ist bei ihnen deutlich niedriger. Sojaprodukte mit ihrem hohen Anteil an Phytoöstrogenen – pflanzliche Substanzen mit biochemischen Eigenschaften, die denen schwacher Östrogene ähneln – schützen anscheinend vor Brustkrebs, unter anderem deshalb, weil die schwache Östrogenaktivität bestimmter pflanzlicher Nahrungsmittel tendenziell die Östrogenrezeptoren der Zellen blockiert, so daß sie kein überschüssiges Östrogen aus anderen Quellen aufnehmen.[15]
- Eine bestimmte pflanzliche Chemikalie, die aus Kreuzblütler-Gemüse (etwa Kohl, Brokkoli, Rosenkohl und Grünkohl) gewonnen wird, führt zu Veränderungen in der Verarbeitung von Östrogenen im Stoffwechsel: »Diese Substanz verändert erkennbar den endogenen Östrogenstoffwechsel hin zu einem Anstieg der Produktion von Brenzkatechin-Östrogen und könnte deshalb ein neues diätetisches Mittel zur Reduzierung des Krebsrisikos sein.«[16]
- Frauen mit Brustkrebs haben einen niedrigeren Selenspiegel als Frauen ohne Krebs.[17] Selen ist ein Spurenmineral, das bei konventioneller Ernährung oft fehlt.
- Der Lactobacillus acidophilus kann überschüssiges Östrogen und vielleicht sogar das Brustkrebsrisiko reduzieren. Der Bazillus sorgt für die angemessene Verarbeitung von Östrogen im Darm.[18] Acidophiluskapseln gibt es in Apotheken und Reformhäusern; bewußte Mediziner können in der Regel eine zuverlässige Marke empfehlen. Die meisten handelsüblichen Joghurtmarken enthalten nicht genug lebende Bakterien, um wirksam sein zu können.
- Bioflavonoide (die zum Vitamin-C-Komplex gehören) können die Östrogensynthese hemmen.[19]
- Eine Studie hat bei Frauen mit Brustkrebs einen Zusammenhang zwischen niedrigen Retinolwerten im Blut (Retinol ist eine andere Bezeichnung für Vitamin A) und einer schlechten Reaktion auf die Chemotherapie festgestellt.[20]
- Manche Untersuchungen haben eine Verbindung zwischen hohem Zuckerkonsum und Brustkrebs hergestellt.[21]

- Es gibt einen Zusammenhang zwischen Alkoholkonsum und Brustkrebsrisiko.[22] Eine sehr gute Untersuchung hat Anhaltspunkte gefunden, nach denen dieser Zusammenhang darauf zurückzuführen ist, daß Alkohol den Hormonspiegel im Blut erhöht. Bei Frauen ab 50 Jahren ist anscheinend der Bierkonsum mit dem höchsten Risiko verbunden.[23] Da sehr viele Frauen ihre Gefühle mit Alkohol betäuben, können nicht ausgedrückte Gefühle den Zusammenhang zwischen Alkohol und Brustkrebs verstärken.
- Die vorläufige Untersuchung von W. Willet u. a. einer Gruppe von Krankenschwestern, die den Fettgehalt ihrer Nahrung um 30 Prozent reduzierten, hat keinen deutlichen Rückgang bei der Bustkrebshäufigkeit feststellen können.[24] Andere Studien haben aber gezeigt, daß in den Ländern, in denen die Brustkrebsrate sehr niedrig liegt, nur höchstens 20 Prozent der täglichen Kalorienmenge aus Fett bestehen. Dabei sind tierische Fette anscheinend ein höherer Risikofaktor als Pflanzenfette. Meiner Meinung nach müßten viel mehr Frauen den Fett- wie den Nährwertgehalt ihrer Nahrung drastisch verändern, damit ein Rückgang der Brustkrebshäufigkeit in wissenschaftlichen Untersuchungen nachweisbar würde.

Brustkrebs in der Familie

In manchen Familien ist das Risiko, Brustkrebs oder Eierstockkrebs zu bekommen, aufgrund genetischer Bedingungen höher als in anderen.[25] Bei der Mehrzahl der Frauen, die an Brustkrebs erkranken, spielen genetische Faktoren *keine* Rolle; Frauen, in deren Familie es Brustkrebs gibt, sollten allerdings unbedingt vorbeugende Maßnahmen ergreifen. Wenn Familienmitglieder (meist die Mütter) einer Patientin Brustkrebs hatten, weise ich sie vor allem anderen darauf hin, daß sie *nicht* mit ihrer Mutter identisch und die Gene nur *ein* Faktor bei der Entstehung der Krankheit sind.

Die folgende Geschichte einer Sozialarbeiterin zeigt, wie sich mit einer solchen Familiengeschichte positiv umgehen läßt: »Mein Leben war ziemlich hektisch. Ich arbeitete als Sozialarbeiterin in einem großen Lehrkrankenhaus in Boston auf der Krebs- und den beiden Intensivstationen; mein Piepser ließ mir keine Ruhe. Zu Hause belastete mich der ständige Straßenlärm und die Musik, die unablässig aus den riesigen Radios der Jugendlichen dröhnte. Ich schwor mir, mit fünfzig auszusteigen und mir etwas Ruhigeres zu suchen, nur noch ein paar Stunden in der Lehre und der Beratung zu arbeiten, vielleicht eine kleine private Praxis aufzumachen und mir einen großen Garten zuzulegen.

Ich hatte schon ein paar Jahre auf der Krebsstation gearbeitet. Am Anfang war es so etwas wie ein Zwang, weil meine Mutter mit vierzig Jahren an Brustkrebs gestorben war; ein Versuch, dem Tod Trotz zu bieten. Ich dachte, wenn ich so viel wie möglich über Krebs wüßte, könnte er mir nichts anhaben. Ich mußte ja nur die Vierzig hinter mich bringen. Als der vierzigste Geburtstag näherrückte, konfrontierte ich mich in meiner eigenen Therapie mit der Frage, ob ich nur aus diesem inneren ›Zwang‹ heraus auf der Krebsstation arbeitete. Aber schließlich kam ich zu der Erkenntnis, daß die Arbeit dort meinen Fähigkeiten entsprach, daß ich aber auch in einen anderen Bereich wechseln konnte, wenn die Zeit dafür reif war. Dcr vierzigste Geburtstag kam und ging, ich wurde einundvierzig, aber die Angst blieb.

Im September 1990 machte ich in Maine Urlaub. Ich traf mich mit einer Bekannten, und wir sprachen über unsere Zukunftsträume. Als ich sagte, daß ich mich mit fünfzig an einen Ort wie diesen zurückziehen wollte, verblüffte sie mich mit der Frage: ›Warum eigentlich nicht schon jetzt?‹

Dagegen sprach meiner Meinung nach, daß ich für eine Sozialarbeiterin sehr viel Geld verdiente, eine günstige Hypothek hatte und vom Krankenhaus eine Zusatzrente bekam. Es ärgerte mich, als sie sagte, ich sei ›im goldenen Käfig‹ gefangen, weil ich fand, ich hätte andere Werte. Aber dann setzte sie hinzu: ›Woher willst du wissen, daß du überhaupt fünfzig wirst?‹ Das saß, denn schließlich war nicht nur meine Mutter früh gestorben, sondern ich arbeitete auch täglich mit sterbenden Menschen, die jünger waren als ich.

Ich wußte in diesem Augenblick, daß sich mein Leben verändert hatte. Das spürte ich in jeder Faser meines Körpers. Ich *wußte*, daß es keinen Grund gab, den Umzug nach Maine aufzuschieben. Am nächsten Tag war ich bei einem Makler, und am Tag darauf, um neun Uhr morgens, zeigte er mir das Haus, das jetzt mir gehört. Es war das erste Haus, das ich mir ansah, und es entsprach genau meinen Vorstellungen.

Im Januar zog ich nach Maine, arbeitete aber weiter in Boston. Die Fahrt zur Arbeit machte mir nicht viel aus, weil meine Arbeitszeit flexibel war. Im März starb Claudia, eine junge Patientin, die ich sehr lieb gewonnen hatte, an Leukämie. Ich hatte vier Jahre mit ihr und ihrer Familie gearbeitet und ihrem Tod mit Schrecken entgegengesehen. An dem Morgen, als sie starb, bekam ich Schmerzen in der Brust. Da ich wußte, daß körperlich alles in Ordnung war, achtete ich auf meinen Körper und versuchte zu verstehen, was er mir sagen wollte. Am Ende des Tages konnte ich den Schmerz als ›kollektiv gebrochenes Herz‹ bezeichnen. Mir wurde klar, daß ich mehr Tote als Lebende kannte, und ich beschloß, mir ein freies Wochenende zu gönnen. Ein paar Wochen später saß ich an einem Sonntag auf den Felsen am Strand und sah auf das Meer. Ich dachte an Claudia, an die vielen anderen, mit denen ich gearbeitet hatte und die jetzt tot waren, und schließlich auch an meine Mutter.

Plötzlich wollte ich wissen, wie alt sie bei ihrem Tod eigentlich gewesen war. Zu meiner eigenen Überraschung fiel mir ein, daß ich mir das nie ausgerechnet hatte. Jetzt stellte ich fest, daß sie an ihrem Todestag genau 41 Jahre und neun Monate alt gewesen war – exakt so alt wie ich an jenem Tag! Eine weitere Rechnung ergab, daß die Krankheit meiner Mutter fünfeinhalb Jahre gedauert hatte – und ich arbeitete ebenfalls seit fünfeinhalb Jahren auf der Krebsstation. Ich hatte es also geschafft. Ich hatte überlebt!

Am nächsten Tag reichte ich meine Kündigung ein. Ich nahm mir den Sommer frei und dachte darüber nach, was ich mit meinem Leben anfangen sollte. Darüber verging die Zeit, und bevor ich wieder zu arbeiten begann, waren neun Monate vergangen – wie es sich für eine Wiedergeburt gehört.

In dieser Zeit feierte ich auch den Geburtstag, den meine Mutter nicht mehr erlebt hatte. Ich fing an, neu über meine Identität und meine Prioritäten nachzudenken. Schließlich machte ich eine psychotherapeutische Praxis auf, mit der ich viel Erfolg habe. Ich unterrichte gelegentlich, bin als Beraterin tätig und habe einen großen Garten. Ich weiß, daß ich die Tochter meiner Mutter bin, aber ich muß nicht so *sein* wie sie.

Diese Erfahrung hat mir den Glauben an die Stärke von Körper und Geist geschenkt – ich weiß, daß sie noch in den schlimmsten Situationen helfen können. In den fünfziger Jahren, als meine Mutter Brustkrebs hatte, hatten unglücklich verheiratete Katholikinnen wenig Chancen, und noch weniger, wenn sie, wie meine Mutter, von Kind an körperlich behindert waren. Heute glaube ich, daß der Brustkrebs für meine Mutter der einzige Ausweg aus ihrer unerträglichen Situation war, aus ihrer unglücklichen Ehe und einem bedrückenden, von Schuldgefühlen und Selbstaufopferung geprägten Leben. Es tut mir leid, daß sie ihre Flucht mit dem Leben bezahlen mußte.«

Berichte von Frauen

Die Behandlungsmöglichkeiten von Brustkrebs lassen sich in diesem Buch nicht alle aufführen und sind auch nicht mein Spezialgebiet. Ich bin mit den Behandlungserfolgen der heutigen Ansätze nicht besonders zufrieden. Auch wenn die Experten gelegentlich den Statistiken widersprechen, zeigt das Material, daß sich die Todesrate bei Brustkrebs in den letzten vierzig Jahren trotz neuer Medikamente und Operationsmethoden nicht wesentlich verändert hat.

Trotzdem bedeutet Brustkrebs nicht unbedingt das Todesurteil. Viele meiner Patientinnen sind ein lebender Beweis dafür, daß ein Leben – und zwar ein strahlend gesundes Leben – nach der Brustkrebsdiagnose möglich ist.

Nach meiner Erfahrung sind neben brusterhaltenden Operationen, Kräuterbehandlungen oder Amputation und Chemotherapie vor allem Ernährungsumstellungen, Selbsthilfegruppen und reflektierende innere Arbeit wichtige Bestandteile der Behandlung. Die große Mehrzahl der Patientinnen entscheidet sich für Operation und/oder Chemotherapie, aber ich habe auch mit Frauen gearbeitet, die nach der anfänglichen diagnostischen Biopsie auf jede konventionelle medizinische Hilfe verzichtet und sich voll auf Ernährungsumstellung und heilende innere Arbeit konzentriert haben. Bei zwei dieser Patientinnen zeigt die Mammographie heute, einige Jahre später, keinerlei Anzeichen von Krebs mehr. Eine der Frauen war, als sie die Operation verweigert hatte, von ihrem Chirurgen zu Hause angerufen worden; er hatte ihr am Telefon gesagt, wenn sie sich nicht operieren ließe, würde sie mit Sicherheit sterben. Sie lehnte trotzdem ab und ist heute, sieben Jahre später, krebsfrei. Margot, eine andere Patientin, war 43 Jahre alt, als der Brustkrebs festgestellt wurde. Sie war mit einem Professor verheiratet und lebte in einer Universitätsstadt im mittleren Westen. Sie war immer Hausfrau gewesen, hatte mit Anfang 20 geheiratet und drei Kinder großgezogen. Kurz nach ihrem 35. Geburtstag erfuhr sie, daß ihr Mann Affären mit seinen Studentinnen hatte. Aus finanziellen Gründen entschloß sie sich, bei ihm zu bleiben, bis die Kinder größer waren. Als sie erfuhr, daß sie Brustkrebs hatte, trennte sie sich sofort von ihm, studierte und fand eine Stelle. Nach einer brusterhaltenden Operation führt sie heute ein zufriedenes und unabhängiges Leben. Als ihre Tochter sie fragte, warum sie nicht jedes halbe Jahr zur Mammographie ginge, sagte sie: »Ich weiß, warum ich Brustkrebs bekommen habe. Ich weiß, wo das Problem lag, und ich habe es gelöst. Ich weiß, daß der Krebs nicht wiederkommt.« Margot war klar, daß sie in einer Ehe mit einem untreuen Mann nicht gesund bleiben konnte. Der Brustkrebs ist in den letzten zehn Jahren nicht wiedergekommen.

Julia, eine andere Patientin, hatte mit 38 Jahren eine brusterhaltende Operation. Bei der anschließenden Biopsie zeigte sich, daß dabei nicht der ganze Tumor entfernt worden war, und ihr wurde wegen der Art des

Krebses eine Brustamputation (Mastektomie) mit Entfernung der Lymphknoten empfohlen. Julia entschied sich dagegen und kehrte in ihr Elternhaus zurück, wo sie sich mit ihren persönlichen Dämonen konfrontierte – lebenslange Co-Abhängigkeit und eine Ehe, der sie entwachsen war. Dieser Prozeß wurde von einer tiefen emotionalen Reinigung und der Lösung von vergangenen ungesunden Verhaltensweisen und Gewohnheiten begleitet. Außerdem stellte sie sich auf eine gesunde vegetarische Ernährung um. Heute ist sie krebsfrei, weiß aber, daß sie den Kontakt zu ihren innersten Bedürfnissen und ihrem Körperwissen aufrechterhalten muß. Vor kurzem »rief« sie ihr Gefühl in den Südwesten. Obwohl sie nicht wußte, wovon sie dort leben sollte, ist sie diesem Ruf gefolgt und fand fast sofort in einer kleinen Pension Arbeit. Ihre Lebensumstände dort waren sehr heilend; sie fand nicht nur einen Platz, an dem sie wohnen und arbeiten konnte, sondern auch viel Zeit und Raum für sich und für ein Leben mit der Natur. Julia hat sehr viel Mut; es geht ihr weiterhin gut.

Bei Grete wurde vor drei Jahren eine Art von Brustkrebs festgestellt, der als sehr aggressiv und rasch wachsend bekannt ist. Sie lehnte die konventionelle Behandlung ab, stellte statt dessen ihre Ernährung um und trennte sich von ihrem Ehemann, der sie mißhandelte. Sie suchte sich eine Stelle in einem Verlag, und die Arbeit dort macht ihr sehr viel Spaß. Heute ist sie allem Anschein nach krebsfrei, aber sie lebt sehr bewußt in der Gegenwart und denkt nicht in Kategorien von »geheilt sein«. Wie sie sagt, ist es für sie wichtig, jeden Tag bewußt zu erleben. Die Veränderungen in ihrem Lebensstil waren in ihren Augen der wichtigste Faktor bei ihrer Heilung.

Ich glaube, daß manche Fälle von Brustkrebs heilen, bevor sie überhaupt festgestellt werden. Trotzdem läßt sich die große Mehrzahl meiner Patientinnen operieren und macht anschließend auch eine Strahlenbehandlung oder Chemotherapie. Die Praxis, schon bei beginnendem Brustkrebs die Lymphknoten unter der Achsel zu entfernen, macht mir Sorgen. Mit Hilfe der Analyse der Lymphknoten können die Chirurgen bestimmen, wie weit der Krebs fortgeschritten und welche Behandlung erforderlich ist, aber die Patientinnen leiden nach der Operation oft unter Schwellungen und Schmerzen im Arm, die nicht immer von selbst wieder verschwinden. Für mich sind die Lymphknoten Bestandteil des Immunsystems des Körpers und unterstützen ihn bei der Bekämpfung von Krebs. Da ich selbst Brustkrebs nicht behandle, bleibt mir aber nichts anderes übrig, als die Entscheidung über die Form der Behandlung den Experten zu überlassen.

Für Carolyne Myss und andere Heiler hängt Krebs mit unserem Umgang mit Zeit zusammen. Er entsteht, wenn die Energie eines Menschen durch den Umgang mit Verletzungen und Groll aus der Vergangenheit gebunden ist und nicht freigesetzt werden kann. Solche alten Verletzungen brauchen einen Zeugen, jemanden, der sie für gültig erklärt, bevor die Heilung einsetzen kann.

Unser Verhältnis zur Zeit kann uns krankmachen und tut das oft auch. Sonia Johnson sagt: »Die Zeit ist kein Fluß; jeder von uns hat in jedem Augenblick alle Zeit, die es je gegeben hat oder je geben wird. Das lineare Konzept der Zeit ist ein Suchtkonstrukt.«[26] Unsere materialistische Suchtgesellschaft hat uns beigebracht, daß Zeit Geld ist und daß wir jede Minute unseres Lebens zur Steigerung der Leistung und Produktivität verwenden müssen. Statt jeden einzelnen Augenblick zu genießen und so ein reicheres Leben zu führen, haben wir »nie genug Zeit«. Ständig sind wir in Situationen, in denen »die Zeit zu schnell vergeht«, und viel zuviele von uns leiden an der »Krankheit der Eile«: Wir rennen umher, mit immer schneller klopfendem Herzen, und denken, wir hätten nicht genug Zeit, um alles zu erledigen, was wir erledigen müssen. Am Zustand unseres Körpers und der Zellen, aus denen er besteht, ist das abzulesen.

Monika war 48 Jahre alt, als sie zu mir kam. Kurz zuvor war bei ihr Brustkrebs festgestellt worden, und man hatte ihr zu einer Brustamputation mit Entfernung der Lymphknoten unter dem rechten Arm geraten. Monika und ihr Partner, die gemeinsam eine Buchhandlung und einen Vermittlungsdienst für schwer zu beschaffende Bücher betrieben, hatten alles gelesen, was sie zu Brustkrebs finden konnten. Sie wollte keine Brustamputation, und nach einer ausführlichen Diskussion meinte der Chirurg schließlich, er könnte sich auch mit dem Gedanken an eine brusterhaltende Operation anfreunden. Sie hatten sich auch bei einem Onkologen informiert und wußten, daß bei ihrer Art von Krebs eine anschließende Chemotherapie zur Standardbehandlung gehörte. Von mir wollten sie wissen, ob Monika zusätzlich zur konventionellen Behandlung noch etwas tun konnte.

Ich schlug ihr vor, den Östrogenspiegel mit Hilfe einer vegetarischen Ernährung zu senken und mit Rizinusölpackungen auf der betroffenen Brust das Immunsystem zu stärken. Dabei betonte ich, daß diese Maßnahmen keine »Behandlung« im konventionellen Sinne und nur in sehr viel geringerem Maße erforscht seien als Operationen und Chemotherapie. Monika akzeptierte das. Weiter sagte ich, sie müsse in den nächsten Monaten unbedingt lernen, für sich zu sorgen, und all das tun, was ihr

Freude machte. Monika und ihr Mann wollten alles gründlich überdenken und in drei Monaten wiederkommen.

Drei Monate später sah Monika strahlend gesund und 15 Jahre jünger aus. Ich fragte sie, wie sie das gemacht hatte, und sie sagte: »Nach dem Gespräch bei Ihnen wußte ich, daß ich mein Leben ändern mußte. Ich beschloß, in diesem Sommer alles zu tun, was mir gut tat und heilend war. Ich fuhr jeden Tag Fahrrad, legte mich auf die Wiese und sah stundenlang den Wolken zu. Ich habe den Sommer in jeder Pore meines Körpers gespürt. Seit ich ein Kind war, habe ich eine solchen Sommer nicht mehr erlebt. Er schien gar nicht mehr aufzuhören.«

Mit anderen Worten: Monika hatte ihr Verhältnis zur Zeit verändert. Sie hatte buchstäblich »die Uhr angehalten« und ihre Zellen in die Gegenwart gebracht. Viele Menschen sollten sich die Zeit nehmen, um »den Sommer mit jeder Zelle ihres Körpers zu spüren«. Seit sechs Jahren hat es bei Monika kein Anzeichen von Krebs mehr gegeben, obwohl sie sich schließlich *gegen* Chemotherapie und weitere Operationen entschieden hat.[27]

Auch Ellens Leben hat sich seit der Brustkrebsdiagnose verbessert; sie blüht und gedeiht. Als sie zu mir kam, war sie 46 Jahre alt. Kurz zuvor war eine brusterhaltende Operation mit Lymphknotenentfernung gemacht worden; um zu verhindern, daß der Krebs wiederkam, hatte sie sich noch einer Chemotherapie unterzogen. Vor mir wollte sie wissen, ob sie diätetische Maßnahmen ergreifen könnte, damit ihr Haar schneller nachwuchs. Sie hatte erwachsene Kinder und lebte mit ihrem Mann zusammen. Ich empfahl ihr ein Multivitamin-/Mineralienpräparat und eine allmähliche Umstellung auf Vollwertkost. Ihr Haar wuchs schnell und schön wieder nach. Innerhalb eines Jahres bildeten sich jedoch Metastasen in der Wirbelsäule. Diesmal empfahl man ihre »palliative« (das heißt lindernde) Bestrahlung. Der Krebs war bis in die Knochen vorgedrungen, und dagegen gab es keine »Behandlung« mehr.

Ich besprach mit Ellen Möglichkeiten zur Stärkung ihres Immunsystems. In dem Gespräch stellte sich heraus, daß neben ihr ihre Schwiegermutter wohnte, die sehr hohe Ansprüche an sie stellte. Darüber hatte sich Ellen schon seit Jahren geärgert. Das Verhältnis ihres Mannes zu seiner Mutter war von unverarbeiteten Schuldgefühlen geprägt, und es war Ellens Aufgabe gewesen, für ihre endlosen Bedürfnisse zu sorgen. Ich riet ihr dringend, sich von dieser Frau und ihren Anforderungen irgendwie abzugrenzen. Daraufhin überließ sie es ihrem Mann, seine Mutter zu besuchen und für sie zu sorgen, und verschaffte sich so die Freiheit, sich auf die eigene Heilung zu konzentrieren, was ihr sehr gut tat. Sie stellte ihre Ernährung um und nahm sich jeden Tag Zeit zum Klavierspiel. Sie war eine gute Pianistin, und das Üben machte ihr viel Freude.

Ellen stellte sich ein Programm zusammen, das sehr gut für sie war. Der Krebs hat sich seit sieben Jahren nicht mehr bemerkbar gemacht, und die Ergebnisse der Knochenuntersuchung sind negativ. Ihr Röntgenologe schrieb sogar: »Diese Wendung grenzt an ein Wunder.« (Es freut mich immer sehr, wenn Ärzte solche Ausdrücke benutzen.) Als ich Ellen nach ihrer Meinung über ihre Heilung fragte, sagte sie: »Es macht mich glücklich, daß ich die letzten sieben Jahre überlebt habe, und ich glaube, ich habe den ungleichen Kampf gewonnen und diese gefürchtete Krankheit geheilt. Es ist sinnvoll, alles in einem anderen Licht zu sehen. Ich kann heute distanzierter sein, als in der unmittelbaren Erholungsphase. Mein Hausarzt hat mir geraten: ›Geben Sie den Kampf nie auf‹, als er mich über die Behandlungsalternativen informierte – die damals übrigens nicht gerade weit verbreitet waren.

Daß sich der Brustkrebs nicht weiterentwickelt hat, hat viele Gründe. Der Chirurg, der Onkologe und der Strahlentherapeut haben wesentlich dazu beigetragen, und ich achte und bewundere sie dafür. Auch die Liebe und Sorge meiner Familie, vor allem meines Mannes, und meiner Freundinnen und Freunde war eine große Hilfe. Dazu kommt noch die Psychotherapie, die ich in dem Jahr gemacht habe, als ich operiert und dann mit Chemotherapie und Bestrahlung behandelt wurde. Wichtig waren auch die Bücher, die ich damals gelesen habe. Das erste war ›Gesundes Leben auf natürliche Weise‹ von Dr. Anthony Sattilaro.[28] Das war sehr anregend, und ich habe es bis heute in der Küche stehen. Ich habe zwar nicht ansatzweise alles gemacht, was er rät, aber ich mache täglich »Do-in«-Übungen[29] und versuche, meine Ernährung und mein spirituelles Leben in Ordnung zu halten.

Ein großer Trost war mir auch meine Spiritualität, die durch die Krankheit zum Vorschein gekommen ist. Durch die Meditationen, die mir mein Hausarzt vorgeschlagen hatte, habe ich mich gründlich mit dem Zen-Buddhismus beschäftigt und durch Joga, Tai-chi und die Ernährungsumstellung eine Geist-Körper-Verbindung entwickelt, durch die ich mich im Heilungsprozeß auf personalen Glauben und körperliche Kraft, aber auch auf eine neue Ebene der Bewußtheit stützen konnte.

Ich mache jeden Morgen eine Viertelstunde lang Jogaübungen, Tai-chi und Zen, damit es mir körperlich und spirituell gutgeht. Ich achte auf mein Gewicht und verbringe viel Zeit damit, gesundheitsfördernde, vollwertige Mahlzeiten zu planen, vorzubereiten und zu kochen. Ich esse auch sehr wenig Milchprodukte und viel mehr hochmolekulare

Kohlenhydrate – Gemüse, Salate, Obst, Vollkornbrot, braunen Reis und Suppen. Zucker esse ich auch sehr wenig. Ich nehme Vitamine und esse das, was es zu den verschiedenen Jahreszeiten gibt.

Wenn ich anderen Frauen mit dieser Krankheit einen Rat geben müßte, dann wäre es der, sich mit ihrer Krankheit zu beschäftigen. Sie sollten tun, was sie nur können, um ihrem Körper zu helfen, gesund und krebsfrei zu werden! Und sie sollten sich ihren Humor bewahren – sich auf das Positive und die guten Dinge im Leben konzentrieren und zusehen, daß *sie die auch kriegen*!

Sorgen Sie für ein gepflegtes Äußeres, wenn es hart auf hart kommt. Planen Sie nach der Chemotherapie eine Reise oder sonst eine Belohnung. Bleiben Sie aktiv, und lesen Sie so viele Bücher wie möglich. Suchen Sie den Rat und die Unterstützung anderer. Lassen Sie sich therapeutische Massagen geben, und sorgen Sie dafür, daß Ihre Energie im Fluß bleibt. Es ist so viel Liebe da, die Ihnen helfen kann. Und holen Sie vor jeder Entscheidung eine zweite Meinung ein.

Ich spiele zweimal die Woche Tennis, bei schönem Wetter auch Golf. Ich habe einen Kräuter- und Blumengarten, spiele Klavier, meditiere und höre Cassetten. Ich bemühe mich, zentriert zu bleiben und die Belastungen des heutigen Lebens zu vermeiden. Die Beschäftigung mit Zen bedeutet mir sehr viel. Ich habe das Glück, mit einem liebevollen Ehemann und zwei wunderschönen Tieren zusammenzuleben, und auch meine drei erwachsenen Söhne, meine Schwiegertochter und meine Enkelkinder leben in der Nähe und machen mir viel Freude.

Was meine heutige Beziehung zu dem Brustkrebs angeht, so glaube ich, daß ich mich ihm nicht mehr ausgeliefert fühle. Bei einer Krebsdiagnose fühlt man sich oft total machtlos und ausgeliefert. Es ist sehr schlimm – die schreckliche Angst, wenn das Leben plötzlich dunkel wird. Heute, nach sechs Jahren, fühle ich mich geistig und körperlich wohl und positiv. Ich finde zunehmend mehr Frieden und Sicherheit. Ich spüre die Energie in meinem Körper und möchte mich des Lebens freuen. Ich spüre die Lebenskraft in mir, die mich mit höheren Mächten in Kontakt bringt. Ich fühle mich im Einklang mit dem Universum. Ich möchte mich loslassen und mich auch hingeben. Durch Krebs wird man zunächst introspektiv, und er macht Angst – entsetzliche Angst. Ich möchte ohne Angst glücklich und zufrieden sein.

Mein Leben ist seit der Krebsdiagnose qualitativ besser geworden. Meine Beziehungen zu anderen sind jetzt offener und wir tauschen uns nun freier aus. Ich habe stärker das Gefühl, ›in der Gegenwart‹ zu leben, das heißt, ich genieße jeden Augenblick und bin ein Teil davon, statt mich ständig mit der Vergangenheit zu beschäftigen oder mir Sorgen um die Zukunft zu machen. Zen hat mir geholfen, mit Gutem und Schlechtem umzugehen.«

Monika und Ellen haben völlig verschiedene Heilungsansätze gewählt, aber beide haben ihr Verhältnis zur Zeit verändert, und beide sind überzeugt, für sich den richtigen Weg gefunden zu haben.

Kosmetische Brustchirurgie

Implantate: Maskierung des wirklichen Problems

Seit kurzem gibt es immer mehr Presseberichte, dic sich mit den Problemen mancher Frauen nach Brustvergrößerungen durch Silikonimplantate beschäftigen. Chronische Müdigkeit, Arthritis, Schwächung des Immunsystems und andere Störungen werden auf die Implantate zurückgeführt. Diese Probleme habe ich bei meinen Patientinnen noch nicht erlebt; ich habe im Laufe der Jahre viele Frauen mit Implantaten behandelt, und den meisten ging es gut.

Hinter der gegenwärtigen Aufregung verbirgt sich ein tieferes gesellschaftliches Problem: Auf einer bestimmten Ebene ist allgemein bekannt, daß unsere Fixierung auf die Busengröße ungesund ist, aber was eigentlich gesund wäre, das haben wir noch nicht herausgefunden. Man muß keine Soziologin sein, um zu verstehen, warum Frauen so aussehen wollen wie die Bilder aus ihrer Umwelt, von ›Playboy‹ bis MTV, die sich von Kindheit an in das Gehirn eingebrannt haben. (Meine zehn und dreizehn Jahre alten Töchter beschäftigen sich bereits seit mehreren Jahren mit der Form und dem Gewicht ihrer Körper.) Der weibliche Körper ist ein kulturelles Schlachtfeld, und wir verfolgen vergeblich das Ziel, unser Äußeres einem unrealistischen Idealbild anzugleichen.

Ich bin nicht der Meinung, daß eine Frau, die sich einer Schönheitsoperation unterzieht, sich »verrät«. Wenn es eine unproblematische Methode gäbe, das Fett von den Hüften auf die Brüste zu verlagern, würde ich mir wahrscheinlich selbst eine Brustvergrößerung überlegen. Ich habe einen sehr kleinen Busen und finde keinen passenden BH; außerdem ist meine eine Brust aufgrund des bereits erwähnten großen Abszesses kleiner als die andere. Aber im allgemeinen bin ich mit diesem Körperbereich ganz zufrieden. Als ich zum ersten Mal bei einer Brustvergrößerung zusah und das Ausmaß der Gewebsschäden beim Ablösen der Brustwand erkannte, habe ich instinktiv schützend meine Brust festgehalten. Ich wußte, daß ich mich der Prozedur, so wie sie heute gemacht wird, aus kosmetischen Gründen nie würde unterziehen können.

Implantate können die Sensibilität der Brustwarze, die Bestandteil des weiblichen sexuellen Lustempfindens ist, herabsetzen oder sogar ganz aufheben, sie können sich auch verhärten, fibröse Kapseln bilden und das Stillen unmöglich machen. Trotzdem kann ich Frauen nicht verurteilen, die diese Operation machen lassen, genausowenig wie Frauen, die sich die Nase korrigieren lassen.

Nach einer Krebsoperation können Brustimplantate oder das neuere Verfahren der Brustrekonstruktion, bei der Gewebe aus dem Unterbauch benutzt wird, den betroffenen Frauen zu einem Körperbild verhelfen, das dem früheren nahekommt. Eine solche Operation kann zum Schlüssel der Heilung werden. Dr. Sharon Webb, eine plastische Chirurgin, die sich auf Brustrekonstruktion nach Brustamputationen spezialisiert hat, bekommt viele Briefe, in denen sich ihre Patientinnen und deren Familienangehörige für ihre Arbeit bedanken und ihr versichern, wie wichtig die chirurgische Brustrekonstruktion für ihr generelles Wohlbefinden war. Keine Frau ist immun gegen die traditionellen Vorstellungen, mit denen ihre Kultur die Brüste besetzt; sie wirken sich immer auf den eigenen Umgang damit aus. Nötig ist eine mitfühlende Einstellung zu den Entscheidungen anderer Frauen wie zu den eigenen. Jede Frau muß selbst entscheiden, was für ihren Körper aus welchen Gründen das beste ist. Die folgenden Berichte beschreiben individuelle Erfahrungen mit kosmetischer Brustchirurgie und ihren Folgen.

Jeanette: Druck von der Familie

Jeanette kam zunächst zu einer Routineuntersuchung in unser Zentrum. Sie war zuvor schon zweimal dagewesen, um sich ein Diaphragma anpassen zu lassen. Sie war berufstätig, schlank und attraktiv. Als ich in den Untersuchungsraum kam, meinte sie, sie wollte anschließend noch etwas mit mir besprechen.

Sie sagte, sie hätte sich vor ein paar Jahren eine Brustvergrößerung machen lassen. Es sei aber alles in Ordnung (was die Untersuchung bestätigte). Als wir dann in meinem Büro saßen, hatte sie Tränen in den Augen. Sie meinte, sie hätte eine Frage, die sie noch keinem Arzt gestellt hätte, hätte aber Angst, daß sie dabei zu weinen anfangen würde. Als ich sie beruhigte und ihr sagte, sie solle bei ihren Gefühlen bleiben, weil alles, was uns so sehr bewegt, uns auf eine wichtige Spur bringen könnte, fuhr sie fort: »Bei meiner ersten gynäkologischen Untersuchung war ich sechzehn Jahre alt. Ich hatte schreckliche Menstruationskrämpfe und wollte herausfinden, ob etwas mit mir nicht stimmte. Der Gynäkologe schickte vor der Untersuchung meine Mutter hinaus. Die Untersuchung tat sehr weh und ich habe ihm gesagt, er solle aufhören. Aber er hat weitergemacht. Als er meine Brüste sah, lachte er und sagte: ›Vielleicht wachsen sie ja, wenn du heiratest und dein Mann sie oft genug streichelt.‹« Er hatte ihr die Pille gegen die Krämpfe verschrieben, und sie hatte die Praxis mit einem Gefühl der Demütigung verlassen.

Dann sprach Jeanette über die Anfänge ihrer Brustentwicklung. Zunächst wären die Warzen gewachsen und hätten sich aufgerichtet. Es wäre ein Gefühl gewesen, als hätte sich unter den Brustwarzen ein walnußgroßer Knoten gebildet, der dann etwa zur Größe eines Avocadokerns herangewachsen wäre. Was sie beschrieb, war der normale Knospenzustand der Brüste um den Zeitpunkt ihrer ersten Menstruation, bei dem sich das Drüsengewebe unter der Brustwarze bildet. Ich sagte ihr, für mich klinge das alles vollkommen normal, und sie fing wieder an zu weinen. Sie hatte von Natur aus kleine Brüste, war aber von ihrer Mutter, ihrem Bruder und einer Schwester immer als »entstellt« bezeichnet worden.

Bei einem Einkaufsbummel sagte ihr die Mutter eines Tages, wenn Jeanette je etwas gegen ihre »Entstellung« tun wollte, wäre sie bereit, dafür zu zahlen. (Ich höre immer wieder, daß Mütter ihren Töchtern erzählen, ihre Brüste wären zu klein. Manchmal empfehlen sie ihnen gepolsterte BHs oder raten ihnen, den BH auszustopfen.) Daraufhin überraschte Jeanette ihre Mutter mit der Bemerkung, sie wollte tatsächlich etwas unternehmen. Kurz darauf ließ sie sich die Brust mit Silikonimplantaten vergrößern.

Ich fragte Jeanette nach ihren heutigen Gefühlen zu ihrer Brust. Wie sie sagte, hatte sie wegen der Umstände, die zu der Operation geführt hatten, eine ambivalente Haltung dazu. Sie machte eine Akupunkturbehandlung und interessierte sich mehr als früher für natürliche Heilmethoden. Deshalb hatte sie Angst, sich durch diesen »unnatürlichen« Eingriff geschadet zu haben.

Ich erzählte ihr, daß eine ganze Reihe meiner Patientinnen sich für eine Brustvergrößerung entschieden hatten und sehr zufrieden damit waren, vor allem dann, wenn sie sich den Eingriff vorher gründlich überlegt hatten und ihn nicht anderen, sondern nur sich selbst zuliebe machen ließen. Die Operationen waren komplikationslos verlaufen und hatten gute Ergebnisse gebracht. Ich glaube, daß eine positive Einstellung zu einem solchen Entschluß das Immunsystem stärkt und die Gefahr von Komplikationen verringert. Ich wollte Jeanette klarmachen, daß sie meiner Meinung nach ihre Gesundheit mit der Brustoperation nicht unwiderruflich geschädigt hatte.

Am wichtigsten für sie war aber die Bestätigung, daß sie keineswegs »entstellt«, sondern immer völlig normal gewesen war. Ihr Busen war einfach klein, wie bei allen Frauen des väterlichen Zweigs der Familie. Leider war sie in einer Familie großgeworden, die ihren Körper zu einem Zeitpunkt abgewertet hatte, zu dem sie besonders verletzbar war. Ihre Erfahrungen mit dem Gynäkologen hatten diese Störung noch verstärkt.

Jetzt, mit 33 Jahren, war Jeanette endlich bereit, sich mit der Geschichte ihres Körpers zu befassen. Als sie ging, sagte sie noch: »Sie können sich nicht vorstellen, wie wichtig es für mich ist, so etwas von einer Ärztin zu hören.« Ich riet ihr, den Rest des Tages ihren Tränen freien Lauf zu lassen, auf die Gefühle zu achten, die in ihr aufstiegen, und sie laut auszudrücken. Alle verdrängten Tränen und Gefühle bleiben so lange in unserem physischen Körper, bis wir uns um sie kümmern. Jeanette hatte jetzt die Chance, einen wichtigen Heilungsprozeß in der Beziehung zu ihren Brüsten auf allen Ebenen abzuschließen.

Sara: Implantate, dem Ehemann zuliebe

Als ich Sara kennenlernte, war sie 55 Jahre alt, hatte mehrere Kinder großgezogen und sich nach 25jährige Ehe von ihrem alkoholabhängigen Ehemann getrennt. Wie so oft in solchen Fällen war auch ihr Vater Alkoholiker gewesen. Saras Mann war seit 15 Jahren impotent gewesen. Er hatte ihr die Schuld zugeschoben und ihr vorgeworfen, ihr Körper sei nicht reizvoll genug, um ihm eine Erektion zu verschaffen.

Wie so viele Frauen in Suchtbeziehungen nahm Sara die Schuld tatsächlich auf sich. Weil ihr Mann gesagt hatte, seine Impotenz hänge mit ihren kleinen Brüsten zusammen, fuhr sie pflichtgetreu nach New York und ließ sich Implantate einsetzen, die sie von Anfang an haßte. Ihr Mann blieb impotent – aber jetzt, weil angeblich etwas mit ihrer Vagina nicht stimmte. Die Beziehung wurde schlechter; er trank immer mehr.

Einige Jahre später trennte sich Saras Mann von ihr (er lebt jetzt mit einer jüngeren Frau zusammen, die man nur bedauern kann). Sara begann eine Therapie, um an ihrer Co-Abhängigkeit zu arbeiten. Dabei erkannte sie, daß sie *nicht* die Ursache für die Impotenz ihres Mannes gewesen war. Dennoch mußte sie jetzt mit Silikonimplantaten leben, die sie zutiefst ablehnt. Wie sie sagt, werden ihre Brüste bei kaltem Wetter nicht warm, weil das Silikon sich nur sehr langsam erwärmt. Sie hat sich nach Möglichkeiten erkundigt, sie wieder entfernen zu lassen, aber das sollte 3000 Dollar kosten; ihre Versicherung wollte die Kosten nicht übernehmen. So wird sie jeden Tag von neuem an den Preis erinnert, den ihr Körper bezahlt hat.

Chris: Implantate, sich selbst zuliebe

Chris ist eine fröhliche Enddreißigerin, die früher Lehrerin war und heute in der Modebranche arbeitet. Als Jugendliche hatte sie sehr breite Hüften und sehr kleine Brüste. Sie konnte sich nie ein Kostüm kaufen, weil bei passendem Rock die Jacke zu groß und bei passender Jacke der Rock zu klein war. Trotz ihrer vielen Begabungen hatte sie jahrelang unter ihrer Figur gelitten. Sie trieb Sport und hielt Diät, um ihre körperlichen Proportionen einigermaßen auszugleichen. Nach jahrelangem gründlichem Nachdenken entschied sie sich schließlich dafür, ihre Brust vergrößern zu lassen. Die Operation verlief absolut problemlos und hatte für sie wirklich heilende Auswirkungen, weil sie ihre Entscheidung unter optimalen Bedingungen getroffen hatte: sich selbst zuliebe. Sie hatte schon vorher ein hohes Selbstwertgefühl, und ihre Erwartungen an das Operationsergebnis waren realistisch.

Elisabeth: Implantate nach der Schwangerschaft

Elisabeth ist schon sehr lange Patientin bei mir. Sie hat zwei Kinder geboren und gestillt. Nach der Geburt des zweiten Kindes hat ihr Mann sie verlassen, und jetzt ist sie alleinerziehend. Sie ist stark und unabhängig. Vor mehreren Jahren hat sie sich die Brust vergrößern lassen, weil ihre Brüste nach den Geburten und dem Stillen schlaff geworden waren. Sie konnte keinen passenden BH mehr finden und war unzufrieden mit ihrem Aussehen. Sie hatte immer einen sehr attraktiven Körper gehabt. (Ich weiß, daß der Begriff der Attraktivität problematisch ist: Attraktiv für wen? Warum? Wozu?) Jedenfalls war es ihr trotz ihres geringen Einkommens gelungen, das Geld für die Brustvergrößerung zusammenzukratzen. Mit dem Ergebnis ist sie sehr zufrieden. Vom anthropologischen Standpunkt aus könnte man sagen, die Operation habe ihren »sozialer Körper« verbessert. Von Kolleginnen und Kollegen aus der plastischen Chirurgie habe ich erfahren, daß zumindest in unserer Gegend die meisten Brustvergrößerungen bei Frauen wie Elisabeth gemacht werden – also nach der Schwangerschaft.

Die Patientinnen, die ich hier vorgestellt habe, haben die Brustvergrößerung vier oder fünf Jahre vor der gegenwärtigen Aufregung um die Silikonimplantate machen lassen. Für Frauen wie Jeanette ist diese negative Medienberichterstattung zweifellos genauso schädlich wie das Silikon selbst – auch wenn sie keine Krankheiten durch den Stoff bekommen (der unleugbar zu Problemen führen kann), werden dadurch die Furcht und der Zweifel gesät, die das Immunsystem beeinträchtigen.

Ob es nach einer Brustimplantation zu negativen Nebenwirkungen kommt, hängt meiner Meinung nach genauso stark von den Gründen ab, aus denen sich eine Frau für die Brustvergrößerung entschließt, wie von den potentiellen Nebenwirkungen des Silikons. Chris, die diese Operation ausschließlich um ihrer selbst willen hat machen lassen, ist bis heute damit glücklich. Ihre Proportionen stimmen wieder, und das macht sie zufrieden. Vor kurzem haben wir uns unterhalten, und sie sagte, sie hätte ein gutes Verhältnis zu den Implantaten und wisse genau, daß sie ihr keine Probleme machen würden. Die Aufregung in den Medien läßt sie kalt. Dasselbe gilt im allgemeinen für die Patientinnen, bei denen nach einer Brustamputation eine Brustrekonstruktion gemacht wurde oder die mit Implantaten verschieden große Brüste angeglichen haben.

Silikon, das aus den Implantaten austritt (was bei zirka fünf Prozent aller Betroffenen der Fall ist), kann bei *manchen* Frauen zu Problemen führen, aber auch darauf reagiercn nicht *alle* Frauen mit Störungen oder Erkrankungen. Brustimplantate werden seit Jahrzehnten mit unterschiedlichem Erfolg eingesetzt.

Ich habe durch meinen Brustabszeß viel gelernt, und deshalb gebe ich dieser Brust regelmäßig viel positives Feedback – schließlich bin ich daran schuld, daß sie ihre Funktion verloren hat. Frauen mit Silikonimplantaten können ebenfalls eine ganze Menge lernen, aber die Lektion ist bei jeder Frau anders.

Ein Heilungsprogramm für Implantate

- Machen Sie sich klar, wie viele Frauen *keine* Probleme mit Implantaten haben. Warum sollten Sie nicht zu diesen Frauen gehören?
- Sprechen Sie mit dem Chirurgen, der das Implantat eingesetzt hat. Die plastischen Chirurgen, an die ich meine Patientinnen überweise, haben Informationen zu diesem Thema zusammengestellt, die jeder Frau mit Implantaten zur Verfügung stehen.
- Unterstützen Sie Ihr Immunsystem durch eine angemessene Ernährung: Gemüse mit viel Beta-karotin, Vollkornprodukte und Bohnen. Am besten ist eine fettarme, ballaststoffreiche Ernährung. Ich empfehle auch ein Multivitamin-/Mineralienpräparat. Sie können sich auch von Ernährungswissenschaftlern beraten lassen.
- Rizinusölpackungen einmal wöchentlich auf der Brust verbessern das Immunsystem und sind außerdem entspannend und beruhigend. Wenn Sie sich die Zeit für die Packungen nehmen, merken Ihre Brüste, daß Sie sich um sie kümmern. Möglicherweise lassen sich negative Auswirkungen der Implantate damit reduzieren.

- Manche Frauen entscheiden sich auch für eine Entfernung der Implantate. Eine meiner Patientinnen hat das vor einiger Zeit bei dem Chirurgen machen lassen, der sie neun Jahre zuvor eingesetzt hatte. Die Entfernung fand unter örtlicher Betäubung statt und war kostenlos. Der Eingriff war völlig unproblematisch, und sie ist froh, daß sie sich dazu entschlossen hat: »Ich sehe die Dinge heute ganz anders als damals, als ich die Brustvergrößerung machen ließ. Ich hatte zwar keine Schwierigkeiten mit den Implantaten, aber ich habe auch keine Lust, mir Sorgen wegen potentieller Probleme machen zu müssen.«
- Machen Sie sich klar, daß nur Sie selbst entscheiden können, ob Implantate oder andere kosmetische Operationen das richtige für Sie sind oder nicht.

Brustverkleinerung

Susanne bekam schon mit elf Jahren einen Busen. Mit fünfzehn trug sie bereits Körbchengröße D. In der Schule fühlte sie sich deshalb gehemmt, vor allem beim Sport. Beim Laufen fühlte sie sich unbehaglich, und im Sommer bekam sie schmerzhafte Ausschläge unter den Brüsten, wenn sie schwitzte. Da sie im Verhältnis zu ihrem Busen relativ schmale Hüften hatte, fand sie nur schwer passende Kleidung. Als sie dreißig wurde, ließ sie eine Brustverkleinerung machen. Trotz der Narben ist sie von der Operation begeistert.

Elsa, eine auffallend schöne Frau in den Dreißigern, kam zu mir, weil sie sich sterilisieren lassen wollte. Bei der Untersuchung fielen mir die charakteristischen Narben der Brustverkleinerung auf. Als ich sie fragte, wann die Operation gemacht worden wäre, erzählte sie, sie hätte sie machen lassen, als sie Mitte zwanzig war. Die Aufmerksamkeit, die ihre Schönheit in Verbindung mit dem vollen Busen ihr eintrug, war ihr lästig geworden. Deshalb hatte sie sich operieren lassen, obwohl ihre Brüste (Körbchengröße C) keineswegs ungewöhnlich groß waren.

Eine meiner Freundinnen hat eine Joggingpartnerin, die dieselbe Körbchengröße braucht wie Elsa. Wenn sie die Straße entlangläuft, bremsen die Autofahrer und rufen ihr Bemerkungen zu. Selbst zwölfjährige Jungen nehmen sich schon das Recht heraus, ihr mit dem Fahrrad nachzufahren und ihr Aussehen zu kommentieren!

Solche Erfahrungen sind typisch für Frauen, die sich für eine Brustverkleinerung entscheiden. Obwohl dieser Eingriff die Sensibilität der Brustwarzen herabsetzen oder unterbinden kann, Narben hinterläßt und das Stillen verhindert, sind die meisten meiner Patientinnen mit der

Operation zufrieden. Im allgemeinen würde ich dennoch dazu raten, die Operation bis nach der Geburt der Kinder zu verschieben, damit die Möglichkeit des Stillens erhalten bleibt.

Die Erfahrungen mit kosmetischer Brustchirurgie sind höchst unterschiedlich. Chirurgische Eingriffe aus kosmetischen Gründen, ob bei der Brust oder anderen Körperteilen, sind an sich weder richtig noch falsch – die Nachfrage spiegelt nur die Werte unserer Gesellschaft. Sie können zu positiven Veränderungen führen, aber ein Heilmittel sind Operationen nicht, wie Naomi Wolf in ihrem Buch ›Der Mythos der Schönheit‹ so gut herausgearbeitet hat. Eine Operation kann weder das Leben einer Frau noch ihre Beziehung zu ihrem Körper heilen. Ausschlaggebend für ein gutes Ergebnis ist neben dem Geschick des Chirurgen der Kontext, in dem die Operation steht, und die Erwartungen, die die betroffene Frau daran knüpft.

Die Pflege der Brust

Achten Sie diesen Teil Ihres Körpers. Unsere Aufgabe als Frauen ist es zu lernen, uns und unseren Körper in jedem Augenblick zu respektieren, mit unseren kleinen oder großen Brüsten, Implantaten oder Brustamputationen. Sobald wir unsere Brüste als Nahrungsquelle für Säuglinge und als Quelle der eigenen Lust zu würdigen lernen, bekommen wir zwangsläufig auch eine bessere Beziehung zu ihnen.

Untersuchen Sie Ihre Brüste jeden Monat mit Respekt und Fürsorge. Danken Sie Ihren Brüsten, ihrem gesamten Brust- und Herzbereich dafür, daß sie zu Ihrem Körper gehören. Bitten Sie sie um Vergebung, wenn Sie ihnen permanent vermittelt haben, sie seien zu groß oder zu klein, zu schlaff oder zu knotig, und lassen Sie sie wissen, daß Sie die Absicht haben, sie zu achten und als wertvollen Teil Ihres Körpers zu akzeptieren. Wenn Sie sie nach einer Woche immer noch häßlich finden, achten Sie sie trotzdem – als ein Akt des Mutes. Mit der Zeit wird sich Ihre Einstellung ändern. Denken Sie daran, daß Gedanken und Gefühle physische Auswirkungen haben.

Ernähren Sie sich gut. Überlegen Sie sich bitte, ob Sie Ihre Ernährung nicht *jetzt* schon auf ballaststoffreichere, fettarme, nährwertreiche Produkte umstellen können. Manche Kritiker sagen, es gäbe bisher noch nicht genug Erkenntnisse darüber. Natürlich sind weitere Untersuchungen nötig, um diese Kritik endgültig zu widerlegen, aber warum sollten Sie darauf warten?

Wenn Ihnen eine Brust entfernt wurde. Wenn Ihnen eine Brust entfernt wurde, ist es hilfreich, die Narbe mit Achtung und Ehrerbietung zu berühren - als Bestätigung Ihres Opfers. Eine 38jährige Hebamme, die ich auf einer Konferenz traf, sagte, ihr wäre mit 21 Jahren eine Brust abgenommen worden. Rückblickend sei ihr klar, daß sie ihre Brust schon sehr früh abgelehnt hatte, weil sie von Geburt an wußte, daß sie ein Junge werden sollte. Sie führt ihren Brustkrebs auf diese chronisch negative Einstellung zur ihrer Weiblichkeit zurück. Heute, mehr als zwanzig Jahre nach der Amputation, trägt sie ihre Prothese nicht mehr. Wie sie sagte, empfindet sie die »falsche« Brust als Blockade der liebenden Energie, die der Brustbereich und das Herz spüren müßte. Wenn sie heute von jemandem umarmt wird, kann ihr gesamter Brustbereich von dieser liebevollen Energie profitieren.

Eine Brustrekonstruktion nach einer Amputation ist oft ein Segen. Wenn auch Sie das so empfinden, dann sollten Sie sich regelmäßig die Zeit nehmen, um neben der heilenden Kraft Ihres Körpers auch die gute Arbeit der Chirurgen zu würdigen.

Ein paar Frauen, die sich einen größeren Busen wünschten, haben mir erzählt, ihre Brüste seien gewachsen, als sie ihnen positive Bestätigung gegeben und ihnen ihre Liebe vermittelt hätten. Mehrere Untersuchungen haben gezeigt, daß kreative Visualisierung und Selbsthypnose Größe und Festigkeit der Brust steigern können; die Frauen haben die Kraft ihres Geistes dazu benutzt, physisch die Bedingungen der Pubertät zu kopieren.[30] Wenn unser Körper nichts als ein Feld von Gedanken ist, dann sollten wir auch sicherstellen, daß diese Gedanken in unserem eigenen Interesse sind.

Elftes Kapitel

Fruchtbarkeit

Eine fruchtbare, sexuell aktive Frau, die keine Verhütungsmittel benutzt, müßte mit durchschnittlich 14 Geburten oder 31 Abtreibungen rechnen; eine atemberaubende Vorstellung in unserer Zeit, in der wir auf Unabhängigkeit und Gleichheit von Frauen hoffen.

(Dr. Luella Klein, ehemalige Präsidentin des Amerikanischen College für Gynäkologie und Geburtshilfe, 1984)

Im Idealfall ist die Zeit vor der Geburt, unter dem Herzen der Mutter, für das Ungeborene ein Segen. Frauen sollten ihre Schwangerschaften bewußt leben, denn sie haben ebenso Auswirkungen auf das Leben der Nachkommen wie auf das eigene. Ein Säugling erinnert sich an *alle Phasen* seines Lebens, und diese Erfahrungen können sein Leben sehr stark beeinflussen.

Wir alle tragen die Prägungen unseres gesamten Lebens in unseren Zellen. Wenn eine Mutter – aus welchen Gründen auch immer – in den besonders sensiblen ersten neun Monaten seelisch für ihr Kind nicht verfügbar ist, dann spürt es das. Auch wegen solcher Erinnerungen aus der Zeit vor und während der Geburt mit ihren potentiellen Konsequenzen für das Kind müssen Frauen lernen, mit ihrer Fruchtbarkeit sinnvoll umzugehen und bewußt zu empfangen. Frauen müssen zu bewußten Gefäßen werden.

Viele Frauen haben mir erzählt, sie hätten schon immer gewußt, daß ihre Eltern sie nicht gewollt haben. »Ich weiß, daß ich in einer Zeit empfangen wurde, in der meine Mutter um ihren Sohn trauerte, der neun Monate vorher gestorben war«, sagte eine Frau. »Ich weiß noch, daß ich das schon im Mutterleib in mich aufgenommen habe. Ich habe mir geschworen, das an ihr wieder gutzumachen. 64 Jahre lang habe ich das versucht, aber es hat nie geklappt.« Beate erzählte mir, wie ihre Mutter sie an ihrem 50. Geburtstag mit Luftballons und einer Rose besucht und ihr gesagt hatte: »Jetzt bist du fünfzig. Von jetzt an geht's bergab mit deinem Leben. Du bist kein Kind mehr.« Dann erzählte sie ihrer Tochter, wie sehr sie bei ihrer Geburt gelitten hatte und was für ein häßlicher Säugling sie gewesen sei, um anschließend ein Loblied auf die unproblematische Geburt ihres von Anfang an und bis heute schönen Sohnes anzustimmen. Beim Zuhören hatte Beate das Gefühl, von der Mutter auf perverse Weise ein wirkliches Geburtstagsgeschenk zu bekommen: Die Bestätigung ihrer lebenslangen Ahnung, daß die Mutter sie von Geburt an abgelehnt hatte.

Ein ungewollt empfangenes und geborenes Kind entwickelt oft eine lebenslange existentielle Depression. Eine Frau sagte, sie hätte ihr ganzes Leben lang das Gefühl gehabt, nirgendwo hinzugehören und andere durch ihr bloßes Dasein zu verletzen – sie schämte sich für die Luft, die sie zum Atmen brauchte, und für den Raum, den ihr Körper einnahm. Sie wußte, daß sie nicht gewollt war.

Eine andere Frau, eine über 50jährige Ärztin, hatte durch eine Behandlung seelische Heilung gefunden: Sie hatte erkannt, daß sie sich im Mutterleib nicht sicher gefühlt hatte – sie wußte schon dort, daß sie nicht gewollt war. Dieses Gefühl hatte sie durch ihr Studium, durch den Arztberuf und durch eine Reihe von Beziehungen zu kompensieren versucht. Aber nichts konnte ihre Sehnsucht stillen, ein geliebtes und gewünschtes Kind zu sein – eine Sehnsucht, die sie bereits vor ihrer Geburt empfunden hatte. Sie sagte: »Der Herzschlag meiner Mutter, so nahe bei meinem eigenen, bedeutete für mich *keinen* Trost, *keine* Sicherheit.« Ihre Mutter war schon tot, aber sie hat ihr jetzt vergeben können. Unter Tränen meinte sie: »Jetzt endlich vermisse ich die Mutter, die ich nie hatte. Ich weiß, daß sie getan hat, was sie tun konnte. Sie hat nie eine Chance gehabt.«

Abtreibung

Für viele Frauen ist die Abtreibung eine »unerledigte Angelegenheit« und verdient deshalb eine wirklich gründliche Untersuchung. Würden wir in einer Gesellschaft leben, die weibliche Autonomie schätzte und die Zusammenarbeit beider Geschlechter bei der Geburtenkontrolle als Selbstverständlichkeit betrachtete, wäre die Abtreibungsdiskussion rein hypothetisch. Und wenn unsere Gesellschaft, wie etwa die chinesische, uns zur Abtreibung zwingen würde, hätte diese Diskussion wieder eine völlig andere Bedeutung.[1]

Es ist richtig, daß jede Abtreibung bewußt einem potentiellen Leben ein Ende setzt, aber es ist genauso richtig, daß ein *Verbot* der Abtreibung potentiell zwei Leben beendet. Die Bindung zwischen Mutter und Kind ist die engste Bindung, die die Menschheit kennt. In dieser ursprünglichsten menschlichen Beziehung sollten Liebe, Willkommen und Annahmebereitschaft im Überfluß vorhanden sein. Deshalb ist es ein Akt der Gewalt, eine Frau zu zwingen, gegen ihren Willen ein Kind auszutragen und großzuziehen, ein Akt, der die Mutter-Kind-Bindung einschränkt und entwertet und Haß statt Liebe sät. Ein Kind zu zwingen, einen ihm feindselig gesinnten Körper zu bewohnen, ist wohl der schlimmste Eintritt ins Universum, der sich denken läßt. Das Leben ist zu wertvoll, um die volle Entfaltung seines Potentials dadurch zu beschneiden, daß man eine Frau zwingt, es gegen ihren Willen auszutragen. Da wir wissen, daß die Kindheit von Kriminellen und Asozialen oft von Armut und Verzweiflung geprägt war, kann es sogar gefährlich sein, ein ungewolltes Kind in die Welt zu setzen. Sobald die Reproduktionsfähigkeit von Frauen zur politischen Manövriermasse wird, taucht das Schreckgespenst einer immer größeren Zahl von Frauen auf, die in die Falle einer ungewollten Schwangerschaft geraten.

Diese Tatsachen sind bekannt, auch denen, die Frauen in der Öffentlichkeit das Recht zur Kontrolle der eigenen Fruchtbarkeit absprechen. Während meiner Ausbildung in Boston kam es nicht selten vor, daß katholische Eltern ihre schwangeren minderjährigen Töchter zu mir brachten und sagten: »Wir lehnen die Abtreibung ab, aber wenn unsere Tochter dieses Kind bekommt, ist ihr Leben ruiniert. Können Sie etwas tun?«

Mir ist im Laufe der Jahre sehr klargeworden, daß es »sexuelle Freiheit« nicht gibt. Durch meine Arbeit weiß ich, daß die gegenwärtige Abtreibungsdebatte nur ein Symptom der sehr viel tieferen Problematik ist, die ich in den vorigen Kapiteln beschrieben habe: Solange Frauen ihre erotischen Bedürfnisse nicht verstehen, solange sie ihre Körper den sexuellen Wünschen der Männer opfern, solange wird sich nichts ändern. Solange Abtreibung als ein reines »Frauenthema« betrachtet wird, kommen wir keinen Schritt weiter.

Ich habe jahrelang Abtreibungen gemacht, und ich werde immer eine Befürworterin der Entscheidungsfreiheit von Frauen bleiben. Aber ich kenne aus der Praxis auch die Komplexität der Abtreibungsfrage und weiß, daß es keine einfachen Lösungen gibt.

Abtreibung ist immer ein hochbesetztes Thema, weil es jede Frau auf tiefer Ebene zu einer Konfrontation mit ihren Gefühlen zu der männlichen Fähigkeit zur Befruchtung und der weiblichen Herrschaft über das

Ergebnis dieser Befruchtung zwingt. Abtreibung zielt ins Herz der gesellschaftlichen Überzeugungen von der Rolle der Frau: Will die Gesellschaft die volle Teilhabe der Frauen im ökonomischen Bereich? Welche Rollen im Haus und in der Gesellschaft gelten als angemessen? Die Historikerin Carroll Smith-Rosenberg meint: »Die Abtreibung veranschaulicht die Herrschaft des politischen über den persönlichen und den körperlichen Bereich. Damit schlägt sie eine Brücke zwischen dem zutiefst Individuellen und dem im weitesten Sinne Politischen. Wer von Abtreibung spricht, spricht immer von Macht.«[2]

Bei jeder Abtreibung hatte ich das Gefühl, mich auf unsicherem Terrain zu befindcn. Manchmal war ich wütend, wenn ich die vierte Abtreibung bei einer Frau machen sollte, nur weil sie Verhütungsmittel ablehnt, in anderen Fällen ging es um Frauen, die keine andere Möglichkeit sahen, obwohl sie das Kind lieber bekommen hätten.

Hinter der Forderung nach »Abtreibung auf Verlangen« steht die Auffassung, daß Frauen für ihr Sexualverhalten nicht verantwortlich sind und ins Bett gehen können, mit wem und wann sie wollen, ohne sich um die Konsequenzen zu kümmern – so wie es Männer seit Jahrhunderten getan haben. Viele Frauen mit wiederholten Abtreibungen erkennen später dieses sexuelle Ausagieren mit Männern als Form des Mißbrauchs der eigenen Person, die auf Selbstverachtung und mangelndes Selbstwertgefühl zurückgeht. Hinter der Forderung nach »Abtreibung auf Verlangen« steht auch die Auffassung, daß Sex ein eigener Lebensbereich ist, unabhängig von anderen Aspekten wie dem Bedürfnis nach Zuwendung, Trost und Achtung, und daß Frauen das verantwortungslose Sexualverhalten praktizieren können, das sie bei Männern verabscheuen. Warum sollten Frauen das Verhalten von manchen Männern im sexuellen Bereich kopieren, statt sich gegen *jeden* sexuellen Kontakt mit Männern zu wehren, die ihre Seele und ihr Selbst nicht achten?[3] Wir müssen im ausgehenden zwanzigsten und im beginnenden einundzwanzigsten Jahrhundert unsere weibliche sexuelle Konditionierung neu überdenken. Dazu müssen wir uns klarmachen, wie diese Konditionierung aussieht.

Eine Frau, die sich um ihrer selbst willen für eine Abtreibung entscheidet, stemmt sich damit gegen eine fünftausend Jahre alte Flut der Konditionierung durch gesellschaftliche Vorschriften von Kirchen und anderen männerdominierten Institutionen, denenzufolge es die erste Pflicht der Frau ist, Kinder zu bekommen und sich den Bedürfnissen ihrer Kinder und ihres Mannes zu unterwerfen. Einer Frau zu gestatten, den Lauf ihres Lebens selbst zu bestimmen, läuft einer sehr alten Tradition entgegen.

In den letzten zwanzig Jahren ist die Zahl der Frauen, die sich gegen diese Traditionen wehren, sehr viel größer geworden. Gleichzeitig haben sich aber auch politische und gesellschaftliche Kräfte, die uns »in unsere Schranken weisen« wollen, immer deutlicher – und destruktiver – artikuliert. Die hundertfünfzig Jahre alten Argumente gegen die Abtreibung, die darauf abzielen, Frauen Schuld- und Schamgefühle einzureden, sind mit daran schuld, daß Frauen über Abtreibung nicht leicht offen reden. Aber wenn auch nur jede dritte Frau, die abgetrieben hat, offen und ohne Scham über die Erfahrung sprechen und ehrlich sagen würde, wo sie damals stand, was sie gelernt hat, und wo sie heute steht, dann wäre eine sehr viel schnellere Heilung dieses Bereiches möglich.

Das gesellschaftliche Klima hat in jeder historischen Epoche tiefen Einfluß auf das generelle seelische und körperliche Wohlbefinden der Menschen, die darin leben. Heute, wo die Macht der Frauen wächst, wächst auch die Sprachgewalt der Abtreibungsgegner. Abtreibung hat es in allen Gesellschaftsformen gegeben, aber zum politischen Thema wird sie, wie Smith-Rosenbergs Untersuchung zeigt, nur dann, wenn »sich das Machtverhältnis von Männern und Frauen und von männlichen Haushaltsvorstehern und den traditionell von ihnen Abhängigen tiefreichend verändert«.[4] Diese Veränderungen spiegeln sich in den Gesetzen, die das Recht der Frauen auf den selbstbestimmten Umgang mit ihrer Fruchtbarkeit regeln.

Heilung des Abtreibungstraumas

Die technischen Aspekte der verschiedenen Abtreibungsmethoden sind in der Regel für die Frauen wie die Ärzte unproblematisch, auch wenn es immer einen Schock für den Körper bedeutet, wenn der Gestationsprozeß durch äußere Eingriffe abrupt unterbrochen wird. In keiner Untersuchung über langfristige Auswirkungen der Abtreibung, ob durch Ausschabung oder Absaugen, wurde ein Anstieg von Unfruchtbarkeit oder anderen Störungen festgestellt. Die Abtreibungspille RU486, die in Frankreich bereits auf dem Markt ist, ist nach europäischen Untersuchungen sogar noch ungefährlicher.

Die Jahrzehnte, in denen die Abtreibung mit Schuld und Scham besetzt waren, bilden aber eine Grundlage, die vielen Frauen eine adäquate Verarbeitung der emotionalen Aspekte der Abtreibung erschwert oder unmöglich macht. Viele Frauen halten die Abtreibung sogar völlig geheim. Ich werde gelegentlich von Frauen gebeten, ihren Männern nichts von Abtreibungen zu sagen, die sie gemacht haben, bevor sie ihn kennenlernten, weil sie nicht wollen, daß er ihre sexuelle Geschichte kennt. Im Laufe der Jahre habe ich viele Geschichten von illegalen Abtreibungen gehört, schmerzliche wie heilende. Mehrere Frauen, die über sechzig waren, haben erzählt, sie seien vor der Abtreibung von männlichen »Engelmachern« vergewaltigt worden, »um sie zu entspannen«. Weil sie auf die Hilfe dieser Männer angewiesen waren und Angst hatten, hatten sie diese Demütigung über sich ergehen lassen und oft jahrzehntelang über den Vorfall geschwiegen. Eine andere Frau meinte dagegen, sie sei dem wunderbaren Mann, der bei ihr eine illegale Abtreibung gemacht hatte, auf ewig dankbar. Sie hatte seine sanfte Berührung und sein medizinisches Geschick als ein Geschenk des Himmels für sich und all die anderen unglücklichen Frauen in einer Zeit empfunden, in der es eine freie Entscheidung zur Abtreibung nicht gab. Hoffen wir, daß solche Zeiten nicht wiederkommen.

Die physischen Folgen der Scham und der Reue einer Frau über die Abtreibung leben oft jahrelang in ihren Zellen weiter. Nicht aufgelöstes psychisches Leid manifestiert sich körperlich und kann zur Grundlage späterer Erkrankungen wie Myome und Beckenschmerzen werden. Die Kraft und das Potential zur Schädigung oder Heilung liegt dabei nicht in dem Eingriff oder dem Ereignis an sich, sondern in der *Bedeutung*, die ihm zugeschrieben wird. Allerdings glaube ich, daß wiederholte Abtreibungen bei aller Sicherheit der Methoden das *Hara* oder das weibliche Energiezentrum schädigen können.

Nach meiner Erfahrung sind Abtreibungen besonders bei den Frauen problematisch, die bereits ein oder zwei Kinder, ein Heim und die nötigen Mittel haben, aber zu einem für sie ungünstigen Zeitpunkt schwanger geworden sind. In einem solchen Fall, in dem der Mann der Patientin das Kind nicht wollte, habe ich sie darauf aufmerksam gemacht, daß sie die Abtreibung wahrscheinlich später bereuen würde, da sie selbst das Kind eindeutig wollte und den Eingriff nur machen ließ, um keinen Ehestreit zu riskieren. Sie versicherte mir, ihr Entschluß stünde fest; sie sei die Kindersitze und Windeln leid und wolle ihr eigenes Leben leben. Genau eine Woche nach der Abtreibung stand diese Frau weinend in der Praxis und machte mir Vorwürfe: »Warum haben Sie mir nicht gesagt, wie schlimm das sein würde? Warum haben Sie mir die Abtreibung nicht ausgeredet?« Sie wollte so schnell wie möglich wieder schwanger werden, »um ihr Verlustgefühl zu überwinden«. Immer wieder treiben Frauen ab, die das Kind selbst wollen, weil die Männer, mit denen sie zusammenleben, darauf bestehen. Unter solchen Umständen ist Abtreibung ein Selbstverrat, fast schon eine Art Selbstvergewaltigung. Sie kann die Beziehung vergiften, wenn sie nicht offen und ehrlich verarbeitet wird.

Eine über 50jährige Patientin bekam ständige Zwischenblutungen und Beckenschmerzen aufgrund eines übermäßigen Wachstums der Gebärmutterschleimhaut (siehe 5. Kapitel). Wie sie sagte, hatte das angefangen, als ihre Tochter ein Mädchen gebar. Die Geburt führte dazu, daß sie sehr böse auf ihren Mann wurde und gleichzeitig das Gefühl eines tiefen Kummers hatte, was sie sich rational nicht erklären konnte. Sie ließ die Gefühle zu und erkannte schließlich, daß es sich um Gefühlsreste aufgrund einer von ihr nicht gewollten Abtreibung handelte. Sie hatte abgetrieben, weil ihr Mann sie bei der Schwangerschaft nicht unterstützte. Jetzt begann ein verspäteter Heilungsprozeß.

Seit Mitte der achtziger Jahre mache ich keine Abtreibungen mehr. Ich war die nervtötende Beschäftigung mit der ambivalenten Einstellung der Patientinnen zu ihrer Fruchtbarkeit leid, und ich wollte auch nicht jedes Jahr aufs neue eine Abtreibung bei denselben Frauen machen. Ich brauchte eine Pause und zog es vor, an anderen Aspekten des Problems zu arbeiten, das heißt, ich wollte Frauen helfen, ihre Sexualität und ihr Bedürfnis nach Selbstachtung und Selbstwertgefühl zu verstehen, unabhängig davon, ob sie eine Beziehung zu einem Mann haben.

Viele Frauen sind heute noch nicht bereit und fähig, ihre Fruchtbarkeit und Sexualität ohne Einschränkung selbst zu bestimmen; hier stekken wir noch in einer wichtigen Entwicklung. Abtreibung als Verhütungsmittel wird es noch sehr lange geben müssen, und ich befürworte, daß es diese Möglichkeit gibt. Dennoch freue ich mich auf die Zeit, wenn Abtreibungen selten geworden sein werden, in der Männer und Frauen gemeinsam die Empfängnis sorgfältig, überlegt und zielbewußt planen werden und jedes Kind gewollt und versorgt sein wird.

Überlegungen zur Heilung vergangener Abtreibungen

- Waren Sie mit Unterstützung, Beratung und Information zufrieden?
- Haben Sie sich ein oder zwei Tage ausgeruht?
- Haben Sie getrauert? Hatten Sie das Bedürfnis danach?
- Haben Sie Schuldgefühle gehabt? Wenn ja, haben Sie sie jetzt noch?
- Hat eine frühe religiöse Erziehung die Vorstellung verstärkt, daß Abtreibung und Selbstbestimmung falsch sind?
- Können Sie sich Ihr damaliges Unwissen heute verzeihen?
- Konnten Sie über die Erfahrung mit Ihrer Familie oder einer vertrauten Freundin sprechen? Sind Sie von Freunden oder der Familie unterstützt worden?
- Wenn Sie heute vor derselben Entscheidung stünden, würden Sie wieder abtreiben?

- Können Sie die Abtreibung für sich zu einem mutigen Akt umdeuten – zu einem Akt, mit dem Sie Ihre Macht wieder eingefordert haben?
- Für manche Frauen ist die Abtreibung eine Würdigung des eigenen Selbst. Wenn das bei Ihnen der Fall war, herzlichen Glückwunsch! Wenn nicht, was haben Sie daraus gelernt?

Eine andere Einstellung zur Abtreibung finden

Von der Kommunikation mit dem Ungeborenen habe ich zuerst durch Dr. McGareys Buch ›Born to live‹ erfahren, in dem sie ihre jahrelangen Erfahrungen mit Klinik- und Hausgeburten schildert. Im Laufe der Jahre wurde ihr zutiefst spiritueller Zugang zur Medizin und zur weiblichen Gesundheit für mich zur wichtigen Richtschnur, vor allem in der Abtreibungsfrage. Sie erzählt die folgende Geschichte: »Ich sehe ein, daß Abtreibung oft vernünftig, verständlich und ›richtig‹ ist. Aber die Geschichte, die mir eine Patientin vor einiger Zeit erzählte, wirft ein ganz neues Licht darauf. Diese Mutter hatte eine vierjährige Tochter namens Dorothy, mit der sie gelegentlich in ein Restaurant ging. Sie sprachen über dies und das; das Kind hüpfte von Thema zu Thema, sagte aber plötzlich: ›Das letzte Mal, als ich ein kleines Mädchen war, hatte ich eine andere Mami!‹ Dann fing sie an, in einer fremden Sprache zu reden, die ihre Mutter aufzuschreiben versuchte.

Der magische Augenblick schien vorbei, als Dorothy plötzlich fortfuhr: ›Das war gar nicht das letzte Mal. Das letzte Mal war ich sechs Zentimeter groß und in deinem Bauch, aber Papa wollte dich noch nicht heiraten, und deshalb bin ich weggegangen. Und dann bin ich wiedergekommen.‹ Danach, so erzählte die Mutter, sprach das Kind wieder von Sachen, wie sie Vierjährige beschäftigen.

Die Mutter blieb stumm. Außer ihr selbst, ihrem Mann und ihrem Arzt hatte niemand gewußt, daß sie etwa zwei Jahre vor der Heirat schwanger geworden war und sich zu einer Abtreibung entschlossen hatte. Sie selbst hätte das Kind gern bekommen, aber ihr zukünftiger Mann war noch nicht bereit dazu.

Als die beiden dann heirateten und danach dann auch ein Kind wollten, erschien dasselbe Wesen wieder. Und das kleine Mädchen hatte im Grunde nichts anderes gesagt als: »Ich bin dir nicht böse wegen der Abtreibung. Ich habe es verstanden. Ich wußte, warum du das gemacht hast, und es war in Ordnung. Hier bin ich wieder. Es war eine Erfahrung. Ich habe daraus gelernt, du hast daraus gelernt, laß uns also mit dem Leben weitermachen.«[5]

Meine Schwester, Mutter von drei willensstarken und aktiven Söhnen, wurde unabsichtlich schwanger, als sie während der Menstruation einen Eisprung hatte, was sehr selten vorkommt. Sie wußte, daß die Schwangerschaft für sie nicht das richtige war, im Gegenteil, sie empfand sie auf allen Ebenen als absolut *falsch*. Deshalb bemühte sie sich, mit dem Ungeborenen zu kommunizieren. Sie bat seine Seele, sie zu verlassen. Diese innere Arbeit setzte sie zwei Wochen lang täglich fort. Aber sie blieb schwanger. Schließlich vereinbarte sie telefonisch einen Termin für die Abtreibung, obwohl sie sich das vorher nie hatte vorstellen können. Aber kaum hatte sie den Hörer aufgelegt, setzte die Blutung ein. Sie hatte noch am selben Tag eine Fehlgeburt.

Solche Geschichten werfen ein ganz neues Licht auf die Abtreibung. Caroline Myss ist sich sicher, daß die Energie der Geister nach einer Abtreibung zurückbleibt und restlos freigesetzt werden muß. Viele traditionelle Gesellschaften gehen von derselben Annahme aus (siehe die Geschichte von Paula im 6. Kapitel).

1985 habe ich bei einem internationalen Kongreß der Gesellschaft für Prä- und Perinatale Psychologie an einem Heilungsritual für Abtreibungen unter der Leitung von Janine Parvati Baker teilgenommen, das sie bei einer indianischen Medizinfrau erlernt hat. Frauen, die abgetrieben hatten, und Menschen, die davon betroffen waren, setzen sich im Kreis in die Mitte des Raumes. Dazu gehörte auch ein Mann, dessen Mutter vergeblich versucht hatte, ihn abzutreiben, und ein anderer, dessen Frau ein Kind abgetrieben hatte, das er sich wünschte. Um diesen inneren Kreis setzten sich die Anwesenden, die Abtreibungen durchgeführt oder beobachtet hatten, als »Augenzeugen«, und die, deren Freundinnen oder Angehörige ihnen von ihren Abtreibungen erzählt hatten, als »Ohrenzeugen«. Den ganzen Nachmittag bis in den Abend hinein sprachen Männer wie Frauen über ihr jahrelanges, noch nie ausgesprochenes persönliches Leiden an der Abtreibung. Als Repräsentantin der Verbindung zwischen den Welten half Baker, die Energie der abgetriebenen Geister freizusetzen. Für viele war das ein Schritt zur Heilung.

Wenn es darum geht, eine Schwangerschaft auszutragen, ist jede Frau in einer ganz eigenen Situation, und niemand außer ihr kann und sollte darüber entscheiden. Jede Entscheidung, die sie trifft, hat Konsequenzen. Wichtig ist vor allem, daß jeder Frau klar wird, daß sie tatsächlich eine Wahl hat.

Bewußte Empfängnis und Empfängnisverhütung

Der persönliche und berufliche Status von Frauen läßt sich nur dann verbessern, wenn wir die Verantwortung für unsere Schöpfungen übernehmen und unsere Macht neu einfordern. Das gilt besonders im Bereich der Schwangerschaft und Geburt. In der Geschichte unseres Planeten ist jetzt der Zeitpunkt erreicht, an dem Frauen lernen müssen, bewußt über die Fortpflanzung zu entscheiden und die obsolet gewordene unbewußte Prägung durch die Sippe aufzugeben, die in Schwangerschaften resultiert, mit denen eine innere Leere gefüllt oder ein Mann gehalten werden soll. Janine Parvati Baker bekennt sich *sowohl* zur Entscheidungsfreiheit bei der Abtreibung *als auch* zum Lebensschutz: Sie hielt sich mit 17 Jahren für alt genug, um sexuell aktiv zu werden, schwor sich aber gleichzeitig, nur mit solchen Männern ins Bett zu gehen, deren Kind sie im Falle einer Schwangerschaft auch austragen wollte. Wie sie sagte, hat es drei Jahre gedauert, bis sie so einen Mann gefunden hatte. Damit zeigt sie, was Verantwortung für die eigene Schöpfung bedeutet. Bakers Geschichte ist wie die Geschichten der gebärenden Frauen im 12. Kapitel ein leuchtendes Beispiel für das, was Weiblichkeit bedeuten könnte, wenn Frauen ihren Körper und ihre kreativen Fähigkeiten lieben und schätzen würden.

Patientinnen, die über eine Schwangerschaft nachdenken, gebe ich den Rat, mit ihren Partnern über die Vorstellung, ein Kind zu haben, zu meditieren und um Lenkung zu beten. Frauen im alten Tibet haben vor jeder Empfängnis eine Zeitlang gebetet und meditiert. Sie können das selbst dann tun, wenn Sie sich durch Spendersamen befruchten lassen wollen. Es geht darum, Ihren Körper als Passage für einen neuen Geist zu verstehen und sich der Erfahrung hinzugeben, offen zu werden für alles, was Sie dadurch lernen können.

Ich verschreibe sämtliche verfügbaren Mittel zur Empfängnisverhütung, also Pille, Spirale, Diaphragma etc., und meine Patientinnen sind mit den jeweiligen Methoden auch sehr gut zurechtgekommen (siehe Tabelle 6). Leider informieren viele Ärzte nicht objektiv über die verschiedenen Methoden zur Empfängnisverhütung. In meiner Studien- und Assistenzzeit neigte man dazu, orale Verhütungsmittel als optimale Methode zu propagieren und die Zuverlässigkeit von Diaphragmas und Kondomen herunterzuspielen. Bedenkt man, wie sehr unsere Gesellschaft zur Kontrolle des weiblichen Körpers neigt, ist das nicht weiter verwunderlich. Die Pille ist schnell verschrieben, leicht zu nehmen, sehr zuverlässig und sehr bequem. Sie ermöglicht die Manipulation des Menstruationszyklus, so daß sich etwa Perioden am Wochenende verhindern lassen. Damit entspricht sie genau den gesellschaftlichen Idealvorstellungen. Die Pille ist denn auch das am besten erforschte Medikament in der Geschichte der Empfängnisverhütung.

Die meisten anderen Verhütungsmethoden erfordern mehr Wissen über den Körper und eine aktivere Beteiligung, auch von den Ärzten, da sie nicht auf deren knapp bemessene Beratungszeit zugeschnitten sind. Viele Ärzte glauben auch, Frauen würden mechanische Verhütungsmittel wie Diaphragma, Kondome, Vaginalschwämmchen und -zäpfchen nicht nehmen, weil sie zu viele »Fehler« erlebt haben. Das gilt für manche Frauen, aber lange nicht für alle. Das vorhandene Material zeigt, daß mechanische und sogar natürliche Verhütungsmittel bei »idealen Anwenderinnen«, die sich immer der Methode entsprechend verhalten, zu 95 bis 98 Prozent effektiv sind.[6]

Man muß zwischen dem Versagen einer Verhütungsmethode und dem Versagen der Frauen, die sie anwenden, unterscheiden. Viele Frauen sind dazu erzogen worden, ihren Partnern sexuell ständig zur Verfügung zu stehen, ohne sie in die Verantwortung für die Verhütung einzubeziehen. Viele sind auch mit Männern zusammen, die sich an der Verhütung nicht beteiligen, weil sie glauben, das sei »Frauensache«. In diesen Fällen sind die Verhütungsmittel am besten geeignet, die keine Planung, Vorbereitung oder männliche Kooperation erfordern, also etwa die Pille, Spirale, Depotspritzen und Eileitersterilisation. Diaphragmas oder Kondome, die eine bewußte Partizipation des Partners erfordern, sind bei solchen Frauen nicht angebracht.

Wenn Sie die für Sie richtige Verhütungsmethode finden wollen, müssen Sie *ehrlich* entscheiden, in welcher Situation Sie gegenwärtig sind – und wieviel Verantwortung Sie für Ihre Fruchtbarkeit übernehmen wollen. Manche Frauen lehnen Temperaturmessungen oder die Überprüfung des Zervixschleims zur Feststellung des Eisprungs grundsätzlich ab; genauso undenkbar ist ihnen die Vorstellung, vor jedem Geschlechtsverkehr ein Diaphragma einzusetzen. Dafür kommen sie gut mit der Pille oder anderen »automatischen« Verhütungsmethoden zurecht. Andere Frauen ziehen ein mechanisches Verhütungsmittel wie das Diaphragma vor, und ich fördere das auch, allerdings nur in den Fällen, in denen sie wirklich zu einer bewußten Verhütung bereit sind. Ich habe oft genug erlebt, daß Frauen drei- oder viermal zur Abtreibung kamen, weil sie ihre »natürlichen« Verhütungsmittel nicht benutzt hatten; in Anbetracht ihres Sexualverhaltens wäre die Pille, die sie als »unnatürlich« ablehnten, für sie besser gewesen. Meiner Meinung nach hat eine Abtreibung, die auf den falschen Umgang mit »natürlichen« Verhütungsmethoden zurückgeht, mit »Natur« nichts zu tun. Es gibt viele Frauen, die sich in Hinblick auf ihre Ernährung und ihre Umwelt sehr bewußt verhalten, aber trotzdem an der kulturell ererbten dualistischen Spaltung von Geist und Körper leiden, derzufolge eine begehrenswerte Frau sexuell stets verfügbar zu sein hat, ohne vom Partner zu verlangen, die Verantwortung mitzutragen.

Spirale (Intrauterinpessar)

Die Spirale, die medizinisch als Intrauterinpessar (IUP) bezeichnet wird, ist für manche Frauen eine gute Lösung, obwohl sie das Risiko von Unterleibsinfektionen erhöhen kann. Das wissenschaftliche Material in diesem Bereich ist nicht eindeutig. Ich habe Patientinnen gehabt, die problemlos bis zu zwanzig Jahre lang die Spirale getragen haben. Nachgewiesen wurde allerdings eine Verbindung zwischen Spirale und einem erhöhten Risiko, eine Eileiterschwangerschaft zu bekommen. Spiralen sind besonders für Frauen geeignet, die schon ein Kind geboren haben. Bei manchen Frauen führt die Spirale auch zu verstärkten Krämpfen und Blutungen.

In meiner Ausbildung ist mir aufgefallen, daß Frauen mit Spirale mehr Infektionen hatten als andere, was aber von den Herstellern und vielen Ärzten eine Zeitlang abgestritten wurde. Die damals gebräuchlichen Spiralen wurden als *das* Verhütungsmittel für junge Frauen, die noch keine Kinder hatten, propagiert, mit oft verheerenden Ergebnissen für die Frauen, die unter den Nebenwirkungen zu leiden hatten.

Orale Verhütungsmittel

Orale Verhütungsmittel können bei manchen Frauen eine optimale Nährstoffversorgung beeinträchtigen. Die Pille kann den Gehalt von B-Vitaminen im Blut verringern und zu weiteren Stoffwechselveränderungen führen.[7] Deshalb sollten Frauen neben der Pille ein gutes Multivitaminpräparat mit viel B-Vitaminen nehmen. Die meisten Frauen, bei denen die Pille zu ernsten Problemen führt, rauchen; Raucherinnen sollten nach dem 35. Lebensjahr die Pille nicht mehr nehmen. Heute wird die Pille bis zu den Wechseljahren verschrieben; anschließend wird eine Östrogentherapie empfohlen. Das heißt aber, daß viele Frauen die meiste Zeit ihres Lebens chemisch verhüten bzw. Ersatzhormone nehmen. Ich bin mir nicht sicher, ob die Vorteile die potentiellen Gesundheitsrisiken wirklich aufwiegen, aber viele Frauen werden dazu überredet – und es *muß* auch für sie und ihre jeweilige Situation nicht falsch sein.

Allerdings entgehen ihnen die Botschaften, die Gebärmutter und Eierstöcke ihnen normalerweise vermitteln würden (siehe 6. und 7. Kapitel).

Gestagendepotspritzen und -implantate

Implantate und Depotspritzen sind relativ neu, und deshalb habe ich damit wenig Erfahrung. Implantate werden unter örtlicher Betäubung in den Arm eingesetzt, Spritzen dreimonatlich gegeben. Kopfschmerzen und Zwischenblutungen sind die häufigsten Nebenwirkungen. Sie sind hochwirksam und funktionieren im Vergleich zu anderen Methoden »automatisch«.

Natürliche Verhütungsmethoden

Im Lauf der Jahre habe ich mit vielen Frauen gearbeitet, die mit natürlichen Verhütungsmethoden gut zurechtgekommen sind. Aber wie viele Gynäkologen und die meisten Frauen, weiß auch ich erst seit kurzem, wie gut erforscht und exakt die natürliche Familienplanung eigentlich ist.[8] Die meisten Leute verstehen unter natürlicher Verhütung die sogenannte »Kalendermethode«, die heute als überlebt gilt, aber sie ist keineswegs darauf beschränkt.[9] Dr. Joseph Stanford, praktischer Arzt und Spezialist für natürliche Verhütungsmethoden, definiert sie als die »Nutzung physiologischer Anzeichen und Symptome des Menstruationszyklus zur Bestimmung der fruchtbaren und unfruchtbaren Phasen. Diese Information ist für die natürliche Familienplanung oder zur Diagnose und Behandlung der Unfruchtbarkeit geeignet.« Bei den natürlichen Verhütungsmethoden muß der Zeitpunkt des Eisprungs bestimmt werden. Dafür gibt es verschiedene Möglichkeiten: Überprüfung und Beobachtung des Zervixschleims[10] oder Messung der Basaltemperatur. Die Kombination aus Beobachtung des Zervixschleims und Messung der Basaltemperatur wird als symptothermale Methode bezeichnet. Testpräparate, die den Eisprung im Urin nachweisen, sind heute in vielen Apotheken erhältlich. Dagegen sind Symptome wie Empfindlichkeit der Brüste, Mittelschmerz und Veränderungen der Position des Gebärmutterhalses als Indikatoren des Eisprungs wissenschaftlichen Untersuchungen zufolge nicht immer zuverlässig.

Eine Untersuchung, bei der 15 verschiedene Verhütungsmethoden einschließlich verschiedener Abarten der verbreiteten Methoden zur Bestimmung des Eisprungs untersucht wurden, hat festgestellt, daß die Beobachtung des Zervixschleims (Ovulationsmethode) die genaueste und praktischste Methode zur Bestimmung der fruchtbaren Zeit ist.[11] Die Messung der Basaltemperatur hat die Genauigkeit nicht erhöht.

Tabelle 6
Verhütungsmethoden im Vergleich

Methode	**Wirksamkeit***	**Voraussetzungen**	**Vorteile**	**Nachteile**
Natürliche Verhütung	98,5 %	Bewußte Kenntnis des Fruchtbarkeitszyklus	Erhält den natürlichen Hormon- und Fruchtbarkeitszyklus	Notwendigkeit der kontinuierlichen bewußten Anwendung
Diaphragma mit Verhütungcreme oder -gel	98 %	Anpassung durch Ärzte oder Familienplanungszentren. Muß bei jedem Geschlechtsverkehr eingesetzt werden	Schützt unter Umständen vor Infektionen und Abstrich-Anomalien Erhält den natürlichen Hormon- und Fruchtbarkeitszyklus	Ist für manche Frauen nicht akzeptabel Kann zu Reizungen im Genitalbereich führen
Kondome	98%	Zur maximalen Wirksamkeit ist eine gewissenhafte Nutzung erforderlich Muß bei jedem Geschlechtsverkehr benutzt werden	Schutz vor Geschlechtskrankheiten Braucht die Kooperation des männlichen Partners	Ist für manche Menschen nicht akzeptabel
Pille	Fast 100 %	Tägliche Einnahme	Verringert das Eierstock- und Uteruskrebsrisiko Macht Planung überflüssig	Blockiert den natürlichen Hormon- und Fruchtbarkeits zyklus Kann das Risiko einer Dysplasie der Zervix erhöhen Kann das Brustkrebsrisiko erhöhen
Intrauterinpessar (Spirale)	96–98 %	Einsetzen durch Arzt Muß jedes Jahr ausgewechselt werden	Macht Planung überflüssig	Kann das Risiko von Unterleibsinfektionen erhöhen

Methode	Wirksamkeit*	Voraus-setzungen	Vorteile	Nachteile
Spermizid-Schaum	97 %	Zur maximalen Wirksamkeit gewissenhafte Nutzung erforderlich	Kann vor Geschlechtskrankheiten schützen	Ist für manche Frauen nicht akzeptabel Kann den Genitalbereich reizen
Pessare	87 %	Zur maximalen Wirksamkeit gewissenhafte Nutzung erforderlich	Keine Planung erforderlich	Zur Zeit nur in drei Größen; der richtige Sitz ist nicht immer garantiert
Vaginal-schwämmchen	83–95 %	Zur maximalen Wirksamkeit gewissenhafte Nutzung erforderlich	Kann bis zu drei Tagen in der Vagina bleiben Keine Planung erforderlich	Nur in einer Größe erhältlich; ist vielleicht nach einer Geburt weniger wirksam
Coitus interruptus	77–84 %	Zur maximalen Wirksamkeit gewissenhafte Nutzung erforderlich	Keine Planung erforderlich	Kann die Lust beeinträchtigen
Depotspritzen	fast 100 %	Monatliche Spritze	Keine Planung erforderlich	Zwischenblutungen und Kopfschmerzen
Gestagen-implantate	fast 100 %	Einsetzen durch Arzt	Keine Planung erforderlich	Zwischenblutungen und Kopfschmerzen
Vasektomie (Unterbrechung des Samenleiters)	fast 100 %	Keine Planung	Keine Planung erforderlich	Nicht rückgängig zu machen
Eileiterunterbrechung	fast 100 %	Keine Planung	Keine Planung erforderlich	Nicht rückgängig zu machen

* Bezieht sich auf ideale Anwenderinnen und Anwender, die die Methode immer korrekt anwenden.

Durch die Beobachtung der zyklischen Veränderungen des Zervixschleims und die Bestimmung des Fruchtbarkeitszyklus erfahren Sie im voraus, wann Sie fruchtbar werden, und können in dieser Zeit auf mechanische Verhütungsmittel zurückgreifen oder beim Liebesakt auf die Penetration verzichten. Motivierte Paare können eine gemeinsame Lösung für dieses Problem suchen. Dr. Stanford, der mit dieser Methode persönliche und berufliche Erfahrungen gesammelt hat, sagt: »Wir behandeln die Fruchtbarkeit oft als Krankheit, aber sie ist Teil des Menschen. Paare, die diese Methode benutzen, entwickeln oft eine tiefe gegenseitige Achtung für ihre Fruchtbarkeit und für ihre Sexualität, und das kann sämtliche Aspekte ihrer Beziehung vertiefen. Es ist eine spirituelle Sache.« Als ich meine Kinder empfangen habe, habe ich die Basaltemperatur gemessen, um den Zeitpunkt der Empfängnis mitbestimmen zu können, obwohl ich damals noch nicht wußte, wie genau die Ovulationsmethode ist. Für mich war das ein sehr machtvolles Gefühl.

Bevor ich mich zur Eileiterunterbrechung entschlossen habe, habe ich mit Diaphragma oder Kondomen in Verbindung mit der Kenntnis meiner unfruchtbaren Tage verhütet (ich habe einen sehr regelmäßigen Zyklus, so daß mir die Bestimmung der fruchtbaren und unfruchtbaren Tage leichtfiel). Mein Mann und ich teilten die Freuden und Verantwortlichkeiten eines bewußten Umgangs mit unserer Fruchtbarkeit. Die Pille hätte ich nie genommen – es schien mir einfach falsch, in diesem Ausmaß in meinen Hormonhaushalt einzugreifen. Dasselbe galt für die Spirale: Ich wollte keinen Fremdkörper in der Gebärmutter haben (bei Kontaktlinsen habe ich diese Probleme allerdings nicht). Für andere Frauen aber sind Pille oder Spirale oft genau das richtige.

Natürliche Verhütungsmethoden (mit oder ohne mechanische Verhütungsmittel während des Eisprungs) können eine sehr effektive Methode zur Familienplanung sein. Am besten erforscht ist die sogenannte »Ovulationsmethode« (siehe unten), bei der die fruchtbaren Tage mit Hilfe des Zervixschleims bestimmt werden. Drei große Studien haben bei der Schwangerschaftsverhütung eine Wirksamkeit zwischen 99,1 und 99,9 Prozent ergeben; die Werte bei den Anwenderinnen lagen zwischen 94,8 und 97,3 Prozent. Die unterschiedlichen Zahlen gehen wahrscheinlich auf Fehler bei der Information und der Anwendung zurück.[12]

Umgekehrt erhöhen sich die Chancen für eine Empfängnis beträchtlich, wenn Sie den Zeitpunkt Ihres Eisprungs kennen. Im allgemeinen liegt die Wahrscheinlichkeit einer Empfängnis innerhalb eines Menstruationszyklus bei 22 bis 30 Prozent. Paare, die sich beim Geschlechtsverkehr auf die fruchtbaren Tage konzentrieren, können diese Chancen aber beträchtlich steigern. In einer Untersuchung gelang 71,4 Prozent der Paare eine Befruchtung im ersten Zyklus. Bei Paaren, die noch kein Kind hatten, betrug die Erfolgsrate sogar 80,9 Prozent; im vierten Zyklus 100 Prozent.[13]

Bei Empfängnisproblemen kann die Ovulationsmethode (siehe dazu auch weiter unten) die Empfängnischancen ohne weitere Behandlung erhöhen. Dr. Standford hat festgestellt, daß »20 bis 40 Prozent der Paare, die wegen Empfängnisunfähigkeit (seit durchschnittlich drei Jahren) an das Zentrum für natürliche Familienplanung in Omaha überwiesen wurden, mit der Ovulationsmethode innerhalb von sechs Monaten eine Schwangerschaft erreichten, ohne daß weitere medizinische Untersuchungen und Behandlungen nötig waren.«[14] Die Ovulationsmethode eignet sich auch für Frauen mit unregelmäßiger Periode, stillende Mütter und Frauen kurz vor den Wechseljahren.

Wenn Sie natürliche Verhütungsmethoden praktizieren wollen, sollten Sie sich von erfahrenen Fachleuten beraten lassen. Wenden Sie sich an eine Familienberatungsstelle, die sich mit der natürlichen Familienplanung gut auskennt, denn die Methode ist zwar einfach, erfordert aber vor allem am Anfang Beratung und Unterweisung. Die Qualität der Erfahrungen einer Frau (oder eines Paares) mit dieser Methode hängt oft von der Qualität der Instruktionen und der Begleitung ab.

Paare, die in den reproduktionsfähigen Jahren effektiv natürliche Familienplanung praktiziert haben, müssen sich nicht mit Nebenwirkungen herumschlagen und finden dazu oft zu einer tieferen Intimität, die auch die gemeinsame Verantwortung für die Fruchtbarkeit einschließt. Obwohl natürliche Methoden zur Familienplanung oft von bestimmten Religionen propagiert werden, sind sie für viele Frauen attraktiv, weil es sich dabei im Grunde um einen ganzheitlichen Zugang zur Fruchtbarkeit handelt. Bei einer telefonischen Umfrage bei 1 267 zufällig ausgesuchten Frauen in Deutschland waren zum Beispiel 47 Prozent der Befragten an Informationen über natürliche Familienplanung interessiert oder sehr interessiert; 20 Prozent machten deutlich, daß die Wahrscheinlichkeit einer künftigen Anwendung sehr hoch war. Bei der Motivation spielten religiöse Faktoren erstaunlicherweise kaum eine Rolle.[15] Ich vermute, daß diese Methoden sehr viel häufiger angewandt würde, wenn sie breiter bekannt wären und von den Medizinern stärker gefördert würden. Die Kenntnis des eigenen Fruchtbarkeitszyklus durch natürliche Familienplanungsmethoden, ob sie zur Verhütung oder zur Empfängnis benutzt werden, sind immer eine Ermächtigung. Im folgenden gebe ich einen kurzen Überblick über die häufigsten Methoden.

Bestimmung der fruchtbaren Phase. Nach dem Eisprung ist ein Ei zwischen sechs und vierundzwanzig Stunden befruchtungsfähig. Die Lebensfähigkeit des Spermas hängt davon ab, ob fruchtbarer Schleim vorhanden ist; in fruchtbarem Schleim kann Sperma bis zu fünf Tagen am Leben bleiben. Ohne diesen Schleim sterben die Spermien innerhalb von ein paar Stunden ab. Deshalb gibt es in jedem Zyklus eine Phase von ungefähr einer Woche, in der es theoretisch zu einer Schwangerschaft kommen kann.

Überprüfung des Zervixschleims (Ovulationsmethode). Wissenschaftliche Untersuchungen haben bestätigt, daß praktisch jede Frau sehr leicht feststellen kann, ob fruchtbarer, östrogenstimulierter Zervixschleim vorhanden ist. Dazu muß sie nur lernen, den Ausfluß in der Vulva zu beobachten.[16] Unmittelbar nach der Menstruation ist am wenigsten Zervixschleim vorhanden. Sie haben eine »trockenes« Gefühl; es gibt keinen Schleim in der Öffnung der Vagina und keine Ausflußspuren in der Unterwäsche. Das Fehlen des Schleims ist ein Anzeichen für »Unfruchtbarkeit«, und ein ungeschützter Geschlechtsverkehr an den »trockenen« Tage ist in der Regel sicher. Der Gebärmutterhals beginnt etwa sechs Tage vor dem Eisprung mit der Absonderung von östrogenstimuliertem Zervixschleim. Damit können Sie also feststellen, wann der Eisprung voraussichtlich stattfindet. Sobald Sie Schleim in Ihrer Unterwäsche finden oder mit Toilettenpapier abwischen können, beginnt die fruchtbare Phase. In östrogenstimuliertem Schleim lassen sich unter dem Mikroskop Kanäle erkennen, die es dem Sperma ermöglichen, den Gebärmutterhals hinaufzuschwimmen. Er hat die Konsistenz und das Aussehen von rohem Eiweiß. Bei manchen Frauen durchnäßt er sogar die Unterwäsche. Fruchtbar sind Sie vom ersten Auftreten des Zervixschleims bis zum vierten Tag nach dem höchsten Schleimausstoß. Der letzte Tag, an dem klarer, fädenziehender (etwa anderthalb Zentimeter lange Fäden zwischen Daumen und Zeigefinger) oder öliger Schleim auftaucht, wird als »Höhepunkt« des Schleimausstoßes bezeichnet. Dieser »Höhepunkt« korreliert meist mit dem Eisprung, der in 95 Prozent aller Fälle ein oder zwei Tage davor oder danach einsetzt.[17]

Progesteronstimulierter Schleim tritt unmittelbar nach dem Eisprung auf. Dieser Schleim ist nicht mehr elastisch und hat eine milchige, klebrige Konsistenz. Unter dem Mikroskop wird erkennbar, daß diesem Schleim die Kanäle fehlen, durch die das Sperma sich nach oben arbeitet; er kann die Passage der Spermien sogar blockieren. Nach dem ovulatorischen Schleimausstoß hört die Schleimbildung entweder ganz auf

(Sie werden »trocken«) oder er wird dicker und dichter (ein Anzeichen für Progesteronstimulation). In beiden Fällen handelt es sich um eine klar zu unterscheidende und auffallende Veränderung. Etwa 12 bis 15 Tage nach dem ovulatorischen Zervixfluß setzt dann die Periode ein.[18]

Notieren Sie drei Monat lang die Basaltemperatur, um den Eisprung festzustellen. Die Beobachtung des Zervixschleims ist zwar genauer, aber durch die Messung der Basaltemperatur über mehrere Zyklen lernen Sie viel über Ihren Körper und seinen inneren Rhythmus. Sie ist oft auch eine Hilfe, um die Beziehung zwischen den Veränderungen des Zervixschleims und dem Eisprung zu klären.

Der Temperaturanstieg vor dem Eisprung geht auf die Auswirkungen des Progesterons zurück. Wenn Sie in der Zeit schwanger werden, in der Sie Ihre Temperatur messen, werden Sie feststellen, daß sie nicht wieder sinkt. Diese Erhöhung der Basaltemperatur ist ein sehr frühes Anzeichen für eine Schwangerschaft. (Wenn Frauen schwanger sind, haben sie mehr Progesteron im Körper, und deshalb bleibt die Temperatur höher als sonst. Die einzige Zeit, in der ich ohne Frösteln im Meer schwimmen konnte, war während meiner Schwangerschaften.)

Die Basaltemperatur wird jeden Morgen vor dem Aufstehen gemessen, angefangen vom ersten Tag der Periode (der als erster Zyklustag gilt). Messen Sie drei Zyklen, und legen Sie für jeden Zyklus eine eigene Kurve an. Sie können die Temperaturkurve dann dazu benutzen, um die Veränderungen im Zervixschleim aufzuzeichnen (siehe Abbildung 8). Beim Eisprung steigt die Basaltemperatur um etwa 0,6 bis 0,8 Grad; er liegt etwa zwischen dem Zeitpunkt, an dem die Temperatur zu steigen beginnt, und dem Zeitpunkt der höchsten Temperatur, bzw. einen bis zwei Tage vor oder nach dem Höhepunkt des Schleimflusses. Die fruchtbare Phase endet in der Regel vier Tage nach dem Höhepunkt des Schleimflusses bzw. am dritten Tag mit gleichbleibend hoher Temperatur (siehe Abbildung 8).

Wenn Sie relativ regelmäßige Zyklen haben, können Sie mit der folgenden Methode einen Überblick über die Länge Ihrer fruchtbaren und unfruchtbaren Phasen bekommen: Notieren Sie mindestens sechs Monate die Zykluslänge, um den frühestmöglichen Tag zu bestimmen, an dem der Eisprung auftreten könnte. Die Follikelphase des Zyklus (vom ersten Tag der Periode bis zum Eisprung) ist variabel, die Lutealphase (vom Eisprung bis zur Periode) im allgemeinen auf 14 Tage beschränkt. Um den frühesten Zyklustag für den Eisprung zu bestimmen, müssen Sie von den Tagen des kürzesten Zyklus 14 abziehen. Bei einer generellen

Zyklusdauer zwischen 26 und 31 Tagen wäre also der zwölfte Zyklustag (26 – 24 = 12) der erste mögliche Tag des Eisprungs. Je nach der Beschaffenheit des Zervixschleims ist also ein ungeschützter Geschlechtsverkehr bis etwa zum achten oder neunten Zyklustag möglich. (Diese Berechnungen zeigen, warum die Kurve des Zervixschleims im allgemeinen genauer ist als die »Kalendermethode«.)

Die Konsistenz der Zervix verändert sich ebenfalls mit dem Menstruationszyklus. Während des Eisprungs ist er viel weicher, der Muttermund ist stärker geöffnet. Bei manchen Frauen verändert sich auch die Zervixposition. Sie können Ihren Gebärmutterhals leicht fühlen, wenn

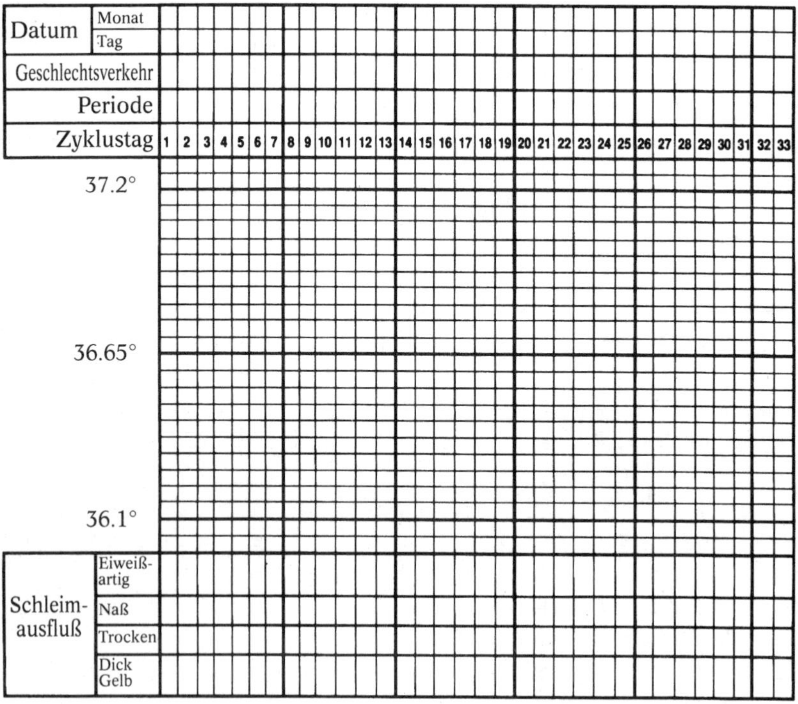

Abbildung 8: Natürliche Familienplanungsmethoden:
Ovulations- und Basaltemperaturkurve

Sie sich hinhocken und den Zeige- oder Mittelfinger in die Vagina einführen. Das geht auch in der Badewanne.

Zusammenfassend läßt sich sagen, daß es keinen richtigen oder falschen Umgang mit der Fruchtbarkeit gibt. Jede Frau muß für sich feststellen, wie sehr sie die Überzeugung verinnerlicht hat, daß dem Körper ohne hormonelle Manipulation von außen nicht zu trauen ist. Erst dann ist eine bewußte Entscheidung möglich. Einige meiner Patientinnen, die mit unterstützenden Männern in einer liebevollen Beziehung leben, benutzen gar keine Verhütungsmittel, sondern genießen Sex, wann immer sie wollen, weil sie wissen, daß sie beruhigt schwanger werden können.

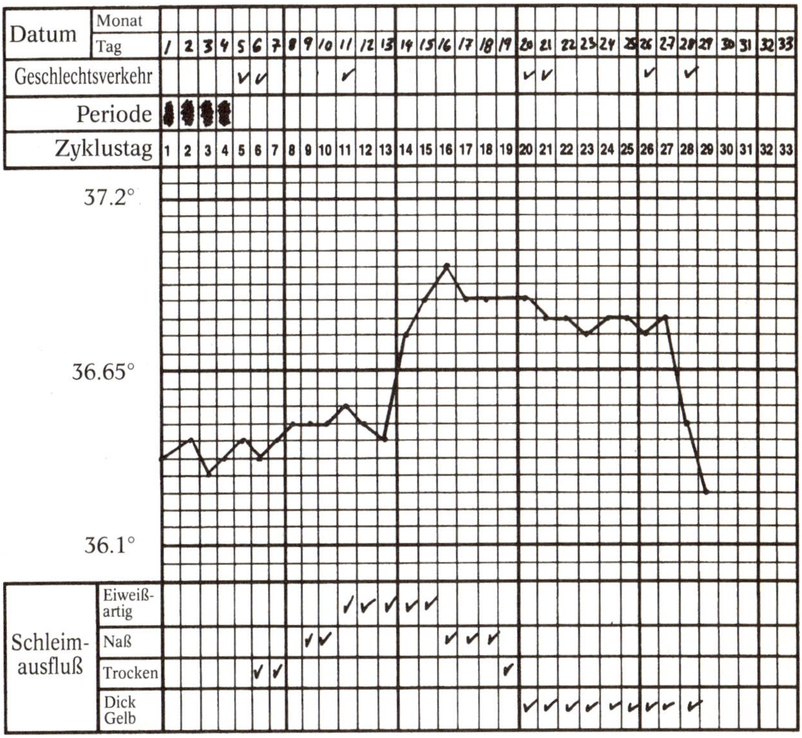

Abbildung 8: Natürliche Familienplanungsmethoden:
Ovulations- und Basaltemperaturkurve

Eileiterunterbrechung

Die Eileiterunterbrechung ist die häufigste Methode der Sterilisation. Dennoch haben viele Frauen ein ambivalentes Verhältnis dazu, selbst dann, wenn sie auf intellektueller Ebene wissen, daß sie keine Kinder mehr wollen. Den meisten Frauen ist die Empfängnis*fähigkeit* wichtig, ob sie sie wahrnehmen oder nicht. Mit der Eileiterunterbrechung ist diese Fähigkeit aber in der Regel unwiderruflich dahin. Seit Jahrhunderten wurden Frauen ausschließlich wegen ihrer Fähigkeit gewürdigt, Kinder zu bekommen; Gebären war das einzige gesellschaftlich akzeptierte Ventil für kreative weibliche Macht. Deshalb rührt der Gedanke, diese Fähigkeit freiwillig aufzugeben, an primitive Ängste. Aber die Befreiung von der Angst, schwanger zu werden, ist für viele Frauen gesundheitsfördernd und macht sie sexuell unbefangener.

Für manche, aber nicht für alle Frauen ist die Eileiterunterbrechung eine ganz ausgezeichnete Wahl. Ich selbst habe mich erst dazu entschlossen, als meine jüngste Tochter vier war. Es mag zwar unlogisch sein, aber irgendwie fand ich, sie sei dann »sicher« und »für immer«. Mit 37 Jahren stand ich, was weitere Kinder anging, an einem Scheideweg. Mit war klar, daß ein drittes Kind meine Energie weitere fünf Jahre lang von meinen eigenen Interessen ablenken würde. Aber ich wurde auch gelegentlich wieder »weich«, wenn ich am Flughafen die Babies sah, und hatte insgeheim immer noch die Phantasie einer »idealen Schwangerschaft und Geburt«, die ich im Unterschied zu den anderen wirklich entspannt genießen würde.

Andererseits kannte ich viel zuviele Frauen, die mit Ende Dreißig oder Anfang Vierzig »zufällig« schwanger geworden waren, just in dem Augenblick, als sich ihr Leben nach den langen Jahren der Kinderversorgung wieder normalisiert hatte. Ich wollte eine bewußte Entscheidung für oder gegen ein weiteres Kind, denn erstens wollte ich (anders als etwa während meiner Ausbildungszeit) an diesem Punkt meines Lebens keine Abtreibung machen, und zweitens wollte ich nicht zufällig schwanger werden. Ich wollte meine Entscheidungen bewußt treffen und mir mein Leben nicht vom »Schicksal« vorschreiben lassen.

Mein Mann versicherte mir, er *brauche* keinen Sohn, um sein Leben zu komplettieren. Er hatte mir schon bei der Geburt meiner zweiten Tochter gesagt: »Für mich mußt du das nicht nochmal machen.« Wie so viele andere Frauen hätte auch ich freudig ein drittes Kind bekommen, wenn mein Mann einen Sohn gewollt hätte. Ich war und bin sehr froh, daß ich zwei Töchter habe, und ich weiß, daß ich sie genauso lieben würde, wenn sie Jungen wären; ich habe nicht das Gefühl, unbedingt einen Sohn zu brauchen. Aber weder mein Mann noch ich wollten weitere Kinder, und wir haben die Entscheidung zusammen getroffen, obwohl die letzte Entscheidung bei mir lag. Die Entscheidung für die Eileiterunterbrechung fiel mir nicht schwer. Da ich wußte, daß ich keine Kinder mehr haben wollte, fand ich es richtig, den Eingriff bei mir machen zu lassen, obwohl die Unterbrechung des Samenleiters (Vasektomie) technisch einfacher ist. Wenn sich meine Umstände veränderten und ich eines Tages einen anderen Sexualpartner hätte, wollte ich die Sicherheit haben, nicht mehr schwanger zu werden. Außerdem hatte ich selbst viele Eileiterunterbrechungen durchgeführt und sah darin kein Problem. (Andere Paare entscheiden sich lieber für die Vasektomie, die Untersuchungen zufolge sicherer und billiger ist.)

Nach einer Eileiterunterbrechung kommt es zu leichten Veränderungen in der Blutversorgung der Eierstöcke. Wenn, was sehr selten vorkommt, die Blutversorgung der Eierstöcke schwer beeinträchtigt wird, kann sich das Risiko eines früheren Klimakteriums geringfügig erhöhen. Manche Frauen entwickeln im Anschluß an die Eileiterunterbrechung auch ein schwer definierbares Syndrom mit charakteristischen Krämpfen, unregelmäßigen Perioden und stärkerer Blutung. (Dieses Syndrom ist nicht bei allen Untersuchungen nachgewiesen worden, weshalb es kontrovers diskutiert wird.) Ich kannte die medizinische Literatur und wußte, wie gering das Risiko eines früheren Klimakteriums war. Nach meiner klinischen Erfahrung kam das wohl überwiegend bei Frauen vor, die vor dem Eingriff lange die Pille genommen und schon seit Jahren keine normalen Perioden mehr gehabt hatten. Es ist gut möglich, daß sie nach dem Absetzen der Pille in jedem Fall Blutungsstörungen bekommen hätten, so daß sie nicht *notwendig* auf die Sterilisation zurückzuführen waren. Eine neuere Untersuchung deutet sogar darauf hin, daß die Eileiterunterbrechung gegen Eierstockkrebs schützen kann.[19]

Ich konsultierte einige intuitive Diagnostikerinnen, um festzustellen, ob das Energiemuster der Beckenorgane durch die Eileiter-(oder Samenleiter-) Unterbrechung dauerhaft geschädigt werden kann. Obwohl einige der alten taoistischen Traditionen glauben, daß der Energiefluß des Körpers dadurch gestört wird, schlossen alle Beraterinnen dauerhafte Schäden aus, weil die Lebensenergie, wie sie meinten, sich einen anderen Weg suchen würde. Caroline Myss ist der Meinung, daß Probleme nach der Ei- oder Samenleiterunterbrechung nur dann auftauchen, wenn es Ambivalenzen dazu gibt und sie nicht wirklich gewollt wurden. Wie bei der Abtreibung ist es auch hier nicht der Eingriff, der zu potentiellen Problemen führt, sondern seine *Bedeutung*.

Ich war mir sehr sicher, daß die potentiellen Störungen durch die Eileiterunterbrechung verglichen mit den Störungen durch eine unerwünschte Schwangerschaft *gar nichts* waren, und entschied mich dafür. Dann rief ich meine Schwester an.

Der Weg zu höherer Kreativität

Meine Schwester Penny hatte ein Jahr zuvor eine Fehlgeburt gehabt. (Wir sind elf Monate auseinander – der Arzt fragte damals meine Mutter, ob sie ein Loch in ihr Diaphragma gebohrt hätte.) Nach der Fehlgeburt hatte ich sie gefragt: »Warum machst du keine Eileiterunterbrechung, damit du die Sorge los bist?« Sie meinte: »Wenn du es machst, mache ich mit.« Sobald mein Entschluß feststand, rief ich sie also an und fragte, ob sie mitmachen wollte. Sie stimmte zu, und ich machte telefonisch einen Termin für uns beide. Der Eingriff, eine kleine Laparotomie (Bauchspiegelung) sollte mit örtlicher Betäubung in der Praxis gemacht werden. Als ich den Hörer auflegte, hatte ich ungefähr 30 Sekunden lang ein Verlustgefühl. Ich schwor mir, den Eingriff abzusagen, wenn dieses Gefühl anhalten würde, aber es ging sehr schnell vorbei.

Meine Schwester und ich beschlossen, daraus ein für uns bedeutungsvolles Ereignis zu machen. Penny hat keine Töchter, ich keine Söhne, und mit dieser Tatsache mußten wir beide unseren Frieden machen. Wir bezeichneten den Eingriff und die private Zeremonie, die wir davor veranstalteten, als »Weg zu höherer Kreativität«, wegen des großen Entwicklungspotentials unseres Lebens nach der Phase der Reproduktion. Ich habe das Wort *steril* wegen seiner negativen Konnotationen immer gehaßt – steril sind »unfruchtbare« Frauen, leere, kalte Räume, Krankenhäuser. Bis dahin hatte ich mich ja auch nicht für »steril« gehalten, und ich konnte nicht einsehen, wieso sich durch die Unterbrechung meiner Eileiter mein Selbstgefühl verändern sollte. Schließlich hatte ich ja nur beschlossen, vorbeugend gegen zukünftige Schwangerschaften aktiv zu werden.

Der Operationstermin waren um neun bzw. halb zehn Uhr an einem Freitagmorgen im Mai – ein perfekter Zeitpunkt, um neugewonnene Fruchtbarkeit zu feiern, aber laut Caroline Myss auch ein guter Zeitpunkt für eine Operation. Die Energien des Frühlings ließen Gutes für Heilung und neues Wachstum erwarten. Am Abend vorher nahmen Penny und ich an einer wunderschönen Zeremonie teil, die Judith Burwell für uns vorbereitet hatte, eine Freundin, die Menschen mit Hilfe von Ritualen durch wichtige Lebensveränderungen führt. Eine andere Freundin hatte uns zwei besonders hübsche Kränze aus Frühlingsblumen gemacht, die wir bei der Zeremonie trugen. Ich fühlte mich wie eine Brautjungfer - Jungfrau im wahrsten Sinne des Wortes: eine Frau, die sich selbst genügt.

Wir sprachen abwechselnd darüber, welche Gefühle der Schritt auslöste, der vor uns lag, und daß zu jeder bewußten Entscheidung immer auch die Trauer über die Möglichkeiten gehört, die dadurch ausgeschlossen werden. Dennoch müssen wir furchtlos weiterschreiten und nach Kräften bewußt an unseren Lebensumständen arbeiten, um unsere Träume verwirklichen zu können. In dem Ritual gaben Penny und ich uns Raum, laut um unsere ungeborenen Kinder zu trauern - ich um die ungeborenen Söhne, sie um die ungeborenen Töchter - in dem Wissen, daß unsere Mutter Erde heute nicht wirklich auf mehr Kinder angewiesen und der Teil der Erdgeschichte vorbei ist, in dem der Befehl »Gehet hin und mehret euch« wirksam war. »Heute«, sagte ich, »können wir hingehen und uns durch viele spirituelle Kinder mehren, uns selbst gebären.«

Am nächsten Morgen fuhren wir die etwa fünf Kilometer in die Praxis. Wir hatten eine Musikcassette mitgenommen, die wir uns bei der Operation, die unter örtlicher Betäubung mit einem sehr leichten intravenösen Beruhigungsmittel gemacht wurde, anhören wollten. Meine Schwester war die erste. Ich hielt ihre Hand und achtete darauf, daß die Eileiter auch richtig unterbrochen wurden, so daß keine Gefahr für die Blutversorgung bestand.

Penny ging in den Ruheraum, und dann war ich an der Reihe. Es tat überhaupt nicht weh. Der Arzt fragte mich, ob ich meine Eileiter sehen wollte, weil sie so lang und perfekt wären. Ich antwortete: »Nein, ich möchte im Augenblick Körper und Geist lieber trennen.« Die Vorstellung, daß meine schönen, gesunden Eileiter, um die mich so viele Frauen beneiden würden, tatsächlich kauterisiert wurden, war mir unangenehm. Aber ich hatte meine Entscheidung getroffen. Wenn ich meine Meinung geändert hätte, hätte ich dem Arzt noch *während* der Operation gesagt, er solle aufhören.

Danach fuhr uns mein Mann nach Hause und kochte das Mittag- und Abendesssen für uns, während wir mit Eisbeuteln auf dem Bauch auf der Couch lagen und uns Videocassetten ansahen. Wir bekamen Schmerzen in den Schultern. Das ist nach Operationen, bei denen die Bauchhöhle geöffnet wird, häufig der Fall: überschüssiges Gas aus der Raumluft oder Kohlendioxid gerät unter das Zwerchfell und wird dann an die Schultern »überwiesen«, weil die Nerven, die das Zwerchfell versorgen, mit den Schulternerven verbunden sind. Das Gas wird nach einem oder zwei

Tagen wieder absorbiert, und der Schmerz verschwindet. Die Heftigkeit der Schmerzen kam unerwartet, änderte aber nichts an unserer Zufriedenheit mit der Entscheidung.

Am nächsten Morgen pflückten wir Blumen im Garten und ließen sie in der Badewanne schwimmen, während wir auf dem Rand saßen, die Füße ins Wasser hielten, über unsere Eltern und unsere Kindheit sprachen und feststellten, wieviel Glück wir hatten, diesen wichtigen Augenblick zusammen feiern zu können. Wir massierten uns gegenseitig die Füße und ruhten uns anschließend aus.

Am späten Nachmittag fuhren wir nach Portland in eine indianische Galerie. Ich kaufte ein Kunstwerk namens ›Baum-Mamma‹, die magische Figur einer Frau, die aus einem verwitterten Ast, Pelz und Ton geformt war. Penny kaufte ein Bild, das für sie eine tiefe Bedeutung hatte: zwei Sioux-Krieger, die von einer Beerdigungsplattform wegritten. Diese Käufe waren persönliche Symbole für unsere bewußte Entscheidung, das eigene Schicksal eindeutig und mit Absicht zu bestimmen und nicht dem Zufall zu überlassen.

Weder meine Schwester noch ich haben die Entscheidung je bereut. Ein Kapitel unseres Lebens war zu Ende, aber jede von uns hat ein ganz neues aufgeschlagen.

Das Trauma der Unfruchtbarkeit

So gut wie alle Frauen gehen ganz selbstverständlich davon aus, daß sie Kinder bekommen können, auch wenn sie nicht wissen, ob sie welche wollen; die Möglichkeit ist selbst für die Frauen wichtig, die keinerlei Absicht haben, sie zu nutzen. Die Fähigkeit, Kinder zu empfangen und auszutragen, ist ein fast schon instinktives Geburtsrecht. Wenn eine Frau feststellt, daß sie keine Kinder bekommen kann, stürzt sie das oft in große Verzweiflung; sie fühlt sich ungerecht behandelt nach dem Motto »Warum gerade ich?« Der Anblick von jugendlichen Müttern, die keine Probleme haben, schwanger zu werden, wird fast unerträglich, solange sie es nicht schafft, der Erfahrung einen Sinn zu geben und sie zu bewältigen.

Zwischen sechs und zehn Prozent aller Paare in den USA haben Fortpflanzungsprobleme; bei 40 Prozent sind nach Ansicht der konventionellen Medizin die Männer und bei 60 Prozent die Frauen betroffen. Die Statistiken zeigen, daß die Spermienzahl im letzten Jahrhundert allmählich gesunken ist. Wenn wir Menschen den Planeten vergiften und übervölkern, hat das zwangsläufig auch Konsequenzen für den menschlichen Körper, und eine Konsequenz ist eben die Unfruchtbarkeit. Es ist gut möglich, daß die heutigen Lebensbedingungen auf der Erde die Fruchtbarkeit nicht so fördern wie früher. Anscheinend erzeugt das »kollektive Gehirn der Gattung« aufgrund der Belastungen der modernden Familie, der gesellschaftlichen Umgebung und des Planeten insgesamt eine Energie, die viele Frauen und Männer unfruchtbar macht. Zu viele Kindheitsbelastungen werden nicht verarbeitet, zu viele Kinder werden zu schnell erwachsen. Wir lassen nicht mehr zu, daß sich die Rhythmen der Natur natürlich entwickeln können. Die vorläufigen Daten über Reproduktionsprobleme aufgrund von chemischen Giften und Störungen des elektromagnetischen Feldes auf der ganzen Erde zeigen, daß die Fruchtbarkeit zurückgeht.[20]

Bei ungefähr 20 Prozent aller Fälle von Unfruchtbarkeit sind die Ursachen unbekannt, das heißt, medizinische Tests können nicht erklären, warum ein Paar keine Kinder bekommt. Nach meinen Erfahrungen spielen bei der weiblichen Unfruchtbarkeit vor allem die folgenden Gründe eine Rolle:

- Unregelmäßiger Eisprung;
- Endometriose;
- längerfristige Infektionen, etwa durch die Spirale, die zu Vernarbungen der Eileiter führen;
- Streß;
- Störungen des Immunsystems; manche Frauen produzieren Antikörper gegen das Sperma mancher, aber nicht aller Männer. Möglich sind auch Antikörper gegen ein Ei, das mit dem Sperma eines bestimmten Mannes befruchtet wurde.[21]

Ein gewisser Prozentsatz von Frauen, bei denen ein »medizinischer« Grund für die Unfruchtbarkeit festgestellt wurde, wird ohne jede Behandlung schwanger. Unfruchtbarkeit ist nie eine völlig gradlinige Angelegenheit. Bei der Empfängnis spielen viele körperliche, seelische und psychische Faktoren eine Rolle, so viele, daß es lächerlich ist, sie auf eine entsprechende Hormonspritze zum richtigen Zeitpunkt zu reduzieren. Vor kurzem sagte mir eine Expertin auf dem Gebiet der Reproduktionsmedizin: »Ich arbeite mit sämtlichen hochtechnisierten Operationen und Hormonbehandlungen, die es heute gibt, um eine Frau schwanger werden zu lassen. Aber im Grunde weiß ich bis heute nicht, wer warum schwanger wird und wer nicht. Nach all den Jahren meiner Ausbildung ist dieser Bereich immer noch ein großes Geheimnis, über das ich keine Macht habe.«

In der konventionellen »Behandlung« der Unfruchtbarkeit gilt der Körper als Maschine, die von den Hormonen gesteuert wird; seelische, psychische, ja sogar Ernährungsfaktoren, die sich auf den Körper und die Hormone auswirken, werden völlig ignoriert. Die meisten Untersuchungen der Unfruchtbarkeit, die eine Verbindung zwischen Körper und Geist hergestellt haben, liegen denn auch mehr als dreißig Jahre zurück. Mit der zunehmenden gesellschaftlichen Konzentration auf die Technologie wurde die Untersuchung der Geist-Körper-Verbindung bei der Fruchtbarkeit, die den Frauen so sehr zugute kommen könnte, zugunsten einer extrem teuren und eingreifenden Technik mit meist enttäuschenden Ergebnissen praktisch aufgegeben. Zur Überwindung der Unfruchtbarkeit wird gegenwärtig etwa eine Milliarde Dollar jährlich ausgegeben.[22]

Psychische Faktoren

Betrachtet man das Problem auf der persönlichen Ebene, werden viele Frauen deshalb nicht schwanger, weil sie es im Grunde nicht wirklich wollen – sie haben Angst vor den Anforderungen, die ein Kind an sie stellt. Caroline Myss geht davon aus, daß die Energie des zweiten Chakras bei Frauen begrenzt ist. Wenn eine Frau ihren ganzen Ehrgeiz auf die Karriere richtet und davon sehr in Anspruch genommen ist, hat sie unter Umständen einfach nicht mehr genug Energie in ihrem Körper, um ein Kind zu empfangen, es sei denn, sie reduziert ihre Verpflichtungen. Viele unfruchtbare Frauen sind erschöpft, weil sie sechzig bis achtzig Stunden die Woche arbeiten; sie sehen die Empfängnis als Projekt, daß sich wie eine Doktorarbeit planen läßt. Empfängnis ist aber ein rezeptiver Akt, kein Termin, der sich in den wöchentlichen Plan einpassen läßt. Mehrere Studien zeigen, daß eine übertriebene Konzentration auf die Empfängnis zur vorzeitigen Reifung des Eies im Eierstock und damit zum Ausstoß von Eiern führen kann, die zu unentwickelt für eine Befruchtung sind.[23]

Eine faszinierende Untersuchung von Frauen, die sich mit Spendersamen befruchten ließen, hat festgestellt, daß nach den ersten Befruchtungsversuchen der Eisprung bei den Teilnehmerinnen aufhörte, obwohl sie ursprünglich einen Eisprung hatten. Die Autoren kamen zu dem Schluß, daß künstliche Befruchtung (und alle anderen mechanisierten, unnatürlichen Techniken zur »Erzwingung« einer Schwangerschaft) auf einer bestimmten Ebene eine traumatisierende Prozedur ist und den Prozeß verhindert, den sie einleiten will. Sie kann die natürliche Intimität und die hohe emotionale Befriedigung nicht ersetzen, die entsteht, wenn zwei Menschen sich vereinigen, um neues Leben zu schaffen.[24] Interessanterweise wurde auch festgestellt, daß der Orgasmus die Empfängnischancen erhöht. Beim Orgasmus kommt es zu unwillkürlichen Bewegungen der Vagina und der Gebärmutter, die empfängnisfördernd sein können. Wenn eine Frau nicht zum Orgasmus kommt, kann die Fruchtbarkeit durch Veränderungen des Blutkreislaufs im Unterleib beeinträchtigt werden.[25] Bei den hochtechnisierten Empfängnismethoden wird dieser Aspekt vernachlässigt.

Ambivalente Einstellungen zu Geburt, Kindern und den Einschränkungen, die Kinder mit sich bringen, können bei Frauen zu Unfruchtbarkeit führen, wie in mehreren Untersuchungen nachgewiesen worden ist.[26] Dasselbe gilt oft auch, wenn eine Frau in ihrer Ehe selbst wie ein unmündiges Kind behandelt wird. Es ist interessant, daß unfruchtbare Teilnehmerinnen in mehreren Studien als Jugendliche den Beginn der Menstruation abgelehnt hatten und lieber Kind bleiben wollten. Körper und Gesicht waren bei ihnen oft sehr jugendlich geblieben; sie waren von den Eltern überbehütet worden, strebten nach Sympathie und Zuneigung und fühlten sich als Frauen minderwertig.[27]

Untersuchungen der Beziehungen zwischen unfruchtbaren Ehemännern und Ehefrauen haben ergeben, daß viele Frauen dem Geschlechtsverkehr negativ gegenüberstanden, selten zum Orgasmus kamen und meinten, es gäbe eine deutliche sexuelle Disharmonie in der Partnerschaft. Wenn diese Frauen geeignetere Partner fanden, wurden sie schwanger.[28] Dasselbe Phänomen habe ich auch in meiner Praxis immer wieder beobachten können. In psychologischen Tests mit 117 Männern aus unfruchtbaren Partnerschaften wurde bei den Teilnehmern ein sehr geringes Selbstvertrauen, Introvertiertheit und schlechtere Durchsetzungsfähigkeit nachgewiesen.[29]

Niravi Payne, eine Therapeutin in New York, die sich auf die Behandlung von Unfruchtbarkeit spezialisiert hat, hat mit Hunderten von Frauen gearbeitet, bei denen medizinische Interventionen nicht zur Schwangerschaft geführt hatten.[30] Neben den oben beschriebenen Eigenschaften hat sie bei den Frauen oft unbewußte Vorstellungen zu Schwangerschaft, Sexualität und Kindererziehung festgestellt, die die Fruchtbarkeit blockierten. Manche Frauen waren zum Beispiel in ihrer Partnerschaft sehr unglücklich, hatten aber Angst, darüber zu sprechen, weil sie keine Alternative sahen. Andere hatten von ihren Müttern gelernt, daß Säuglinge das Leben ruinieren. Unsere Mütter hatten oft keine andere Wahl, als zu Hause zu bleiben und Kinder zu erziehen, trotz aller Talente und Begabungen in anderen Bereichen. Die Töchter haben das dann übernommen und sich die Schuld für die Frustration ihrer Mütter zugeschrieben. Sie wollen das Risiko nicht eingehen, der nächsten Generation dasselbe Leid aufzubürden. Bei den Frauen, die solche unbewußten Überzeugungen bearbeitet haben, stellte Payne anschließend eine Schwangerschaftsrate fest, die weit höher lag als erwartet.

Künstliches und natürliches Licht

Ein Leben bei künstlichem Licht mit wenig Zugang zum natürlichen Sonnenlicht kann sich auf die Fruchtbarkeit negativ auswirken, weil Licht ein Nährfaktor ist. Heute stehen viel zuviele Menschen nicht nur unter starkem beruflichem Streß, sie gehen auch nicht viel nach draußen. Als ich meine erste Schwangerschaft plante, stieg meine Basaltemperatur beim Eisprung nur sehr langsam. Wie schon erwähnt, führt der Eisprung zu einem Anstieg der Basaltemperatur um ungefähr 0,8 Grad, weil das Progesteron, das die Eierstöcke beim Eisprung produzieren, die Körpertemperatur steigen läßt. Ich bin dann täglich zwanzig Minuten ohne Brille und Kontaktlinsen in der Sonne spazierengegangen; das natürliche Licht muß die Netzhaut des Auges direkt treffen. Natürlich sollte man nicht direkt in die Sonne sehen, aber wir müssen uns tagsüber draußen aufhalten. Innerhalb eines Monats stieg meine Basaltemperatur beim Eisprung steil an – eine große Verbesserung des Musters. Nach zwei Zyklen wurde ich schwanger, obwohl ich es vorher schon fünf Monate erfolglos versucht hatte. Das ist natürlich kein wissenschaftlicher Beweis, aber es ist ein Beispiel für die großen Auswirkungen kleiner Veränderungen. Zahlreiche wissenschaftliche Veröffentlichungen haben den Einfluß des Lichts auf den menschlichen Biorhythmus belegt.[31]

Ernährungsfaktoren

Die Ernährung beeinflußt die hormonale Interaktion im Körper, und adäquate Nährwerte sind für die Reproduktion zweifelsfrei wichtig. Die normale fettreiche und ballaststoffarme Ernährung sorgt dafür, daß der Körper in der Zeit der Empfängnis nicht optimal mit Nährwerten versorgt ist. Forschungen haben gezeigt, daß unfruchtbaren Paaren mit Vitamin C (nach einer Untersuchung 500 mg alle zwölf Stunden) und Zinkpräparaten geholfen werden konnte.[32] Andere Untersuchungen haben einen günstigen Effekt von Folsäure und Vitamin-B-12-Präparaten ergeben.[33]

Vor allem Frauen, die die Pille genommen haben, sollten nach dem Absetzen ein gutes Multivitaminpräparat nehmen, um die Empfängnis zu fördern, aber bei unserer normalen Ernährungsweise und den Belastungen des modernen Lebens sind Multivitamin- und Mineralienpräparate zur Zeit der Empfängnis bei allen Frauen empfehlenswert.

Auch zwischen Eßstörungen und Unfruchtbarkeit wurde ein Zusammenhang hergestellt. Bei einer Untersuchung haben die Forscher bei 16,7 Prozent ihrer unfruchtbaren Probanden Eßstörungen festgestellt, die von Bulimie (Eß-/Brechsucht) bis zur Anorexie (Magersucht) reichten. Sie empfehlen, bei Unfruchtbarkeitspatientinnen immer auf Ernährungs- und Eßstörungen zu achten, vor allem, wenn die Patientinnen Menstruationsstörungen hatten (zur Ernährung siehe 17. Kapitel).[34]

Eileiterstörungen

Um schwanger zu werden, müssen die Eileiter imstande sein, das Ei aufzunehmen und es in die Gebärmutter zu befördern. Dieser dynamische Prozeß kann von einer Unzahl verschiedener Faktoren beeinträchtigt werden. Für Caroline Myss kreisen Eileiterstörungen um das »innere Kind«, während die Eileiter selbst nicht geheilte Kindheitsenergie repräsentieren: »Das energetische Muster, das Eileiterstörungen zugrundeliegt, ist oft die fehlende ›Reife‹ oder ›Heilung‹ des inneren Wesens; es ist noch nicht ›alt‹ genug und kann deshalb das Ei blockieren. Ein Teil der unfruchtbaren Frau bleibt durch die unabgeschlossene Entwicklung der Bereitschaft, Leben hervorzubringen, in der Pubertät stecken, wenn sie auf einer bestimmten Ebene selbst noch nicht aus dem Ei geschlüpft ist.«

Berichte von Frauen

Grace: Kindheitsängste. Grace, eine erfolgreiche Geschäftsfrau aus dem Mittelwesten, kam zu mir, weil sie in drei Ehejahren nicht schwanger geworden war. Wie viele meiner Patientinnen wollte sie die bei Unfruchtbarkeit üblichen umfassenden invasiven Tests so lange wie möglich vermeiden; sie wollte nicht, daß jemand »da drinnen herumpfuscht«.

Grace hatte regelmäßige Eisprünge und regelmäßige schmerzfreie Perioden. Bei der Untersuchung konnte ich nichts Ungewöhnliches feststellen. Sie hatte nie an Infektionen gelitten, keine Spirale benutzt und war noch nicht operiert worden. Kurz, es gab in ihrer medizinischen Geschichte kein Anzeichen für eine Störung des Reproduktionssystems. Auch die Spermazählung ihres Mannes war normal.

Im Laufe der Behandlung bekam sie Kontakt zu einer Kindheitserinnerung. Mit vier Jahren war sie sehr krank gewesen, sie bekam so hohes Fieber, daß sie bewußtlos wurde und wegen Harnverhaltung schließlich ins Krankenhaus mußte. Sie hatte sich vorher schon länger krank gefühlt, den Eltern aber nichts davon gesagt. Als im Krankenhaus dann ein Blasenkatheter gelegt wurde, wehrte sie sich so sehr, daß sie von mehreren Krankenschwestern festgehalten werden mußte. Ihre Mutter hielt das für Ungezogenheit.

Als es Grace wieder besserging, nahm die Mutter sie bei der Hand und brachte sie dazu, sich bei den Krankenschwestern, die sie versorgt hatten, dafür zu entschuldigen, daß sie ein so »ungezogenes Mädchen« gewesen war. Sie erinnerte sich noch genau daran, wie sehr sie sich damals geschämt hatte. Obwohl sie nur wenige Erinnerungen an ihre Kindheit hatte, war sie immer davon ausgegangen, daß sie glücklich gewesen wäre. Aber die Krankenhauserfahrung und das Verhalten der Mutter hatte eine sehr tiefe Wunde hinterlassen. Ich vermute, daß ihre Kindheit weit weniger glücklich war, als sie glaubte.

Durch dieses Ereignis wurde ihre Verweigerung der invasiven Tests verständlicher. Heute arbeitet sie mit einer Therapeutin und hat beschlossen, gegen die Unfruchtbarkeit solange nichts zu unternehmen, bis sie ihre alten Ängste verarbeitet hat. Sie sagte vor kurzem: »Ich weiß, daß ich noch nicht bereit bin, ein Kind zu haben. Ich muß noch viel an mir arbeiten. Ich möchte meine unverarbeiteten Lebensbereiche nicht auf ein Kind übertragen.«

Margret: Das »Fenster« im Eileiter. Als Margret zu mir kam, war sie 27 Jahre alt und unverheiratet. Wie sie sagte, wollte sie eines Tages Kinder haben und hatte immer davon geträumt, Mutter zu werden. Von Anfang an hatte sie sehr starke Krämpfe und Blutungen bei der Periode gehabt und konnte deshalb oft nicht zur Schule gehen. Mit achtzehn wollte sie etwas dagegen tun und ging zu dem Gynäkologen ihrer Mutter, der ihr eine sofortige Operation empfahl und sie ins Krankenhaus schickte. Er entfernte bei der Operation eine Eierstockzyste und diagnostizierte eine Endometriose.

Margret bekam nach der Operation im Krankenhaus eine Darmlähmung und wurde mit täglichen Einläufen behandelt, die so weh taten, daß sie am liebsten gestorben wäre. Dazu bekam sie ein hartnäckiges Fieber. Schließlich ließ sie sich von der Mutter Aspirin mitbringen, damit das Fieber herunterging und sie nach Hause konnte (sie war damals Krankenschwesternschülerin und wußte, daß sich Fieber damit senken ließ). Sie fand die Behandlung so schrecklich, daß sie auf jeden Fall aus dem Krankenhaus fliehen wollte. Ihre Eltern lagen in dieser Zeit in Scheidung; sie besuchten sie zwar im Krankenhaus, stritten sich aber andauernd; keine idealen Bedingungen für ihren Genesungsprozeß.

Nach der Operation besserten sich die Krämpfe ein wenig, hielten aber dennoch während des Großteils des Menstruationszyklus an. Einige Jahre hielt Margret sie einfach aus. Als sie zwanzig war, ging sie zu einem Gynäkologen, um sich ein Diaphragma anpassen zu lassen. Nach der Untersuchung meinte er: »Ihr Unterleib ist zerstört. Sie sind eindeutig steril und werden nie Kinder haben.« Diese Mitteilung nahm sie, wie sie sagte, »auf der Zellebene« auf und ging anschließend sehr lange überhaupt nicht mehr zur gynäkologischen Untersuchung. Als sie schließlich doch noch einmal einen Arzt aufsuchte, meinte der: »Sie sollten Ihre Kinder am besten gleich bekommen, sonst kriegen Sie vielleicht keine mehr.« Da sie gerade das Abschlußexamen an der Krankenpflegeschule machte, keine feste Beziehung hatte und einen Umzug vorbereitete, stand ein Kind nicht gerade an der Spitze ihrer Prioritätenliste.

Etwa mit 25 Jahren zog Margret nach Maine. Bei einer Routineuntersuchung sagte ihr eine Ärztin, sie hätte eine große endometrische (das heißt mit altem Blut aus der Gebärmutterschleimhaut gefüllte) Eierstockzyste. Sicherheitshalber ging sie noch zu einem anderen Arzt, der sie beruhigte und ihr versicherte, es sei alles in Ordnung. Das tröstete sie, aber sie hatte mittlerweile so viele verschiedene Meinungen gehört, daß sie sich fragte, ob wirklich alles in Ordnung war. Sie arbeitete zu dieser Zeit als Gemeindeschwester, beriet schwangere Jugendliche, denen sie ihre Aufgaben als Eltern erklärte, und arbeitete mit vielen Menschen, die wegen Kindesmißhandlung auffällig geworden waren. Wie sie sagte, war sie in dieser Zeit täglich mit so viel Leid konfrontiert, daß sie die Frage einer möglichen Unfruchtbarkeit einfach ignorierte.

Als sie zu mir kam, war sie 27 Jahre alt. Wir gingen die Operationsberichte durch, und es stellte sich heraus, daß die Eierstockzyste, die damals entfernt worden war, wahrscheinlich eine funktionale Zyste war, die durch den Eisprung entstanden war. Endometriose war nur in sehr geringem Maße festgestellt worden. (Wenn die Operation heute gemacht worden wäre, wäre ihr dank der Bauspiegelung der große Einschnitt und die Vernarbungen erspart geblieben.)

Wegen der anhaltenden Unterleibsschmerzen empfahl ich ihr eine vegetarische Ernährung ohne Milchprodukte. Die Schmerzen hörten innerhalb eines Menstruationszyklus auf und sind nie wiedergekommen. Ein paar Jahre später heiratete sie. Als sie nach einem Jahr noch nicht schwanger geworden war, ging sie zu einem Spezialisten in Boston, der eine Bauchspiegelung machte und dann sagte: »Ich habe getan, was ich konnte, aber ich glaube nicht, daß Sie sich Hoffnungen machen können. Sie haben zu viele Verklebungen.« (Was Verklebungen sind, können Sie sich leicht klarmachen, wenn Sie an Ihre Bastelarbeiten in der Kindheit denken, bei denen Sie sich die Hände mit Uhu beschmiert haben. Wenn Sie dann Daumen und Zeigefinger voneinander lösten, bildeten sich dazwischen Fäden. Genauso sehen Eierstockverklebungen aus; die »Klebstoffäden« sind dabei Eiweißstoffe im Blut, das sogenannte Fibrin. Verklebungen können fest oder flexibel sein, sie entstehen durch Entzündungen und blockieren die Bewegungsfähigkeit der Organe.) Margret ließ noch eine weitere Laparoskopie bei einem Spezialisten machen, den ich ihr empfohlen hatte. (Bei unfruchtbaren Frauen sind mehrere Bauchspiegelungen nicht ungewöhnlich.) Ich war bei diesem Eingriff dabei, um sie psychisch zu unterstützen und um mir ihr Becken selbst anzusehen. Dabei zeigte sich, daß sie *keine* Endometriose hatte. Allerdings waren die Eileiter von Narbengewebe umgeben, das wahrscheinlich von der Operation stammte. Bei einem Eierstock und Eileiter ließ sich aber ein klares »Fenster« erkennen, das frei von Verklebungen war. Unter den richtigen Umständen konnte sie also durchaus schwanger werden.

Nach dem Eingriff sagte der Spezialist zu ihr: »Es sieht aus, als wäre da drinnen eine Bombe explodiert.« (Die Worte eines Arztes haben immer große Wirkungen, und unmittelbar nach einer Narkose wirken sie doppelt. Ich war über diesen Kommentar nicht gerade glücklich.)

Ich erzählte Margret von dem Fenster, das frei von Verklebungen war. In der Nacht träumte sie, ein weiser alter Mann käme zu ihr und sagte: »Da ist ein Fenster. Ich kann es sehen. Es ist ein Fenster der Möglichkeit. Mehr brauchst du nicht, um schwanger zu werden.« Nach diesem Traum weinte sie drei Tage lang. Dann wurde sie aktiv; sie rief sämtliche Fruchtbarkeitszentren und viele Adoptionsstellen an und stellte sich eine Liste aller Möglichkeiten zusammen.

Etwa sechs Monate später entschloß sie sich zur In-vitro-Fertilisation (IVF) und fuhr mit ihrem Mann nach New York. »Es war furchtbar«, erzählte sie später. »Ich bekam Medikamente, mit denen der Eierstock mehr Eier produziert. Der Wartesaal im IVF-Zentrum war das reinste Irrenhaus. Fünfzehn Frauen redeten permanent über ihren Zyklus und das viele Geld, das sie bereits ausgegeben hatten. Eine Frau machte eine Behandlung, die 30 000 Dollar pro Zyklus kostete, und hatte deshalb gerade eine neue Hypothek auf ihr Haus aufgenommen. Die anderen redeten darüber, was sie noch verkaufen konnten, um das Geld für weitere Versuche zusammenzukratzen. Es kam mir so vor, als ob ihr gesamtes Leben um dieses eine Thema kreiste.«

Margret, die persönliche Erfahrungen mit Eß-/Brechsucht und auch mit zwanghaftem Essen hatte, meinte: »Es gibt keinen Zweifel, daß Unfruchtbarkeitsbehandlung zur Sucht werden kann. Man weiß nicht, wann und wie man aufhören soll. Es bleibt immer die Hoffnung, daß das nächste Medikament oder die nächste Operation vielleicht ja doch helfen könnte.«

Margret hatte mit ihrem Mann ausgemacht, einen einzigen Versuch mit IVF zu machen. Ihr Mann war mittlerweile die ganze Unfruchtbarkeitsszene und die sexuelle Leistung auf Verlangen ziemlich leid.

»Ich war so böse auf ihn«, meinte Margret. »Manchmal hatte er einfach keine Lust, mit mir zu schlafen, wenn ich einen Eisprung hatte. Dann habe ich mich gefragt, warum er nicht so sein konnte wie all die anderen Männer, die schon beim bloßen Anblick eines Playboy-Fotos ejakulieren. Er mochte es einfach nicht, Sex als Pflichtübung zu betreiben. Ich habe ihn auch gefragt, wie die Räume für die Samenspender aussähen, und er hat von den Pornos in den Krankenhäusern erzählt, in denen er Spermaproben abgegeben hatte.«

Bei diesem Teil von Margrets Geschichte wurde mir wieder einmal klar, daß trotz der ganzen hochtechnologisierten Fruchtbarkeitsmedizin immer noch der menschliche Geist die Ejakulation produzieren muß. Der Geist ihres Mannes war bei der Ejakulation voller pornographischer Bilder, und Margret gab zu, daß sie das gefördert hatte. Sie wollte ein Kind, und er war der Samenspender. Meiner Meinung nach hat aber die Samenflüssigkeit, die beim Geschlechtsverkehr mit einer geliebten Frau ausgestoßen wird, eine ganz andere energetische Qualität, ja sogar andere physiologische Eigenschaften als die, die in einer Krankenhaustoilette durch Masturbation beim Betrachten pornographischer Bilder produziert wird. Wieviel schöner wäre es doch für die Frau und die potentiellen Kinder, wenn die Ejakulate, die zur künftigen Befruchtung gesammelt würden, durch ein tiefes Liebesgefühl entstünden!

Margret bezeichnete den Arzt, der ihre Eier entnommen hatte, als »eklig«. Man hatte ihr und ihrem Mann gesagt, die Chance, daß die Eier sich nicht befruchten ließen, liege bei fünf Prozent, und deshalb hatten sie in diesem Punkt nicht mit Problemen gerechnet. Aber die Befruchtung gelang bei keinem der neun entnommenen Eier. Die Laborantin meinte, vielleicht hätte sie Antikörper gegen das Sperma entwickelt. Also fuhr sie mit ihrem Mann nach Boston und ließ dort Kulturen anlegen, mit denen das überprüft werden sollte. Etwa um diese Zeit entwickelte sie das Gefühl, bestraft zu werden. Sie sagte: »Ich hätte am liebsten um mich getreten und geschrien. Ich war zornig auf Gott. Mir fielen dauernd die schwangeren Jugendlichen ein. Ich war stocksauer.« Antikörper gegen das Sperma wurden nicht gefunden.

Während der ganzen Zeit hatte niemand mit ihr über ihre Gefühle gesprochen. Auf mich wirkte sie immer vergnügt, beherrscht und optimistisch, aber später sagte sie: »Das war meine Form der Vermeidung von Gefühlen. Ich habe mir so sehr jemanden gewünscht, der sich mit mir hinsetzt und die ganzen Teile des Puzzles für mich zusammensetzt.«

Aber da war immer noch das »Fenster« um den Eierstock. Sie hörte von einem Chirurgen in Boston, an den ich sie auch überwies. Wie sie sagte, war er sehr respektvoll und hilfreich. Er machte eine weitere, sehr gründliche Bauchspiegelung und konnte viele der Verklebungen beseitigen. »Diese Operation war etwas Besonderes«, erzählte sie mir. »Der Chirurg war ein echter Heiler. Er war so positiv. Nach dieser Operation wußte ich, daß ich alles getan hatte, was ich konnte. Jetzt war ich fast schon bereit, die ganze Sache einer höheren Macht zu überlassen.«

Margret und ihr Mann hatten alle Adoptionsunterlagen zusammen, und im Frühjahr bekamen sie die Nachricht, daß sie über eine Adoptionsvermittlung in Mexiko ein Baby bekommen konnten. Sie adoptierten den kleinen Jungen und haben seitdem noch zwei Kinder adoptiert.

Margret ist dieses Jahr vierzig geworden. Ihr Mann versorgt die drei kleinen Kinder; das älteste ist drei Jahre. Obwohl sie nicht mehr Kinder will, sagte sie einmal: »Ich vermisse es, daß ich nicht schwanger war. Es macht mich traurig, daß ich wohl nie eine Schwangerschaft erleben und nie stillen werde. Meine Kusine ist vor kurzem schwanger geworden. Wenn ich sie sehe, sehne ich mich danach, auch so einen Bauch zu haben. Es geht mir immer noch schlecht, wenn ich von Frauen höre, die schwanger sind. Auch Sex ist für mich nicht mehr dasselbe wie früher. Ich kann Sex immer noch nicht von dem Ziel einer Schwangerschaft trennen. Mein Mann und ich sind in einer Selbsthilfegruppe mit anderen Eltern, die Kinder adoptiert haben. Viele Leute glauben, ich würde jetzt, wo ich die Adoptivkinder habe, schwanger werden. Aber auch wenn so etwas vorkommt, zeigen die Statistiken, daß die Adoption die Wahrscheinlichkeit einer Schwangerschaft nicht erhöht.

Ich weiß ja, daß es nichts nützt, aber ich kann mir den Gedanken nicht aus dem Kopf schlagen, daß ich schwanger würde, wenn ich nur die Arbeit an meiner Person erledigt hätte. Ich denke immer, ich hätte noch irgend etwas zu lernen und könnte doch noch ein Kind bekommen, wenn ich das nur hinkriegte. Es ist fast so, als wäre die Schwangerschaft der *Beweis* dafür, daß ich alles richtig gemacht habe.«

Vor einem Jahr ging Margret nach New York und arbeitete mit Niravi Payne. Dabei hat sie festgestellt, daß ihre Mutter trotz aller Beteuerungen des Gegenteils unbewußt nie Kinder wollte. Den Konflikt ihrer Mutter hat Margret schon im Mutterleib aufgegriffen und verinnerlicht. Auch ihre Großmutter mütterlicherseits hatte keine Kinder gewollt. Diese generationenübergreifende Kette des Leidens wollte Margret durchbrechen. Durch die Aufdeckung und Benennung der von ihr verinnerlichten familiären Konflikte im Bereich der Fortpflanzung konnte sie das gesamte Thema der »Sehnsucht nach einer Schwangerschaft« freisetzen. Zum ersten Mal seit Jahren war sie wirklich frei.

Ich habe von Margret viel gelernt. Sie hat mich darauf aufmerksam gemacht, daß in keinem der zahlreichen Bücher über Unfruchtbarkeit die Rede davon ist, wie schädlich der Kampf um die Schwangerschaft für Selbstachtung und Selbstwertgefühl ist. Viele unfruchtbare Paare kämpfen *jahrelang* gegen ihre Unfruchtbarkeit, aber trotz der hohen Preise und der Komplexität der gegenwärtigen medizinischen Technik können nur sehr wenige »mit einem Baby nach Hause gehen«. In einem Artikel in der New York Times wurde kürzlich Alan DeCherny zitiert, Leiter einer bekannten Klinik für Geburtshilfe und Gynäkologie und Spezialist im Bereich der Reproduktionsmedizin: »Ich wünschte, es gäbe bessere Chancen. Die Leute glauben immer, ich hätte einen so tollen Beruf – was könnte auch schöner sein, als unfruchtbaren Paaren zu einem Kind zu verhelfen? Aber in Wirklichkeit quälen mich meine Mißerfolge. Viel zu viele Paare scheitern.«[35] In den USA liegt die Erfolgsrate bei In-vitro-Fertilisation gegenwärtig nur bei 17 Prozent pro Übertragungszyklus, und das bei Paaren, die als »gute« Kandidaten gelten. Außerdem heißt »Erfolg« dabei noch kein Baby, sondern nur die Produktion qualitativ guter Eier, Spermien und Embryos.[36] Aber selbst das garantiert keine erfolgreiche Schwangerschaft und Geburt.

So lange ihnen die Technik immer wieder neue Möglichkeiten vorgaukelt, können unfruchtbare Paare ihren Verlust nicht wirklich betrauern und dann ihr Leben weiterleben. Sie sind in einem emotionalen Muster verstrickt, in dem sie zu Geiseln ihrer Hoffnung werden. Aber es ist wichtig für ihre Gesundheit, daß sie nach einiger Zeit loslassen und sich anderen Dingen zuwenden können.

Fehlgeburten

Fehlgeburten und Zervixinsuffizienz

Etwa jede sechste Schwangerschaft endet mit einer Fehlgeburt. Ich sage den Patientinnen in solchen Fällen, Fehlgeburten seien Gottes Mittel, eine Empfängnis zu korrigieren, die nicht zu einem gesunden Baby führen würde. Aber dennoch müssen Frauen nach einer Fehlgeburt um das potentielle Kind trauern, selbst wenn sie glauben, daß die Schwangerschaft »nicht hatte sein sollen«. In manchen Fällen ist ihre Trauer genauso groß wie bei Totgeburten.

Obwohl eine Fehlgeburt die Wahrscheinlichkeit weiterer Fehlgeburten nicht erhöht, verlieren viele Frauen danach das Vertrauen in ihren Körper. Trauerarbeit und der Erwerb erneuten Vertrauens sind die wichtigsten Themen für Frauen nach einer Fehlgeburt. Ein weiteres wichtiges Thema sind Schuldgefühle: Viele Frauen glauben irrtümlich, sie hätten selbst irgendwie zu der Fehlgeburt beigetragen. Ich sage meinen Patientinnen immer, daß es Fehlgeburten bei gesunden Babies nicht gibt. (Unglücklicherweise haben Raucherinnen zweimal so häufig Fehlgeburten wie Nichtraucherinnen; und Forschungen über die »Produkte der Empfängnis« deuten darauf hin, daß es sich bei diesen Aborten um normale Foeten handelt.) Eine neuere Untersuchung von Dr. Claire Infante-Rivard an der McGill-Universität in Montreal hat gezeigt, daß während der Schwangerschaft mehr Koffein am Tag, als in drei Tassen Kaffee enthalten ist, die Fehlgeburtsrate fast um das dreifache erhöht.[37] Auch wenn vorangegangene Studien keine so eindeutigen Auswirkungen festgestellt haben, sind Frauen gut beraten, vor der Empfängnis und während der Schwangerschaft ihren Koffeinkonsum einzuschränken oder ganz aufzugeben. Wenn Sie eine Fehlgeburt hatten, sollten Sie nicht lange nach dem Warum fragen, sondern in Kontakt mit Ihren Gefühlen bleiben und über den Verlust trauern.

Mehrere Untersuchungen haben bei Frauen mit wiederholten Fehlgeburten (drei und mehr) Anzeichen für eine Verbindung zwischen den Gefühlen und dem Hormonsystem in der Schwangerschaft gefunden. Dr. Robert J. Weil, der sich auf die Untersuchung emotionaler Aspekte der Unfruchtbarkeit spezialisiert hat, hat gemeinsam mit C. Tupper festgestellt: »Die schwangere Frau und der Foetus bilden ein Kommunikationssystem. Der Foetus sendet ständig subtile Botschaften, auf die die Mutter mit subtilen psychobiologischen Anpassungen reagiert. Ihre Persönlichkeit, die von ständig wechselnden Lebensumständen beeinflußt wird, kann das Wachstum und die Entwicklung des Foetus entweder fördern oder physiologische Veränderungen entwickeln, die zur Fehlgeburt führen.«[38] Der weibliche Körper reguliert die Gefühle zur Schwangerschaft auf vielfältige Weise, aber immer über das endokrine System und das Immunsystem. Untersuchungen von Frauen mit häufigen Fehlgeburten haben ein endokrinologisches Ungleichgewicht nachgewiesen, das auf seelischen Streß zurückgeht. Dasselbe gilt für Frauen mit Zervixinsuffizienz, bei denen sich der Muttermund zu früh erweitert, so daß die

Gebärmutter den Foetus nicht festhalten kann. In beiden Fällen lassen sich gelegentlich auch Probleme mit der Akzeptanz der Mutterschaft und der weiblichen Rolle nachweisen. Für diese Frauen bedeutet Weiblichkeit Selbstaufopferung, Passivität, Leid und erzwungene Unterordnung unter den Mann und seine Bedürfnisse (wobei sie ihn dennoch beherrschen). Sie wurden meist schwanger, weil »ihr Mann so gerne ein Kind haben wollte«. Sie halten ein Kind für »die wichtigste Leistung einer Frau« und setzen Kinderlosigkeit mit »Versagen als Frau« gleich.[39] Sie wählen oft abhängige Ehemänner, die sich verbal nicht ausdrücken können, haben nur eingeschränkte soziale Betätigungsfelder und eine geringe Anpassungsfähigkeit. Ihre distanzierte Haltung verhindert oft eine Teilnahme am Leben der Umwelt.

Die Kontrollgruppe von Frauen ohne Fehlgeburten hatte in diesen Untersuchungen eine sehr viel gesündere Einstellung zur Weiblichkeit und ihrer Bedeutung.[40] Eine weitere Untersuchung hat festgestellt, daß Frauen mit häufigen Fehlgeburten den Sinn ihres Lebens in der Erfüllung der Erwartungen anderer sehen. Sie unterwerfen sich gehorsam den Forderungen anderer, während sich Spannung und Feindseligkeit in ihrem Körper stauen. Der direkte Ausdruck von Wut angesichts der Anforderungen von außen macht ihnen Schuldgefühle, und sie stauen sie so lange auf, bis ihr Körper mit Krankheit reagiert. Durch die Fehlgeburt (als eine dieser »psychosomatischen« oder »Autoimmun«-Krankheiten) werden sie von der physisch aufgebauten Spannung befreit. Bei Frauen, die in einer Psychotherapie gelernt haben, ihre Wut direkt auszudrücken, statt sie im Körper zu speichern, stieg die Geburtsrate interessanterweise auf 80 Prozent im Vergleich zu nur sechs Prozent bei den Frauen ohne psychotherapeutische Behandlung.[41]

Bei einer anderen Untersuchung bekamen 89 Prozent der Frauen mit Zervixinsuffizienz, bei denen der Gebärmutterhals vernäht wurde, nach der Entbindung eine Psychose (Post-partum-Psychose), verglichen mit nur elf Prozent der Kontrollgruppe. Bei Verdacht auf Zervixinsuffizienz wird sehr früh in der Schwangerschaft routinemäßig eine sogenannte Kreisnaht um die Zervix gelegt. Der Autor dieser Untersuchung kam zu dem Schluß, daß »diese Frauen zur Mutterschaft gezwungen wurden«. Frauen mit häufigen Fehlgeburten stehen der Mutterschaft oft höchst ambivalent gegenüber. Wenn ihre emotionalen Probleme nicht behandelt werden, können sie nach einer Geburt durch seelische Zusammenbrüche verstärkt werden. So faszinierend diese Untersuchung auch ist, scheint nach meiner Erfahrung die Zahl der Psychosefälle doch sehr hoch angesetzt.

Zwischen 1950 und 1960 wurden viele Frauen, die in den ersten Schwangerschaftsmonaten Blutungen hatten, mit Diäthylstilböstrol behandelt, einem Mittel, das Fehlgeburten verhindert. Später wurde festgestellt, daß dieser Wirkstoff bei Töchtern und in geringerem Maße bei Söhnen zu Schäden führt. Die Töchter entwickelten oft Anomalitäten des Gebärmutterhalses, die zu wiederholten Fehl- und Frühgeburten führen. (Auch manche Söhne haben leichte Anomalien im Genitalbereich, aber im allgemeinen sind sie weniger problematisch.) Manche entwickelten sogar das sogenannte Stilböstrol-Syndrom, eine sehr seltene und oft tödliche Form des Scheidenkrebses. Dieses Syndrom wurde zuerst in den siebziger Jahren erkannt, als ich in meiner Assistenzzeit war. Ich habe einige dieser Frauen seit damals beobachtet. Die meisten sind heute Ende dreißig oder Anfang vierzig. Viele, aber nicht alle haben Kinder bekommen können. Das Medikament und seine Folgen sind ein tragisches Beispiel für eine Hormonbehandlung, die für Mütter und Kinder zum Alptraum wurde.

Totgeburten

In meiner Ausbildungszeit assistierte ich bei einer Geburt, bei der eine sehr sympathische katholische Frau eineiige Zwillinge zur Welt brachte. Leider hatten die kleinen Mädchen die Nabelschnur um den Hals und waren gestorben, bevor die Wehen einsetzten (was sehr selten vorkommt). Ich fragte die Mutter anschließend, ob sie die Kinder sehen wollte. Ich wollte sie in Babydecken wickeln und nach der Entbindung noch bei ihr bleiben, während sie ihre toten Babies hielt. Aber der Arzt war dagegen und sagte zu ihr: »Es ist besser, wenn Sie sie nicht sehen. Wir geben Ihnen jetzt etwas, damit Sie schlafen können. Dann können Sie weitermachen und das Ganze hinter sich bringen. Es wird Sie nur belasten, wenn Sie sie sehen.« Da sie eine gehorsame Frau war, stimmte sie zu. Als Assistenzärztin war ich nicht in einer Position, in der ich mit ihrem Arzt streiten konnte.

Ich wußte instinktiv, daß der Arzt unrecht hatte und diese Mutter mit ihren Geschöpfen Kontakt aufnehmen mußte, um nicht jahrelang von gesichtslosen Babies zu träumen. Die Babies waren wunderschön. Sie mußte die kleinen Hände, die perfekten Körper und die engelhaften Gesichter sehen – und wissen, daß ihr Körper sie geschaffen hatte. Es ist so viel leichter, mit dem umzugehen, *was ist*, als mit den Phantasien, die wir uns darüber machen.

Die meisten Frauen brauchen die Interaktion mit ihren »Geschöpfen« – den totgeborenen Babies –, weil sie das ganze seelisch sonst nicht abschließen können. Ein Paar, das ein mißgebildetes oder totgeborenes Kind bekommen hat, muß es ansehen und berühren, vielleicht ein Foto machen, ihm einen Namen geben und unter Umständen auch ein Ritual entwickeln können, um seine Existenz zu bestätigen. Heute stellen viele Krankenhäuser Kameras zur Verfügung, damit die Paare Bilder von ihren kranken oder toten Babies machen können und damit etwas Greifbares in der Hand haben.

Dank der Arbeiten von Elisabeth Kübler-Ross, vor allem dank ihres klassischen Buches ›Über den Tod und das Leben danach‹ haben die Krankenhäuser erkannt, daß die Vermeidung und Verleugnung des Todes dem Heilungsprozeß der Patientinnen nicht dienlich ist. Es gibt zu viele Frauen, die nach einer Totgeburt nicht angemessen trauern konnten, sondern mit Phrasen abgespeist wurden wie: »Sie haben doch noch andere Kinder«; »Sie werden noch mehr Kinder bekommen«; »Sie müssen jetzt stark sein.« Trauer galt als »sich gehen lassen«.

Aber worüber wir nicht wirklich getrauert haben, das können wir auch nicht loslassen (das gilt auch bei Unfruchtbarkeit). Die Heilung des Leidens, das durch eine Fehl- oder Totgeburt entsteht, ist ein Prozeß. Dieser Prozeß braucht Zeit und Raum für Trauer und Heilung.

Eine meiner Patientinnen, die lange an Endometriose litt, operiert wurde und unfruchtbar war, heilte sich in einem Prozeß, in dem sie ihre Gefühle aufschrieb und mit Bildern illustrierte, die sie mit der linken (nichtdominanten) Hand malte. Das Malen mit der linken (bei Linkshänderinnen mit der rechten) Hand aktiviert die rechte Hirnhälfte und erleichtert den Kontakt zur Imagination und zu den Gefühlen, die bewußt in den Heilungsprozeß integriert werden müssen. Dabei tauchen oft auch Erinnerungen aus der Kindheit auf, weil Schreiben und Malen mit der Hand, die wir normalerweise nicht dazu benutzen, uns sofort in einen »kindlichen« Zustand versetzen.[42] Durch den Prozeß dieser Patientin ist ein Buch entstanden, das ihren Heilungsprozeß dokumentiert und würdigt.[43]

Durch die Unfruchtbarkeit war es bei ihr auch zu einer zeitweiligen Entfremdung von ihrem Mann gekommen. Sie schrieb: »Mit der Zeit entwickelte sich ein tiefer Abgrund und ein hoher Berg zwischen mir und meinem Mann, ein riesiges, unüberwindbares Gebirge. Ich wußte nicht, wie ich diese Hindernisse übersteigen, untergraben oder umgehen konnte. Ich versuchte alles, was mir möglich war. Ich war bei einer Eheberatung und habe auch Einzelberatungen gemacht. Ich tobte. Ich war aber auch liebevoll. Ich stieß ihn zurück. Ich isolierte mich und ging meinen eigenen Weg.

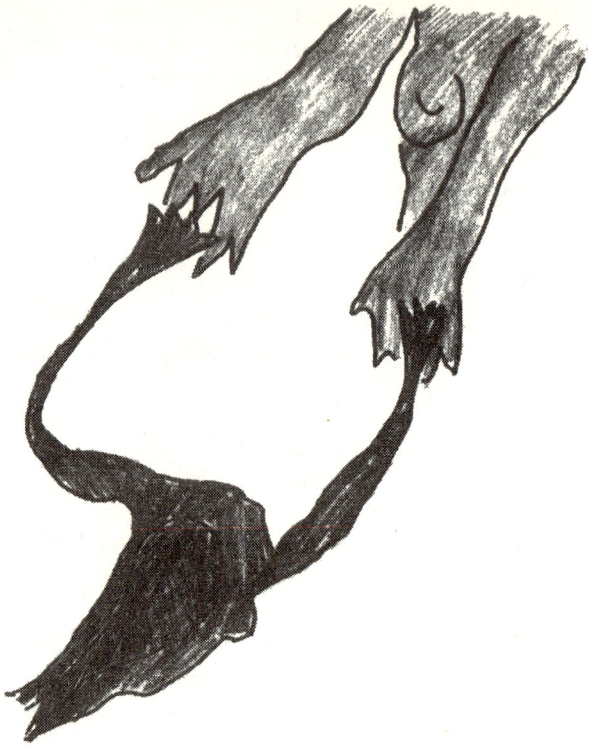

Abbildung 9: Die Suche nach Partnerschaft

Ich entwickelte ein eigenes Heilungsritual. Ich machte ein »Kind« aus Kiefernzweigen, Kiefernzapfen und Beeren. Ich stattete dieses Kind mit der ganzen Schönheit des Waldes aus. Es hatte Blumen in seinem Haar aus Kiefernnadeln. Es war böse, weil es nie geboren worden war. Ich gab ihm meinen Namen.

Dann lehnte ich das Baumkind an einen Baum neben dem Teich. Es welkte und starb. Ich sah es manchmal, wenn ich am See spazierenging. Jetzt sind nur noch Stöcke übrig.

Es hat nicht sehr lange »gelebt«, aber in dem kurzen Augenblick seines Lebens gab es Energie und Schönheit. Sein Kommen und Gehen half mir, mich der Verletzung und der Trauer zu stellen, daß ich kein anderes Kind haben konnte.

Ich suchte in Büchern nach Frauenfiguren, die unfruchtbar waren. Ich fand nicht allzu viele, aber die Königin Guinevra, die Gattin von

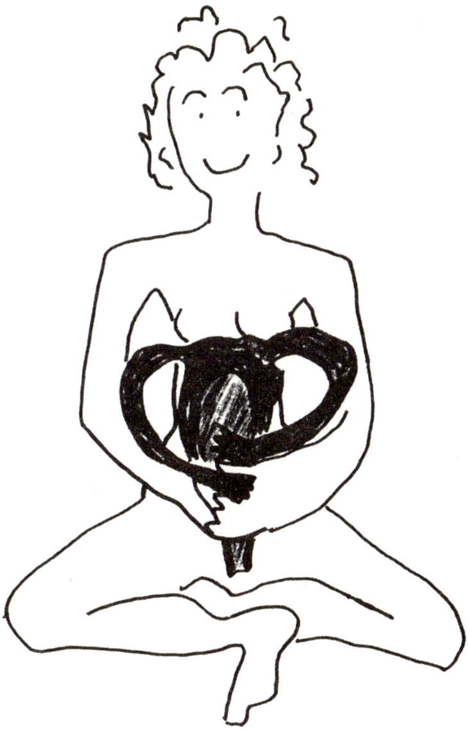

Abbildung 10

König Artus, tröstete mich schließlich. Sie konnte dem König kein Kind schenken und hat deswegen sehr gelitten. Als ich ihre Geschichte las, fühlte ich mich nicht mehr so allein und so häßlich. Ich stellte fest, daß nicht alle Prinzessinnen, die heirateten, Kinder hatten und danach glücklich lebten. Es gab zumindest noch eine Frau wie mich.«

Durch den Prozeß des Schreibens und Malens begann schließlich die Heilung (siehe Abbildung 9). »Ich hörte auf, mich anzuklagen und meinen Körper abzulehnen. Ich lernte, meine Eierstöcke, meine Eileiter und meine Gebärmutter zu lieben. Ich malte einige Bilder zu Ehren meiner Reproduktionsorgane.

Ich bemerkte, daß sie zunächst einmal völlig von meinem Körper getrennt waren. In manchen Zeichnungen sehnten sie sich nach einer Verbindung. Dann malte ich sie, wie sie nach mir griffen und nach Verbindung suchten.

Diese Bilder und der Prozeß, in dem sie entstanden waren, führte zu einem weichen, kribbelnden Gefühl in diesen Organen. Das Leben kehrte in Eierstöcke, Eileiter und Gebärmutter zurück, die so lange verletzt und tot gewesen waren. Ich bezeichnete sie als Königin, Prinzessin, gekröntes Juwel, Herz, Wärme, Liebe.

Als ich in den Bildern gesehen hatte, wie sehr ich Gebärmutter, Eileiter und Eierstöcke von meinem Körper getrennt hatte, konnte ich schließlich ein positives und liebevolles Bild von mir zeichnen und die Reproduktionsorgane an ihren rechten Platz zurückführen. Ich betrachte sie dankbar, weil sie mir einen Sohn (aus einer früheren Ehe) geschenkt und mich zur Frau gemacht haben« (siehe Abbildung 10).

Adoption

Ich habe in meiner Praxis mit Frauen gearbeitet, die Kinder zur Adoption freigegeben und Kinder adoptiert haben. Früher haben Adoptionsvermittlungen Heimlichkeit und Verleugnung propagiert, aber heute haben die Bemühungen biologischer Mütter und adoptierter Kinder dazu geführt, daß biologische Eltern und ihre weggegebenen Kinder sich wieder finden können, ob mit freudigen oder enttäuschenden Ergebnissen. Beides, Freigabe zur Adoption und Adoption, hat Konsequenzen. Ein Kind wegzugeben oder aufzunehmen ist für alle Beteiligten eine seelische Belastung. Adoption ist einer der Bereiche, in denen die Gesellschaft gegenwärtig begreift, daß Geheimnisse nicht funktionieren. Das gilt vor allem in Bereichen der Abstammung. Blutsbande sind sehr mächtig – sie enthalten uralte Erinnerungen. Die biologischen Mütter müssen das genauso wissen wie die Adoptivmütter. Alle meine Patientinnen, die Kinder adoptiert haben, haben sämtliche verfügbaren Informationen über die Umstände der Geburt zusammengetragen, um sie dem Kind mitteilen zu können, wenn die Zeit dazu kommt. Die meisten Kinder wollen wissen, von wem sie abstammen. Auch die biologischen Mütter wollen fast immer wissen, wo ihre Kinder sind und wie es ihnen geht, auch dann, wenn sie wissen, daß sie selber sie nicht adäquat großziehen können. Im Adoptionsbereich hilft nur Ehrlichkeit.

Gegenwärtig gibt es sehr viele Ehepaare, die ausländische Kinder adoptieren. Ich kann mir keine bessere Möglichkeit vorstellen, um ein globales Bewußtsein und kulturübergreifendes Verständnis zu fördern. Eine Patientin, die zwei chinesische Kinder adoptiert hat, erzählte mir die folgende Geschichte, der sie die Überschrift ›Zuhören mit dem Herzen‹ gegeben hatte.

Im November 1981 fuhren Susanne und ihr Mann Robert nach Taiwan, um ein Kind zu adoptieren. Einen Monat später kamen sie als vierköpfige Familie zurück, mit Anio-Nicholas, fast sechs, und Shao-Ma Annie, fast vier. »Das Weihnachtsfest 1981 war eine wunderbare Feier der Geburt unserer neuen Familie«, sagte Susanne. Im Herbst darauf lud sie ihre gesamte vielköpfige Ursprungsfamilie zum Erntedankfest mit ihrer »neuen« Familie ein. Gegen Abend wurde sie von Annie, die auf der Treppe saß, vorwurfsvoll gefragt: »*Warum* bist du eigentlich mit dem Taxi zu uns nach Taiwan gekommen?« Susanne fragte sich, was diese Frage ausgelöst haben könnte. Schließlich fiel ihr ein, daß sie zum ersten Mal seit der Adoption mit sehr vielen Menschen zusammen war, die sie liebte und denen sie viel Aufmerksamkeit schenkte – dieselbe Aufmerksamkeit, die bis dahin ausschließlich Robert, Nicholas und Annie gehört hatte.

Also beantwortete Susanne Annies Frage ganz offen und ehrlich und sagte, sie wäre sehr glücklich gewesen, hätte viele Freunde und Verwandte gehabt, gearbeitet und gespielt, aber sie hätte immer das Gefühl gehabt, daß sie noch viel Liebe übrig hätte. Deshalb hätten Robert und sie nach jemandem gesucht, den sie lieben konnten, und Annie und ihren Bruder gefunden.

Annie schwieg nachdenklich und ging sich schließlich die Zähne putzen. Susanne ging wie immer mit, es war ihr Abendritual. Als Annie Zahnpasta auf ihre Zahnbürste drückte, sagte sie trotzig: »Ich will zurück nach Taiwan, um meine *chinesische* Mutter zu sehen« – obwohl man ihr gesagt hatte, daß ihre Mutter unbekannt war und niemand wußte, wer sie ins Waisenhaus gebracht hatte. Susanne erkannte, daß der Wunsch ihrer Tochter, zurück nach Taiwan zu gehen, in diesem Augenblick symbolisch und wichtig war. Sie fragte: »Soll ich mitgehen oder willst du allein fahren?« Annie erwiderte: »Ich will *allein* fahren.« Plötzlich fühlte sich Susanne leer und verzweifelt, sie spürte einen Verlust. Wie sie später erzählte, stieg in ihr die Frage auf: »Und was ist mit *mir*? *Ich* liebe dich und habe dich mit ganzem Herzen geliebt. Reicht das nicht? Was ist mit *mir?*«

Aber dann sah sie ihre Tochter an und erkannte, daß ihre Sehnsucht nach der chinesischen Mutter einfach ein natürlicher Bestandteil ihrer Geburtsgeschichte und ihres Lebens war. »Mit ihrer Liebe zu einer Frau, die niemand von uns je kennenlernen würde, hat mir Annie ihr tiefstes Innerstes geöffnet. Ich konnte ihr in ihrer Liebe, ihrem Wesenskern begegnen oder mich verschließen. Also habe ich, die Wortgewandte, aktiv und unter Schmerzen mit dem Herzen zugehört.«

Einige Jahre später, es war wieder Weihnachten, gingen Susanne und Robert mit Annie spazieren. Annie ging zwischen ihnen und ließ sich von ihnen schaukeln. Bei einem besonders hohen Schwung rief sie plötzlich: »Hallo, chinesische Mutter! Wie geht's dir? Mir geht's gut, und ich hoffe, dir auch. Ich hab dich lieb. Tschüß!«

Ich habe einmal an einer wunderschönen Adoptionszeremonie eines Paares teilgenommen, das durch die Hilfe, den Willen und das Gebet ihrer Familien und der Gemeinde ein Kind gefunden hatte. Kurz nach der Adoption luden sie alle Beteiligten ein, um ihre Freude zu teilen. Eine solche oder ähnliche Zeremonie würde ich allen Adoptiveltern empfehlen. Sie ist eine rührende und bewußte Form, ein Kind in seine neue Gemeinschaft einzuführen.

Die Frau, die die Zeremonie leitete, ließ die Adoptiveltern das Baby hochheben und dann allen Beteiligten einzeln vorstellen. Gleichzeitig bat sie alle Anwesenden, die selbst adoptiert waren, sich in die Mitte des Kreises zu stellen. Während wir alle das Baby begrüßten, sagte sie zu den Adoptivkindern: »Möge dieser Tag, an dem wir dieses neue Kind begrüßen, seine Geburt und seine neuen Eltern feiern, für Sie ein Symbol sein, daß auch Sie zutiefst erwünscht sind und es immer waren. Von heute an sollen Sie wissen, wie bedeutungsvoll Ihre Geburt war, unabhängig von allem, was in der Vergangenheit geschehen ist. Jetzt, wo Sie gesehen haben, wie sehr dieses Kind die Sehnsucht stillt und wie gesegnet es ist, gehen Sie hin und beanspruchen Sie dasselbe für sich.« Diese Zeremonie war voller Wunder und Hoffnung, und sie war für viele Menschen auf vielen Ebenen heilend.

Fruchtbarkeit als Metapher

»Wir müssen die wirtschaftlichen und sozialen Probleme lösen, die für die Überbevölkerung verantwortlich sind: die weitverbreitete Armut und die Unterdrückung der Frauen. ... Wenn Frauen überall selbst über ihre Fruchtbarkeit bestimmen können, wird die Zahl der Geburten sinken.«

(The Union of Concerned Scientists)

»Mutterschaft ist mehr als der organische Prozeß des Gebärens ... Mutterschaft heißt, die Bedürfnisse der Welt zu begreifen.«

(Alexis DeVeaux, Mutter und Sponsorin der lateinamerikanischen Wohltätigkeitsorganisation MADRE)

Die Erdbevölkerung wächst weit stärker als die Mittel zu ihrer Ernährung. Die Menschen haben es geschafft, immer mehr Nahrung auf immer weniger Land zu produzieren. Die ›Union of Concerned Scientists‹, eine

Vereinigung kritischer Wissenschaftler in den USA, schreibt: »Unsere Spezies kann das rücksichtslose Bevölkerungswachstum, die unverantwortliche Verschwendung der natürlichen Ressourcen und die anhaltende Zerstörung der Umwelt nicht überleben. ... Jeden Tag gibt es eine Viertelmillion Menschen mehr als am Tag zuvor. Jede Woche müssen wir Möglichkeiten finden, eine neue Stadt in der Größe Philadelphias zu ernähren. Jeden Monat müssen wir der Erde Nahrungsmittel entreißen, um ein neues New Jersey am Leben zu halten. Und jedes Jahr belasten wir unseren kleinen Planeten mit einem neuen Mexiko.«[44]

Die Zeit einer unaufhörlichen Produktion ohne Ersatz der dabei verbrauchten Mittel geht zu Ende. Wir Frauen *müssen* unsere angeborene Kreativität, die Macht unserer Gebärmutter, neben der Geburt der nächsten Generation auch dazu benutzen, unseren Planeten zu regenerieren. Wir können nicht länger ein Kind nach dem anderen gebären, ohne an die Folgen zu denken. Viele Frauen können es schon nicht mehr ertragen, Wegwerfwindeln zu benutzen, weil sie wissen, wie sehr sie den Müllberg damit erhöhen. Aber wir müssen auch die Tatsache berücksichtigen, daß ein durchschnittliches Kind in den westlichen Industrienationen fünfzigmal mehr Ressourcen verbraucht als ein Kind in der Dritten Welt. Es gibt kaum ein Thema, das so kontrovers diskutiert wird wie die Überbevölkerung, und ich will mich an dieser Diskussion hier nicht beteiligen.

In den westlichen Ländern und anderswo häufen sich bei den Frauen die Geburten, die nicht die nötigen Mittel zur Versorgung von Kindern besitzen. Jeder, der im sozialen oder gesundheitlichen Bereich arbeitet, kennt Frauen, die durch weitere Kinder die Sozialhilfe aufbessern wollen. Gleichzeitig sind das die Mütter mit den meisten Risiken bei der Geburt und dem höchsten Risiko, behinderte oder zu früh geborene Babies zu bekommen. Aber ihre Probleme sind *nicht* die Ursache des Ungleichgewichts in unserer Gesellschaft, sondern seine *Symptome*. Dahinter steht einerseits die Einstellung unserer Gesellschaft zu Frauen und andererseits der Kreislauf von Armut, Schikanen und Mißbrauch, in dem diese Frauen gefangen sind.

60 Prozent aller Mütter im Teenageralter sind Opfer sexuellen Mißbrauchs. Sie suchen sich fast schon instinktiv Partner, von denen sie anschließend verlassen werden. Das ist das einzige, was sie kennen: die Falle einer zu frühen Verpflichtung, aus der sie nicht mehr entkommen können. Sie sehen keine andere Rolle für sich als die der Gebärenden; sie wissen nicht, daß es eine Wahl gibt. Da sie keine Alternative sehen, bekommen sie Kinder. Damit schließt sich der Kreis.

Aber was wäre, wenn wir jungen Frauen beibringen würden, daß auch sie von Geburt an einen eigenen Wert haben? Daß sie sich zwar für Kinder entscheiden können, aber daß es auch andere Möglichkeiten für sie gibt? Was wäre, wenn sie wüßten, daß ihr Menstruationszyklus Teil ihrer geheiligten Verbindung zur Erde und zum Mond ist? Daß sie ihre Sexualität nicht zwangsläufig mit einem Mann teilen müssen, sondern daß sie ihnen auch ganz allein gehören kann, wenn sie es nur wollen? Was wäre, wenn sie ihren Wert nicht daran messen, von wem sie ein Kind haben oder mit wem sie schlafen? Was wäre, wenn sie wüßten, daß ihre Gebärmutter, ob sie Kinder haben oder nicht, ihr Körperzentrum für Kreativität ist, eigenständige Bedeutung und Wert hat?

Wir müssen die Bedeutung der Begriffe *Fruchtbarkeit* und *Geburt* erweitern. Wir müssen die Macht des Gebärens endlich als das sehen, was sie ist – die Grundlage aller Schöpfung. Wenn genügend Frauen diese kreative weibliche Macht spüren, die jede Frau besitzt und die nicht davon abhängt, was wir mit unserem Körper produzieren und wem wir den Zugang dazu gestatten, dann wird sich die Welt verändern. Wenn Frauen diese Kraft nutzen, werden die Kinder, die Gedanken und die neue Welt, die wir gebären, alle Wesen fördern, auch uns selbst.

Unabhängig von der Entscheidung für oder gegen die Schwangerschaft weiß jede Frau, was es heißt, etwas zu empfangen, auszutragen und zu gebären, das aus der eigenen Substanz erwächst. Dieses Wissen ist in unseren Zellen gespeichert. Man muß kein Kind bekommen haben, um zu wissen, was gebären heißt. Gebären, ob körperlich oder metaphorisch, lehrt uns, den Prozeß der Geburt nicht zu bekämpfen, auch wenn es weh tut und wir aufhören wollen.

Auf einer bestimmten Ebene kennt auch jede Frau Fehlgeburten, Abtreibungen, Wehenstörungen und Totgeburten, genauso wie wunderschön gestaltete Schöpfungen. Leider lehrt uns das Patriarchat, eine Schöpfung, die nicht »perfekt« ist, hätte auch keinen »Wert«. Aber was im Patriarchat als Scheitern gilt, ist in Wirklichkeit ein Teil des Ganzen, aus dem wir lernen können. Wir müssen diese Prozesse nicht körperlich durchleben, um sie zu verstehen und zu heilen – sie gehören unauflöslich zu den Prozessen der Natur.

Jede Frau muß selbst herausfinden, wie sie ihre Fruchtbarkeit nutzen und diesen Bereich ihres Lebens heilen kann. Ich kann nicht sagen, was für eine andere Frau das beste ist, das muß jede für sich entscheiden. Ich hoffe aber, daß dieses Kapitel Sie dazu angeregt hat, sich gründlicher mit der kreativen Erfahrung des Körpers zu befassen, und daß es Ihnen hilft, sie zu verstehen und zu heilen.

Zwölftes Kapitel

Schwangerschaft und Geburt

Durch Schwangerschaft, Geburt und Entbindung werden Frauen zum lebenden Beweis für die kontinuierliche Verwandlung von Energie in Materie.
(Caroline Myss)

Die Schwangerschaft hat für Mutter und Kind sehr wichtige Konsequenzen. Die Entscheidung für ein Kind ist selten rational; sie kann nicht allein mit dem Verstand getroffen werden, wohl aber bewußt und von Herzen. Ich wünschte, daß alle Frauen den Mut fänden, sich bewußt und weise für die Empfängnis zu entscheiden.

Wenn ich mir all die Gründe ins Gedächtnis zurückrufe, aus denen ich meine Kinder bekommen habe, wird klar, wie emotional und instinktiv, wie unbewußt und wie »sippenabhängig« meine Entscheidung war. Die Biologie hat bis heute ihre Sogwirkung nicht verloren. Wie so viele Frauen habe auch ich mich nach einem weiteren Kind gesehnt, obwohl ich wußte, daß es meine emotionalen und meine physischen Ressourcen auf ungesunde Weise strapazieren würde. Manche Frauen sind einfach gerne schwanger, andere lieben Säuglinge und hätten am liebsten ständig ein Baby um sich. Es gibt sogar Frauen, die geradezu süchtig nach Schwangerschaften und Geburten sind, vielleicht auch deswegen, weil ihre Familienstrukturen ihnen keinen anderen »Besitz« erlauben. Viele meiner Patientinnen haben mit Ende dreißig oder Anfang vierzig den zwanghaften Wunsch nach einem weiteren Kind gehabt, unter anderem, um die Entscheidung über ihr weiteres Leben noch ein paar Jahre aufschieben zu können.

Eine Schwangerschaft kann eine Leere im Leben von Frauen füllen, wie es kein anderer Mensch je könnte. Eine intime Beziehung zu einem anderen Menschen ist nur dann möglich, wenn man sich selbst durch und durch kennt. Ein Baby, das unerfüllte Bedürfnisse eines Erwachsenen befriedigen soll, wächst mit der ungerechten und oft schädlichen Last unerfüllbarer Erwartungen auf.

Die Schwangerschaft ist ein wunderbarer Prozeß; sie sollte eine Zeit sein, in der sich eine Frau mit Unterstützung ihrer Umgebung um größtmögliche Einstimmung auf ihren Körper und das Kind bemüht. Jahrhundertelang haben Hebammen den Müttern in den Prozessen von Schwangerschaft und Geburt Beistand geleistet und ihnen durch medizinische und emotionale Unterstützung geholfen. Der weibliche Körper weiß instinktiv, was er bei der Geburt zu tun hat, und reagiert in einer Umgebung, die Frauen zu den Bewegungen und den Lauten ermutigt, die für sie angemessen sind, richtig. Aber die moderne Geburtshilfe hat den natürlichen, geduldigen Beistand, der eine natürliche Reaktion erlaubt, aufgegeben und einen dominanten und oft invasiven Prozeß an seine Stelle gesetzt. Die gesellschaftliche Konditionierung führt dazu, daß Frauen sich den Schwangerschaftsexperten überantworten und den Kontakt zu ihrem angeborenen Geburtswissen und ihrer Macht verlieren, während sich die Experten wiederum ganz auf ihre Tests und ihre Geräte verlassen. Eine Ahnung davon habe ich in meiner Ausbildung bekommen, in der ich mich über die hohe Kaiserschnittrate wunderte. Aber obwohl ich über zehn Jahre lang Entbindungen gemacht und selbst zwei Kinder habe, ist mir erst in den letzten paar Jahren klargeworden, daß die Schwangerschafts-, Geburts- und Entbindungserfahrungen der meisten Frauen nicht so ermächtigend sind, wie sie sein könnten.

Die kulturelle Überlieferung: Schwangerschaft

Schwangerschaft als Krankheit

Als meine Mutter eine junge Frau war, galt es als selbstverständlich, daß sich Schwangere möglichst im Haus aufhielten und nicht reisten. Die Umstandsmode, zu der selbstverständlich auch die Monstrosität des Schwangerschaftshüfthalters gehörte, war häßlich und trug nicht dazu bei, ein angenehmes Körperbild zu fördern. Viele Frauen verloren ihren Arbeitsplatz; und wer ihn behielt, konnte in den USA oft noch in den frühen achtziger Jahren keinen formellen Mutterschaftsurlaub in Anspruch nehmen. In meiner alten Praxis war ich die erste Ärztin, die den Mutterschutz in Anspruch nahm, und einige Kollegen nahmen mir das übel. Sie fanden, eine Schwangerschaft sei etwas anderes als ein Beinbruch; schließlich handele es sich um eine *frei gewählte* Behinderung, die ich in gewissem Rahmen selbst verschuldet hatte. Seitdem hat sich viel geändert, aber es bleibt kurzsichtig und eine Gefährdung der Gesundheit von

Mutter und Kind, wenn man so tut, als seien schwangere Frauen nicht in einer anderen Situation und hätten keine speziellen Bedürfnisse. Unsere Kultur hat anscheinend Schwierigkeiten mit dem goldenen Mittelweg.

Eine Schwangerschaft, ob erwünscht oder nicht, ist eine ganz besondere Zeit, und schwangere Frauen müssen die Voraussetzungen für mehr Ruhe und Pflege schaffen, sonst können Müdigkeit, vorzeitige Wehen und Schwangerschaftsvergiftung die Folge sein.[1] Untersuchungen haben gezeigt, daß fehlende Unterstützung oder starke Belastungen die Häufigkeit negativer Schwangerschaftsresultate erhöhen können.

Aus meiner Sicht kommt es vor allem dann häufiger zu negativen Resultaten (Fehl- oder Frühgeburt, Schwangerschaftsvergiftung), wenn die Schwangerschaft ungewollt und ungeplant war. Das gegenwärtige wissenschaftliche Material zeigt, daß mindestens bis zu 50 Prozent aller Schwangerschaften nicht geplant sind.[2] Die Zahl der unerwünschten Schwangerschaften läßt sich schwerer feststellen, weil viele Frauen, die das Kind zunächst nicht wollen, sich gut anpassen und ihre Meinung ändern. Ambivalenzen der Mutter, die sich während der Schwangerschaft nicht auflösen, sind eine wichtige Voraussetzung für Komplikationen (siehe 11. Kapitel). Wenn Frauen (meist unbewußt) die Schwangerschaft so schnell wie möglich hinter sich bringen wollen, um ihr gewohntes Leben wieder aufnehmen oder ihren Körper »wieder für sich« haben zu können, erhöht sich die Wahrscheinlichkeit, daß die Schwangerschaft etwa wegen vorzeitigem Einsetzen der Wehen zu früh beendet wird. Es gibt zahllose Untersuchungen, die zeigen, wie stark sich psychische Faktoren auf die Geburt auswirken und wie hoch die Korrelation zwischen nicht ausreichendem emotionalem und physischem Engagement für die Schwangerschaft und Frühgeburten ist.[3] Tierexperimente haben gezeigt, daß es eine Verbindung zwischen dem Tod der Frucht im Mutterleib und erhöhter Angst der Mutter gibt. An schwangeren Affen, Meerschweinchen und Kaninchen, die psychischen Belastungen ausgesetzt wurden, konnte nachgewiesen werden, daß die streßbedingte Ausschüttung von Adrenalin Störungen der Blutversorgung des Uterus und der Plazenta mit sich bringt. Die Foeten werden nicht ausreichend mit Sauerstoff versorgt, und viele ersticken. Durch starke Ängste und Belastungen der Mutter kommt es außerdem zu einer erhöhten Ausschüttung von Hormonen und Neurotransmittern in den Blutkreislauf, durch die sich die Blutgefäße im Uterus verengen, was ebenfalls die Sauerstoffversorgung des Foetus verschlechtert. Es ist gut möglich, daß Schwangerschaftskomplikationen, etwa vorzeitige Ablösung der Plazenta, Placenta praevis (das heißt, die Plazenta verdeckt den

Muttermund, zu Blutungen und Frühgeburten führen kann), Nabelschnurvorfall, -umschlingung und Steißlagen, damit zusammenhängen.[4]

Der Streß der Mutter überträgt sich automatisch auf das Ungeborene. Umgekehrt können Mütter aber auch lernen, ihrem Kind gesunde Gefühle zu vermitteln. Der Kontakt zur inneren Stimme lehrt sie nicht nur, wie sie dem Foetus ein Sicherheitsgefühl vermitteln kann, sondern ermöglicht es ihr sogar, vorzeitige Wehen und den Verlauf einer Schwangerschaftsvergiftung zu stoppen. Frauen mit vorzeitigen Wehen und Schwangerschaftsvergiftung müssen daneben selbstverständlich auch bereit sein, ihre Arbeit vorübergehend aufzugeben, sich auszuruhen und schädliche Verhaltensmuster und Denkmuster zu verändern. Bei einer Schwangerschaftsvergiftung handelt es sich um ein Syndrom, bei dem die Schwangere Ödeme und Bluthochdruck bekommt und Eiweiß im Urin nachgewiesen werden kann. Die Ursachen sind bis heute nicht genau bekannt, aber es gibt verschiedene Theorien dazu. Frauen mit Nierenerkrankungen und hohem Blutdruck sind gefährdeter als andere. Die Schwangerschaftsvergiftung ist einer der häufigsten Gründe für Frühgeburten. Wenn sie nicht behandelt wird, kann sie zu Krämpfen (Eklampsie) führen.

Es gibt Untersuchungen, nach denen Frauen mit Schwangerschaftsvergiftung sich unattraktiver, ungeliebter und hilfloser fühlen als andere Schwangere. Sie sind extrem empfänglich für die Meinungen anderer und orientieren sich an äußeren Erwartungen. Die Schwangerschaft ist für sie eine zusätzliche Krise in einem bereits vorher extrem streßreichen Leben. Obwohl die Schwangerschaft für sie eine Krise bedeutet, können sie mit ihren Gefühlen dazu schlecht umgehen. Sie können die Erwartungen anderer nicht bewältigen und nehmen sich schon leichte Kritik und kleine Ungerechtigkeiten sehr zu Herzen. Sie verbergen diese Belastungen vor der Außenwelt, aber ihr Körper reagiert auf den Streß mit steigendem Blutdruck. Konflikte mit Vorgesetzten sind häufig; bei den Verhandlungen über den Mutterschaftsurlaub steigt dann der Blutdruck. Sie versuchen meist, vor der Entbindung alles zu regeln. Ihre Gefühle manifestieren sich stärker als bei anderen Frauen über das autonome (unbewußte) Nervensystem: Gesicht und Hals sind oft gerötet, sie sprechen sehr schnell und leiden unter steigendem Blutdruck, Schwindel und Herzklopfen.[5] In einer Untersuchung wurde nachgewiesen, daß Schwangere mit sehr starker Gewichtszunahme, zu früh geplatzter Fruchtblase (eine der häufigsten Ursachen für Frühgeburten)[6] und Schwangerschaftsvergiftung mehr Angst hatten und stärker zu sozialem Rückzug und Hypochondrie neigten als die Kontrollgruppe. Um zu begreifen, wie gut (und billig) ein Foetus im Mutterleib versorgt ist, braucht man sich nur die Frühgeborenenstationen der Kliniken mit ihren Brutkästen zu betrachten.

Schwangerschaft als kollektives Katastrophenszenario

Die Schwangerschaft ist eine Zeit, in der unsere aus dem Gleichgewicht geratene Kultur dem gesunden Menschenverstand keine Chance mehr läßt. Nirgendwo zeigt sich deutlicher als in der Schwangerschaft, ob eine Frau mit ihrer inneren Stimme verbunden ist oder nicht. Ihr Körper gehört von einem Tag auf den anderen nicht mehr ihr selbst; sämtliche Familienmitglieder stürzen sich auf sie und überhäufen sie mit Ratschlägen über die richtige Ernährung, die richtige Kleidung und das richtige Verhalten. Als ich schwanger war, mußte ich verblüfft immer wieder erleben, wie wildfremde Menschen auf mich zukamen, mir den Bauch tätschelten und mir Ratschläge gaben. Freundinnen scheinen es für ihre Pflicht zu halten, die schlimmsten Geschichten über Kaiserschnitt, Wehenschmerzen und behinderte Kinder zu erzählen (was einmal mehr die Verinnerlichung des Patriarchats beweist, in dem Schmerz und Zerstörung mehr gelten als die lebensfördernden Eigenschaften von Schwangerschaft und Geburt). Ich war froh über meinen Beruf, der mir die schlimmsten Horrorgeschichten ersparte; man hielt mich anscheinend für »vorbereitet«, da anzunehmen war, daß ich diese Horrorgeschichten aus meiner ärztlichen Erfahrung kannte. Die »Kriegsberichterstattung« vom »Schlachtfeld« der Geburt werden von einer Generation an die nächste weitergegeben; es ist nicht selten, daß Mütter ihren Töchtern sagen: »Jetzt erlebst du selbst, was du mir angetan hast.«

Auf einer sehr tiefen Ebene haben alle Menschen eine ehrfürchtige Scheu vor der Macht schwangerer Frauen. Aber unsere Kultur betont diese Macht nicht, sondern konzentriert sich in der klassischen patriarchalischen Umkehrung auf die Ängste, die diese Macht mit sich bringt. Schwangere Frauen sind emotional durchlässiger und stärker mit ihrer Intuition in Kontakt als sonst, und deshalb sind sie auch verletzbarer. Sie greifen alle kollektiven Ängste ihrer Umgebung auf.

Die in den Medien verbreiteten Klischees, denen zufolge schwangere Frauen etwa dazu neigen, plötzlich umzufallen und »Oh Hans, das Baby!« zu kreischen, verstärken den Eindruck der Schwangerschaft als einer gefährlichen und unberechenbaren Zeit und erinnern uns (fälschlich) daran, daß sie wie der weibliche Körper insgesamt eine wandelnde Katastrophe ist. In jeder Klinik, in der ich gearbeitet habe, wurden Schwangere von der Notaufnahme augenblicklich und im Eiltempo zur

Entbindungsstation gebracht, selbst wenn sie aus ganz anderen Gründen gekommen waren. In Boston wurde uns einmal eine Frau im vierten Schwangerschaftsmonat auf die Entbindungsstation geschickt, die in die Notaufnahme gekommen war, weil sie sich das Bein gebrochen hatte!

Diese Auffassung von der Schwangerschaft als potentieller Katastrophe wirkt sich vor allem bei den Frauen sehr negativ aus, die bei der Schwangerschaft über dreißig oder über vierzig sind. So gut wie allen schwangeren Frauen über dreißig wird eingeredet, die Gefahr von Komplikationen sei bei ihnen sehr viel höher als bei Frauen in den Zwanzigern. Aber das stimmt so nicht; das Risiko hängt immer vom Gesundheitszustand der individuellen Frau ab. Ich kann mich noch gut an die erste Schwangere über dreißig erinnern, mit der ich zu tun hatte. In meinem zweiten Ausbildungsjahr in der Klinik war das für mich etwas Neues, und ich hielt sie für sehr mutig, weil sie mit 32 Jahren ihr erstes Kind bekam. Mir schien sie sehr alt für eine Schwangerschaft, obwohl mir damals mit meinen 23 Jahren jeder Gedanke an Schwangerschaft und Kinder noch sehr fern lag. Rückblickend ist mir klar, daß diese Frau am Anfang eines Trends stand, der in den siebziger Jahren anfing und sich bis heute fortgesetzt hat – der Trend, Schwangerschaften aufzuschieben. Ich habe den Begriff »späte Erstgebärende« immer abgelehnt, mit dem in der Medizin Frauen bezeichnet werden, die ihr erstes Kind nach dem 30. oder sogar nach dem 35. Lebensjahr bekommen. Ob Frauen über dreißig stärker gefährdet sind, läßt sich nur individuell beantworten. Ich behandele lieber eine gesunde Vierzigjährige, die ihre Schwangerschaft geplant hat, als eine 25jährige Kettenraucherin, die täglich drei Liter Cola in sich hineinschüttet. In der Medizin werden schwangere Frauen über dreißig oder vierzig viel zu oft durch die Zuordnung zu einer statistischen Hochrisikogruppe »verteufelt«, in die sie nicht unbedingt gehören. Die Wahrscheinlichkeit eines Kaiserschnitts ist bei älteren Frauen und bei Frauen, die wegen Unfruchtbarkeit behandelt wurden, tatsächlich höher. Aber manche Kliniken sagen Frauen über vierzig von vornherein, daß ein Kaiserschnitt wohl nötig wäre, wenn es sich bei ihnen um die erste Schwangerschaft handelt (im Gegensatz zu Schwangerschaften von Frauen unter dreißig, bei denen der Erfolg »nicht so wichtig« ist, weil sie ja »immer noch ein weiteres Kind bekommen können – Sie haben Zeit«!). Bei der ersten Schwangerschaft nimmt man an, daß die Mütter ängstlicher sind (oder ihnen durch die Gesellschaft bzw. die Ärzte mehr Angst *gemacht* wird) und deshalb eine andere Behandlung brauchen. Das ist nichts weiter als ein Spiegel der unbewußten emotionalen Einstellungen der Mediziner und Pfleger selbst.

Das Alter ist keine absolute Größe für die Intensität oder Dauer einer Geburt. Das chronologische Alter (Alter in Jahren) deckt sich nicht notwendig mit dem biologischen (Alter des Gewebes). Meine beste Freundin hat ihr erstes Kind mit 41 Jahren bekommen. Das erste Stadium der Geburt dauerte nur drei Stunden – das ist in jedem Fall ausgesprochen kurz. Und wenn sie nicht so schmale Hüften gehabt hätte, hätte die gesamte Geburt nicht länger als vier Stunden gedauert. Ich kenne aus meiner Praxis auch andere Frauen, die in diesem Alter völlig unproblematische Schwangerschaften und Geburten erlebt haben.

Frauen, die ihr erstes Kind mit Ende dreißig oder Anfang vierzig bekommen, haben einen wichtigen Vorteil: Sie haben ihren Platz in der Berufswelt bereits gefunden und ausgefüllt, sind mit deren Grenzen vertraut und bereit, ihre »Vergünstigungen« aufzugeben und ihr Leben aus der Perspektive der Mutterschaft neu einzuschätzen. Sie nehmen sich die Zeit, die Schwangerschaft und das Baby zu genießen. Viele haben im Lauf der Jahre Kontakt zu ihrem Körper bekommen; sie haben ein besseres Gefühl zu sich selbst als in den Zwanzigern. Meiner Meinung nach ist das Risiko bei diesen Frauen eher geringer als größer.

Die Schwangerschaft als Kraft der Wandlung

Frauen sollten die Schwangerschaft, das Hervorbringen der nächsten Generation, als das Wunder genießen und würdigen, das es ist – und als entscheidende Entwicklungsphase für ihr Kind. Das heißt nicht, daß wir die Schwangerschaft als Krankheit betrachten sollten oder mit Samthandschuhen angefaßt werden müßten. Aber es ist eine Phase, in der wir Zeit zur ruhigen Reflektion brauchen, zur Einstimmung auf das Baby und zum Ausruhen. Das Progesteron, das während der Schwangerschaft freigesetzt wird, hat beruhigende und tröstende Auswirkungen. (Es entspannt und verlangsamt auch den Darm, weshalb manche Frauen unter Verstopfung leiden.) Während der Foetus wächst, leistet der Körper viel innere Arbeit. Die Atmosphäre der Schwangerschaft bestimmt mit darüber, ob das Kind in seinem späteren Leben eine starke oder schwache Konstitution hat. Ich bin immer wieder überrascht, wie wenig unsere Kultur die Tatsache würdigt, daß die vierzig Wochen der Schwangerschaft im Leben einer Frau eine relativ *kurze* Zeitspanne sind, verglichen mit ihrer Bedeutung für die Gesundheit der nächsten Generation.

Weil unsere Gesellschaft Frauen im reproduktionsfähigen Alter höher schätzt und Frauen in der Schwangerschaft besser für sich sorgen als sonst, bietet die Schwangerschaft Frauen die Gelegenheit, mehr über sich und ihre Macht zu lernen. Da der Foetus Teil ihres Körpers ist, vertieft die positive innere Kommunikation von Mutter und Kind bei beiden das Selbstvertrauen, und das hält auch nach der Geburt an.

Qualifizierte Versorgung und Aufklärung in der Schwangerschaft könnte später unzählige teure Probleme verhindern, die den Prozeß der Elternschaft stark erschweren, etwa Frühgeburten, Entwicklungsstörungen, geistige und körperliche Behinderungen und Lernstörungen. Die Versorgung der gleichzeitig starken und verletzbaren schwangeren Frauen müßte höchste Priorität haben.

Eine Gynäkologin wird schwanger

Bei meiner ersten Schwangerschaft hatte ich gerade meine vierjährige Assistenzzeit abgeschlossen. Ich hatte Hunderte von Frauen während der Schwangerschaft, der Geburt und Entbindung behandelt und versorgt. Ich hatte als Assistenzärztin immer eine natürliche Geburt ohne Medikamente propagiert, und ich war optimistisch, was meine eigene Schwangerschaft anging. Schließlich wußte ich aus erster Hand, daß die meisten Schwangerschaften mit einem gesunden Baby enden.

Ich empfand die Schwangerschaft als Experiment, für das ich meine Gebärmutter zur Verfügung gestellt hatte. Ich fand es spannend, die Veränderungen zu beobachten, die sich in meinem Körper vollzogen. Heute weiß ich, daß ich mir einfach keine Aufregung und Erwartung, die ich damals als *Luxus* empfand, gestattet hatte, obwohl ich die Schwangerschaft geplant und gewollt hatte.

Da ich gelernt hatte, Körper und Geist zu trennen, wollte ich mich an mein Baby auch erst dann »binden, wenn die Schwangerschaft schon fortgeschritten war und ich wußte, daß das Kind normal wäre – eine paradoxe Haltung, weil sich das mit Sicherheit erst nach der Geburt feststellen läßt. Ich war fest davon überzeugt, daß alles normal verlaufen würde, wollte mich aber »für alle Fälle« nicht allzusehr darauf einlassen. Ich kannte Frauen, die schon im dritten Schwangerschaftsmonat, in dem das Risiko einer Fehlgeburt noch bei eins zu sechs liegt, ein komplettes Kinderzimmer eingerichtet hatten. Ich hielt ihr emotionales Engagement für verfrüht; ich jedenfalls würde das nicht riskieren. Erst sehr viel später lernte ich, daß Foeten im Uterus alles mitbekommen und lange vor der Geburt hören, spüren und Gefühle erleben. Sie spüren es, wenn ihre Mütter distanziert und emotional nicht engagiert sind.

Meinen Patientinnen habe ich damals zwar immer gesagt, daß der Bindungsprozeß mit dem Baby bereits beim ersten positiven Schwangerschaftstest einsetzt, aber ich selbst habe mich darum nicht gekümmert.

Die meisten Frauen stellen sich von dem Moment an, in dem sie von der Schwangerschaft erfahren, ihr Kind vor, denken sich Namen aus und suchen Babykleidung aus. Ich hatte mich nie besonders für Babies interessiert, und die Begeisterung für Babysachen war mir völlig fremd.

Als mich die Schwestern in der Klinik gegen Ende der Schwangerschaft fragten, ob ich das Kinderzimmer eingerichtet hätte, sagte ich, ich hätte noch nicht einmal ein Hemdchen gekauft. Ich hatte für das Baby buchstäblich nichts vorbereitet, nicht einmal Windeln waren im Haus. Mein Mann schloß gerade seine Forschungsarbeiten in der Orthopädie ab und hatte wie immer noch weniger Zeit als ich, schon gar nicht für den Einkauf einer Babyausstattung. Glücklicherweise schleppten mich ein paar Freundinnen trotz meiner Widerstände doch zum Einkaufen – ich hatte keine Ahnung, was ich brauchen würde.

Anstatt Ratgeber für werdende Mütter zu lesen, vertraute ich auf meine eigenen Fähigkeiten. Sentimentales Verhalten angesichts von Babies war meiner Meinung nach keine Vorbedingung für gute Mutterschaft. Meine eigene Mutter war eher der Typ der »Löwenmutter« und hatte meistens einen ganz ausgezeichneten Instinkt. Sie hat sich nie um die Meinung von »Experten« gekümmert, und dafür bin ich ihr bis heute dankbar.

Während der Schwangerschaft beobachtete ich interessiert meine körperlichen Veränderungen. Ich habe viel über morgendliche Übelkeit, Schmerzen im Brustkorb, Verstopfung, Blähungen und Sodbrennen gelernt. Ich wußte, daß Frauen immer wieder darüber klagen, aber jetzt erlebte ich es selbst. Obwohl mein Mann von meinem veränderten Körper begeistert war, war ich skeptisch. Ich hatte Angst, zu dick zu werden. Wie kann man sich in einer Kultur, die sich auf ein fast schon anorektisches Schönheitsideal festgelegt hat, über eine fehlende Taille, Apfelbäckchen und zunehmenden Hüftspeck wirklich *freuen*?

Heute bedaure ich, daß es keine Fotos aus der Zeit meiner Schwangerschaft gibt. Es hat mich verblüfft, als Patientinnen mir in den frühen achtziger Jahren ganze Fotoalben über ihre Schwangerschaft und Geburt zeigten – sie waren stolz auf ihren Körper und schämten sich überhaupt nicht. Damals wirkten sie auf mich wie Wesen von einem anderen Stern – merkten sie denn nicht, daß unsere Kultur (und ich) sie gar nicht so schön fanden, wie sie glaubten?

In meiner zweiten Schwangerschaft hatte ich schon kurz nach der Empfängnis keine Taille mehr und sah von Anfang an schwanger aus, was nicht ungewöhnlich ist. Obwohl ich fast noch mehr zu tun hatte als beim ersten Kind, nahm ich mir mehr Zeit, um mit dem Baby zu sprechen (redete es allerdings neun Monate lang mit William an, weil es viel aktiver war und ich es deshalb für einen Jungen hielt; eine ausgesprochen sexistische Annahme). Am Ende dieser Schwangerschaft konnte ich kaum noch laufen. Das hing mit der Lockerung des Schambeins zusammen, die dem Kind bei der Geburt die Passage des Beckens ermöglicht. Abgesehen davon war es eine völlig normale Schwangerschaft. Ich hatte einen viel größeren Bauch, obwohl ich nicht mehr zugenommen hatte als in der ersten Schwangerschaft – 22 Pfund.

Vor kurzem traf ich eine sehr elegante berufstätige Frau Ende dreißig, die etwa im vierten Monat schwanger war. Es war ihre erste Schwangerschaft. Sie sagte, es sei jetzt wohl Zeit, sich ein paar »häßliche Kleider« zu kaufen, da sich die Schwangerschaft nicht mehr »verstecken« ließe und sich mit ihren eleganten engen Röcken und hohen Absätzen nicht mehr vertrage. Diese Einstellung, nach der eine Schwangerschaft ausgehalten, ignoriert oder toleriert werden muß, ist nur allzu verbreitet, und bis zu einem gewissen Punkt kenne ich sie von mir selbst. Je weniger »schwanger« man aussieht, desto mehr Anerkennung bekommt man: »Man sieht dir ja gar nichts an, du siehst toll aus!«

Eine Anzeige für Vitaminpräparate in der Schwangerschaft, die Mitte der achtziger Jahre in einer medizinischen Zeitschrift erschien, zeigte eine sehr dünne, sehr große Frau, die überhaupt nicht schwanger aussah, beim Fotographieren, beim Sport und hinter dem Schreibtisch. Die Überschrift lautete: »Sie ist schwanger, aber sie tritt nicht kürzer.« Diese Anzeige erinnerte mich daran, wie ich während meiner Schwangerschaften die Treppen in der Klinik hinaufgeeilt war, um einen Kaiserschnitt zu machen oder zu operieren. Ich hatte dieselbe Einstellung; ich wollte mein Leben von der Schwangerschaft in keiner Weise stören lassen. Aber es ist nun einmal nachgewiesen, daß sich das Risiko erhöht, wenn man sich weigert, »kürzer zu treten«. Eine Pilotstudie über Streß und Schwangerschaft bei schwangeren Ärztinnen und Krankenschwestern hat gezeigt, daß sich während der Arbeitszeit bestimmte Hormone, die bei physischem oder geistigem Streß von der Nebenniere produziert werden, um 58 Prozent erhöhen. Dazu zeigte sich, daß die Ärztinnen gegenüber der Kontrollgruppe aus anderen berufstätigen Frauen im gleichen Schwangerschaftsmonat einen um 64 Prozent erhöhten Katecholaminspiegel hatten.[7]

Wenn ich während meiner zweiten Schwangerschaft nachts aufstehen mußte, um zu einer Entbindung zu fahren, war ich so müde, daß ich beim Anziehen gegen die Wand rannte. (Mein erstes Kind schlief erst mit fünf Jahren nachts durch, deshalb war ich jahrelang nachts auf, ob ich

Notdienst hatte oder nicht.) Aber niemand sagte mir, ich solle kürzer treten. Und dazu wollte ich mir ja auch *immer noch* beweisen, daß ich eine professionelle Ärztin war – vor allem jetzt, wo ich Kinder hatte.

Die kulturelle Überlieferung: Geburt und Entbindung

Ich habe etwa sechs Jahre mit schwangeren Frauen gearbeitet und dabei erfahren, daß Geburten und Entbindungen sehr häufig problemlos verlaufen. Aber unsere Gesellschaft insgesamt hat ein hysterisches Verhältnis zum Geburtsprozeß. Die kulturelle Angst vor Schwangerschaft und Geburt läßt sich auch auf unbearbeitete Geburtstraumata zurückführen. Fast jeder Mensch in unserer Gesellschaft leidet unter einem unbearbeiteten Geburtstrauma, und das wird auf schwangere Frauen projiziert. In unserer Generation sind fast alle Menschen in Krankenhäusern geboren und unmittelbar nach der Geburt den Müttern weggenommen und in die blendend hellen, sterilen Säle der Säuglingsstationen gebracht worden.

Früher dagegen starben in fast jeder Familie Dutzende von Frauen im Kindbett. Auf den Friedhöfen von New England zum Beispiel finden sich sehr viele Gräber früh verstorbener Frauen und ihrer toten Kinder. Die Furcht vor dem Tod ist ein weiterer Aspekt des kollektiven Unbewußten, der die Hysterie verstärkt, mit der wir die Geburt betrachten.

Ironischerweise gingen die meisten dieser Todesfälle und Traumata *weniger* auf Mängel der medizinischen Technik, sondern auf schlechte Ernährung, Überarbeitung und fehlende Unterstützung zurück.[8] Forschungsergebnisse zeigen, daß sich das Risiko längerer Wehen und negativer Folgen für die Kinder erhöht, wenn Frauen bei der Geburt nicht unterstützt werden. Mehrfach wurde nachgewiesen, daß die Anwesenheit einer unterstützenden Frau, die die Funktion einer »Mutter der Mutter« hat, die durchschnittliche Dauer der Geburt von 19,3 Stunden auf 8,8 Stunden (von der Aufnahme bis zur Entbindung) senkt. Nach diesen Untersuchungen war die Mutter nach der Entbindung wacher, wenn so eine Frau anwesend war, was die Wahrscheinlichkeit erhöhte, daß sie ihr Baby streichelte, es anlächelte und mit ihm sprach.[9]

In sogenannten »primitiven« Gesellschaften wird durch lange Stillzeiten oft eine zwei- bis vierjährige Pause zwischen den Geburten erreicht. Diese Gesellschaften haben auch unterstützende Maßnahmen für die Schwangere und die Entbindung entwickelt. Die Geburt wird als Gemeinschaftsereignis gefeiert. Natürlich will ich nicht behaupten, daß Schwangerschaft und Geburt in Gesellschaften, in denen die Frauen gut ernährt und unterstützt sind, immer ein völlig risikoloser, phantastischer Prozeß ist, aber dennoch können wir viel von dem kollektiven weiblichen Wissen indigener, naturorientierter Völker lernen und mit der heutigen medizinischen Technik verbinden.

Frauen gebären, wie sie leben

Durch meine Mitarbeit an Hunderten von Kaiserschnitten und anderen medizinischen Geburtstechniken habe ich gelernt, daß die heutigen Probleme mit der Geburt beginnen, *lange bevor* eine Frau tatsächlich in den Wehen liegt, ja sogar schon Jahre vor der Schwangerschaft. Die Anfänge dieser Probleme trägt jede Frau in sich, und deshalb müssen wir darauf achten, welchen Anteil wir an dieser ungünstigen Behandlung haben.

Eine Frau gibt ihre Einstellungen zur Schwangerschaft nicht vor dem Kreißsaal ab. Eine Karrierefrau aus meiner Bekanntschaft etwa sagte, sie wolle von der Geburt nichts mitbekommen, nach dem Motto: »Ich bin keine Indianerin – gebt mir eine Vollnarkose.« Diese Aussage zeigt, daß sie die Macht der Geburt und der Entbindung nicht kennt. Sie impliziert, daß nur »Primitive« Wehen bewußt erleben, während gebildete Intellektuelle ihre Kinder mit Hilfe der Technik bekommen, die dafür sorgt, daß ihre Hände sauber, ihre Stirn glatt und ihr Make-up tadellos bleiben.

Es gibt verschiedene Untersuchungen, die bei Frauen mit sehr langen Geburten bestimmte gemeinsame Persönlichkeitsmerkmale nachgewiesen haben. Sie hatten ambivalente Einstellungen zur Reproduktion und zur Mutterschaft und konnten während der Geburt nicht zugeben und akzeptieren, daß sie Angst hatten. Solche psychischen Faktoren können die Aktivität der Gebärmutter stören und damit die Dauer der Geburt verlängern.[10]

Viele Frauen haben zur Geburt ausgesprochen oder unausgesprochen die Einstellung: »Bitte, Frau Doktor, kümmern Sie sich um diese unangenehme Sache. Ich möchte davon gar nichts mitbekommen – geben Sie mir einfach das Baby, wenn alles vorbei ist.« Was Frauen bei einer Geburt am meisten brauchen, ist Ermutigung und die liebevolle Bestätigung ihrer Fähigkeit, normal zu gebären. Leider wird ihnen gerade das allzu oft verweigert, weil eine Geburt für Ärzte und Krankenschwestern nichts anderes ist als jede andere Krise oder Krankheit und möglichst sofort durch Behandlung beseitigt werden soll.

Ich weiß heute, daß der Verlauf einer Geburt vom Verlauf des gesamten Lebens einer Frau abhängt. Eine Geburt rührt bewußt oder unbewußt an ihre tiefsten Ängste. Frauen mit Inzest- oder anderen Mißbrauchserfahrungen sind die besten Kandidatinnen für Komplikationen, die einen Kaiserschnitt notwendig machen. Viele von ihnen haben auf einer tiefen Ebene gelernt, Opfer zu sein. Das wirkt sich gerade bei der Geburt aus, bei der es darum geht, die Einheit mit dem Prozeß herzustellen und sich nicht zum Opfer des Körpers zu machen. Eine meiner Patientinnen erkannte bei der Geburt, daß sie keine Fortschritte machte, weil sie unbewußt Angst hatte, das Kind ihres Vaters zur Welt zu bringen. Eine andere sexuell mißbrauchte Frau hatte ihre Opferrolle so verinnerlicht, daß sie unfähig war, daß Kind aktiv herauszupressen. Wie so viele Menschen, die sich im Grunde machtlos fühlen, überließ sie es dem Krankenhaus und den Ärzten, ihr Baby zur Welt zu bringen. Diese Einstellung ist meiner Erfahrung nach weit verbreitet.

Andere Mißbrauchsopfer setzen Kontrolle als einen Mechanismus des Überlebens ein. Wenn sie schwanger werden, erscheinen sie oft mit einer langen Liste von Forderungen in der Praxis: Keinen Tropf, keinen Monitor, keine Praktikanten, Untersuchungen nur in begrenztem Ausmaß, keine Einläufe (obwohl Einläufe genauso wie das Rasieren seit zehn Jahren nicht mehr üblich sind). Viele Geburtshelfer wissen, daß gerade bei den Frauen, die den Geburtsprozeß am stärksten kontrollieren müssen, am Ende die meisten Interventionen erforderlich werden; die Chancen für ungeplante Eingriffe wie Kaiserschnitte steigen proportional zur Menge der Forderungen. Solche Forderungen sind meist ein Symptom dafür, daß die Frauen die Illusion haben, alles mit dem Verstand kontrollieren zu können, vor allem in einer Situation, in der sie sich völlig verschreckt und hilflos fühlen. Sie glauben, den Schrecken, den ihnen ihr Körper, ihr Gefühl und der Geburtsprozeß einjagt, in den Griff zu bekommen, wenn sie sich darum bemühen, jede Einzelheit des Prozesses zu kontrollieren. Aber je dringender eine Frau intellektuelle Kontrolle braucht, um so weniger kann sie sich dem Prozeß ihres Körpers überlassen. Dadurch erhöht sich die Wahrscheinlichkeit eines Eingriffs.

Die Geburt wirft auch ein grelles Licht auf die Beziehung zum Ehemann oder zu anderen Menschen, die den Geburtsprozeß unterstützen. Manchmal greifen die Frauen beim Übergang von der Eröffnungs- zur Austreibungsphase ihre Männer extrem böse an. In der Ausbildung habe ich gelernt, daß so etwas eben »passiert«, aber einleuchtend fand ich das nie. Mittlerweile weiß ich, daß Feindseligkeit, die bei einer Geburt ausbricht, immer schon lange vor der Geburt vorhanden war. Der primitive Charakter des Prozesses fegt die normale Höflichkeit hinweg und zeigt, was wirklich los ist. Mein Vater hat einmal gesagt, wenn ich Leute wirklich kennenlernen wollte, sollte ich mit ihnen zelten gehen. Man könnte dasselbe für eine Geburt sagen.

Tabelle 7
Potentielle Risikofaktoren bei der Geburt

Hohes Risiko	Geringes Risiko
Passivität	Aktivität
Abhängigkeit	Unabhängigkeit
Verläßt sich auf andere	Verläßt sich auf sich selbst
Kann keine Unterstützung von anderen annehmen	Kann Unterstützung von anderen annehmen
Lehnt ihre Weiblichkeit ab	Akzeptiert ihre Weiblichkeit
Verdrängte Sexualität	Gesunde Sexualität
Sieht sich als Sexobjekt	Sieht sich als sexuelles Wesen
Kindlich	Erwachsen
Einstellungen, die die Geburt behindern	Einstellungen, die die Geburt fördern
Sozialisation ungünstig	Sozialisation günstig
Unehrliche, manipulative Kommunikation	Ehrliche, eindeutige Kommunikation
Spirituelle Einstellungen, die die Geburt behindern	Spirituelle Einstellungen, die die Geburt fördern
Sieht sich als schwach	Sieht sich als stark
Trennung von Geist und Körper	Integration von Geist und Körper
Konflikthafte Beziehungen	Liebevolle Beziehungen
Völlige Abweichungen vom geplanten Geburtsverlauf	Übereinstimmung mit dem geplanten Geburtsverlauf
Ängste nicht durchgearbeitet	Ängste durchgearbeitet
Sitzende Lebensweise	Körperlich aktiv
Zarte Erscheinung	Robuste Erscheinung
Wehrt Veränderungen und neue Ideen ab	Paßt sich an Veränderungen an
Chaotisches Heim	Gemütliches Heim
Kind nicht gewünscht	Kind erwünscht
Läßt ihr Leben von außen steuern	Steuert ihr Leben selbst
Leugnet die Realität des Geburtsschmerzes	Akzeptiert die Realität des Geburtsschmerzes

Gayle Peterson hat in ihrem Buch darauf hingewiesen, daß Frauen sich bei der Geburt nicht anders verhalten als in ihrem sonstigen Leben. Eine Geburt ist für die meisten Frauen eine Krisensituation, und sie gehen damit genauso um wie mit anderen Krisen: Manche sind hilflos, andere versuchen, die Situation unter Kontrolle zu bringen. Bei einer Untersuchung der Unterschiede zwischen Frauen, die die Geburt einleiten lassen, und Frauen, die warten, bis die Geburt spontan einsetzt, wurde bei der ersten Gruppe ein geringeres Vertrauen zum eigenen Reproduktionssystem festgestellt. Außerdem klagten sie tendenziell mehr über ihre Periode, hatten mehr Komplikationen bei früheren Geburten und mehr Angst vor den Wehen.[11] Bei ihrer eigenen Untersuchung konnten Gayle Petersen und Lewis Mehl anhand der Kriterien, die in Tabelle 7 aufgeführt und die das Ergebnis vieler Untersuchungen über individuelle Komplikationen ist, mit 95prozentiger Genauigkeit vorhersagen, ob es bei einer Geburt Komplikationen geben würde.[12]

»Rettung« vor den Wehen

Viele Frauen, die Wehen haben, verlangen von ihrem Partner, sie aus ihrer Zwangslage zu befreien. Ich kann mich gut an Geburten erinnern, bei denen die Frau ihren Mann anschrie: »Jo-chen – so *tu* doch was!« Das tat Jochen dann auch; er brüllte mich an: »Wie lange soll das noch so weitergehen? Wenn Sie nicht sofort etwas unternehmen, werden Sie mich kennenlernen!«

Männer, die hilflos erleben, daß sie ihren Frauen nicht helfen und den Prozeß nicht verändern können, neigen dazu, sich gegen die Ärzte zu stellen: »Sorgen Sie sofort dafür, daß das aufhört!« Die Frauen, die ihre normale Rolle als »emotionaler Stoßdämpfer« für ihre Männer jetzt nicht übernehmen können, sehen entweder hilflos zu oder erwarten, daß ihre Männer die »Ich mach das schon«-Position vertreten, was bedeutet, daß sie noch weniger in Kontakt mit sich sind. Eine Geburt ist kein geeigneter Moment für die Aufklärung eines Paares über Transformationserfahrungen. Wenn ein Paar dagegen zwischen den Wehen aufnahmefähig für die Ermutigung ist, bei dem Prozeß zu bleiben, wenn beide verstehen, daß es sich um etwas Normales und Natürliches handelt und nicht lebensbedrohlich ist, kann man beiden Beteiligten oft helfen, *mit* den Wehen und dem Geburtsprozeß zu arbeiten statt gegen ihn. Meine Kollegin Bethany Hays sagt den Männern oder Partnern ihrer Patientinnen, sie könnten ihren Frauen die Geburt und die Schmerzen zwar nicht abnehmen, aber sie könnten sie lieben. Für die meisten Frauen ist es ein großes Geschenk, wenn sie sich während des gesamten Prozesses einfach geliebt fühlen.

Eine Frau, die während der Wehen ihre Einstellung verändern kann, ist durch die Erkenntnis, daß sie *tatsächlich* fähig war, weiterzumachen, daß sie tatsächlich die innere Kraft dazu hatte, oft für immer verändert. Das ist aber nur bei ständiger Unterstützung möglich. Keine Frau sollte ohne diese Unterstützung gebären müssen.

Die Umkehr eines lebenslangen Bewältigungsmusters ist während einer Geburt aber nicht immer möglich. Als ich noch Entbindungen gemacht habe, stellte ich fest, daß alles gute Zureden, alle Informationen und Beschwörungen von meiner Seite nichts gegen die ererbte Überzeugung vieler Frauen ausrichten konnte, eine normale Geburt sei ihnen *nicht* möglich und sie seien auf Medikamente und Betäubung angewiesen. Eine fünftausend Jahre alte Programmierung läßt sich nicht in zehn Jahren umkehren.

Unser medizinisches System fördert das Katastrophenszenario der Geburt in jeder Hinsicht. Durch seinen patriarchalischen Suchtcharakter erklärt es sich symbolisch zum »Ehemann« all der Frauen, die rufen: »Jo-chen, so *tu* doch was!« Und die Ärzte haben tatsächlich viele Möglichkeiten, »etwas zu tun«, die allerdings alle ihren Preis haben. In einigen Untersuchungen wurde zum Beispiel nachgewiesen, daß eine Rükkenmarksanästhesie die Kaiserschnittrate erhöht. Eine Rückenmarksanästhesie entspannt die Beckenbodenmuskulatur und bringt das Baby in die sogenannte Vorderhauptlage, das heißt mit dem Gesicht nach oben. Diese Position erschwert das Pressen, verlangsamt den Geburtsprozeß und kann das Baby in eine Notlage bringen. Schmerzmittel passieren die Plazenta und können sich dadurch auch auf das Baby auswirken. Zangen, Dammschnitte, Saugglocken, Wehenmittel und unnötige Kaiserschnitte zählen zu den weiteren Interventionen, die nicht ohne Risiken sind.

Als ich noch selbst in der Geburtshilfe arbeitete, glaubte ich, jede Frau hätte die Kraft zu einer normalen Geburt, und war frustriert, wenn die Patientinnen trotz meiner Warnungen vor den potentiellen Nebenwirkungen von Medikamenten und Anästhesien und trotz all meiner Überzeugungsversuche gar nicht die Absicht hatten, normal zu gebären. Aber das war *mein* Problem, nicht unbedingt ihres. Sie wollten die Techniken nutzen, die die Krankenhäuser anbieten. Ich weiß heute, daß es nicht meine Aufgabe war, sie oder sonst jemanden zu verändern. Jede Frau muß in sich hineinhorchen und so ehrlich wie möglich feststellen, wo sie steht. Meine Aufgabe ist es, meine eigenen Überzeugungen und Standpunkte zu klären, in jeder Situation die Alternativen vorzustellen und die Entscheidung den Frauen zu überlassen.

Geburtstechniken

Als Boston 1978 von einem schlimmen Schneesturm heimgesucht wurde, der die Straßen unpassierbar gemacht hatte, fuhr ich auf Skiern in ein nahes Krankenhaus, wo mehrere Frauen auf die Entbindung warteten. Das Krankenhaus hatte keine Entbindungsstation, aber während des Sturms brachte die Ambulanz Frauen mit Wehen in das nächstliegende Krankenhaus. Das Personal in der Notaufnahme, das von Schußwunden bis zu Herzinfarkten alles kannte, war mit diesen Geburten völlig überfordert. Wer in der Notaufnahme arbeitet, hat *schnelle Reaktionen und sofortige Aktivität* gelernt. Aber für eine Geburt ist genau die gegenteilige Einstellung nötig. Geburten erfordern die Eigenschaften einer Hebamme, das heißt einen erwartungsvollen, unterstützenden, liebevollen Beistand, aber relativ wenig Aktivität. Meist entbindet die Gebärende ihr Kind selbst, der Arzt oder die Schwestern fangen es nur auf.

Die Einrichtungen und Behandlungsmöglichkeiten in Krankenhäusern sind auf die tiefsten Ängste gebärender Frauen abgestellt. Sie bemühen sich in aller Regel nicht darum, diese sehr realen Ängste anzusprechen und durchzuarbeiten, sondern machen aus der Geburt eine medizinische Prozedur. Sie wollen die Frauen vor den Schwierigkeiten und der Last der Geburt »retten«, eine Auffassung, die in der Gesellschaft als ganzes noch gefördert wird. Die Geburtsmethoden im Krankenhaus stehen in unmittelbarem Zusammenhang mit der Technologieverehrung und der Angst vor dem Geburtsprozeß. Schon immer waren die Ärzte schnell mit ihrer Technologie bei der Hand, um die »Resultate« der Geburtshilfe zu »verbessern«, denn unsere Kultur ist fest von der Überlegenheit der Technik über die natürliche Weisheit des Körpers überzeugt. Wir trauen der Technologie mehr als der Erfahrung einer Frau und mehr als den belegten Vorteilen liebevoller Unterstützung bei einer Geburt.

Leider sind die Überzeugungen, auf denen die Krankenhausmethoden basieren, so hartnäckig, daß selbst Frauen, die bei der Einlieferung eine natürliche Geburt wünschen, zuletzt irgendeiner Form der Intervention zustimmen. Gebärende Frauen sind extrem verletzbar, und wenn sie nicht von Menschen unterstützt werden, die dem Geburtsprozeß vertrauen und ihn für normal halten, lassen sie sich zu fast allem überreden.

Kaiserschnitt und Monitorüberwachung

Es gibt kein schlagenderes Beispiel für die übertriebene Nutzung der Technik bei der Geburt als die hohe Kaiserschnittrate in sehr vielen Krankenhäusern, die einerseits auf den medizinischen Behandlungsansatz, andererseits auf die Angst vor juristischen Auseinandersetzungen zurückgeht, die bei einer eventuellen Schädigung des Babys drohen. Die Kaiserschnittraten sind jedoch von Klinik zu Klinik und auch von Arzt zu Arzt sehr verschieden. In den meisten Lehrkrankenhäusern in den USA liegt sie im Durchschnitt bei 25 Prozent, während in manchen Städten jede zweite weiße Privatpatientinnen mit einem Kaiserschnitt rechnen muß![13]

Meine klinische Ausbildung fiel in eine Zeit, in der die Monitorüberwachung und die Kaiserschnittraten stark anstiegen. Ich fragte mich damals, wie es möglich ist, daß ein Viertel aller Frauen ein normales physiologisches Ereignis ohne die Hilfe von Anästhesie oder Operationen nicht überstehen kann. Die menschliche Rasse hätte nie überlebt, wenn wirklich so viele Frauen nur mit größeren chirurgischen Eingriffen gebären können. Irgend etwas mußte schiefgelaufen sein.

In der Ausbildung wurde uns eingeschärft, jede Frau als potentiellen Risikofall zu behandeln. Angeblich konnte es bei jeder normalen Geburt von einem Augenblick zum anderen zur Krise kommen. Sobald eine Frau, bei der die Wehen eingesetzt hatten, in den Kreißsaal kam, ging es los: Man nahm ihr Blut ab, sprengte die Fruchtblase, klebte Elektroden an den Kopf des Foetus und führte einen Katheter in den Uterus ein, um den intrauterinen Druck auf dem Monitor zu messen. Danach starrten die Gebärende und ihre Familie, die Ärzte und die Schwestern gemeinsam auf den Monitor, als ob sie erwarteten, *er* könnte sagen, was als nächstens zu tun sei. Die Geburt mußte in der Position erfolgen, die für die Monitorüberwachung optimal war – ob sie für die Frau angenehm war oder nicht. Ich weiß noch, wie ich Frauen an die Monitoren anzuschließen versuchte, die erst kamen, als die Preßwehen schon eingesetzt hatten. Aber ich hätte Ärger mit den Ausbildungsärzten bekommen, wenn ich bei schlechten Ergebnissen keine Monitordokumentation vorweisen konnte. Mittlerweile zeigen Untersuchungen, daß eine Monitorüberwachung keine besseren perinatalen Ergebnisse liefert als das regelmäßige manuelle Abhören der Herztöne.[14] Sie hat aber wesentlich zu einer Erhöhung der Kaiserschnittrate geführt und zeigt damit einmal mehr, wie eine Technik »in Mode« kommt, ohne daß sämtliche Daten bekannt sind. (Die Monitorüberwachung hat übrigens durchaus ihren Sinn, und ich bin nicht grundsätzlich dagegen. Aber sie ist *kein* Ersatz für liebevolle menschliche Interaktion, auch wenn sie oft so eingesetzt wird.)

Im zweiten Jahr meiner Assistenzzeit erfuhr ich auf einer Konferenz, daß die Fruchtblase normalerweise erst gesprengt wird, wenn die Frau zu pressen beginnt und daß bei künstlicher Sprengung die Babies nachweislich stärker unter Streß stehen; Blutproben aus der Kopfhaut zeigen einen geringeren pH-Wert. Dazu lernte ich bei dieser Konferenz, daß das Fruchtwasser die bestmögliche »Verpackung« des Babys ist und es während der Wehen wirksam schützt. Aber auf die Frage, warum wir so unnötig in diese natürlichen Schutzmechanismen eingreifen, gibt es eine schlichte Antwort: damit wir die Monitore anschließen können.

Wenn man eine verletzbare gebärende Frau an drei oder vier verschiedene Kanülen und Drähten anschließt und dann die Fruchtblase sprengt, dürfen wir uns dann wundern, wenn sie Angst bekommt, die sich auf ihr Baby überträgt – und es zusätzlich belastet? Im Rückblick weiß ich, *wie viele Fälle* von foetalen Notsituationen umkehrbar gewesen wären, wenn jemand die Mutter beruhigt und sie aufgefordert hätte, sich auf ihr Baby zu konzentrieren und ihm beruhigende Botschaften zu senden. Biofeedback hat gezeigt, wie tiefreichend sich Gedanken auf körperliche Systeme wie Blutdruck, Puls und Hautwiderstand auswirken können. Das Baby ist *Teil* des Körpers der Gebärenden, und sie kann sich darauf einstimmen.

Viele Geburtshelfer halten die vaginale Entbindung schlicht für gefährlich und sehen darin nur eine Verstärkung eines foetalen Traumas. Ich habe mit vielen Kolleginnen und Kollegen diskutiert, die auf einer tiefen Ebene, die sie sich nie bewußt gemacht hatten, davon überzeugt sind, daß der Kaiserschnitt die bessere Geburtsmethode ist.

Zwischen 50 und 85 Prozent aller Frauen, bei denen ein Kaiserschnitt gemacht wurde, können weitere Kinder normal entbinden. Das alte Sprichwort in der Geburtshilfe: Einmal Kaiserschnitt, immer Kaiserschnitt, stimmt nicht mehr, wie die Literatur belegt, die bereits in den späten siebziger Jahren vorhanden war.

In meiner Ausbildung war es ganz selbstverständlich, daß Frauen, die nach einem Kaiserschnitt wieder schwanger wurden, die Alternative einer normalen Geburt angeboten wurde. Aber bis heute werden Frauen, bei denen diese Option angebracht wäre, nicht *immer* darüber informiert. In einem kürzlich erschienenen Bericht einer der Zeitschriften für Gynäkologie und Geburtshilfe unter dem Titel »Wenn die Patientin einen Kaiserschnitt verlangt« meinte ein Dr. Bruce Flamm: »Angst ist keine Indikation für eine Operation, sondern die Indikation für Information.«[15] Das zeigt mal wieder, daß die Medizin doch keine Einbahnstraße ist. Meine Kollegin Dr. Bethany Hays faßte den Tenor dieses Artikels zusammen: »Es ist schon großartig. Zuerst reden wir den Frauen Angst vor einer normalen Geburt ein, und wenn sie dann Angst haben, sind sie selbst schuld.«

Es gibt sehr große individuelle Unterschiede bei den Kaiserschnittraten einzelner Ärzte. Bei manchen Kolleginnen und Kollegen liegen sie bei nur sechs Prozent. Das sind meist auch diejenigen, die gern und viel mit Hebammen zusammenarbeiten.

Dammschnitt

Eine weitere Prozedur, die normalerweise nicht nötig ist, ist der Dammschnitt, bei dem das Gewebe zwischen Vagina und Rektum durchtrennt wird.[16] In den USA wurde 1987 bei schätzungsweise 61,9 Prozent aller Gebärenden ein Dammschnitt gemacht, bei Erstgebärenden in 80 Prozent aller Fälle.[17] Es gibt auch Kliniken, in denen bei jeder Geburt ein Dammschnitt gemacht wird.

Die Wahrscheinlichkeit schwerer Rißwunden bei Frauen *erhöht* sich durch den Dammschnitt um 50 Prozent[18], weil sich die Schnitte während der Entbindung im Vaginalgewebe erweitern können. Der Eingriff kann zu großen Blutverlusten, schmerzhaften Narben und unnötigen Schmerzen nach der Geburt führen,[19] was wiederum die Bindung der Mutter an das Baby und das Stillen erschweren kann. Langfristige Vorteile des Dammschnitts sind nicht bekannt, obwohl ich in der Ausbildung gelernt habe, er sei unbedingt nötig, um einen späteren Gebärmuttervorfall und/oder eine übermäßige Erweiterung der Vagina zu verhindern.

Wie Untersuchungen nachgewiesen haben, hängt die Frage, ob eine Frau einen Dammschnitt bekommt oder nicht, überwiegend davon ab, ob sie bei einem Arzt oder bei einer Hebamme entbindet. Hebammen lernen normale Entbindungen ohne Intervention. Ärzte *tun* mehr. In manchen Kliniken wird es nur sehr selten zugelassen, daß eine Frau ihr Kind langsam, sanft und ungestört herauspreßt.

Material, das einen routinemäßigen Dammschnitt rechtfertigt, gibt es nicht, was aber die Krankenhäuser nicht hindert, ihn in der Assistenzzeit weiterhin routinemäßig zu lehren. Der Dammschnitt ist ein sprechendes Beispiel dafür, wie sich eine Überzeugung (»Der weibliche Körper kann nicht ohne Eingriffe gebären«) in der klinischen Praxis stärker durchsetzt als wissenschaftlich abgesicherte Forschungsergebnisse, obwohl sie in diesem Fall genau das Gegenteil sagen.

Anästhesie

Die modernen Anästhesien sind in vieler Hinsicht ein Geschenk des Himmels, aber bei der Geburt werden sie viel zu oft eingesetzt. Entsprechend der gesellschaftlichen Maxime: Wenn ein bißchen gut ist, ist ein bißchen mehr besser, verkaufen manche Kliniken heute jeder schwangeren Frau bereits lange vor der Geburt die Vorteile der Periduralanästhesie, die als der »Mercedes« unter den gynäkologischen Änästhesiemöglichkeiten gilt. Der Köder wird oft in den Geburtsvorbereitungskursen dieser Kliniken ausgeworfen: »Sie spüren überhaupt nichts.« Vielen Frauen wird die Anästhesie als Patentlösung angeboten. Ich habe immer wieder Frauen sagen hören: »Die sollen mir zwei Wochen vor der Entbindung den Periduralkatheter legen!« Die Risiken sind zahlreich: keine Fortschritte im ersten und zweiten Stadium der Geburt, Fieber, häufigerer Einsatz der Geburtszange, Beckenbodenschäden und foetale Notlagen mit einem entsprechenden Anstieg der Kaiserschnittrate.[20]

Rückenlage

Bei Frauen, die in einer physiologisch normalen Position gebären, etwa im Stehen oder in der Hocke, sind Dammrisse seltener; sie sind im zweiten Stadium der Entbindung auch weniger häufig auf chirurgische Hilfe angewiesen. Die Rückenlage ist die ungeeignetste Position, um ein Baby herauszupressen, weil sie sehr starken Druck auf das Baby im hinteren Teil der Vagina ausübt und den Durchmesser der Beckenöffnung *verringert* – was das Einreißen der Vagina begünstigt. (Haben Sie schon einmal versucht, den Darm zu bewegen, wenn Sie flach auf dem Rücken liegen?) Anscheinend war es der französische König Ludwig XIV, der diese Position populär gemacht hat. Er war Voyeur und wollte den Geburten der Frauen an seinem Hof zusehen können, ohne selbst gesehen zu werden. Das war in der Rückenlage möglich, in der der Blick der Frauen durch die hochgeschobenen weiten Röcke versperrt war. Da diese Position mit der Oberschicht assoziiert wurde, fand sie schnell Nachahmerinnen.

Aber anscheinend hat auch die zunehmende Beliebtheit der Geburtszange dazu beigetragen, die ursprünglich 1560 von Peter Chamberlain erfunden wurde, einem Geburtshelfer, der den Beruf von den männlichen Mitgliedern seiner Familie erlernt hatte. Die Zange blieb lange ein »Familiengeheimnis« der Chamberlains und wurde erst 1728 allgemein bekannt.[21] Der Gebrauch dieses Instruments war Männern vorbehalten. Die Zange wurde ursprünglich nur in Fällen angewandt, in denen alles andere versagte und die Frauen sich stundenlang vergeblich mit Preßwehen abgeplagt hatten. Die Rückenlage ermöglichte es den Frauen, sich auszuruhen, während die Zange eingesetzt wurde, andererseits konnte der Geburtshelfer in dieser Position die Zange am besten einsetzen.

Die Hockstellung führt im zweiten Stadium der Geburt zu einer Erweiterung der Öffnung der Vagina, weil sich in dieser Position der Druck gleichmäßig auf die vaginale Peripherie der Vagina verteilt und dazu beiträgt, daß der Kopf des Kindes nach unten rutscht. Der Raum zwischen dem hinteren und vorderen Teil des Beckens erweitert sich um mehr als einen halben Zentimeter.[22] Außerdem verhindert die Hockstellung, daß der Uterus auf die großen Beckenvenen drückt, was die Blutversorgung des Kindes verbessert und so die Sicherheit von Mutter und Kind erhöht. (Ich habe viele Fälle foetaler Notsituationen im Kreißsaal erlebt, zu denen es nur deshalb kam, weil die Mütter auf dem Rücken lagen.) Frauen, die ermutigt werden, ihren Damm und den Kopf des Kindes anzufassen, entwickelten schnell eine Verbindung zu ihrem Kind und entbinden sehr viel leichter.

Desinfektion

Der Vulvabereich der Mutter wird vor der Geburt meist desinfiziert, um mögliche Keime zu »schwächen«. In meiner Studienzeit hatte ich den Eindruck, das wichtigste bei der Entbindung sei die sterile Abdeckung von Bauch und Beinen der Mutter, die nach genauen Vorschriften zu erfolgen hatte (die speziellen wasserabweisenden Entbindungstücher sind dieselben, die in der Chirurgie benutzt werden – das spricht Bände). Nach dieser Abdeckung sind nur noch Vagina und Damm zu sehen.

Vagina und Damm wurden für den Dammschnitt gesäubert und dann mit antiseptischem Spray eingesprüht. Sobald der Körper der Gebärenden abgedeckt war, galt er als steriles Operationsfeld. In den achtziger Jahren wurde die Abdeckung in vielen Kliniken nicht mehr so rigoros praktiziert, aber heute ist sie wieder sehr viel häufiger, um das Personal vor einer möglichen AIDS-Infektion durch die Körperflüssigkeit der Patientin zu schützen.

In den Fällen, in denen sie wirklich angebracht sind, können die Operationstechniken Leben retten. Wenn eine Ärztin bei einer Frau, deren Plazenta sich nicht löst und die sehr schnell sehr viel Blut verliert, eine Infusion legt, dann weiß sie, daß diese Patientin vor hundert Jahren gestorben wäre. Im Normalfall aber wäre mehr liebevolle Berührung und weniger Technologie sehr viel besser.

Meine Geschichte

Als Mutter und Ärztin kenne ich die Geburt aus beiden Perspektiven. Jede Mutter behält manche Augenblicke der Geburt in zärtlicher Erinnerung und möchte manche Einsichten und Gefühle anderen Frauen mitteilen. So geht es auch mir, und deshalb erzähle ich Ihnen meine Geschichte und wichtige Geschichten anderer Frauen.

Als Geburtstermin für mein erstes Kind war der 7. Dezember 1980 errechnet worden. Ich arbeitete bis zuletzt in der Klinik in Boston und flog oder fuhr alle 14 Tage nach Maine, um dort in meiner Praxis zu arbeiten. Ich wußte, wie oft Frauen schon früh aufhören zu arbeiten und dann zu Hause sitzen, essen, warten und schließlich die Ärzte bitten, die Wehen einzuleiten. Das sollte mir nicht passieren. Ich wußte auch, wie oft die Geburt erst einige Zeit nach dem errechneten Termin stattfindet. Vor dem 7. Dezember wollte ich mir keine Gedanken über die Geburt machen.

Am Erntedankfest (das in den USA am letzten Donnerstag im November gefeiert wird) waren wir bei Freunden zum Abendessen eingeladen. Als ich wieder zu Hause war und im Bett lag, spürte ich einige leichte, aber regelmäßige Wehen, die nicht schmerzten. Als vernünftige, beherrschte Ärztin, ging ich ins Badezimmer und untersuchte den Muttermund, um festzustellen, ob er sich erweitert hatte. Dabei ging das Fruchtwasser ab. Ich dachte: »Verdammt, jetzt geht es also *wirklich* los.«[23] Kurz darauf kamen die Wehen alle zwei Minuten. Da die natürliche »Polsterung« des Fruchtwassers fehlte, waren sie sehr unangenehm.

Ich rief meine Mutter an, die mir nach der Geburt helfen wollte, und sagte, so schlimm hätte ich mir das nicht vorgestellt. Sie versicherte mir, sie könne mich gut verstehen (nach sechs Kindern wußte sie schließlich Bescheid), aber es würde nicht ewig dauern. In den vierziger Jahren, als meine Mutter ihre Kinder bekam, hatte sie die Wehen immer allein durchgestanden, auf einem Klinikbett festgeschnallt, ohne Schmerzmittel oder persönliche Unterstützung. Vor der Entbindung wurde sie jedesmal durch Medikamente bewußtlos gemacht, bis der Arzt ihr dann das Kind überreichte, als wäre es ein Geschenk von ihm und nicht die Frucht ihrer eigenen Arbeit. Wie so viele Frauen hatte sie keine andere Wahl, sie wußte gar nicht, daß es auch andere Möglichkeiten der Geburt gibt.

Die Wehenschmerzen waren viel stärker, als ich mir vorgestellt hatte (sie werden immer stärker, wenn die Fruchtblase geplatzt ist, was aber manche Ärzte nicht daran hindert, sie vorzeitig zu sprengen, auch wenn kein Grund dazu besteht). Nach fünf Jahren gynäkologischer Ausbildung hatte ich Hunderte von Gebärenden erlebt, aber ich hatte mich immer auf die konzentriert, die anscheinend wenig Schmerzen hatten, und war mir sicher gewesen, daß es mir auch so gehen würde. Jetzt stand ich da und fühlte mich wie in einem Tunnel, dessen einziger Ausgang weit weg lag. Aber einen anderen gab es nicht. Mein Verstand konnte mir jetzt nicht helfen – und ich war entschlossen, den Prozeß ohne künstliche Hilfsmittel durchzustehen. Ich hatte schon damals mehr

Zutrauen zu der natürlichen Welt als zu der künstlichen aus Menschenhand, wußte aber noch nicht, wie tief ich auf diese künstliche Welt programmiert war.

Wir riefen meinen Arzt an, einen sehr sensiblen Mann, mit dem ich seit Jahren in der Klinik zusammenarbeitete, und er meinte, mein Mann solle mich ins Krankenhaus fahren. Dabei gab es nur ein Problem: Ich wollte einfach meine Position auf allen vieren auf dem Boden nicht aufgeben. Jede Vorstellung, *irgendwohin* zu gehen, schien mir absolut unnatürlich und lief meinem Instinkt völlig zuwider.

Ich hatte meine Tasche fürs Krankenhaus nicht gepackt, und mein Mann suchte schnell ein bißchen Unterwäsche, ein Nachthemd und eine Zahnbürste zusammen. Dann versuchte er, mich dazu zu bewegen, mich anzuziehen, aus dem Haus zu gehen und ins Auto zu steigen. Er mußte mich fast tragen. Wenn es nach mir gegangen wäre, hätte ich meine Position auf dem Fußboden nicht verlassen.

Als wir in der Klinik ankamen, in der ich seit fünf Jahren arbeitete, mußte ich erst die Aufnahmeprozedur über mich ergehen lassen, da ich ja jetzt Patientin war. Die Angestellte in der Aufnahme konnte die richtigen Papiere nicht finden und weigerte sich, mich nach oben in den Kreißsaal bringen zu lassen, wo befreundete Krankenschwestern und der Arzt auf mich warteten. So machte ich also mit der Klinikbürokratie Bekanntschaft, was mir bis dahin erspart geblieben war. (Wehen in der Eingangshalle einer Klinik sind unmenschlich, aber zahllose Frauen müssen diese Erfahrung machen.) Schließlich ging ich einfach zum Aufzug und fuhr allein in den Kreißsaal.

Bei der Untersuchung war der Muttermund vier Zentimeter geöffnet (um zu pressen, müssen es etwa zehn sein). In den nächsten drei Stunden kamen die Wehen in kurzen Abständen, aber der Muttermund öffnete sich nicht weiter als sechs Zentimeter. Das Wehenmuster auf dem Monitor war »gestört«. Trotz der heftigen Wehen, die mir kaum Zeit zum Ausruhen ließen, tat sich nichts. Ich hatte eine sogenannte hypertonische Wehenschwäche, das heißt, die Wehen traten erratisch in der gesamten Gebärmutter auf, etwa wie bei Herzrhythmusstörungen. (Das hohe Herz, das Herz in der Brust, macht gelegentlich dasselbe wie das tiefe Herz, die Gebärmutter im Becken.) Sie begannen nicht oben in der Gebärmutter und setzten sich dann in Wellen nach unten fort, sondern fanden gleichzeitig in verschiedenen Bereichen statt. Die Geburt ging nicht voran, es war, als ob jemand versuchen würde, eine Zahnpastatube an 15 Stellen gleichzeitig einzudrücken, um Zahnpasta auf die Bürste zu bekommen, anstatt kräftigen Druck an einem Ende auszuüben.

Als mein Arzt mir sagte, in den letzten drei Stunden hätte es keine Fortschritte gegeben, wußte ich, was kam. Also sagte ich: »Na gut, dann mal her mit der Nadel. Schließen Sie die Elektroden an und legen Sie den Wehentropf.« Beim Wehentropf wird intravenös ein Medikament gegeben, das die Gebärmutter künstlich zusammenzieht. Danach waren die Wehen fast unerträglich; sie erreichten sofort ihre volle Intensität.

Die ganze Lamaze-Atmung[24] konnte mich nicht davon ablenken, daß sich mein Unterleib anfühlte, als ob er in einem Schraubstock steckte. Als ich einmal auf die Uhr sah, war es Viertel nach elf. Ich dachte: »Wenn das noch eine Viertelstunde so weitergeht, brauche ich eine Periduralanästhesie.« Ich wußte nicht, daß ich bereits im Übergang zum zweiten Geburtsstadium war, kurz vor der vollen Öffnung des Muttermundes. Dieser Teil der Geburt ist immer der intensivste. Innerhalb der nächsten zwölf Minuten überfiel mich plötzlich das Bedürfnis zu pressen. Es war das stärkste körperliche Gefühl, das ich je gespürt hatte, und ich konnte ihm nicht widerstehen. Mir schoß der Gedanke durch den Kopf: »Gott soll mich strafen, wenn ich je wieder einer Frau das Pressen verbiete, obwohl jede Faser ihres Körpers das von ihr verlangt.«

Nach zwei Preßwehen kam Ann praktisch aus mir herausgeflogen. Der Arzt fing sie buchstäblich auf. Ich war zwar im Kreißsaal, lag aber nicht auf dem »richtigen« Bett und konnte es erst im letzten Moment erreichen. (Kreißsäle haben heutzutage Betten, die sich auf eine Entbindung umstellen lassen, so daß man nicht mehr von einem Bett zum anderen muß.)

Ann schrie und schrie, und obwohl ich sie praktisch sofort an die Brust nahm, dauerte es noch eine Weile, bis sie sich beruhigt hatte. Meiner Meinung nach lag das daran, daß durch die Wehenmittel das zweite Stadium der Geburt viel zu schnell verlaufen war. Es war für uns beide zu intensiv gewesen. Weder sie noch ich konnten uns zwischen den Wehen erholen. Das zweite Stadium der Geburt, von der vollen Öffnung des Muttermundes bis zur Entbindung, dauert bei Erstgebärenden meist eine Stunde oder mehr. Bei mir lag durch die Stimulation des Wehenmittels zwischen einem nur sechs Zentimeter geöffneten Muttermund und der Entbindung weniger als eine Stunde, und das war eine sehr intensive und absolut unnatürliche Erfahrung.

Bis heute fühlt sich meine Tochter in ihrem Körper nicht sonderlich »zu Hause«, sie hat Angst vor körperlichen Risiken, etwa beim Skifahren oder Wandern. Natürlich gibt es dafür viele Gründe, aber ich weiß tief innen, daß dieser schnelle Schubs in die Welt ohne die nötige Anpassungszeit für sie eine erschreckende Erfahrung war. Es gab Schwierigkeiten beim Stillen, und sie hat immer schlecht geschlafen. Das hängt zum Teil damit zusammen, daß sie klein war (2500 g) und zu früh geboren wurde (nach 38,5 Wochen), zum Teil ist es eine Frage der Persönlichkeit. Aber die Art ihrer Geburt spielt ebenfalls eine Rolle. Wir haben darüber auch geredet. Damals wußte ich nicht, was ich heute weiß, und ich gebe mir auch keinerlei Schuld daran. Aber ich gestatte mir, um die Erfahrung zu trauern, obwohl die meisten es als eine völlig normale Entbindung und Geburt bezeichnen würden.

Nach Anns Geburt riß die Nabelschnur von der Plazenta ab, so daß sie der Arzt manuell ablösen mußte. Die explosionsartige, unkontrollierte Entbindung hatte mich zum Weinen gebracht, und obwohl die Entfernung der Plazenta unangenehm war, war sie nichts im Vergleich mit dem Unbehagen der medikamentös verursachten Wehen. Ich war euphorisch, daß ich alles hinter mir hatte. Ich hatte normal entbunden und war glücklich, daß ich einen Kaiserschnitt vermieden hatte. Die meisten Gynäkologinnen gelten automatisch als Anwärterinnen für »Hochrisiko-Schwangerschaften und -geburten«, weil Ärztinnen (und andere Frauen, denen man ihr instinktives weibliches Wissen gründlich abgewöhnt hat) oft ihren Verstand vom Körper trennen und damit unbewußt die Voraussetzungen für Entbindungsprobleme schaffen. Ärztinnen als Gruppe neigen auch dazu, während der Schwangerschaft zu viel zu arbeiten, weil sie »beweisen« wollen, daß sie alles »im Griff« haben und mit den Männern mithalten können.

Im Rückblick scheint mir der mangelnde Fortschritt der Geburt als perfekte Metapher für meine ambivalente Einstellung zu meinem Kind und für meine Gefühle bei der Geburt. Ich »saß fest« und fühlte mich von den Schmerzen überrumpelt, und darauf war mein Verstand nicht vorbereitet. Schließlich war ich die ganze Zeit der Meinung gewesen, ich hätte meine Gebärmutter für ein Experiment zur Verfügung gestellt. Ich hatte kein großes emotionales Engagement für das *Baby* aufgebracht und keinen Platz dafür in meinem Leben geschaffen. Zehn Jahre lang war ich damit beschäftigt gewesen, mir und der Welt zu beweisen, daß ich genausogut war wie ein Mann – und Männer haben keine Babies.

Bei den dysfunktionalen Wehen spielte aber auch die Störung des Prozesses eine Rolle, der zu Hause begonnen hatte. Ich mußte aufstehen, ins Krankenhaus fahren, die Aufnahmeformalitäten über mich ergehen lassen und medizinische und versicherungstechnische Fragen für Formulare beantworten, die ich bereits mehrfach ausgefüllt hatte. Das alles stört die innere Konzentration, die eine normale Geburt erfordert. Damals war mir das noch nicht so klar, obwohl ich unzählige Male erlebt hatte, wie sich im Krankenhaus die Wehentätigkeit von Frauen verlangsamte oder dysfunktional wurde, wenn sie »in die Mühlen der Bürokratie« gerieten.

Aber jetzt war ich es, die ein Baby bekam – in dem festen Entschluß, mein Leben davon nicht beeinflussen zu lassen. Zu spät erkannte ich, daß ich jetzt, wo ich »festsaß«, eine Hebamme oder eine Ärztin mit Hebammenqualitäten gebraucht hätte, am liebsten eine weise Frau (oder eine weisen Mann – es gibt tatsächlich männliche Geburtshelfer mit der Seele einer Hebamme), die selbst Mutter war und dem Entbindungsprozeß und den Botschaften meines Körpers vertraut hätte. Ich hätte jemanden gebraucht, der mir sagte: »Geh nach innen und sprich mit dem Baby. Laß es wissen, daß es herauskommen kann, daß alles in Ordnung ist.« Dann hätte mich die Hebamme zu einem Spaziergang im Flur mitgenommen – eine sehr effektive Methode, um wieder funktionsfähige Wehen zu bekommen. Sie hätte mir vielleicht sogar aus meinen ambivalenten Einstellungen in bezug auf das Leben mit einem Baby heraushelfen können.

Bei meiner zweiten Entbindung bin ich zu einer Hebamme gegangen. Als die Wehen begannen, war ich zu Hause und legte mich in die Badewanne. (Untersuchungen aus Schweden haben gezeigt, daß sich der Muttermund viel schneller öffnet, wenn Frauen bei den Wehen in warmem Wasser liegen.) Ich wollte erst ins Krankenhaus gehen, wenn es sein mußte. Mein Mann schlief noch, und ich weckte ihn erst einige Stunden später, als ich wußte, daß die Wehen regelmäßig und in kurzem Abstand kamen. Als er mich untersuchte, war der Muttermund bereits sieben Zentimeter weit geöffnet. Wir fuhren ins Krankenhaus, wo mich meine Kollegin erwartete und mein Auto auf den Parkplatz fuhr, eine Geste der Unterstützung, die mir bis heute sehr viel bedeutet.

Als ich in den Kreißsaal kam, war der Muttermund neun Zentimeter geöffnet. Den Rest der Wehen verbrachte ich stehend und trat von einem Fuß auf den anderen. Das zweite Kind war viel größer als das erste, fast acht Pfund schwer. Ihr Kopf war in der Vorderhauptlage (Gesicht nach oben). Ich empfand an keiner Stelle das Bedürfnis zu pressen, preßte sie aber mit viel Anstrengung schließlich doch heraus. Selbst als der Muttermund voll geöffnet war, fühlten sich die Wehen nicht anders an als vorher. Ein Dammschnitt wurde nicht gemacht, und der Damm riß auch nicht ein. Etwa eine Stunde nach der Geburt verließ ich mit Kate, dem Baby, das Krankenhaus. Kate war ruhig und gesammelt, und das ist sie bis heute geblieben. Sie hat eine völlig andere Persönlichkeit und einen ganz anderen Körpertyp als ihre Schwester.

Ich fand es himmlisch, die Hebamme bei mir zu haben, und habe mich ungeheuer unterstützt gefühlt. Ich hatte auch mehr Zutrauen zu mir – und eine komplette Babyausstattung zu Hause. Ich weiß noch, daß ich bei dieser Geburt dachte, daß alle Frauen solche Unterstützung verdienten. *Jede* Frau sollte in der Stellung gebären können, die ihr Körper einnehmen will. Sie sollte von liebevollen Freundinnen ihrer Wahl umgeben sein (keine Zuschauerinnen, sondern Unterstützerinnen – das ist ein großer Unterschied). Jede Frau sollte während der Wehen massiert und versorgt und geliebt werden.

Natürlich hatte ich auch bei dieser Geburt Schmerzen, aber ich bin damit tief nach innen gegangen. Bei der ersten Geburt habe ich gegen den Schmerz gekämpft und mich verzweifelt an meinen Mann geklammert – ich wollte ihn nicht mal zur Toilette lassen. Aber bei der zweiten Geburt hatte ich das Gefühl einer Zusammenarbeit zwischen dem Baby und mir. Ich hatte genügend Zeit, um mich zwischen den Wehen auszuruhen und mit den Anwesenden zu plaudern. Sie massierten mir den Rücken, und das tat mir gut. Keine Medikamente griffen in die Wehentätigkeit ein. Ich lernte, meinem Körper zu vertrauen und loszulassen. Es war das Gefühl, sich einem Prozeß hinzugeben, der einerseits der eigene und andererseits größer ist als man selbst. In der Ausbildung hatte ich davon nichts gehört, und auch durch die Arbeit mit gebärenden Frauen hatte ich das nicht begriffen, obwohl ich glaube, daß man daraus lernen kann und daß ich es irgendwann auch gelernt hätte. Man muß auf die Natur vertrauen, das Beste hoffen und den tödlichen Einfluß des Verstands auf den Körper beseitigen.

Gebären ist ein sehr instinktives und primitives Gefühl, und weil unsere Gesellschaft uns lehrt, den Instinkten nicht zu trauen, setzen wir das Wort »primitiv« oft mit »unwissend« gleich. Das Wörterbuch definiert »primitiv« als »von zivilisatorischen Einflüssen nicht oder wenig berührt«. Genauso fühlt man sich bei einer Geburt. Man kann nicht mit dem Verstand gebären. Wir Frauen müssen diesen »tierischen« Teil wieder einfordern und uns auf die alte, notwendige Weisheit besinnen. Früher schien mir die Lamaze-Methode ein Schritt in die richtige Richtung, weil sie zumindest hilft, auf den Körper zu hören, aber mittlerweile denke ich anders über solche Geburtsvorbereitungskurse. Heute sehe ich in der Lamaze-Atmung nur einen weiteren Versuch, den weiblichen Körper zu kontrollieren und den Kontakt dazu zu verhindern. Heute wünschte ich, ich hätte mich bei meiner zweiten Geburt nicht auf die »richtige« Atmung konzentriert, sondern laut gestöhnt, weil das Stöhnen mir beim Pressen geholfen hätte. Aber dazu war ich viel zu »professionell« (sprich: zu wenig mit mir in Kontakt). Heute machen mich die unnötig technisierten Geburten, zu denen es kommt, weil Frauen kein Selbstvertrauen haben und nicht von Menschen umgeben sind, die sie stützen, zutiefst traurig.

Geburt als persönliche Ermächtigung

Das Vertrauen in den Geburtsprozeß und die Einstimmung auf das Kind sind Fähigkeiten, die die Geburt in eine Erfahrung persönlicher Ermächtigung verwandeln. Vor dieser Erfahrung sollten wir nicht fliehen, sondern sie annehmen und daraus lernen.

Dr. Bethany Hays, eine meiner Kolleginnen, hat drei Söhne. Ich zitiere aus ihren Überlegungen zum Geburtsschmerz und dem möglichen Umgang damit:

»Früher dachte ich immer, die Geburt wäre hauptsächlich eine Frage der Schmerzen und der Angst vor den Schmerzen. Ich weiß, daß die Schmerzen der Geburt sich qualitativ von allen anderen körperlichen Schmerzen unterscheiden. Ich habe auch immer die Theorie abgelehnt, die in den Wehen eine Bestrafung sieht, und nach einer natürlichen und vernünftigen Erklärung gesucht. Die Schmerzen der Geburt können weder eine Laune von Mutter Natur noch eine Strafe Gottes sein.

Jeder andere Schmerz signalisiert, daß etwas nicht in Ordnung ist. ›Tritt nicht mehr mit diesem Fuß auf, es ist ein Stück Glas drin.‹ ›Iß keinen Chili mehr, du hast Sodbrennen.‹ Die Schmerzen bei der Geburt zeigen in den meisten Fällen keine Störung an. Der Geburtsprozeß ist völlig normal und garantiert von Natur aus die sichere Entbindung des Säuglings bei minimaler Verletzung der Mutter. Schmerz ist ein Teil dieses Prozesses, und nur in diesem Kontext läßt sich sein Zweck begreifen.

Durch die Beobachtung von Frauen während der Schwangerschaft begann ich zu begreifen, daß die Natur ein Signal brauchte, um den Frauen anzuzeigen, wann es an der Zeit ist, alles stehen und liegen zu lassen, einen sicheren Ort für die Geburt zu suchen und Menschen um sich zu versammeln, die ihnen helfen. Da manche Frauen sehr hartnäckig sind, mußte die Natur ein Signal entwickeln, das von keiner Frau mehr ignoriert werden konnte, ihnen aber gleichzeitig ermöglichte, die Geburt aktiv zu unterstützen, wenn die Umstände es erforderten.«

Die Wehen signalisieren tatsächlich unüberhörbar: »Laß alles stehen und liegen, jetzt geht's los!« Während die kulturelle Maxime, nach der sich nur lohnt, was unter Schmerzen gewonnen wird, oft zur Selbstmißhandlung führt, läßt sich aus den Schmerzen der Geburt eine ganz neue Art des Lebens mit dem Schmerz lernen. Wenn die Frau das Signal verstanden, ihre Tätigkeiten unterbrochen, einen sicheren Ort für die Geburt gefunden und stützende Menschen um sich versammelt hat, ist der Punkt gekommen, an dem sie den Schmerz für etwas anderes nutzen muß. Hays weist darauf hin, daß »leiden« auch die Bedeutung von »(zu)lassen« hat. Die gebärende Frau muß also den Schmerz *zulassen.* Es hilft nichts, sich dagegen zu wehren, aber es hilft, sich nach innen zu wenden. Dr. Hays und ich haben vor kurzem über den Geburtsschmerz und über Möglichkeiten gesprochen, wie Frauen ihn nutzen können. Dabei haben wir auch Geschichten über Frauen ausgetauscht, die während der Wehen »an einen anderen Ort« gehen.

Sie hat mir von der Frau eines Medizinstudenten erzählt, die während der Wehen ruhig bei abgedunkeltem Licht im Bett saß und so konzentriert war, daß ihre Mutter und ihr Mann glaubten, die Wehen hätten noch gar nicht eingesetzt. Aber sie hatte nicht nur Wehen, sondern sagte, als sie die Augen aufmachte: »Ich glaube, jetzt muß ich pressen.«

»Nach der Geburt«, erzählte Bethany Hays, »war ich so neugierig, daß ich sie fragte, wo sie war, nachdem ich sie aufgefordert hatte, ›woandershin‹ zu gehen. (Zu Anfang der Wehen war sie so wenig mit ihrem Körper verbunden, daß ich ihr gesagt hatte, sie solle es sich bequem machen, sich entspannen und ›woandershin‹ gehen.) Ihre Antwort war absolut unerwartet: ›Oh, ich habe mich auf die Schmerzen konzentriert.‹ Diese Antwort faszinierte mich. Gab es wirklich noch andere Möglichkeiten, mit den Schmerzen der Wehen umzugehen, als sich abzulenken und auf etwas anderes zu konzentrieren, etwa auf die ›Atmung‹, den ›Mittelpunkt‹ oder eine Phantasiereise in die Karibik? Konnten sich Gebärende wirklich auch auf ihren Körper konzentrieren – auf die Arbeit, die sie tun, auf den *Schmerz selbst*?«

Dr. Hays fing an, Frauen zu befragen, die ohne Lärm oder viel Aktivität geboren hatten. Eine sagte: »Wissen Sie, ich habe mich nur auf den Muttermund konzentriert, darauf, daß er sich öffnet und den Kopf des Babys durchläßt.« All diesen Geburten war gemeinsam, daß die Frauen *bei* dem Schmerz geblieben waren. Sie waren nach innen gegangen, an den Ort des Schmerzes, und hatten ihn zugelassen.

Eine andere Patientin fand das folgende wunderschöne Bild: »Wenn Sie im Meer sind«, sagte sie, in der Brandung, werden Sie gegen die Felsen geschleudert, wenn sie an der Oberfläche bleiben. Das Wasser gerät in die Nase und den Mund und sie bekommen Angst vor dem Ertrinken. Wenn sie aber untertauchen, sich da irgendwo festhalten und die Wellen über sich hinwegspülen lassen, dann können Sie immer mal wieder nach oben auftauchen, und es geht Ihnen gut. Ja, und das habe ich bei der Geburt gemacht. Wenn die Wehen kamen, bin ich getaucht und habe sie über mir zusammenschlagen lassen.« Wassermetaphorik ist bei der Beschreibung normaler Geburten sehr verbreitet.

Bei meiner zweiten Entbindung wurde mir klar, daß ich den Prozeß ganz anders *zuließ* als bei der ersten. Gebären ist ein echter Prozeß mit einem ganz eigenen Rhythmus, und er ist größer als wir. Deshalb vergessen wir es auch nie mehr, wenn wir uns diesem Rhythmus einmal überlassen, uns von ihm tragen gelassen haben. Er ist außerdem ein großartiges Training für das Geben und Nehmen der Mutterschaft.

Geburt und weibliche Sexualität

Als ich etwa sechs Stunden nach der Anns Geburt das Krankenhaus verließ, fand ich es wunderbar, mit meinem Mann im Bett zu liegen, während die neue kleine Tochter in einer Wiege neben mir lag. Sie war ein Geschenk, das wir zusammen geschaffen hatten. Ich wollte mit meinem Mann schlafen, und das taten wir dann auch, natürlich ohne direkten Geschlechtsverkehr.

Viele Frauen beschreiben eine Geburt in natürlicher Umgebung als erotisch. Ina Mae Gaskin schreibt, Frauen müßten während einer Geburt geliebt und wie Göttinnen behandelt werden. Anderswo habe ich die Auffassung gelesen, daß die Geburt eines Kindes die Krönung des Aktes der Liebe, der Empfängnis, der Schwangerschaft und schließlich der Wehen ist. Durch den Akt des Gebärens schließt sich der Kreis. Weiter wird empfohlen, daß die Geburt zwischen der Frau und ihrem Partner stattfinden und sie ihm das Kind zurückgeben soll.

Eine Klinik mit ihrem ständigen Hin und Her wildfremder Menschen kann den Kontakt einer Frau zu ihrem tiefsten Selbst kaum fördern, genausowenig wie spontane Akte der Zuneigung zwischen ihr und dem Partner. Bei solchen spontanen Zärtlichkeiten fühlt sich das medizinische Personal sehr unbehaglich, weil es dadurch zu unfreiwilligen Voyeuren wird. Manche haben Probleme, wenn der Mann seine hockende Frau von hinten stützt und dabei die Hände unter ihren Brüsten hat. Außerdem haben viele Ärzte und Schwestern in der Klinik gelernt, der Körper der Frau müsse immer bedeckt sein – obwohl das für Frauen, die gerade dabei sind, ein Kind herauszupressen, wirklich das geringste Problem ist.

Bethany Hays schreibt: »Als ich anfing, mich mit meinen eigenen Geburten zu beschäftigen, wurde mir klar, daß auch ich den Versuch gemacht habe, nach innen zu gehen, um den Schmerz zu bewältigen.

Aber meine Geburten waren von viel Gewalt geprägt. Ich habe vor kurzem ein Tagebuch aus der Zeit nach der Geburt meines ersten Kindes gefunden. Ich war auf meine Leistung bei dieser Geburt immer sehr stolz gewesen: immerhin hatte ich einen achteinhalb Pfund schweren Jungen mit der Lamaze-Methode zur Welt gebracht.

Aber die Sprache, die ich unmittelbar nach dieser Geburt benutzte, war eine Sprache körperlicher Gewalt. ›Mach schon, los, nun werd' doch mal richtig böse und wirf das Baby raus!‹ Ich weiß noch, daß die Geburt für mich eine Mischung aus Verlust und Leistung, aus Freude und Verletzung war. Ich weiß, wie traurig ich war, weil meine Vagina und mein Damm durch den Dammschnitt (der in meinem Fall bis an die Darmwand reichte) nie mehr so sein würden wie früher. Ich war auch überrascht, daß ich bei dem Schnitt so wenig Schmerzen hatte. Und ich weiß, daß sich jeder Zentimeter meines Körpers anfühlte, als wäre er mit einem Wagenheber bearbeitet worden.

Ich wollte allein sein, um eine Möglichkeit zu finden, diese mächtigen, freudigen, aber gleichzeitig bedrohlichen Gefühle zusammenzubringen. Mir war spontan bewußt, daß sie einen Bezug zu meiner Sexualität, meinem erotischen Kern hatten. Aber es hat noch viele Jahre gedauert, bis ich erkannte, daß ich meine größte angeborene Fähigkeit abgelehnt hatte: die Fähigkeit, mit dem Schmerz meiner Geburten umzugehen, die Quelle elementarer Energie, die mich immer wieder angezogen hat.«

Bethany hatte bei der Geburt das Gefühl einer Spaltung: Auf der einen Seite wollte sie die Lamaze-Atmung machen und sich vernünftig mit den Geburtshelfern unterhalten, auf der anderen fühlte sie sich in einen »tiefen inneren Abgrund« gezogen, der sie erschreckte. Ich erinnere mich an eine ähnliche Empfindung bei der Geburt meines ersten Kindes: Ein Teil von mir kämpfte gegen den Schmerz, ein anderer interpretierte den Monitor mit dem geübten Blick der Ärztin, die weiß, daß trotz aller Variablen auf dem Bildschirm die Messungen des Herzschlags ganz ausgezeichnet waren. (Heute weiß ich, daß der Monitor anzeigte, daß mein Baby Angst hatte.)

Bei Bethany hatte die Lamaze-Atmung nur bis zu einem gewissen Punkt funktioniert. Als der Muttermund fast ganz geöffnet war und das Baby ins Becken eintreten sollte, konnte sie die vorgeschriebenen Atemmuster nicht mehr durchhalten, durch die sie, wie sie glaubte, so weit gekommen war. Als die Preßwehen kamen, befand sie sich an einem inneren Ort, von dem sie nur sagen kann, daß sie »dort nicht bleiben konnte«. Wie sie sagte, wollte sie das Baby nur noch um jeden Preis loswerden. (Frauen brüllen an diesem Punkt oft: »Holen Sie es da raus!«)

Bei ihrer ersten Entbindung verlangte Bethany, daß das Baby mit der Zange geholt wurde. (Zu ihrer Verteidigung kann sie anführen, daß die Geburt eines achteinhalbpfündigen Babies nach eineinhalbstündigem Pressen in der Rückenlage und festgebunden auf dem Entbindungstisch nicht gerade ideal war.) Bei den folgenden Geburten fand sie sich wieder an diesem »schrecklichen, unakzeptablen Ort« und setzte ihre ganze rationale Kraft ein, um »diesen schrecklichen Übergang in das Becken zu umgehen«: »Los, sei wütend!« »Schmeiß es da raus!« »Denk nicht an den Schmerz, mach einfach weiter und presse!« Das resultierte in »großen Schmerzen und Verletzungen« für sie selbst. Wir hatten beide genau dasselbe schon zu Patientinnen gesagt: »Pressen Sie einfach den Schmerz weg – schmeißen Sie es raus. Los, werden Sie mal richtig wütend!« Jeder, der im Kreißsaal arbeitet, kennt diese Sprüche.

Später lernte Bethany eine Frau kennen, die ihr (und mir) das Geheimnis des zweiten Geburtsstadiums erklärte: Frauen wollen nicht pressen, weil sie keine Verbindung zu diesem Körperteil haben und weil Gebären eine sexuelle und damit bei den vielen Zuschauern auch eine tabuisierte Erfahrung ist. Anstatt in diesem Stadium der Geburt wie bei einem sportlichen Ereignis wie wild zu pressen, täten Frauen gut daran, die Vagina zu entspannen und die Arbeit der Gebärmutter zu überlassen.

In meiner Assistenzzeit galt ich bei den Krankenschwestern als hartherzig, weil ich nicht bei jeder Entbindung auf einer Rückenmarksanästhesie bestand. Ich wußte bereits damals, daß die Preßwehen meist nur relativ kurz sind; statt den Unterkörper durch Anästhesie zu lähmen und das Kind mit der Zange zu holen, sollten die Frauen ihr Baby spüren können. Ich habe oft erlebt, daß Frauen nach einer Rückenmarksanästhesie auf dem Entbindungstisch einschliefen. Sie waren bei der Begrüßung ihres Kindes viel »abwesender« als Frauen nach natürlichen Geburten.

Die Tatsache, daß die Geburt Teil des Kontinuums der weiblichen Sexualität ist und daß wir mit der Betäubung des Unterleibs auch die Möglichkeit ekstatischer oder sexueller Gefühle verhindern, war mir damals nicht bewußt.

Berichte von Frauen

Rebecca: Wiederaneignung der Geburtsmacht. Die folgende Geschichte gebe ich in den Worten von Bethany Hays wieder, die Rebecca entbunden hat.

»Es war Rebeccas zweite Entbindung. Die erste Geburt war lang gewesen, aber dank der Unterstützung und der zärtlichen Liebe ihres Mannes war alles gutgegangen. Als Rebecca bei der zweiten Geburt ins

Krankenhaus kam, war der Muttermund schon sieben Zentimeter geöffnet, und es ging ihr gut. Sie lief mit einer Gruppe von Freundinnen herum, unterhielt sich und trank etwas. Unsere medizinischen Eingriffe in ihre Geburt, also den Monitor, die Blutddruckmanschette und die Thermometer, tolerierte sie.

Nach mehreren Stunden hatte sich der Muttermund immer noch nicht weiter geöffnet. Sie war verwirrt und frustriert, sie wollte ›weitermachen‹. Wir sprachen über die Möglichkeiten, einschließlich Sprengung der Fruchtblase, um den Kopf des Kindes nach unten und an den Muttermund zu bringen. Der Muttermund fühlte sich weich genug an, um den Kopf durchzulassen; er wartete anscheinend noch auf irgend etwas, wovon wir nichts wußten, das aber erledigt werden mußte.

Nach gründlicher Überlegung entschied sie sich dafür, die Fruchtblase zu sprengen, und das machten wir. Jetzt wurden die Wehen stärker, aber einige Zeit später hatte sich der Muttermund immer noch nicht weit genug geöffnet. Der Kopf war immer noch oben im Becken. Wenn sie sich hinhockte, hatte sie ein leichtes Bedürfnis zu pressen, aber es war nicht effektiv. Die Assistentin am Monitor machte mich darauf aufmerksam, daß sie bei der ersten Geburt ebenfalls Probleme mit dem Pressen gehabt hatte – sie war drei Stunden im zweiten Stadium gewesen und konnte erst richtig pressen, als wir Druck auf die hintere Wand der Vagina ausgeübt hatten. Jemand schlug vor, das wieder zu versuchen. Also hockte sich Rebecca hin, und ich kniete mich auf den Boden, steckte zwei Finger in ihre Vagina und drückte fest auf die hintere Scheidenwand. Sie reagierte mit augenblicklichem, reflexartigem Rückzug. Ich erkannte, daß ich ihr nicht nur Schmerzen verursachte, sondern eine viel ernstere emotionale Reaktion ausgelöst hatte. Meine eigene Reaktion war genauso stark. ›Nein‹, dachte ich, ›an diesem Mißbrauch beteilige ich mich nicht. Das ist sexueller Mißbrauch des Körpers einer anderen Frau, und das mache ich nicht.‹

›Rebecca‹, sagte ich, ›wir wollen etwas anderes versuchen.‹ Ich bin immer wieder gerührt über das (oft unverdiente) Vertrauen, daß mir die Patientinnen entgegenbringen, und ich wußte, daß auch Rebecca mir vertraute und alles ausprobieren würde, was ich ihr vorschlug. Der Witz dabei war, daß ich keinen Vorschlag hatte und völlig ratlos war. Ich sagte, sie solle es sich bequem machen, und sie lehnte sich gegen ihren Mann, der auf dem Bett saß und sie in den Arm nahm. ›Jetzt möchte ich, daß du dich entspannst und mir zuhörst‹, sagte ich. ›Geh in dich hinein zu deinem Baby, da wo es in deinem Körper ist. Wenn du bei ihm bist, sag ihm, daß alles in Ordnung ist, falls es Angst hat.‹

Als wir warteten, lächelte sie, und ich wußte, daß sie Kontakt zum Baby hatte. Der Monitor störte sie nicht mehr. Er zeigte eine plötzliche Abnahme der geringen bis mittleren Dezeleration, die bis jetzt bei den Wehen aufgetreten waren (Dezelerationen sich Herzmuster, die bei Druck auf die Nabelschnur entstehen und manchmal zu Streß beim Kind führen können).

›Jetzt‹, fuhr ich fort, ›möchte ich, daß du nur zuhörst. Wir Frauen besitzen oft nicht alle Teile unseres Körpers wirklich. Wir gestatten uns nicht, die Vagina und den Damm zu spüren. Sie wirken, als ob sie getrennt von uns wären, etwas, das wir nicht kontrollieren können. Sie sind negativ besetzt, als pornographisch oder schmutzig. Diese Körperteile sind in vieler Hinsicht problematisch für uns. Aber die Wahrheit ist, daß sie uns gehören. Sie gehören uns wie die Hände, die Lippen und der Verstand. Dieser Teil deines Körpers gehört dir, und du kannst ihn wieder einfordern. Jetzt und hier. Nimm ihn als den sinnlichen, erfreulichen Teil von dir an, der er in Wirklichkeit ist. Und da er dir gehört, kannst du auch darüber verfügen. Du kannst deinem Kind gestatten, diesen Teil von dir so schnell oder so langsam zu passieren, wie du willst. Es muß dir nicht wehtun, aber du wirst sehr starke Signale aus diesem Teil deines Körpers bekommen, die du nicht gewöhnt bist. Laß diese Gefühle zu und feiere sie wie die Rückkehr einer lange verlorenen Freundin.‹

Wir sahen sie alle an. Rebecca lag völlig entspannt im Arm ihres Mannes. Im Raum war es ganz still, abgesehen vom Geräusch des Monitors, der anzeigte, das es dem Baby gutging. Ich fragte mich, ob ich mir was vormachte – ich war mir ziemlich sicher, daß alle Anwesenden mich für verrückt hielten.

Plötzlich erkannte ich, daß sich bei jeder Wehe Rebeccas Damm ausbeulte – der Kopf kam. Es hatte funktioniert! Zwischendurch verlor Rebecca wieder den Kontakt zu ihrem Körper, bekam Angst und klammerte sich an ihren Mann. Sobald das geschah, zeigte das Herzmuster des Kindes längere variable Dezelerationen mit langsamer Erholung. Dann sagte ich wieder: ›Sprich noch einmal mit dem Kind, Rebecca. Es hat Angst. Denk dran, mach nicht schneller, als du willst. Das ist dein Körper. Er gehört ganz allein dir.‹

Wieder wurde Rebecca ruhig, und wir sahen den Kopf des Kindes. Bald lag das Baby in den Armen seiner Mutter, ohne daß großes Pressen nötig gewesen war.«

Als ich diese Geschichte hörte, begriff ich, wie anders das zweite Stadium meiner zweiten Geburt hätte sein können, wenn ich eine Ärztin wie Bethany Hays gehabt hätte. Ich wußte, daß auch ich mich an dem unabsichtlichen physischen Mißbrauch vieler Frauen beteiligt hatte, bei denen ich die Vagina heruntergedrückt oder die ich wie ein Fußballtrainer angefeuert hatte: »Preß es raus!« Wenn ich das vorher gewußt hätte, hätte ich es nicht getan.

Amanda: Hausgeburt. Bethany war auch bei einer Entbindung dabei, bei der sich die Patientin tiefer in sich zurückzog, als wir für möglich halten. Bethany hatte Amandas erstes Kind mit Kaiserschnitt entbunden. »Ich dachte, wir hätten alles richtig gemacht«, sagte sie. »Sie war gesund, selbstbewußt und wollte eine normale Geburt ohne Anästhesie. Sie wurde bei den Wehen von der Familie und Freunden unterstützt. Alles schien in Ordnung, aber das Kind kam einfach nicht. Wir haben alles gemacht, was mir einfiel, aber leider war das damals nicht viel. Schließlich habe ich den Kaiserschnitt gemacht.«

Bei der zweiten Schwangerschaft kam Amanda wieder zu Bethany und sagte: »Diesmal will ich eine normale Geburt.« Bethany versicherte ihr, daß nichts dagegen spräche. Die stärkste Motivation zu einer normalen Geburt haben in der Regel die Frauen, die es beim ersten Mal nicht geschafft haben und es sich immer noch wünschen. Außerdem wollte Amanda ihr zweites Kind nicht im Krankenhaus bekommen, weil sie glaubte, die Krankenhausumgebung hätte zu den Schwierigkeiten der ersten Geburt beigetragen. Sie wollte das Kind zu Hause bekommen.

Schon lange liegen mir die Frauen besonders am Herzen, die sich für eine Hausgeburt entscheiden, weil sie sich selbst mehr zutrauen als Ärzten und Kliniken. Auch sie machen manchmal Fehler, aber wir können trotzdem von ihnen lernen. Meine Schwester hatte eine Hausgeburt, und ich wünschte, ich hätte mindestens ein Kind zu Hause bekommen. Obwohl ich das Krankenhaus in beiden Fällen kurz nach der Geburt verließ und keins der Kinder auf die Säuglingsstation kam, hätte ich gerne erlebt, wie es ist, mit Wehen aufzuwachen, ohne ins Auto steigen und ins Krankenhaus fahren zu müssen, was ich in beiden Fällen als unnatürliche Unterbrechung des Prozesses empfunden hatte.

Amanda wollte Bethany bei der Entbindung gern dabei haben, aber Bethany macht keine Hausgeburten. Schließlich fanden sie einen Kompromiß. Bethany wollte zur Unterstützung dabei sein, und Amanda würde die beste Hebamme besorgen, die sie finden konnte. Beruflich ist es für Gynäkologen in den USA gefährlich, Hausgeburten zu machen. Viele Krankenhäuser weigern sich, Belegärzte zuzulassen, die Hausgeburten machen, und die meisten Versicherungen gegen ärztliche Kunstfehler schließen solche Ärzte aus (viele Ärzte halten Hausgeburten wegen des potentiellen Risikos sogar für »Kindesmißhandlung«). Aber Amanda wollte Bethany dabeihaben, und die wollte sie auch unterstützen, solange sie nicht verantwortlich war.

Bethany sprach mit Amanda lange über die Risiken, etwa eine Uterusruptur oder Schäden für das Kind. Sie besprachen auch, ob und gegebenenfalls wie Bethany bei solchen Problemen eingreifen konnte. Schließlich machte Amanda Bethany klar, daß sie selbst für die Sicherheit des Kindes und den Zustand ihres Uterus verantwortlich war; sobald sie das Gefühl hätte, sie könnte die Verantwortung nicht mehr tragen, wollte sie Bethany Bescheid sagen, und dann könnten sie alle ins Krankenhaus fahren.

Der Tag der Entbindung kam. Die Eröffnungswehen waren lang und schmerzhaft, aber sie sagte zunächst niemandem Bescheid. Schließlich rief sie die Hebamme und Bethany an, und als sie kamen, saß sie im Schaukelstuhl. »Ich fühle mich großartig«, sagte sie, nur um im nächsten Atemzug hinzuzufügen: »Die Schmerzen waren heute nachmittag furchtbar schlimm, ich habe geglaubt, ich müßte sterben.« Bethany sagte später, sie hätte nicht gewußt, wie sie diese beiden Aussagen miteinander vereinbaren sollte. Als die Geburt näherrückte, legte sich Amanda auf ihr großes Bett. »Als wir versuchten, ihr zu helfen«, sagte Bethany, »rutschte sie von uns weg. Ihr Kopf blieb in der Mitte des Bettes liegen, während der Körper sich immer weiter wegdrehte, bis sie zweimal einen Kreis auf dem Bett geschlagen hatte. So etwas habe ich im Krankenhaus nie erlebt. Es war sehr »primitiv«. Mir war nicht klar, was es bedeutete, aber ich vertraute darauf, daß diese Bewegungen zu ihrem individuellen Geburtsprozeß gehörten.

Wir sprachen nicht viel. Amanda sagte gar nichts und gab auch sonst kaum Laute von sich. Sie preßte das Baby auf Händen und Knien heraus und blieb dann über ihm knien. Sie war ganz woanders. Wir machten Bemerkungen über das Kind, aber sie sah es nicht an. Ihr Körper hatte eine ekstatische Haltung eingenommen. Sie reagierte nicht, als wir sie ansprachen. Einen Moment lang hatte ich Angst, sie fände von dem Ort, an dem sie sich befand, nicht mehr zurück. Dann sah sie den Säugling an und kehrte langsam in ihren Körper zurück – oder aus ihrem Körper?«

Bethany hat ein Foto von Amanda in ihrem ekstatischen Zustand gemacht, das sie vor kurzem auf einer Konferenz gezeigt hat. Auf dieser Konferenz und aus Vicki Nobles Buch habe ich gelernt,[25] daß Amandas ekstatische Erfahrung potentiell allen Frauen bei der Geburt möglich ist. Seitdem habe ich mich ausführlich mit Patientinnen unterhalten, die zu Hause entbunden haben. Eine sagte, sie hätte während der Geburt

»ihren Körper verlassen« und wäre zum Adler geworden, der über ihrem Körper kreiste. Sie hätte keine Schmerzen gespürt. Über diese Erfahrung hatte sie nie gesprochen, aber sie hatte seitdem völliges Vertrauen zu ihrem Körper.

Insgesamt haben wir alle gelernt, wenn auch nicht unbedingt bewußt, die Geburtserfahrung zu fürchten, und man hat uns jedes nur erdenkliche Hindernis in den Weg gelegt, damit wir ihre Macht nicht spüren. Aber Bethany sagt: »Diese Art der Geburt ist in vielen Umgebungen möglich, wenn die Gebärende ihrem Körper vertraut und mit all seinen Teilen verbunden ist, wenn sie ihr Kind liebt und haben will. Sie muß wissen, daß die Geburt eine sexuelle Erfahrung ist, und sie muß ihre Sexualität angenommen haben. Sie muß sich sicher fühlen. Sie muß wissen, daß die Menschen um sie herum ihren Körper und den sexuellen Charakter des Prozesses akzeptieren, den sie erlebt, und dadurch nicht in Verlegenheit gesetzt werden. Sie muß wissen, daß sie in den Prozeß nicht eingreifen. Sie muß wissen, daß sie tief nach innen gehen und sicher wieder zurückkommen kann. Wenn sie dort nie gewesen ist, braucht sie die Liebe ihrer Familie und Freunde, die sie, wenn nötig, zurückrufen.«

Frauen, die ihre Kinder auf konventionelle Weise bekommen haben, sollten wissen, daß sie nicht für etwas verantwortlich sind, was sie damals nicht wissen konnten. Ich bin unter Medikamenteneinfluß geboren worden, genau wie alle meine Brüder und Schwestern. Wir wurden zwar gestillt, sind aber trotzdem stundenlang auf der Säuglingsstation geblieben, bis meine Mutter aufwachte. Sie hat es nicht so gewollt, aber sie wußte nicht, daß es eine andere Möglichkeit gab.

Denken Sie daran, daß *Verantwortung* nichts weiter heißt als die »Fähigkeit zu reagieren«. Man kann niemandem eine perfekte Geburt garantieren. Schon die Vorstellung der »perfekten Geburt« entstammt dem Perfektionismus des Suchtsystems. Manche Säuglinge müssen nach der Geburt auf der Säuglingsstation beobachtet werden. Manche Kaiserschnitte sind lebensnotwendig. In solchen Fälle hat nicht etwa die Frau versagt. Die Gebärende ist nur ein Teil eines komplexen und geheimnisvollen Prozesses, an dem das Baby ebenfalls aktiven Anteil hat. Jedes Baby leistet seinen individuellen Beitrag zur Schwangerschaft, Geburt und Entbindung der Mutter. Immer läßt sich daraus etwas lernen, was wir für unser persönliches Wachstum nutzbar machen können. Aber in jedem Fall sollten Eltern soweit wie möglich an allen Stadien der Schwangerschaft, Geburt und Entbindung beteiligt werden. Sie müssen wissen, daß sie zur Gesundheit ihres Kindes beitragen.

Die kollektive Wiederaneignung der Geburtsmacht

Stellen Sie sich vor, was geschehen würde, wenn die Mehrheit der Frauen sich nach der Geburt mit einem erneuerten Gefühl für die Stärke und Macht ihres Körpers und ihrer Fähigkeit zu ekstatischen Erfahrungen durch das Gebären vom Wochenbett erheben würde. Wenn genügend Frauen erkennen, daß die Geburt eine großartige Möglichkeit ist, Kontakt zu ihrer wirklichen Macht zu bekommen, und dafür die Verantwortung übernehmen, können wir die Macht des Gebärens wieder einfordern und der Technik den Platz zuweisen, der ihr gebührt: nicht den der Herrscherin, sondern den einer Dienerin der Gebärenden.

Für viele Frauen ist die Geburt eines Kindes die erste Erfahrung der Verbundenheit mit anderen Frauen und ihrer großen Kreativität. Sie besitzt das Potential, unser Selbstverständnis zu verändern. Wie eine Patientin sagte: »Ich fühlte mich eins mit jeder Frau, die je geboren hat. Ich fühlte mich mächtig und in Kontakt mit etwas in mir, das ich nie gekannt hatte. Ich nahm meinen Platz in der Reihe der Frauen ein, die Mutter sind.«

Dreizehntes Kapitel

Mutterschaft: Der Prozeß der Bindung an das Neugeborene

Die Bedeutung von frühem Körperkontakt

Die Bindung an ein Baby beginnt lange vor der tatsächlichen Geburt. Die Ereignisse bei der Geburt können jedoch eine sehr starke Wirkung auf die Gefühle der Mutter zu ihrem Neugeborenen haben. Als ich Medizinstudentin war, wurde ein neugeborenes Baby schnell in sterile Tücher gewickelt, der Mutter nur kurz gezeigt, als würde sein Leben davon abhängen, daß es schnell anderswo hinkäme, und dann in Windeseile in ein »Wärmebett« im Säuglingszimmer gebracht, während die Mutter mit flehenden Blicken zusah und sich danach verzehrte, ihr Geschöpf in den Armen zu halten. Ältere Untersuchungen über Bindung berichten, daß junge Mütter ihre Babies begrüßten, indem sie sie erst behutsam mit den Fingerspitzen berührten und erst nach einer Weile schließlich Haut an Haut hielten, doch diese Reaktion war nichts weiter als ein künstliches Verhalten, das *Ergebnis* der sofortigen Trennung nach der Geburt. Während meiner Zeit als Assistenzärztin begannen wir damit, Babies ihren Müttern auf den Bauch zu legen, statt sie sofort in das Wärmebett zu bringen. Wenn eine Mutter ihr Baby nackt in den Armen hält und beide mit einer Decke zugedeckt sind, braucht das Baby kein Wärmebett, denn dann ist die Mutter bereits das Wärmebett – und so sollte es sein. Nach einer normalen Geburt schließt die Mutter ihr Baby gleich in die Arme, so daß es mit dem ganzen Körper an ihrer Haut ruht. Sie weiß, daß dieses Baby ihr Baby ist und daß sie es sofort begrüßen und beruhigen muß.

Die Geburt eines Babys hat auch für den Vater des Kindes große Bedeutung. Je mehr er einbezogen ist, desto besser. Margaret Mead hat einmal gesagt, der Grund, warum so viele Kulturen die Anwesenheit des Vaters bei der Geburt verbieten, sei der, daß Väter, wenn sie die Geburt miterleben würden, von dem Erlebnis und dem neuen Baby so »gefangengenommen« wären, daß sie nie wieder ganz so wie früher in die Welt hinausgehen, hart sein und »ihre Sachen machen« könnten. Ich glaube, daß darin, daß Männer jetzt öfter bei Geburten anwesend sind – nicht als Chefs oder Retter, sondern als Zeugen dieses ergreifenden Augenblicks –, ein großes Potential liegt, unsere Welt ins Gleichgewicht zu bringen.

Ich wollte nie, daß meine eigenen Babies in der Klinik ins Säuglingszimmer kamen, weil mir klar war, wie sehr sich die Atmosphäre dort von dem unterschied, was ich mir für sie wünschte. Sie hatten gerade vierzig Wochen lang meinen Herzschlag gehört, und in warmer Flüssigkeit in einem abgedunkelten Raum gebadet. Im Säuglingszimmer des Krankenhauses lägen sie isoliert in kleinen Körbchen, allein und unter Neonlicht, das 24 Stunden am Tag brannte, versorgt von einer Fremden. Ich wußte, daß mein ganzer Körper von der Natur darauf eingerichtet war, daß mein Baby und ich uns aneinander »binden« sollten. Das Kolostrum (die erste Milch) enthält Antikörper, die optimal geeignet sind, das Baby vor Krankheitserregern zu schützen, und das Saugen bewirkt, daß Hormone produziert werden, die die Kontraktion der Gebärmutter unterstützen. Babies suchen instinktiv Augenkontakt auf eine Entfernung von etwa 30 Zentimetern – das ist genau der Abstand zwischen den Augen einer stillenden Mutter und ihrem Säugling. Meinem Baby in die Augen zu sehen, mich von ihm ansehen zu lassen, zu spüren, wie es Haut an Haut bei mir schläft – all das ist von der Natur als »Klebstoff« entwickelt worden, der die Bindung zwischen Mutter und Kind, die im Uterus beginnt, fortführt. Ich wußte, daß diese Erfahrungen für uns beide wichtig waren.

Zu viele Babies werden gleich nach der Geburt zum »Saubermachen« ins Säuglingszimmer gebracht (damit sie das ganze schmierige Zeug aus der Vagina loswerden!). Durch das Baden kann die Körpertemperatur eines Babys soweit sinken, daß die Säuglingsschwestern es erst wieder aus dem Kinderzimmer heraus und zu seiner Mutter lassen, wenn die Temperatur wieder angestiegen ist! Ich fragte mich, warum man das Baby überhaupt baden und damit unterkühlen sollte. Warum kann man es nicht einfach stillen, es nah bei sich behalten und mit ihm zusammen ausruhen?

Als ich mein erstes Baby bekommen hatte, ging ich zwar auf die Wöchnerinnenstation, behielt Ann aber bei mir. Als ich aufstand, um auf die Toilette zu gehen, nahm ich sie mit. Eine Schwester kam herein und rief durch die Tür: »Wo ist das Baby?« »Hier drinnen bei mir!« antwortete ich. Die Schwester rief: »Sie werden lernen müssen, daß Sie sie auch mal allein lassen müssen!« »Aber nicht an ihrem ersten Lebenstag!« entgegnete ich ihr.

Ich hatte Angst vor meiner Verletzlichkeit nach der Geburt. Zu viele Mütter lassen sich von dem, was die Krankenschwestern sagen, verunsichern, und ich traute mich nicht, mich gegen die Schwestern oder ihre Regeln, wann ich das Baby im Arm haben durfte und wann nicht, aufzulehnen. Ich wollte, daß meine eigene Mutter ihr erstes weibliches Enkelkind auf den Arm nehmen durfte. In jenen Tagen galt die Klinikregel, daß nur engste Familienangehörige das Baby halten durften, so als gehöre das Kind der Klinik. (Inzwischen haben die Regeln sich zwar geändert, aber damals mußte ich mich mit den Schwestern streiten, damit die Großeltern des Babys, selbst wenn sie viele Stunden lang gefahren waren, um ihr Enkelkind zu sehen, das Kind in die Arme nehmen durften. Manchmal, je nachdem, welche Schwester zuständig war, hatte ich nicht viel Erfolg.)

Daß ein Klinikaufenthalt erholsam sein sollte, war ein Märchen, soviel wußte ich. Ich wollte zu Hause sein, daher verließ ich das Krankenhaus beide Male am Tag der Entbindung. Die ersten Lebenswochen sind sowohl für das Kind als auch für die Eltern eine sehr wichtige Zeit, um sich aneinander zu gewöhnen. Heute wünsche ich mir, ich hätte noch mehr Zeit mit meinen Neugeborenen verbracht. Untersuchungen haben wiederholt gezeigt, daß diese ersten Lebenswochen für die Gesundheit ganz wesentlich sind.

Dr. John Kennel ist ein Pionier auf dem Gebiet der neonatalen Betreuung (Betreuung von Neugeborenen).[1] Man spricht von »hohem Risiko«, wenn ein Baby bei der Geburt und in den ersten Tagen, Wochen oder Monaten seines Lebens intensiv überwacht werden muß. Die Mehrzahl dieser Babies sind Frühgeburten. Die Körperfunktionen vieler zu früh geborener Babies sind bei der Geburt noch nicht voll entwickelt, daher besteht für sie ein erhöhtes Risiko von Lungenproblemen, Entwicklungs- und Ernährungsproblemen und Infektionen. Dr. Kennel und einer seiner Mitarbeiter, Dr. Marshall Klaus, haben ihre Aufmerksamkeit später darauf gerichtet, die Ursachen zu untersuchen, die dazu führten, daß Babies überhaupt im »Hochrisiko«-Säuglingszimmer betreut werden mußten. Die beiden Forscher stellten fest, daß es bei Kindern, die zu früh geboren wurden oder als kleine Babies krank waren und deren Betreuung vom Krankenhauspersonal übernommen wurde, einen ungewöhnlich hohen Prozentsatz von Kindesmißhandlungen gibt.

Ihre Forschungen, erst zur Bindung zwischen Mutter und Säugling, dann zwischen Eltern und Säugling (also auch zum Vater), zeigten, daß Mütter, die ihre Babies von Geburt an bei sich haben, eine stärkere Beziehung entwickeln und empfänglicher für die Bedürfnisse des Babys sind als jene, deren Babies schnell ins Kinderzimmer gebracht und dort von »Fachleuten« versorgt werden.[2] Die Babies, die bei der Mutter bleiben, sind außerdem insgesamt gesünder und intelligenter, und das noch Monate und sogar Jahre nach der Geburt. (Anmerkung: Das menschliche Gefühlsleben und die Seele sind sehr anpassungsfähig. Eine frühe Trennung muß nicht unbedingt bleibende Schäden verursachen.)

Die Forschungen von Klaus und Kennel haben gezeigt, was für uns alle unmittelbar auf der Hand liegen sollte – daß Körperkontakt und Zuwendung meßbare Auswirkungen auf die Gesundheit eines Babys haben. Eine Untersuchung über das Streicheln von Säuglingen – bekannt als »taktile Stimulation« – zeigte, daß eine Gruppe Frühgeborener, die regelmäßig gestreichelt wurden, schneller an Gewicht zunahm als die Babies, die nicht berührt wurden – obwohl beide Gruppen die gleiche Nahrung bekamen! Und in einer Untersuchung an der University of Miami konnten die gestreichelten Babies eher aus dem Krankenhaus entlassen werden – was zu einer Kostenersparnis von 3 000 Dollar pro Baby führte![3]

Der körperliche Kontakt ist so einfach, so instinktiv. Schwangere Mütter streicheln automatisch ihre Bäuche und schicken dem Ungeborenen dadurch Liebe und Energie und üben für die Zeit, wenn das Baby dann auf der Welt ist. Wie konnten wir nur ein System erfinden, in dem Babies in den ersten Lebensminuten von der Liebe und der Körperwärme ihrer Eltern getrennt und allein in ein Säuglingszimmer geschickt werden, in dem sie von Fremden betreut werden?[4] Kein Säugetier läßt seine Jungen so unversorgt und ungestillt, wie Menschen es tun. Eine Bärin ist am gefährlichsten, wenn sie ihre Jungen schützt. Sie läßt nichts und niemanden in ihre Nähe kommen. Viele Frauen könnten etwas mehr Bärinnen-Energie gebrauchen.

In unserer Gesellschaft haben wir uns im Namen der Wissenschaft alle an mehr oder weniger offensichtlichen Mißhandlungen unserer schutzlosen Neugeborenen beteiligt, zum Teil aus Ängsten und aus Zweifeln an unseren natürlichen Instinkten. Einem Neugeborenen ätzendes Silbernitrat in die Augen zu träufeln, um einer Gonokokkeninfektion vorzubeugen, ist nur ein Beispiel dafür. Warum tun wir das allen Babies an, selbst jenen, deren Mütter keine Gonorrhoe und keine Chlamydien haben? Ich habe ein Formular unterschrieben, mit dem ich darauf verzichtete, daß meine Babies irgend etwas in die Augen geträufelt bekamen. Ich wußte, daß ich keine Gonorrhoe und keine Chlamydien hatte, und ich sah nicht ein, warum bei meinen Babies eine Krankheit behandelt werden sollte, die ich gar nicht hatte. Meine Verzichtserklärung entband das Krankenhaus von jeglicher Verantwortung für meine Entscheidung, und das war richtig so.

Das Abklemmen der Nabelschnur unmittelbar nach der Geburt ist ein weiteres Beispiel für die allzu großen Belastungen, die wir unseren Neugeborenen zumuten. Wenn ein Baby geboren worden ist, müssen Herz und Lungen relativ schnell tiefgreifende Veränderungen durchmachen. Das Kind kommt aus einer flüssigen Umgebung, in der es über den Blutkreislauf der Mutter ernährt wird, an die Luft, in der seine Lungen sich ausdehnen und mit dem Atmungsprozeß beginnen müssen. Während diese Veränderung stattfindet, pulsiert die Nabelschnur weiter, auch nach der Geburt, so daß dem Kind das alte System der Sauerstoffaufnahme noch zur Verfügung steht, während das neue sich auf seinen Einsatz vorbereitet. Wenn man aber die Nabelschnur unmittelbar nach der Geburt abklemmt, zwingt man das Baby, schneller als nötig auf die Lungenatmung umzuschalten. Viele Mütter und Ärzte haben den Eindruck, daß das Baby dadurch in Panik gerät – es hat das Gefühl, daß es nicht genug Sauerstoff bekommt. Diese Praxis gleicht dem gebrüllten Kommando: »Los, atmen – sonst passiert was!«

Nach den meisten normal verlaufenen Geburten kann man das Baby auf den Bauch der Mutter legen und darauf warten, daß die Nabelschnur allmählich von selbst zu pulsieren aufhört. Die Babies liegen oft sehr friedlich da, während das geschieht. Sie atmen ruhig und weinen nicht. Mütter und Väter sind sogar manchmal besorgt, daß etwas nicht stimmen könnte, wenn ihre Babies bei der Geburt ruhig sind. Ihre Kultur hat ihnen vermittelt, daß ein schreiendes, zu Tode erschrockenes Neugeborenes *normal* ist. (Noch einmal: Was in dieser Gesellschaft normal ist, ist nicht immer auch gesund.) Vor einer Generation hielt man ein schlaffes Baby, das nicht reagierte, für »normal«. Eine mit Dr. Bethany Hays befreundete Krankenschwester erinnerte sich, daß sie bei der ersten Lamaze-Geburt, die sie erlebte, dachte, etwas wäre nicht in Ordnung, weil das Baby nicht sofort schrie!

Beschneidung

Die Beschneidung von neugeborenen Knaben ist ebenfalls ein Beispiel für eine schmerzhafte Prozedur, die unnötig ist. Ich selbst habe Hunderte von Beschneidungen durchgeführt – und ich werde das niemals wieder tun können. Ich habe zwar oft mit Lokalanästhesie gearbeitet, aber selbst das Einführen der Nadel verursachte den Babies unnötige Schmerzen und klappte nicht immer gut. Früher habe ich die Mütter gebeten, ins Säuglingszimmer zu kommen und ihre Babies während der Beschneidung zu trösten, aber das wollten sie nicht. Sie konnten den Gedanken daran nicht ertragen. Ich brachte das frisch beschnittene Baby immer persönlich zu seiner Mutter, sobald ich fertig war – damit sie ihr Kind trösten konnte. Ich wollte nicht, daß es erst verletzt und dann im Säuglingszimmer alleingelassen wurde. Die Beschneidung ist ein Musterbeispiel für den Sieg von Emotionen und veralteten, unbewiesenen Glaubensvorstellungen über den gesunden Menschenverstand und über wissenschaftliche Fakten, die belegen, daß die Beschneidung unnötig ist. Sie erleichtert es, den Penis sauber zuhalten, wenn es keine Bademöglichkeiten gibt (im Krieg), und sie kann das Risiko einer Erkrankung an Peniskrebs (der sehr selten ist) verringern. Für die routinemäßige Beschneidung Neugeborener gibt es nur sehr wenige medizinische Argumente. Dr. George Dennison faßt das Problem sehr schön zusammen: »Für mich ist die Vorstellung, 100 000 verstümmelnde Operationen an Neugeborenen vorzunehmen, um möglicherweise bei einem einzigen älteren Mann Krebs zu verhüten, absurd.«[5]

Wenn ich einen Sohn gehabt hätte, hätte ich mich selbst über ihn geworfen, um seine Vorhaut zu schützen, wenn das nötig gewesen wäre. Eine meiner Freundinnen hat kürzlich einen Sohn geboren und ihn nicht beschneiden lassen. Als sie gefragt wurde, warum nicht, lautete ihre Antwort einfach: »Warum soll man automatisch ein Stück vom Körper abschneiden, bloß weil es da ist?« Selbst Benjamin Spock, der unumstrittene Fachmann für Babies, hat gesagt, wenn er diese Frage noch einmal zu entscheiden hätte, würde er den kleinen Penis seines Sohnes in Frieden lassen.

Ich habe erlebt, wie Beschneidungen bereits im Kreißsaal durchgeführt wurden. Willkommen auf der Welt, mein Kleiner – und um dich richtig einzuführen, werden wir jetzt ohne Narkose einen der empfindlichsten Teile deines Körpers abschneiden! Man weiß, daß eine Beschneidung mindestens drei Tage lang Schlafstörungen verursacht.[6] Ich glaube, daß sie auch tiefgreifende Auswirkungen auf die männliche Sexualität hat, auf die ich in diesem Buch aber nicht angemessen eingehen kann. Tatsächlich ist sie eine Form sexueller Mißhandlung. Klitorisbeschneidung bei Frauen sehen wir als sexuelle Mißhandlung an, aber die Beschneidung des männlichen Säuglings rechtfertigen wir, indem wir so tun, als würden Babies das Abschneiden der Vorhaut nicht spüren, weil sie noch zu klein sind, und als hätte dieser Eingriff, wenn sie älter sind, keine Konsequenzen. Mir wurde beigebracht, daß Babies nichts fühlen können, wenn sie geboren werden, und daß sie daher auch die Beschneidung nicht spüren. Warum aber waren sie dann, wenn ich ihre Ärmchen und Beinchen auf dem Operationstisch festband, häufig völlig ruhig und fingen dann, wenn ich anfing, ihre Vorhaut abzuschneiden, laut an zu schreien, mit Schreien, die mir fast das Herz brachen? In manchen Krankenhäusern werden aufgrund dieser falschen Annahme Operationen an Säuglingen immer noch ohne Narkose durchgeführt! Frauen, die ihre Erinnerungen an sexuelle Mißhandlungen in der Kindheit durchleben, wissen, wie tief und schmerzhaft sich frühkindliche Erlebnisse in den Körper eingraben.

Die Vorhaut ist ein Körperteil mit vielen Nervenbahnen. Es besteht kein Zweifel, daß als Folge der Beschneidung die zarte Haut der Eichel »abgehärtet« wird. Männer, die später im Leben beschnitten wurden und daher den Unterschied kennen, berichten, daß ihre sexuelle Empfindungsfähigkeit zurückgeht. Einer meiner Freunde, der *nicht* beschnitten ist, sagt, er frage sich, ob Vergewaltigungen in Ländern, in denen die Männer nicht beschnitten sind, wohl weniger häufig seien. Seiner Erfahrung nach ist der Geschlechtsverkehr mit einer Frau, die nicht erregt und nicht richtig feucht ist, für ihn genauso schmerzhaft wie für sie, weil seine Vorhaut so empfindlich ist.

Fertignahrung contra Muttermilch

Auch das Füttern mit künstlich hergestellter Säuglingsnahrung ist ein Thema, das neu überdacht werden muß. In den vierziger Jahren wurde die Ernährung des Säuglings stark »verwissenschaftlicht«. Die Mütter sterilisierten ihre Brustwarzen, Fläschchen und alles mögliche, und die Ärzteschaft tat das Stillen systematisch als minderwertig ab. Hartes, unnachgiebiges Gummi ersetzte die warme menschliche Brustwarze. Strenge Fütterungszeiten wurden eingehalten. Selbst wenn ein Kind das Bedürfnis nach häufigen Mahlzeiten zeigte, warnte man die Mutter, es nur nicht vor dem Ablauf von vier Stunden zu füttern. Diese Zeitspanne beruhte auf einer sehr frühen Untersuchung an toten Babies (die eben so krank gewesen waren, daß sie starben!), bei der man herausfand, daß sich nach einer Stunde und auch nach zwei und drei Stunden noch Nahrung im Magen befand, daß aber vier Stunden nach dem Tod der Magen leer war. Wie der routinemäßige Dammschnitt wurde das Füttern im Abstand von vier Stunden zur gesellschaftlichen Norm und nach einer Weile einfach zur gängigen Praxis. Die unterschiedlichen Bedürfnisse der einzelnen Kinder wurden auf dem Altar der Effizienz und der »Wissenschaft« – mit all ihrem Messen und Wiegen – geopfert. Können Sie sich den Schmerz eines Säuglings vorstellen, der weint, weil er auf den Arm genommen oder gefüttert werden möchte, dessen Mutter aber nicht reagiert, weil die »Fachleute« ihr gesagt haben, sie müsse ihre Instinkte ignorieren, um das Baby nicht zu »verwöhnen«? (Babies wurden häufig vor und nach den Mahlzeiten gewogen, weil man sichergehen wollte, daß sie »genug kriegten« – eine Methode, die *keine* verläßlichen Daten einbringt.)

Selbst heute noch fragen Frauen ihre Ärzte: »Woher weiß ich, ob ich genug Milch haben werde?« Es kommt ihnen nicht in den Sinn (und in manchen Fällen ihren Ärztinnen oder Ärzten auch nicht), daß ein Baby, wenn es wächst und gedeiht und glücklich ist, genug Milch bekommt! Das Vertrauen der Frauen zu sich selbst ist jahrhundertelang in allen Lebensbereichen systematisch untergraben worden, daher ist es kein Wunder, wenn wir dem Vermögen unseres Körpers, unsere Babies zu ernähren, nicht trauen. (Glücklicherweise haben ein paar Frauen es trotzdem immer getan!) Ich erwarte keineswegs, daß jede Frau ihre Kinder selbst stillen will. Bei manchen Frauen erweckt es zu viele Ängste, während für andere das Fläschchen die einzige Möglichkeit ist, sich von ihrem Mann bei der Kinderbetreuung helfen zu lassen, weil er dann das Füttern übernehmen kann. Wir müssen alle dort ansetzen, wo wir stehen, aber wir sollten das mit Sachkenntnis tun – nicht auf der Grundlage von Unwissen.

Die Natur hat es so eingerichtet, daß das Saugen des Babys, wenn es gleich nach der Entbindung an die Brust gelegt wird, die Ausschüttung der Hormone Oxytozin und Prolaktin aus der Hypophyse der Mutter verursacht. Prolaktin regt mütterliches Verhalten und die Milchproduktion an. Die beiden Hormone bereiten eine ausreichende Milchproduktion vor. Mütter, die sofort nach der Entbindung stillen, haben außerdem weniger Probleme. Die Hormone sorgen zum Beispiel mit dafür, daß die Gebärmutter sich zusammenzieht, was der Nachgeburt hilft, sich auf natürliche Weise von der Gebärmutterwand zu lösen und so den Blutverlust verringert. Zudem unterscheidet Muttermilch sich in der Zusammensetzung von Kuhmilch oder Fertignahrung und ist insofern einzigartig, als diese Zusammensetzung sich im Laufe der Zeit ändert und sich *den Bedürfnissen des Säuglings anpaßt.*

Bei Kindern, die gestillt wurden, sind ein Drittel weniger Krankenhausaufenthalte nötig als bei solchen, die mit der Flasche gefüttert wurden, und sie haben viel weniger Allergien. Kuhmilch wirkt in hohem Maße allergen und kann bei allergischen Kindern Bettnässen, Asthma, Ekzeme, häufige Infektionen, Nasenlaufen, Bauchschmerzen, Depressionen und andere Symptome auslösen.[7] Frank Oski, Leiter der pädiatrischen Abteilung an der Johns Hopkins Medical School, berichtet, daß jeder dritte bei Kindern festgestellte Fall von Eisenmangel durch Blutungen der Magenschleimhaut hervorgerufen wird, die mit dem Genuß von Kuhmilch zusammenhängen.[8] Kuhmilch kann auch der Grund für spätere allergische Reaktionen auf Pollen, Staub und andere Substanzen sein. (Mein Mann, der als Baby sofort die Flasche bekam und als Kind Asthma hatte, ist gegen Katzen allergisch, aber nur dann, wenn er Milchprodukte gegessen hat. Das gilt für viele Menschen.) Bei Babies, die gestillt werden, sind Kiefer und Gaumen besser ausgebildet als bei Flaschenkindern. Eine sehr sorgfältige Untersuchung hat sogar gezeigt, daß Frühgeborene, die mit Muttermilch gefüttert wurden, höhere Intelligenzquotienten aufwiesen, was den Schluß nahelegt, daß die Muttermilch Bestandteile enthält, die sich vorteilhaft auf die Entwicklung des Nervensystems auswirken.[9] Diese Untersuchung war insofern ungewöhnlich, als die Babies die Säuglingsmilchnahrung beziehungsweise die Muttermilch durch einen Schlauch eingeflößt bekamen, weil man die bekannten vorteilhaften Auswirkungen, die der enge Körperkontakt mit der Mutter beim Stillen hat, ausschließen wollte.

Viele Frauen müssen wieder arbeiten gehen, wenn ihr Baby sechs Wochen alt ist, so daß es schwierig wird, das Baby uneingeschränkt zu stillen. Mit *uneingeschränkt* meine ich, daß die Mutter beim Stillen keinem Zeitplan folgt, sondern einfach instinktiv auf die Bedürfnisse des Kindes reagiert. Frauen, die instinktiv stillen, können sich normalerweise nicht erinnern, »wann sie zum letztenmal gestillt haben«. Mütter erzählen mir oft, daß sie nicht stillen wollen, eben weil sie nach sechs Wochen wieder zur Arbeit müssen. Na und? ist meine Antwort. Sie könnten einfach in diesen ersten sechs Wochen stillen – oder sogar nur die ersten paar Tage, damit das Baby das Kolostrum bekommt, das seiner gesunden Entwicklung einen Schub gibt, den keine künstliche Säuglingsnahrung geben kann. Wir machen uns etwas vor, wenn wir meinen, Fertignahrung könne Säuglinge ebensogut ernähren wie die Natur. Auch bei noch so vielen wissenschaftlichen Experimenten wird keine Nahrung herauskommen, die besser auf die Bedürfnisse eines Babys abgestimmt ist als die Muttermilch.

Ich habe meine Milch in Flaschen ausgedrückt und eingefroren, so daß jemand anders meine Kinder mit meiner Milch aus der Flasche füttern konnte, wenn ich fort war. Beide Kinder nahmen die Brust und die Flasche, so daß das kein Problem war. Das Stillen ist außerdem viel praktischer, als ein Bündel von Fläschchen mit sich herumzuschleppen, besonders auf Reisen. Ich stillte diskret in Restaurants, auf medizinischen Kongressen, in Kinos und Theatern. Normalerweise bemerkte es niemand. Manche Frauen sprachen mich an und fanden es großartig. (Manche Babies trinken allerdings sehr geräuschvoll und schmatzen wie kleine Ferkelchen, so daß man sich auf ihr Verhalten einstellen und Rücksicht nehmen sollte.)

Ashley Montagu hat einmal gesagt: »An der Mutterbrust erfahren wir, daß wir menschliche Wesen sind.« Stillen gehört zu den natürlichsten, nährendsten Dingen, die eine Frau für sich und ihr Baby tun kann. Doch wir leben in einer Gesellschaft, in der es als normaler angesehen wird, mit einem winzigen Bikini fast nackt am Strand entlangzugehen, als einen Säugling in der Öffentlichkeit zu stillen. Mütter, die Kleinkinder stillen, werden als irgendwie »unnatürlich« betrachtet, weil sie angeblich eine übertriebene Abhängigkeit des Kindes fördern, obwohl nachgewiesen wurde, daß jene Menschen sich im späteren Leben am geborgensten fühlen, die in ihrer Kindheit eine starke körperliche und emotionale Bindung an die Mutter hatten. Kinder, die sich völlig geborgen fühlen, sind im späteren Leben oft am ehesten bereit, Risiken einzugehen. Nur in einem Patriarchat kann man auf den Gedanken kommen, daß die Kinder »verwöhnt« werden, wenn man sie auf den Arm nimmt, wenn sie weinen, oder wenn man sie tröstet, wenn sie das brauchen. (Ganz nebenbei: Warum sollten Erwachsene zusammen schlafen dürfen, wenn Kinder allein schlafen müssen?)

Unsere Gesellschaft setzt die Prioritäten ganz anders, als es eigentlich angebracht wäre, vor allem in unserer Zeit, in der es für Mütter so schwer geworden ist, ihre Kinder angemessen zu versorgen und gleichzeitig ihren Lebensunterhalt zu verdienen. Ich veränderte meine Prioritäten, nachdem ich mit meinem Brustabszeß selbst eine Verletzung erlitten hatte. Am dritten Tag nach Kates Geburt bemerkte ich, daß aus der rechten Brustwarze anscheinend keine Milch kam. Dann kam mir plötzlich das ganze Ausmaß der Schädigung, die ich mir zwei Jahre vorher selbst zugefügt hatte, zum Bewußtsein. Ich hätte am liebsten geweint. Ich weiß noch, wie ich auf meinem Bett saß, mein schönes kleines Töchterchen ansah und dachte: »Jetzt bist du da, und ich kann dich nicht einmal richtig ernähren, denn ich habe vor zwei Jahren meinen Körper kaputtgemacht, weil ich beweisen wollte, daß ich ein Mann bin.« Ich konnte sie zwar stillen, mußte aber immer zufüttern, wenn ich so lange von zu Hause fort war, daß ich eine Mahlzeit verpaßte. Meistens hatte ich nicht genug Milch und mußte ihr zusätzlich Fertignahrung geben.

Ich war mit der Tatsache konfrontiert, daß ich mir selbst unwiderruflich Schaden zugefügt hatte. Man hatte mir beigebracht, es sei »normal«, etwa am dritten Tag nach einer Geburt melancholisch zu werden, aber meine Traurigkeit wurde noch durch das Wissen verstärkt, daß ich nicht in der Lage sein würde, Kate ganz normal zu stillen. Schon an ihrem zweiten Lebenstag mußte ich Fertigmilch zufüttern. Ich wußte, daß ihr Stuhl sofort anfangen würde zu stinken. Wenn ein Kind gestillt wird, riecht der Stuhl wegen des bakteriellen Gleichgewichts wie Buttermilch. Einem Baby, das nicht mehr gestillt wird, die Windeln zu wechseln, ist etwas völlig anderes, denn sobald man andere Nahrung zufüttert, ändert sich die Darmflora, und der Stuhl riecht ekelhaft!

Obwohl die Mediziner das Stillen inzwischen wieder befürworten, lassen Frauen sich häufig davon abhalten, weil sie fürchten, daß es ihre Brüste »ruinieren« könnte. Manche Frauen, die mehrere Kinder gestillt haben, stellen tatsächlich fest, daß ihre Brüste sich verändern. Sie können eine Weile recht schlaff sein, und es kann nach der Schwangerschaft und dem Stillen noch mehrere Jahre dauern, bis sie ihre Form wiedergewinnen. Normalerweise stellt sich mit der Zeit die alte Rundung wieder ein, aber schlaffe Brüste werden in unserer Gesellschaft nicht gerade als attraktiv angesehen, auch wenn sie nur ein vorübergehender Zustand sind. Das wurde mir sehr deutlich, als eine Freundin, die mehrere Kinder gestillt hatte, mir folgende Geschichte erzählte: Sie zog sich eines Abends gerade aus, als ihr vierjähriger Sohn hereinkam. Er sah auf ihre Brust, blickte dann zu ihr hoch und sagte: »Mama, was ist mit deinen Brüsten passiert? Sie sind verwelkt!« Schneller Gewichtsverlust aufgrund von unzureichender Ernährung während des Stillens oder langes Stillen ohne ausreichende Ernährung kann die Fettspeicher in den Brüsten entleeren und diesen Effekt noch verstärken. Ein schneller Gewichtsverlust führt auch zu einem Rückgang der Milchmenge. Die Erfahrung, Milch zu produzieren, ein Baby zu stillen und die Milch rinnen zu spüren, wenn das Baby weint oder auch nur als Reaktion darauf, daß man an das Baby denkt, verbindet Frauen auf der ganzen Welt. Selbst jetzt, Jahre später, spüre ich gelegentlich noch das leichte Kribbeln in meinen Brüsten. Die Hebamme, die Kate zur Welt brachte, erzählte mir, daß sie dieses Rinnen oft bei sich selbst spürte, wenn sie ein Baby weinen hörte oder fühlte, daß ein Kind in Not war – selbst als ihre eigenen Kinder schon studierten. Ich mag diese Erinnerung meines Körpers, denn daran sehe ich, daß mein Körper, obwohl ich nie wieder ein Kind stillen werde, noch weiß, wie es ist, auf diese Weise mit einem Kind verbunden zu sein.

Wenn wir den Produzenten von Fertignahrung mehr trauen als unserer eigenen Fähigkeit, unsere Babies zu ernähren, verpassen wir eine Gelegenheit, um uns einen Aspekt unserer Stärke als Frauen wieder anzueignen. Die Annahme, daß Fertignahrung genauso gut sei wie Muttermilch, entspricht dem Glauben, daß 30 Jahre Technologie bedeutsamer als drei Millionen Jahre Evolution sein könnten. Zahllose Frauen haben durch das Stillen das Vertrauen in ihren Körper wiedergewonnen, selbst wenn sie anfangs nicht sicher waren, ob sie es schaffen würden. Das Stillen ist ein Akt weiblicher Stärke.

Neugeborene, die sanft und vorsichtig behandelt werden, sind sehr schön. Ich habe in ihren Augen sehr weise alte Seelen gesehen, in winzigen Körpern, gerade eben von Gott gekommen. In meiner Praxis habe ich folgende wahre Geschichte gehört: Als ein Paar seinen zweiten Sohn bekommen hatte, wollte der vierjährige Sohn unbedingt mit dem Baby allein sein. Mutter und Vater wollten ihm das nicht so gern erlauben, weil sie befürchteten, daß Geschwisterrivalität im Spiel sein könnte. Doch der Vierjährige beharrte auf seinem Wunsch. Schließlich ließen sie ihn eine Weile mit dem Baby allein. Als sie still an der Tür lauschten, hörten sie, wie er das Baby bat: »Bitte erzähl mir, wie Gott ist. Ich fange schon an, es zu vergessen.«

Muttersein im Suchtsystem: Der schwerste Beruf der Welt

Das einzige, was an der Mutterschaft anscheinend ewig und natürlich ist, ist die Ambivalenz.

(Jane Lazare)

Manche Frauen sagen, die Zeit, in der ihre Kinder klein waren, sei für sie als Mütter am befriedigendsten gewesen. Andere finden diese Zeit anstrengend. Kleine Kinder zu haben war für mich – und zwar immer – die anstrengendste Phase in meinem Leben, eine Zeit, die ich nicht gern noch einmal durchmachen würde, es sei denn, ich hätte zwei liebe Kindermädchen, Schwestern oder Freundinnen, die ständig bei mir lebten, um mir bei der Kinderbetreuung zu helfen. (Vielleicht würde ich das nicht so sehen, wenn meine Situation damals anders gewesen wäre.)

Die Schriftstellerin Lynn Andrews hat einmal geschrieben, daß es zwei Arten von Müttern gäbe: »Erdmütter« und »kreative Regenbogenmütter«. Erdmütter hegen und pflegen ihre Kinder, und blühen selbst dabei auf. Diese Frauen respektiert unsere Gesellschaft als die »guten Mütter«. Kreative Regenbogenmütter dagegen inspirieren ihre Kinder, ohne unbedingt das Essen zur rechten Zeit auf den Tisch zu bringen. Ich selbst bin zweifellos eine dieser kreativen Regenbogenmütter. Ich habe einmal das Kochbuch ›Laurel's Kitchen‹ gelesen und mir dabei vorgestellt, wie herrlich es doch wäre, jeden Tag Brot zu backen, voller Freude die »Hüterin der Schlüssel« zu sein, wie Laurel es nennt – und den so wichtigen, nährenden Raum des Heims zu schaffen. Aber das bin ich nicht – und mit dem Versuch, etwas zu sein, was ich nicht bin, würde ich meinen Kindern und auch mir selbst einen ganz schlechten Dienst erweisen. Ich bin sehr gern allein. Ich lese sehr gern. Ich liebe Stille und Musik und das Schreiben. Meine Seele lebt von vielen Stunden, in denen ich ungestört kreativ sein kann. Kleine Kinder brauchen eine ganz andere Art von Energie – eine Art von Energie, die ich nicht allzu reichlich besitze.

Als meine Kinder klein waren, wurde mir klar, wie schwierig es für Frauen ist, auch nur irgend etwas für sich selbst zu tun, wenn kleine Kinder dabei sind. Kinder suchen und fesseln unsere Aufmerksamkeit mit allen nur möglichen Mitteln. Sie sind unglaubliche kleine Energiesauger. (Ich mache ihnen das nicht zum Vorwurf – das ist normal. Sie entwickeln ein gesundes Ichgefühl, während sie klein sind. Unsere Gesellschaft erwartet jedoch, daß ausschließlich die Mütter alle Bedürfnisse ihrer Kinder nach Beachtung erfüllen.)

Etwa ein Drittel aller Kinder in den Vereinigten Staaten – 19 Millionen – leben von ihren Vätern getrennt. »Von den Kindern aus geschiedenen Ehen« schreibt Ellen Goodman, »hat die Hälfte den Vater nie zu Hause besucht. Im Verlauf eines Jahres sehen 40 Prozent dieser Kinder ihren Vater nicht. Eines von fünf Kindern hat seinen Vater seit fünf Jahren nicht gesehen ... Kein Wunder, daß die Suche nach einem Mann, der die Vaterrolle übernimmt, in unserer Gesellschaft und in unseren Gesprächen heutzutage ein so häufiges Thema ist.«[10]

Manchmal braucht eine Frau mit kleinen Kindern Zeit und Raum für sich und Schlaf. Doch viele haben niemanden, der ihnen die Belastung, ein Kind aufzuziehen, zeitweise abnehmen kann. Ich habe einmal zu Anne Wilson Schaef gesagt, meiner Meinung nach sei ein Verhältnis von drei Erwachsenen zu einem Kind optimal. »Ich glaube, da zeigt sich deine Arbeitssucht«, erwiderte sie.

Dann erzählte sie mir von einem Volk der australischen Ureinwohner, wo sie kürzlich die Stammesältesten besucht hatte. In der Tradition dieser Ureinwohner werden alle Schwestern der Mütter – die Tanten der Kinder – als Mütter der Kinder betrachtet. Alle Brüder des Vaters – die Onkel – werden als Väter angesehen. Wenn man ein Kind fragt, wer seine Mutter ist, zeigt es einem nicht nur die leibliche Mutter, sondern auch alle Tanten, und entsprechend reagiert es auf die Frage nach dem Vater. Wenn die leibliche Mutter das Bedürfnis hat, auf einen »Walkabout« – eine lange Buschwanderung, die als spirituelle Initiation dient – zu gehen, weiß sie, daß das Kind immer einen Platz im Stamm hat und nicht ausschließlich auf sie angewiesen ist, wie es in unserer patriarchalischen Gesellschaft so oft der Fall ist.

Können Sie sich auch nur im entferntesten vorstellen, wie das Leben für Frauen wäre, wenn sie nicht die erdrückende Verantwortung trügen, für den größten Teil der seelischen und körperlichen Betreuung ihrer Kinder zuständig zu sein? Was wäre das für ein Gefühl, wenn wir *wüßten*, daß unsere Gesellschaft sich um unser Kind kümmert, wenn wir abends im Büro Überstunden machen? Wie wäre es, wenn unser Familienleben nicht von unserem Berufsleben getrennt wäre? Wie schön wäre es, wenn eine Frau ihren Interessen an Kunst, Musik, Computern oder was auch immer nachgehen könnte, selbst wenn sie eben ein Kind bekommen hat? Wenn wir in einer Gesellschaft leben würden, in der eine Frau sich nicht zwischen ihren eigenen Bedürfnissen, den Anforderungen ihrer Arbeit und den Bedürfnissen ihrer Familie entscheiden müßte? Träumen Sie eine Weile davon.

Niemand, ob Mann oder Frau, sollte im eigenen Heim gefangen sein und jeden Tag stundenlang kleine Kinder betreuen müssen, ohne den Rest des Tages seinen eigenen Bedürfnissen wie Ausruhen, Unterhaltung mit Erwachsenen, Zeit für sich selbst und kreativen Beschäftigungen nachgehen zu können. Ich erinnere mich gut an die schönste Zeit, die ich mit meinen Kindern verbrachte, als sie klein waren (drei Monate und zwei Jahre). Ich besuchte damals meine Mutter, und meine Schwester und ihre Kinder waren gleichzeitig dort zu Besuch. Meine Schwester stillte auch gerade; wenn ich also eine Weile fortgehen wollte, stillte sie einfach Kate für mich, so wie Frauen es seit Jahrhunderten getan haben. (Kate sah beim erstenmal mit großen Augen zu ihr auf, als wollte sie sagen: »Wer ist das denn?« Dann aber machte sie sich unverzüglich an ihre Mahlzeit.) Unsere Kinder spielten vergnügt zusammen, und ich konnte die Gesellschaft Erwachsener genießen und mich *gleichzeitig* an meinen Kindern freuen. Das war das einzige Mal, daß ich eine Vorstellung davon bekam, wie es gewesen sein muß, Mitglied einer liebevollen Sippe zu sein.

Ein weitverbreiteter Irrtum in bezug auf Kindererziehung hat mich schon immer aufgeregt. Es ist die Legende, daß Jungen in der Vorpubertät und Pubertät *von Natur aus* leichter zu erziehen seien als Mädchen. Sogar viele Feministinnen vertreten diese Überzeugung. Von vielen Leuten höre ich: »Warte nur – du wirst schon sehen, wie schwierig Mädchen sind, wenn sie mal elf werden oder so.« Inzwischen ist eine meiner Töchter elf geworden. (Sie ist heute dreizehn.) So gut ich nur konnte, habe ich sie darin unterstützt, stark, manchmal auch eigenwillig zu sein und ihre Stärke zu zeigen. Ich wollte nicht, daß sie sich selbst zum Dummerchen machte, sobald sie in die Pubertät kam. Sie war *nicht* schwierig, und sie ist auch heute nicht schwierig. (Mein 13jähriger Neffe war im allgemeinen viel launischer.)

Es ist gut möglich, daß viele Eltern die Erfahrung machen, Jungen seien leichter zu erziehen als Mädchen. Aber dieser Unterschied ist kulturell bedingt, als Folge davon, daß Jungen und Mädchen unterschiedlich erzogen und behandelt werden. In ihrem jüngsten Buch ›Fire with Fire‹ liefert Naomi Wolf wirklich überzeugende Argumente dafür, daß alle Mädchen mit einem starken Willen zur Macht geboren werden, der von den »Drachen des Nettseins« wie Naomi Wolf es bezeichnet, nach innen gerichtet wird. Wenn dieses angeborene Bedürfnis, sich hervorzutun und zu gewinnen, von außen unterdrückt wird, richtet es sich gegen das Mädchen.

Es erscheint mir plausibel, daß Mädchen mit etwa zwölf Jahren launisch werden. Sie sehen bereits, was auf sie zukommt. Wenn Mädchen durch die Sozialisierung zu passiven und aufopferungsvollen Wesen gemacht werden sollen, wehrt sich ihr starker Geist! (Wenn jemand versuchen würde, das mit mir zu machen, wäre es für ihn *äußerst* anstrengend, mit mir zusammenzuleben.) Statt daß wir diese Launenhaftigkeit einer angeborenen hormonellen Minderwertigkeit der Frau zuschreiben, sollten wir Mädchen ermutigen, zu sagen, was sie denken und ihre Begabungen und Talente nicht nach innen zu richten. Wenn man ein junges Mädchen ernst nimmt und es ermutigt, seinen Träumen nachzugehen, ist es nicht schwerer zu erziehen als ein Junge. Junge Frauen müssen geachtet, anerkannt und für ihre Fähigkeiten gelobt werden, und man muß sie ermutigen, ihre Talente zu entwickeln, denn andernfalls hat die Welt nichts von diesen Gaben, und der Teufelskreis der Unterdrückung setzt sich fort.

Wir Mütter müssen auch alle lernen, uns selbst zu bemuttern, denn sonst können wir auch unseren Kindern keine guten Mütter sein. Aufopferung ist kein gesunder Ausdruck von Mutterschaft, selbst wenn uns das jahrelang so beigebracht wurde und wir häufig das Martyrium unserer eigenen Mütter miterlebt haben. Uns selbst zu bemuttern verlangt sehr viel Mut, und ich möchte Sie auffordern, es um Ihrer Gesundheit willen einmal auszuprobieren. Die hier folgende Meditation über die Kunst, eine gute Mutter zu sein, wurde mir von Nancy McBrine Sheehan zugeschickt.[11]

Mir selbst eine gute Mutter sein

In einer Gesellschaft, in der es nur darum geht, wie man Kinder am besten großzieht,
Verspüre ich ein Bedürfnis, das Beste für meine Kinder mit dem zu verbinden, was eine ausgeglichene Mutter braucht.
Mir ist klar, daß ständiges Geben bedeutet, sich selbst aufzugeben.
Und wenn ich mich selbst aufgebe, bin ich keine gute Mutter und mein Ich ist nicht gesund.

Daher lerne ich jetzt, zuerst Frau zu sein und dann Mutter.
Ich lerne, meine eigenen Gefühle zuzulassen.
Und meine Kinder nicht ihrer persönlichen Würde zu berauben, indem ich ihre Gefühle auch achte.
Ich respektiere, daß ein gesundes Kind eigene Gefühle hat und Eigenschaften, die ihm ganz allein gehören.
Und die ganz anders sind als meine.
Ich lerne, wie wichtig es ist, Gefühle aufrichtig zu äußern, denn Kinder lassen sich nichts vormachen.
Sie kennen ihre Mutter besser, als sie sich selbst kennt.

Ich begreife, daß ich meine Vergangenheit nur überwinden kann, wenn ich mich ihr stelle.
Sonst werden die Kinder genau das aufnehmen, was ich überwinden will.
Ich merke, daß kluge Worte auf taube Ohren stoßen, wenn meine Taten meinen Worten widersprechen.
Denn Kinder sind im Nachahmen meistens besser als im Zuhören.
Ich spüre, daß Traurigkeit und Schmerz genauso ihren Platz im Leben haben müssen wie Glück und Freude.
Und daß es ein Zeichen für Erfüllung ist, wenn wir uns erlauben, alles zu fühlen, was das Leben zu bieten hat.
Ich verstehe, daß ich keine Erfüllung erlangen kann, indem ich mich selbst aufgebe.
Aber indem ich mir selbst etwas schenke und es mit anderen teile,
Lerne ich, daß der beste Weg, meinen Kindern ein erfülltes Leben nahezubringen, nicht der ist, mein Leben zu opfern,
Sondern der, selbst ein erfülltes Leben zu leben.
Ich versuche, meine Kinder zu lehren, daß ich viel lernen muß.
Denn ich verstehe, daß Loslassen
Der beste Weg ist, sie zu halten.

Vierzehntes Kapitel

Die Wechseljahre

Die Menstruation und das Zunehmen und Abnehmen der weiblichen Energie ist vergleichbar mit einem »Wechselstrom«. Mit Eintritt der Menopause wird der Energiefluß intensiver und stetig, wie ein »Gleichstrom«. Wir sind in dem Maße mit Energie geladen, wie wir uns der Weisheit der Alten Frau geöffnet haben.[1]

(Farida Shaw)

Der Begriff *Menopause* bezeichnet den Zeitpunkt der letzten Menstruation und damit das Aufhören der Menses. Die Jahre um die Menopause herum bilden eine eigene Phase im Leben einer Frau, die als *Klimakterium* bezeichnet wird. Die meisten Frauen kennen das Klimakterium unter der Bezeichnung »Wechseljahre«. Wie immer wir diesen Zeitabschnitt auch nennen, keine andere Phase im Leben einer Frau besitzt ein so großes Potential für Einsichten und das Erschließen der spezifischen Kräfte der Frau wie diese – das heißt, wenn die Frau in der Lage ist, sich ihren Weg durch die allgemeine gesellschaftliche Geringschätzung zu bahnen, mit der die Wechseljahre betrachtet werden.

Zur Zeit ändert sich die negative Einstellung zur Menopause etwas, weil die Frauen meiner Generation, die Kinder der geburtenstarken Jahrgänge, jetzt in die Wechseljahre eintreten. Da wir ungefähr fünfmal so zahlreich sind wie die vorhergehenden Generationen, wird die Erfahrung des Klimakteriums eine andere sein als früher, wenn wir es hinter uns haben. Zur Zeit werden über dieses Thema mehr Bücher geschrieben als über alle anderen Themen im Bereich der Gesundheit der Frau, und zwar sowohl von führenden Feministinnen wie Germaine Greer als auch von Ärzten und Wissenschaftlern. Die Ratschläge für die Wechseljahre reichen zwar vom Loblied auf die Hormonsubstitution als Allheilmittel bis zur Befürwortung der natürlichen Menopause, doch am wichtigsten ist, daß das Schweigen, das diesen Vorgang früher umgab, jetzt von vielen verschiedenen Stimmen gebrochen wird. Die Ärzteschaft steht auf dem Sprung, um Frauen durch diese Lebensphase hindurchzuhelfen, und überall in den Vereinigten Staaten werden sogar medizinische Zentren für die Behandlung von Wechseljahrsbeschwerden gegründet! Jede Frau muß, gerade weil sie von allen Seiten mit widersprüchlichen Ratschlägen überschüttet wird, sorgsam auf ihre eigene innere Stimme hören, um ihre persönliche Wahrheit zu erfahren.

Die Menopause zeigt den Beginn der zweiten Lebenshälfte an. Eine Frau kann nach ihrer Menopause gut noch 35 Jahre oder länger leben. Die reproduktive Zeit – die Zeit, in der Frauen für unsere Gesellschaft zählen – dauert maximal nur etwa 30 Jahre. Männer machen zwar in der Mitte des Lebens ebenfalls eine Veränderung durch, mit physischen und sogar mit hormonellen Folgen, aber sie behalten ihre Reproduktionsfähigkeit bis zum Tode. Wir Frauen müssen ganz neue Sichtweisen entwickeln, um uns selbst zu definieren, wenn das Kindergebären nicht mehr zu unseren körperlichen Fähigkeiten gehört. Tamara Slayton schreibt dazu: »Der natürliche Ausdruck der persönlichen Stärke und Weisheit, über die Frauen (während des Klimakteriums) verfügen, wird in unserer Gesellschaft behindert und unterdrückt. Infolge dessen wird diese Welle von Energie nach innen gerichtet und kann zu vielen unangenehmen Symptomen führen, wie Hitzewallungen, Depressionen, Stimmungsschwankungen und einem allgemeinen Gefühl der Verlorenheit und der Unfähigkeit, eine neue, lebendige Identität zu finden. Fehlender Beistand während dieser Zeit und eine Tendenz zu Mangelerscheinungen aufgrund der amerikanischen Ernährungsweise führen dazu, daß die Menopause eine negative, selbstzerstörerische Erfahrung wird. Wenn Frauen sich mit den Vorurteilen in der Gesellschaft kritisch auseinandersetzen und auf ihre spezifischen Ernährungsbedürfnisse eingehen, können sie während des Klimakteriums entdecken, wie sie sich selbst tiefer und freier erfahren können.«[2]

Eine Frau kann die Jahre der Weisheit, die Jahre nach der Menopause, wenn alle ihre Lebenserfahrungen zusammenfließen, so nutzen, daß es ihr entspricht und gleichzeitig anderen dient. In keltischen Kulturen wurde das junge Mädchen als Blume gesehen, die Mutter als Frucht und die ältere Frau als Same. Der Same vereint in sich das Wissen und das Potential aller anderen Teile der Pflanze. Die Aufgabe der Frau nach der Menopause besteht darin, nach außen zu gehen und ihre konzentrierte Wahrheit und Weisheit in ihrer Umgebung auszusäen. In einigen Indianerkulturen Nordamerikas glaubte man, Frauen nach der Menopause würden ihr weises Blut zurückhalten, statt es regelmäßig zu vergießen, und daher hielt man sie für stärker als menstruierende Frauen. Eine Frau konnte bei diesen Stämmen erst nach der Menopause Schamanin werden. »Die Menopause«, bemerkt Tamara Slayton, »ist, wenn sie verstanden und unterstützt wird, für Frauen die nächste Stufe der Initiation in ihre persönliche Kraft. Ein Aspekt des Menstruationstabus, das in unserer Gesellschaft immer noch existiert, besteht darin, daß die Stimme einer Frau nach der Menopause gefürchtet und verleugnet wird. Die Frau wird ignoriert oder aufgefordert, mit Hilfe von Hormontherapie oder anderen medizinischen Behandlungen ewig jung zu bleiben. Diese durch die Kultur bedingte Entfremdung von einem wesentlichen Übergangsritus führt dazu, daß ältere Frauen sich nutzlos, isoliert und unfähig vorkommen.«

In Indianerkulturen waren Frauen nach der Menopause »eine Stimme der Verantwortung für alle Kinder, sowohl menschliche als auch *nichtmenschliche*, für die Erde und für die Gesetze guter Beziehungen«, schreibt Slayton. »Diese älteren Frauen besaßen große Macht und prüften alle Entscheidungen des Stammes. Sie hatten keine Angst, allem, was nicht dem Leben diente, ein mächtiges Nein entgegenzusetzen. Außerdem initiierten sie die jüngeren Frauen und gaben dieses Wissen und diese Verantwortung an sie weiter.«[3]

Wenn eine Frau einmal erkannt hat, daß die wahre Bedeutung der Menopause, genau wie viele andere Prozesse im weiblichen Körper, ins Gegenteil verkehrt und abgewertet wurde, wird sie in der Lage sein, mit Entschlossenheit und Verständnis den Weg durch die zweite Hälfte ihres Lebens zu gehen.

Unser kulturelles Erbe

Nach der herkömmlichen Auffassung der Mediziner ist das Klimakterium eine Mangelkrankheit, kein natürlicher Prozeß. So wie der weibliche Körper wurde auch jeder Prozeß, der ausschließlich bei Frauen stattfindet, nach patriarchalischer Gewohnheit als krankhaft angesehen und von der Medizin vereinnahmt.

Die Endokrinologin und Forscherin Dr. Jerilynn Prior schreibt: »Unserer Kultur fällt es leicht, dem Reproduktionssystem der Frauen die Schuld an Krankheiten zu geben. Die durch die Menopause bedingte Veränderung in der Fortpflanzungsfähigkeit mit dem Altwerden gleichzusetzen, die Menopause als Zeitpunkt zu definieren, statt sie als Prozeß zu betrachten, und sie als Östrogenmangelkrankheit zu beschreiben –

das alles sind Zeichen für ein unwissenschaftliches, mit Vorurteilen behaftetes Denken seitens der Ärzteschaft.«[4] Der weibliche Körper im Klimakterium wird normalerweise unter dem Gesichtspunkt der »Produktion« oder der »ausbleibenden Produktion« beschrieben. Da eine Frau nach den Wechseljahren ihre Energie nicht mehr für das Gebären einsetzt, wendet man Begriffe wie »funktionelles Versagen« oder »Verfall« auf ihren Körper an, und Brüste und Geschlechtsorgane »atrophieren«, »verkümmern« oder werden »senil«.[5] Durch diese Brille gesehen ist die Menopause der letzte Schritt des »Produktionsversagens« – die Fabrik ist damit »stillgelegt«.

Jahrelang wurden Ärztinnen und Ärzte für Frauenheilkunde und Geburtshilfe mit Vorträgen und Seminaren über die »Bewältigung der Menopause« überschüttet. Jetzt taucht ein neues Thema auf: »Bewältigung der Perimenopause«. Mit Perimenopause sind die Jahre vor dem letzten Menstruationszyklus gemeint. Mich schaudert es, wenn ich das lese – wieder eine ganz normale Lebensphase, die plötzlich »bewältigt« und damit auch überwacht werden muß. In unserer Gesellschaft sind die einzigen Phasen, in denen die hormonellen Prozesse einer potentieller drohenden »Behandlung« entgehen, die Jahre *vor* der Menarche und *nach* dem 70. Lebensjahr! (Das sind die Jahre, in denen Mädchen und Frauen in unserer Gesellschaft ohnehin abgewertet werden – sonst hätte man sicher eine Möglichkeit gefunden, sie ebenfalls zu »bewältigen«.)

Die Angst vor dem Altwerden – das Hauptmerkmal einer altersfeindlichen Kultur

Wir leben in einer altersfeindlichen Gesellschaft, in der die meisten Leute glauben, es sei natürlich, daß Menschen im Alter deprimiert, müde, inkontinent, vergeßlich und senil werden. Arzneimittelfirmen und Gynäkologen pflanzen Frauen die Angst ein, daß ihr Körper gleich nach der Menopause einfach zerfallen und vergehen wird, wenn sie keine Medikamente – insbesondere Hormone – einnehmen.

Man braucht kein Diplom in Psychologie, um zu erkennen, wie die Hormonfirmen den Durchschnittsarzt beeinflussen. Man braucht auch nicht zehn Jahre aktive Feministin gewesen zu sein, um zu sehen, wie die Pharmakonzerne die Vorurteile, die mit dem Altwerden verbunden sind, und die tiefen, gesellschaftlich bedingten Ängste, die wir Frauen deswegen haben, für ihre Zwecke nutzen: Ohne Hormone, so lautet die Botschaft, werden wir für Männer unattraktiv, trocknen aus, werden spröde wie ausgedörrte, aufgesprungene Erde, ohne Feuchtigkeit und Nährstoffe. Die Werte und Überzeugungen unserer Gesellschaft besagen, daß

Frauen ihre »Fruchtbarkeit« um jeden Preis behalten sollen, und daß es vergleichsweise irgendwie minderwertig ist, zu Samenkörnern der Weisheit zu werden.

Der Prozeß des Älterwerdens, so wie wir ihn kennen, ist zu einem großen Teil von Ansichten bestimmt, die überholt sind. Manche Menschen verfallen in unserer Gesellschaft zwar tatsächlich mit dem Alter, doch dieser Verfall ist nicht die natürliche Begleiterscheinung des Alterns, sondern die logische Konsequenz unserer kollektiven Glaubenssätze über das Altwerden. Meine Mutter, die 68 Jahre alt ist und nie Hormonpräparate genommen hat, hat kürzlich eine Bergwanderung unternommen, bei der sie über 3 000 Kilometer zurücklegte, und letztes Jahr ist sie am Fuß des Mount McKinley Ski gefahren. Sie erzählte mir, daß ihr Briefkasten unmittelbar nach ihrem 60. Geburtstag plötzlich voll mit Werbung für Hörgeräte, Windeln für Inkontinenz und verschiedene Sehhilfen war, wofür sie keinerlei Bedarf hat. Sie ärgert sich über die ständige Überflutung mit negativen Botschaften über das Altwerden. Kein Wunder, daß so viele Frauen bereit sind, jeden Preis zu zahlen, um das Altern zu verhindern. Wer möchte schon in einer Gesellschaft alt werden, in der solche Überzeugungen gelten!

Ein weiterer Grund, warum so viele Frauen die Menopause fürchten, ist der, daß die Alte Frau oder der Archetypus der Weisen Frau falsch verstanden wird. Caroline Myss weist darauf hin, daß in Märchen und in unserem kollektiven Unbewußten die Alte Frau oft als altes Weib dargestellt wird, das allein im Wald lebt. Sie wird oft mit Hexen oder exzentrischem Verhalten in Verbindung gebracht.

Caroline Myss bemerkt dazu, daß dieses Bild von einer Frau allein im Wald symbolisch für eine Frau steht, die sich von der ursprünglichen Konditionierung durch ihre Sippe befreit hat. Sie stützt sich in ihrem Tun, ihrem Denken und ihrem Selbstbild nicht mehr auf die Anerkennung seitens ihrer Familie. Sie kann kommen und gehen, wann sie will und wie sie will. Sie muß nicht allein sein, aber wenn sie Beziehungen hat, sind es eher Partnerschaften, die beide Seiten befriedigen.

Caroline Myss meint, daß wir in der heutigen Zeit dringend einen neuen, aktualisierten Archetyp der »Alten Frau des Wassermann-Zeitalters« brauchen.

Dr. Deepak Chopra, Endokrinologe (Hormonspezialist), Bestsellerautor und international anerkannte Autorität auf dem Gebiet der Wirkung des Bewußtseins auf den Körper, berichtet von einem Experiment, das bei den Tara-Humara-Indianern in Mexiko durchgeführt wurde, die für ihre besonderen Fähigkeiten beim Laufen bekannt sind. Bestimmte

Angehörige dieses Stammes liefen jeden Tag die einem Marathonlauf entsprechende Strecke oder sogar noch weiter, und es gab regelmäßige Wettrennen zwischen Gruppen. Der faszinierendste Aspekt an ihrer Kultur war jedoch, daß sie tatsächlich davon überzeugt waren, Menschen in den Sechzigern würden am besten laufen. Ein Forscherteam stellte fest, daß die größte Lungenkapazität, die größte Herz-Lungen-Leistungsfähigkeit und die größte Ausdauer tatsächlich bei den Läufern zu finden war, die in den Sechzigern waren! Dr. Chopra weist darauf hin, daß dieser Glaube vom ganzen Stamm geteilt werden muß, damit er sich in der physischen Realität manifestieren kann.

In unserer altersfeindlichen Gesellschaft glauben viele Frauen nicht an ihre Fähigkeit, ihr Leben lang stark, attraktiv und vital zu bleiben, sondern sie erwarten statt dessen, daß ihr Körper und ihr Verstand mit zunehmendem Alter verfallen. Auf diese Weise schaffen wir als Gesellschaft gemeinsam Denk- und Verhaltensmuster und Ängste, die viel dazu beitragen, die schlimmsten Befürchtungen wahr werden zu lassen. Wir können unser kollektives Negativbild von den Wechseljahren und vom Altern nicht von heute auf morgen völlig umkehren. Doch wir können uns als Wegbereiterinnen zu einem neuen Frauenbild betrachten, in dem Menopause und Altern neu definiert werden. Das ist möglich. So hatte meine Mutter letztes Jahr eine Sitzung bei Caroline Myss, die intuitiv Diagnosen stellt. Obwohl meine Mutter 68 Jahre alt ist, sah ihr Körper »energetisch« wie der einer 30jährigen aus. Je mehr Frauen wie meine Mutter ignorieren, was angeblich mit ihnen geschehen wird, wenn sie älter werden, desto größer sind die Chancen, daß wir *alle* gesund bleiben.

Viele Frauen hier in Neuengland haben Großmütter über 80 oder 90, die stark und gesund sind und unabhängig leben. Diese Frauen sind der beste »Beweis« dafür, daß man dem Körper nach der Menopause vertrauen kann.

Verschiedene Formen der Menopause

Es ist bekannt, daß manche Frauen während des Klimakteriums wirklich leiden. Zum Teil ist ihr Leiden auf chronische Erschöpfung in den Jahren vor der Menopause zurückzuführen.

Während des Klimakteriums produzieren die Eierstöcke weniger Hormone, unter anderem auch weniger Androgene. Es wurde vermutet, daß das der Grund dafür ist, daß bei einigen (nicht bei allen) Frauen die Libido nach der Menopause nachläßt. Doch Androgene werden außerdem noch von den Nebennieren, der Haut, den Muskeln, dem Gehirn, der Epiphyse (Zirbeldrüse), den Haarfollikeln und dem Fettgewebe gebildet. Diese Hormone hängen sowohl mit der sexuellen Ansprechbarkeit und der Libido als auch mit einem Gefühl des Wohlbefindens zusammen. Während der Wechseljahre übernehmen die anderen Organe normalerweise diese Funktion der Eierstöcke. Chronischer Streß über lange Zeit führt zu einer Erschöpfung der Nebennieren und ist ein möglicher Grund für Probleme in den Wechseljahren. Je gesünder die Nebennieren einer Frau sind und je besser ihr Ernährungszustand ist, desto leichter ist der Übergang in die Zeit nach der Menopause. Um die Menopause herum *steigt* die Androgenproduktion in anderen Organen auf das Doppelte, der Körper produziert also anderweitig Androgene, auch wenn die Androgenproduktion in den Eierstöcken nachläßt. Da die Androgene wie schwache Östrogene wirken können, steht fest, daß der weibliche Körper in den Wechseljahren dafür gerüstet ist, die hormonellen Veränderungen zu bewältigen, die die Eierstöcke durchmachen. Viele Frauen gehen jedoch schlecht ernährt und emotional erschöpft in die Wechseljahre und brauchen daher möglicherweise Unterstützung durch Hormongaben, eine Ernährungsumstellung oder andere Hilfestellung.

Die Hypophyse (Hirnanhangdrüse) bildet das sogenannte luteinisierende Hormon (LH), das die Eierstöcke veranlaßt, die Androgenproduktion zu steigern. Wieviel Androgene an anderen Stellen des Körpers produziert werden, hängt davon ab, wieviele Bausteine für diese Moleküle dort vorhanden sind und wie der Ernährungszustand der Frau ist.

Insgesamt gesehen scheint der Androgenstoffwechsel nicht vom Alter beeinflußt zu werden. Die Leber bleibt sowohl in den Wechseljahren als auch danach das wichtigste Organ für den Androgenstoffwechsel. Interessanterweise ist die Testosteronausschüttung der Eierstöcke bei Frauen, die eine natürliche Menopause durchgemacht haben, genauso hoch wie bei jüngeren Frauen.[6] Die Entfernung der Eierstöcke bringt natürlich ein starkes Abfallen der Testosteronproduktion mit sich. Die »operative« Menopause hat ein größeres Nachlassen der Androgenproduktion zur Folge als die natürliche Menopause und führt auch zu deutlicheren Auswirkungen von Östrogenmangel.[7]

Die natürliche Menopause

Caroline Myss weist darauf hin, daß wir alle die Überzeugung vermittelt bekommen haben, Frauen in den Vierzigern hätten das Kinderkriegen abgeschlossen und bereiteten sich nun auf ihren Verfall vor. Diese Sichtweise hat unvermeidlich zur Folge, daß die Menopause kollektiv etwa um das Alter von 52 Jahren herum erlebt wird. Wenn wir unsere gesellschaftlichen Überzeugungen ändern würden, behauptet Myss, wäre es möglich, daß Frauen bis zum Alter von 60 Jahren oder noch länger ihre Periode bekommen würden.

Zur Zeit tritt die Menopause im Schnitt im Alter von etwa 52 Jahren auf, wobei der Zeitraum zwischen 45 und 55 Jahren variiert. Sie kann aber auch schon mit 39 Jahren auftreten. Die meisten Frauen erleben die Menopause etwa zur gleichen Zeit wie ihre Mütter, es sei denn, sie haben bewußt die genetischen und unbewußten Bande zu ihren Müttern abgebrochen. Das Problem vieler Frauen ist, daß ihre Mütter nie über die Wechseljahre gesprochen haben, so daß sie ihre Familiengeschichte in diesem Bereich nicht kennen. Viele von uns haben von mindestens zwei oder drei Generationen weiblicher Vorfahren eine verschämte oder schweigende Haltung zur Menopause – genauso wie zur Menstruation – geerbt. Um es noch einmal zu sagen: Das Klimakterium ist ein Prozeß, kein »Ereignis«. Es erstreckt sich über einen Zeitraum von sechs bis zehn Jahren. Während dieses Prozesses kann die Periode mehrere Monate lang aussetzen und dann wiederkehren. Sie kann sehr stark oder sehr schwach werden. Ich habe erlebt, daß manche Frauen ein Jahr lang keine Periode hatten und nach diesem Jahr noch zwei Jahre lang alle 28 Tage weiter menstruierten! Der Menstruationszyklus verändert vermutlich in jedem Lebensjahrzehnt seinen Charakter, meiner Kenntnis nach ist dieses Gebiet aber noch nicht gründlich erforscht worden. Meiner klinischen Erfahrung zufolge treten zwischen dem 20. und dem 30. Lebensjahr eine Reihe von Veränderungen im Zyklus auf, weitere Veränderungen zwischen 30. und dem 40. Lebensjahr und wiederum andere Veränderungen nach dem 40. Lebensjahr. In den Vierzigern bleibt bei vielen Frauen gelegentlich eine Periode aus oder es verändert sich zum Beispiel die Menge des Blutes. Das ist noch *nicht* die Menopause – aber mit dieser Veränderung im Menstruationszyklus ist oft schon eine Veränderung der Ovulation verbunden. Bei vielen Frauen tritt im Alter von Mitte bis Ende 40 hin und wieder kein Eisprung auf. Viele Frauen ab Ende 30, die zu mir kommen, weil eine Periode ausgeblieben ist oder der Menstruationszyklus sich verändert, befürchten, daß sie in die Wechseljahre kommen. Normalerweise dauert es bei ihnen noch mindestens fünf Jahre, bis tatsächlich die letzte Periode auftritt, aber ich erkläre ihnen, sie sollten die Jahre zwischen 40 und 50 als ein Jahrzehnt betrachten, in dem ihre Eierstöcke sich von einer Funktionsweise auf eine andere umstellen.

Die Menopause kündigt sich oft durch allmähliche Veränderungen der Blutmenge oder durch ausbleibende Perioden an. Manche Frauen haben einfach keine Periode mehr, sonst aber überhaupt keine Symptome. Bei anderen treten Hitzewallungen, Trockenheit der Vagina, verminderte Libido und Konzentrationsstörungen auf. Man kann einen Bluttest machen, um die Menge der im Hypophysenvorderlappen gebildeten Gonadotropine, des follikelstimulierenden Hormons (FSH) und des luteinisierenden Hormons (LH), zu untersuchen. Diese Hormone werden von der Hypophyse produziert, um die Eierstöcke zur Eiproduktion anzuregen. Während der Jahre der Menstruation ist die FSH- und LH-Konzentration jeden Monat in der Mitte des Zyklus am höchsten, nämlich beim Eisprung, der von den im 8. Kapitel besprochenen emotionalen und körperlichen Veränderungen begleitet wird. Während des Klimakteriums machen die Hypophyse und die Eierstöcke eine allmähliche Veränderung durch, bei der die Eisprünge seltener werden und der FSH- und LH-Spiegel ansteigen. Das liegt daran, daß die Hypophyse weiterhin LH und FSH ausschüttet, wenn die Eierstöcke keine Eier mehr produzieren, weil sie nicht das hormonelle Signal von dem sich entwickelnden Ei erhält, um die Produktion zu verringern. Das Signal der Eierstöcke, das die Hypophyse anweist, weniger FSH und LH zu produzieren, kommt nicht mehr. Daher schüttet die Hypophyse weiterhin große Mengen von FSH und LH in den Blutkreislauf aus. Die Gründe dafür sind bisher noch nicht entdeckt worden. Mit Hilfe eines Bluttests kann man nun den Hormonspiegel bestimmen, und ab einem bestimmten Wert spricht man davon, daß er im menopausalen Bereich liegt. Wenn der Wert in diesem menopausalen Bereich liegt, nimmt man an, daß die Eierstöcke auf die Ausschüttung von FSH und LH aus der Hypophyse nicht mehr reagieren.

Mir wurde beigebracht, daß bei einer Frau, bei der die FSH- und LH-Werte im menopausalen Bereich liegen, die Menopause tatsächlich eingetreten ist und daß sie nie wieder menstruieren wird, doch ich habe festgestellt, daß das nicht immer der Fall ist. Eine 40jährige Frau zum Beispiel, die sechs Monate lang keine Periode gehabt hatte und deren FSH- und LH-Werte sich im menopausalen Bereich befanden, hatte später wieder normale Perioden. Bei einer erneuten Untersuchung ihres Hormonspiegels zeigte sich, daß dieser auf die vor der Menopause üblichen Werte zurückgegangen war. Wenn ich das Blut einer Frau, bei der ab und zu eine Regel ausbleibt oder die seit einigen Monaten keine Periode mehr hat, auf die FSH- und LH-Werte untersuchen lasse, sage ich ihr, daß menopausale Werte nicht unbedingt heißen müssen, daß sie nie wieder ihre Tage bekommen wird und daß die Menopause bei ihr eingetreten ist! Theoretisch kann eine Frau bis zu einem Jahr *nach* ihrer letzten Periode schwanger werden. Aus diesem Grund empfehle ich, wo das angebracht ist, nach der letzten Menstruation weiterhin ein Jahr lang zu verhüten.

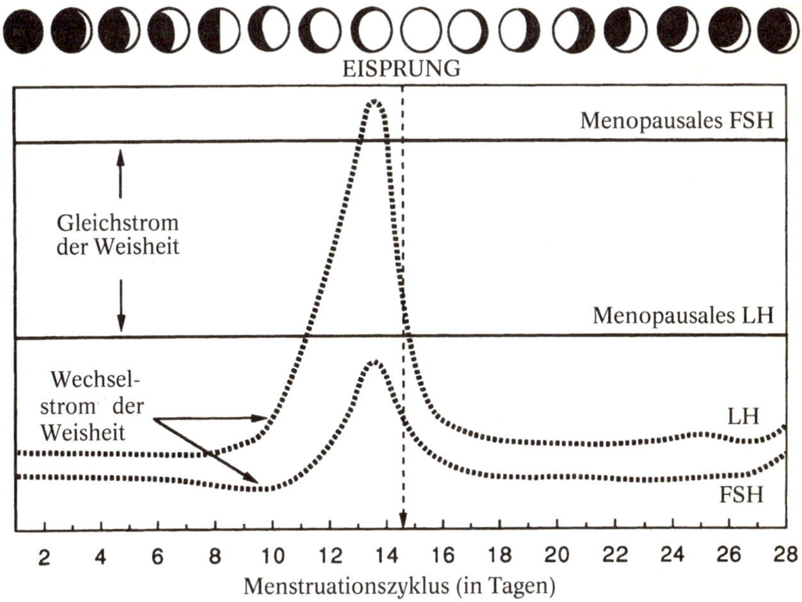

Abbildung 11: Der »Strom« der Weisheit

FSH und LH regen den Eisprung an und werden bis zum Klimakterium zyklisch jeden Monat ausgeschüttet. Dann findet eine Veränderung statt, während der die Ovulationen allmählich abnehmen und die Neurotransmitterwerte (FSH und LH) allmählich ansteigen. Ich glaube, es liegt an diesen steigenden Werten, daß man sich vom »Wechselstrom« zum »Gleichstrom« bewegt. Die Weisheit, die uns vor der Menopause nur während bestimmter Phasen im Menstruationszyklus deutlich zugänglich ist, steht uns nach der Menopause potentiell jederzeit zur Verfügung.

Die vorzeitige Menopause

Bei einem kleinen Prozentsatz von Frauen tritt die Menopause vorzeitig ein, bereits in den Dreißigern oder mit Anfang 40. Wenn man bei 40 Jahren die Grenze zieht, tritt bei etwa einer von 100 Frauen eine natürliche vorzeitige Menopause auf.[8] In manchen Fällen ist die vorzeitige Menopause eine Autoimmunstörung.[9] Frauen mit dieser Störung neigen dazu, Antikörper gegen ihre eigenen Eierstöcke zu bilden, die als antiovarische Antikörper bezeichnet werden. Wenn der Körper Antikörper gegen sich selbst erzeugt – Sie erinnern sich vielleicht –, bekommt das Immunsystem möglicherweise unbewußte Botschaften. Wenn eine Frau sich jahrelang schlecht ernährt hat und großen Belastungen ausgesetzt war, können eine Verschlimmerung von Allergien und Probleme mit Hefepilzen, die meiner Erfahrung nach manchmal mit Autoimmunstörungen zusammenhängen, die Folge sein. Bei einer Frau, die zu mir kam, war dieses Leiden aufgetreten, nachdem sie mit 39 Jahren erfahren hatte, daß ihr Mann eine Affäre hatte.

Wenn bei einer Frau die Östrogenversorgung durch die Eierstöcke zu früh aufhört, können Nervenzellen in einem spezifischen Gedächtniszentrum im Gehirn ihre Funktion verlieren. Es gibt eine ganze Menge wissenschaftlicher Literatur, die nahelegt, daß Frauen, bei denen die Menopause vorzeitig eintritt, anfälliger für Demenz (eine allgemeine Beeinträchtigung der Wahrnehmungsfunktionen und des Gedächtnisses) sind. Das ist etwas völlig anderes als die Konzentrationsstörungen, von denen viele Frauen während der natürlichen Menopause berichten. Bei einer anderen Frau, die ich kenne, trat mit 43 Jahren vorzeitig die Menopause ein, nachdem sie ein Medikament genommen hatte, das einen Eisprung auslösen sollte, denn sie wollte schwanger werden. Es ist möglich, daß sie zu dem Zeitpunkt, als sie mit der Einnahme begann, bereits antiovarische Antikörper im Kreislauf hatte und daß das Medikament ihre vorzeitige Menopause nicht »verursacht« hat. Ebenso ist möglich, daß bei ihr die Menopause sowieso mit etwa 43 Jahren eingetreten wäre.

Die künstliche Menopause

Nach einer Hysterektomie mit Entfernung der Eierstöcke (oder nach einer beidseitigen Entfernung von Eileitern und Eierstöcken) tritt die Menopause *sofort* auf, wenn die Operation vor der natürlichen Menopause der Frau vorgenommen wird. Dies wird als operative Menopause bezeichnet und unterscheidet sich klar vom normalen Klimakterium. Die Begleiterscheinungen können sehr unangenehm sein und die Betroffene schwächen, ohne daß die Hormonspiegel sich wieder richtig einpendeln.

Die Menopause kann auch dann vorzeitig eintreten, wenn eine Frau eine Hysterektomie hatte, bei der die Eierstöcke nicht entfernt wurden.[10] Manchmal geht die Hormonproduktion der Eierstöcke nach der Hysterektomie für eine Weile zurück und steigt dann später wieder an. (Einige meiner Patientinnen hatten nach der Hysterektomie Hitzewallungen, obwohl sie ihre Eierstöcke noch haben. Später verschwinden die Hitzewallungen oft, vermutlich, wenn sich die Eierstöcke vom Schock der Operation erholt haben.) Es gibt auch Hinweise darauf, daß durch die Unterbrechung der Eileiter die Menopause oder eine Art dysfunktionaler Uterusblutung früher als normal ausgelöst werden kann.

Wenn Frauen mit Chemotherapie behandelt worden sind, neigen sie ebenfalls zu einer vorzeitigen Menopause[11], und das gilt auch, wenn sie Unterleibsbestrahlungen hatten. Man schätzt, daß sieben bis acht Prozent aller Frauen unter 40 als Folge medizinischer Behandlung frühzeitig in die Wechseljahre kommen. Bei etwa einer von zwölf Frauen tritt die Menopause vor dem 40. Lebensjahr ein. Bei dieser Zahl sind Frauen mit »natürlich« eintretender vorzeitiger Menopause und Frauen mit »künstlicher« Menopause zusammengefaßt.[12]

Die Begleiterscheinungen der Wechseljahre

Bevor ich die »Symptome« der Wechseljahre und ihre »Linderung« bespreche, möchte ich noch einmal betonen, daß das Klimakterium ein natürlicher Vorgang ist, der den meisten Frauen keine Probleme bereitet. Leider hat die vermehrte Beachtung seitens der Medien und der Ärzteschaft dazu geführt, daß viele ansonsten normale Frauen heute in dieser Lebensphase Probleme erwarten und sich Sorgen darüber machen. Wenn eine Frau mich daher fragt: »Womit muß ich in den Wechseljahren rechnen?«, muß ich normalerweise erst einmal die Ängste zerstreuen, mit denen sie bereits zu mir kommt. Ich kann ihr nicht sagen, wie sie persönlich das Klimakterium erleben wird, sondern ich kann ihr nur erläutern, daß das von ihrem allgemeinen Gesundheitszustand während dieser Zeit und ihren unbewußten Vorstellungen über die Wechseljahre abhängen wird.

Das heißt: Die Erwartung, daß es im Klimakterium Probleme geben wird, führt auch tatsächlich zu Problemen. Wenn eine Frau mitangesehen hat, wie ihre Mutter, Schwester oder Großmutter in den Wechseljahren durch die Hölle gegangen sind, besteht die Möglichkeit, daß sie auf einer tieferen Ebene ihres Bewußtseins fest davon überzeugt ist, daß die Wechseljahre die Hölle sind! Ich bezweifle keineswegs, daß viele

Frauen tatsächlich während der Wechseljahre leiden, genauso, wie ich nie anzweifeln würde, daß die Frauen, die ich wegen prämenstrueller Beschwerden behandle, wirklich darunter leiden. Aber wenn eine Frau ihre Einstellung zu ihrem Körper und zur Menopause verändern und der Menopause eine neue, positivere Bedeutung geben kann, werden oft ihre inneren Heilkräfte geweckt und ihre Beschwerden lassen nach.

In unserem suchterzeugenden »Gesundheitssystem« werden die Krankheiten und nicht die Gesundheit erforscht, und dementsprechend haben wir die Frauen, die die Wechseljahre beschwerdefrei durchleben, nicht untersucht. Über Frauen, die weder Knochenbrüche noch Depressionen bekommen noch unter einem Dünnerwerden der Vaginaschleimhaut leiden, wird nicht geforscht. Wir konzentrieren uns auf die Wechseljahre als ein Problem, und dieser Blickwinkel verschärft das Problem wie eine sich selbst erfüllende Prophezeiung. Man hat jedoch einige Kulturen studiert, in denen die Wechseljahre nicht als Problem betrachtet werden. Die Anthropologin Ann Wright hat Symptome der Wechseljahre bei traditionell lebenden und »zivilisationsgeschädigten« Navajofrauen untersucht und entdeckt, daß traditionell lebende Navajofrauen kaum Beschwerden hatten. Ann Wright stellte fest, daß zwischen dem Lebensstandard und der »Wertschätzung« der Menopause einerseits und dem Auftreten klimakterischer Beschwerden andererseits ein deutlicher Zusammenhang bestand. Ihre Untersuchung legt nahe, daß es eher seelischer als körperlicher Streß ist[13], der Beschwerden in den Wechseljahren verursacht. Alle Belastungen, seien sie physischen oder psychischen Ursprungs, haben biochemische Auswirkungen auf den Körper.

Die Wechseljahre waren in vorgeschichtlicher Zeit – wenn man einmal die Evolution betrachtet – höchstwahrscheinlich eine völlig andere Erfahrung für Frauen als die Wechseljahre heute. Während des überwiegenden Teils der Menschheitsgeschichte verbrachten Frauen mehr als 15 Jahre ihres Lebens mit Schwangerschaften und Stillen und hatten nur knapp vier Jahre lang monatliche Menstruationen. Früher hörte eine Frau höchstwahrscheinlich irgendwann auf, ihr letztes Kind zu stillen und bekam danach einfach keine Periode mehr, weil die hohen Prolaktin- und Oxytozinwerte beim Stillen den Eisprung verhinderten. Vom Stillen zur Menopause war es also ein kleinerer hormoneller »Sprung« als von Ovulationszyklen zur Menopause, und da die hormonalen Schwankungen nicht so stark waren, reagierten die Körper der Frauen damals vielleicht nicht mit Hitzewallungen. Eine Untersuchung mit !Kung-Frauen in Afrika zeigt, daß bei ihnen der Eintritt der Wechseljahre tatsächlich meistens nach diesem Muster abläuft. In der Gesellschaft der !Kung erhöht sich das Ansehen der Frau nach der Menopause, und es gibt kein Wort für Hitzewallungen – auch wenn die große Mehrheit der Frauen in der westlichen Welt davon betroffen ist.[14] Ist es also möglich, daß die !Kung-Frauen keine Hitzewallungen bekommen? Oder geben sie ihnen aufgrund ihres kulturellen Hintergrundes eine andere Bedeutung und erleben sie daher völlig anders, nicht als Problem?

Hitzewallungen

80 bis 90 Prozent der amerikanischen Frauen haben während des Klimakteriums Hitzewallungen (vasomotorische Störungen), die sich durch ein Gefühl von Hitze und durch Schweißausbrüche bemerkbar machen; normalerweise sind Kopf und Hals am stärksten betroffen. Nachts kann eine Frau ihre Decken wegschieben und das Laken durchschwitzen, und ein paar Minuten später wieder frieren und sogar noch mehr Decken brauchen. Hitzewallungen sind meßbare Phänomene. Die Hauttemperatur steigt während einer Hitzewallung an. Manche Frauen sind monatelang davon betroffen, andere jahrelang, und einige wenige Frauen können zehn Jahre oder noch länger darunter leiden.

Man nimmt an, daß Hitzewallungen mit dem Noradrenalinstoffwechsel im Gehirn zusammenhängen, der wiederum von Östrogenmangel beeinflußt wird. Noradrenalin ist ein Neurotransmitter, eines jener Peptide, die Signale vom Gehirn an die Organe und an das Immunsystem senden und umgekehrt. Weil die Hitzewallungen mit dem Nervensystem zusammenhängen, werden sie durch Streß normalerweise verstärkt. Sie lassen sich häufig gut mit Placebos behandeln, was die Vermutung unterstreicht, daß sie gedanklich über feine Veränderungen der Neurotransmitter beeinflußt werden können. Wichtig ist, daß nicht alle Hitzewallungen mit dem Absinken des Östrogenspiegels zusammenhängen. Sie können auch durch Hyperthyreose (Überfunktion der Schilddrüse) verursacht sein, durch Alkoholkonsum oder durch außer Kontrolle geratenen Diabetes. Ich erinnere mich, daß ich während meiner Schwangerschaften Hitzewallungen hatte, und manchmal habe ich sie vor der Menstruation. Viele Frauen berichten von ähnlichen Erfahrungen.

Caroline Myss sagt, Hitzewallungen seien die Folge von blockierter Kundalini-Energie und ungenutzter sexueller Energie. Das Paradebeispiel dafür sind Frauen, die nie einen Orgasmus erlebt haben und die wenig Spaß am Sex hatten. Die Kundalini-Energie beginnt gewöhnlich um das 40. Lebensjahr herum aufzusteigen, und sie »aktiviert« die Chakras, durch die sie aufsteigt. Unbewältigte Probleme, die in den unteren Chakras sitzen, machen sich während der Wechseljahre bemerkbar.

Manche Frauen haben tatsächlich so regelmäßige Hitzewallungen, daß sie Schlaflosigkeit, vor allem die Unterbrechung der REM-Schlafphasen (REM – Rapid eye movements – schnelle Augenbewegungen), in denen man träumt, zur Folge haben. Das kann zu Depressionen führen.

Caroline Myss erläutert, daß Depressionen eine klassische Fehlfunktion der Energien des ersten und zweiten Chakras sind. Da das zweite Chakra das Sexualchakra ist, kann blockierte sexuelle Energie oder nicht gelebte Lust zu Hitzewallungen und Depressionen führen. Häufig ist das eine mit dem anderen verbunden. Frau Myss sagt, oft würden jene Frauen, die ihre erotischen Bedürfnisse nicht regelmäßig erfüllt oder zum Ausdruck gebracht haben, während der Wechseljahre am meisten unter Beschwerden leiden – vor allem unter Hitzewallungen. Viele Frauen sind der Überzeugung, daß sie nach der Menopause sexuell nicht mehr attraktiv sind und daß sie nie wieder ein befriedigendes Sexualleben haben werden. Frauen, die das glauben, erleben die Menopause oft als das endgültige Aus für die Möglichkeit der sexuellen Erfüllung, nach der sie sich in ihrem bisherigen Leben vielleicht gesehnt haben.

Man kann sich Hitzewallungen aber auch als Energie vorstellen, die uns zur Verfügung steht. Eine meiner Patientinnen bemerkte, daß auf jede Hitzewallung eine Einsicht folgte, die ihr bei ihrer Arbeit half. Andere erzählten, daß sie nach der Menopause viel weniger Schlaf brauchen und voll neuer Energie sind. Vicki Noble schreibt, daß eine hohe Körpertemperatur Krebszellen und Bakterien abtötet. Das ist eine gut belegte Tatsache. Sie meint, Hitzewallungen könnten ein Hilfsmittel der Natur sein, um latente Krebszellen abzutöten, damit Frauen gesünder sind, wenn sie in ihre reiferen Jahre eintreten.[15] Wenn wir die Hitzewallungen einfach »abschalten«, greifen wir möglicherweise in einen Mechanismus ein, den der Körper im Hinblick auf unsere Gesundheit entwickelt hat.

Behandlungsmöglichkeiten

Östrogensubstitution. Für Frauen, die unter einer Kombination von Depressionen, Schlaflosigkeit und Hitzewallungen leiden, kann die Gabe von Östrogenen sehr hilfreich sein, und ich verschreibe sie immer wieder, vor allem für Frauen, denen diese Art der Behandlung lieber ist. Frauen, die ihre Gebärmutter noch haben, dürfen Östrogene allerdings nur in Verbindung mit Gestagenen nehmen, damit eine Wucherung der Gebärmutterschleimhaut und damit Krebs der Gebärmutterschleimhaut verhindert wird. Normalerweise dauert es zwei bis vier Wochen, bis die Östrogentherapie anschlägt, die Hitzewallungen können aber auch schon nach zwei oder drei Tagen nachlassen.

Ernährung. Die Einnahme von VitaminE in Form von 400 IE D-Alpha-Tokopherol zweimal täglich hat manchen Frauen mit Hitzewallungen geholfen. Der Verzicht auf Zucker, Koffein und Alkohol ist ebenfalls hilfreich. Wie sonst auch ist eine stärke- und ballaststoffreiche Ernährung mit wenig Fett am besten. Verschiedene Kräuterzubereitungen wie sibirischer Ginseng, Don Quai-Wurzeln, Fo ti, Nordamerikanische Schlangenwurzeln (Rhiz. Cimicifugae) und wilde Yamswurzeln (erhältlich in gut sortierten Naturkostläden) haben vielen Frauen bei Hitzewallungen und anderen klimakterischen Beschwerden geholfen. Vitex Agnus Castus, zu deutsch Keuschlamm oder Mönchspfeffer, das als Fructus Agnu casti in Apotheken erhältlich ist, hilft vielen meiner Patientinnen in den Wechseljahren. Die komplexen Wirkungen vieler chinesischer Kräuterheilmittel bei Problemen der Wechseljahre gehen über den Rahmen dieses Buches hinaus. Wenden Sie sich an Heilpraktiker und Naturheilkundler, die Erfahrung auf diesem Gebiet besitzen.

Energiemedizin. Da die Hitzewallungen durch Streß verstärkt werden, haben Meditation und Entspannung sowie Akupunktur vielen Frauen geholfen. Homöopathische Mittel sind ebenfalls sehr nützlich. Ich selbst habe keine Ausbildung in Homöopathie, überweise meine Patientinnen aber oft an Homöopathinnen.

Veränderungen der Vagina

Gelegentlich klagen Frauen in der Menopause über eine trockene, dünne Vaginaschleimhaut, die leicht gereizt ist. Das Scheidengewebe besteht aus vielen Zellschichten. Wenn die Vaginaschleimhaut gut mit Östrogenen versorgt ist, wird sie als »verhorntes« Epithel bezeichnet. Mit »verhornt« sind Zellen gemeint, die fest und widerstandsfähig sind. Nach der Menopause verlieren manche Frauen buchstäblich die äußeren, verhornten Schichten des Scheidengewebes. Unter dem Mikroskop sieht man, daß ihre Vagina weniger Zellschichten hat, was zu einer Reizung und einem Gefühl der Trockenheit führen kann. Diese Beschwerden werden subjektiv sehr unterschiedlich empfunden. Die Vaginas zweier Frauen können für mich genau gleich aussehen, und doch klagt eine über Trockenheit und Reizung und die andere nicht.

Ein Dünnerwerden der Auskleidung der Vagina ist die Folge eines niedrigeren Östrogenspiegels nach der Menopause. Die äußere, »verhornte« Schicht der Vaginaschleimhaut ist etwa sechs Zellschichten tief. Sie reagiert stark auf Östrogene und wird häufig dünner, wenn der Östrogenspiegel deutlich gefallen ist. Bei manchen Frauen gehen dieses Dünnerwerden und eine mögliche Reizung mit einem Ansteigen der normalerweise niedrigen pH-Werte in der Scheide einher. Höhere pH-Werte können manchmal eine bakterielle Vaginitis (Scheidenentzündung) zur Folge haben. Selbst wenn sich bei der Untersuchung herausstellt, daß das Vaginagewebe deutlich dünner geworden ist, verspüren nicht alle Frauen die entsprechenden Symptome wie Trockenheit, Juckreiz und Schmerzen beim Geschlechtsverkehr. (Die patriarchalische Bezeichnung für das Dünnerwerden und dessen Symptomatik lautet »atrophische Vaginitis«.) Die Diagnose wird aufgrund der körperlichen Untersuchung gestellt, aber eine Behandlung ist nur erforderlich, wenn eine Frau Beschwerden hat.

Das Dünnerwerden der Vaginaschleimhaut nach der Menopause ist *nicht* unvermeidlich. Bei vielen Frauen – besonders bei denjenigen, die nach der Menopause sexuell aktiv bleiben, ob mit Partner oder ohne – sieht die Vagina aus, als wären sie dreißig, auch wenn sie kein Östrogen nehmen! Das gilt besonders für Frauen, die schwerer sind als der Durchschnitt, weil Fettgewebe das Östrogen Östron produziert.

Häufiger Harndrang

Häufiger Harndrang hängt manchmal mit einem Dünnerwerden der östrogenempfindlichen Gewebe in der Vagina und in der Harnröhre (Urethra) zusammen. Die Harnröhre ist ein röhrenförmiges Gebilde, das von der Blase zum Harnröhrenausgang gleich unter der Klitoris führt. Man kann ihn direkt unter dem Vaginalgewebe oben und gleich innerhalb der Scheidenöffnung fühlen. Das äußere Drittel der Harnröhre ist »östrogenempfindlich«. Häufiger Harndrang aufgrund von lokalem Östrogenmangel kann sehr leicht behoben werden, indem man eine kleine Menge Östrogencreme direkt auf den Teil des Vaginagewebes streicht, der das äußere Drittel der Harnröhre bedeckt. Die Creme wird genauso verwendet wie unten bei den Vaginalsymptomen beschrieben.

Behandlungsmöglichkeiten

Gleitmittel. Bei manchen Frauen ist nur die Anwendung eines Gleitmittels während des Geschlechtsverkehrs nötig, um den Beschwerden aufgrund der dünneren Vaginaschleimhaut entgegenzuwirken. Neben den handelsüblichen Gleitmitteln können jederzeit verwendet werden:

- Rizinusöl
- Vitamin-E-Öl oder -Zäpfchen
- Sesamöl oder anderes hochwertiges Öl

Diese Öle können mit den Fingerspitzen auf den äußeren Vaginaeingang aufgetragen werden, wo die Symptome von Trockenheit oder Scheuern am stärksten sind.

Kräuter. Kräuter, wie Löwenzahnblätter oder Haferstroh, sind mit Erfolg eingesetzt worden, um die Gleitfähigkeit in der Vagina wiederherzustellen. Auch viele Kombinationen chinesischer Kräuter können bei klimakterischen Beschwerden angewendet werden. Weil die chinesischen Diagnose- und Behandlungsmethoden sich von den westlichen, auf Behandlung der Symptome beruhenden Vorgehensweisen völlig unterscheiden, verweise ich Frauen direkt an Heilkundige, die in der Anwendung chinesischer Kräuterheilverfahren ausgebildet sind.

Visualisierung. Manche meiner Patientinnen haben ihre Geisteskraft *und* die Weisheit ihres Körpers eingesetzt, um die Trockenheit und das Dünnwerden der Vaginaschleimhaut zu beheben. Eine 51jährige Frau, die ursprünglich zu mir gekommen war, weil sie wegen ihrer dünnen Vaginaschleimhaut nach der Menopause Schmerzen beim Geschlechtsverkehr hatte, sagte kürzlich: »Ich habe jetzt beschlossen, die Wechseljahre nicht mehr als eine Phase des Verfalls anzusehen! In Wahrheit habe ich noch nie so ein gutes Gefühl zu mir selbst gehabt wie jetzt. Mein jüngstes Kind beendet gerade die Schule, und ich bin endlich frei. Als ich mich schließlich entschlossen hatte, meine nächsten Schritte voller Freude zu machen, hörten meine Beschwerden in der Vagina auf, und jetzt brauche ich kein Östrogen mehr zu nehmen.« Sie hatte recht. Ihre Vagina war völlig normal, ohne Anzeichen für die Entzündung und des verdünnten Gewebes, die ich ein Jahr vorher bei ihr festgestellt hatte.

Eine andere Frau, die sich kürzlich von ihrem Mann hatte scheiden lassen, der jahrelang nicht sexuell mit ihr hatte verkehren wollen, konnte das Dünnerwerden und die Trockenheit ihrer Vaginaschleimhaut beheben, indem sie diesen Bereich ihres Körpers als gesund, rosa, feucht und begehrenswert visualisierte. Sie arbeitete auch daran, viele andere Probleme in ihrem Leben auszuräumen, die durch eine sexuell verödete Ehe entstanden waren.

Östrogene. Oral eingenommene Östrogene, die den Östrogenspiegel wieder völlig auffüllen, sorgen normalerweise dafür, daß eine Vaginaschleimhaut, die trocken oder dünn geworden ist, sich regeneriert. Diese Hormontherapie führt auch bei häufigem Harndrang zur Besserung. Frauen, die eine vollständige Östrogensubstitutionstherapie umgehen möchten, brauchen nur regelmäßig eine kleine Menge Östrogencreme vaginal aufzutragen, um diesen Bereich gut mit Östrogenen zu versorgen und gesund zu erhalten. Interessanterweise wird die Scheidengegend bei manchen Frauen, die mit Hilfe von Tabletten oder Pflastern eine komplette Östrogensubstitutionstherapie machen, trotzdem trocken und empfindlich, und eine zusätzliche Behandlung mit Östrogen-Vaginalcreme ist notwendig.

Ich verschreibe anfangs eine häufige Anwendung der Östrogencreme, um das Scheidengewebe allmählich wieder dicker zu machen. Wenn die ursprüngliche Stärke wieder erreicht ist, genügt eine kleine Menge Creme, einmal pro Woche aufgetragen, um den guten Zustand des Gewebes zu erhalten. Bei diesen kleinen Dosen ist die Menge, die der Körper insgesamt aufnimmt, nach Ablauf der ersten drei Wochen unbedeutend. In der »Aufbau«-Phase können empfindliche Brüste, Aufgeschwemmtheit und andere Beschwerden, die durch Östrogene verursacht werden, auftreten. Sie verschwinden aber, sobald die Dosis verringert wird. Bei Frauen, bei denen die Vaginaschleimhaut sehr dünn geworden ist, kann die Anwendung der Östrogencreme zuerst ein brennendes Gefühl verursachen, das aber nach ein paar Tagen verschwinden sollte. Ab und zu ist eine Frau gegen den Salbengrundstoff allergisch, doch das passiert selten. Die Durchblutung der Vagina wird gefördert, wenn man regelmäßig Geschlechtsverkehr hat oder sich selbst liebt, wenn man keinen Partner hat oder haben möchte.

Osteoporose

Mit postmenopausaler Osteoporose wird die verstärkte Abnahme von Knochenmasse und Knochenfestigkeit während der Wechseljahre bezeichnet, die durch verschiedene Faktoren verursacht wird. Osteoporose gehört bei Frauen in Nordamerika heutzutage zu den häufigsten und schwerwiegendsten Krankheiten. Untersuchungen haben einen durchschnittlich zwei- bis fünfprozentigen Knochenschwund pro Jahr in einem Zeitraum von fünf Jahren während des Klimakteriums ergeben. Danach geht der Knochenschwund wieder von selbst zurück. Bei einer Frau, die als junge Erwachsene eine maximale Knochendichte hatte (maximale Knochendichte bezeichnet die optimale Dichte der Knochen, die von einer gut ernährten Frau normalerweise kurz nach der Pubertät erreicht wird) und sie bis zur Menopause aufrechterhalten hat, besteht eine große Wahrscheinlichkeit, daß sie diese Phase von beschleunigtem Knochenschwund ohne Knochenbrüche durchläuft. Wenn die Knochendichte aber bereits zu Beginn der Wechseljahre gering ist oder während dieser Zeit stark abnimmt, kann sie bereits die Bruchschwelle (die etwa 30 Prozent unter der durchschnittlichen Knochendichte bei einer normalen 20jährigen liegt) erreicht haben.[16]

Die meisten Frauen denken zwar erst mit Eintritt der Wechseljahre an Knochenschwund, aber er fängt häufig schon Jahre vorher an. Tatsächlich verlieren Frauen bis zu 50 Prozent der Knochenmasse, die sie während ihres Lebens verlieren, schon vor Beginn des Klimakteriums. Statistiken zeigen, daß sechs bis 18 Prozent der Frauen zwischen 25 und 34 Jahren eine anomal niedrige Knochendichte aufweisen.[17] Die Zahl der Hüftgelenksbrüche bei weißen Frauen in den USA beginnt zwischen 40 und 44 Jahren plötzlich zu steigen – lange vor Beginn des Klimakteriums.[18] Da der Östrogenspiegel erst nach der Menopause sinkt, ist klar, daß die Gründe für den Knochenschwund viel komplexer sind und er nicht allein auf den Östrogenverlust zurückgeführt werden kann. Es ist jedoch typisch für unsere Gesellschaft, daß sie dieses vielschichtige Problem darauf reduziert, ob eine Frau Östrogene nimmt oder nicht.

Frauen über 75 machen etwa 18 Prozent der weiblichen Bevölkerung aus, aber 58 Prozent derjenigen, die wegen Osteoporose ins Krankenhaus kommen. Bei weißen Frauen besteht eine 15prozentige Wahrscheinlichkeit dafür, daß sie sich während ihres Lebens das Hüftgelenk brechen.[19] Osteoporose tritt bei kaukasischen Frauen am häufigsten auf, weniger häufig bei asiatischen und am seltensten bei schwarzen Frauen. Zwar leiden auch manche Männer darunter, das kommt aber wesentlich seltener vor.[20] Die Statistiken zeigen, daß von allen Frauen, die sich aufgrund von Osteoporose ein Hüftgelenk brechen, 50 Prozent nie wieder ohne Hilfe gehen können und weitere 25 Prozent innerhalb eines Jahres sterben.[21] Der Grund dafür sind medizinische Komplikationen, die bei der Heilung des Knochenbruchs auftreten, wie Lungenembolien und Lungenentzündung. Manche Frauen wollen anscheinend auch nicht mehr gesund werden. Die Gründe dafür sind nicht immer klar. Viele essen einfach nicht mehr, und ihr Lebenswille erlischt.

Risikofaktoren, die die Entstehung von Osteoporose begünstigen:

- Zu wenig Bewegung oder zu wenig körperliche Aktivität
- Eine sehr fett- und eiweißreiche Ernährung[22]
- Rauchen
- Übermäßiger Alkoholkonsum: Alkohol behindert den Knochenstoffwechsel und erhöht die Wahrscheinlichkeit eines Sturzes und daraus resultierender Knochenbrüche.[23]

- Schlechte Verwertung von Nährstoffen als Folge einer Behandlung mit Antibiotika
- Östrogenmangel
- Progesteronmangel
- Kalzium- oder Magnesiummangel und andere Arten von Mineralstoffmangel, die aus unserer heute üblichen Ernährung mit industriell verarbeiteten Nahrungsmitteln resultieren
- Genetische Veranlagung
- Kinderlosigkeit: Für Frauen, die nicht entbunden haben, besteht ebenfalls ein erhöhtes Risiko. Im Gegensatz zu einer weitverbreiteten Auffassung erhöhen zwei oder drei Schwangerschaften das Osteoporoserisiko nicht. Während der Schwangerschaft wird nämlich die Fähigkeit des Körpers, Mineralstoffe aus der Nahrung aufzunehmen, gesteigert.[24] Eine Untersuchung hat sogar gezeigt, daß bei manchen Frauen die Knochenmasse während der Schwangerschaft zunimmt.[25]

Menstruationsstörungen – ein Faktor bei der Entstehung von Osteoporose

Östrogenmangel während des Klimakteriums ist zwar ein wichtiger Faktor für die Entwicklung von Knochenschwund und Osteoporose, doch Unregelmäßigkeiten im Menstruationszyklus und andere Arten von Hormonmangel begünstigen ebenfalls das Auftreten von Osteoporose.

Unregelmäßige Menstruationszyklen (Ovulationsstörungen) und darauf folgender Progesteronmangel sind eine sehr häufige Erscheinung. Untersuchungen haben gezeigt, daß Knochenschwund in der Wirbelsäule bei Sportlerinnen auftritt, die unregelmäßige Menstruationszyklen, aber normale Östrogenspiegel haben.[26] Und schließlich können auch Streß, mangelhafte Ernährung, zu wenig natürliches Licht und andere Faktoren, die im heutigen Leben häufig auftreten, zu Ovulationsstörungen und Knochenschwund beitragen. Bei unserer heute üblichen Lebensweise besteht für Frauen eine erhebliche Gefahr, daß sie Ovulationsstörungen und nachfolgend Osteoporose bekommen.

Die Bedeutung des Progesterons für den Knochenstoffwechsel wird zwar häufig übersehen, ist aber gut belegt. Östrogene schützen vor Knochenschwund, während Progesteron die Knochenbildung anregt. Die Wissenschaftler haben sich zwar hauptsächlich auf die Östrogene konzentriert, an der Knochenbildung sind jedoch beide Hormone beteiligt.[27] Gestagene können außerdem die Knochendichte erhöhen, selbst ohne Östrogene.[28]

Messung der Knochendichte

Eine schnelle und einfache Methode zur Feststellung von Osteoporose ist die folgende: Bei Frauen über 35 Jahren sollten Armspannweite und Körpergröße ungefähr gleich sein, mit einer Abweichung von etwa zwei bis drei Zentimetern. Messen Sie ihre Armspanne bei ausgestreckten Armen, und zwar von der Fingerspitze des rechten Mittelfingers bis zur Fingerspitze des linken Mittelfingers. Messen Sie dann Ihre Körpergröße. Achtung: Eine geringere Größe muß nicht immer Knochenschwund bedeuten.

Jahrelanges »Bedrücktsein« von der Last, die das Leben einem auferlegt sowie schlechte Haltung und zu wenig Dehnung können die Körpergröße ebenfalls verringern. Manchmal kommt der Größenverlust auch daher, daß die Zwischenräume zwischen den Wirbelkörpern kleiner werden, selbst wenn die Knochendichte in Ordnung ist. Diejenigen meiner Patientinnen, die regelmäßig Jogaübungen machen, verlieren anscheinend am wenigsten an Größe. Ich glaube, das liegt daran, daß Joga den Raum für die Bandscheiben zwischen den Wirbeln elastischer und offener hält.

Eine weitere Methode ist die digitale Knochendensitometrie, eine Röntgentechnik mit niedriger Bestrahlungsdosis. Das ist der beste Test zur Bestimmung und anschließenden Überwachung der Knochendichte.[29] Diese Methode empfehle ich Frauen, die noch mehr Informationen brauchen, bevor sie sich für oder gegen eine Hormontherapie entscheiden, Frauen, die eine Motivation brauchen, um ihre Ernährung umzustellen und mit einem regelmäßigen Bewegungsprogramm zu beginnen und Frauen, in deren Familie bereits Osteoporose aufgetreten ist. Es heißt, daß die Knochendensitometrie, auch wenn sie keine absolut zuverlässige Testmethode ist, soviel über das Risiko eines Knochenbruchs aussagt wie der Cholesterinspiegel über das Risiko eines Herzinfarkts. Wenn eine Frau niedrige Werte hat, schlage ich vor, daß sie eine Behandlung, wie sie im folgenden beschrieben wird, oder eine Östrogentherapie beginnt, je nach ihrer Situation, und den Test dann nach einem Jahr wiederholt.

Der Test selbst hat zwar seine Grenzen, kann aber auf viele Frauen sehr beruhigend wirken. Wenn ich zum Beispiel eine Frau mit 55 Jahren, in deren Familie Osteoporose aufgetreten ist, zu einer Knochendichtemessung schicke, und ihre Werte anschließend zeigen, daß ihre Knochen so dicht sind wie die einer gesunden 29jährigen oder dichter als bei 99 Prozent aller Frauen, freuen wir uns beide, und sie macht sich nicht mehr so viele Sorgen wegen der Osteoporose.

Ein Programm für die Gesundheit der Knochen[30]

Knochen sind lebendes Gewebe, und daher kann Osteoporose – zumindest teilweise – rückgängig gemacht werden. Frauen in oder nach den Wechseljahren, die nicht unbedingt Östrogene nehmen wollen, schlage ich vor, eine Kur auszuprobieren, die natürliches Progesteron*, eine Ernährungsumstellung und körperliche Bewegung beinhaltet. Die Gabe von natürlichem Progesteron ziehe ich für solche Frauen in Erwägung, die vor der Menopause lange Zeit keinen regelmäßigen Eisprung hatten, denn bei ihnen ist das Risiko des Knochenschwunds höher. Das Programm zur »Knochensanierung«, das ich einsetze, hat keine Nebenwirkungen. Jede Frau, die ich behandle und die eine Östrogentherapie umgehen möchte, weiß, daß die Östrogentherapie die einzige von der amerikanischen Food and Drug Administration (entspricht in Deutschland dem BGA) anerkannte Methode zur Verringerung des Osteoporoserisikos ist, trotz der Wirksamkeit der anderen Vorgehensweisen, die ich vorschlage. Sie übernimmt also selbst die Verantwortung dafür, daß sie eine alternative Methode wählt, die weniger genau untersucht worden ist.

Eine fettarme, stärke- und ballaststoffreiche Ernährung mit relativ wenig Eiweiß. Beschränken Sie den Verzehr von rotem Fleisch auf magere Stücke, nicht öfter als einmal pro Woche. (Rotes Fleisch enthält sehr viel Phosphor, ebenso wie Limonade. Bei einer hohen Phosphoraufnahme wird den Knochen Kalzium entzogen, damit das Gleichgewicht zwischen Kalzium und Phosphor gewahrt bleibt.) Essen Sie vor allem dunkelgrünes Blattgemüse wie Grünkohl und Spinat.

Das Rauchen aufgeben. Für Raucherinnen und für Frauen, die zwei oder mehr Gläser Alkohol am Tag trinken, ist das Osteoporoserisiko am höchsten. Rauchen vergiftet buchstäblich die Eierstöcke und setzt die Produktion aller in den Eierstöcken gebildeten Hormone herab.

Keine colahaltigen Getränke. Diese enthalten zuviel Phosphat, das die Kalziumaufnahme direkt behindert.

Gewichtsfördernde Sportarten. Gehen, Fahrradfahren, Gewichtheben, Skilanglauf – machen Sie alles, was Gewicht auf die Knochen bringt.

---

* Natürliches Progesteron gibt es in Deutschland nur als Hautgel oder in Zäpfchenform. Es wird bei uns nur gegen Brustschmerzen in der zweiten Zyklushälfte verschrieben (Anm. d. Übers.)

Vitamin C. Nehmen Sie 2 000 mg Vitamin C pro Tag. Vitamin C ist an der Kollagensynthese und -wiederherstellung beteiligt. Die Arbeiten von Dr. Linus Pauling legen nahe, daß wir mehr Vitamin C zu uns nehmen sollten, als wir es gelernt haben. Eine Apfelsine enthält nur etwa 60 mg Vitamin C. Dr. Paulings Forschungsergebnisse, daß Vitamin C gesundheitsfördernd ist und bei einer Menge von etwa zwei Gramm pro Tag keine Nebenwirkungen hat, sind recht überzeugend.

Magnesium. Nehmen Sie pro Tag 300 bis 800 mg zu sich. Magnesium ist ein Baustein der Knochen, und es wird für mehrere biochemische Reaktionen benötigt, die für die Knochenbildung wesentlich sind. Die heute übliche Ernährung enthält wenig Magnesium. Eine Kost, die wenig Magnesium und relativ viel Kalzium enthält, kann sogar zur Osteoporose beitragen. Bei Bluttests ist der Magnesiumspiegel zwar oft normal, das ist jedoch irreführend. Zu einem genaueren Ergebnis gelangt man, wenn man den Magnesiumanteil in den roten Blutzellen mißt, der bei Depressionen und Müdigkeit oft gering ist. Normalerweise ist ein übermäßiger Verzehr von industriell verarbeiteter Nahrung an Magnesiummangel schuld. Magnesium ist in Gemüse aus kontrolliert biologischem Anbau, Vollkorngetreide, Meeresgemüse und Geflügel wie Pute enthalten.

Kalzium. Normalerweise wird eine Menge von 1 000 bis 1 500 mg pro Tag empfohlen. (Die Deutsche Gesellschaft für Ernährung empfiehlt je nach Alter bis zu 1 300 mg pro Tag.) Diese Zahlen gelten für den Kalziumbedarf von Menschen, die sich sehr eiweißreich ernähren. Die Weltgesundheitsorganisation (WHO) empfiehlt für den größten Teil der Weltbevölkerung nur 400 mg pro Tag. Das liegt daran, daß viel weniger Kalzium benötigt wird, wenn die Nahrung relativ wenig Eiweiß enthält. In diesem Fall (bei etwa 45 Gramm Eiweiß pro Tag für eine Frau, die weder schwanger ist noch stillt) wird der Kalziumbedarf ohne weiteres allein aus der Nahrung gedeckt. 250 Gramm gekochte Grünkohlspitzen enthalten zum Beispiel etwa 300 bis 400 mg Kalzium.

Bor. Nehmen Sie täglich 2 bis 12 mg davon. Bor ist ein Spurenelement. Man hat festgestellt, daß es den Kalziumverlust durch Ausscheidung mit dem Harn verringert und den Östradiolspiegel (Östradiol ist das biologisch aktivste Östrogen) ansteigen läßt.[31] Beides trägt zur Stabilität der Knochen bei. Die Mindestmenge Bor, die der Körper pro Tag braucht (2 mg), wird bei einer Kost, die reich an Obst, Nüssen und Gemüse ist, leicht aus der täglichen Nahrung aufgenommen.

Vitamin D. Nehmen Sie pro Tag 350 IE zu sich. Beachten Sie, daß ein dreißigminütiges Sonnenbad 300 bis 350 Einheiten Vitamin D liefert. Die meisten Menschen kommen jedoch nicht genug ins Freie oder setzen, wenn sie nach draußen kommen, der Sonne nicht genügend bloße Haut aus. Wenn der Durchschnittsamerikaner zwischen März und Oktober Hände, Arme und Gesicht an drei Tagen vormittags oder spätnachmittags 15 bis 20 Minuten lang der Sonne aussetzt, wird er ausreichend mit Vitamin D versorgt.

Beta-karotin. Nehmen Sie täglich 25 000 Einheiten (15 mg) zu sich. Beta-karotin wird im Körper zu Vitamin A umgewandelt. Vitamin A fördert den Aufbau einer gesunden Darmschleimhaut, die für eine optimale Nährstoffabsorption wichtig ist, und es sorgt außerdem für starke Gelenke. Beta-karotin findet sich reichlich in gelbem und orangefarbenem Gemüse, wie Kürbis und Karotten, und auch in dunkelgrünem Blattgemüse.

Frauen, die trotz dieser Kur weiter unter Trockenheit der Scheide oder Hitzewallungen leiden, können zusätzlich Östrogene einsetzen. Wenn jedoch der Progesteronspiegel ausgeglichen ist, wird man mit einer viel niedrigeren Östrogendosis eine ebensogute Wirkung erzielen.

Sexualität in den Wechseljahren

Was wir in den Wechseljahren von der Sexualität erwarten und wie wir sie erleben, hängt in hohem Maße von unseren diesbezüglichen Wünschen und Erfahrungen ab. Es ist ein weitverbreiteter Irrtum, daß sexuelles Verlangen und sexuelle Aktivität während der Wechseljahre deutlich nachlassen. Die gynäkologische und psychiatrische Literatur rechtfertigt diese Annahme nicht. Da unsere Gesellschaft aber die Zeit nach der Menopause als »unproduktiv« ansieht und die Fähigkeit zur Fortpflanzung mit sexuellen Fähigkeiten gleichsetzt, haben viele Frauen die Überzeugung »geschluckt«, daß ihr Sexualtrieb im Klimakterium einfach verschwinden wird. Doch beim Menschen sind die Fähigkeit, sexuelle Lust zu erleben und die Fähigkeit zur Reproduktion zwei verschiedene Funktionen. Das eine muß nichts mit dem anderen zu tun haben.

Manche Frauen bemerken tatsächlich, daß ihre Libido mit Eintritt der Menopause zurückgeht. Eine von ihnen erzählte mir, daß ihr fehlendes sexuelles Verlangen für sie persönlich kein Problem sei. Sie macht sich jedoch Sorgen, daß ihr Mann nicht genügend Sex bekommen könnte. Ich nehme an, daß diese Sorge von vielen Frauen geteilt wird. Ich vermute, ein Grund dafür, daß die Libido bei einigen Frauen nach der Menopause zurückgeht, ist der, daß ihre »Lebenskraft«, das *chi*, nach Jahren voller Belastungen einfach erschöpft ist und daß sie für sexuelles Verlangen keine Energie mehr übrig haben.

Für andere Frauen jedoch sind das Klimakterium und die Jahre danach mit erhöhtem sexuellem Begehren und erhöhter sexueller Aktivität verbunden. Viele Frauen sind in dieser Zeit zum erstenmal in ihrem Leben wirklich von der Angst vor einer ungewollten Schwangerschaft befreit.[32] Viele Ärzte glauben fälschlicherweise, daß Frauen kein Interesse mehr am Sex haben, wenn sie älter werden. Daß Frauen sexuell nicht aktiv sind, muß aber nicht heißen, daß sie kein Verlangen danach haben. Untersuchungen haben gezeigt, daß die Gründe dafür, daß sie sexuell nicht aktiv sind, darin liegen, daß sie keinen Partner haben, daß ihr Partner krank ist oder daß ihre Vaginaschleimhaut so dünn geworden ist, daß sie beim Geschlechtsakt Schmerzen haben. Für manche Frauen ist der richtige Partner für das sexuelle Interesse und das Verlangen ausschlaggebend. Der wichtigste Faktor für kontinuierliches sexuelles Verlangen und Interesse ist eine glückliche Ehe.[33]

Über die Hälfte aller Frauen in den Wechseljahren geben an, daß ihr sexuelles Interesse nicht abnimmt, und weniger als 20 Prozent berichten von einem deutlichen Rückgang. Masters und Johnson haben gezeigt, daß der Sexualtrieb nicht mit dem Östrogenspiegel zusammenhängt und daher nicht automatisch mit der Menopause nachlassen sollte.[34] Viele meiner Patientinnen in den Wechseljahren, die unbefriedigende Ehen aufgegeben und Partner geheiratet haben, die besser zu ihnen passen, führen nun ein erfüllteres Sexualleben als jemals zuvor. Besonders auffallend war das bei einer 75jährigen alten Dame. Sie kam immer förmlich gekleidet in meine Praxis, in Blusen mit hohen Spitzenkragen. Ihr bereitete die Trockenheit ihrer Vagina Probleme, und sie fürchtete, daß sie keinen Geschlechtsverkehr mehr haben könnte. Sie war frisch verheiratet und hatte jedesmal, wenn sie und ihr Mann miteinander schliefen, sieben Orgasmen – nachdem sie in den ganzen 40 Jahren ihrer ersten Ehe nie einen Orgasmus gehabt hatte. Sie erzählte mir, sie hätte keine Ahnung gehabt, wie herrlich Sex sein könnte. Sie brauchte nichts weiter als ein bißchen Östrogencreme und die Bestätigung, daß sie normal sei.

Eine andere Frau, 55 Jahre alt, erlebte ihre größte sexuelle Erfüllung, als sie eine Beziehung zu einem Mann begann, der 15 Jahre jünger war als sie selbst. Es gibt einige Hinweise darauf, daß in vorpatriarchalischen Zeiten die älteren Frauen den jüngeren Männern sexuelle Techniken beibrachten, die Frauen besonderes Vergnügen bereiten. So gesehen ist es durchaus sinnvoll, wenn eine ältere Frau und ein jüngerer Mann sich zusammentun – wenn sich das auch gegen alles richtet, was unsere Kultur uns gelehrt hat! Die sexuellen Vorlieben können sich in der Mitte des Lebens ändern. Mehrere meiner Patientinnen stellten fest, daß sie sich nach der Menopause zu Frauen hingezogen fühlten, auch wenn sie sich vorher als heterosexuell definiert hatten.

Ein großes Problem für viele heterosexuelle Frauen besteht darin, daß die Fähigkeit ihres Partners, eine Erektion zu bekommen und aufrechtzuerhalten, nachlassen kann, wenn er älter wird. Wenn der Mann das als erstes Anzeichen von Impotenz auffaßt, weicht er möglicherweise jeglicher sexuellen Aktivität aus. Viele Frauen haben mir erzählt, sie hätten gern regelmäßig Geschlechtsverkehr, aber ihre Männer wollten nicht mehr mitmachen, weil sie befürchteten, impotent geworden zu sein. Da diese Frauen Angst davor haben, das Ego ihrer Männer zu verletzen, halten sie still, statt Hilfe zu suchen. Normalerweise braucht der Mann nur ein bißchen Anleitung. Auch blutdrucksenkende Mittel und andere Medikamente können die Fähigkeit zur Erektion und selbst zum Orgasmus bei manchen Männern beeinträchtigen. Veränderungen des Lebensstils, wie Abnehmen, eine fettarme Ernährung und vermehrte körperliche Aktivität können dem Bluthochdruck entgegenwirken.

Alte taoistische Kulturen lehrten die Frauen aus königlichen Familien bestimmte Übungen (wie die »Ovar-Atmung«, siehe 7. Kapitel). Es wird berichtet, daß diese Frauen ihre jugendliche Erscheinung und ihre sexuelle Potenz lange über die Wechseljahre hinaus bewahrten. Bei diesen Übungen wurde immer das Vorstellungsvermögen eingesetzt, um Lebenskraft durch den Körper fließen zu lassen. Besonders wichtig dabei war (und ist noch) das Umlenken von kraftvoller »Ovar-Energie« in die anderen Organe des Körpers. Mantak Chia, ein Meister und Lehrer dieser Techniken, schreibt: »Mit der in diesem Buch gelehrten Methode des Ovar-Kung-Fu kann eine Frau beliebig lange sexuell aktiv bleiben, weil sie dabei keine Energie verliert. Im Gegenteil, durch die Umwandlung ihrer Sexualenergie gewinnt sie sogar neue Energie.«[35] Er fügt hinzu, daß viele Taoistinnen diese Übungen für die beste Kosmetik halten.

Behandlungsmöglichkeiten

Eine Behandlung wegen mangelndem sexuellem Verlangen muß sehr individuell erfolgen. Manche Frauen berichten, daß sie sich durch die Östrogentherapie wieder ganz wie früher fühlen. Andere bemerken, daß ihre Libido nach dem Gebrauch von Progesterongel ansteigt. Dieses progesteronhaltige Gel wird »transdermal«, also durch die Haut, aufgenommen und wirkt ebenso wie ein Scopolaminpflaster bei Reisekrankheit oder ein Nitroglyzerinpflaster bei Angina. Zum Teil beruht die Wirkung vielleicht darauf, daß natürliches Progesteron eine Vorstufe ist, die der Körper bei Bedarf in Androgene und sogar in einige Arten von Östrogenen umwandeln kann. Testosteron ist das Androgen, das für die Libido am wichtigsten ist. Bei Frauen, die offenbar selbst nicht genug Androgene bilden können, kann man Testosteron als Hautcreme, als Gel oder in Kapselform geben. Anderen Frauen haben homöopathische Heilmittel geholfen. Möglicherweise spricht die Libido auch auf Placebos an, einfach weil man »etwas unternimmt«. Und schließlich: Manchmal liegt es nicht an den Hormonen – manchmal ist es Ihr *Leben*, das »Medizin« braucht.

Stimmungsschwankungen und Depression

Forschungsergebnisse zeigen, daß die Wechseljahre selbst nicht zur Verschlechterung des seelischen oder körperlichen Gesundheitszustandes beitragen. Man hat herausgefunden, daß bei Frauen nach der Menopause, im Alter zwischen 45 und 64 Jahren, signifikant weniger Fälle von Depressionen auftreten als bei jüngeren Frauen. Zudem werden die größten Belastungen im Klimakterium meistens durch familiäre Umstände oder andere, von der Menopause unabhängige Faktoren verursacht.[36] Zum Beispiel betreuen einigen Untersuchungen zufolge etwa 25 Prozent der Frauen im Klimakterium ältere Angehörige, was wirklich belastend sein kann.[37] Dr. Sonja McKinley, außerordentliche Professorin mit einem Lehrauftrag für Öffentliche Gesundheit an der Brown University, untersuchte eine Gruppe gesunder Frauen in den Wechseljahren, die sich nicht in ärztlicher Behandlung befanden. Sie schreibt: »Für die Mehrzahl der Frauen ist die Menopause nicht das herausragende negative Ereignis, als das sie abgestempelt wurde. Das ist eine Legende.« Sie bemerkte, daß nur zwei bis drei Prozent der Frauen in ihrer Studie Bedauern darüber äußerten, daß sie ihre Jahre der Fruchtbarkeit hinter sich ließen. Ein besonderes Merkmal dieser Untersuchung ist, daß sie an gesunden Frauen durchgeführt wurde. Die negative Sichtweise, die viele Ärzte von den Wechseljahren haben, beruht eindeutig darauf, daß sie nur Frauen mit Beschwerden zu Gesicht bekommen.

Manche Frauen stellen allerdings fest, daß die Wechseljahre die gleichen stürmischen Gefühle auslösen wie die Pubertät, mit der die reproduktive Phase begann. Einige fühlen sich sogar, als hätten sie monatelang prämenstruelle Beschwerden, denen aber nicht durch den Eintritt der Periode abgeholfen wird. Die meisten von uns spüren noch etwas von der rebellierenden Elf- oder Zwölfjährigen in sich, die das Gefühl hatte, sie müßte sich entscheiden, ob sie das tun wollte, was ihr gefiel und dabei egoistisch zu erscheinen – oder ob sie sich nach anderen richten und so die Unterstützung ihrer Umgebung erhalten wollte. Die Wechseljahre sind eine Zeit, in der wir uns auf unsere weisen Jahre vorbereiten, und wir werden dabei möglicherweise mit »unerledigten Geschichten« konfrontiert, die sich während der ersten Lebenshälfte angesammelt haben. Wir merken vielleicht, daß wir um Verluste trauern, die uns erst jetzt richtig bewußt werden, daß uns ein Studienabschluß fehlt, den wir nie gemacht haben, oder daß wir uns nach einem weiteren oder ersten Kind sehnen. Alles Unerledigte im Leben einer Frau taucht während der Wechseljahre auf, damit es noch einmal geprüft und beendet werden kann, so als würden wir in den Keller hinuntersteigen und dort lauter Kartons voller Krempel finden, die ausgemistet und aufgeräumt werden müssen. Wenn eine Frau bereit ist, sich mit diesen unerledigten Sachen zu befassen, wird sie weniger klimakterische Beschwerden haben. Sie wird feststellen, daß ihre Symptome Botschaften von ihrer inneren Stimme sind, die besagen, daß manche Bereiche ihres Lebens mehr Beachtung nötig haben.

Behandlungsmöglichkeiten

Wenn eine Frau bereit ist, die ungelösten emotionalen Probleme ihres Lebens anzugehen, ist eine »Behandlung« ihrer Stimmungsschwankungen nicht nötig. Eine Verbesserung der Ernährung und körperliche Bewegung können Wunder wirken, ebenso wie die innere Arbeit, die im dritten Teil dieses Buches geschildert wird. Andere Frauen brauchen medizinische Unterstützung für ihr endokrines System und ihren Energie- und Gefühlshaushalt. Dazu eignen sich Hormontherapie, Homöopathie, Akupunktur und andere Verfahren.

Konzentrationsstörungen

Viele Frauen berichten, daß die Art ihres Denkens sich während der Wechseljahre verändert: Sie haben das Gefühl, nicht mehr klar und logisch denken zu können. Marian Van Eck McCain bezeichnet dieses Phänomen als »Wattekopf«. Es ist ein Gefühl der Unfähigkeit, Aufgaben mit Hilfe der linken Gehirnhälfte oder des Intellekts zu bewältigen, zum Beispiel den Kontostand zu überprüfen oder etwas systematisch anzugehen.[38] Ich habe viele Frauen dazu befragt und festgestellt, daß dieses Phänomen häufig auftritt. Viele Frauen sind erleichtert, wenn sie feststellen, daß das ganz normal ist, weil sie schon befürchtet hatten, sie bekämen Alzheimer. Für das weitverbreitete Märchen, daß Frauen und Männer mit dem Älterwerden automatisch ihr Gedächtnis verlieren oder »senil« werden, gibt es keine wissenschaftliche Grundlage.[39]

Nachdem ich über den »Wattekopf« gelesen hatte, wurde mir klar, daß ich mich nach der Geburt meiner Kinder ganz ähnlich gefühlt hatte. Es war, als ob ich einfach nicht fähig wäre, mich auf logische Zusammenhänge zu konzentrieren. Mein Gehirn war wie vernebelt. Ich wollte mir Filme ansehen, mit meinem Baby zusammensein und nicht denken müssen, jedenfalls nicht auf die begrenzte Art, die unsere Kultur als Denken definiert. Ich erkläre mir diese »Wattekopf«-Verfassung so, daß sie uns in unsere rechte Gehirnhälfte hineinzwingt und uns aus unserer früheren, von der Logik bestimmten Lebensweise herausreißt. Jetzt haben wir eine Gelegenheit dazu, mit dem Herzen zu denken. Wenn wir diese Art des Denkens sich entfalten lassen, wenn wir nicht dagegen ankämpfen und sie nicht als Fehlfunktion betrachten, kann sie uns zu einer ganz neuen Art der Welterfahrung führen, die viel intuitiver ist. Bei vielen Frauen stammt die Fähigkeit, sich durch Malen, Schreiben oder Bildhauern auszudrücken, daher, daß sie ihrem »Wattekopf-Denken« gestatten, daß es sie innerlich ins Gleichgewicht bringt und ihnen hilft, sich aus der Welt, die vom eisern organisierten Intellekt reagiert wird, zurückzuziehen.

Als bei Peggy, einer 58jährigen Vorschullehrerin, die Menopause eintrat, merkte sie, daß sie sich im Unterricht nicht mehr konzentrieren konnte. »Nach dreißig Jahren als Lehrerin«, sagte sie, »konnte ich mir die Namen der Kinder in meiner Klasse nicht mehr merken, und manchmal wußte ich nicht einmal mehr, wie man bestimmte Wörter schreibt.« Jede Faser ihres Wesens sagte ihr, daß sie für einige Zeit mit dem Unterrichten aufhören solle, um ihrem Innenleben Beachtung zu schenken. Mit dem »Denken« wurde es so schlimm, daß sie schließlich vor ihren Klassen zu weinen anfing. Ihr wurde klar, daß sie Veränderung brauchte. Sie hörte mit der Schule auf, fuhr nach Kalifornien und lebte dort ein Jahr lang in einem kleinen Häuschen am Meer. Während dieser Zeit begann sie zu weben. Sie stellte fest, daß Weben genau das war, was ihr Gehirn als meditative Beschäftigung brauchte.

Aus einer Laune heraus begann Peggy, Seniorinnen die Webtechniken beizubringen, die sie gerade lernte. Sie schickte mir einen Strandstuhl. Die Sitzfläche und die Lehne hatte sie selbst gewebt, mit schönen und ungewöhnlichen Mustern. Sie stellte fest, daß ihre Kunstfertigkeit sehr gefragt war. Zusätzlich zu ihrem Weben gelang es ihr, ihre ganze Trauer über das Scheitern ihrer Ehe zehn Jahre vorher zuzulassen. Sie verzieh sich dafür, daß ihr Sohn unter der Trennung gelitten hatte. Als ich sie ein Jahr später wiedersah, war Peggy eine gesunde Frau mit großem Vertrauen in das Leben. Sie hatte die Herausforderung der Wechseljahre akzeptiert, hatte sich auf ihre intuitive Seite eingelassen und ein ganz neues Leben begonnen. Jetzt verbringt sie eine Hälfte des Jahres in Kalifornien und die andere in Maine. Sie unterrichtet wieder eine geringe Stundenzahl, so wie sie es für richtig hält. Namen und Stundenpläne vergißt sie nicht mehr.

Die Östrogensubstitutionstherapie

Ein kurzer historischer Abriß

Die Geschichte der Östrogentherapie ist ein weiteres Beispiel für den Zusammenhang zwischen Wissenschaft und kulturellem Hintergrund. Während des Studiums, als ich an einem kleinen Krankenhaus in Vermont ein Praktikum in Allgemeinmedizin absolvierte, fand ich Robert Wilsons Buch ›Die vollkommene Frau‹ mit dem Untertitel: ›Keine kritischen Jahre mehr – Östrogen: Geschenk der Wissenschaft‹ in der medizinischen Bibliothek und schrieb ein Referat darüber. Dies Buch, in den sechziger Jahren geschrieben, plädiert voller Eifer für die Östrogentherapie als Jungbrunnen, der Frauen vor den Schrecken des Alters rettet, die eindrücklich geschildert werden. Ich war mir der kulturellen Einflüsse nicht bewußt und hatte keine Ahnung von den Wechseljahren, da ich selbst erst Mitte 20 war. Ich nahm das Buch und seine Botschaft mit großer Begeisterung auf, genauso wie zahllose andere Ärztinnen und Ärzte sowie Patientinnen.

Weder meine Kolleginnen und Kollegen noch ich selbst wußten allerdings zu jener Zeit, daß die Östrogensubstitution, so wie sie damals angewandt wurde, zu einem zehnfachen Ansteigen der Fälle von Gebärmutterkrebs führte. Als diese Information Mitte bis Ende der siebziger Jahre allgemein zugänglich wurde, kam die Östrogentherapie schnell aus der Mode. Ärzte und Patientinnen schreckten nun gleichermaßen davor zurück. Gegen Ende der siebziger Jahre gab es dann Untersuchungen, die feststellten, daß eine Östrogentherapie die Zahl der durch Osteoporose bedingten Knochenbrüche reduziert. Die Osteoporose wurde durch den Einsatz von Östrogenen zum Stillstand gebracht, und die Zahl der damit verbundenen Knochenbrüche nahm ebenfalls ab. Als diese Untersuchungen gerade neu herauskamen, hielten mein Mann und ich vor der Abteilung für Frauenheilkunde und Geburtshilfe in Tufts zusammen einen Vortrag darüber. Einige meiner Professoren sagten zu jener Zeit, diese Ergebnisse seien ihnen gleichgültig, denn sie hätten wegen des Zusammenhangs zwischen Östrogenen und Gebärmutterkrebs Angst davor, die Östrogentherapie einzusetzen. Während der nächsten zehn Jahre schwenkte die Haltung der Ärzteschaft unter dem Eindruck von neuen Forschungsergebnissen zur Östrogentherapie und unter dem Druck der Pharmafirmen jedoch wieder auf eine Position um, die sich für Hormone aussprach.

Östrogene wurden wieder viel häufiger verschrieben, doch für Frauen mit intakter Gebärmutter wurde die Hormonbehandlung jetzt durch Gestagene ergänzt, um das Risiko einer übermäßigen Stimulierung der Gebärmutterschleimhaut, die zum Endometriumkarzinom (Krebs der Gebärmutterschleimhaut) führen kann, zu verringern. Die übermäßige Stimulierung der Gebärmutterschleimhaut ist eine direkte Folge der Östrogensubstitution.

Spätere Untersuchungen haben gezeigt, daß das Gebärmutterkrebsrisiko für Frauen, die eine Östrogentherapie mit zusätzlichen Gestagenen machen, sogar noch geringer ist als für Frauen, die überhaupt keine Hormone nehmen. Das liegt daran, daß die Gestagene dafür sorgen, daß die Gebärmutterschleimhaut in regelmäßigen Abständen gleichmäßig »abgeschält« wird. Bei Frauen, deren Hormonhaushalt nicht künstlich reguliert wird, hängt der Zustand der Gebärmutterschleimhaut von Schwankungen der Östrogen- und Progesteronspiegel ab, die vom Fettgehalt der Ernährung, von Streß und anderen Faktoren abhängig sind.

In den achtziger und frühen neunziger Jahren haben die Pharmafirmen eine Untersuchung nach der anderen finanziert, die die Vorzüge der Östrogentherapie demonstrieren. Das geht so weit, daß manche Gynäkologen heute sagen, *alle* Frauen nach der Menopause *brauchten* diese Behandlung, um einen optimalen Gesundheitszustand zu erreichen. Die Östrogentherapie wurde von der Food and Drug Administration zwar ausschließlich zum Zweck der Prävention von Osteoporose anerkannt, doch die Liste der Vorteile, die die Anwendung der Östrogentherapie *möglicherweise* mit sich bringt, sieht folgendermaßen aus:

- Vermindertes Risiko, aufgrund von Osteoporose Knochenbrüche zu erleiden
- Verhütung von Dünn- und Trockenwerden der Vaginaschleimhaut
- Mögliche Verhütung von Herz-Kreislauf-Erkrankungen, einschließlich Herzinfarkt

- Verbesserte Elastizität der Haut
- Linderung von Hitzewallungen
- Zunahme der Libido
- Abnahme von Depressionen

Welche Frau wäre wohl, wenn sie all diese »Vorzüge« zusammen aufgelistet sieht, nicht an einer Östrogentherapie interessiert, vor allem, wenn sie glaubt, daß die Wechseljahre eine Krankheit sind und daß es nur eine Frage der Zeit ist, daß auch ihre eigenen Knochen sich aufzulösen beginnen und ihre Vaginaschleimhaut dünner wird? Ist es da verwunderlich, wie viele Frauen sich für die Östrogentherapie entscheiden? Ungefähr 50 Prozent meiner Patientinnen jenseits der Menopause nehmen Östrogene. Ich bin in keiner Weise dagegen, aber man sollte andere Behandlungsmöglichkeiten nicht außer acht lassen. Die Hormontherapie ist nicht die einzige Möglichkeit, die Beschwerden, die *einige* (nicht alle) Frauen in den Wechseljahren haben, zu lindern.

Die Voreingenommenheit beim Verschreiben von Hormonen

Alle wissenschaftlichen Untersuchungen über Hormone sprechen mehr oder weniger deutlich für ihren Gebrauch. In der Praxis hängt die Entscheidung, ob eine Frau eine Hormontherapie verordnet bekommt, stark davon ab, wie sehr sie und ihre Ärztin an deren Vorzüge glauben. Die meisten Ärzte neigen dazu, auch gesunden Frauen Hormone zu verschreiben, nicht nur denjenigen Frauen, die bereits Beschwerden wie Herzprobleme und Migräne haben oder bei denen die Gefahr eines Schlaganfalls besteht.[40] In weiten medizinischen Kreisen wird es jetzt als »Standardtherapie« angesehen, alle Frauen während der Wechseljahre mit Östrogenen zu behandeln. Die meisten Ärzte und Ärztinnen warnen Frauen routinemäßig vor den Risiken, die sie eingehen, wenn sie diese Behandlung nicht durchführen, und überzeugen sie, daß ohne eine Hormontherapie Osteoporose und Herzkrankheiten unvermeidlich sind. Zur Zeit sind die Plädoyers für die Anwendung der Östrogentherapie so heftig und so allgegenwärtig, daß ich oft umsonst rede, wenn ich eine Frau darum bitte, es sich noch einmal zu überlegten. Indem sogenannte medizinische Tatsachen mit Angstmacherei gekoppelt werden, wird eine ganze Generation von Frauen einer Gehirnwäsche unterzogen. Man trichtert ihnen ein, daß die Östrogentherapie das Ei des Kolumbus sei. Die Wechseljahre werden derzeit so geschickt zu einem medizinischen Problem gemacht, daß die meisten Frauen kaum noch darauf vertrauen können, daß ihr Körper in seiner Weisheit während dieser natürlichen Lebensphase gesund bleibt. Da ich nicht der Meinung bin, daß die Wechseljahre eine Mangelkrankheit sind, verschreibe ich eine Östrogentherapie meistens, weil die Frau sie ausprobieren möchte.

Wenn eine Frau ohne Östrogensubstitution durch die Wechseljahre gehen möchte, was selten genug vorkommt, muß sie fürchten, daß sie sich vielleicht nicht richtig entscheidet. Sie bekommt nicht die öffentliche Zustimmung, die ihr sicher wäre, wenn sie Östrogene nehmen würde. Frauen, die eine Östrogentherapie machen, fühlen sich möglicherweise auch deswegen besser, weil sie das gesellschaftlich anerkannt »Richtige« tun. Das allein schon kann beruhigend und gesundheitsfördernd wirken.

Doch für den gesunden Menschenverstand ist es einleuchtend, daß die Natur unser Leben nicht so eingerichtet hat, daß die Mehrheit der Frauen nach der Menopause unter Verfallskrankheiten leiden muß. Wenn wir an unsere innere Stimme und die Weisheit unseres Körpers glauben und danach leben würden, wären die Wechseljahre für die Mehrzahl der Frauen das, was sie ursprünglich sein sollten – ein ungefährlicher Übergang in die Jahre der Weisheit. Doch bei der derzeitigen Verquikkung von Forschungsgeldern, Profitgier der Pharmafirmen und Einstellung der Schulmedizin ist es unwahrscheinlich, daß wir den »Nachweis« bekommen, der uns bestätigt, daß wir ohne Hormone gesund bleiben können. Da die Mehrzahl der Wissenschaftler, die im Moment über das Klimakterium arbeiten, diese Lebensphase als Krankheit ansehen, werden ihre Untersuchungen auch Krankheiten finden. Hier ist noch viel mehr Forschung nötig.

Da es keine großangelegten, vorurteilsfreien Untersuchungen über gesunde Frauen gibt, die keine Östrogene nehmen, kann ich keine Forschungsergebnisse zitieren, die den Frauen helfen würden, sich für oder gegen eine Östrogentherapie zu entscheiden. Ich kann nur von »Einzelfällen« berichten, von Patientinnen, die sich entschlossen haben, mit meiner Hilfe die Hormontherapie zu umgehen. Ich befinde mich täglich in diesem Dilemma. Wenn ich einer Frau die Tatsachen, so wie sie mir bekannt sind, dargestellt habe, versuche ich in keiner Weise, ihr eine Östrogentherapie auszureden, wenn sie dazu tendiert, wo doch alle derzeitigen Erkenntnisse der Schulmedizin nahelegen, daß es idiotisch von ihr wäre, es ohne Hormone zu versuchen. Andererseits haben die Frauen, die die Hormontherapie umgehen wollen, meine volle Unterstützung. Jede Frau muß sich an ihre innere Stimme wenden, um diese Entscheidung zu treffen. Zur Zeit machen etwa 50 Prozent der Frauen in meiner Praxis eine Form von Östrogentherapie. Ich biete außerdem ein breites Spektrum alternativer Hormonkombinationen an, wie Östriol und natürliches Progesteron, die häufig besser vertragen werden als die konventionelle Östrogentherapie.

Brustkrebs und Östrogentherapie

Das Brustkrebsrisiko für Frauen, die Östrogene nehmen, beschäftigt mich sehr. Vor allem scheue ich mich, einer Frau, in deren Familie Brustkrebs aufgetreten ist, die konventionelle Östrogentherapie zu verschreiben. (Manche Frauen wollen das trotzdem, selbst wenn sie um das Risiko wissen.) Alle Veröffentlichungen über Brustkrebs zeigen, daß Östrogene bei dieser Erkrankung in irgendeiner Weise eine Rolle spielen. Da sich im Brustgewebe Östrogenrezeptoren befinden und es auf Östrogene anspricht, ist es plausibel, daß die Östrogentherapie bei einer Frau mit Brustkrebsrisiko das Wachstum eines Tumors auslösen kann, der sonst vielleicht latent geblieben wäre. Die inzwischen berühmt gewordene Bergkvist-Studie in Schweden hat gezeigt, daß nach siebenjähriger Östrogenbehandlung die Zahl der Brustkrebsfälle ansteigt.[41] Verschiedene andere Untersuchungen haben einen Zusammenhang zwischen Östrogentherapie und erhöhtem Brustkrebsrisiko hergestellt, allerdings wird dieser Zusammenhang nicht von allen Untersuchungen bestätigt.[42]

Etwa 28 Untersuchungen haben sich mit der Beziehung zwischen Östrogensubstitution in der Form von Östradiol oder konjugierten Östrogenen und Brustkrebs beschäftigt, und sie sind zu dem Ergebnis gelangt, daß die Östrogentherapie zu einem Anstieg des Brustkrebsrisikos von 1 bis 30 Prozent führt.[43] Keine der Untersuchungen erbrachte jedoch ein statistisch signifikantes Ergebnis. Trotzdem mache ich mir Sorgen, denn selbst eine kleine Erhöhung des Risikos durch die Anwendung der konventionellen Östrogentherapie könnte zu einem sehr deutlichen Anstieg der Brustkrebsfälle führen.

Doch viele Fachleute spielen das Risiko herunter, und manche sagen sogar, daß es medizinisch gesehen wahrscheinlich keinen Grund gibt, warum Frauen, die Brustkrebs gehabt haben, keine Östrogentherapie machen sollten. Der Hauptgrund dafür, daß diese Frauen keine Hormone verschrieben bekommen, ist die Angst vor einem Gerichtsverfahren, falls der Krebs wieder auftritt.

Obwohl insgesamt mehr Frauen an der Folge von Hüftbrüchen und an Herzkrankheiten als an Brustkrebs sterben, haben die meisten meiner Patientinnen mehr Angst vor Brustkrebs als vor Osteoporose oder Herzleiden. An Brustkrebs sterben mehr Frauen als an AIDS, und bei Frauen im Alter zwischen 45 und 55 Jahren ist er die häufigste Todesursache, doch insgesamt gesehen sind Herzkrankheiten und Osteoporose weit häufigere Todesursachen bei Frauen als Brustkrebs oder AIDS. Statistiken ändern das Verhalten nicht – im Gegensatz zu Emotionen. Wir halten uns von dem fern, was uns selbst am meisten Angst einjagt.

Herzkrankheiten

Herzkrankheiten sind bei Frauen nach den Wechseljahren die häufigste Todesursache. (Auch wenn Brustkrebs die häufigste Todesursache bei Frauen im Alter zwischen 45 und 55 ist, sind Herzkrankheiten doch insgesamt gesehen die häufigere Todesursache.)

Als Hauptgrund für Herzleiden wird bei Frauen über 55 normalerweise ein Östrogen»mangel« angesehen, und eine Östrogentherapie gilt als Patentrezept dagegen. Aus dem gemeinsamen Auftreten von Herzkrankheiten und niedrigem Östrogenspiegel wird einfach geschlossen, daß Herzkrankheiten durch einen niedrigeren Östrogenspiegel *verursacht* werden. Doch diese Theorie ist nie bewiesen worden. Die sogenannten »wissenschaftlichen« Vorträge, die ich höre, geben mir oft das Gefühl, daß die Ärzte Östrogene als Allheilmittel für die Wechseljahre ansehen. Wie auch im Fall der Osteoporose hat die Schulmedizin eine multifaktorielle Krankheit wie die Herzkrankheit untersucht und beschlossen, daß es für alle Frauen nur eine einzige Behandlungsmethode gibt – die Östrogensubstitution. Daß Herz-Kreislauf-Krankheiten in unserer Gesellschaft so häufig auftreten, liegt zum großen Teil an unserem Lebensstil und unserer Ernährung, nicht aber am Östrogenmangel. Das Suchtsystem ist von einem »Patentrezept« fasziniert und läßt die Lebensweise der Menschen außer acht. (Das meine ich allgemein, Ausnahmen gibt es sehr wohl.)

Mehrere Untersuchungen weisen darauf hin, daß sich bei Frauen, die Östrogene einnehmen, das Risiko vermindert, an einem Herzinfarkt zu sterben. Leider hat niemand eine Gruppe älterer Frauen untersucht, die weder Östrogene nehmen noch Herzkrankheiten haben. Ich habe viele solcher Frauen in meiner Praxis. Östrogene und Gestagene (die Hormone, die in der Östrogentherapie bei Frauen mit gesunder Gebärmutter am häufigsten eingesetzt werden) haben vielseitige Auswirkungen auf den Cholesterinspiegel. Zahlreiche Untersuchungen haben gezeigt, daß Hormongaben – von der Antibabypille bis zu verschiedenen Arten der Östrogentherapie sich auf die Lipide (Fettstoffe) auswirken, manche positiv und manche negativ.[44] Im Moment gibt es keine Zahlen, die überzeugend belegen würden, daß bei Frauen in den Wechseljahren – verglichen mit gleichaltrigen Frauen vor der Menopause mit ähnlichen Risikofaktoren – deswegen mehr Herzinfarkte auftreten, weil sie in den Wechseljahren sind.[45]

Ich schlage vor, daß alle Frauen ein Lipidprofil machen lassen, um herauszufinden, ob bei ihnen aufgrund ihres Cholesterinspiegels das Risiko einer Herzerkrankung besteht. Mir ist ein Gesamtcholesterinwert unter 200 am liebsten, auch wenn einige Untersuchungen vermuten lassen, daß Frauen einen Cholesterinwert von über 200 haben können, ohne dabei stark herzinfarktgefährdet zu sein, was man aufgrund von Untersuchungen bei Männern bisher angenommen hatte. Auf der ganzen Welt besteht ein Zusammenhang zwischen Herzleiden und einer Ernährung mit industriell verarbeiteten, fettreichen Lebensmitteln, Rauchen und einer sitzenden Lebensweise. Daher kann eine Frau außer einer Behandlung mit Östrogenen (oder zusätzlich dazu, wenn ihr das lieber ist), viel tun, um ihr Herzinfarktrisiko herabzusetzen. Ich glaube inzwischen, daß die beste Methode, das Herz zu schützen, darin besteht, mit Leidenschaft und Freude zu leben, so daß die Energie des vierten Chakras dem ganzen Körper zur Verfügung steht.

Andere Probleme bei der Anwendung der Östrogentherapie

Viele Frauen hatten während ihrer gesamten reproduktiven Zeit zuviel Östrogene und nicht genug Progesteron. Wenn man sie mit einer konventioneller Östrogentherapie und Gestagenen behandelt, stellt man dieses Ungleichgewicht einfach wieder her, und das zu einer Zeit, in der der eigene Körper selbst versucht, einen Ausgleich zu schaffen. Da Östrogene das Gewebe in Brüsten, Gebärmutter und Eierstöcken stimulieren, kann eine Östrogentherapie bei einigen Frauen zu Gebärmutterkrämpfen, starken Perioden, Kopfschmerzen, Spannung in den Brüsten, Aufschwemmung und Gewichtszunahme führen. Allgemein gilt, daß eine Frau um so mehr zirkulierendes Östrogen hat, je mehr Fettgewebe sie hat. Frauen mit hohem Körpergewicht können oft schon dadurch ein Hormongleichgewicht erreichen, daß sie ihre Ernährungsweise verbessern, indem sie sich zum Beispiel einfach auf eine fettarme, ballaststoffreiche Ernährung umstellen.

Bestimmte Arten der Östrogentherapie belasten auch die Leber, weil dieses Organ die Hormone verstoffwechseln muß. Das erhöht den Bedarf an Vitamin B und einigen Mineralstoffen. Viele Frauen im Klimakterium schaden sich bereits durch ihre Ernährung, und die Östrogentherapie belastet den Stoffwechsel noch zusätzlich.

Die meisten konventionellen Östrogentherapien führen dazu, daß die von der Hypophyse ausgeschütteten FSH- und LH-Werte auf Werte wie vor der Menopause absinken. Ich befürchte ernsthaft, daß die natürlichen seelischen Veränderungen, die die Wechseljahre begleiten sollen, durch die Einnahme von Östrogen nach der Menopause blockiert werden können. Während des Menstruationszyklus bewirkt ein höherer Östrogenspiegel außerdem, daß wir unsere Aufmerksamkeit eher nach außen als nach innen richten. Welche Einsichten können einer Frau entgehen, wenn sie den von Natur aus mit der Menopause verbundenen hormonellen Zustand verändert? Unterdrückt eine Frau, wenn sie sich einer Östrogentherapie unterzieht, nicht vielleicht einen Teil ihrer inneren Weisheit?

Integrative Therapien bei Wechseljahrsbeschwerden: Unbewiesen heißt nicht unwirksam

Es gibt eine Reihe von Maßnahmen, die gegen die klimakterischen Beschwerden helfen und dafür sorgen können, daß das Herz gesund und die Knochen stark bleiben, ohne daß eine Frau eine konventionelle Östrogentherapie macht. Veränderungen bei der Ernährung, körperliche Übungen, klassische Chiropraktik, Akupunktur, homöopathische Mittel und Kräuterheilmittel sind einige der Heilverfahren, die meinen Patientinnen auf dem Weg durch die Wechseljahre geholfen haben. Da ich keine langfristigen klinischen Daten über die Wirksamkeit dieser Behandlungsweisen besitze, zählt meine Erfahrung in medizinischen Kreisen nicht und wird häufig spöttisch belächelt, weil sie nur auf »Einzelfällen« beruht, was »unwissenschaftlich« ist. Trotzdem ist es völlig plausibel, daß gesunde, gut ernährte Frauen die Wechseljahre als einen befriedigenden, erkenntnisreichen Übergang erleben können und daß jede Frau individuell behandelt werden muß.

Phytoöstrogene: Natürliche Hormone in der Nahrung

Bestimmte Nahrungsmittel enthalten Bestandteile, die wie Östrogene wirken. Phytoöstrogene (in Pflanzen vorkommende Östrogene) finden wir in Produkten aus Sojabohnen, wie Tofu und Miso, und in den Bohnen selbst. Eine mit Japanerinnen durchgeführte Untersuchung läßt vermuten, daß der häufige Verzehr dieser Produkte der Grund dafür ist, daß sie so wenig Hitzewallungen oder andere klimakterische Symptome hatten.[46] Andere Nahrungsmittel, die bedeutende Mengen an Phytoöstrogenen enthalten, sind Cashewnüsse, Erdnüsse, Haferflocken, Mais, Weizen, Äpfel und Mandeln.[47] Da pflanzliche Östrogene nur schwach wirksam sind, sieht es so aus, als würden sie einer übermäßigen Östrogenstimulation von Brüsten und Gebärmutter entgegenwirken und dadurch diese Organe schützen.

Soll ich die Wechseljahre »behandeln« oder nicht?

Sie haben jetzt erfahren, welche Vor- und Nachteile die verschiedenen Behandlungsweisen aus meiner Sicht haben. Wahrscheinlich haben Sie außerdem auch schon andere Bücher zu diesem Thema gelesen. Wenn Sie sich immer noch nicht entscheiden können, ob Sie Östrogene nehmen wollen, schlage ich vor, daß Sie darüber schlafen. Lassen Sie die Entscheidung in Träumen oder in anderer Form kommen (siehe dritter Teil). Im allgemeinen haben die Frauen, die sich in ihrer individuellen Entwicklung am weitesten von ihrer kulturellen Überlieferung entfernt haben und die ihrem Körper vertrauen, die wenigsten Schwierigkeiten mit unkonventionelleren, weniger gut untersuchten Methoden zur Behandlung von Wechseljahrsbeschwerden.

Ein Probelauf

Überlegen Sie, ob Sie einen Versuch mit der Östrogentherapie machen wollen. Frauen, die sich nicht entscheiden können und die Beschwerden haben, verschreibe ich oft solch einen Probelauf. Ich beginne mit der niedrigsten Östrogendosis, die wirksam ist, und gebe sie täglich. Bei Frauen, die ihre Gebärmutter noch haben, füge ich während der zweiten Zyklushälfte Gestagene hinzu, damit es aufgrund der Östrogengaben nicht zu einem übermäßigen Wachstum der Gebärmutterschleimhaut kommt. Es gibt keinen Grund, warum eine Frau die Östrogeneinnahme zwischendurch aussetzen sollte (also die Östrogene nur 25 Tage lang nehmen und dann fünf Tage lang nicht). Früher habe ich Östrogene allerdings so verschrieben, und viele Ärzte tun das immer noch. Da die Östrogentherapien von Arzt zu Arzt sehr verschieden sein können, gibt es keine absolut »richtige« Behandlung.

Ich bitte meine Patientin immer, nach drei Monaten Östrogentherapie wiederzukommen. Wir besprechen dann, wie sie sich fühlt, machen eine Untersuchung und messen den Blutdruck. Wenn sie mit der Behandlung zufrieden ist, überprüfen wir sie anschließend jedes Jahr. Dabei achten wir auf ihre Träume, auf ihre Gefühle zur Östrogentherapie und auf andere Hinweise und Botschaften ihres Körpers. Leider erzählen viele Gynäkologen ihren Patientinnen, daß sie, wenn sie einmal Hormone nehmen, immer dabei bleiben müßten. Ich weiß nicht, woher diese Vorstellung stammt oder worauf sie beruht. Ich habe den Verdacht, daß sie etwas mit dem häßlichen Wort *compliance* (Fügsamkeit) zu tun hat und mit der Forderung, daß eine Frau eine Behandlung weiterführen muß, um auf jeden Fall den erhofften Nutzen von dieser Behandlung zu haben.

Doch wie ich bereits geschildert habe, verändern sich Körper und Geist des Menschen im Laufe der Zeit. Wir sind ein Energiesystem, das sich ständig im Wandel befindet. Was in einem Jahr gut war, funktioniert im nächsten vielleicht nicht mehr. Wie alles andere auch, kann die Entscheidung, Hormone zu nehmen, rückgängig gemacht werden. Wenn Sie ernsthaft an eine Östrogentherapie denken, probieren Sie es doch eine Weile damit und sehen erst einmal, was Ihr Körper davon hält. Wenn sie nicht anschlägt, können Sie jederzeit wieder aufhören oder es mit einer anderen Art Östrogentherapie versuchen.

Verschiedene Möglichkeiten der Östrogeneinnahme

Östrogene sind in folgenden Formen erhältlich:

- Konjugierte Östrogene in Form von Tabletten
- Östradiol in Form von Pflastern oder als Vaginalcreme
- Östriol in Form von Pflaster oder als Vaginalcreme

Für manche Frauen ist das Pflaster ideal. Ich vergleiche es mit einem Eierstock, der auf der Haut klebt und Östrogene an den Körper abgibt. Östrogen, das durch die Haut in den Körper gelangt (transdermales Östrogen), braucht nicht von der Leber verstoffwechselt zu werden. (Aus diesem Grund, wenden Kritiker ein, habe transdermales Östrogen nicht die gleichen möglicherweise vorteilhaften Auswirkungen auf den Cholesterinspiegel.)

Das Pflaster wird auf dem Unterbauch, dem Gesäß oder den Oberschenkeln getragen. Gelegentlich wechselt eine Patientin ihr Pflaster alle vier oder fünf Tage, doch diese niedrigeren Dosen sollen Herz und Knochen angeblich nicht so gut schützen wie eine »volle Substitutionsdosis«. Von mir aus kann eine Frau ruhig die kleinstmögliche Dosis nehmen. Einige meiner Patientinnen nehmen nur die Hälfte der angegebenen Östrogenmengen. Die Situation jeder einzelnen Frau *muß* individuell gesehen werden. 15 Prozent der Frauen verspüren unter dem Pflaster einen Juckreiz und brechen die Behandlung daher ab.

Östrogentherapie: Nur Sie allein können entscheiden

Eine meiner Patientinnen, die schon lange als feministische Autorin tätig war, litt während der Wechseljahre häufig unter Müdigkeit und sonderte sich von ihrer Familie ab, was sie erschreckte. Sie hatte immer gedacht, daß sie niemals Östrogene nehmen würde – aus ideologischen Gründen war sie jahrelang dagegen gewesen. Ihre Beschwerden wurden jedoch so stark, daß ich ihr vorschlug, es einmal zu versuchen. Sie entschied sich für das Pflaster und ein Gelbkörperhormon (Gestagene). Ihrem Körper bekam es ausgezeichnet, und sie fühlt sich seitdem viel besser. Sie sagte zu mir: »Mein Verstand hätte das nie geglaubt, aber meinem Körper bekommt es ausgezeichnet – er hat ja dazu gesagt.«

Andere Frauen merken nach einem dreimonatigen Probelauf oder sogar schon vorher, daß ihr Körper deutlich nein zur Östrogentherapie sagt. Anzeichen dafür sind geschwollene Brüste, Herzklopfen und viele andere Symptome. Es gibt keine Möglichkeit, sicher vorherzusagen, wie Ihr Körper reagieren wird. Sie müssen dabei Ihrer inneren Stimme vertrauen und auf Ihren Körper hören.

Wenn Patientinnen mich fragen, ob ich nach der Menopause Östrogene nehmen werde, sage ich: »Das weiß ich noch nicht. Ich muß sehen, wie ich mich dann fühle.« Diese Einstellung kann ich Ihnen nur empfehlen.

Wie man Östrogene wieder absetzt

Wenn Sie einige Jahre lang Hormone genommen haben und beschließen, sie wieder abzusetzen, sollten Sie dabei *sehr langsam* vorgehen, damit Ihr Körper Zeit hat, sich darauf einzustellen. Verringern Sie die Dosis über einen Zeitraum von sechs Monaten hinweg ganz allmählich. Besprechen Sie mit Ihrem Arzt eine auf Sie zugeschnittene Vorgehensweise. Wenn Sie die Hormone langsam absetzen, kann Ihr Körper sich umstellen, und normalerweise treten dann keine erneuten Hitzewallungen auf. Manche Fachleute raten Frauen derzeit, die konventionelle Östrogentherapie nach etwa acht Jahren abzusetzen.[48] Zu diesem Punkt ist das letzte Wort aber noch nicht gesprochen.

Während der Wechseljahre für sich selbst sorgen

Stellen Sie sich folgende Fragen und antworten Sie so ehrlich wie möglich. Ihre Antworten werden Ihnen die Hinweise geben, die Sie brauchen, um während der Wechseljahre wichtige persönliche Entscheidungen zu treffen.

- Glauben Sie, daß Ihr Körper weiß, was er braucht, um in und nach den Wechseljahren gesund zu bleiben?
- Fühlen Sie sich verpflichtet, nach der Menopause Hormone zu nehmen? Warum? Warum nicht?
- Welche Vorbilder haben Sie für die Wechseljahre? Sind Sie nötigenfalls bereit, das Muster, nach dem in Ihrer Familie das Klimakterium gelebt wurde, zu ändern? Hat Ihre Mutter oder Ihre Großmutter Osteoporose? Wie hat Ihre Mutter die Wechseljahre erlebt? Und Ihre Großmutter? Ihre Tanten? Sind Ihre nahen Verwandten alle herzkrank? Gibt es in Ihrer näheren Verwandtschaft jemanden mit Brustkrebs? Warum haben Sie Angst davor, Brustkrebs zu bekommen? Was ist Ihre ehrliche Meinung über diese Lebensphase? Möchten Sie herausfinden, ob das, was Sie tun, vielleicht dazu beiträgt, Ihre Familientradition auf diesem Gebiet weiterzuführen?
- Würden Sie sich besser fühlen, wenn Sie wüßten, wie hoch Ihre Knochendichte im Moment ist?
- Wie hoch ist Ihr Cholesterinspiegel? Kennen Sie Ihr Lipidprofil (Blutfettwerte) und Ihr Infarktrisiko?
- Lieben Sie Ihre Arbeit? Unterdrücken Sie Ihre Leidenschaft und Begeisterung ständig oder äußern Sie sich voller Freude?
- Glauben Sie, daß Ihre sexuelle Attraktivität nach den Wechseljahren nachlassen wird?
- Glauben Sie, daß eine Phase der Enthaltsamkeit während der Wechseljahre Ihnen gut tun würde?
- Glauben Sie, daß Sie im Alter allein sein werden?
- Tun Sie sich selbst etwas Gutes, indem Sie vollwertige, schmackhafte, frische Nahrungsmittel zu sich nehmen?
- Sind Sie bereit, Ihre Intuition deutlich zu sich sprechen zu lassen, ein »Samenkorn« für Ihre Umgebung zu werden?

Viele Frauen träumen in den Wechseljahren davon, daß sie gebären. Diese Geburtsträume sind äußerst wichtig – sie zeigen an, daß vieles in uns ist, das an die Oberfläche kommen will. In unserer Gesellschaft ist es nötiger als jemals zuvor, daß Frauen, die gerade in die Wechseljahre eintreten oder bereits mitten drin sind, tief in sich hineinhören und das ans Licht der Welt bringen, was dort drinnen darauf wartet, geäußert zu werden. Wir können es nicht mehr zulassen, daß unsere Kultur die Weisheit der reifen Frau – der Frau, die ihr heiliges Blut zurückhält – zum Schweigen bringt.

Susan Weed schreibt: »Der Prozeß der Wechseljahre – nicht der Zeitpunkt der letzten Periode, des letzten Blutstropfens, sondern der gesamte 13jährige klimakterische Prozeß – ist auf der ganzen Welt eine Grundlage für Initiationsrituale, ebenso wie die natürlichen Bedürfnisse und Fähigkeiten menstruierender Frauen zur Grundlage aller anderen Initiationen wurden.

Während der Wechseljahre stellt jede Frau fest, daß sie in die drei klassischen Phasen der Initiation eintaucht und sie selbst auslöst: Isolation, Tod und Wiedergeburt ... unser weiblicher Körper besteht auf Vollständigkeit, Ganzheit, Wahrheit und Veränderung. So gern jede Frau auch ihr Schatten-Ich leugnen würde, ihr Körper läßt das nicht zu. Die Menopause konfrontiert die einzelne Frau und damit die ganze Gemeinschaft mit dem Dunklen, Unbekannten.«[49]

Jeder Frau, ob sie nun die Hilfe von Hormonen in Anspruch nimmt oder nicht, tut es gut, wenn sie bewußt in die Wechseljahre hineingeht, mit der Bereitschaft, die besonderen Gaben, die ihr in dieser Lebensphase zur Verfügung stehen, anzunehmen. Was wir zu verlieren haben, ist bei weitem nicht so wertvoll wie das, was wir gewinnen können, wenn wir unsere eigene Stimme finden und den Mut, unsere eigene Wahrheit zu äußern. Wenn Frauen das tun, sind sie in ihrer Stärke und Schönheit wahrhaft unwiderstehlich.

In der Geschichte ›Die tanzenden Großmütter‹ erzählt Clarissa Pinkola Estes von vier alten Flüchtlingsfrauen, die Schwarz trugen, rote Hände und rote Wangen hatten und deren »ganze Geschichte in ihren Unterarmen lag«. Bei einer Hochzeit in der Familie tanzten diese vier Frauen schön und kraftvoll, wobei sie »die Röcke hoben und schlanke bandagierte Fesseln enthüllten«. So wie es Brauch war, tanzten sie so lange mit allen jungen Männern, auch mit dem Bräutigam, bis diese erschöpft waren, um ihre Ausdauer zu prüfen. Und als der Abend zu Ende war, heißt es: »Allen war die Kraft des Alters eingegeben worden. Niemand würde jemals vor Alter krank werden oder an dem Gedanken erkranken, daß das Älterwerden ein jammervoller Prozeß sei. Alle wußten, daß in späteren Jahren ein würdiges, erfülltes Leben auf sie warte.«[50] Diese starken, ehrlichen, weisen Frauen alter Zeiten haben uns zu lange gefehlt – zu lange haben wir ohne die Leitbilder ihrer Schönheit, Kraft und Stärke gelebt. Heißen Sie diese Bilder wieder willkommen. Jede von uns trägt sie in sich, und sie warten darauf, durch die Initiation der Menopause geboren zu werden.

Dritter Teil

Möglichkeiten der Heilung: Stellen Sie Ihr persönliches Programm auf

Solange man glaubt, das Problem läge bei jemand anders, wird man nie gesund.
(Annie Rafter)

In Ihrem Entschluß, in allen Bereichen Ihres Lebens Gesundheit zu schaffen, liegt eine starke Kraft. Wenn Sie sich einmal dafür entschieden haben, Ihr Leben zu heilen, werden Sie entdecken, daß Ihnen aus vielen verschiedenen Quellen Anleitung und Anregungen zufließen. Mit Ihrem Entschluß, gesund zu werden, setzen Sie Ihren Willen ein, Ihre Kraft, an einem Gedanken festzuhalten und ihn in die gewünschte körperliche Manifestation hineinzulenken. Der Entschluß, sich zu heilen, beinhaltet zwei Schritte: Erstens das Eingeständnis, daß man Heilung braucht, und zweitens die Öffnung für die Informationen, die man magnetisch anzuziehen beginnt, sobald man sich für die Heilung entschieden hat.

Probleme zu lösen, ob mit Hilfe von Medikamenten, operativen Eingriffen oder Kräutern, ist etwas völlig anderes, als Gesundheit zu schaffen. Gesundheit zu schaffen erfordert eine grundlegende Veränderung der Denkmuster und der Weltanschauung, damit man zu einer neuen Sichtweise von und einer neuen Beziehung zu Körper, Geist, Seele und Universum gelangt. Nur wenige Menschen können Gesundheit und Ganzheit bewahren oder wiedererlangen, ohne diese Veränderung zu vollziehen.

Gesundheit schaffen heißt akzeptieren, daß es im Leben jedes Menschen Ereignisse gibt, die nicht erklärt werden können und an denen nichts zu ändern ist, und gleichzeitig erkennen, daß wir alle ganz gezielt etwas zu unserer gesundheitlichen Verfassung beitragen können, indem wir uns Beziehungen, Gedanken, Nahrungsmittel und Aktivitäten aussuchen, die uns vollkommen unterstützen und nähren. Die folgenden Kapitel sollen sie mit Anregungen, Beispielen und Heilprogrammen für Körper, Geist und Seele vertraut machen, die schon vielen Frauen auf ihrem Weg zur Gesundheit geholfen haben.

Fünfzehntes Kapitel

Zwölf Schritte zur Heilung

Die Schritte in diesem Kapitel haben sich für Frauen als hilfreich erwiesen, die sich stärker auf ihre innere Stimme einlassen wollen, die durch ihren Körper, ihren Verstand und ihre Seele zu ihnen spricht. Das sorgfältige Durcharbeiten dieses Kapitels ist eine ausgezeichnete Präventivmedizin, unabhängig davon, ob Sie sich zur Zeit wegen eines Leidens in Behandlung befinden oder nicht.

Erster Schritt: Sich über die eigene Geschichte klarwerden

Man braucht sich nur die Ereignisse seines Lebens zu eigen zu machen, um sich selbst zu gehören. Wenn man alles, was man gewesen ist und getan hat, wirklich in Besitz genommen hat, was einige Zeit dauern kann, glüht man vor Realität.

(Florida Scott-Maxwell)

Für jede Frau ist es hilfreich, sich Klarheit über ihre persönliche Krankengeschichte, ihre soziale Geschichte und ihre Familiengeschichte zu verschaffen. Bei *Women to Women* füllen unsere Klientinnen einen umfangreichen Fragebogen aus, in dem nicht nur auf ihre Kranken-, sondern auch auf ihre Familiengeschichte eingegangen wird, und der einen Abschnitt »Alltagsleben« enthält, in dem die Frauen ankreuzen sollen, wie sich ihre Wohnsituation, ihre Berufstätigkeit, ihre Beziehungen und andere Faktoren auf ihre Gesundheit auswirken. (Siehe den *Women to Women*-Aufnahmebogen auf Seite 483–492). Viele unserer Klientinnen stellen fest, daß sie in ihrem Leben Muster erkennen können, die sie noch nie gesehen haben, wenn sie sich die Zeit nehmen, alle erfragten Informationen zusammenzutragen. Eine Frau erklärte: »Erst als ich den Fragebogen ausgefüllt habe, habe ich erkannt, wieviel Alkoholismus es in meiner Familie gibt. Und daß mein Gebärmuttermyom direkt nach meiner zweiten Abtreibung zu wachsen angefangen hat, war mir vorher auch noch nicht aufgefallen.« Manche Frauen erkennen, wie bedeutsam es ist, daß praktisch alle Frauen in ihrer weiteren Verwandtschaft eine Hysterektomie (operative Entfernung der Gebärmutter) hatten, bevor sie 50 Jahre alt waren und daß auf diese Weise in ihrer Familie ein Teufelskreis von Prophezeiung und Erfüllung in bezug auf die Gebärmutter entstand.Da Leiden wie Alkoholismus und Depressionen innerhalb einer Familie oft verschwiegen werden, geht der Fragebogen besonders gründlich darauf ein. Mit Hilfe des Fragebogens erfahren wir auch etwas über Gewohnheiten und Leiden, die Patientinnen sonst gerne herunterspielen. (»Ich bin eigentlich keine Alkoholikerin, ich trinke einfach nur gerne in Gesellschaft.«) Außerdem werden die emotionalen Auswirkungen von schmerzvollen Erlebnissen wie dem frühen Tod eines Elternteils, dem Verlust eines geliebten Haustieres oder dem Zerbrechen einer wichtigen Beziehung häufig geleugnet. Auch diese kommen beim Ausfüllen des Fragebogens oft ans Licht.

Lois, eine 43jährige Frau, die früh Gebärmutterhalskrebs und Endometriose (Versprengung der Gebärmutterschleimhaut) gehabt hatte, sagte kürzlich: »Vor fünf Jahren hat mein Mann mich noch geprügelt, und schließlich habe ich mich aus dieser Ehe befreit; dann hatte meine Tochter einen Autounfall, und ich mußte sie monatelang pflegen. Diesen Sommer hatte ich dann selbst einen Verkehrsunfall und behielt ein Schleudertrauma zurück. Mir ist dauernd zum Heulen zumute, aber ich drücke es immer wieder weg. Allerdings wird es immer schwerer. Hat das schon etwas mit dem Beginn der Wechseljahre zu tun?«

Als Lois und ich gemeinsam ihren Aufnahmebogen durchgingen, sahen wir, daß sie in den letzten zehn Jahren auffallend viele Veränderungen und Verluste erlebt hatte. Sie hatte versucht, das alles zu bewältigen, indem sie alles in Ordnung hielt, jeden Tag zur Arbeit ging und immer fröhlich wirkte. Sie räumte ein, daß es ihr in letzter Zeit offenbar schwerer fiel, ihr Haus in Ordnung zu halten, und daß sie sich, obwohl sie sich im Moment nicht in einer akuten Krise befand, nutzlos und den Tränen nahe fühlte. Die durch das Schleudertrauma ausgelösten Rückenschmerzen hatten zwar nachgelassen, ihre Tochter studierte inzwischen und beruflich klappte es recht gut, doch Lois erkannte, daß sie nun den Verlusten, um die sie nicht getrauert hatte, ins Auge sehen und sich dafür die nötige Zeit und den Raum nehmen mußte.

Was Lois erlebte, bezeichne ich als »Zusammenbruch, der zum Durchbruch führt«. Sie mußte ihre Gefühle erst wieder entdecken. Sie nahm sich eine Woche Urlaub von Arbeit und Familie, fuhr in eine kleine Pension auf dem Land und verbrachte die folgende Woche hauptsächlich in Morgenrock und Pantoffeln. Sie las, weinte, trank mit der Besitzerin der Pension Tee und bekam allmählich wieder Kontakt zu Bereichen ihrer selbst und zu Gefühlen, die sie lange geleugnet hatte. Als sie das nächste Mal zu mir kam, wirkte sie 15 Jahre jünger. »Jetzt weiß ich, daß diese Gefühle, von denen Sie gesprochen haben, nicht dann hochkommen, wenn man das will«, sagte sie. »Sie kommen eben, wenn sie kommen. Ich mußte drei oder vier Tage still und für mich sein, und erst dann konnte ich richtig weinen. Aber ich habe auch gelernt, daß ich, wenn nötig, allein wegfahren kann, um das für mich zu tun. Meine Beziehungen zu meinem Mann (sie hatte wieder geheiratet) und zu meiner Tochter sind besser als je zuvor. Ich habe gelernt: ›Wenn ich gut für mich sorge, ist für alles andere auch gesorgt‹.«

Women to Women

Vertraulicher Fragebogen zur Gesundheit

ALLGEMEINE ANGABEN: Datum: ________________

Name: ____________________ Alter: ____ Geburtsdatum: ____

Adresse: ____

Postanschrift (wenn anders als Adresse) _____________________

Telefon privat: ___________ Telefon beruflich: ___________

Beruf: _________ Arbeitgeber: _________ Adresse: _________

Beschäftigungsverhältnis: ☐ Vollzeit ☐ Teilzeit ☐ Ausbildung

☐ Rente ☐ Arbeitslos Sonstiges ______________________

Wohnsituation: ☐ Allein ☐ Mit Freunden ☐ Mit Partner/in

☐ Mit Ehegatte ☐ Mit Eltern Anzahl der Kinder ______

Namen und Alter der Menschen, die mit Ihnen zusammenleben:

____

____

____

____

____

Haustiere: ____

Familienstand: ☐ Ledig ☐ Verheiratet ☐ Geschieden

☐ Verwitwet

Name des Partners/Ehegatten/der Eltern ____________________

(eins unterstreichen)

Beruf: ____

Im Notfall bitte benachrichtigen: ___________ Telefon: ________

Religionszugehörigkeit:__________________________________

Schulabschlüsse und Berufsausbildung:______________________

Datum _________ Unterschrift _______________________

Patientin oder Elternteil bei Minderjährigen

Grund dieses Besuchs

____

____

____

Allergien ____________________________________

Allergien gegen Medikamente (Penicillin usw.) ____________

____

Allergien gegen Nahrungsmittel, Pollen usw.: ____________

____

____

Gesundheitliche Verfassung

Allgemeiner Gesundheitszustand: ☐ Ausgezeichnet ☐ Gut

☐ Mittelmäßig ☐ Schlecht

Medikationen (Vitamine, verordnete Medikamente oder sonstige)

____

Ist Ihr Cholesterinspiegel schon einmal untersucht worden? ____

Datum ________ Ergebnisse ____________________

Ist schon einmal eine Mammographie gemacht worden?______

Datum ________ Ergebnisse ____________________

Untersuchen Sie Ihre Brüste selbst? ______________

Krankenhausaufenthalte/Operationen

Datum Krankenhaus Diagnose/Operation Arzt

____

____

____

Schwangerschaften (einschließlich Fehlgeburten und Abtreibungen)

Datum Wie weit Geschlecht Gewicht Probleme

____

____

____

Derzeitige/bisherige medizinische Betreuung

Name ________ Datum ________ Art der Betreuung ________

____

____

____

Wird eine Nachuntersuchung nach Ihrem Besuch hier verlangt?

____

Wenn ja, von wem (Name): ______________________________

Adresse ______________________________________

Andere frühere Krankheiten/Krankengeschichte

Kinderkrankheiten: ☐ Masern ☐ Windpocken

☐ Andere ______________________________________

☐ Herzbeschwerden ________________ ☐ Bluthochdruck

☐ Schlaganfall

☐ Krampfadern ☐ Venenentzündung ☐ Blutgerinnsel

☐ Neigung zu Blutungen ☐ Bluttransfusionen ☐ Diabetes

☐ Nierenprobleme ☐ Rheuma ☐ Gelbsucht/Hepatitis

☐ Epilepsie

☐ Knochenbrüche __________ ☐ Krebs ________ ☐ Arthritis

☐ Kolitis ☐ Asthma ☐ Chronische Müdigkeit/Epstein-Barr

☐ Eßstörungen Sonstige Krankheiten __________________

____

Lebensgewohnheiten

Ernährungsweise/Diät: ______________________

Beispiel für den Speiseplan eines Tages:

Frühstück: ______________________________________

Mittagessen: ____________________________________

Abendbrot: ______________________________________

Regelmäßige körperliche Bewegung:_____ Bewegungsart: _____

Wieviele Minuten? ____________ Wie oft? ______________

Tabakkonsum (wieviel?): _____ Früher?_____Wieviel? _____

Wie lange? ______________________________________

Alkoholkonsum (wieviel?): ________ Wie oft? ______________

Koffeinkonsum (wieviel?): ______________________________

Bewußtseinsverändernde Drogen (z.B. Marihuana, Kokain – früher und heute): ______________________________

____

____

Belastungen

Streßfaktoren (Familie, Arbeit, eigene Person usw.) ___________

____

____

Familiengeschichte

Mitglied	Lebt?	Alter?	Wichtige Krankheiten Alkoholismus, Bluthochdruck, Krebs, Diabetes, Herzleiden, Osteoporose, Süchte, andere Krankheiten

Todesursache und Alter

Mutter ______________________________

Vater ______________________________

Schwester(n) ______________________________

Brüder ______________________________

Großmutter mütterlicherseits ______________________________

Großmutter väterlicherseits ______________________________

Großvater mütterlicherseits ______________________________

Großvater väterlicherseits ______________________________

Tanten väterlicherseits ______________________________

Tanten mütterlicherseits ______________________________

Onkel mütterlicherseits ______________________________

Onkel väterlicherseits ______________________________

Gynäkologische Geschichte

Beginn der letzten Regel: ________ Letzte gynäkologische Untersuchung ________

Beginn der vorletzten Regel: ________ Letzter Abstrich: ________

Alter bei der ersten Regel: ________ Waren obige Ergebnisse normal? ________

Ist bei Ihnen jemals ein Abstrich anormal gewesen? ________

Wann? ________

Befunde: ________

Behandlung: ________

Sind Sie sexuell aktiv? ________ Haben Sie Geschlechtsverkehr? ________

Praktizieren Sie Safer-Sex? ________

Versuchen Sie, schwanger zu werden? ________

Seit wann? ________

Derzeitige Verhütungsmethoden: ________ Seit wann? ________

Probleme damit ________

Frühere Verhütungsmethoden: ________

Normale Anzahl der Tage vom 1. Tag einer Menstruationsblutung bis zum 1. Tag der nächsten (ohne Pille): ________

Dauer der Blutung (Tage): ________

Stärke der Blutung: ________ Auftreten von Krämpfen: ________

Prämenstruelle Beschwerden: ________

Wann beginnen diese? ________

Gibt es derzeit Veränderungen in Ihrem gewohnten Menstruationsablauf? ________

Treten zwischen den Perioden Blutungen auf? ________

Wann? ________

Haben Sie ungewöhnliche Schmerzen, Druck oder ein Völlegefühl im Unterleib? ________ Wann? ________

Beschreibung: ________

Haben Sie ungewöhnlichen Ausfluß oder Juckreiz in der Vagina? ________ Beschreibung: ________

Seit wann? ________ Frühere Behandlung: ________

Gibt es sexuelle Fragen zu besprechen? ____________________
Haben Sie Eileiterentzündungen gehabt? __________________
Haben Sie Geschlechtskrankheiten gehabt? ________________
Hat Ihre Mutter, als sie mit Ihnen schwanger war, DES genommen (ein Medikament, das zur Verhütung von Fehlgeburten eingesetzt wurde)? ______________________________________
Sonstiges: ____

Allgemeiner Gesundheitscheck
Kreuzen Sie Symptome an, die *gegenwärtig* von Bedeutung sind. (Frühere Beschwerden bitte unter FRÜHERE KRANKHEITEN notieren.)

Allgemeine körperliche Verfassung
☐ Fieber oder Schüttelfrost ☐ Hitzewallungen ☐ Ungewöhnlich starker Haarwuchs ☐ Hautausschlag ☐ Gewichtsveränderung

Bauch
☐ Blähungen ☐ Sodbrennen, Verdauungsbeschwerden
☐ Krämpfe oder Schmerzen ☐ Übelkeit oder Erbrechen
☐ Veränderungen im Stuhlgang ☐ Blutiger oder teeriger Stuhl
☐ Durchfall ☐ Verstopfung ☐ Hämorrhoiden

Kopf
☐ Kopfschmerzen ☐ Schwindelgefühl ☐ Sehstörungen
☐ Hörstörungen ☐ Erkrankungen der Nebenhöhlen
☐ Ohnmachtsanfälle

Blase
☐ Häufiger Harndrang ☐ Schmerzen beim Wasserlassen
☐ Blut im Urin ☐ Inkontinenz ☐ Unfähigkeit, die Blase zu entleeren ☐ Muß nachts zum Wasserlassen aufstehen

Brustbereich

☐ Schmerzen im Brustkorb ☐ Kurzatmigkeit ☐ Herzgeräusche
☐ Mitralklappenprolaps ☐ Herzklopfen ☐ Chronischer Husten
☐ Blutiger Auswurf beim Husten ☐ Pfeifender Atem

Brüste

☐ Knoten ☐ Blutungen ☐ Sekrete ☐ Spannungsgefühl
Bemerkungen oder andere Beschwerden: ____________________

____

____

Alltagsleben

Bitte lesen Sie sich die folgenden Aussagen durch. Sie beziehen sich auf Ihr gegenwärtiges Familien- und Berufsleben. Bitte kreuzen Sie jeweils in den Kästchen rechts am Rand an, ob die Aussagen auf Ihre derzeitige Lebenssituation zutreffen oder nicht. Dieser Fragebogen soll Ihnen stärker bewußt machen, welche Auswirkungen Ihr Lebensstil und die damit verbundenen Belastungen auf Ihr körperliches Wohlbefinden haben.

Belastungen durch die Wohnumgebung

1. In der Umgebung ist es zu laut. ☐ Ja ☐ Nein
2. In der Umgebung wohnen zu viele Menschen. ☐ Ja ☐ Nein
3. In der Umgebung ist es zu still. ☐ Ja ☐ Nein
4. Ich habe nicht genug Freundinnen/Nachbarn. ☐ Ja ☐ Nein
5. In meinem Wohnviertel ist es gefährlich. ☐ Ja ☐ Nein
6. Es stört mich, daß ich so viele Haushaltspflichten habe. ☐ Ja ☐ Nein
7. Das Wetter hier belastet mich. ☐ Ja ☐ Nein
8. Ich bin in dieser Gegend neu. ☐ Ja ☐ Nein
9. Andere Probleme mit der Wohnumgebung: ☐ Ja ☐ Nein

Wenn ja, bitte beschreiben: ______________________________

____

Familiäre Belastungen

10. Ich habe kürzlich geheiratet. ☐ Ja ☐ Nein
11. Ich bin vor kurzem geschieden worden oder habe mich getrennt ☐ Ja ☐ Nein
12. Ich bin kürzlich umgezogen oder plane, bald umzuziehen ☐ Ja ☐ Nein
13. Ich bin zu viel allein zu Hause. ☐ Ja ☐ Nein
14. Ich mache mir wegen der Beziehung zu meinem(r) Partner(in) Sorgen. ☐ Ja ☐ Nein
15. Ich mache mir Sorgen wegen meiner Beziehung zu einem anderen Familienmitglied (Elternteil, Kind, Bruder, Schwester). ☐ Ja ☐ Nein
16. Ich glaube, ich bin in ungünstigen Familienverhältnissen aufgewachsen. ☐ Ja ☐ Nein
17. In unserer Familie gibt es ein kleines Baby ☐ Ja ☐ Nein
18. Ich bin/ein Familienmitglied ist in einen Rechtsstreit verwickelt. ☐ Ja ☐ Nein
19. Ein Familienmitglied oder ein(e) gute(r) Freundin/Freund ist kürzlich gestorben. ☐ Ja ☐ Nein
20. Ein Mitglied meiner Familie ist schwer krank. ☐ Ja ☐ Nein
21. Ich mache mir um ein Familienmitglied Sorgen. ☐ Ja ☐ Nein
22. Ein mir nahestehender Mensch trinkt zuviel. ☐ Ja ☐ Nein
23. Eins meiner Kinder ist kürzlich ausgezogen. ☐ Ja ☐ Nein
24. Mein Partner hat kürzlich aufgehört zu arbeiten. ☐ Ja ☐ Nein
25. Andere häusliche Probleme: ______________________

Belastungen im Arbeitsleben

26. Meine Arbeit langweilt mich. ☐ Ja ☐ Nein
27. Andere stellen zu hohe Anforderungen an mich. ☐ Ja ☐ Nein
28. Ich kann in meinem Beruf zu wenig selbst bestimmen. ☐ Ja ☐ Nein
29. Ich bin mit meiner Arbeit nicht zufrieden. ☐ Ja ☐ Nein

30. Ich fühle mich meinen Verpflichtungen oft nicht gewachsen. ☐ Ja ☐ Nein
31. Ich habe oft nicht genug Zeit, um meine Arbeit fertigzumachen. ☐ Ja ☐ Nein
32. Ich habe gerade die Stelle gewechselt. ☐ Ja ☐ Nein
33. Ich habe gerade meine Arbeit verloren. ☐ Ja ☐ Nein
34. Ich komme mit meiner Chefin/meinem Chef/meinen Angestellten nicht zurecht. ☐ Ja ☐ Nein
35. Ich habe Probleme mit meinen Kollegen/Kolleginnen. ☐ Ja ☐ Nein
36. Andere Probleme, die mit dem Beruf zusammenhängen (bitte schildern): ______________________________

____

Persönliche Belastungen

37. Ich mache mir oft Sorgen wegen des Geldes. ☐ Ja ☐ Nein
38. Ich fühle mich einsam. ☐ Ja ☐ Nein
39. Ich finde mein Leben langweilig. ☐ Ja ☐ Nein
40. Meine Gesundheit macht mir allgemein Sorgen. ☐ Ja ☐ Nein
41. Ich denke viel über das Sterben nach. ☐ Ja ☐ Nein
42. Ich habe bestimmte Probleme, die mit meiner Religion zusammenhängen. ☐ Ja ☐ Nein
43. Andere persönliche Probleme (bitte schildern): ____________

____

Auswirkungen der Belastungen.

44. Ich habe Einschlafschwierigkeiten. ☐ Ja ☐ Nein
45. Ich habe Schwierigkeiten beim Durchschlafen. ☐ Ja ☐ Nein
46. Ich habe Schwierigkeiten, wachzubleiben. ☐ Ja ☐ Nein
47. Wenn ich morgens aufwache, bin ich müde. ☐ Ja ☐ Nein
48. Ich bin meistens nervös. ☐ Ja ☐ Nein
49. Ich bin oft deprimiert. ☐ Ja ☐ Nein

50. Ich mache mir viel Sorgen. ☐ Ja ☐ Nein
51. Ich bin oft krank. ☐ Ja ☐ Nein
52. Ich habe schon an Selbstmord gedacht. ☐ Ja ☐ Nein
53. Ich habe sexuelle Probleme. ☐ Ja ☐ Nein
54. Ich fühle mich manchmal schwach oder benommen. ☐ Ja ☐ Nein
55. Ich habe oft Schulter-, Nacken- oder Rückenschmerzen. ☐ Ja ☐ Nein
56. Mir ist oft nach Weinen zumute. ☐ Ja ☐ Nein
57. Ich trinke zuviel Kaffee. ☐ Ja ☐ Nein
58. Ich rauche zuviel. ☐ Ja ☐ Nein
59. Ich trinke oft zuviel Alkohol. ☐ Ja ☐ Nein
60. Ich esse mehr als früher. ☐ Ja ☐ Nein
61. Ich esse viel weniger als früher. ☐ Ja ☐ Nein
62. Ich mache mir Sorgen wegen meines Gewichts. ☐ Ja ☐ Nein
63. Ich verliere häufiger die Geduld als früher. ☐ Ja ☐ Nein
64. Ich glaube, eine Beratung könnte mir helfen. ☐ Ja ☐ Nein
65. Andere Probleme (bitte schildern): ____________________

    ____

    ____

66. Haben Sie ein persönliches Anliegen, das Sie nur mit Ihrer Ärztin besprechen möchten? ☐ Ja ☐ Nein

Hier ist Raum für weitere Informationen über Sie, die uns eine Hilfe sein könnten.

____

____

Bitte kreisen Sie zum Schluß die Antworten zu den Aussagen ein, die Sie sehr beschäftigen.

VIELEN DANK!

Zweiter Schritt: Die eigenen Überzeugungen erkennen

Nehmen Sie sich genügend Zeit, um die folgenden Fragen zu beantworten. Mit einer Freundin oder in einer Gruppe geht das möglicherweise besser. Ihre Antworten können einen ausgezeichneten Ausgangspunkt für ein persönliches Tagebuch ergeben, das Sie regelmäßig weiterführen können, wenn Ihnen neue Einsichten kommen. Schon allein mit dem Aufschreiben der Antworten, mit der Zeit und der Energie, die Sie darauf verwenden, tun Sie etwas für Ihre Gesundheit. Sie werden dabei viel über sich selbst und über Ihre Beziehung zu Ihrem Körper lernen. *Beachten Sie: Was Sie hier für Ihre Gesundheit tun, kostet Sie keinen Pfennig.*

Ist Ihnen klar, wie über Generationen weitergegebene Einstellungen zu Abläufen im weiblichen Körper, wie der Menstruation und der Menopause, zu den Krankheiten beigetragen haben, unter denen Frauen heute leiden? Welche Einstellungen sind Ihnen bewußt?
Wenn Sie in dem Glauben aufgewachsen sind, daß Ihre Menstruation »das Zeug« ist, wäre es kein Wunder, wenn Ihre Einstellung zu Ihrer weiblichen Physiologie nicht die beste ist.

Inwieweit haben Sie diese Wertvorstellungen verinnerlicht?
Bei einer meiner Patientinnen trat die Menopause vorzeitig ein, nachdem sie im Alter von 27 Jahren eine Chemotherapie gegen die Hodgkin-Krankheit gemacht hatte. Sie nahm zwar einige Jahre lang Östrogene, hörte aber schließlich wieder damit auf. Sie sagte: »Die Vorstellung, daß ich wieder meine Regel kriege, war abschreckend und widerlich für mich.« Ich fand ihre Ekelsbekundung und das, was sie damit über ihre Einstellung zu ihrem Körper aussagte, gleichermaßen erschreckend, aber derartige Einstellungen sind leider allzu häufig.

Glauben Sie, daß Sie gesund sein können?
Frauen, die in Familien aufgewachsen sind, in denen es üblich ist, bei Schlafstörungen, nervöser Unruhe, Kopfschmerzen und gewöhnlichem Schnupfen zum Arzt zu gehen, verinnerlichen oft die Überzeugung, daß der menschliche Körper dazu geschaffen ist, unter allen möglichen Krankheiten zu leiden, und daß es für jede Krankheit eine Pille gibt. Für manche Menschen ist es ganz normal, sich körperlich schlecht zu fühlen. Sie können sich nicht vorstellen, daß ihr Körper gesund sein kann und nicht für jede herumschwirrende Bazille anfällig sein muß.

Welche seelischen Verletzungen haben Sie in Ihrer Kindheit/Familie erlitten?

Haben Sie sich mit diesen Problemen beschäftigt und versucht, zu verstehen, wie sie auf bewußter und unbewußter Ebene Ihr Leben beeinflußt haben? Zu diesen seelischen Verletzungen gehören Inzest, chronische Krankheit eines Elternteils, unbewältigte Verluste wie eine Scheidung in der Familie oder ein Elternteil, der die Familie verlassen hat. Viele Väter haben ihre Töchter verlassen, als sie noch klein waren, und sind nie wiedergekommen. Andere Frauen haben nie offen über den Tod von Vater oder Mutter gesprochen. Wie solche Ereignisse sich auswirken, ist zwar individuell ganz verschieden, aber eine Schockwirkung haben sie immer. Die Art unseres Umgangs mit den Gefühlen, die durch solche Verluste ausgelöst werden, kann für unsere körperliche Gesundheit eine Rolle spielen. Erinnern Sie sich daran, daß diese Erlebnisse in direkter Beziehung zum Gesundheitszustand unserer ersten drei Chakren stehen.

Zum Beispiel bekam eine meiner Patientinnen um ihren 40. Geburtstag herum Panikattacken und schwere prämenstruelle Beschwerden. Einige Monate vorher war bei ihrem Vater Darmkrebs festgestellt worden. Als meine Patientin vier Jahre alt war, war ihre Mutter plötzlich an einer allergischen Reaktion auf Penicillin gestorben. Man hatte das kleine Mädchen ohne jede Erklärung zu einer Tante geschickt, bei der sie von da an lebte, und ihr nie erlaubt, darüber zu sprechen oder ihren Verlust zu betrauern. Sie erinnerte sich, daß ihr nie jemand gesagt hatte, was eigentlich mit ihrer Mutter geschehen war, daß niemand geweint hatte und daß sie den Eindruck gewonnen hatte, sie dürfe es nie erwähnen. Jetzt, da sie mit dem möglichen Verlust ihres Vaters konfrontiert ist, arbeiten sich diese lange vergrabenen Emotionen alle an die Oberfläche hoch – hoffentlich können sie diesmal auf gesunde Weise geäußert und freigesetzt werden.

Welchen Zweck erfüllt Ihre Krankheit? Was bedeutet sie ihnen?

Eine 40jährige Frau, die von einem Autounfall genas, erzählte mir, das Tempo ihres Lebens sei vor dem Unfall zweifellos zu schnell gewesen. Um ihren Bedürfnissen Beachtung zu schenken, mußte sie buchstäblich dazu gezwungen werden, mehrere Monate lang zu liegen und an die Decke zu starren, wie es jetzt der Fall war. Sie betrachtet ihren Unfall inzwischen als einen sehr positiven Wendepunkt in ihrem Leben. Leslie Kussman, eine Filmemacherin[1], die multiple Sklerose hat, hat gesagt, während einer ihrer morgendlichen Meditationen sei ihr aufgegangen, daß wir die Frage »Welchen Zweck erfüllt meine Krankheit?« vielleicht umformulieren müssen zu »Mit welcher Krankheit erreiche ich meinen Zweck?«

Krankheit ist bei uns im Westen oft die einzige akzeptable Meditationsform. In unserer Gesellschaft wird man stirnrunzelnd als hedonistisch oder verantwortungslos angesehen, wenn man mitten am Tag ein Schläfchen macht oder meditiert, um sich wieder aufzuladen und zu erfrischen. Ein Schnupfen dagegen ist eine sozial anerkannte Form des Ausruhens.

Denken Sie einmal, ohne in Selbstanklagen zu verfallen, daran zurück, wie es war, als Sie das letzte Mal wegen einer Krankheit nicht zur Arbeit gehen konnten. War die Krankheit eine befriedigende Unterbrechung Ihres Alltags? Was hat Sie Ihnen gebracht? Was haben Sie aus ihr gelernt? Sehen Sie eine Möglichkeit, wie Sie sich genauso gut erholen können, ohne krank zu werden? Eine junge Ärztin bekam Brustkrebs, während sie mit ihrem dritten Kind schwanger war. Sie reagierte darauf, indem sie ihre Ernährung, ihr Arbeitsprogramm und ihre Lebensweise änderte. Zwei Jahre später erzählte sie mir: »Mein Leben ist so schön wie noch nie. Jeder Tag ist eine Freude. Ich bin froh, daß ich Krebs hatte. Er hat mir das Leben gerettet.«

Wenn Sie nur noch sechs Monate zu leben hätten, würden Sie dann Ihre derzeitige Arbeit weitermachen? Würden Sie mit Ihrem jetzigen Partner zusammenbleiben? Bräuchten Sie eine schwere Krankheit, damit Sie *jetzt* anfingen, Ihr Leben zu ändern?

Sind Sie bereit, für alle Botschaften offen zu sein, die Ihre Beschwerden oder Ihre Krankheit Ihnen vielleicht bringen wollen?

Bevor Sie anfangen, sich mit dieser Frage zu beschäftigen, sollten Sie bitte beachten, daß es ein grundsätzlicher Unterschied ist, ob man bereit ist, sich für eine Botschaft zu öffnen, oder ob man den festen Willen hat, eine Krankheit in den Griff zu kriegen und ihre Bedeutung ganz genau herauszubekommen, vor allem, während sie gerade akut ist. Die erste Haltung ist heilsam. Bei der zweiten Haltung dagegen manipuliert man sich nur und gibt sich der Illusion hin, etwas beherrschen zu können. Wie es in Zwölf-Schritte-Programmen heißt: »Das eigene ›Warum‹ ist tödlich.« Für den Sinn einer Krankheit offen zu sein bedeutet, daß Sie die Krankheit zu sich sprechen lassen, oft durch Gefühle, Bilder und Schmerzen. Es ist gut möglich, daß Sie Ihre Situation intellektuell erst dann verstehen, wenn die Krankheit vorbei ist.

In den achtziger Jahren, als unsere Gesellschaft sich mit dem Zusammenhang von Körper und Geist beschäftigte, wurden tatsächlich Fragen gestellt wie: »Warum brauchst du den Krebs?«, als ob der Verstand das durch kausales Denken herausbekommen könnte. Diese Fragen führen dazu, daß sich das Gehirn im Kreis bewegt, so daß eine Art »Denksucht« entstehen kann. Für die Bedeutung einer Krankheit offen zu sein ist eine Haltung, ein Prozeß. Wie Anne Wilson Schaef sagt: »Es ist ein ›Abwarten‹, kein ›Warten auf‹ etwas.«

Wie reagieren Sie normalerweise, wenn Sie mit einer Krankheit konfrontiert werden?
Den Sinn hinter einer Krankheit zu ergründen, ist ein Prozeß, bei dem Fragen wie »Warum gerade ich? Warum gerade jetzt?« keinen Platz haben. Evy McDonald schreibt: »Verheddern Sie sich nicht im Netz des Warum. Die Suche nach einer Erklärung und nach dem Sinn Ihrer Krankheit kann zu Frustration und Verzweiflung führen und kann Sie in Ihrer Entscheidungs- und Handlungsfähigkeit lähmen.«

Bei den alten Griechen wurden Boten mit Neuigkeiten über die gerade tobende Schlacht zum Heerführer geschickt. Wenn die Nachrichten schlecht waren, wurde der Bote umgebracht. Wenn Sie krank sind, besteht Ihre Aufgabe nicht darin, den Boten, die Krankheit nämlich, zu töten, indem Sie ihn ignorieren, darüber klagen oder einfach die Symptome unterdrücken, sondern Sie sollten Ihr Leben sorgsam überprüfen und jene Bereiche aufspüren und beobachten, in denen Harmonie, Erfüllung und Liebe fehlen.

Was hält Sie davon ab, sich selbst zu heilen?
Das »Abwarten« bei dieser Frage ist eine gute Art der Meditation. Erwarten Sie nicht, daß sofort eine Antwort auftaucht – auch wenn das manchmal vorkommt. In den achtziger Jahren habe ich mich wiederholt gefragt, welche Veränderungen ich in meinem Leben brauchte und was ich als nächstes tun sollte. Die Antwort, die immer wieder auftauchte, war einfach: *Ruh dich aus. Du bist erschöpft.* Es dauerte über ein Jahr, bis ich nach dieser Einsicht handelte. Es war eben ein Prozeß, und das ist immer so.

Manche Menschen werden nicht gesund, weil sie glauben, sobald sie geheilt wären, wären sie einsam und verlassen. Krankheit kann in unserer Gesellschaft eine sehr erfolgreiche Methode sein, um auf legitime Weise seine Bedürfnisse erfüllt zu bekommen. Wenn man zu jemandem sagt: »Bitte nimm mich in die Arme – ich bin krank«, ist das etwas ganz anderes, als wenn man sagt: »Bitte nimm mich in die Arme – es ist ein schönes Gefühl, und ich hab' es gern.« Im ersten Satz wird Krankheit benutzt, um das allgegenwärtige menschliche Bedürfnis nach Nähe zu rechtfertigen. Im zweiten Satz wird das Bedürfnis einfach direkt geäußert. Viele von uns wissen gar nicht, wie eine Vertrautheit aussieht, die nicht mit Hilfe unserer Verletzungen hergestellt wurde. Sie sind so erzogen, daß sie sich ihrer Bedürfnisse schämen, und lernen sehr früh, ihre Verletzungen als Brücke zu anderen Menschen zu nutzen.

Als ich Assistenzärztin war, war ich einmal sehr stolz darauf, wie ich eine bestimmte Patientin behandelt hatte, und ich beschloß, einer Krankenschwester davon zu erzählen, die diese Patientin auch gut kannte und vielleicht mit mir feiern wollte. Sie sagte: »Eigenlob stinkt.« Ich war sprachlos. Ich hatte einfach dem natürlichen menschlichen Bedürfnis nachgegeben, mein Erfolgserlebnis einem Menschen mitzuteilen, der verstehen würde, was das bedeutete. Als ich klein war, waren meine Eltern immer der Meinung gewesen, daß jedes von uns Kindern seinen »Platz an der Sonne« brauchte. Es war üblich, daß unsere Talente und Leistungen anerkannt wurden, und wir hatten ein gutes Gefühl zu uns selbst und zueinander, wenn wir darüber sprachen. Doch meine Mitarbeiterin hatte offensichtlich gelernt, daß es nicht in Ordnung war, »sich selbst anzupreisen«. Häufig ist das Begräbnis der einzige Anlaß, zu dem etwas Gutes über das Leben eines Menschen gesagt wird. Das ist tragisch. Wir alle müssen akzeptieren, daß wir, wie stark, unabhängig und gesund wir auch werden mögen, immer andere Menschen brauchen werden, als Gesellschaft, zum Feiern und um ein Leben voll Freude führen zu können.

Kümmern Sie sich immer noch um die Probleme aller Mitmenschen und stellen Ihre eigenen Bedürfnisse zurück?
Das ist das klassische Dilemma der Frauen. Das Bedürfnis, Heilerin und Friedensstifterin für die ganze Familie oder Arbeitsstätte zu sein, ist ein Muster, das viele von uns in der Kindheit lernen. Um Gesundheit zu erlangen, muß eine Frau sich mit dieser Neigung aufrichtig auseinandersetzen und sich dazu entschließen, das Muster zu ändern.

Hier ein Beispiel: Letztes Jahr beklagten meine Kinder (die zu der Zeit zehn und zwölf Jahre alt waren) sich wiederholt über eine meiner Kolleginnen, die eine gute Freundin von mir ist. Sie hat mir bei den Recherchen für dieses Buch geholfen und mir während dieser Zeit sehr unterhaltsam Gesellschaft geleistet. Meine Kinder hatten den Eindruck, meine Freundin nähme mich zeitlich zu sehr in Anspruch und ich stünde ihnen nicht so zur Verfügung, wie sie es gern gehabt hätten. Mir fiel jedoch auf, daß Ann und Kate, wenn sie mit ihren Freundinnen spielten, lasen oder ganz in ihre eigenen Dinge vertieft waren, mich stundenlang ignorierten, manchmal sogar tagelang. Und während der vielen Tage und Stunden, in denen meine Freundin nicht bei uns war, kamen und gingen meine Kinder, wie es ihnen paßte und konzentrierten sich auf ihre eigenen Bedürfnisse. Wenn sie mit etwas anderem beschäftigt waren, waren sie an meiner Gesellschaft gar nicht unbedingt interessiert. Sobald jedoch meine lustige Freundin zur Tür hereinkam, wurde ich für die beiden außerordentlich interessant.

Um diese Situation zu klären, hörte ich mir zuerst stundenlang die Klagen meiner Töchter an und versuchte, nur auf *ihre* Bedürfnisse einzugehen. Dann wurde mir klar, daß die Mädchen auf einer unbewußten Ebene gar nicht damit rechneten, daß ich auch unabhängig von ihnen das Bedürfnis nach Freundschaft, Lachen und Gesellschaft haben könnte. Als mir das aufging, gab ich ihnen sehr deutlich zu verstehen, daß ich auch Bedürfnisse habe – persönliche Bedürfnisse, die *genauso* wichtig (nicht wichtiger) wie ihre eigenen sind. Mir wurde klar, daß ich mich nicht nur für die Bedürfnisse meiner Kinder, sondern auch für meine eigenen einsetzen mußte. Zusammen begannen wir, uns ins Bewußtsein zu rufen, in welchen Bereichen sie – unbewußt – etwas dagegen hatten, daß ich ein eigenes Leben führte, getrennt von ihnen, und welche äußeren Einflüsse mich dazu gebracht hatten, daß ich mein Leben ihren Bedürfnissen opferte.

Als mir diese Zusammenhänge und das, was geschehen mußte, klar wurden, hatte ich einen Traum. Jemand schenkte mir eine rote Zapfsäule im Stil der fünfziger Jahre, die Milch pumpte. Auf der Zapfsäule war ein Name aufgemalt: »Die Mutter.« Ich mußte die Zapfsäule kühl halten, damit die Milch nicht verdarb. Immer wieder versuchte ich, mich daran zu erinnern, wem ich die Milch geben sollte. Meine Familie brauchte sie nicht – wir trinken keine Milch. Als ich aufwachte, wurde mir klar, daß die Zapfsäule mich selbst darstellte, und daß es jetzt Zeit war, von einer überholten Form des Bemutterns Abschied zu nehmen (einer Zapfsäule aus den fünfziger Jahren, die immer nur ein Auto auf einmal betanken – eine Rolle auf einmal spielen – konnte).

Verstehen Sie genau, wie Ihr Körper arbeitet, und wissen Sie, wie eng Ihre Gedanken und Gefühle mit Ihrer körperlichen Gesundheit verknüpft sind?

Ihr Körper erlebt jeden Gedanken und jedes Gefühl als »physiologische Realität«. Wenn Sie an den Geschmack und den Geruch von Schokolade denken, lösen Sie viele Reaktionen in Ihrem Körper aus, die auch stattfinden, wenn Sie tatsächlich Schokolade essen. Der Körper ist kein statisches Gebilde. Die Menge an Sonnenlicht, die wir während eines Tages aufnehmen, hat Einfluß auf alle möglichen Abläufe in unserem Körper. Die Art der Geräusche, die wir hören, hat Einfluß auf unsere Physiologie, und die Qualität unserer Beziehungen zu anderen Menschen ebenfalls.

Vielen Frauen fehlt nicht nur das Wissen darum, wie stark unser Körper von unserer Umgebung beeinflußt wird, sondern sie besitzen auch keine Grundkenntnisse in der Anatomie des weiblichen Körpers. Nach Operationen wissen Frauen oft nicht genau, was herausgenommen wurde und was sie noch in sich haben. Es ist aber sehr beruhigend, wenn man genau weiß, wo die Organe im Körper liegen. Während meiner Zeit als Assistenzärztin habe ich einmal eine Blinddarm-Notoperation bei einer Frau vorgenommen. Wegen einer lebensgefährlichen Entzündung mußten gleichzeitig ihre Gebärmutter und ihre Eierstöcke entfernt werden. Einige Tage später erfuhr ich, daß die Patientin glaubte, ihr Blinddarm sei so groß wie eine große Melone gewesen und ihr Unterleib sei jetzt völlig leer, weil wir ihn herausoperiert hatten. Ich erklärte ihr, daß Dünndarm und Dickdarm ihren Unterleib ganz ausfüllten, obwohl sie ihre Beckenorgane verloren hatte. Diese Information war während der Genesung sehr hilfreich für sie, weil das Gefühl des Verlustes dadurch nicht so überwältigend wurde. Es half ihr auch, daß wir ihr anatomische Zeichnungen zeigten – sie erfuhr, daß ihr Blinddarm kleiner war als ihr kleiner Finger.

Eine Frau sagte einmal zu mir: »Ach, um meinen Unterleib kümmert sich die Lahey-Klinik!« Ihr wäre viel besser damit gedient, wenn sie selbst die Verantwortung für ihren Unterleib übernehmen würde, statt sie der Lahey-Klinik zu überlassen.

Viele Frauen sind im Hinblick auf ihren Körper viel zuversichtlicher, wenn sie alle Befunde in der Hand haben und sie gelesen und verstanden haben. Bei *Women to Women* geben wir jeder Patientin, die das wünscht, gerne Kopien ihrer Befunde, zum Beispiel von den Ergebnissen der gynäkologischen Untersuchung, des Abstrichs zur Krebsdiagnose, der Mammographie, und etwaige Operationsberichte. Wir entschlüsseln die medizinische Fachsprache so weit wie nötig, damit die Patientinnen genau wissen, woran sie sind. Wir ermutigen sie auch, sich Kopien aller ihrer früheren Befunde zu besorgen, vor allem ihre Operationsberichte, damit sie genau wissen, was in ihrem Körper vor sich geht, wie es in ihm aussieht und was noch da ist. Wenn eine Frau Kopien ihrer Befunde besitzt, kann das auch ihre gesundheitliche Versorgung erleichtern, wenn sie auf Reisen ist oder einen Notarzt in Anspruch nehmen muß. Andererseits haben Frauen, wenn sie mit ihrer Behandlung zufrieden sind und keine Probleme damit haben, sich vertrauensvoll an andere zu wenden, manchmal kein Bedürfnis danach.

Bei *Women to Women* gibt es, wie in vielen anderen Arztpraxen auch, in allen Untersuchungsräumen Spiegel, damit die Frauen ihren Gebärmutterhals sehen und beobachten können, wie der Abstrich gemacht wird, wenn sie das möchten. Nicht jede Frau wünscht das, aber wir bieten es an. Viele Ärzte und Ärztinnen geben ihren Patientinnen auch Videobänder von ihren Operationen.

Wissen Sie, wo Ihre Organe liegen? Wenn nicht, empfehle ich Ihnen, sich einmal eine Enzyklopädie oder ein normales Anatomiebuch anzusehen. Lernen Sie Ihren Körper kennen – nicht erst dann, wenn er krank ist, sondern in gesundem Zustand!

Verfolgen Sie wirklich Ihr Lebensziel?

Unser Körper ist so angelegt, daß er am besten funktioniert, wenn wir den Aktivitäten und Arbeiten nachgehen, die sich für uns genau richtig anfühlen. Es fördert unsere Gesundheit, wenn wir uns mit kreativer Arbeit beschäftigen, die *uns* befriedigt – nicht weil der Chef, der Ehemann oder die Mutter sich darüber freuen. Das kann alles Mögliche sein, von Gartenpflege über Computerprogrammierung bis hin zum Schweißen.

Leider ist unsere Gesellschaft nicht davon überzeugt, daß Kreativität an sich einen Wert hat. Damit eine Arbeit als sinnvoll angesehen wird, muß sie eine direkte Belohnung oder einen bestimmten Nutzen zur Folge haben. Wir schätzen den Wert einer Tätigkeit danach ein, wieviel Geld mit ihr verbunden ist. Viele Menschen verdienen eher ihren »Sterbensunterhalt« als ihren »Lebensunterhalt«, wenn sie zur Arbeit gehen. Häufig finden Leute sich wegen der Sozialleistungen mit sehr unbefriedigenden Arbeitsbedingungen ab. Ich nenne das »für die Sozialleistungen sterben«. Finanzielle und gynäkologische Gesundheit sind eng miteinander verbunden. Finanzielle Belastungen wirken sich auf den Bereich des zweiten Chakras (Gebärmutter, Eileiter, Eierstöcke, unterer Rücken) aus. Wir schaffen in diesem Bereich Gesundheit, wenn wir unsere Fähigkeit aktivieren, gleichzeitig kreativ und wohlhabend zu sein.

Der erste Schritt zu Kreativität und Wohlstand besteht oft in einer Veränderung unserer Einstellung zu Geld und Arbeit. Dazu müssen wir die Dynamik von Arbeit und Geld verstehen – Bereiche, die lange von Männern beherrscht wurden. Uns muß völlig klar sein, daß unsere Gesellschaft an das »Nullsummenmodell« glaubt, und wir müssen wissen, welchen Einfluß das auf uns hat. Viele Menschen glauben zum Beispiel: »Wenn es mir gut geht, muß ein anderer leiden. Es reicht nicht für alle.« Oder umgekehrt: »Wenn es jemand anders gut geht, kann es mir nicht gutgehen. Ich habe keine Chance, weiterzukommen.« Wir müssen erst einmal erkennen, wie tief diese Überzeugungen in uns verwurzelt sind und wie vollkommen sie unseren Umgang mit dem Thema Geld beherrschen, bevor wir uns entschließen, sie zu ändern.

Täglich steht in den Schlagzeilen, wieviele Menschen arbeitslos sind und wie schlecht es der Wirtschaft geht. Das betrifft uns alle, und es ist eindeutig, daß wir uns mitten in einem größeren wirtschaftlichen Wandlungsprozeß befinden. Andererseits kommen täglich Frauen zu mir, die gerade das gewinnreichste Jahr ihres Lebens hinter sich haben, weil sie dafür ihre Gaben und Talente eingesetzt haben. Wenn wir uns von den Medien den Mut nehmen lassen, in den kreativen Brunnen in uns hinabzusteigen und Ideen, die uns ernähren können, herauszuholen, verschenken wir unsere Kraft – und werden selbst ein Teil des Problems.

Die Gedanken von Joe Dominguez, einem früheren Wall-Street-Analytiker, und Vicki Robin sind ein guter Ausgangspunkt für die Überprüfung dieser destruktiven Glaubenssätze und für ihre Umkehrung.[2] Von Joe und Vicki habe ich gelernt, daß Geld eine Substanz ist, für die wir unsere Lebensenergie eintauschen. Um ein gesundes Verhältnis zum Geld zu bekommen, muß man sich zuerst einmal ausrechnen, wieviele Stunden man noch zu leben hat – die gesamte Lebensenergie. Dann rechnet man aus, wieviel Lebensenergie die eigene Arbeit verschlingt. Wenn man soviel arbeitet, daß man als Ausgleich für den arbeitsbedingten Energieverlust teure Urlaube braucht und häufig krank ist, stellt man vielleicht fest, daß eine Arbeitsstunde, wenn man die »versteckten« Kosten für Urlaub und Krankheit mitrechnet, viel weniger wert ist, als man dafür bezahlt bekommt. Als nächstes hilft das Programm einem, ein ausgeglichenes Verhältnis zum Geld zu bekommen, indem man sich klarmacht, wieviel Befriedigung man aus jedem Kauf zieht, verglichen damit, wieviel Lebensenergie das Erworbene gekostet hat.

Der folgende Schritt ist, daß man sich bewußt entschließt, mehr Geld für Dinge oder Aktivitäten auszugeben, die einem die größte Befriedigung verschaffen, und weniger Geld für Zeug, das letztendlich keine

Bedeutung hat. Dadurch nehmen die Ausgaben mit der Zeit ab, und die Erfüllung, die sie einem verschaffen, nimmt zu. Wenn man beginnt, Geld auf diese Weise zu betrachten, ändert sich die gesamte Beziehung dazu. Man merkt allmählich, daß es nicht nötig ist, das, was man schon immer tun wollte, auf »später« zu verschieben. Einige meiner größten Vergnügen, wie am Strand spazierengehen, Lesen und ins Kino gehen, kosten fast nichts. Ein erfüllteres Leben zu beginnen muß nicht teuer sein. Als ich das Programm von Dominguez und Robin durcharbeitete, wurde mir klar, daß mir meine freie Zeit unendlich viel wert war, und daß ich nie wieder eine Arbeit tun könnte, ganz gleich, wie gut die Bezahlung und die Sozialleistungen sein würden, wenn diese Arbeit nicht auch meine Seele befriedigen und mir genügend Zeit geben würde, mir mein Leben so zu gestalten, wie ich es will.

Zur Zeit wird Hausfrauenarbeit (die im Bruttosozialprodukt nicht auftaucht) weder anerkannt noch belohnt und auch nicht gerecht zwischen den Geschlechtern aufgeteilt. Eine meiner Freundinnen korrigiert diese Situation inzwischen auf persönlicher Ebene, indem sie von ihrem Mann für ihre tägliche Arbeit als Hauswirtschafterin, Mutter und Privatsekretärin ein »Gehalt« verlangt. Ich meinerseits fange an, meinen Töchtern beizubringen, wie wichtig es ist, finanziell von Männern unabhängig zu sein. Jede Frau muß sich selbst überlegen, wie sie zur Veränderung der überkommenen kulturellen Denkweise beitragen kann.

Haben Sie Ihr Leben so eingerichtet, daß es sowohl Ihre innersten Bedürfnisse befriedigt als auch Ihren Wunsch, etwas für andere zu tun?
Es ist durchaus möglich, sich vollständig selbst zu verwirklichen, die innersten emotionalen Bedürfnisse zu befriedigen und gleichzeitig mit anderen zusammen für das Gemeinwohl zu arbeiten. Unsere Kultur hat Frauen genau das Gegenteil gelehrt: daß sie sich und ihre Bedürfnisse nämlich dem Wohl anderer zum Opfer bringen müssen. Man kann jedoch den Durst anderer nicht löschen, wenn die eigene Tasse immer leer ist. Viele Untersuchungen haben gezeigt, daß zum Beispiel Frauen mit Brustkrebsrisiko eine Arbeit, die sie gern tun, und ihre Art der Selbstentfaltung oft aufgeben, um andere zu pflegen. Nicht dieses Opfer allein schafft die gesundheitlichen Probleme, sondern auch der nicht zum Ausdruck gebrachte Ärger darüber trägt dazu bei. Wenn eine Frau nicht davon überzeugt ist, daß sie ein Recht auf Entfaltung hat, wird sie sich nicht einmal gestatten, ihren Groll zu spüren. Die Weisheit ihres Körpers muß sie dann darauf aufmerksam machen, damit sie wieder ins Gleichgewicht kommen kann.

Loben Sie sich regelmäßig für Ihre Stärken, Begabungen, Fähigkeiten und Leistungen?
Wenn man Gesundheit – oder irgend etwas anderes – schaffen will, ist es wichtig, daß man sich selbst Anerkennung dafür zollt, wo man gerade steht. Lob anzunehmen – einen Erfolg und den Abschluß einer Aufgabe wirklich körperlich zu spüren – kann man lernen. Annie Gill O'Toole, eine Unternehmensberaterin, hat bei *Women to Women* mit uns gearbeitet und uns geholfen, neue Formen und Strukturen zu schaffen, die auf unsere Ziele abgestimmt sind. Sie weist darauf hin, daß ein wichtiger Grund dafür, daß Menschen steckenbleiben und sich kein besseres Leben schaffen können, darin besteht, daß sie sich selbst nicht für das loben, was sie bereits geschaffen haben. Wenn Sie den Schritt, Ihr eigenes Werk anzuerkennen, immer überspringen und sich weiterhin nur auf das konzentrieren, was Sie noch erreichen müssen, dann hört Ihr Unbewußtes nur: »Du bist nicht gut genug. Du hast nicht genug geleistet. Es gibt noch so viel zu tun. Du wirst nie gut genug sein« – statt: »Gut gemacht. Du hast viel geschafft.«

Viele Frauen leben in dem Glauben, daß sie zu viel zu tun haben, daß sie nie fertig werden und daß sie daher nie ausruhen und sich selbst loben dürfen. Diese Überzeugung stammt direkt aus der Produktivitätsbesessenheit unserer Gesellschaft und aus dem Glauben, daß unser Wert davon abhängt, was wir für andere produzieren können, mögen es nun Kinder, Waren oder Dienstleistungen sein. Dieses Glaubenssystem bringt uns dazu, uns immer mehr Arbeit aufzuladen, die wir nicht zu Ende bringen können und die nicht befriedigend ist. Aber die optimale Gesundheit, etwa der Eierstöcke, erfordert, daß wir unsere Kreativität als gesunde Äußerung unseres tiefsten innersten Bedürfnisses nach Selbstausdruck anerkennen. Diese Kreativität braucht sich nicht in Geld oder Produktivität messen zu lassen, um ein wertvoller Beitrag zu unserer eigenen Gesundheit und der anderer zu sein. Wenn wir zulassen, daß andere unsere angeborenen Begabungen und Talente ausbeuten, beurteilen und beherrschen, setzen wir unsere Gesundheit aufs Spiel.

Eine meiner Kolleginnen lernte diese Lektion, als sie, während sie an einer größeren Klinik arbeitete, eine Eierstockzyste bekam. Ursprünglich hatte Florence die Stelle an dieser Klinik angenommen, weil sie glaubte, sie wäre nicht gut genug, um auf eigene Faust eine Praxis zu eröffnen und ihre Kreativität voll auszuschöpfen. Nach der Entfernung ihres Eierstocks wußte sie jedoch intuitiv, daß sie ihre Arbeitsstelle aufgeben mußte, daß es in irgendeiner Weise gefährlich für sie wäre, dort zu bleiben. In dieser Arbeitsumgebung wurde ihre ureigene weibliche Kreativität von anderen nicht gewürdigt, und infolgedessen schätzte Florence sich selbst nicht, wenn sie dort war. Sie wußte, daß sie noch nicht so stark war, daß sie ihren eigenen, weiblichen Standpunkt ganz ohne Unterstützung durch andere vertreten konnte, aber die »Opferung« ihres Eierstocks rüttelte sie wach und bewegte sie dazu, eine Veränderung vorzunehmen. Sie verließ die Klinik und baute selbst eine sehr erfolgreiche Praxis auf. Erst Jahre später, nachdem sie von der Weisheit der Eierstöcke erfahren hatte, konnte sie erfassen, wie sehr in ihrer ursprünglichen Arbeitsstätte ihre Kreativität bedroht gewesen war.

In allen Bereichen müssen die Fähigkeiten und die Stimmen der Frauen beachtet werden: in der Industrie, im Bildungssystem, in der Medizin und in anderen Berufen. Als erstes müssen Frauen sich selbst zuhören und ihre eigenen Stimmen hören. Unsere persönliche Entfaltung ist von vorrangiger Bedeutung für unseren Planeten. Wir haben viel zu geben, aber zu häufig haben wir kein Selbstbewußtsein.

Denken Sie an etwas, was Sie heute, in dieser Woche oder in diesem Jahr erreicht haben und worauf Sie stolz sind. Spüren Sie diese Ihre Leistung(en) ganz. Verinnerlichen Sie das Bewußtsein davon, bis es mehr ist als bloßes intellektuelles Wissen. Schließen Sie sich selbst ins Herz. Wenn wir uns selbst nicht über unsere Fähigkeiten und Leistungen freuen können, kann das auch sonst niemand.

Wie würde Ihr Leben aussehen, wenn Sie gesundheitlich in bester Verfassung wären?
(Beantworten Sie diese Frage in Form einer Übung.) Setzen Sie sich einem Menschen gegenüber, der Sie voll und ganz unterstützt. Bitten Sie die Freundin oder den Freund, Ihnen folgende Fragen zu stellen: »Wenn alles möglich wäre, schnell, mühelos und sofort, wie würde dein Leben dann aussehen? Wer käme darin vor? Was würdest du gerade tun? Wo würdest du leben?«

Beantworten Sie die Fragen laut. Nehmen Sie sich dazu zwei bis drei Minuten Zeit. Denken Sie nicht darüber nach. Tun Sie so, als wären Sie ein Kind, und erschaffen Sie sich ein Leben, das genau Ihren Wünschen entspricht, so, als wäre alles möglich, mühelos, schnell und *sofort* – alles ist erlaubt. Wie würde Ihr Leben aussehen? Ihre innere Führung kennt Ihre Herzenswünsche genau. Wenn Sie den Mund öffnen und die Bremsen lösen – und eine Minute lang den »Richter« aus Ihrem Kopf verbannen –, wird Ihre innere Stimme Ihnen die richtigen Antworten geben.[3]

Wenn Sie mit diesem ersten Teil der Übung fertig sind, stellen Sie sich vor, daß genau ein Jahr vergangen ist. Sie waren in der Lage, alles zu erreichen, was Sie wollten, und noch mehr. Alles, was Sie sich erträumt haben, ist jetzt Wirklichkeit geworden. Sie feiern und blicken auf dieses sagenhafte Jahr zurück. Sie haben all das fast wie durch Zauberei geschaffen, mit der Kraft, die dadurch entstand, daß Sie mit Ihrer inneren Stimme und Weisheit in Kontakt waren. Beschreiben Sie Ihrer Partnerin oder Ihrem Partner, was Sie geschaffen haben, sprechen Sie über Ihre Freude und Erregung und laden Sie sie oder ihn ein, mit Ihnen zu feiern. Wenn Sie sich ganz in die Situation hineinversetzt haben, beginnen Sie zu sprechen. Sprechen Sie zwei bis drei Minuten lang, ohne sich selbst zu zensieren. Lassen Sie es einfach fließen – wie ein Kind, das im Spiel seiner Phantasie freien Lauf läßt.

Sie könnten diese Übung auch schriftlich machen, aber viele Menschen verbinden Schreiben mit Schule und Unterricht und »alles richtig machen«. Wenn das für Sie auch gilt, könnte Ihre innere Stimme durch das Aufschreiben der Antworten erstickt werden.

Versetzen Sie sich in die Zeit zurück, als Sie elf Jahre alt waren. Was hat Ihnen Spaß gemacht? Wer waren Sie? Was glaubten Sie, was Sie später einmal werden würden? Stellen Sie sich das jetzt vor und sagen Sie der Welt, wer Sie sind – und wer Sie in Zukunft sein werden. Alles ist erlaubt. Sprechen Sie das auf eine Kassette – oder erzählen Sie es einer Freundin oder dem Wind. Rufen Sie die Elfjährige zurück, jetzt. Sie hat Ihnen etwas zu sagen.

Dritter Schritt: Die Gefühle schätzenlernen und freisetzen

Die Erforschung des Leidens ist der Weg zur Freude.

(Stephen Levine)

Unsere Emotionen sind ein wesentliches Element unserer inneren Stimme. Unsere Gefühle gehören uns, genau wie unsere Krankheiten, unsere Träume und unser Leben, und wir müssen sie uns zu eigen machen und ihnen Beachtung schenken. Wir müssen lernen, unsere Gefühle zu spüren, unsere Bewertungen der Gefühle fallen zu lassen und dankbar dafür zu sein, daß sie uns führen. Sie teilen uns mit, wohin wir unsere Lebensenergie lenken. Chronische Wut oder Traurigkeit zieht, nach dem Gesetz des Magnetismus, meistens Situationen an, die von Wut oder Traurigkeit erfüllt sind. Wenn wir uns dagegen jeden Tag freuen und uns selbst und anderen Anerkennung schenken, ziehen wir Freude und Anerkennung in unser Leben hinein.

Kinder wissen ganz von selbst, wie man seine Gefühle spüren und dann loslassen kann. Wenn Sie sich wehtun, halten sie inne und weinen. Nach kurzer Zeit spielen sie wieder. Elisabeth Kübler-Ross weist darauf hin, daß ein Wutausbruch bei einem Kind etwa fünfzehn Sekunden dauert. Wenn man dem Kind jedoch wegen seiner Wut ein schlechtes Gewissen einredet oder Vorwürfe macht, wird die natürliche Entladung oft verhindert. Die natürlichen Gefühle des Kindes können steckenbleiben und zu einer Art Selbstmitleid werden, das diesem Menschen jahrelang anhaftet! Kübler-Ross schreibt, daß Menschen, denen früher nicht erlaubt wurde, ihre Wut auf natürliche Weise auszudrücken, als Erwachsene oft in Selbstmitleid baden und daß es schwer ist, mit ihnen zusammenzuleben. Dieses Selbstmitleid ist das gleiche wie Ichbezogenheit. Es kostet uns sehr viel Energie, die natürlichen Emotionen zurückzuhalten. Es ist anstrengend. Wenn wir während einer persönlichen Krise oder einer Phase der Veränderung unsere Gefühle nicht regelmäßig spüren können, lagert im Körper oft ein Bodensatz an weggepackten Emotionen.

Das Unterdrücken von Gefühlen ist ein Verhaltensmuster, das von Generation zu Generation weitergegeben wird. Viele Frauen haben einen natürlichen Zorn, den sie seit Jahrzehnten unter Kontrolle halten. Sie halten Meere von Tränen zurück, die noch geweint werden müssen. Eine stark übergewichtige Patientin erzählte mir, daß ihre Mutter und ihre Großmutter ihr vorgelebt hätten, wie man sich mit Schokolade vollstopft, wenn der Ehemann nicht in der Stadt ist und man sich einsam fühlt. Das Fett auf ihren Hüften repräsentierte, so sagte sie mir, die emotionale Energie von drei Generationen, die mit Schokolade zurückgehalten worden war.

Die Freisetzung von Emotionen, das Abfließenlassen aufgestauter Gefühle, ist ein organischer Heilungsprozeß, der vollkommen natürlich und ungefährlich ist.[4]

Als ich zum erstenmal an einem Intensivworkshop teilnahm und mit Menschen zusammen war, die Tiefenprozeß-Arbeit machten, hatte ich das Gefühl, im Kreißsaal zu sein – ich leistete Menschen Beistand, die sich selbst gebaren. Wir alle besitzen diese Fähigkeit.

Töne von sich zu geben, spielt bei der Freisetzung von Gefühlen eine wichtige Rolle. Myron McClellan, eine Musikerin, die sich auf die Heilkraft der Töne spezialisiert hat, sagt, Singen sei ein Teil des »Verdauungssystems des Emotionalkörpers«. Neben dem Singen gibt es noch andere Arten des heilenden Tönens, wie Jammern und tiefes Schluchzen. Anne Wilson Schaef lehrt, daß diese Töne wie Greifhaken sind, die durch den Körper wandern und ihn von Giften und altem Müll befreien.[5] Kürzlich schrieb mir eine Frau: »Ich habe mehrere Monate lang Kampfsport trainiert, einfach als Hilfe, um einen Teil der Verspannungen und der Muskelschwächen, die ich im Körper spürte, loszuwerden. Ein interessanter Nebeneffekt dabei ist, daß ich meine Stimme gefunden habe. Als ich Taekwondo lernte, sollte ich bei den Stößen und Tritten, die zu den Übungen gehören, laut herausschreien. Noch nie im Leben hatte ich mit solcher Überzeugungskraft ein Geräusch von mir geben können. Als Kind habe ich gelernt, keinen Lärm zu machen, um möglichst die Leute, die mich mißbrauchten, nicht aufzuregen oder zu reizen, und so vielleicht dem Mißbrauch zu entgehen. Dieses Trauma habe ich viele Jahre lang mit mir herumgetragen; ich habe sogar meinen Kummer erstickt, als mein Mann getötet wurde. In anderen Kulturen wird Frauen seit jeher beigebracht , laut zu klagen, um bei einem Todesfall ihrem Schmerz, ihrer Trauer oder ihrer Wut Ausdruck zu geben. Ich habe solche Geräusche nie von mir gegeben, obwohl ich es sicherlich gewollt und auch gebraucht hätte. Erst sechs Jahre nach dem Tod meines Mannes war ich in der Lage, so zu klagen. Die Klagelaute waren nicht nur durch den Karateschrei ermöglicht, sondern sie waren auch Ergebnis einer tiefgehenden Heilung meiner Atmungsorgane, die ich durch makrobiotische Ernährung und östliche Medizin erreichen konnte.«

In vieler Hinsicht sind die ersten ein, zwei Jahre *nach* einer traumatischen Erfahrung schwieriger als die Erfahrung selbst – vielleicht deshalb, weil wir in unserer Gesellschaft zwar in einer Notsituation Unterstützung bekommen, anschließend aber die Erwartung besteht, sowohl von uns selbst als auch von außen, daß wir damit klarkommen. Doch das kann nur geschehen, wenn wir uns den Raum und die Zeit gegeben haben, unsere Gefühle aufzuarbeiten.

Eine junge Frau, die vor einem Jahr mit Hilfe einer Knochenmarkstransplantation von der Hodgkin-Krankheit geheilt worden war, kam kürzlich zu mir in die Praxis. Die Chemotherapie hatte den verfrühten Eintritt der Menopause verursacht, und wir setzten gegen ihre Hitzewallungen Östrogene ein. Sie litt unter Müdigkeit und Schwäche, aber es gab keine Anzeichen dafür, daß der Krebs wiedergekommen wäre. Als wir ihre Geschichte durchgingen, brach die Patientin in Tränen aus und sagte mir, während des Jahres, in dem ihre Diagnose gestellt worden war und auch während der gesamten chemotherapeutischen Behandlung hätte sie kein einziges Mal geweint. Sie hatte sich nicht gestattet, ihre Angst zu erleben. Sie hatte einfach alles, so gut sie konnte, durchgestanden.

Jetzt, ein Jahr später, war die Krise im Leben dieser Frau vorbei. Ihrem Körper ging es gut, aber sie fühlte sich trotzdem nicht besser. Sie hatte nicht genügend Energie, um sich regelmäßig zu bewegen, und sie hatte keine Lust, für sich selbst gute, nahrhafte Mahlzeiten zuzubereiten. Nachdem sie sich das eine Weile vergegenwärtigt hatte, wurde ihr klar, daß sie Zeit brauchte, um die Erlebnisse in ihrer jüngsten Vergangenheit emotional zu verarbeiten.

Als ich mich zum erstenmal von einer Akupunkteurin behandeln ließ, erklärte sie mir, daß in der chinesischen Medizin Gefühle wie Wut einfach als *Energie* angesehen werden. Viele Frauen können ihre Wut nicht direkt ausdrücken – sie manipulieren stattdessen andere damit. Doch Wut kann eine machtvolle Verbündete sein. Wenn wir wütend sind, hat das immer mit etwas zu tun, das wir für uns selbst anerkennen müssen. Die Wut hängt nur bedingt mit der Situation oder dem Menschen, der sie ausgelöst hat, zusammen und ist immer ein Zeichen dafür, daß wir uns in irgendeiner Weise haben vergewaltigen lassen. Das ist einer der Gründe dafür, daß Wut so oft eine Begleiterscheinung des prämenstruellen Syndroms ist.

Wir Frauen müssen alle lernen, daß niemand uns wütend *machen* kann. Unsere Wut gehört uns, und sie sagt uns etwas, das wir wissen müssen. Eleanor Roosevelt hat einmal gesagt: »Niemand kann ohne deine Erlaubnis bewirken, daß du dich minderwertig [oder wütend oder traurig] fühlst.« Wut ist Energie – unser persönlicher Treibstoff. Sie sagt uns, daß etwas in unserem Leben geändert werden muß. Sie weist uns darauf hin, daß wir etwas wollen, ohne zu wissen, was das ist. Sagen Sie sich, wenn Sie nächstes Mal wütend werden: »Aha! Meine innere Stimme ist am Werk. Was möchte ich jetzt? Was soll hier anders werden?« Die Wut ist oft ein Ausdruck der Energie, die dazu nötig ist, die Veränderung durchzuführen. Dieses Gefühl ist nur dann gefährlich, wenn wir es verdrängen und im Körper aufstauen. Wenn wir Wut und alle anderen »negativen« Emotionen nicht als Depression gegen uns selbst richten oder damit auf andere losgehen, können sie von großem Nutzen für uns sein.

Vierter Schritt: Auf den Körper hören lernen

Auf den Körper hören und ihn respektieren zu lernen ist ein Prozeß, der Geduld und Mitgefühl erfordert. Sie können mit diesem Prozeß beginnen, indem Sie beim Durchlesen der folgenden Liste auf die Reaktionen Ihres Körpers achten. Lesen Sie langsam und kommen Sie bei Bedarf auf einzelne Punkte zurück.

- Notieren Sie sich, was in Ihrem Leben schwierig, schmerzhaft, schön und so weiter ist. Achten Sie auf Ihre Atmung, Ihren Puls und Ihre körperlichen Empfindungen, während diese Dinge Ihnen einfallen. Was spüren Sie? Wo spüren Sie es?
- Achten Sie darauf, wie Ihr Körper sich anfühlt. Fühlen sich manche Stellen taub an? Müde? Ist Ihnen zum Weinen zumute?
Ist bestimmten Bereichen Ihres Körpers zum Weinen zumute?
In solchen Gefühlen äußert sich die Weisheit Ihres Körpers.
Sie sind Teil Ihrer inneren Stimme.
- Wie sieht Ihr Selbstbild aus? Was glauben Sie, wie Sie auf andere wirken? Und auf sich selbst? Entsprechen solche Bilder der Wirklichkeit? Jahrelange chronische Unzufriedenheit mit dem Körper und ständiges Diäthalten führen bei vielen Frauen dazu, daß sie ein unrealistisches Selbstbild entwickeln. Manche fühlen sich viel schwerer, als sie tatsächlich sind. Frauen dagegen, die Kontakt zu ihrer inneren Stimme haben, wirken oft größer und imposanter, als sie es von ihrer Statur her sind.
- Achten Sie darauf, wie Sie normalerweise mit Ihrem Körper sprechen. Wie ist das, wenn Sie morgens in den Spiegel sehen? Kritisieren Sie Ihr Gesicht, Ihre Beine, Ihr Haar? Entschuldigen Sie sich für gewöhnlich bei anderen für Ihr Aussehen? Oder übermitteln Sie Ihrem Körper positive Botschaften, wie »Danke, daß du das Essen gestern abend verdaut hast, ohne daß ich dir dabei bewußt geholfen habe«? Stärken Sie die Verbindung zwischen Ihrem Mund und Ihren Ohren – und den anderen Körperteilen –, damit Sie sich daran gewöhnen, sich selbst zuzuhören. Ihr Körper glaubt Ihnen jedes Wort.
- Achten Sie auf Ihre Gedanken und beobachten Sie, wie diese Ihren Körper beeinflussen.
- Achten Sie im Alltag darauf, was Ihr Körper braucht. Sind Sie hungrig? Müssen Sie zur Toilette? Sind Sie müde? Ignorieren Sie Ihren Körper normalerweise?
- Machen Sie sich klar, daß Sie Ihre Gesundheit aufs Spiel setzen, wenn Sie ständig bestimmte Bereiche oder Funktionen Ihres Körpers schwächen. Wenn in Ihrer Firma jemand erkältet ist, schwächen Sie automatisch die Abwehrkräfte Ihres Körpers, wenn Sie zwanghaft daran denken, wie vielen Viren Sie dadurch ausgesetzt sind. Sagen Sie stattdessen zu Ihrem Körper: »Keine Sorge – ich weiß, daß du gesund bleiben kannst, wenn ich gut für dich sorge und dich ausruhen lasse.«

- Achten Sie darauf, welche Ängste Sie in bezug auf Ihren Körper haben. Vermeiden Sie es, Ihre Brüste zu berühren, weil Sie Angst haben, daß Sie Knoten darin finden könnten? Informieren Sie sich stattdessen über die Anatomie der Brust und lernen Sie, Ihre Brüste mit Respekt und Liebe zu berühren. Sie können Ihre gesamte Einstellung zu ihnen verändern und entkrampfen.
- Achten Sie darauf, ob es Bereiche Ihres Körpers gibt, die Sie verleugnet haben. Welche sind das? Betrachten Sie bestimmte Körperteile als »unakzeptabel«? Eine meiner Patientinnen hatte bis zum Alter von 35 Jahren häufig Bauchschmerzen. Sie hatte in ihrer Familie gelernt, daß es Frauen absolut untersagt war, zu furzen, auch wenn ihr Vater und ihre Brüder das durften. Daher hielt sie die Gase, die sich natürlicherweise im Darm bilden, buchstäblich fest, statt sie aus ihren Körper herauszulassen, wie es nötig war. Davon bekam sie Bauchschmerzen. Als sie einmal erkannt hatte, daß sie eine völlig natürliche Körperfunktion unterdrückt hatte, lernte sie, diese Funktion zuzulassen und war von ihren Bauchschmerzen befreit.
- Schenken Sie körperlichen Empfindungen wie Rückenschmerzen, »Kloß im Magen«, Kopfschmerzen oder Bauchschmerzen Beachtung. Sind mit bestimmten Bereichen Ihres Körpers Emotionen wie Wut oder Angst verbunden? Unterbrechen Sie das, was Sie gerade tun, wenn Sie etwas in Ihrem Körper spüren, legen Sie sich hin, atmen Sie tief und bleiben Sie mit Ihrer Aufmerksamkeit bei Ihrem Symptom, Ihrer Emotion oder Ihrer Empfindung. Vielleicht werden Sie überrascht sein, welche anderen Gefühle oder Einsichten auftauchen.
- Stellen Sie sich regelmäßig vor den Spiegel und danken Sie Ihrem Körper für alles, was er für Sie getan hat. Achten Sie darauf, was Sie dabei empfinden. Schreiben Sie folgenden Satz auf ein Stück Papier und kleben Sie es auf den Spiegel: »*Ich akzeptiere mich in diesem Moment bedingungslos.*« Häufig schreibe ich diesen Satz auf ein Rezeptformular und überreiche ihn einer Patientin. Dazu gebe ich ihr die Anweisung: »Sagen Sie diesen Satz laut zu Ihrem Spiegelbild und sehen Sie sich dabei in die Augen. Machen Sie das 30 Tage lang zweimal täglich.« Man kann *lernen,* seinen Körper *in diesem Moment* bedingungslos zu akzeptieren, ganz gleich, in welcher Verfassung er sich gerade befindet. Bei dieser Übung lernen Sie viel über Ihre »inneren Kritiker«. Geben Sie ihnen Namen, wie »Esmeralda« oder »George«, damit Sie die Kritik nicht so persönlich neh-

men, wenn »sie« nächstes Mal Ihren Körper heruntermachen. Wenn Sie das Geschwätz nicht persönlich nehmen, können Sie Esmeralda und George befehlen, den Mund zu halten, oder die beiden sogar auslachen.

- Denken Sie daran, daß 90 Prozent Ihrer Körperfunktionen ohne Ihr bewußtes Zutun stattfinden. Wer sorgt dafür, daß Ihr Herz weiterschlägt? Wer wandelt Ihre Nahrung um? Wer sagt Ihnen, wann Sie Ihre Flüssigkeitsspeicher wieder auffüllen müssen, indem Sie Wasser trinken? Wer heilt Ihre Haut, wenn Sie sich schneiden? Wer sagt Ihren Ohren, sie sollten schöner Musik zuhören? Wer sagt Ihren Augen, sie sollten schöne Sonnenuntergänge anschauen? Sehen Sie Ihren Körper als das Wunder, das er ist.

Fünfter Schritt: Den Körper respektieren lernen

Fast alle Frauen in den Vereinigten Staaten haben ein verzerrtes Bild von ihrem Körper, weil die Medien uns ständig mit Bildern von »perfekten«, durchgestylten Frauen überfluten. Wir fangen schon vor der Pubertät an, uns mit diesen Götzenbildern der Perfektion zu vergleichen. Daher sprechen wir oft in negativen Vergleichen von unserem Körper: »Ich bin um die Hüften herum zu fett, meine Brüste sind zu klein, meine Knie sind häßlich, mein Haar ist zu dünn.«

Wie sehr unsere Gesellschaft vom Schlanksein besessen ist, wurde mir blitzartig klar, als ich eine Freundin in ihrem Ferienhaus am Strand besuchte. Dort waren auch viele andere Freundinnen von ihr, von denen die meisten mit der Mode- oder Unterhaltungsindustrie zu tun hatten und dünn, sonnengebräunt und sehr modisch gekleidet waren. Als wir schwimmen gingen, war ich überrascht, daß ich mir dick, pummelig und klein vorkam (im Vergleich zu ihnen). Ich hatte gedacht, ich hätte dieses Thema schon vor langer Zeit erfolgreich bearbeitet. Ich gestattete mir dann einfach, diese Minderwertigkeitsgefühle eine Weile zu spüren, ohne daß ich versuchte, irgend etwas daran zu ändern.

Ich habe schon vor mehreren Jahren aufgehört, mich zu wiegen, und ich halte mich für stark und tüchtig. Mein Körper gehört zwar *nicht* zu der Art, wie man sie als Modell in Zeitschriften findet, aber Jahr für Jahr söhne ich mich weiter damit aus, obwohl ich weiß, daß ich gegen die ungünstige Wirkung der Medien auf das Körperbild der Durchschnittsfrau auch nicht immun bin.

Als ich von diesem Besuch nach Hause kam, wurden mir ein paar Dinge klar:

- Selbst wenn einem schon jahrelang bewußt ist, daß ein »perfekter«, dünner Modellkörper für Frauen (und Männer) oft in vieler Hinsicht schädlich ist, ist das Verlangen nach solch einem Körper tief in unseren Köpfen verwurzelt.
- Das Verlangen nach dem, was die Gesellschaft als den »perfekten Körper« ansieht, ist völlig verständlich. Ich kann mich sogar ganz dafür respektieren, denn dieser Wunsch ist durchaus menschlich. Ich bin ihm gegenüber machtlos. (Damit meine ich, daß das Verlangen ungebeten aufsteigt. Ich kann es nicht beherrschen.) Doch was ich mit einem Gedanken oder einem Wunsch anfange, habe ich in der Hand. Darum ist es so wichtig, daß wir beginnen, auf uns selbst und unsere Gedanken zu hören.
- Das Verlangen nach einem »perfekten« Körper, das uns von den Medien eingeflößt wird, muß meinen Respekt und meine Fürsorge und Liebe für den Körper, den ich habe, nicht zerstören. Und wenn ich selbst meinen Körper nicht respektiere, nicht für ihn sorge und ihn nicht liebe, wird auch niemand anders das tun und es auch gar nicht können. Ich schwöre mir, mich und meinen Körper in Zukunft freundlich zu behandeln, vor allem, wenn aus meinem tiefsten Innern Abwertungen und Vergleiche aufsteigen.

Einige Artikel in den Zeitschriften *TV Guide* und *People* berichten darüber, daß die meisten Medienstars sich irgendwann in ihrer Karriere einer Schönheitsoperation unterzogen haben oder unterziehen werden. Die Vorbilder für Perfektion, die täglich in unsere weltoffenen Wohnzimmer ausgestrahlt werden, setzen einen Maßstab, dem die meisten von uns nicht gerecht werden können, ohne Maßnahmen wie chirurgische Eingriffe anzuwenden.[6] In gewisser Weise ist das beruhigend. Sie sind schließlich ebenso Menschen wie wir und der gleichen Faltenbildung und Erschlaffung der Haut unterworfen. Aber die Maßstäbe ihres Gewerbes verlangen eine bestimmte Erscheinung, und dieser Forderung kommen sie durch Operationen, ständiges Fitneßtraining und Diät nach. Bei Fernseh- oder Filmaufnahmen folgt ihnen den ganzen Tag jemand mit einem Fön durch das Studio. Eine meiner Freundinnen bezeichnet diese Leute als »Schönheitspolizei«. So betrachtet würden fast alle Frauen sehr gut aussehen (jedenfalls nach den von der Gesellschaft gesetzten Maßstäben), wenn sie genausoviel Zeit, Energie und Geld in ihre äußere Erscheinung stecken würden wie die Vorzeigemenschen in unseren Medien.

Michael Marron zeigt Bilder von berühmten Frauen »vorher« und »nachher«.[7] In den »vorher«-Fotos tragen die Frauen überhaupt kein Make-up. Sie sehen genauso wie normale Frauen aus – in den meisten Fällen würde man sie auf der Straße nicht einmal erkennen. Die »nachher«-Fotos, die nach dem Schminken und Frisieren aufgenommen wurden, sind völlig anders. Das sind die Stars, die wir kennen. Eine Frau sieht verblüffend anders aus, wenn ihr Gesicht von einem Visagist oder einer Visagistin »zurechtgemacht« wurde. Diese Fotos sind sehr heilsam, weil sie zeigen, daß nicht nur wir dem Maßstab, an dem Frauen gemessen werden, nicht gerecht werden können, sondern nicht einmal die berühmten Frauen.

Doch die uralte Kunst, sich zu schmücken, kann auch Teil unserer Fürsorge für uns selbst sein. Make-up und Nagellack zu tragen tut vielen Frauen gut, und sie »verkaufen« sich damit in keiner Weise. Nicht jede Frau fühlt sich damit wohl, aber alle unschädlichen Arten des Selbstausdrucks sollten unterstützt werden.

Unseren Zugang zu Kleidung, Schminke, Frisur und Körperpflege kann die Einsicht Dolly Partons erleichtern, die sagte: »Finden Sie heraus, wer Sie sind, und seien Sie es dann mit Absicht.« Wenn wir herausfinden können, wer wir innerlich sind, können wir das anschließend nach außen hin ausdrücken. Wie Coco Chanel einmal gesagt hat: »Sich zu schmücken ist nichts anderes als eine Spiegelung des Herzens.« Ich trage gerne lange, warme Röcke, und mir ist ganz egal, welche Länge die Mode gerade vorschreibt. Ich habe in der Kleidung einen persönlichen Stil entwickelt, der zu mir paßt und der nicht den Launen der Modedesigner unterworfen ist. Mein Verhältnis zu Mode, Kleidung und Stil habe ich in Ordnung gebracht, indem ich mich zuerst mit mir selbst angefreundet habe. Das nenne ich »Mode von innen nach außen«.

Wenn wir glauben, gut auszusehen müsse unbequem sein, laufen wir Gefahr, den Kontakt zum wirklichen Leben zu verlieren. Aus diesem Grund trage ich weder Ohrclips noch hohe Absätze. Solange wir unzufrieden mit uns sind, wenn wir nicht geschminkt oder nach der neuesten Mode gekleidet sind, schaffen wir in unserem Leben weder Gesundheit noch ein Gleichgewicht. Wir schweben in Gefahr, dem zu verfallen, was Anne Wilson Schaef als »Verliebtheitssucht« bezeichnet – daß unser Körper, unsere Wohnung und unser Leben immer »genau richtig« aussehen müssen, so wie im Film. Manche Männer haben ihre Frauen noch nie ungeschminkt gesehen. Manche Frauen kleiden sich immer noch hinter geschlossenen Türen an und aus, damit ihre Partner ihren Körper nicht im hellen Tageslicht sehen können, wenn das Sonnenlicht auf ihre Unvollkommenheiten fällt.

Wenn das nächste Mal unangekündigt eine Freundin oder ein Freund vor Ihrer Tür steht, entschuldigen Sie sich *nicht* dafür, wie es in Ihrem Haus oder in Ihrer Wohnung aussieht. Es kann gut sein, daß es bei Ihrem Besuch zu Hause genauso aussieht. Bitten Sie den Besuch einfach herein und ignorieren Sie das Klopapier oder was immer gerade mitten auf dem Eßtisch liegt. Die Freundin will *Sie* besuchen, nicht Ihre picobello Küche oder Ihr perfektes Aussehen. Achten Sie darauf, was sich daraus entwickelt, wenn Sie sich nicht entschuldigen.

Sechster Schritt: Eine höhere Macht oder die innere Weisheit anerkennen

Es gibt eine unsichtbare Macht, eine spirituelle Dimension, die unser Leben lenkt wie liebende Eltern ihr Kind.

(Pythia Peay[8])

Unser Körper wird von spiritueller Energie und spiritueller Führung durchdrungen und genährt. An diese Wirklichkeit zu glauben und ihr zu vertrauen ist wichtig, wenn man Gesundheit schaffen will. Wenn eine Frau auf etwas vertraut, das größer ist als ihr Intellekt und mächtiger als ihre gegenwärtigen Umstände, dann hat sie Kontakt mit ihrer inneren Kraftquelle. Wir alle tragen einen göttlichen Funken in uns. Wir sind von Natur aus ein Teil Gottes (oder der Göttin oder des Ursprungs). Jesus hat gesagt, das Himmelreich sei in uns selbst zu finden, und wir können die Verbindung dazu mit Hilfe unserer inneren Stimme herstellen. Wir brauchen nur bei uns selbst zu suchen, um sie zu finden.

Es ist nicht schwer, Kontakt zu unserer eigenen inneren Weisheit, zu unserer Spiritualität zu finden, doch weder unser Intellekt noch unser Ego kann diese Verbindung oder deren Folgen beherrschen. Der erste Schritt ist die Absicht, mit der göttlichen Führung Verbindung aufzunehmen. Der zweite Schritt besteht darin, alle Erwartungen in bezug auf die Ergebnisse fallenzulassen. Der dritte Schritt ist das Warten auf eine Antwort. Dabei öffnet man sich dafür, die eigenen Lebensmuster zu erkennen, die mit der ursprünglichen Frage zusammenhängen.

Wir alle haben einen Schutzengel, der bereit ist, uns zu führen. Aber wir müssen darum bitten. Führung steht uns jederzeit zur Verfügung, aber wir müssen offen dafür sein, sie anzunehmen. Die ineinandergreifenden Lebensmuster zu erkennen ist eine Möglichkeit, das ganze Leben zu betrachten. Das ist die grundlegende Veränderung der Sichtweise, die ich bereits erwähnt habe. Das Gesamtbild verstehen bedeutet: nicht im einzelnen Augenblick steckenzubleiben. Zugang zur spirituellen Führung zu gewinnen heißt, sich anzusehen, wie das Muster des eigenen Lebens sich im Laufe der Zeit entwickelt. Wie David Spangler gesagt hat: »Träume, Ereignisse, ein Buch, die Worte eines Freundes: all das könnte *ein einziges Wort* von einem Engel sein.«

Vor etwa zwei Jahren stand ich an einem sonnigen Freitagmorgen neben meinem Bett und bereitete mich auf den Tag vor. Ich las meine Lieblingsmeditationen durch, die ich in ein kleines Büchlein aus handgeschöpftem Papier geschrieben habe. Ich entschied mich dafür, einen Satz aus Florence Scovell Shinns Buch ›Das Lebensspiel und seine Regeln‹ laut zu sagen.[9] Ich sprach ihn laut und deutlich und mit ernsthafter Absicht: »Allumfassender Geist, gib mir ein deutliches Zeichen, führe mich zur vollkommenen Selbstverwirklichung, zeig mir, von welchem Talent ich jetzt Gebrauch machen soll.« Am selben Nachmittag bekam ich einen Anruf von einem Bekannten, der Literaturagent ist. »Ich finde, es ist Zeit, daß du ein Buch schreibst«, sagte er. Erst viel später an jenem Tag brachte ich die beiden Ereignisse in Verbindung. Manchmal zeigt sich die Führung ganz schnell. Wenn das der Fall ist, muß man allerdings manchmal jenen Teil des Verstandes überwinden, der einem sagt, man würde sich das alles ausdenken und wäre verrückt, an so ein Zeug zu glauben.

Wir sind zwar alle Teil eines größeren Ganzen, aber wir sind auch Individuen. Dieser einzigartige Teil des Ganzen, den jeder von uns verkörpert, muß sich vollständig ausdrücken, wenn für uns selbst und andere Gesundheit, Glück und spirituelles Wachstum entstehen soll. Die beste Methode, diesen göttlichen Teil unserer selbst auszudrücken, besteht darin, alles das zu werden, was wir sind. Unser Körper leitet uns dabei an, indem er uns wissen läßt, was sich gut und »richtig« anfühlt und was nicht. Krankheit ist oft ein Zeichen dafür, daß wir den Sinn unseres Lebens aus den Augen verloren haben. Daher sagt Dr. Bernie Siegel: »Krankheit heißt, daß Gott den Startknopf noch einmal drückt.«

Viele Ärzte sind diesem Thema gegenüber aufgeschlossen, aber sie trauen sich nicht, darüber zu sprechen. Ein Medium hier im Süden von Maine hat einmal zu mir gesagt: »Eines Tages gebe ich bei mir eine Cocktail-Party und lade alle Ärztinnen und Ärzte aus der Gegend ein, die schon einmal eine Sitzung bei mir hatten. Ihr werdet alle dastehen und staunen, wie viele von euch da sind – und wer alles da ist.«

Wenn wir das Heilige in unser Leben einladen, indem wir unsere innere Weisheit oder eine höhere Macht oder Gott ernsthaft um Führung in unserem Leben bitten, beschwören wir eine große Kraft herauf. Das darf man nicht zu leicht nehmen. Manche Menschen sprechen voller Ironie davon und machen sich darüber lustig, weil sie Angst davor haben. Wenn man seine innere Stimme oder den Geist aufrichtig darum bittet, einem im Leben zu helfen, gibt man die Zustimmung, daß das Leben sich ändert. Manche Bestandteile des Lebens, die nicht mehr dem höchsten Ziel dienen, können auseinanderfallen – und das kann einem Angst einjagen. Caroline Myss sagt: »Eine Ehe oder einen Arbeitsplatz verschwinden zu lassen ist für einen Engel reine Erholung – wie ein Tag am Strand.«

Der Glaube an Engel, ein Horoskop oder eine Sitzung mit einem Medium, befreien einen nicht von der Arbeit, sich selbst zu heilen und ganz zu werden. Denken Sie daran, daß jedes Tun zur Sucht werden kann – selbst die sogenannten spirituellen Praktiken. Zu viele Menschen benutzen sie dazu, der Beschäftigung mit schwierigen Bereichen ihres Lebens aus dem Weg zu gehen. Edelsteintherapie, New-Age-Musik und Astrologie werden nicht zur Heilung beitragen, wenn man jeden Abend sechs Whisky trinkt. Und wenn Sie treu und brav zweimal täglich meditieren, abends aber von Ihrem Mann verprügelt werden, können Sie kaum gesund bleiben. Alle »Spiritualität« der Welt wird Ihnen Ihre Hausaufgaben, die Sie als Mensch zu erledigen haben, nicht abnehmen. Nur Sie selbst können die Handlungen ausführen, die nötig sind, um Ihr Leben zu gestalten. Wie eine meiner Freundinnen sagte: »Gott versetzt Berge – aber bring lieber eine Schaufel mit.«

Um wieder Kontakt zu ihrer Spiritualität zu finden, müssen viele Frauen Jahre des religiösen Mißbrauchs hinter sich lassen, vor allem, wenn sie Opfer von Sekten oder patriarchalischen Religionen waren. Gott ist lange Zeit und immer wieder als rachsüchtiges, rechthaberisches Wesen dargestellt worden, das sich dem menschlichen Verständnis oder Wissen entzieht, und so ist es kein Wunder, daß viele in Wirklichkeit wütend auf Gott sind und sich gegen die Vorstellung von einer »höheren Macht« oder »inneren Weisheit« sträuben. Manche Frauen sind in einem sehr kindlichen Stadium steckengeblieben und stehen auf dem Standpunkt: »Wenn es einen Gott gäbe, hätte er nie zugelassen, daß mir das passiert.« Eine meiner Kolleginnen sagt: »Wenn ich Gott zu etwas mache, das von mir getrennt und außerhalb von mir ist, dann werde ich ihm immer vorwerfen, daß er mich bestraft, wenn mein Leben nicht so gut läuft.«

Wir sind alle spirituelle Wesen. Die Verbindung mit dem Geist ist Teil des Menschseins. Jahrhundertelang hat unsere Kultur versucht, unsere angeborene Spiritualität über die Religion zu kontrollieren. Manche

Frauen mögen zwar mit Hilfe organisierter Religionen Zugang zu ihrer Spiritualität gewinnen, aber zu viele Religionen verlassen sich auf unumstößliche Dogmen und Regeln, die dazu dienen, uns von der Spiritualität unseres Alltags zu trennen. Spiritualität fließt frei und wandelt sich ständig. Es ist klar, daß die meisten Religionen ursprünglich auf den unmittelbaren und tiefgreifenden spirituellen Erkenntnissen ihrer Gründer aufbauten, aber heute fehlen den meisten organisierten Religionen die Flexibilität und die ständige Weiterentwicklung, die für echte Spiritualität notwendig sind.

Zum Teil ist es eine Reaktion auf die vielen Jahre der Zugehörigkeit zu von Männern begründeten Religionen, daß Frauen sich heute von verschiedenen Aspekten der »großen Göttin« angezogen fühlen. Als Frauen brauchen wir für unsere Meditationen und Gebete »ein Bild von Macht und Schönheit, das uns in unserer Geschlechtszugehörigkeit bestätigt«, sagt Patricia Reis.[10] Da wir Gott als männliches Wesen verinnerlicht haben, sorgen die Vorstellungen von der Göttin, denen wir heute immer öfter begegnen, für den so notwendigen Ausgleich.

Ich habe festgestellt, daß die Motherpeace-Tarotkarten für mich persönlich ein sehr hilfreicher Zwischenschritt sind, um mit meiner inneren Stimme in Kontakt zu kommen. Das Motherpeace-Tarot-Blatt besteht aus 78 Bildern, die Elemente aus Mythologie, Kunst und Theologie vereinen.[11] Den Bildern des Motherpeace-Tarots liegt das Leben von Frauen aus allen Epochen zugrunde. Da die Bilder archetypisch sind und ihr Symbolismus allgemein gültig ist, spiegeln sie unserem bewußten Verstand unsere unbewußten Muster wider. ›Mythen, Musen und Tarot‹[12], das Begleitbuch, in dem die Bedeutung der Bilder erklärt wird, enthält eine Menge wissenschaftlicher Forschungsergebnisse, die das intuitive Wissen von Frauen belegen. Wenn ich mit einer Entscheidung ringe oder mit einem Problem konfrontiert bin, für das es keine einfache Lösung gibt, breite ich häufig mein Motherpeace-Tarot-Deck vor mir aus. Wenn ich zur Ruhe gekommen bin, stelle ich die Frage: »Was ist die höchste Einsicht, die ich aus dieser Situation gewinnen kann?« Dann ziehe ich eine Karte. Kürzlich stand ich vor der Entscheidung, ob ich mit einem Produzenten in Kalifornien, dessen Arbeit ich sehr schätze und der mit mir zusammenarbeiten wollte, ein Videoprojekt über Frauen und Gesundheit beginnen sollte. Ein ganz kleiner Teil von mir zögerte noch, und ich zog eine Karte zu diesem Thema. Die Karte war »Der Hierophant«. Sie zeigt zwei junge Mädchen, die vor einer männlichen, priesterähnlichen Gestalt knien, die einige der Gewänder trägt, die der Göttin zugeschrieben werden. Dieser Hohepriester ist ein Symbol dafür, wie einige Machtbereiche der Frauen jahrhundertelang von der männlichen Priesterschaft für sich beansprucht wurden. Für mich bedeutete die Karte, daß ich entweder den Produzenten auf einen Sockel stellte, oder daß die Produktion des Videos mich als Autorität für andere Frauen auf einen Sockel stellen könnte. Da ich den Grundsatz habe, daß jede von uns ihre eigene Autorität werden muß, sah ich die Karte als Warnzeichen meiner inneren Stimme. Sie bestätigte das schwache Zögern, das ich bei der näheren Beschäftigung mit diesem Projekt bereits gespürt hatte. Etwas an mir oder an diesem Projekt mußte sich ändern, bevor ich damit beginnen konnte.

Ganz gleich, wie Sie selbst zur Spiritualität stehen mögen – es ist wichtig, einen Sinn für das Heilige in den Alltag hineinzubringen. Meine Spiritualität durchdringt alles, was ich tue. Ich hole sie nicht extra für spezielle Tage wie Weihnachten, oder in speziellen Gebäuden, die man Kirchen, Synagogen oder Tempel nennt, hervor. Ich bin ein durch und durch spirituelles Wesen. Auf einer bestimmten Ebene empfinde ich mich als Teil von Gott (oder der Göttin) oder von allem, was ist – nicht getrennt davon. Wenn ich Versicherungsformulare ausfülle, habe ich Verbindung zu meiner Spiritualität (manchmal). Wenn ich im OP bin, habe ich eine starke Verbindung zu meiner Spiritualität. Ganz besonders verbunden bin ich mit meiner Spiritualität, wenn ich Frauen helfe, sich ihrer inneren Führung zu öffnen, denn wenn ich einer anderen Frau helfe, sich zu heilen und Kontakt zu ihrer inneren Stimme zu finden, hilft das auch mir selbst dabei, mich zu heilen und Kontakt zu meiner inneren Stimme zu bekommen.

Wie viele andere Frauen spüre ich eine tiefe Verbundenheit mit der Natur. Viele Menschen finden an einem bestimmten Ort Ruhe und Frieden, an einem Ort, den sie vielleicht als Kinder aufgesucht haben, um sich von der Natur mit ihren nährenden Kräften umarmen zu lassen. Häufig erzählen Frauen mir von bestimmten Bäumen, Felsen, Bergen oder anderen Orten, an denen sie ihre Spiritualität stark empfinden. Ein Aufenthalt in der Natur ist oft ein Katalysator für den Kontakt zur eigenen Spiritualität.

Eine gute Methode, sich auf die Welt der Natur einzustimmen, besteht darin, die Mondphasen zu verfolgen und zu beobachten, ob dieses natürliche Zunehmen und Abnehmen eine Wirkung auf den Körper, die Gefühle oder die Wahrnehmungen hat.[13] Achten Sie darauf, wie die Jahreszeiten auf Sie wirken. Weckt der nahende Herbst Ihre Sinne und findet Sie bereit zu neuen Taten? Oder hat der Frühling diese Wirkung auf Sie? Sehen Sie nach, wann die Tagundnachtgleichen und die Sonnenwenden sind. Jahrhundertelang glaubten die Menschen, daß ihnen zu diesen Zeiten mehr spirituelle Kraft zur Verfügung stünde. Alle wichtigen religiösen Feste werden um diese Tage herum gefeiert. Sie brauchen nichts zu lernen - achten Sie einfach auf den Mond und die Rhythmen der Natur. Ich wohne an einem Fluß, dessen Wasserstand von Ebbe und Flut beeinflußt wird, und ich genieße die Veränderungen des Wasserstands vor meinem Fenster, denn ich weiß, daß sie, wie mein Körper auch, mit den Mondphasen in Verbindung stehen.

Als ich noch ein Kind war, ging mein Vater immer sonntags in die Kirche, weil er die Kirche mochte und weil seine Familie immer in die Kirche gegangen war. Meine Mutter dagegen machte oft einen Spaziergang im Wald. »Er hat seine Kirche, ich habe meine«, sagte sie. Jede Frau muß ihr spirituelles Zentrum und ihre innere Stimme selbst finden. Und beide sind für jede Frau verschieden.

Ob wir nun an Engel, Gott, Jesus Christus, den menschlichen Geist, die heilige Jungfrau Maria, den Großen Geist oder die Göttin Gaia glauben - aus dem Einklang mit unseren spirituellen Kräften erwächst uns eine starke Genesungsheilkraft. Wenn wir Gesundheit schaffen wollen, gehört es dazu, daß wir uns an unser spirituelles Ich erinnern und eine Form von Führung annehmen.

Siebter Schritt: Den eigenen Verstand anerkennen

Frauen müssen wissen, daß sie zu intelligentem Denken fähig sind, und sie müssen es jetzt wissen.

(Adrienne Rich)

Das Gute am Schreiben ist, daß man eine ganz tiefe Verbindung zu sich selbst herstellt, und das ist der Himmel auf Erden. Man bekommt die Möglichkeit, zu erfahren, wer man ist, zu erfahren, was man denkt. Man stellt eine Beziehung zu seinem eigenen Geist her.

(Natalie Goldberg[14])

Wenn wir uns wieder auf die Weisheit unseres Körpers besinnen wollen, müssen wir uns auch unsere Intelligenz, unsere Geisteskraft und unsere Denkfähigkeit wieder zu eigen machen. Wenn wir einmal erlebt haben, wie eng unsere Gedanken und unsere körperlichen Symptome miteinander verknüpft sind und wie intelligent wir sind, wird unser Denken nicht mehr so stark durch gesellschaftliche Hypnose beeinflußt, und wir fassen Vertrauen zu unserer inneren Stimme. Wir hinterfragen das, was wir bisher als gegeben betrachtet haben, kritischer und befreien uns so von lebenslangen geistigen Gewohnheiten.

Viele Frauen haben mit Methoden wie Tagebuchschreiben, Schreibübungen und Meditation Kontakt zu ihrer inneren Stimme gefunden und ihre geistigen Fähigkeiten kennengelernt. Mich hat das von Dr. Linda Trichter Metcalf entwickelte »propriozeptorische Schreiben« gelehrt, meinem Verstand und meiner inneren Weisheit zu vertrauen. Dieses Verfahren bezieht den Intellekt, die Intuition und die Vorstellungskraft gleichzeitig mit ein. Geschrieben wird zu Barockmusik.[15] (Man hat festgestellt, daß Barockmusik die Hirnströme bei einer Frequenz synchronisiert, die mit erhöhtem Auftreten von Alphawellen und verstärkter Kreativität verbunden ist.)

Mit Hilfe meines Schreibens habe ich gelernt, daß meine Gedanken Ordnung, Richtung und Intelligenz besitzen und daß diese Eigenschaften alle mit meinem Wohlbefinden zusammenhängen. Mehr noch, meine Gedanken stehen in einem engen Zusammenhang mit meinem fühlenden Ich. Ich habe gelernt, daß ich Worte dazu benutze, um die Beziehungen und Gefühle, die meinem Leben Sinn geben, auszudrücken, zu schaffen und zu erkunden. Als Schülerin hatte ich Schwierigkeiten beim Aufsatzschreiben. Meine Lehrer sagten immer, ich hielte mich nicht an das Thema und meine Gedanken seien zu »zerstreut«. Man lehrte mich, meine Gedanken linear und kausal zu strukturieren und meine Argumente in der Reihenfolge ihrer Wichtigkeit anzuführen, vom ersten bis zum letzten. Ich sollte in jedem Absatz nur einen Gedanken vorstellen und dann nur diesen einen Punkt behandeln, bevor ich zum nächsten Punkt überging. Man brachte mir bei, daß Ideen immer schön nacheinander kommen sollten und daß sie immer eine konkrete, offensichtliche Verbindung miteinander haben müßten (die mir selbst aber nie einleuchtete). Aber mein Verstand arbeitete damals nicht auf lineare, unemotionale Weise, und er arbeitet auch heute noch nicht so.

Wenn ich über ein Wort oder einen Begriff schreibe oder nachdenke, geht mein Verstand gleichzeitig sofort in verschiedene Richtungen. Jede ist von starken Gefühlen begleitet, und alle sind in gleicher Weise miteinander verbunden, und zwar weder hierarchisch noch linear. Mein Denkprozeß ist also kreisförmig und vielschichtig, so wie bei vielen Frauen. Wenn ich zum Beispiel das Wort *Büstenhalter* aufschreibe, wandert mein Verstand fast gleichzeitig in folgende Richtungen: Ich denke an die Beziehung einer Frau zu ihrem BH, daran, wie sie ihren ersten BH kaufte, wie sie sich dabei fühlte, welche Bedeutung das für ihre Beziehung zu ihren Brüsten hat, ob sie jemals einen BH mit Drahteinlage benutzt hat, was ihre Brüste in dieser Gesellschaft bedeuten, ob sie gestillt wurde und so weiter.

Wenn ich meine Gedanken einfach so aufschrieb, wie sie mir kamen, wirkten sie zuerst beliebig und ungeordnet. Wenn ich aber weiterschrieb, erkannte ich, daß meine Gedanken ein Netz von zusammenhängenden Bedeutungen woben, die in eine bestimmte Richtung zeigten. Ich brauchte nur mitzugehen und festzuhalten, was ich hörte oder spürte. Ich kam immer wieder zu meinem Ausgangspunkt zurück, aber mit einem tieferen Verständnis meiner Überzeugungen und meines Wissens.

Durch das Schreibens ist mir klargeworden, daß jedes Wort, das mir in den Sinn kommt, eine Bedeutung hat, und daß diese Bedeutung mit meinem ganzen Wesen zusammenhängt. Mir ist bewußtgeworden, daß meine Ideen, meine Gedanken und meine Weisheit aus allen Bereichen meines Ichs stammen – aus meinem Gehirn, meiner Gebärmutter und meinem höheren Ich – und daß sie in jedem der vielen, miteinander verbundenen Bereiche meines Wesens ihren Ursprung haben können. Ich habe gelernt, meinen Gedanken zu vertrauen. Frauen (und manche Männer) gelangen nicht mit den logikorientierten, von der linken Gehirnhälfte gesteuerten Denkmethoden, die an unseren Schulen und Universitäten gelehrt werden, zu ihren Erkenntnissen. Es ist erstaunlich, wie vielen hochintelligenten Frauen dieses Training das Gefühl gegeben hat, sie seien dumm.

Um sich von Gedanken und Überzeugungen befreien zu können, die einem nicht dienlich sind, muß man sie zuerst einmal *hören* können, wenn sie auftauchen. Das Schreiben ist ein gutes Mittel, um sich selbst hören zu lernen und die komplexe Natur unserer Gedanken zu würdigen. Wir alle haben diese Fähigkeit, aber sie wird in unserer Gesellschaft gering geschätzt und daher nicht entwickelt. Das Schreiben zeigt uns, daß die Art, wie wir innerlich mit uns sprechen, genau die Art ist, wie andere uns wahrnehmen. Ich spreche mit anderen Menschen nicht anders als mit mir selbst in meinem eigenen Kopf. Jahrelang tauchte in meinen Notizen immer wieder das Wort *wertvoll* auf, weil ich mich auf einer tieferen Ebene nicht wertvoll fühlte. Ich fragte mich stundenlang, was ich eigentlich mit diesem Wort meinte. Um das Wort herum erschienen immer Bilder aus der Schule, aus der Kirche, von Autoritäten und von Prüfungen. Schließlich führte meine Meditation über das Wort *wertvoll* mich zu der für mich bahnbrechenden Erkenntnis, daß ich mein Frausein als Erbsünde erlebte. Wie hätte ich mich angesichts dieser meiner kulturellen Programmierung wertvoll fühlen können?

Wenn Ihnen ein Wort – es kann auch ein Satz sein – immer wieder in den Sinn kommt, ist es wichtig und hat eine Bedeutung für Sie. Erforschen Sie es. Schreiben sie darüber. Meditieren Sie darüber. Lernen Sie, einen Gedanken ohne Bewertung zu akzeptieren, wenn er Ihnen in den Sinn kommt. Er hat eine Bedeutung für Sie, ganz gleich, wie er lautet. Er ist aus gutem Grund da. Linda Metcalf sagt: »Im Reich der Gedanken gibt es keine Touristen.«

Ich hatte schon immer geglaubt, daß wir uns innerlich verändern müssen, um eine Veränderung der äußeren Lebensumstände herbeizuführen. Das propriozeptorische Schreiben ist ein Werkzeug, um unser Inneres zu erkunden. Denn wie können wir erwarten, irgendwo anders hinzukommen, wenn wir nicht wissen, wo wir uns jetzt gerade befinden? Ich habe in mir viele Schichten von *man muß* und *man soll* und anderes Gepäck entdeckt, das die Zwänge von Bildung und Kultur mir aufgeladen hatten. Linda Metcalf beschreibt diese Lasten als »Mangrovensumpf, in dem sich alle Wurzeln umeinander geschlungen haben«.

In Wochen, Monaten und Jahren des Schreibens erfuhr ich meine eigene Programmierung ganz direkt – und schließlich hörte ich mein wahres Ich aufsteigen, meine eigene Stimme. Aber ich stand auch plötzlich meinen Schuldgefühlen gegenüber. Diese Schuldgefühle schienen ein Teil von mir zu sein, der schon vor vielen Jahren eingebaut worden war. (Außerdem bemerkte ich, daß ich meine Spiritualität von jeder Art von politischem Denken getrennt hatte. Jetzt weiß ich, daß man die beiden nicht trennen kann.) Schuldgefühle sind ein hervorragendes Mittel, um Frauen an ihrem Platz festzuhalten. Sie sind eine Art verinnerlichte Unterdrückung, die dazu dient, den Status quo zu erhalten. Mir wurde klar: Wenn ich mich weiterhin in meinen Schuldgefühlen suhlte, statt ihre Stimme in meinem Inneren anzuhören, würde ich in dem Beruf, in dem ich am besten bin – und den ich am meisten liebe –, immer unzulänglich bleiben. Wie konnte das für mich oder jemand anders hilfreich sein? Wenn ich meine Arbeit als politisch ansah und die Schuldgefühle losließ, befreite ich mich von einer Reihe gesundheitsschädlicher Überzeugungen. Nur sehr wenige Menschen in unserer Gesellschaft sind frei von Schuldgefühlen, denn diese sind ein Teil der Ichbezogenheit im Suchtsystem.

Das Schreiben war für mich besonders wichtig, weil es mir half, mich von jenen Elementen meines Lebens zu befreien, die mir nicht mehr von Nutzen waren. Ganz gleich, wie Sie dabei vorgehen, auch Sie können lernen, Ihren Verstand und Ihre Intelligenz voll und ganz zu respektieren.

Dialoge mit dem Körper: Dem Bewußtsein der Zellen lauschen

Häufig bitte ich meine Patientinnen, mit ihren körperlichen Symptomen oder mit dem Organ, das ihnen Probleme bereitet, einen Dialog zu führen, und zwar durch Schreiben, Meditieren oder Zeichnen. Setzen Sie sich mit aufgeschlagenem Tagebuch hin und seien Sie empfänglich für Ihre Gedanken. Dann fragen Sie Ihren Körper, was er braucht oder was er Ihnen sagen möchte.

Eine meiner Patientinnen, die starke menstruelle Blutungen und ein Myom hatte, bat ihren Unterleib, mit ihr zu sprechen. Sie schrieb in ihr Tagebuch: »Welche Erkenntis versuchst du mir durch meine Blutungen und mein Myom zu übermitteln?« In den folgenden Tagen hielt sie täglich etwa zehn Minuten lang bei dieser Frage inne.

Die Antwort, die schließlich kam, lautete: »Deine Regelblutungen sind ein Symbol dafür, daß du dich zu rückhaltlos verschenkst. Die starken Blutungen repräsentieren deine eigene Lebenskraft, die dahinschwindet. Das gleiche machst du in der Beziehung zu deinem Freund. Das hängt mit der Beziehung zu deinem Vater zusammen.«

Eine andere Patientin erzählte mir: »Sie hatten mich gebeten, einen Dialog mit meinem Gebärmutterhals zu führen. (Ihr Abstrich zur Krebsdiagnose war nicht normal gewesen.) Es hat alles mit Scham zu tun, mit Benachteiligung, es hat alles damit zu tun, daß ich nicht gut genug bin. Ich glaube, ich muß noch weiter zuhören.«

Über die Arbeit mit dem Tagebuch und andere Formen des Dialogs nach innen sind viele gute Bücher geschrieben worden, und es werden auch Workshops dazu angeboten. Ich empfehle Natalie Goldbergs Bücher, zum Beispiel ›Der Weg des Schreibens. Durch Schreiben zu sich selbst finden‹[16].

Arbeit mit Träumen: Einen Traum ausbrüten

> Die nächtlichen Träume sprechen die Sprache der wilden Frau. Sie ist da und sendet. Wir brauchen nur auf Empfang zu stellen.
>
> (Clarissa Pinkola Estés[17])

Man kann lernen, aktiv mit seinen Träumen zu arbeiten und sie zu spezifischen Problemen um Rat zu fragen. Der Vorgang, einen Traum um Führung zu bitten, wird als Trauminkubation bezeichnet.[18] (In der Antike war die Inkubation ein ritueller Schlaf im Tempel, um Heilung oder Belehrung durch den Gott zu erfahren.) Um damit etwas zu erreichen, muß man bereit sein, seine Lebensumstände völlig ehrlich zu betrachten.

Wählen Sie einen Abend, an dem Sie genug Energie und Konzentration dafür aufbringen können. Nehmen Sie sich 10 bis 20 Minuten Zeit und schreiben Sie in Ihr Tagebuch etwas zu dem speziellen Thema, auf das Sie sich konzentrieren wollen. Stellen Sie sich folgende Fragen und öffnen Sie sich für die Antworten Ihrer inneren Stimme:

Was ist die Ursache meines Problems?
Welche möglichen Lösungen fallen mir in diesem Moment ein?
Warum sind diese Lösungen unbrauchbar?
Wie fühle ich mich jetzt, da ich an diesem Punkt arbeite?
Fühle ich mich bei dem Gedanken, mit dem Problem weiterzuleben, sicherer als bei der Vorstellung, es zu lösen?
Was habe ich zu verlieren, wenn ich das Problem jetzt löse?
Was habe ich zu gewinnen, wenn ich das Problem jetzt löse?

Schreiben Sie einen kurzen Satz oder einen Wunsch auf, der das Problem so direkt und einfach wie möglich behandelt, und behalten Sie ihn im Sinn, während Sie einschlafen. Legen Sie sich vorher Papier, Stift und Taschenlampe oder einen Kassettenrecorder griffbereit ans Bett, und schreiben Sie alle Träume auf, an die Sie sich erinnern können. Manchmal wird Ihnen eine Erkenntnis um drei Uhr morgens kommen oder irgendwann, wenn Sie aufwachen, weil Sie zur Toilette müssen. Wenn Sie nicht wenigstens die sachbezogenen Einzelheiten Ihres Traums aufschreiben, werden Sie ihn wahrscheinlich bis zum Morgen vergessen haben. Es kann mehrere Nächte dauern, bis Sie einen klärenden Traum haben.

Betty, eine meiner Freundinnen, befand sich in einer unangenehmen Lage. Sie hatte den Eindruck, daß zwei Kolleginnen ihr die Schuld daran gaben, daß sie bei Beförderungen übergangen worden waren. Betty ist sehr klug und kreativ, und sie hat für ihre Arbeit immer wieder neue Ideen, die Spaß machen und innovativ und produktiv sind. Ihre Kolleginnen und Kollegen waren oft neidisch auf diese Fähigkeit. Weil Betty gern mit Menschen arbeitet und große Schwierigkeiten im Umgang mit Konflikten hat, empfand sie diese neue Situation als sehr schmerzhaft. Sie dachte daran, zu kündigen und wegzuziehen, obwohl ihre Arbeit sie sehr befriedigte. Als ihr die Feindseligkeit ihrer Kolleginnen zu Bewußtsein kam, erkannte sie, daß das Gefühl, welches dadurch hervorgerufen wurde, alt und nur allzu vertraut war. Schon früher hatten andere ähnlich »auf ihr herumgehackt« und sie »zum Sündenbock gemacht«. Das war ihr an anderen Arbeitsplätzen immer und immer wieder passiert, und auch in verschiedenen anderen privaten und beruflichen Zusamenhängen. Betty hatte es absolut satt, auf diese Weise von anderen zum Opfer gemacht zu werden, und suchte nach einer Möglichkeit, ihre Begabungen und Talente besser auszuleben. Sie beschloß, ihre Träume um eine Anleitung zu bitten, wie sie das unbewußte Muster verändern konnte, mit dem sie immer wieder Situationen anzog, in denen sie ein Opfer der Unfähigkeit anderer wurde. Nachdem sie alle Situationen aufgeschrieben hatte, in denen sie zum Opfer gemacht worden war, und sich gestattet hatte, intensiv zu spüren, wie diese ganze Sache sie anwiderte, bat sie um einen Traum, der ihr helfen würde, die Situation zu klären. Sie schrieb den Satz auf: »Warum schaffe ich mir in meinem Leben immer wieder Situationen, in denen Leute auf mir herumhacken?«

In der Nacht hatte Betty folgenden Traum: Eine sehr gute Freundin saß links neben ihr. Die Freundin griff an ihr vorbei, um einem Stachelschwein zu helfen, und das Stachelschwein schoß daraufhin seine Stacheln nach ihr ab. Die Freundin nahm die Stacheln und pflanzte sie in Bettys Arm. Dann blickte sie ihr ins Gesicht, um zu sehen, wie sie reagieren würde. Betty saß einfach da und ließ zu, daß die Stacheln in ihren Arm gesteckt wurden. Also nahm die Freundin eine Handvoll Nadeln und begann, sie Betty in den Arm zu stechen. Betty sagte weiterhin nichts – sie saß einfach da mit ihren Schmerzen. Schließlich beschloß sie doch, etwas gegen ihre Schmerzen zu unternehmen. Sie fing an, die Nadeln selbst aus ihrem Arm herauszuziehen. Als sie das tat, floß sehr viel Blut aus den Nadeleinstichen in ihrem Arm. Vom Schmerz und dem starken Bluten überwältigt, beschloß Betty nun, sich bei ihrer Freundin zu beschweren und ihr zu sagen, daß es nicht in Ordnung sei, Stacheln und Nadeln in ihren Arm zu stecken.

Dann blickte Betty nach rechts und sah, daß ihre Mutter, ihr Vater und ihre Schwester dort saßen. Sie erkannte, daß diese Familienmitglieder sie während ihrer ganzen Kindheit beschimpft und geschlagen hatten. Betty hatte sich nie beklagt und nie ein Wörtchen gesagt. Stattdessen war sie selbst mit dem Schmerz fertiggeworden und hatte geblutet.

Als Betty aufwachte, wurde ihr klar, daß sie nicht mehr zulassen konnte, daß seelische, emotionale oder sonstige Stacheln sich in ihr ansammelten, ohne daß sie ein Wort dazu sagte. Sie wußte, daß sie im Begriff war, zu »verbluten«, weil sie ihr Leben lang Verletzungen und Kränkungen eingesteckt hatte und sich diese nie eingestanden oder sich deswegen beschwert hatte. Ihre Erziehung hatte sie zu der Überzeugung gelangen lassen, daß sie nur noch mehr geschlagen würde, wenn sie sich beschwerte. Jetzt erkannte Betty, daß sie sich beim ersten Anzeichen von Unbehagen in ihren Beziehungen zur Wehr setzen mußte. Sie sah, wie tief ihr die Opfermentalität in der Kindheit eingebleut worden war. Sie hatte ihre beträchtlichen Begabungen und Fähigkeiten dazu genutzt, ihrer elterlichen Familie zu entkommen – und das ursprüngliche häusliche Strickmuster war in all ihren späteren Beziehungen wieder aufgetaucht. Da Betty jetzt völlig klar ist, welche Rolle sie selbst bei der Schaffung ihrer »Opfer«-Situationen spielte, weil sie sich nie wehrte, äußert sie sich von nun an beim ersten Anzeichen für Unbehagen. Außerdem hat sie erkannt, daß es nicht ihr Problem ist, wenn eine Kollegin sich an ihren Fähigkeiten stößt. Die Kollegin muß sich mit ihren eigenen Neid- und Minderwertigkeitsgefühlen auseinandersetzen und herausfinden, was sie daraus lernen kann. Das kann Betty ihr nicht abnehmen.

Achter Schritt: Sich Hilfe holen

Wenn wir um Hilfe bitten, heißt das nicht, daß wir schwach oder unfähig sind. Normalerweise deutet es auf ein fortgeschrittenes Stadium der Ehrlichkeit und auf Intelligenz hin.

(Anne Wilson Schaef)

Wir glauben solange nicht an uns, bis jemand uns zeigt, daß tief in uns etwas wertvoll ist, etwas, das unser Zuhören wert ist, das unser Vertrauen verdient, das unserer Berührung heilig ist. Wenn wir einmal an uns selbst glauben, können wir Neugier wagen, Staunen, spontanes Entzücken oder jede Erfahrung, die den menschlichen Geist offenbart.

(e.e.cummings)

Die Zeit und das Geld zu erübrigen, um mit einem wirklich guten Zuhörer zu sprechen, kann von unschätzbarer Bedeutung sein. Dieser Zuhörer kann eine Therapeutin sein, ein Pfarrer oder ein anderer vertrauenswürdiger Mensch. Diese Sitzungen können eine Möglichkeit sein, um innezuhalten und das Leben neu zu überdenken, und sie können einen wichtigen Dreh- und Angelpunkt darstellen. Viele Therapeutinnen haben anderen geholfen, ihr Leben unter einem anderen Blickwinkel zu betrachten und Veränderungen in die Wege zu leiten. Eine gute Therapeutin (oder ein Therapeut) sollte wie eine Hebamme sein, die Beistand leistet, während ein Mensch dem Besten in sich das Leben schenkt. Linda Metcalf, meine Schreiblehrerin, war alles das, was eine Therapeutin sein sollte. Linda war Zeugin meines inneren Wachstums und spornte mich an, meine Gedanken weiter zu erkunden. Unsere Zusammenarbeit bot mir eine Struktur, innerhalb derer ich mich selbst weiter erforschen konnte.

Als ich etwa 14 Jahre alt war und mich über etwas aufregte, an das ich mich heute nicht mehr erinnern kann, erklärte mein Vater mir, wie wichtig es sei, meine Gefühle auszudrücken und etwas mir »von der Seele zu reden«. (Wenn man annimmt, daß die Seele ihren Sitz in der Herzgegend hat, ist der Ausdruck »sich etwas von der Seele reden« eine anatomisch genaue Beschreibung dafür, daß man sich mit Problemen beschäftigt, die im Bereich des vierten Chakras angesiedelt sind, zum Beispiel mit Traurigkeit, die sich normalerweise auf die Schultern, die Brust und das Herz auswirkt.) Weiter sagte mein Vater: »Ich habe bemerkt, daß du dazu neigst, Dinge stillschweigend in dich hineinzufressen. Damit verhinderst du, daß andere dir helfen.« Das war ein guter Ratschlag. Uns allen tut es gut, unser Leben immer wieder mal neu zu überdenken und dabei einen guten Zuhörer zu haben. Eine Unterstützung dieser Art sollte ein fester Bestandteil der Kultur werden. Während der industriellen Revolution und der darauffolgenden Trennung von Arbeit und Zuhause, Öffentlichkeit und Privatsphäre, ist die gewachsene Gemeinschaft im großen und ganzen verlorengegangen. In einer idealen Welt müßten wir nicht zu bestimmten Therapeuten gehen oder Extragruppen für Menschen einrichten, die unter Krebs oder Einsamkeit leiden oder sich selbst heilen wollen. Eingeborenenstämme haben jahrhundertelang ohne die vielen Therapien gelebt, die entstanden sind, um eine Gesellschaft zu reparieren, deren Weltanschauung den Mythos vom markigen Einzelgänger verbreitet, der niemanden braucht. Kein Wunder, daß so viele Menschen bei Therapeuten Hilfe suchen!

Die sexuelle Dynamik und die Machtstrukturen unserer Gesellschaft beeinflussen potentiell alle unsere Beziehungen, auch die »beruflichen«. Viele Frauen sind von Therapeuten sexuell ausgebeutet worden. Das Buch ›Verbotene Nähe‹ von Dr. Peter Rutter stellt Berichte über Therapeuten, Pfarrer und andere Vertrauenspersonen zusammen, die mit ihren Klientinnen sexuellen Kontakt hatten.[19] Dr. Rutter berichtet auch über das Verhalten der beteiligten Frauen. Viele waren als Kinder sexuell mißbraucht worden. Derzeitig geben zehn Prozent aller Psychiater zu, sexuellen Kontakt zu einer Patientin zu haben. Zahlen aus anderen Berufsgruppen sind schwerer zu ermitteln. Eine Frau, die als Kind sexuell mißbraucht wurde, legt häufig ein verführerisches Verhalten an den Tag, um die Anerkennung ihres Therapeuten oder Pfarrers zu gewinnen, denn diese Beziehung bedeutet ihr viel. Wenn ihr Therapeut das jedoch als Gelegenheit für eine sexuelle Begegnung mißbraucht, schadet er nicht nur seiner Klientin, sondern auch sich selbst.

Meine Kolleginnen bei *Women to Women* und ich haben von Anfang an regelmäßig mit einem Therapeuten gearbeitet, um zu lernen, wie man offen und ehrlich miteinander spricht – und um mit Emotionen umzugehen, die Frauen angeblich nicht haben sollen, zum Beispiel mit Wut. Unser Therapeut hat niemals versucht, uns zu verändern oder zu »reparieren«. Er hat uns einfach einen geschützten Raum geboten, in dem wir sagen konnten, was wir einander zu sagen hatten – ohne daß wir dabei meinten, wir müßten uns gleichzeitig um die Gefühle der Angesprochenen kümmern, auf die wir gerade wütend waren. In den ersten Jahren von *Women to Women* wußten wir tatsächlich nicht, daß wir alle eine ausgezeichnte Arbeitsbeziehung miteinander haben konnten, selbst wenn wir unsere Wut oder unsere Enttäuschung zum Ausdruck brachten. Und wir wußten nicht, wie wir unsere alte Gewohnheit, »nett« zueinander zu sein, durchbrechen konnten. Nachdem wir ausgiebig an unserer Co-Abhängigkeit (Beziehungssucht) gearbeitet haben, sehen wir jetzt, daß diese anfänglichen Therapiesitzungen für unsere Fähigkeit, ehrlich zueinander zu sein, unabdingbar waren. In den letzten beiden Jahren haben wir viel weniger Sitzungen gebraucht. Unsere Gruppen»therapie« (die man in Therapeutenkreisen inzwischen als »Teambuilding« bezeichnet) half uns, Unabhängigkeit aufzubauen. Wir waren in der Lage, das Gelernte zu verinnerlichen und umzusetzen, und jetzt können wir untereinander kommunizieren, ohne daß uns jemand von außen dabei hilft.

Es gibt viele verschiedene Arten von Therapeuten. Das gesamte Berufsbild verändert sich ständig, weil das Wissen über Sucht und Entwöhnung zunimmt. Eine Therapie sollte meiner Ansicht nach nicht jahrelang dauern. Wenn das doch der Fall ist, kann die Therapie selbst zu einem Suchtprozeß werden – nicht viel anders als die Beziehung zwischen einem Alkoholabhängigen und seiner co-abhängigen Partnerin. Alle Beziehungen, ob sie therapeutisch sind oder nicht, funktionieren am besten, wenn die Beteiligten sich gegenseitig als im Grunde vollständige, heile Wesen betrachten, mit inneren Fähigkeiten und Stärken, auch wenn sie manchmal vorübergehend Hilfe brauchen. Eine ausführliche Besprechung der Therapie würde den Rahmen dieses Buches sprengen; ich verweise auf das Buch ›Mein Weg zur Heilung‹ von Anne Wilson Schaef. Es ist das beste, was ich zum Thema Therapie und Suchtprozeß jemals gelesen habe.[20]

Für viele Frauen ist eine Einzeltherapie zwar ein guter Einstieg, doch die Arbeit in einer Gruppe, wie zum Beispiel in einer Zwölf-Schritte- oder Selbsthilfegruppe, kann insofern sehr wirkungsvoll sein, als wir dabei erfahren, daß viele andere die gleichen Probleme haben wie wir. Ein Mitglied von Overeaters Anonymous hat einmal zu mir gesagt: »Die Heilung von der Sucht ist Gottes Antwort auf die Gemeinschaft.« Die Arbeit in der Gruppe ist sicherlich eine Antwort, die Millionen hilft. Die praktische Weisheit, die in den zwölf Schritten der Anonymen Alkoholiker enthalten ist, ist eine Grundlage für ein Leben, das sich auf die innere Stimme stützt. Viele Menschen in Zwölf-Schritte-Gruppen ersetzen einfach das Wort »Alkohol« oder »Alkoholiker« durch ein anderes, das auf sie zutrifft. Trotzdem bleiben das Programm und die begleitende Literatur sehr bedeutsam und hilfreich. Gruppen helfen uns dabei, uns vom »Mythos der tödlichen Einzigartigkeit« zu befreien, wie eine befreundete Therapeutin es nennt, während Einzeltherapie bei Verletzungen wie Inzest eine Frau noch weiter isolieren kann, denn dadurch wird etwas »privatisiert«, was in Wirklichkeit ein gesellschaftliches und sogar gesellschaftsübergreifendes Problem ist. Ein Teil der Verletzungen, die durch Sucht, Inzest oder anderen sexuellen Mißbrauch entstehen, besteht in der Verborgenheit dieser Dinge. Stellen Sie sich vor, wie erleichternd es ist, an einer Frauengruppe teilzunehmen, in der alle sagen: »Du hast das auch erlebt? Ich dachte immer, ich wäre die einzige!«

Wenn Menschen mit chronischen oder lebensgefährlichen Krankheiten Zwölf-Schritte-Programme oder Programme für eine gesunde innere Haltung anwenden, kommen sie regelmäßig zusammen, um nicht nur ihre Tränen, sondern auch ihre Freude und ihr Lachen miteinander zu teilen. Die Selbsthilfebewegung ist für viele eine Quelle des Wachstums, des Trostes und der Hoffnung. Ich verweise Patientinnen regelmäßig an Selbsthilfegruppen aller Art und nehme auch selbst daran teil.

Für viele Frauen ist es wichtig, regelmäßig Zeit nur mit Frauen zu verbringen. Wenn wir uns als Gruppen von Frauen versammeln, stellt jede von uns ein Stück des Ganzen dar. Zusammen werden wir schneller gesund, als wenn wir isoliert und getrennt bleiben, und andere in der Gruppe halten uns einen Spiegel vor, damit wir uns deutlicher sehen können. Anne Wilson Schaef drückt das so aus: »Wenn einmal jemand zu dir Ente sagt, mach dir nichts draus. Wenn zwei Leute Ente zu dir sagen, denk darüber nach. Wenn drei Leute Ente zu dir sagen, guck nach, ob dir Schwanzfedern wachsen!«

Wenn Frauen gerade erst beginnen, sich ihrer selbst bewußt zu werden, sagen sie, wenn auch nur ein einziger Mann dabei ist, oft nicht die ganze Wahrheit. Möglicherweise gilt das auch für Männer. Wir sind dahingehend konditioniert worden, daß wir unsere Unterhaltungen so gestalten, daß sie dem anderen Geschlecht Rechnung tragen. Um ein

Bewußtsein unserer selbst zu erlangen, brauchen wir eine Umgebung, in der wir wirklich wir selbst sein können. Für viele Frauen bedeutet das, daß sie eine Zeitlang nur an reinen Frauengruppen teilnehmen.

Annie Rafter, Krankenschwester mit Spezialausbildung und eine der Mitbegründerinnen von *Women to Women* erzählte mir folgende Geschichte: In einem Sommer nahm sie als Mitglied einer Frauencrew auf einem Segelboot an Rennen teil. Den Frauen fiel eines Tages auf, daß sie sich, sobald ein Mann an Bord kam, ihm automatisch unterordneten, indem sie ihm die Pinne übergaben oder erwarteten, daß er den Kurs festlegte – ohne daß sie überhaupt wußten, ob er ein guter Segler war.

Als ihnen dieses Verhalten bewußt wurde, beschlossen sie, einen Sommer lang ganz ohne Männer an Bord zu segeln, um zu einer geschlossenen Besatzung zusammenzuwachsen. Sie hielten sich einen Sommer lang an diese Vereinbarung und lernten, sich aufeinander zu verlassen. Im nächsten Sommer dann war es gleichgültig, wer auf das Boot kam – die Frauen hatten Vertrauen zu sich selbst, zueinander und zu ihren Segelkünsten. Sie übergaben nicht mehr automatisch den Männern die Leitung.

In der Anfangsphase von *Women to Women* kamen wir oft auf Annie Rafters Geschichte über »keine Männer an Bord« zurück. Wir mußten, genau wie die Bootsbesatzung, lernen, einander zu vertrauen und an diesem Vertrauen festzuhalten, ganz gleich, wer in unser Haus kam. Ich merke, daß die Arbeit ausschließlich mit und unter Frauen mir Zeit und Raum gibt, über meine Probleme auf eine Art und Weise zu sprechen, wie das mit meinem Mann einfach nicht möglich ist. Uns Frauen ist beigebracht worden, daß unsere Lebenspartner unsere besten Freunde und die Hauptquelle emotionaler Unterstützung für uns sein sollten. Gelegentlich funktioniert das auch, aber nicht allzu oft. Wenn wir uns darauf verlassen, daß Männer uns emotional unterstützen, werden wir oft enttäuscht. Wenn ich abends nach Hause komme, habe ich meine »Erzählzeit« gehabt, und mein Mann braucht nicht für mich da zu sein, um meinen Tageslauf im einzelnen mit mir durchzusprechen und mir Ratschläge oder Unterstützung zu geben. Wir begegnen uns als ebenbürtige Partner und erzählen uns die Ereignisse des Tages ganz anders, als ich sie einer meiner Freundinnen erzählen würde. Weil ich viel Zeit mit Frauen verbringe und viel Unterstützung von ihnen bekomme, belaste ich meine wichtigste Mann-Frau-Beziehung nicht mit Bedürfnissen, für deren Erfüllung diese Beziehung ursprünglich wohl gar nicht gedacht war.

Zusammenkünfte und begleitende Unterstützung helfen einem, aus dem gewohnten Verdrängen herauszukommen. Die Zwölf-Schritte-Programme und andere Therapieansätze haben Millionen von Menschen geholfen, ihre innere Stärke und Gelassenheit wiederzufinden – und das ist der wichtige erste Schritt auf dem Weg. Um ganz gesund zu werden, müssen wir jedoch alle an einen Punkt gelangen, an dem wir uns nicht mehr allzu sehr mit unseren Verletzungen identifizieren. Das ist nicht leicht, denn »wir lernen die Sprache der Verletzungen als Muttersprache, und wir benutzen unsere Wunden, um Nähe herzustellen«, wie Caroline Myss sagt. Menschen können so lange nicht ganz gesund werden und im Leben weitergehen, wie sie ihre schmerzlichen Erfahrungen noch zu persönlich nehmen und sich selbst ausschließlich als Opfer betrachten. Wenn eine Frau sich nur als Opfer sieht, wird sie allzu häufig selbst zur Täterin. Sie schlägt möglicherweise nach jedem, der auszusprechen wagt, daß sie die innere Weisheit besitzen könnte, sich zu ändern. Wir müssen mit der Zeit die Verantwortung für unser Leben selbst übernehmen und aufhören, allem möglichen die Schuld an unseren Lebensumständen zu geben, von Süchten und Inzest bis zum politischen System. Unsere selbstzerstörerischen Muster zu erkennen, sie zu bearbeiten und sie loszulassen ist ein Prozeß.

Neunter Schritt: Mit dem Körper arbeiten

Rolfing ist Psychotherapie für den Körper. (Paulanne Balch)

Manchen Frauen reicht es einfach nicht, sich auszusprechen. »Ich weiß genau, was mir als Kind und mit meinem Mann alles zugestoßen ist«, sagte eine Frau, »aber darüber zu sprechen ändert einfach nichts. Ich habe das Gefühl, mich im Kreis zu drehen.« Wenn das der Fall ist, können wir oft nicht loslassen und scheinen wie von einer fixen Idee besessen. Es ist leicht, in eine »Denksucht« zu verfallen – eine Art Hamsterrad im Gehirn, das dafür sorgt, daß wir ständig im Kreis laufen.

Ein großer Teil der Informationen, die wir zur Heilung brauchen, ist in unseren Muskeln und anderen Körperbereichen eingeschlossen. Eine gute Massage löst häufig alte Energieblockaden und hilft uns, zu weinen oder chronische Schmerzen loszuwerden, die dadurch entstanden sind, daß wir »die ganze Last der Welt auf den Schultern« getragen haben. Es gibt viele wohltuende Arten von Körperarbeit, von der Polaritätstherapie bis zur Feldenkrais-Arbeit. Körperarbeit kann in zwei Gruppen eingeteilt werden: physische Körperarbeit (wie Rolfing, klassische Chiropraktik und Massage) und energetische Körperarbeit (wie Reiki, Akupunktur und therapeutische Berührung). Ich werde die beiden Gruppen zwar nicht getrennt behandeln, möchte aber doch diese Unterscheidung treffen.

Die Arbeit am und mit dem Körper kann eine Möglichkeit sein, die Einheit von Körper und Geist zu erkennen und zu erleben. Diese Therapien wirken oft sehr entspannend und ermöglichen es dem Körper, sich auszuruhen und zu schlafen. In diesen Phasen findet ein großer Teil der Heilarbeit des Körpers statt. Akupunktur erzielt bei allen möglichen Problemen, die sich mit herkömmlichen Mitteln nicht ohne weiteres behandeln lassen, gute Erfolge. Ich würde die Akupunktur und viele andere Arten physischer und energetischer Körperarbeit gern als Therapieformen in unseren üblichen Krankenhäusern eingesetzt sehen.

Ich verweise Dutzende von Patientinnen auf verschiedene Arten der Körperarbeit, und ich bin mit den Ergebnissen sehr zufrieden. Ich persönlich gönne mir ein- oder zweimal im Monat eine Ganzkörpermassage, die ich als Bestandteil meines allgemeinen Programms zur Gesunderhaltung betrachte.

Machen Sie in diesem Monat einen Termin zumindest für eine Schulter- oder eine Fußmassage aus. Sie können auch mit einer Freundin Massagen austauschen. Versuchen Sie, in Zukunft regelmäßig Ganzkörpermassagen zu bekommen.

Zehnter Schritt: Informationen sammeln

Derzeit gibt es mehr Bücher, die für Frauen interessant sind, als jemals zuvor. Wir hatten zwar bei *Women to Women* früher eine Leseliste, haben aber festgestellt, daß es schier unmöglich war, mit all dem Material, das ständig veröffentlicht wird, Schritt zu halten. Daher nennen wir unseren Patientinnen jetzt einfach unsere Lieblingsbücher zu den jeweiligen Themen, und sie teilen uns ebenfalls mit, was sie gelesen haben. Auf viele Bücher und Artikel werden wir von unseren Patientinnen aufmerksam gemacht, so daß ein ständiger Informations- und Gedankenaustausch stattfindet, ein Aspekt unserer großen Gemeinschaft, den wir sehr schätzen. Da es eine Überfülle an Büchern gibt, die sich besonders mit Frauenthemen beschäftigen, empfehle ich Ihnen, in einen Buchladen oder eine Bibliothek zu gehen und sich von Ihrer inneren Stimme bei der Auswahl helfen zu lassen. Sagen Sie sich, daß Sie die innere Kraft besitzen, das richtige Buch zur richtigen Zeit zu wählen. Halten Sie sich einfach eine Weile bei den Büchern auf und sehen Sie sich ein paar Titel an. Achten Sie darauf, welche Ihnen etwas sagen. Entscheiden Sie sich für die Bücher, die Ihnen richtig erscheinen und die Sie ansprechen. Sie können dabei nichts falsch machen.

Es ist eine tiefgreifende Erfahrung für uns Frauen, wenn wir beginnen, unsere vergessene Geschichte wieder in Besitz zu nehmen, indem wir über unseren Körper, Menstruation, Kindergebären und Göttinnen lesen, und zwar alles vom weiblichen Standpunkt aus beschrieben. Eine der größten Errungenschaften der feministischen Bewegung der siebziger Jahre war die Demontage der patriarchalischen Denkweise, die jahrhundertelang als »die Wahrheit« oder als simple Realität angesehen wurde. Ursula LeGuin weist darauf hin, daß 50 Prozent aller Schriftsteller Frauen sind, daß aber 90 Prozent von dem, was wir als »Literatur« bezeichnen, von Männern geschrieben wird.

Bücher wie ›Unser Körper, unser Leben‹, ein Buch, das eine sehr notwendige Neubewertung der Gesundheitsfürsorge für Frauen einleitete, bis hin zu ›Kelch und Schwert‹ von Riane Eisler haben einer ganzen Generation von Frauen geholfen, ihre persönliche Geschichte und deren Auswirkungen auf ihr Leben neu zu überdenken.[21] Durch die Macht der Feder erhalten wir auf unserer gemeinsamen Reise Unterstützung.

Die vielen neuen Bücher über die Einheit von Körper und Geist sind auch insofern eine große Hilfe für Frauen, als sie ihre eigenen Erfahrungen bestätigen. Bücher sind gute Gefährten für viele Frauen, die sonst isoliert sind, weil sie sich noch nicht gefunden haben oder noch nicht in Gruppen zusammenkommen. Lesen und Informationen sammeln ist ein völlig unbedrohlicher erster Schritt auf dem Weg zur Heilung. Viele meiner Patientinnen haben jahrelang alles gelesen, was sie in die Finger bekamen, bevor sie sich bereit fühlten, sich einer Gruppe anzuschließen oder anderweitig Unterstützung und schwesterliche Gemeinschaft zu suchen.

Elfter Schritt: Verzeihen

Wir müssen zulassen, daß wir die ganze schmerzhafte Zerstörung, die wir vergeben wollen, spüren, statt sie zu verleugnen und herunterzuschlucken. Wenn wir uns nicht darauf einlassen, können wir sie nicht bewußt verzeihen.

(Kenneth McNoll)

Etwas zu verzeihen befreit uns. Es heilt unseren Körper und unser Leben. Aber es ist auch der schwerste Schritt, den wir während unseres Heilungsprozesses unternehmen müssen.

Es kostet sehr viel Energie, jemanden aus seinem Herzen auszuschließen. Das Zwölf-Schritte-Programm lehrt uns, an uns selbst etwas wiedergutzumachen, nicht unbedingt an anderen Menschen. Doch wenn wir an denjenigen, die uns verletzt haben, etwas wiedergutmachen, werden beide Seiten frei. Vergebung und Wiedergutmachung sind miteinander verknüpft. Einen Groll zu hegen oder Haß und Ablehnung aufrechtzuerhalten verletzt uns selbst mindestens ebenso sehr wie den Menschen, gegen den diese Gefühle gerichtet sind.

Wenn wir verzeihen, bewegt sich unsere Energie zur Herzgegend hin, zum vierten Chakra. Wenn die Energie des Körpers dorthin fließt, nehmen wir unsere Verletzungen nicht so persönlich – und können davon genesen. Vergebung zu schenken ist die Initiation des Herzens.

Wenn ich an meinen Brustabszeß zurückdenke, empfinde ich großes Mitgefühl und Vergebung für mich selbst. Woher hätte ich wissen sollen, was ich da tat? Ich hatte keine weiblichen Vorbilder in meinem Berufszweig, die mir gezeigt hätten, wie ich ein Gleichgewicht zwischen Arbeit und Mutterschaft hätte finden können. Ich habe mir selbst verziehen, und daher habe ich auch meinen ehemaligen Kollegen verziehen. Ich habe etwa sechs Jahre gebraucht, um das Konzept der Vergebung richtig zu erfassen. Als ich mit diesem Kapitel anfing, habe ich nicht einmal daran gedacht, diesen Schritt einzufügen, weil das Konzept der Vergebung oftmals grob mißverstanden und mißbraucht wird; ein falsches Verständnis von Vergebung kann dazu führen, daß Frauen krank bleiben. Wenn wir jemandem vergeben, weil wir meinen, wir müßten das tun, springen wir nur durch einen gesellschaftlich akzeptierten Reifen, und das ändert gar nichts. Alice Miller schreibt, wenn man von Kindern verlangt, ihren Eltern zu vergeben, die sie mißhandelt haben, ohne daß sie zuerst ihre Verletzungen und ihren eigenen Schmerz gespürt haben, wird diese erzwungene Vergebung nur zu einer weiteren Waffe, um das verletzte Kind zum Schweigen zu bringen (›Das verbannte Wissen‹). Unter solchen Umständen ist der Sprung in die Vergebung kein wahres Verzeihen, sondern nur eine andere Form der Verleugnung. Viele Frauen glauben, wenn sie jemandem verzeihen, der sie verletzt hat, sei das gleichbedeutend mit der Aussage, das Geschehene sei in Ordnung und habe ihnen nicht wehgetan. Nichts könnte weniger der Wahrheit entsprechen. Viele Frauen sind durch dieses falsche Verständnis von Vergebung einer Gehirnwäsche unterzogen worden, die sie dazu gebracht hat, sich zu unterwerfen. Um soweit zu kommen, daß wir verzeihen können, müssen wir erst die schmerzhaften Erfahrungen aufarbeiten, die damit in Zusammenhang stehen.

Kürzlich kam eine Frau mit migräneartigen Kopfschmerzen zu mir, die zunehmend stärker wurden. Sie hatte außerdem chronische Vaginitis, mehrere Allergien und einen ganzen Schwung anderer Probleme, die ich hier nicht alle aufzählen kann. Sie war eine Perfektionistin und übernahm sich bei ihrer Arbeit regelmäßig. Wenn sie sprach, bildete sie die Worte sehr sorgfältig und kontrolliert – und dabei zuckte ihr Gesicht übertrieben stark. Auf ihren Aufnahmebogen hatte sie geschrieben, daß ihr Vater, ihre beiden Großväter, drei Brüder und alle Onkel Alkoholiker seien oder gewesen wären und daß ihre Mutter beinahe von Geburt an von ihr verlangt hatte, sich wie eine Erwachsene zu benehmen. »Ich durfte nie spielen. Ich mußte das Haus in Ordnung halten«, schrieb sie. Sie war überzeugt davon, daß »diese ganzen Alkoholiker in der Zeit, als ich zu Hause wohnte, keinen Einfluß auf mich hatten.« Ihr Verdrängungsmechanismus arbeitete ausgezeichnet, während ihr Körper nach Beachtung schrie. In ihrem Fall wäre es absurd gewesen, wenn sie ihren Eltern verziehen hätte. Sie hätte damit nur eine weitere Schicht ihrer intellektuellen Rüstung angelegt. Diese Frau muß zuerst einmal erkennen, wie nachteilig sich das Verhalten ihrer Eltern auf sie ausgewirkt hat. Vergebung ist völlig verfrüht, wenn eine Frau sich nicht einmal eingesteht, daß sie überhaupt einen emotionalen Abszeß hat, geschweige denn, daß eine Drainage notwendig ist.

Wahre Vergebung andererseits verändert uns im tiefsten Innern. Sie verändert unseren Körper. Sie ist eine Erfahrung der Gnade. Während ich diese Zeilen schreibe, bin ich so von der Erhabenheit dessen, was Vergebung wirklich ist, bewegt, daß mir die Tränen kommen. Ich hatte vor einer Reihe von Jahren ein tiefgreifendes Erlebnis damit. Ein Chirurg zeigte mich bei der Gesundheitsbehörde in Maine an. Eine seiner Patientinnen hatte sich von mir untersuchen lassen, nachdem sie drei Monate vorher wegen Bauchschmerzen, Gewichtsverlust und dünnerwerdendem Stuhl bei ihm gewesen war. Er hatte eine Koloskopie versucht (dabei wird ein Fiberendoskop mit Glasfaseroptik in den Dickdarm eingeführt, um ihn von innen zu untersuchen und um Krankheiten wie Krebs zu erkennen), aber er hatte das Endoskop nicht weit genug in ihren Darm hineinschieben können. Daher hatte er der Patientin erklärt, sie müsse operiert werden und Teile ihres Dickdarms müßten entfernt werden, weil er nahezu sicher sei, daß sie Krebs habe und das auch der Grund für ihre Symptome sei.

Die Patientin war nach Hause gegangen, hatte ihre Ernährung völlig auf makrobiotische Kost umgestellt und hatte innerhalb von drei Monaten ihr Gewicht wiedergewonnen, keine Bauchschmerzen mehr und wieder normalen Stuhlgang. Alles das war geschehen, bevor sie zu mir kam. Als ich sie zum erstenmal sah, war sie gesund und vital und wollte auf jeden Fall eine Operation vermeiden. Da es ihr so viel besser ging, wollte sie wissen, ob ich der Meinung sei, daß die Operation immer noch nötig sei.

Ich sagte ihr, daß man ohne eine weitere Untersuchung nicht sicher sein könnte, ob sie Krebs habe oder nicht. Sie war bereits ein Risiko eingegangen, indem sie die Operation nicht früher hatte durchführen lassen, andererseits hatte ihr das, was sie unternommen hatte, tatsächlich geholfen, und alle Symptome, die sie ursprünglich zu ihrem Arztbesuch veranlaßt hatten, waren verschwunden. Es war durchaus möglich, daß sie keinen Krebs hatte und daß ihre Symptome durch eine Divertikulitis ausgelöst worden waren (eine Entzündung, die ähnlich aussehen kann wie Krebs), die inzwischen abgeheilt war. Meine Patientin beschloß, ihre neue Diät beizubehalten und in ein paar Monaten noch einmal eine Koloskopie machen zu lassen. Schließlich war es ihr Körper, und sie fühlte sich so gut wie seit Jahren nicht mehr.

Ihr war klar, daß das im Widerspruch zu dem stand, was der Chirurg ihr empfohlen hatte, aber er wußte zu jenem Zeitpunkt nichts von der auffälligen Besserung. Ich war mir sicher, daß er, wenn er sie sehen würde, einer Verschiebung der Operation zustimmen und sie noch einmal untersuchen würde. Weil ich überzeugt bin, daß es für Patienten am besten ist, wenn sie von einem Team von Ärzten behandelt werden, die über alles informiert sind, schickte ich dem Chirurgen ein Protokoll unserer Unterhaltung.

Wie sich herausstellte, war er wütend auf mich, weil ich die Patientin nicht zur Operation »gezwungen« hatte, und daher zeigte er mich bei der Gesundheitsbehörde unseres Bundesstaates an. Ich mußte einen Bericht über meine Sichtweise des Falles einreichen und darauf warten, daß die Behörde mich zu einer Anhörung vorlud. Sie traten nur alle drei Monate zusammen, daher hatte ich genügend Zeit, über die Situation nachzugrübeln. Ich war mir sicher, daß eine Beschwerde von seiten eines Arztes sehr ernstgenommen werden würde, und ich hatte große Angst.

Dieses Ereignis war die schwierigste Lernerfahrung, die ich während meiner Laufbahn machen mußte. Ich hatte mein Leben lang gute Noten, Respekt und Ehrenhaftigkeit angestrebt. Ich stammte aus einer Familie von »guten Ärzten«. Doch hier war meine schlimmste Angst Wirklichkeit geworden: Die Vorgesetzten würden sagen, ich sei eine »schlechte Ärztin« und dürfte meinen Beruf nicht im Einklang mit meinen eigenen Vorstellungen über Heilen ausüben, und, schlimmer noch, daß meine Patientinnen nicht selbst über ihren Körper entscheiden dürften! Wochenlang beschäftigte ich mich täglich mit meiner Angst und fühlte sie. Wenn ich meinen inneren Gefühlszustand verändern könnte, das wußte ich, dann würde sich draußen in der Welt etwas ändern. Davon war ich immer überzeugt gewesen. Jetzt würde dicser Glaubenssatz auf eine sehr harte Probe gestellt.

Zu jedem Heilungsprozeß gehört das »Loslassen«, bei dem man die Illusion, etwas unter Kontrolle zu haben, aufgibt. Für mich führte das Loslassen zu dem Ergebnis: Wenn ich Medizin nicht so praktizieren durfte, daß sie sich mit der Heilkraft des menschlichen Körpers und der individuellen Willensfreiheit in Einklang befand, dann würde ich mir bereitwillig meine Approbation entziehen lassen. Bei diesem Prozeß halfen mir Kolleginnen und Patientinnen, die erklärten, sie würden mich, wenn nötig, gern zu meiner Anhörung begleiten. Dr. Nancy Coyne meinte, wenn ich dahin müßte, würde sie dafür sorgen, daß der Saal »gerammelt voll mit Feministinnen« wäre, die mich unterstützen würden. Dafür werde ich ewig dankbar sein.

Eines Tages, während ich meine Schreibübung machte, fing ich spontan einen Brief an den Chirurgen an, der mich angezeigt hatte. »Lieber Dr. M., ich kenne Ihre Ängste. Ich weiß, warum Sie sich aufgeregt haben...« Während ich weiterschrieb, empfand ich Mitgefühl für diesen Mann. Ich wußte, wer er war. Ich spürte, daß er Angst hatte und um Kontrolle kämpfte – und ich verzieh ihm. Beim Weiterschreiben spürte ich, wie sich zum erstenmal seit Wochen die Angst in meinem Solarplexus löste. Es war eine körperliche Empfindung, keine gedankliche Übung. Und gleichzeitig *wußte* ich, daß alles gut werden würde, *unabhängig von der Entscheidung der Behörde.*

Am nächsten Tag suchte ein Kollege, der in der Behörde arbeitete, mich im Krankenhaus auf und sagte: »Übrigens, die Behörde hat einstimmig beschlossen, Ihre Angelegenheit fallenzulassen. Man ist der Meinung, daß dieser Chirurg völlig danebenliegt.« Ich brauchte weder bei der Behörde zu erscheinen noch mich in irgendeiner Weise zu verteidigen. Sie hatten das Recht meiner Patientin auf Information über ihre Behandlungsmöglichkeiten und mein Recht, diese zu liefern, bestätigt.

Mein Martyrium war vorbei. Das Bemerkenswerteste an dieser Erfahrung war die körperliche Empfindung des Loslassens im Solarplexusbereich, als meine Angst schließlich geheilt war und ich Mitgefühl für meinen Gegner empfand. Ich habe daraus gelernt, daß Vergebung ein natürlicher Prozeß ist und daß sie sowohl auf körperlicher als auch auf spiritueller und emotionaler Ebene stattfindet. Ich hatte die Absicht gehabt, meine eigene Situation zu bereinigen, nicht unbedingt, dem Chirurgen zu verzeihen. Aber in der Folge lernte ich, daß der einzige Weg, diese Situation zu heilen, darin bestand, meine Energie daraus abzuziehen und meinem Ankläger zu vergeben. Ich lernte, daß die Vergebung unaufgefordert kommt, von selbst, wenn wir uns für die Heilung entschieden haben.

Ich hatte nie *beabsichtigt,* Mitgefühl und Vergebung für diesen Chirurgen zu empfinden. Allerdings *wollte* ich den Knoten in meinem Solarplexus loswerden. Das tat ich, indem ich bereit war, mich mit dem Knoten zu beschäftigen, mit ihm im Gespräch zu bleiben und von ihm zu lernen. Tief innerlich glaubte ich, daß ich aus dieser Erfahrung etwas lernen konnte und daß ich sogar daraus lernen mußte, damit ich sie nicht noch einmal machen müßte, auf andere Art oder in anderer Form.

Ich will Ihnen zwar nicht empfehlen, sich bei einer Gesundheitsbehörde anzeigen zu lassen, um persönlich zu wachsen, aber für mich war es eine der befreiendsten Erfahrungen meines Lebens. Ich hatte mich einer meiner schlimmste Ängste gestellt, hatte sie erforscht und umgewandelt. Zwei Monate später wurde meine Patientin in einem anderen Krankenhaus erneut untersucht. Ihr Dickdarm war völlig normal, ohne jedes Anzeichen für einen Tumor. Wahrscheinlich hatte sie überhaupt gar keinen Krebs gehabt, bloß eine Dickdarmentzündung. Es geht ihr nach wie vor gut. Später schlug mein Mann vor, ich sollte den Chirurgen bei seiner Gesundheitsbehörde in Massachusetts anzeigen und fragen, ob es in seinem Bundesstaat zur gängigen medizinischen Praxis gehöre, einen gesunden Dickdarm zu entfernen. Ich sagte: »Nein. Irgendwann muß der Krieg aufhören. Und er hört jetzt bei mir auf.« Ich schickte allerdings die Kopien der negativen Untersuchungsbefunde von meiner Patientin an Dr. M. und bemerkte dazu: »Hat der menschliche Körper nicht eine wunderbare Heilkraft?«

Stephen Levine sagt, daß Vergebung ein wunderbares Mittel ist, um seelisches Gleichgewicht zu finden. Er erinnert uns daran, daß die meisten von uns in ihrer Ausbildung keine Anleitung bekommen, um mit Groll umzugehen. Levine hat den folgenden Meditationstest verfaßt.[22] Versuchen Sie, diese Meditation täglich zu machen und sie so in Ihr Leben zu integrieren. Sie wirkt – probieren Sie es aus. Lesen Sie den Text langsam still für sich oder bitten Sie eine Freundin, ihn laut vorzulesen.

> Schließe die Augen ...
> Denke einen Augenblick lang einfach darüber nach, was das Wort Vergebung wirklich bedeuten könnte. Was ist Vergebung?
> Und jetzt – ganz sanft – ohne Zwang – einfach als Experiment mit der Wahrheit – nur einen Moment lang – lasse das Bild eines Menschen in dir aufsteigen, dem du sehr böse bist – jemand, auf den du wütend bist und zu dem du ein distanziertes Verhältnis hast – laß diesen Menschen – sachte – ganz sachte – vor deinem inneren Auge auftauchen –
> als Bild und als Gefühl.
> Vielleicht spürst du den Menschen mitten in deiner Brust, als Angst oder als Widerstand. Wie immer er auch in dir erscheint, lade ihn einfach ganz

sanft ein – für diesen Moment, für dieses Experiment.
Und sage im Herzen still zu ihm: »Ich vergebe dir.«
»Ich vergebe dir alles, was du mir früher angetan hast, mit oder ohne Absicht, und was mir wehgetan hat. Auf welche Weise du mir auch weh getan hast, ich vergebe dir.«
Sprich sanft im Herzen zu ihm, mit deinen eigenen Worten – auf deine eigene Weise.

Sage in deinem Herzen zu diesem Menschen: »Ich vergebe dir alles, was du in der Vergangenheit getan hast, mit oder ohne Absicht, mit Worten, Handlungen oder Gedanken, was mir wehgetan hat – ich vergebe dir. Ich vergebe dir.«
Lasse es zu... Lasse zu, daß dieser Mensch berührt wird... zumindest für einen Moment ... berührt von deiner Vergebung. Lasse die Vergebung zu. Es tut so weh, jemanden aus seinem Herzen auszuschließen. Wie kannst du diesen Schmerz, diesen Groll auch nur einen Augenblick länger festhalten?
Angst, Zweifel... laß sie los... und berühre den Menschen, für diesen Augenblick, mit deiner Vergebung.
»Ich vergebe dir.«
Jetzt lasse ihn sanft gehen, lasse ihn still fortgehen. Lasse ihn mit deinem Segen gehen.

Stelle dir jetzt einen Menschen vor, der sehr böse auf dich ist. Spüre ihn, vielleicht in der Brust, oder sieh ihn vor deinem inneren Auge – spüre sein Wesen. Lade ihn sanft ein.
Ein Mensch, der dir grollt, der wütend auf dich ist – jemand, der dir nicht verzeiht.
Lasse diesen Menschen in dein Herz ein.
Und sage in deinem Herzen zu ihm: »Ich bitte dich um Vergebung für alles, was ich dir in der Vergangenheit angetan habe, mit oder ohne Absicht, und was dir wehgetan hat – vergib mir meine Worte, meine Handlungen, meine Gedanken. Auf welche Weise ich dir auch wehgetan habe, ich bitte dich um Vergebung. Ich bitte dich um Vergebung.
Durch meine Wut, meine Angst, meine Blindheit, meine Faulheit wie auch immer ich dir Schmerzen bereitet habe, mit oder ohne Absicht – ich bitte dich um Vergebung.«

Lasse diese Vergebung ein. Lasse dich von der Vergebung dieses Menschen berühren. Wenn Gedanken auftauchen, etwa, daß du dir selbst gegenüber zu nachsichtig seist, oder Zweifel, dann sieh einfach, wie erbarmungslos wir mit uns selbst umgehen, und öffne dich der Vergebung.
Lasse zu, daß dir vergeben wird.
Lasse zu, daß dir vergeben wird.
»In welcher Weise ich dir auch wehgetan habe, ich bitte dich um Vergebung.« Gestatte dir, diese Vergebung zu spüren.
Lasse die Vergebung zu.
Und dann lasse den Menschen sachte ... ganz sachte ... seinen Weg weitergehen. Er hat dir vergeben. Er segnet dich.

Und wende dich nun im Herzen dir selbst zu und sage zu dir selbst: »Ich vergebe dir.«
Was auch immer dem im Wege stehen will – die Unbarmherzigkeit und die Angst –
laß es los.
Berühre es mit deiner Vergebung und deiner Barmherzigkeit.
Und sprich dich mit deinem Vornamen an und sage im Herzen sanft zu dir: »..., ich vergebe dir.«
Es tut so weh, sich selbst aus seinem eigenen Herzen auszuschließen.
Lasse dich ein. Lasse dich von dieser Vergebung berühren.
Lasse die Heilung herein.
Sage zu dir selbst: »Ich vergebe dir.«

Lasse diese Vergebung sich über alle Wesen um dich herum ausbreiten.
Mögen alle Wesen sich selbst vergeben.
Mögen sie die Freude entdecken.
Mögen alle Wesen vom Leiden befreit werden.
Mögen alle Wesen in Frieden leben.
Mögen alle Wesen geheilt werden.
Mögen alle im Einklang mit ihrer wahren Natur leben.
Mögen sie frei von Leid sein.
Mögen sie in Frieden leben.
Lasse diese liebevolle Güte sich über den ganzen Planeten ausbreiten – auf alle Ebenen des Lebens, die sichtbaren und die unsichtbaren.
Mögen alle Wesen vom Leid befreit werden.
Mögen sie die Kraft der Vergebung, der Freiheit und des Friedens erfahren.
Mögen alle Wesen, die sichtbaren und die unsichtbaren, auf allen Existenzebenen, ihre wahre Natur erfahren.
Mögen sie ihre Unermeßlichkeit erfahren – ihre unendliche Friedfertigkeit.
Mögen alle Wesen frei sein.
Mögen alle Wesen frei sein.

Zwölfter Schritt: Das Leben aktiv gestalten

Indem du das verfolgst, was dich anzieht, hilfst du mit, das Universum zusammenzubringen. Die Einheit der Welt beruht darauf, daß Menschen ihren Leidenschaften nachgehen.

(Brian Swimme)

Glaube an dich selbst. Jemand muß den ersten Schritt tun.

(gefunden auf dem Schildchen an einem Salada-Teebeutel während einer Tagung über Selbstachtung)

Als meine ältere Tochter neun Jahre alt war, erinnerte sie mich daran, mit welch wunderbarer Fähigkeit wir ausgestattet sind: unser Leben intensiv zu leben und uns gleichzeitig darüber zu freuen. Am Ostersonntag kam sie die Treppe heruntergesprungen und rief: »Ist das nicht toll, wenn es einem gut geht und man gut aussieht und das Zimmer auch sauber ist?«

Beobachten Sie Kinder eine Weile, und Sie werden sehen, welche Eigenschaften Sie selbst brauchen, um Ihre Seele und Ihr Immunsystem regelmäßig aufzuwecken. Die meisten kleinen Kinder wissen ganz genau, was sie wollen. Wir alle werden mit der Fähigkeit geboren, zu wissen, was wir wollen. Dann werden wir zu dem Glauben erzogen, daß wir das, was wir wollen, nicht bekommen können, und so geben wir unsere innersten Sehnsüchte allmählich auf und gehen unserer Leidenschaft nicht nach, um nicht enttäuscht zu werden.

David Ehrenfeld hat zu diesem Thema folgendes geschrieben:

Unsere Zivilisation gelangt dahin, den Sinn des Lebens mit dem bloßen Vermeiden des Todes gleichzusetzen. Ein leeres und unmögliches Ziel, die Suche eines Narren nach dem Nichts, ist an die Stelle der Lebensfreude gesetzt worden, die latent in uns allen vorhanden ist. Wenn der Tod wieder als eines der vielen wichtigen Elemente des Lebens akzeptiert wird, dann kann das Leben seine alte Faszination wiedergewinnen, und die Bemühungen guter Ärzte werden nicht vergeblich sein.[23]

Nehmen Sie sich ein Blatt Papier und schreiben Sie oben hin: »Ich möchte .... bekommen.« Schreiben Sie dann in die Lücke, was Sie sich wünschen. Zum Beispiel: »Ich möchte einen starken, gesunden Körper bekommen.« Beachten Sie, daß das Wort *bekommen* ausdrückt, daß Sie dafür nicht zu »arbeiten« brauchen. Sie müssen nur zulassen, daß es geschieht. Das ist die weibliche, empfangende Art, die in unserer Gesellschaft so oft fehlt. Schreiben Sie jetzt genau auf, *warum* Sie sich wünschen, was Sie sich wünschen, damit Sie die Erregung, die Ihre Wunschvorstellung hervorruft, buchstäblich *fühlen* können. Dieses Gefühl und die Schwingungen des Gefühls haben die Kraft, die richtigen Umstände magnetisch anzuziehen. Ein Beispiel: »Ich möchte einen starken, gesunden Körper bekommen, weil ich mich stark fühlen möchte. Ich möchte, daß mein Körper ein Werkzeug ist, das ganz auf meine Bedürfnisse eingestellt ist. Ich möchte einen Körper, der meine innere Schönheit widerspiegelt. Ich möchte einen Körper, der mich dahinbringen kann, wo ich hinwill. Ich möchte einen Körper mit ganz viel Energie und Ausdauer, damit ich das Leben intensiver genießen kann.«

Konzentrieren Sie sich auf das, was Sie sich wünschen, und denken Sie oft daran. Damit bauen Sie ein unsichtbares Magnetfeld auf, welches das Gewünschte zu Ihnen hinzieht (es sei denn, Sie blockieren diesen Vorgang durch andere Gedanken, wie: »Ach, ich wünsche es mir zwar, aber ich kriege es ja doch nicht«).

Konzentrieren Sie sich jeden Tag ein paar Minuten lang auf das, was Sie wirklich wollen, und auf das Gefühl, wie das sein wird, wenn Sie es haben. Sie können in der Zukunft nicht glücklich oder zufrieden sein, wenn Sie nicht in diesem Moment spüren können, wie sich das anfühlen würde. Ihre Gedanken und Ihre Gefühle müssen sich auf den Wunsch einstellen. Wenn Sie sagen, Sie wünschen sich einen gesunden Körper, tief innen aber das Gefühl haben, Sie hätten das nicht verdient oder Ihre Krankheit wäre eine Strafe für irgend etwas, ist Ihre Botschaft nicht eindeutig, und die Ergebnisse werden nicht annähernd so gut sein.

Sagen Sie sich an 30 aufeinanderfolgenden Abenden kurz vor dem Einschlafen: »Ich will strahlend gesund sein.« Im Schlaf wird der Intellekt zur Ruhe gebracht, und Ihre innere Stimme übernimmt die Führung. Ihre Absicht, gesund zu werden oder gesund zu bleiben, wird, während Sie schlafen, in Körper und Geist einprogrammiert. Versuchen Sie es einfach einmal und warten Sie ab, was passiert.

Nehmen Sie sich vor, Freude zu empfangen. Nehmen Sie sich vor, Trost zu empfangen. Nehmen Sie sich vor, Unterstützung zu empfangen. Bahnen Sie sich, während Sie durch Ihren Tag gehen, mit der Kraft Ihrer Absichten den Weg.

Achten Sie Tag für Tag darauf, wie oft Ihre Gedanken zu dem, was Sie sich wünschen, eine negative Richtung einschlagen. Führen Sie sie sachte zurück. Machen Sie es sich zur Gewohnheit, sich auf das zu konzentrieren, was in Ihrem Leben gut läuft. Pflegen Sie die Gewohnheit, das Gute zu sehen und zu schätzen. Ein Lehrer namens Abraham sagt: »Wertschätzung ist das stärkste Gefühl, das wir haben, um das anzuziehen, was wir uns wünschen.«[24] Wenn Sie nach Menschen, Orten und Dingen suchen, die Sie schätzen können, und wenn Sie lernen, all das in Ihrem Leben zu schätzen, was gut läuft, dann werden Sie mehr von dem anziehen, was Ihnen lieb ist, und weniger von dem, was Sie nicht mögen. Beginnen Sie, auf Kleinigkeiten zu achten, zum Beispiel darauf, wie angenehm sich die Bettwäsche abends an Ihren Zehen anfühlt oder wie schön sich das Kissen unter dem Kopf anfühlt.

Ich empfehle Ihnen dringend, mindestens 30 Tage lang möglichst keine Nachrichten zu sehen, zu hören oder in der Zeitung zu lesen. Wachen Sie mit Musik auf, nicht mit den Nachrichten oder einem Rundfunkmoderator. Damit werden Sie ein großes Hindernis forträumen, das Ihnen im Weg steht, wenn Sie sich auf Ihre innere Stimme einlassen wollen – nämlich die Überflutung mit negativen Informationen. Menschen sind nicht dafür geschaffen, als Empfangsgeräte für die schlechten Nachrichten aus der ganzen Welt zu fungieren. Für die meisten von uns bietet der eigene Alltag und der unserer Familien und Kollegen mehr als genug Möglichkeiten zum Helfen und Heilen. In diesem Bereich können wir etwas ändern. Und wenn wir uns alle um unsere eigene Familie, unsere Arbeit und die Menschen in unserem engeren Umkreis kümmern würden, brauchten wir uns um das Schicksal der gesamten Menschheit keine Sorgen mehr zu machen. Wir können uns nicht richtig um unsere nächste Umgebung kümmern, wenn unsere Gedanken ständig mit Schreckensnachrichten überfrachtet sind, an denen wir nichts ändern können. Vermeiden Sie diese Überladung mit Informationen ganz bewußt solange, bis Sie die Tagesschau sehen können, ohne daß es Ihnen schlecht geht, Sie Angst bekommen oder sich aufregen. Andernfalls könnten Sie sich selbst in Gefahr bringen.

Wenn Sie morgens zu leiser Musik oder in völliger Ruhe aufwachen, können Sie sich besser an Ihre Träume erinnern. Mit der Zeit werden Sie bemerken, daß Ihnen nicht viel entgeht, wenn Sie keine Nachrichten sehen oder hören. Unsere Gesellschaft ist so beschaffen, daß irgend jemand Ihnen immer erzählen wird, was »da draußen« gerade vor sich geht. Das, was Sie angeht und was Sie wissen müssen, werden Sie immer erfahren. Der Vorteil dabei ist, daß Sie eine viel vertrautere Beziehung zu sich selbst haben werden als die meisten anderen Menschen. Ich habe vor über einem Jahr die Nachrichten fast ganz gestrichen. Ich kann es kaum fassen, welche Veränderung dadurch in meinem Denken, meinen Träumen und meinem allgemeinen Wohlbefinden vor sich gegangen ist.

Schreiben Sie Ihre Lebensziele auf. Während der letzten zehn Jahre habe ich immer an Silvester meine Ziele für das kommende Jahr aufgeschrieben. Gleichzeitig habe ich einen Fünfjahres- und einen Zehnjahresplan aufgestellt. Das ist bei uns inzwischen zu einer alljährlichen Familienzeremonie geworden. Das Erstaunliche ist, daß ich, wenn ich zurückblicke, fast alle meine Ziele erreicht habe – selbst diejenigen, die ich zwischendurch vergessen hatte. Allein der Vorgang, daß man die Ziele aufschreibt und darüber nachdenkt, setzt etwas Wunderbares in Bewegung. Dieses »Wunderbare« ist die Kraft der Absicht – die Kraft unserer Gedanken, etwas zu schaffen.

Wenn Sie auf Ihre Wünsche achten, werden Sie herausfinden, was Sie am meisten begeistert. Vielleicht müssen Sie Röcke tragen, die weiter schwingen, mehr im Sonnenschein spazierengehen oder mehr in der Erde wühlen. Die meisten Menschen stellen fest, daß ihr Leben reich und erfüllt wird, wenn sie genügend Freude verspüren. Sicher werden Sie in Ihrem Inneren bereits wissen, was Sie brauchen und wollen. Wenn wirklich alles möglich wäre, wie würden Sie Ihr Leben dann leben?

Jetzt sind Sie am Ende des Zwölf-Gänge-Menüs mit den Schritten zur Schaffung von Gesundheit angelangt. Manche Schritte werden Sie ansprechen, andere nicht. Verlassen Sie sich auf Ihr Gefühl, und haben Sie Geduld mit sich selbst. Ich fasse die Schritte noch einmal für Sie zusammen:

Schritte zur Heilung

1. Sich über die eigene Geschichte klarwerden
2. Die eigenen Überzeugungen erkennen
3. Die Gefühle schätzen lernen und freisetzen
4. Auf den Körper hören lernen
5. Den Körper respektieren lernen
6. Eine höhere Macht oder die innere Weisheit anerkennen
7. Den eigenen Verstand anerkennen
8. Sich Hilfe holen
9. Mit dem Körper arbeiten
10. Informationen sammeln
11. Verzeihen
12. Das Leben aktiv gestalten

Ich hoffe, daß dieses Kapitel

- Ihnen in ein paar Bereichen, in denen Sie steckengeblieben waren, auf die Sprünge geholfen hat
- Ihnen bestätigt hat, daß Sie auf dem richtigen Weg sind
- Ihre Wut berührt hat
- Sie zum Weinen gebracht hat
- Sie zum Lachen gebracht hat
- Sie inspieriert hat

Darin besteht das Leben – Wachstum, Veränderung, Bewegung, Neuschöpfung – jeden Tag.

Vielleicht möchten Sie unbedingt singen – vielleicht aber auch rennen. Warten Sie damit nicht. Das Leben ist kein Fall für den Notarzt, aber es bietet auch keine Garantie, daß es ewig währt. Wie möchten Sie sich fühlen? Stellen Sie sich dieses Gefühl oft vor. Was möchten Sie in diesem Moment gern unternehmen, damit Ihr Leben erfüllter ist? ... Haben Sie es?

Machen Sie nun einen Schritt darauf zu.

Alles Gute!

Sechzehntes Kapitel

Medizinische Betreuung optimal nutzen

Die Wahl der richtigen Heilkundigen

Eines der wirksamsten Mittel, die Sie für Ihre Heilung einsetzen können, ist die partnerschaftliche Zusammenarbeit mit mehreren Ärzten, die alle die Fähigkeit des Körpers zur Selbstheilung und zum Gesundbleiben anerkennen und bereit sind, als Team zusammenzuarbeiten, um diesen Prozeß zu ermöglichen.

Ärzte und andere Heilkundige müssen sich im klaren darüber sein, welche Macht ihre Worte haben. Sie tragen den Mantel des Schamanen auf den Schultern, ob ihnen das nun bewußt ist oder nicht. Ihre Worte können heilen oder vernichten – das liegt zum Teil daran, daß Krankheiten und alles, was unseren Körper betrifft, uns so verletzlich machen. Die Worte von Fachleuten müssen der Wahrheit entsprechen und gleichzeitig so gewählt werden, daß sie zur Heilung beitragen. Wie Norman Cousins schrieb: »Der Arzt weiß, daß das Rezept, der Zettel selbst, häufig für den Genesungsprozeß des Patienten wichtiger ist als das, was darauf steht. Medikamente sind nicht immer nötig, doch ohne den Glauben an die Genesung geht es nicht. Und so kann der Arzt in Fällen, in denen guter Zuspruch dem Patienten viel mehr hilft, als dreimal täglich eine Wunderpille zu schlucken, ein Placebo verschreiben.«[1] Ein Placebo wirkt auch auf *körperlicher Ebene*.[2]

Wenn Sie zu einem Heilkundigen gehen, dem Sie vertrauen und an den Sie glauben, wirkt sich diese Einstellung ebenfalls auf den Körper aus. Sie trägt genauso zu Ihrer Heilung bei wie die Behandlungsmethode, die Sie gewählt haben. Zahlreiche Patienten haben geschildert, daß die Worte ihrer Ärztin oder ihres Arztes sich in ihre Seele eingebrannt haben. Daher müssen Sie sich sorgfältig und bewußt aussuchen, mit wem Sie zusammenarbeiten wollen.

Ich hatte einmal eine Patientin mit Brustkrebs, die zu ihrem Arzt gesagt hatte: »Mit dem Krebs fertigzuwerden ist kein Problem, aber ich brauche jedesmal ungefähr zwei Wochen, um mich von meinen Besuchen bei Ihnen zu erholen.« Sie meinte dabei seine distanzierte Art und die Gleichgültigkeit, die sie an ihm wahrnahm. Sie erwartete keine Wunder, aber sie sehnte sich nach ein wenig Zuspruch und ab und zu nach einer Berührung. Nachdem sie ihm das erklärt hatte, wurde ihre Beziehung besser. Eine derartige Besserung tritt oft ein, wenn Sie Ihrem Arzt, Heilpraktiker oder Therapeuten eine Chance geben. Wenn die Arzt-Patient-Beziehung aufbauend und von gegenseitigem Respekt gekennzeichnet ist, ist sie eine starke Kraft, die der Heilung dient.

Wenn der Doktor dagegen unnahbar ist und versucht, objektiv zu sein – indem er nur Fakten mitteilt –, spricht er nur den Verstand der Patientin an, und das reicht nicht. Eine meiner Patientinnen, die kürzlich zu einer Vorsorgeuntersuchung zu mir kam, beklagte sich über ihre Ärztin in Boston. »Sie glaubt, sie könnte mich nicht behandeln, ohne seitenweise kleine Zahlen aufzuschreiben«, meinte sie. »Ich weiß, daß sie eine gute Technikerin ist, aber ich fühle mich nicht verstanden.« Leider konzentriert sich die Ausbildung der Schulmediziner vor allem auf Dinge wie die Manipulation der chemischen Zusammensetzung des Blutes oder die Reparatur der Knochen. Dafür werden Medizinstudenten benotet – nicht dafür, wie gut ihr Kontakt zu den Patienten ist. Das ändert sich zwar mittlerweile an den Universitäten, aber den meisten derzeit praktizierenden Ärzten und Ärztinnen wurde beigebracht, Patienten zu kurieren, anstatt sich um sie zu kümmern.

Eine der häufigsten Fragen, die mir gestellt werden, lautet: »Gibt es eine Ärztin wie Sie in New York?« – oder in Kalifornien oder sonstwo. Viele Patientinnen schätzen eine Heilmethode, die ihre innere Stimme achtet, die Botschaft der Krankheit anerkennt und die Schulmedizin durch andere Vorgehensweisen ergänzt.

Zur Zeit bildet sich eine neue Gruppe von Ärzten heraus, die diesem Ansatz gegenüber aufgeschlossen sind. Meine Kolleginnen und Kollegen in der American Holistic Medical Association, Ärzte und Chiropraktiker, haben den gleichen Ansatz und die gleiche Ausbildung wie ich. Viele andere, die in unterschiedlichen Disziplinen ausgebildet sind, arbeiten ebenfalls nach diesem Ansatz.

Es gibt eine große Zahl sehr engagierter, um ihre Patienten bemühter Ärzte und Ärztinnen, die sich nicht unbedingt als »ganzheitlich« bezeichnen würden. Die große Mehrheit der Allgemeinmediziner, die ich kenne, ist im Grunde ganzheitlich orientiert und neuen Ideen gegenüber aufgeschlossen. Das liegt daran, daß in den Vereinigten Staaten in der Ausbildung des praktischen Arztes die Bedeutung des Familienkontexts für die Gesundheit hervorgehoben wird. Diese Orientierung führt ganz von selbst zu einer Aufgeschlossenheit für die Erforschung der verborgenen Aspekte einer Krankheit und der Verbindung zwischen Geist und Körper.

Es kann gut sein, daß auch Ihre derzeitigen Ärzte für Ihre Gedanken zu Ihrer Krankheit offen sind und bereit sind, sie mit Ihnen zusammen zu verfolgen. Zu mir kommen zum Beispiel viele Frauen mit großen Myomen, die sich nicht operieren lassen wollen. Sie brauchen Ärzte oder Ärztinnen, die bereit sind, sie etwa alle sechs Monate zu untersuchen. Für diese Frauen ist die Bitte um diesen Dienst der erste Schritt zum Aufbau einer partnerschaftlichen Beziehung zu ihrem Arzt oder ihrer Ärztin. Und sie selbst müssen auch bereit sein, einen Teil der Verantwortung zu übernehmen. Es ist nicht heilsam, wenn eine Frau, nachdem sie umfassend informiert wurde, gegen ihren Willen zu einer Operation gezwungen wird. Ich glaube, daß der Körper weiß, was er zur Heilung braucht, und ich habe erlebt, wie bei vielen Frauen sogenannte chronische Leiden quasi von selbst ausheilten. Daher bin ich gern bereit, partnerschaftlich mit Frauen zusammenzuarbeiten, wobei wir meine Sachkenntnis mit ihrem Vertrauen verbinden.

Im Durchschnitt ist jeder Gynäkologe in den USA mindestens zweimal wegen Kunstfehlern angezeigt worden. Ich bin dabei keine Ausnahme. Der emotionale Schaden, den diese Vorkommnisse anrichten, ist groß und hat leider zu Unstimmigkeiten zwischen Ärzten und Patienten geführt. Manche Ärzte sind seitdem weniger dazu bereit, eine Behandlung durchzuführen, die nicht den üblichen Maßstäben entspricht. Die Patientin kann aber eine unterzeichnete Erklärung in ihre Krankenakte geben, in der sie auf jedes gerichtliche Vorgehen gegen den behandelnden Arzt verzichtet, falls eine Alternative zur allgemein üblichen Behandlungsweise gewählt wird. Das ist zwar keine hundertprozentige Garantie gegen eine Klage vor Gericht, trägt aber dazu bei, daß viele Ärzte und Ärztinnen sich mit Heilmethoden, die sie nicht im Studium gelernt haben, wohler fühlen. Wenn wir eine Partnerschaft zwischen Ärzten und Patienten aufbauen wollen, müssen wir da anfangen, wo wir gerade stehen, und beide Seiten müssen ihre Bedürfnisse und ihre Ängste aufrichtig äußern.

Da ich nach Möglichkeit Operationen zu vermeiden versuche, konnte ich miterleben, wie Eierstockzysten sich durch Veränderungen im Gefühlsbereich und Ernährungsumstellungen einfach zurückbildeten.

Ich habe vieles über den weiblichen Körper gelernt, das in meiner Ausbildung nicht vorkam. Mein genereller Optimismus, gepaart mit dem Mut und der Offenheit meiner Patientinnen, haben uns erlaubt, einen Schatz an klinischen Informationen zu sammeln, die vielen Gynäkologen wohl fremd sein dürften. Das geht allerdings nur mit mutigen Patientinnen, die wirklich bereit sind, die Verantwortung für sich selbst und für ihre Entscheidungen zu übernehmen.

Veränderungen im Gesundheitswesen werden dann eintreten, wenn wir alle anfangen, Verantwortung für den Teil des Problems zu übernehmen, den wir selbst verursachen. Bis dahin ist es gut – auch wenn das Medizinstudium und die Denkweise, die es oft erzeugt, frustrierend sein können –, kompetente Ärzte auf seiner Seite zu haben, wenn man sie braucht.

Patientinnen, die eine aktive Rolle bei ihrer Behandlung spielen wollen, sind ein Segen. Als ich Vorsitzende der American Holistic Medical Association (Amerikanische Gesellschaft für Ganzheitsmedizin) war, kamen wir nach jahrelanger Diskussion zu dem Schluß, daß Ganzheitlichkeit eine spezielle Seins- und Lebensweise bezeichnet, ob man diesen Begriff nun verwendet oder nicht. In der American Holistic Medical Association habe ich am meisten über alternative Heilweisen gelernt. Diese Organisation ist ein Zusammenschluß von Ärztinnen und Ärzten, die, aus meiner Sicht, die »Seele« der Ganzheitsmedizin in den USA darstellen. Viele meiner Kolleginnen und Kollegen im Süden von Maine sind ganzheitlich eingestellt, aber über alternative Behandlungsmethoden wissen sie sehr wenig. Ein Hausarzt sagte zu einer gemeinsamen Patientin, die Rizinusölpackungen verwendete: »Ich verstehe nichts von dem, was Sie da machen, aber es hilft Ihnen offenbar, und Sie haben meine volle Unterstützung dabei.« Mit so einem Arzt zusammenzuarbeiten ist eine Freude – er ist offen, aufrichtig und fühlt sich von Dingen, die er nicht im Studium gelernt hat, nicht bedroht. Solche Ärzte und Ärztinnen sind die wahren Wissenschaftler – sie sind neuen Denkweisen gegenüber aufgeschlossen.

Frauen müssen selbst auch Verantwortung für die Zusammenarbeit mit den Ärzten übernehmen, indem sie Fragen vorbereiten, wenn sie einen neuen Arzt aufsuchen, und zuerst einmal ein Gespräch vereinbaren, wenn sie Zweifel an ihrer Wahl haben. In unserer Klinik kann eine interessierte Patientin einen Termin für ein 15minütiges Gespräch vereinbaren, um sicherzugehen, daß wir wirklich ihren Vorstellungen entsprechen. Dieses Gespräch kostet viel weniger als eine Erstuntersuchung.

Ärztinnen und Ärzte haben oft die unterschiedlichsten Ausbildungen und Interessengebiete. Als »Grenzgängerin« zwischen verschiedenen Heilansätzen kann ich die Vorteile sehen, die aus der Vielfalt von anwendbaren Methoden erwachsen. Die Patientin ihrerseits muß selbst Verantwortung übernehmen und lernen, aus verschiedenen Quellen Informationen zu beziehen. Wenn die Patientinnen sehen würden, wie viele verschiedene Ansätze zur Behandlung einer bestimmten Krankheit es allein in Portland, Maine, unter den Gynäkologen gibt, würde ihnen bewußt werden, wie wichtig ihr eigener Beitrag für den Erfolg der Behandlung ist.

Sollten Frauen sich von Frauen behandeln lassen?

Bei *Women to Women* arbeiten zwar nur Frauen, aber es gibt eine große Zahl männlicher Ärzte, die einfühlsam und hochqualifiziert sind. Viele Ärztinnen und Patientinnen würden Ihnen sagen, daß die Tatsache allein, daß eine Frau Sie behandelt, noch keine Garantie für eine bessere Behandlung ist. Sie kann sogar ausgesprochen schlecht sein. Dafür gibt es zahlreiche Gründe. Um im Studium erfolgreich zu sein, stecken Frauen mit ihrem eigenen Wissen oft zurück und versuchen, distanziert und objektiv zu werden – so wie einige ihrer männlichen oder auch weiblichen Vorbilder es sind.

Ein Arzt, der ein echter Heiler ist, kann für eine Frau mindestens ebenso viel tun wie eine Ärztin – manchmal sogar mehr. Wenn eine Frau zum Beispiel als Kind sexuell mißbraucht wurde und seitdem in der Vorstellung lebt, Männern sei nicht zu trauen, kann sich durch die Begegnung mit einem fürsorglichen Arzt, der ihr zeigt, daß nicht alle Männer bedrohlich sind, ihre ganze Weltanschauung heilsam verändern. Eine meiner Patientinnen war als Jugendliche wegen Endometriose operiert worden. Ihr Unterleib war danach voller Narbengewebe, und sie war unfruchtbar geworden. Ich überwies sie an einen Chirurgen, dessen Spezialgebiet Unfruchtbarkeit ist, und der nicht nur ein hochqualifizierter Chirurg, sondern auch ein außergewöhnlich fürsorglicher Mann ist. Meine Patientin erzählte mir später, wie wertvoll es für sie war, daß ein Mann ihr bei der Heilung ihres Unterleibes half. Sie formulierte es so: »Als ich ein Kind war, hat ein Mann mich verletzt und durch seine Behandlung meine Unterleibsprobleme verursacht. Es tut mir sehr gut, daß ein Mann mir jetzt hilft, diesen Teil meines Körpers wieder zu heilen.

Diejenigen Frauen, die der Meinung sind, nur Frauen könnten wahre Heiler und nur Männer könnten fähige Chirurgen sein, übersehen vieles, was ihnen helfen könnte. Unter den heutigen Bedingungen brauchen wir für unsere Heilung ein paar Orte, wo Frauen unter sich sind, doch echte Heilung geht weit über alle Geschlechtsunterschiede hinaus. Wir alle haben die Fähigkeit, uns gegenseitig zu verletzen. Wir haben aber auch alle die Fähigkeit, uns gegenseitig zu heilen.

Die sanfte gynäkologische Untersuchung

Wenn Sie wissen, was auf Sie zukommt, und wenn Sie bereit sind, sich offen mit Ihrer Ärztin oder Ihrem Arzt auszusprechen, braucht eine gynäkologische Untersuchung kein schmerzhaftes oder angsterfülltes Ereignis zu sein. Viel zu viele Frauen haben während gynäkologischer Untersuchungen unangenehme und schmerzhafte Erfahrungen gemacht und erwarten seitdem, daß Schmerzen zur Untersuchung einfach dazugehören. Eine meiner Freundinnen aus der Studienzeit erzählte mir, sie hätte seit über zehn Jahren keinen Abstrich zur Krebsdiagnose mehr machen lassen, denn ihre erste Untersuchung hätte so weh getan und der Arzt wäre so grob gewesen, daß sie vor lauter Angst nicht wieder hingegangen sei. Als sie schließlich zu mir zur Untersuchung kam, war sie erstaunt, daß die Untersuchung in keiner Weise unangenehm oder schmerzhaft war, obwohl sie davor gezittert hatte! Solche Geschichten habe ich in meiner Praxis immer wieder gehört.

Für eine schmerzlose gynäkologische Untersuchung sind folgende Voraussetzungen nötig:

- Wenn eine Frau zum erstenmal untersucht wird, sollte man ihr den Vorgang vorher gründlich erläutern, wenn nötig mit Unterstützung durch Abbildungen oder andere visuelle Hilfsmittel, damit die Patientin genau sehen kann, wo die Zellen für den Abstrich herkommen und wo ihre Gebärmutter und ihre Eierstöcke liegen. Man sollte der Patientin alle Instrumente zeigen, die man verwenden wird, darunter auch das Spekulum und die Bürste oder den Wattetupfer, mit dem der Abstrich gemacht wird.
- Die Ärztin (oder der Arzt) muß sich in die Patientin einfühlen können, und ihr muß bewußt sein, wie schutzlos manche Frauen sich während der gynäkologischen Untersuchung fühlen, vor allem, wenn ihre Füße in den Beinhaltern liegen.
- Während der Untersuchung sollte die Ärztin genau erklären, was sie gerade tut. Die Patientin sollte die Möglichkeit haben, die Untersuchung mit Hilfe eines Spiegels zu verfolgen, wenn sie das möchte. Die Ärztin sollte zum Beispiel sagen, wann sie das Spekulum

einführt, wo die Patientin einen Druck spüren wird, was sie beim Berühren der Patientin gerade untersucht, wann sie den Abstrich macht, wann sie nach Myomen tastet und wann sie das Spekulum wieder herausnimmt.

- Als Patientin sollten Sie die Sicherheit haben, daß Sie der Ärztin jederzeit sagen können, sie solle aufhören, und daß Ihr Wunsch respektiert wird. Wenn ich eine sehr ängstliche Patientin untersuche, sage ich ihr immer, sie habe die Zügel in der Hand und könne mir jederzeit sagen, daß ich aufhören soll.
- Sie sollten die Möglichkeit haben, eine Begleiterin oder einen Begleiter Ihrer Wahl zur Untersuchung mitzubringen, wenn Sie möchten, daß jemand Ihnen die Hand hält, Fragen für Sie stellt oder einfach dabei ist.
- Die Ärztin sollte das kleinste Spekulum verwenden, mit dem sie Gebärmutterhals und Scheide gut sehen kann. In vielen der Krankenhäuser, in denen ich jahrelang gearbeitet habe, ist das normale Spekulum, das für die Untersuchung zur Verfügung gestellt wird, für viele Frauen viel zu groß, vor allem für jene, die keine Kinder geboren haben.
- Das Spekulum sollte körperwarm sein. Bei *Women to Women* liegen die Spekuli in der Schublade des Untersuchungstisches auf einem Heizkissen, so daß sie immer eine angenehme Temperatur haben. Manche Ärztinnen wärmen das Spekulum unter warmem Wasser an, bevor sie es einführen.
- Ich mache alle Abstriche zur Krebsdiagnose mit einer kleinen, weichen Bürste. Die meisten Frauen spüren es gar nicht, wenn ich die Probe nehme. Ich sage den Frauen während der Untersuchung auch, wie ihr Gebärmutterhals aussieht. Eine Patientin sagte: »Es ist so schön, zu hören, daß mein Gebärmutterhals ganz normal, rosig und gesund aussieht!«
- Wenn der Abstrich gemacht ist, wird das Spekulum entfernt, und die Ärztin untersucht die Gebärmutter und die Eierstöcke, indem sie einen oder zwei Finger in die Vagina einführt und sanft gegen die Gebärmutter hinter dem Gebärmutterhals drückt, während sie gleichzeitig mit der anderen Hand vom Bauchnabel aus über den Unterbauch streicht. Auf diese Weise kann sie zwischen ihren beiden Händen die Gebärmutter, die Eierstöcke und den umliegenden Bereich abtasten. Wiederum sage ich der Patientin dabei immer, was ich gerade spüre. Wenn man bei einer Frau die Gebärmutter leicht durch die Bauchdecke hindurch ertasten kann, frage ich sie, ob sie selbst

fühlen möchte, wo ihre Gebärmutter im Verhältnis zu ihrem Schambein liegt. Viele Frauen mit Myomen sind sehr beruhigt, wenn ihnen gesagt wird, daß sie die Gebärmutter mit dem Myom selbst abtasten können und dadurch erkennen können, ob es wächst, seine Größe beibehält oder schrumpft. (Nicht alle Myome sind so lokalisiert, daß die Frau sie durch die Bauchdecke hindurch tasten kann.)

- Nach den ersten beiden Untersuchungsschritten mit beiden Händen folgt als dritter Schritt die rekto-vaginale Untersuchung. Dabei wird der Zeigefinger in die Vagina eingeführt, während der Mittelfinger in den After eingeführt wird. Auf diese Weise läßt sich der gesamte Bereich hinter dem Uterus am besten untersuchen. Ich habe dabei häufig Eierstockzysten ertastet und selbst rektale Anomalien, die ich ohne diesen Untersuchungsschritt nicht bemerkt hätte.
- Wenn ich etwas Ungewöhnliches finde, wie ein neues Myom oder eine Eierstockzyste, zeichne ich es der Patientin auf, oder aber ich zeige ihr ein Bild von einem Befund, der ähnlich ist wie ihrer. Diese anschauliche Darstellung ist immer hilfreich, weil sie dafür sorgt, daß aus der Mücke kein Elefant wird. Manche Frauen stellen sich ihren Zustand viel schlimmer vor, als er in Wirklichkeit ist. Außerdem ordne ich zur Bestätigung meines Befundes generell eine Ultraschalluntersuchung des Unterleibs an.
- Bei manchen Frauen ist die Beckenmuskulatur ständig stark verspannt. Sie müssen lernen, sich soweit zu entspannen, daß die Ärztin ein kleines Spekulum oder einen Finger zur Untersuchung in ihre Vagina einführen kann. Sonst schaffen sie sich selbst einen Teufelskreis von zunehmenden Schmerzen, weil sich ihre Muskeln dann auch um das kleinste Spekulum herum zusammenziehen, was wiederum Schmerzen verursacht. Viele solcher Frauen haben mir, nachdem sie begonnen hatten, die Probleme aus ihrer Kindheit zu bewältigen, erzählt, sie würden ihren Körper bei gynäkologischen Untersuchungen oder anderen ähnlich belastenden Ereignissen buchstäblich »verlassen«.

Wenn eine Frau, die von diesem Problem betroffen ist, lernt, ihre Muskeln willkürlich anzuspannen und zu entspannen, kann sie oft zulassen, daß ein Instrument oder ein Finger in ihren Körper eingeführt wird, ohne daß es ihr Unbehagen verursacht. In schweren Fällen empfehle ich Frauen, wenn das unbedenklich ist, eine Biofeedback-Therapie, damit sie lernen, sich zu entspannen. In anderen Fällen mache ich die Untersuchung einfach sehr langsam, weise auf den PC-Muskel hin (im 8. Kapitel wird beschrieben, wie man ihn findet) und empfehle der Patientin, einfach ein paar Momente lang ruhig auf dem Untersuchungstisch zu liegen und gleichmäßig zu atmen. Ich frage bei jedem Untersuchungsschritt nach, ob die Patientin möchte, daß ich fortfahre. Ich sage ihr auch, sie solle mich bitten, aufzuhören, sobald die Untersuchung unangenehm für sie wird.

Dann bitte ich sie, alle Beckenmuskeln so stark anzuspannen, wie sie nur kann, und dann ganz loszulassen und sich dabei vorzustellen, daß ihre Pobacken in den Untersuchungstisch einsinken. Normalerweise ist sie nach einigen Malen Zusammenziehen und Entspannen in der Lage, den Unterschied so deutlich zu spüren, daß sie eine Untersuchung zulassen kann. Wenn sie vor einer vollständigen Untersuchung zuviel Angst hat, hat sie immer die Möglichkeit, einen neuen Termin zu vereinbaren. Ich sage meinen Patientinnen immer, wenn sie bei dem Gedanken an eine gynäkologische Untersuchung das Gefühl haben, eine Vergewaltigung vor sich zu haben, sollten sie damit warten – es sei denn, sie haben ein dringendes Problem, das sofort behandelt werden muß. Viele Frauen üben zu Hause, ihre Beckenmuskeln zu entspannen, manchmal, indem sie beim Baden einen Finger in die Vagina führen oder indem sie lernen, ganz langsam einen Tampon einzuführen.

Die Wahl der Behandlungsmethode: Von der Operation bis zum Naturreis

Wenn Sie krank sind, sollten Sie zuerst die kritischen Symptome behandeln, und zwar mit der Methode, die Ihnen am besten geeignet erscheint. Nach Einsichten können Sie später suchen. Die Fähigkeit der Schulmedizin, mit Notfällen und schweren akuten Symptomen umzugehen, ist unübertroffen. Ich nutze zwar zusätzlich zu Medikamenten und operativen Eingriffen viele alternative Behandlungsweisen, aber die Schulmedizin ist notwendig und hilfreich.

An eine Krankheit heranzugehen, ohne die diagnostischen Verfahren der modernen Medizin einzusetzen, wenn diese angebracht sind, ist genauso dualistisch gedacht und genauso schädlich für die Patienten, als wenn man zu einem Menschen, der Arthritis hat, sagen würde: »Wir haben Ihre Untersuchung abgeschlossen. Sie haben Arthritis. Das ist eine unheilbare, chronische Verfallskrankheit. Am besten lernen Sie, damit zu leben« – ohne auf die Ernährung, die Arbeitsbelastung und die Lebensweise näher einzugehen. Da das Leben voller Geheimnisse ist, können wir nie mit Sicherheit sagen, wie sich eine Krankheit entwickeln wird. Wir können nie behaupten, daß ein Zustand hoffnungslos ist.

Wenn ich eine Patientin gründlich untersucht und sie über die in ihrer Situation üblicherweise empfohlenen Behandlungsmethoden informiert habe – wie Hysterektomie (operative Entfernung der Gebärmutter) bei großen Myomen in der Gebärmutter –, stelle ich ihr die alternativen Behandlungsweisen vor, mit denen ich seit Jahren arbeite. Die Patientin wählt daraufhin die Heilmethode, die sich für sie richtig »anfühlt«. Die eine entscheidet sich für eine Hysterektomie. Eine andere, mit den gleichen Symptomen, fühlt sich vielleicht mit einer Ernährungsumstellung oder mit Rizinusölpackungen wohler. Viele Frauen, die anderswo nach den gängigen Methoden ausgezeichnet behandelt wurden, kommen zu mir, weil sie speziell etwas über Alternativen zu bestimmten Medikamenten und Operationen erfahren wollen. Sie haben die Routineuntersuchungen bereits hinter sich und die üblichen Empfehlungen bekommen. Sie haben über ihre Möglichkeiten nachgedacht und sind sehr gut informiert.

Wenn Ihnen ein Behandlungsprogramm, gleich welcher Art, empfohlen worden ist, sollten Sie die Informationen erst einmal ein paar Tage oder länger in sich »einsinken« lassen. Finden Sie heraus, ob sich die Methode für Ihren Körper richtig anfühlt. Wenn nicht, denken Sie weiter darüber nach, holen Sie eine weitere Meinung dazu ein, bitten Sie um einen Traum oder geben Sie die Frage an Ihre innere Stimme weiter. Wenn zu einer Operation geraten wird, bin ich immer sehr dafür, eine zweite und sogar eine dritte Meinung dazu einzuholen. Nur wenige Krankheiten müssen so unverzüglich behandelt werden, daß Sie sich auf der Stelle entscheiden müssen. Wenn Sie die Entscheidung eine Weile reifen lassen, werden Sie bei einem echten Notfall Ihren Instinkten viel mehr vertrauen.

Was ist die beste Behandlungsmethode?

Für welche Behandlungsmethode eine Frau sich entscheidet, hängt von ihren Bedürfnissen zum entsprechenden Zeitpunkt ab. Während ich das sage, ist mir klar, daß die medizinisch-pharmazeutische Industrie einen großen Einfluß auf die öffentliche Meinung hat und daß auch die gesellschaftlichen Vorurteile, über die ich bereits gesprochen habe (siehe 1. Kapitel) sich auf eine Entscheidung auswirken können.

Häufig haben Patientinnen vorgefaßte Meinungen über bestimmte Behandlungsweisen. Frauen, die auf natürliche Therapien ausgerichtet sind, betrachten operative Eingriffe oder die Einnahme von Medikamenten manchmal als eine Art Versagen und die Gabe von Vitaminen bei der gleichen Krankheit als Triumph. Frauen, die eher mit herkömmlichen Medikamenten und Operationen vertraut sind, erscheint allein schon die Vorstellung, daß ein Heilkraut oder eine Ernährungsumstellung helfen könnte, absurd. Ich versuche den Frauen zu vermitteln, daß es viele Wahlmöglichkeiten gibt und daß sie nicht von vornherein ganze Gebiete, auf denen sie Hilfe erlangen könnten, ausschließen sollten – seien das nun schulmedizinische oder alternative Behandlungsweisen.

Zum Beispiel ist es für manche Frauen, die Beschwerden lindern wollen, die mit einem zu hohen Östrogenspiegel zusammenhängen, angebracht, Naturreis und Gemüse zu essen, während für andere Frauen mit den gleichen Beschwerden ein Progesteronpräparat die beste Lösung ist. Manchmal empfehle ich beides. Viele Frauen verwirrt das. Sie müssen dann erst einmal erkennen, daß sie tatsächlich verschiedene Möglichkeiten zur Wahl haben.

Eine 38jährige Künstlerin kam vor etwa einem Jahr zu ihrer jährlichen Routineuntersuchung zu mir. Sie überlegte seit einiger Zeit, ob sie gegen ihre periodisch auftretenden Depressionen ein Antidepressivum nehmen sollte. Im Prinzip gefiel ihr diese Vorstellung gar nicht, aber ihre Beschwerden ließen nicht nach. Sie hatte eine Sitzung bei einem angesehenen Medium bei uns in der Gegend, und diese hatte sie ermutigt, das Medikament auszuprobieren. Schließlich beschloß die Patientin, die einzige Möglichkeit, um herauszufinden, ob das Medikament ihr helfen würde, sei die, es damit zu versuchen. Sie befreite sich von ihren Vorurteilen darüber und begann mit der Einnahme.

Als sie drei Monate später wieder zu mir kam, sagte sie, sie fühle sich großartig, und das Medikament scheine genau das zu sein, was ihr »gefehlt habe«. »Ich kann gar nicht fassen, wie mein Leben sich verändert hat«, berichtete sie. »Jetzt scheint das ganze Universum für mich zu sorgen. Meine Kunstwerke verkaufen sich gut, und ich bin viel kreativer. Außerdem stehe ich jetzt zu meiner Kraft und meiner Energie und mache mir nicht mehr im entferntesten so viel Sorgen darüber, was andere Leute denken könnten oder ob ich als Künstlerin besser oder schlechter als die anderen bin. Ich habe soviel Energie wie noch nie.« Die Einnahme des Antidepressivums wurde ein Wendepunkt für sie, aber bevor sie das Medikament akzeptieren konnte, mußte sie ihre vorgefaßte Meinung darüber loslassen. Obwohl das Medikament ihr eindeutig half, ignorierte sie die Probleme aus ihrer Vergangenheit – sexueller Mißbrauch in der Kindheit – nicht, die bei ihrer Depression eine zentrale Rolle spielten. Sie erzählte mir: »An dem Besuch bei Ihnen war für mich sehr hilfreich, daß ich Ihnen von meiner Sitzung bei dem Medium erzählt habe, und daß wir meine medizinische Betreuung auf meine Überlegungen zu dieser Sitzung zugeschnitten haben. Daß Sie bereit waren, sich alle die verschiedenen Elemente meiner Geschichte anzuhören, ist sehr wertvoll für mich.«

Sechs Monate später setzte sie das Antidrepressivum ab, weil sie das Gefühl hatte, es schaffe eine »künstliche Euphorie«, die sich für sie komisch anfühlte. Was zu einem bestimmten Zeitpunkt gut gewirkt hatte, war jetzt nicht mehr angebracht. Der Patientin geht es ohne das Medikament weiterhin gut, und sie fühlt sich stark und kreativ.

Es gibt viele Wege zur Heilung. Der richtige Weg ist diejenige Behandlungsmethode, die sich gerade – im aktuellen Stadium – am besten anfühlt. Wir müssen lernen, uns selbst als Prozeß zu betrachten – als Wesen, die sich mit der Zeit verändern und wachsen. *Das bedeutet, daß alle äußeren Maßnahmen für unsere Heilung mit unserer eigenen inneren Stimme im Einklang stehen sollten. Außerdem müssen wir lernen, uns selbst mit Selbstachtung zu unterstützen – nicht mit steifen Programmen aus Befehlen und Verboten, die sich wie Strafen anfühlen.*

Von außen auferlegte Kuren, wie die Verbesserung der Ernährung, sind oft ein erster Schritt im Heilungsprozeß. Sie verhelfen Frauen häufig dazu, sich so wohl zu fühlen, daß sie mit der eigentlichen Arbeit beginnen können. Diese Arbeit besteht darin, einerseits herauszufinden, welches ihre tiefgreifendsten Verletzungen sind, und andererseits auch, was sie im Leben am meisten nährt und was ihnen helfen wird, ihre Wunden zu heilen. Bei dem Versuch, »unser Glück zu finden«, können wir jene Bereiche unseres Lebens, die uns Kummer bereiten oder stören, nicht einfach überspringen.

Denksucht: Ein häufiges Hindernis

Wir rennen durch die Gegend und dürsten nach Wissen, aber wir ertrinken in Informationen.

(Karl-Hendrick Robert[3])

Informationen zu sammeln ist nur der erste Schritt auf dem Weg zur Heilung. Viele Menschen setzen Techniken, Medikamente und selbst Vitamine mit Gesundheit gleich und bleiben auf dieser Stufe stehen. Ich habe erlebt, daß Frauen mit vielseitigen Beschwerden zu Dutzenden von Ärzten und Therapeuten aller Art gingen, aber ihrer Heilung dadurch keinen Schritt näherkamen. Oft sind sie um so verwirrter, je mehr Fakten sie angesammelt haben. Diese Informationsüberflutung geschieht häufig und kann uns lähmen.

Manche Menschen können schon beim Lesen einer Speisekarte in Denksucht verfallen, weil sie sich einfach nicht für ein Menü entscheiden können: »Also, ich möchte eigentlich Huhn, aber bei uns gibt es ja morgen Huhn, und außerdem bin ich nicht sicher, ob es nicht vielleicht zuviel Fett hat und ob ich die Sauce überhaupt mag. Was meinst du, Mark? Ob ich das Huhn nehmen soll?« Und so weiter.

Ein weiteres Beispiel: Wenn Patienten versuchen, ein Leiden durch eine Ernährungsumstellung zu heilen, kommt oft ein Zeitpunkt, an dem das ständige Bemühen, Menge und Qualität von allem zu kontrollieren, was sie in den Mund stecken, ihr Leben beherrscht. »Wieviel grünes Gemüse sollte ich zu mir nehmen? 200 oder 100 Gramm? Muß ich es kochen? Und mein Stuhl – muß er sinken oder schwimmen? Wenn er sinkt, heißt das, daß ich Kleie essen sollte? Und Wasser – lieber zwei Gläser oder drei? Und darf ich eine Apfelsine? Wie viele? Eine am Tag oder zwei?« Das ist ein Beispiel dafür, wie man die Kategorien von richtig und falsch, besser und schlechter auf alles anwenden kann, was man tut.

Anne Wilson Schaef hat darauf hingewiesen, daß eine der großen Täuschungen der suchterzeugenden Gesellschaft in der Annahme besteht, man könne alles wissen und verstehen. Dieser Ansatz wird sehr problematisch, sobald wir es mit einem lebendigen, atmenden, sich ständig verändernden menschlichen Körper zu tun haben.

Bei der Entscheidung über eine Östrogentherapie zum Beispiel, können Frauen sich schier verrückt machen, wenn sie sich nur auf den Verstand verlassen. Auch noch so viele Untersuchungen über Östrogentherapie, Kalziumgaben oder körperliche Übungen können die Vielfalt der Faktoren, die das Leben einer Frau in den Wechseljahren beeinflussen, nicht berücksichtigen.

Manchmal sollten wir etwas Abstand von unserem Intellekt nehmen und uns darüber amüsieren, wie er im Kreis herumrennt und seinem Schwanz nachjagt. Die Schriftstellerin Natalie Goldberg nennt das den »Affenverstand«. Ganz gleich, worum es im Einzelfall geht: Wenn Sie alle Bücher gelesen und alle Fachleute befragt haben, kann nur Ihre innere Stimme, von der der Verstand nur ein Teil ist, Ihnen die richtige Antwort geben.

Heilung durch Operation

Viele Frauen stehen an irgendeinem Punkt ihres Lebens vor einer Operation. Ich habe beobachtet, wie viele Frauen ihr Leben monate- oder sogar jahrelang gewissermaßen zum Stillstand bringen, weil sie versuchen, eine Krankheit »natürlich« zu kurieren, die sich sehr gut mit einer konservativen, organerhaltenden Operation behandeln läßt. Eine Operation zur Heilung des Unterleibs ist etwas völlig anderes als eine Operation, bei der der Unterleib völlig ausgeräumt wird. Zusätzlich zu anderen Heilverfahren sollte eine Operation immer in Erwägung gezogen werden. Ich möchte gerne dazu beitragen, die so häufig anzutreffenden negativen Einstellungen zu chirurgischen Eingriffen abzubauen, daher bezeichne ich den Vorgang als Heilung durch Operation. Auf den Merkzetteln, die ich meinen Patientinnen nach einer Operation vor dem Verlassen der Klinik gebe und die Einzelheiten über die häusliche Nachsorge enthalten, schreibe ich das in Großbuchstaben. Man kann mit einer Operation genauso umgehen wie mit einer Heilzeremonie.

Eine weitere Meinung einholen

Bevor eine Frau sich einer Operation unterzieht, plädiere ich dafür, daß sie eine zweite Meinung einholt. Viele Patientinnen kommen zu mir, weil sie meine Meinung zu einer von einer anderen Ärztin vorgeschlagenen Hysterektomie (operative Entfernung der Gebärmutter) hören wollen. Dadurch gewinnen die Frauen Zeit, über ihre Entscheidung nachzudenken, und sie stellen fest, wie sehr die Ansichten über die Behandlung eines bestimmten Leidens innerhalb der Ärzteschaft auseinandergehen. Manche Frauen gehen sogar zu fünf oder sechs verschiedenen Spezialisten, bevor sie sich für einen Behandlungsweg entscheiden. Letztendlich müssen Sie auf Ihre innere Stimme hören, um die beste Lösung für sich selbst herauszufinden, denn das kann kein Arzt für Sie tun.

Wenn ich um eine zweite Meinung gebeten werde, stimme ich den Argumenten, die die überweisenden Chirurgen für eine Hysterektomie nennen, oft zu. Starke, unregelmäßige Blutungen, die zu Blutarmut geführt haben, sind zum Beispiel ein üblicher Grund für eine Hysterektomie. Wenn die Patientin eine Operation als die richtige Lösung ansieht, unterstütze ich sie mit meinen Erfahrungen in ihrer Absicht. Wenn sie andererseits Alternativen, wie einer Ernährungsumstellung, gegenüber aufgeschlossen ist, liefere ich ihr die entsprechenden Informationen. Sie erkennt dann, daß der Vorschlag ihrer ursprünglichen Ärztin keineswegs falsch war, daß sie aber mehr Wahlmöglichkeiten hat, als ihr bewußt war.

Ich arbeite sehr gerne mit Frauen, die sich Zeit dafür genommen haben, zu lesen und Informationen zu sammeln. Wenn sie sich schließlich für einen Weg entscheiden, sei es ein chirurgischer Eingriff oder eine andere Therapie, tun sie das aus einer Position der Stärke und des Wissens heraus und nicht, weil eine Autoritätsfigur diesen Weg vorgegeben hat. Keine Frau sollte sich jemals einer Operation unterziehen, die nicht absolut notwendig ist, wenn sie das Gefühl hat, sie dürfe ihre Meinung nicht sagen, keine andere Meinung vertreten oder keine weiteren Informationen einholen.

Eine Operation ist kein Fehlschlag, sondern eine Möglichkeit der Heilung

Allzu häufig glauben Frauen, sie hätten versagt, wenn sie operiert werden müssen. Das ist ein weiteres Beispiel für das dualistische Denken, das wir alle vom Suchtsystem übernommen haben. Eine Patientin mit Myomen in der Gebärmutter, die so groß war, als sei sie in der 14. Woche schwanger, sagte unter Tränen zu mir: »Ich schäme mich so. Ich denke die ganze Zeit, ich hätte in der Lage sein müssen, das zu verhindern oder es zumindest allein wieder wegzukriegen.« Als ich weiter nachfragte, stellte sich heraus, daß sie aus einer jener Familien stammte, in denen man häufiger den Satz hört: »Heul nicht, oder ich sorge dafür, daß du einen Grund zum Weinen hast.« Sie schämte sich, weil sie um Hilfe bat und Bedürfnisse hatte. Ihr wurde klar, daß ihre Myome mit dem Kummer um eine Kindheit zusammenhingen, die sie nie gehabt hatte.

Im 7. Kapitel habe ich über den Heilungsprozeß im Fall von Gails Eierstockzyste berichtet. Gail sagte: »Für mich als gute ›New Age‹-Frau war eine Operation die absolute Notlösung. In klassischer New-Age-Überheblichkeit hatte ich geglaubt, ich hätte in der Lage sein müssen, mich selbst zu heilen, und wenn ich mich für eine Operation entschied, wäre ich eine Versagerin. Ich versuchte es also mit der ganzen Palette ganzheitlicher Methoden – Akupunktur, Kräuter, Rizinusölpackungen, Sitzungen mit einer Freundin, die ein Medium ist, und Visualisierung. Alle diese Methoden waren hilfreich und sicherlich auf bestimmten Ebenen heilsam. Aber mir wurde klar, daß diese Zyste, sowohl körperlich als auch spirituell, zu dicht war, als daß Akupunkturnadeln sie hätten auflösen können. Sie mußte herausgeschnitten werden.«

Eine andere Patientin, June, hatte eine hartnäckige Eierstockzyste und wollte eine Operation unbedingt vermeiden. Drei Monate lang bemühte sie sich, mit Visualisierungen, emotionaler Reinigung und Ernährungsumstellungen ihre Zyste abheilen zu lassen. Ich sagte June, meiner Meinung nach sei eine Operation die beste Lösung für sie. Ihre Zyste war groß – 10 cm – und war nach drei Monaten nicht von selbst weggegangen. June wollte zwar glauben, die Zyste sei verschwunden und ein operativer Eingriff sei nicht nötig, doch dann hatte sie folgenden

Traum: »Ich wollte mein Auto aus der Werkstatt holen, aber es war noch nicht fertig. Dieser Traum wiederholte sich mehrmals. Ich begann, mich zu fragen, ob die Zyste tatsächlich weg sei. Ich hatte nie das Gefühl gehabt, daß die Zyste eine wirkliche Gefahr für mich darstellte, aber obwohl ich meiner Ansicht nach meinen Beitrag geleistet hatte« – sie hatte sehr viel Klarheit darüber gewonnen, was ihre Zyste in ihrem Leben repräsentierte, und deswegen viel Kummer und Traurigkeit durchlebt –, »fragte ich mich, ob die Zyste nicht vielleicht doch noch da sei. Diesen Gedanken konnte ich vor mir selbst kaum zugeben. Lieber wollte ich positiv denken, daß sie einfach fort sein mußte, weil ich das, was ich für meine Heilarbeit hielt, beendet hatte.«

Einige Wochen vor ihrem Operationstermin war June bei einer neuen Bekannten zum Essen, die sich für Mythen, Traumarbeit und Kunsttherapie begeisterte, und zwar als Mittel, um Menschen bei ihrer Selbstheilung zu helfen. »Als sie von meinen Auto-Träumen hörte«, schrieb June später, »begann sie, in mich zu dringen. Sie fragte, ob ich wüßte, was an meinem Auto nicht in Ordnung sei. Sie sagte, ich hätte herausfinden müssen, was kaputt sei und einen Spezialisten rufen müssen, der mir hätte sagen können, wie man es repariert.« Das alles sollte im Traum geschehen. »Sie war entsetzt, daß ich im Begriff war, mir den Eierstock herausnehmen zu lassen und mich nicht noch mehr bemüht hatte, ihn zu behalten. Unterschwellig hörte ich heraus, daß ich mich nicht genug anstrengte, wenn ich nicht versuchte, auf ihre Weise vorzugehen. Ich beantwortete ihre Fragen ernsthaft. Die Fragen hörten sich so heroisch[4] an, so schuldbeladen. Ich sei für mein Leben verantwortlich, und daher müsse diese Zyste genau das sein, was ich haben wolle. Als ich wieder gegangen war, fühlte ich mich schmutzig, irgendwie emotional vergewaltigt. Später erkannte ich, daß die endlose Suche nach einer nichtoperativen Heilmethode auch eine Droge sein kann, daß ich entweder die Zyste behalten und süchtig nach der Sucherei werden würde oder aber sie einfach entfernen lassen und die Geschichte abschließen konnte.

Eine Gelegenheit, alte Ängste zu aufzulösen

Für viele Frauen, vor allem für solche, die sich für natürliche Heilmethoden interessieren, ist eine Operation etwas Schreckliches. Manchmal weckt sie Kindheitserinnerungen an Krankenhäuser – entweder an einen eigenen Krankenhausaufenthalt oder an den eines geliebten Menschen. Nicht selten höre ich, wie Frauen Verlassenheitsängste zum Ausdruck bringen, die darin begründet sind, daß sie in den vierziger, fünfziger oder sechziger Jahren wochenlang im Krankenhaus allein gelassen worden waren, weil man den Eltern gesagt hatte, sie sollten keine Besuche machen, um die Betreuung des Kindes nicht zu untergraben. Da die meisten von uns Frauen aus den geburtenreichen Jahrgängen während dieser Zeit Kinder waren, ist es kein Wunder, daß die Angst vor dem Krankenhaus in unserer Generation so weit verbreitet ist.

Meine Patientin Gail sagte mir nach ihre Zystenoperation: »Diese Zyste hat mir geholfen, mehrere starke Konditionierungen aufzudecken, die mir vorher nicht bewußt waren. Meine große Angst vor allem, was mit meinem Körper, Krankheit, Ärzten und Krankenhäusern zu tun hatte, war eine Folge der langen, rätselhaften Herzkrankheit meiner Mutter, die zu ihrem Tod führte. Während meiner Kindheit mußte sie immer wieder ins Krankenhaus, es schien aber nie besser zu werden und die Ärzte wußten anscheinend auch nicht, was sie hatte. Noch mehr litt ich allerdings damals darunter, daß über die Gefühle, die ihre Krankheit bei allen Familienmitgliedern auslöste, nie gesprochen wurde.«

Viele meiner Patientinnen haben ihre Angst vor Krankenhaus und Operation jedoch umgewandelt, und zwar mit Hilfe von Erfahrungen wie einer »spirituellen Initiation« – einer Zeit, in der sie sich den eigenen Ängsten stellten und durch sie hindurchgingen – als einer Möglichkeit, alte Verhaltensmuster, die einem nicht mehr dienlich sind, umzukehren. Gail schrieb: »Als ich über meine bevorstehende Operation nachdachte, wurde mir völlig klar, daß sie eine ausgezeichnete Gelegenheit für mich war, mich den aus meiner Kindheit stammenden Ängsten vor Krankenhäusern und allem, was damit verbunden war, zu stellen. Ich konnte erleben, daß meine Geschichte ganz anders war als die meiner Mutter. Ich machte ein paar wunderbare Erfahrungen. Ich kehrte das damals in meiner Familie herrschende Muster um, indem ich meine Ängste und Befürchtungen meinem Mann und nahen Freunden mitteilte und sie um Hilfe bat. Ihre Liebe und Unterstützung waren ein kostbares Geschenk für mich, das ich noch lange schätzen werde.«

Die Hilfe eines anderen Menschen bereitwillig zuzulassen, kann eine sehr heilsame Erfahrung sein. Wenn eine Operation die beste Lösung ist, kann die vertrauensvolle Hingabe an die Fähigkeiten des Anästhesisten, der Chirurgin, der Krankenschwestern und der inneren Stimme ein Erlebnis sein, das zu echtem Wachstum beiträgt. Wenn Sie in der Kindheit die Botschaft vermittelt bekommen haben, daß Ihre körperlichen und emotionalen Bedürfnisse nach Beistand und Trost es nicht wert sind, erfüllt zu werden, ist die Bitte um Unterstützung während einer Operation oder eines Krankenhausaufenthaltes eine Möglichkeit, diese Botschaft rückgängig zu machen.

Ich erinnere meine Patientinnen daran, daß in Krankenhäusern viel Heilenergie zur Verfügung steht und daß sie einmal probieren könnten, die Krankenschwestern und das andere Personal als Engel der Heilung zu betrachten. Die Menschen, die in Krankenhäusern arbeiten – ob es nun Krankenschwestern, Schwesternhelferinnen oder Pfleger sind –, arbeiten oft dort, weil sie sich von Natur aus zum Heilen hingezogen fühlen. Wenn man nicht mehr gegen diejenigen ankämpft, die da sind, um zu helfen, ist das eine ganz schöne Erleichterung.

Viele meiner Patientinnen werden zu ihrem letzten Arzttermin vor der Operation von einer Freundin oder einem Familienmitglied begleitet, wenn ich die Operation selbst vornehme. Anschließend gehen die Begleiter dann mit ihr ins Krankenhaus, damit sie den Anästhesisten kennenlernen und bei der Vorbereitungsphase im Krankenhaus dabeisein können. Nach der Operation sorgen diese oder andere Freundinnen zu Hause für Unterstützung, indem sie kochen, putzen oder der Genesenden den Rücken massieren. Wir Frauen müssen lernen, wie man um solche Hilfe bittet – das ist eine wichtige Fähigkeit. Manchmal brauchen wir Hilfe, um diese Fähigkeit zu erlernen.

June schrieb zu diesem Thema folgendes: »Nachdem sich herausgestellt hatte, daß ich operiert werden mußte, wurde mir auf dem Nachhauseweg klar, daß ich nicht das ganze Wochenende würde allein sein können, daher fuhr ich bei meiner Freundin Carol vorbei. Ich glaube, Carol bekam einen Schreck, als sie mich so deprimiert sah. Sie hielt mir eine Predigt, wie wichtig ich für meinen Sohn und für sie und für viele andere Menschen sei. Meine Bedeutung für diese Menschen – abgesehen von meinem Sohn – war mir nie bewußt gewesen. Carol redete mir sehr zu, daß ich die Operation durchführen lassen und mir von meinen Freundinnen helfen lassen sollte. Sie bestand darauf, daß ich nach der Operation bei ihr zu Hause wohnen sollte, damit ich nicht zu kochen und einzukaufen und den ganzen anderen Kleinkram für mich selbst zu erledigen brauchte. Sie hat mir dadurch unermeßlich geholfen.«

Zur Vorbereitung auf ihre Operation ging June zu einem Hypnotiseur und hatte drei Sitzungen bei ihm. Er besprach zwei Kassetten für sie – eine, die sie auf eine gute Operation und eine schnelle Genesung vorbereiten sollte, und eine zweite, die ihr helfen sollte, anschließend weiterzugehen. June benutzte diese Kassetten in den beiden Wochen vor der Operation sehr oft.[5] Außerdem begann sie, mit einem Arzt zu arbeiten, der Qi Gong unterrichtete. (Qi Gong ist eine alte chinesische Kunst, die uns lehrt, unsere Lebensenergie mit Hilfe von Bewegung, Massage und Atmung zirkulieren zu lassen.)

Praktische Tips für eine heilsame Operation

Patientinnen, die sich für eine Operation entscheiden, gebe ich folgende Tips:

- Machen Sie sich klar, daß die Entscheidung für oder gegen eine Operation allein in Ihrer Hand liegt. Wenn Sie in letzter Minute absagen wollen, weil Sie noch einmal über alles nachgedacht haben oder weil Sie plötzlich das Gefühl haben, die Operation sei verkehrt, sollten Sie entsprechend handeln und den Termin absagen. Es gibt zwei Situationen im Leben, bei denen eine Frau die volle Erlaubnis haben muß, es sich kurz vorher noch anders zu überlegen: vor dem Traualtar und vor einer Operation. (Das gilt natürlich nicht für lebensrettende Notoperationen.)
- Spenden Sie vor einer größeren Operation (wie der Entfernung der Gebärmutter oder eines Myoms) zweimal Blut (es sei denn, Sie sind zu anämisch), für den Fall, daß es zu einem hohen Blutverlust kommt und eine Transfusion nötig ist.
- Nehmen Sie einen Monat vor und nach der Operation täglich folgende Ergänzungsstoffe ein (ungefähre Dosierung): Vitamin-C-Komplex: 2000 mg; Zinkpikolinat: 100 mg; Magnesium: 800 mg; Vitamin-B-Komplex: etwa 50 mg von jedem. Man hat nachgewiesen, daß diese Ergänzungsstoffe die Wundheilung fördern.
- Tragen Sie nach Entfernung des Wundverbandes täglich Vitamin-E-Öl (D-Alpha-Tokopherol) auf den Schnitt auf (es sei denn, Ihr Chirurg meint, es bestehe eine Kontraindikation). Das beschleunigt die Heilung und verringert die Narbenbildung. Manche Frauen ziehen für diesen Zweck Aloe-Vera-Gel, Calendulasalbe oder andere Kräuterpräparate vor.
- Richten Sie es für mindestens vier Wochen nach der Operation so ein, daß Sie sich ausruhen können und Essen und emotionale Unterstützung bekommen, damit Sie in der postoperativen Phase die Möglichkeit haben, genauer auf Ihren Körper und seine Bedürfnisse zu hören, als Sie das normalerweise tun würden. Sie werden in einem sehr empfänglichen, »durchlässigen« Zustand sein und in dieser Zeit sehr viel über sich selbst lernen können.
- Achten Sie auf alle Gefühle, die nach der Operation auftauchen, und lassen Sie sie zu. Wenn ein Teil Ihres Körpers entfernt oder wenn Ihre Körperoberfläche durch einen Einschnitt verletzt worden ist, haben Sie vielleicht das Bedürfnis, über den Verlust Ihres früheren Zustandes zu trauern.[6] Operationsnarben am Körper mögen wir

alle nicht. Das hat wenig damit zu tun, ob Sie jemals einen Bikini getragen haben oder jemals einen tragen werden. Uns *allen* ist es in irgendeiner Weise wichtig, wie unser Körper aussieht.

- Nach der Operation können alte Erinnerungen hochkommen, die direkt im Gewebe gespeichert waren. Durch eine Operation kann in den Zellen gespeichertes Gedächtnis ins Bewußtsein gerufen werden. Im Aufwachraum oder in den Tagen oder Wochen nach der Operation können Erinnerungen an Inzest oder anderen Mißbrauch wach werden. Diese Erinnerungen kommen erst zum Vorschein, wenn Sie in der Lage sind, sie zu bewältigen, daher brauchen Sie sich deswegen keine Sorgen zu machen. Der Körper weiß mit unfehlbarer Sicherheit, wann er Informationen freigeben kann.

Kummer und Verlustgefühle zuzulassen ist nur ein Element einer heilsamen Operationserfahrung. Ein weiterer, ebenso wichtiger Schritt besteht darin, sich auf ein Leben zu freuen, das von dem Leiden, welches die Operation erforderlich gemacht hat, nicht mehr belastet ist. Stellen Sie sich den Eingriff als ein Wegschneiden des Alten vor, das dem Neuen Platz zum Wachsen gibt.

Es ist wichtig, daß man sich erlaubt, die Gefühle zu spüren, die mit der chirurgischen Entfernung von Gewebe verbunden sind. Caroline Myss sagt dazu: »Wenn man Zellgewebe herausnimmt, bevor die Informationen verarbeitet worden sind, verliert der Körper seine Synchronizität.« Bei vielen Menschen ist der größte Teil der Energie in der Vergangenheit gebunden, und für die Heilung in der Gegenwart steht ihnen nur sehr wenig zur Verfügung. Wenn ein Organ oder ein Stück Zellgewebe entfernt wird und die Botschaften, die darin gespeichert sind, nicht zugelassen oder verarbeitet werden, dann bleibt ein Teil unserer Energie in der Vergangenheit stecken, so als hätten wir eine Rechnung nicht bezahlt – ein Teil unserer persönlichen Geschichte bleibt unerledigt. Wenn also Gefühle oder andere Eindrücke vor oder nach einer Operation zum Vorschein kommen, sollte man sie ganz spüren und ihnen freien Lauf lassen.

Als bei einer meiner Patientinnen Myome entfernt wurden, wollte sie während der Operation wach sein, daher bekam sie eine Spinalanästhesie. Bei der Operation stellte sich heraus, daß sie eine schwere Adenomyose hatte, eine gutartige Krankheit, bei der die Drüsen der Gebärmutterschleimhaut in die Gebärmutterwand hineinwachsen und schwere Blutungen verursachen. In diesem Fall war eine Entfernung der Gebärmutter die optimale Behandlungsweise. Die Ärztin überließ ihr aber die Entscheidung, die Operation abzubrechen und ihre Gebärmutter zu behalten, weil kein bösartiger Tumor (Krebs) vorhanden war.

Die Patientin war wegen dieser Krankheit chronisch blutarm gewesen und hatte Schmerzen gehabt. Sie hatte es, ohne viel Erfolg, mit einer Ernährungsumstellung und mit Akupunktur versucht. Als Mutter von drei relativ kleinen Kindern hatte sie nur begrenzt Zeit, um selbst gut für sich zu sorgen, daher würde sie sich nicht noch einmal auf eine Operation vorbereiten können. Sie erkannte, daß die Zeit gekommen war, ihre Gebärmutter »loszulassen«.

Bevor die Uterusentfernung begann, bat sie eine Schwester, einen Spiegel für sie hochzuhalten, damit sie ihre Gebärmutter sehen konnte. Sie dankte ihr dafür, daß sie ihr drei gesunde Kinder geschenkt hatte, segnete das Organ - und *sich selbst* für den Versuch, es zu bewahren - und nahm davon Abschied. Daraufhin erst begann die Chirurgin mit der Hysterektomie. Später erzählte die Patientin mir, daß der Prozeß des Loslassens und die Möglichkeit, daß sie ihrer Gebärmutter danken konnte, für ihre Heilung eine Schlüsselfunktion gehabt hatten. Sie fühlte sich nach dieser Operation stärker, nicht niedergeschmettert.

June, die Patientin mit der Eierstockzyste, wurde auch unter Spinalanästhesie operiert und war während des Eingriffs wach. »Die Operation dauerte weniger als eine Stunde«, schrieb sie. »Ich hatte eine Spinalanästhesie, so daß ich während der Operation ganz da sein konnte. Ich hatte mir einen Spiegel so aufhängen lassen, daß ich zusehen konnte. Es war toll. Mein Körper sieht gesund aus und jung für mein Alter (42 Jahre). Es tat mir sehr gut, zu sehen, daß mein Körper in sehr guter Verfassung ist. Ich hatte fast das Vertrauen verloren, daß ich einschätzen kann, was in meinem Körper vor sich geht. (Das lag daran, daß sie nicht gemerkt hatte, daß ihre Zyste weiter gewachsen war. Sie hatte es nicht fühlen können.) Die Operation zeigte mir aber, daß ich mich gar nicht so sehr getäuscht hatte. Meine körperliche Verfassung ist gut, und die Zyste war tatsächlich nicht so gefährlich. Sie war fast so groß wie ein Softball, aber sie saß nicht in meinem Eierstock, sondern auf der Außenwand. Chris (die Autorin) sagte, mein Eierstock sähe prima aus und fragte mich, ob sie versuchen sollte, ihn zu retten. Sie hat es geschafft.«

June hatte eine Widmung für ihren linken Eierstock vorbereitet, die sie sprechen wollte, falls wir ihn entfernten. Ich hatte eine Abschrift davon in der Tasche, und falls June nicht imstande sein sollte, selbst zu lesen, wollte ich sie einer Schwester zum Vorlesen geben, wenn der Zeitpunkt da war. Um die Opferung ihres Eierstockes abzuschließen, hatte June folgendes geschrieben:

Danke, Eierstock, daß du mir geholfen hast, mir meiner Wut bewußtzuwerden,
meiner Liebe am falschen Platz
meiner Enttäuschung über Männer
und meiner Konflikte.
Während du meinen Körper verläßt, gehe ich durch das Stadium, daß ich Wut, Enttäuschung und Konflikte festhalte, hindurch.
Und ich gehe in ein Leben voller weiblicher Kreativität und Schönheit hinein.

Das Vakuum, das sich durch deine Abwesenheit bildet, wird zum weiblichen Gefäß.
Es füllt sich mit Heilung
Es verbindet sich mit meinem Qi (Lebensenergie)
Und es gibt mir für mein weiteres Leben Schönheit und Kreativität.

Wie sich herausstellte, brauchten wir den Eierstock nicht zu entfernen. Ich konnte die Zyste herausoperieren und den Eierstock erhalten. Eine Schwester reichte June die Zyste, noch körperwarm, weil sie sie anfassen und fühlen wollte. Später schrieb June: »Als Chris mir die Zyste zum Segnen gab, fiel mir das schwer. Die Widmung, die ich geschrieben und auswendig gelernt hatte, war an meinen Eierstock gerichtet, nicht an meine Zyste. Und ich war so begeistert, daß Chris meinen Eierstock gerettet hatte, daß es mir fast egal war. Ich sagte die wichtigen Teile auf und ließ den Rest aus. Ich bin nicht sicher, ob etwas Vernünftiges dabei herauskam, aber ich mußte ja nicht damit auftreten, daher macht das nichts.«

Nach der Operation verbrachte Junes Freundin Carol den Tag und den Abend mit ihr. June schrieb: »Sie war mir eine große Stütze und war so fürsorglich. Ich bin so froh, daß sie da war. Als sie hinausging, sagte sie, ich könnte ruhig weinen. Das habe ich getan. Es war toll.«

Nach zweieinhalb Wochen Genesung bei Carol brachte Junes Körper noch eine weitere heilende Information zum Vorschein. Sie schrieb: »Schließlich bin ich dann nach Hause gefahren. Ich mußte noch etwas, das mit der Operation zusammenhing, erkennen und fühlen. Eines Abends, als ich die taube Stelle über dem Schnitt berührte und unsagbar traurig über die Gefühllosigkeit war, begann ich zu weinen. Chris hatte gesagt, wenn das geschehen sollte, sollte ich dabei bleiben und die Gefühle erkunden. Ich weinte über das Gefühl, daß kein Mann mich jemals so geliebt hatte, wie ich wirklich bin. Plötzlich wurde mir klar, daß ich um meinen Vater weinte. Die einzigen beiden Männer, die mich wegen meines wahren Ichs geliebt haben, sind mein Vetter und mein Vater. Und mein Vater war immer für mich da. Als er starb, hatte ich nicht darum getrauert, daß ich ihn verloren hatte. Also tat ich das jetzt.«

Eine andere Patientin, eine sehr intuitive Künstlerin, hatte wegen großer Myome mit etwa 44 Jahren eine Hysterektomie. Sie hatte die Energie in ihrem Becken und in den Myomen als sehr schwankend und ungesund wahrgenommen. Nach der Operation erzählte sie mir im Aufwachraum, sie merke, daß die gestaute Energie im Unterleib verschwunden sei. Statt dessen spüre sie im Becken eine gleichmäßige Spirale gesunder Energie, einen Wirbel. Die Operation war heilsam für sie gewesen.

Aber ich bin vor Jahren operiert worden und habe von alledem nichts gewußt

Wenn Sie früher operiert worden sind, macht es Sie beim Lesen dieses Kapitels vielleicht traurig, daß Sie nicht die Möglichkeit hatten, stärker an Ihrem Heilprozeß mitzuwirken. (Bleiben Sie bei diesem Gefühl - es ist nie zu spät.) Viele Frauen, denen die Gebärmutter herausgenommen wurde, hatten kaum eine Alternative. Die Behandlungsmöglichkeiten, die ich erwähnt habe, waren selbst vor zehn Jahren bei weitem noch nicht so verbreitet. Die Narkose wird von Jahr zu Jahr ungefährlicher, und die Techniken, um Unterleibsorgane zu erhalten, sind besser geworden - vor allem durch neue Operationstechniken zur Behebung von Unfruchtbarkeit.

Es ist ganz natürlich, daß Frauen, die sich früher einer unumgänglichen Operation unterzogen haben, unter einem Verlustgefühl leiden, vor allem heute, da sich vieles geändert hat. Ich kann es Ihnen nicht ersparen, daß Sie über vergangene Ereignisse und um herausoperierte Organe trauern. Ich weiß jedoch mit Sicherheit, daß es nie zu spät ist, richtig und vollständig über einen Verlust zu trauern, wenn dieses Gefühl in Ihnen aufsteigt. Bleiben Sie bei Ihren Emotionen oder Ihren körperlichen Empfindungen. Dabei werden Sie gesund, denn auf diese Weise verarbeiten Sie Informationen im Körper und bringen alle Zellen auf den neuesten Stand. Denken Sie daran: Manchmal bleiben wir im Leben stecken, weil wir denken, daß wir viele Dinge schon vor Jahren hätten wissen müssen - und weil wir uns Vorwürfe deswegen machen, daß wir sie damals noch nicht wußten.

Die Entfernung eines Organs heißt nicht notwendigerweise, daß die Energieblockade, die das Problem verursacht hat, ebenfalls beseitigt wird, auch wenn die Operation ein Schritt in die richtige Richtung sein kann. Manche Frauen haben Jahre nach einer Operation immer noch energetische Bindungen an Gewebe, das entfernt wurde, und haben noch nicht voll getrauert. Diese Bindung ist in ihrem Energiefeld immer noch zu sehen. Das elektromagnetische Feld des Körpers zeigt immer ein Abbild des ganzen Körpers, selbst wenn ein Körperteil nicht mehr vorhanden ist.

Unsere Fähigkeit zur Heilung wird nicht von Zeit oder Raum begrenzt. Wir können unsere Vergangenheit jederzeit heilen, selbst noch nach 50 Jahren. Die Vergangenheit wartet im Körper, bis wir zur Heilung bereit sind. Gelegentlich erzählen mir Frauen, die Beschäftigung mit dem weiblichen Energiesystem im Körper hätte verdrängte Gefühle hochgebracht, mit denen sie sich zum Zeitpunkt ihrer Hysterektomie nicht beschäftigt hatten. Besser spät als gar nicht!

Das ist das Schöne am Wissen um die Zusammenhänge zwischen Energie und Medizin. Eine Heilung auf energetischer Ebene ist immer möglich, ganz gleich, was auf der körperlichen Ebene geschehen ist und ganz gleich, wie lange es her ist. Wenn Sie also früher operiert wurden oder jetzt eine Operation vor sich haben, sollten Sie wissen, daß diese Operation auch auf andere Weise zum Heilungsprozeß beitragen kann. Welche Emotionen und Empfindungen auch immer hochkommen mögen: Bleiben Sie dabei, und nehmen Sie sich vor, Ihre Operation zu einer heilsamen Erfahrung zu machen.

Sie haben für Ihre Behandlung viele Möglichkeiten. Die eine, einzige, »richtige« Methode, für den Körper zu sorgen, gibt es nicht. Das Wichtigste ist, daß ich Sie – so hoffe ich – ermutigen konnte, bei der Auswahl Ihrer Partner in der gesundheitlichen Betreuung auf Ihre innere Stimme zu hören. Albert Schweitzer hat einmal gesagt, es sei zwar ein Berufsgeheimnis, aber er wolle es doch verraten: Jede Heilung ist Selbstheilung.

Siebzehntes Kapitel

Sich gesund essen

Wenn Frauen das Essen wirklich genießen wollen, muß es zu einer der unbefangen erlebten sinnlichen Freuden des Lebens werden. Durch gutes Essen sorgen Frauen auf der elementarsten Ebene für sich selbst.

(Dr. Karen Johnson[1])

Sich gesund und qualitativ hochwertig zu ernähren, gehört zu den einfachsten und wirkungsvollsten Methoden, täglich für die eigene Gesundheit zu sorgen. Da in unserer Gesellschaft meistens wir Frauen den Einkauf und die Zubereitung der Lebensmittel übernehmen, können wir eine Menge für unsere Gesundheit und die Gesundheit unserer Familien tun, indem wir unsere Ernährungsgewohnheiten verbessern. Zudem beeinflußt die Ernährungsweise des einzelnen auch die Gesundheit der ganzen Erde.

Denken Sie daran, daß mit dem Getreide, das gespart werden könnte, wenn die Amerikaner ihren Fleischverzehr um zehn Prozent verringern würden, etwa 60 Millionen Menschen ausreichend ernährt werden könnten. Dieser Fleischkonsum trägt auch zur Zerstörung des Regenwaldes bei. Für jeden aus Brasilien importierten »Viertelpfünder«-Hamburger werden etwa 5 m^2 Regenwald verbraucht. In einem Zeitraum von Tausenden von Jahren hat der menschliche Körper sich so entwickelt, daß er diejenigen Nahrungsmittel aufnehmen kann, die in seiner natürlichen Umgebung zu finden sind. Daher arbeitet unser Körper am besten, wenn wir vor allem diese natürlichen Nahrungsmittel verzehren, nicht aber Ersatzprodukte. Indem wir unsere Ernährung verbessern und uns mit hochwertigen Lebensmitteln optimal ernähren, haben wir alle die Chance, sowohl unseren eigenen Körper als auch den unserer Erde mit größerem Respekt zu behandeln.

Unser kulturelles Erbe

In unserer Kultur ist Essen vor allem für Frauen ein emotional belastetes Thema; Eßsucht ist weit verbreitet. »Wenn ich Angst bekomme«, sagte eine Frau, deren Vater Alkoholiker war, »falle ich über Kuchen her. Während ich esse, kann ich fast spüren, wie meine Gefühle wieder in meinen Bauch zurückgehen. Das Essen ist mein Freund. Ich tröste mich damit, wenn ich einsam bin.« Für diese Frau wäre es offensichtlich eine ungeheure Belastung, wenn sie sich auf Vollwertkost umstellen sollte, ohne daß ihre anderen Bedürfnisse berücksichtigt würden. Das ist einer der Gründe dafür, warum Schlankheitskuren immer wieder mißlingen. Sie gehen nicht auf die Ursachen ein, warum Menschen überhaupt zu viel essen.

Ein weiteres Problem besteht darin, daß viele Nahrungsmittel an sich schon ein sehr hohes suchterzeugendes Potential besitzen: Zucker, Koffein und industriell verarbeitete Nahrungsmittel sind hier häufige Übeltäter. Ich glaube, daß die meisten Frauen in unserer Kultur potentielle oder offensichtliche Eßstörungen haben. Unsere Kultur fordert das beinahe heraus. Folgende Verhaltensweisen sind nach meiner Definition Merkmale für eine Eßstörung:

- Man versagt sich Lebensmittel, die man eigentlich gerne essen würde.
- Man ißt weiter, obwohl man satt ist.
- Man ißt, obwohl man körperlich keinen Hunger verspürt.
- Man ist ständig um sein Gewicht besorgt.
- Man kontrolliert sein Gewicht regelmäßig durch Maßnahmen wie körperliche Bewegung, Diäten, Abführmittel, Erbrechen oder Einschränkung der Nahrungsaufnahme.

Unsere gesamte Kultur fördert eine schizophrene Einstellung zur Ernährung. Frauenzeitschriften erklären uns, wie man »Schnell zehn Pfund abnehmen« kann und bringen in der gleichen Ausgabe »Fünf Rezepte für Schleckereien, mit denen Sie Ihre Lieben verwöhnen können«. Ein unersättlicher Markt sucht Woche für Woche nach der neuesten Diät, weil die tatsächlichen Probleme, die dem Zuvielessen zugrunde liegen, nie angesprochen werden. Zum Glück erzählen uns prominente Frauen wie Oprah Winfrey inzwischen die Wahrheit über ihre mißglückten Schlankheitskuren. Ich hoffe, das wird anderen Frauen auf dem Diäten-Karussell helfen.

Essen und Gefühle sind beim Menschen sehr eng miteinander verknüpft, und die Gründe dafür sind viel älter als unsere derzeitige Besessenheit vom Schlankheitsideal. Jahrhundertelang konnten die Menschen überleben, weil sie solche Nahrungsmittel zu sich nahmen, die ihr Stamm als eßbar bezeichnete. Sie vermieden die giftigen Beeren und aßen das, von dem die Mutter sagte, es sei ungefährlich. Das Essen hat in den alltäglichen Ritualen schon immer eine ganz wichtige Rolle gespielt, und die Nahrungsmittel, die wir als Kinder bekommen haben, haben einen tiefen Eindruck bei uns hinterlassen. Auf unbewußter und bewußter Ebene helfen sie uns, uns sicher und umsorgt zu fühlen.

Die emotionalen Werte unserer Kindheit sind nun ins Erwachsenenleben des 20. Jahrhunderts hineinkatapultiert worden und sind dort fehl am Platze. Die Rolle der Frau als traditionelle Mutter – die für die »Sippennahrung« sorgt – ist überholt. Frauen brauchen sich heute nicht mehr als die einzigen Nahrungsspenderinnen ihrer Familie zu betrachten, doch diese Rolle ist trotzdem noch tief in uns verwurzelt. Eine Reihe meiner Patientinnen, die Vegetarierinnen sind, haben Mütter, die ihnen als besonderes »Festmahl« immer noch Roastbeef vorsetzen, wenn sie nach Hause kommen. Für diese Mütter ist »der Braten« ein Symbol für Liebe und Fürsorge. Die Konditionierung, die besagt, daß eine Frau ihrer Familie sehr fettreiche Nahrung zu essen geben sollte, um ihr Überleben zu sichern, sitzt sehr tief. Wir müssen uns dieser Verhaltensmuster jetzt bewußt werden. Wir wissen inzwischen, daß unser herkömmliches Essen häufig ungesund ist. Was einst das Überleben sicherte, bringt uns jetzt um.

Susie Orbachs ›Anti-Diätbuch‹ mit dem Untertitel ›Über die Psychologie der Dickleibigkeit, die Ursachen von Eßlust‹ zeigt, daß Frauen so sehr mit dem Thema Essen beschäftigt sind, weil unsere Kultur darauf besteht, daß wir alle und jeden ernähren.[2] Meine Mutter war zwar in vielen Bereichen ihrer Zeit weit voraus, aber was das Kochen anging, war sie immer noch ein Produkt ihrer Kultur. Sobald das Frühstücksgeschirr abgeräumt war, pflegte mein Vater zu fragen: »Was gibt es heute mittag?« Sie meinte immer, ich solle meinem Vater keine wichtigen oder heiklen Fragen stellen, solange er noch beim Essen sei. Daraus lernte ich, daß es meine Aufgabe sei, Männern zu essen zu geben, denn ein hungriger Mann war anscheinend unberechenbar. Jeden Abend um die Zeit, wenn mein Vater von der Arbeit nach Hause kam, deckte meine Mutter den Tisch, selbst wenn sie mit der Zubereitung des Essens noch nicht begonnen hatte, denn mein Vater sollte glauben, das Essen sei gleich fertig und sie sei schon seit Stunden eifrig dabei, es für ihn zu kochen. Eine befreundete Ärztin erzählte mir, ihre Mutter habe immer

Zwiebeln angebraten, kurz bevor ihr Vater nach Hause kam. Es roch dann so, als stünde das Essen auf dem Herd, selbst wenn die Mutter mit dem Kochen noch gar nicht angefangen hatte, und der Vater sagte: »Es riecht hier so gut, Schatz!« Daraufhin begann sie zu kochen – nachdem sie zuerst die Illusion geschaffen hatte, daß sie bereits seit langem mit der Zubereitung der Mahlzeit beschäftigt sei.

Unsere Mütter handelten beide gemäß der Forderung der fünfziger und sechziger Jahre, es sei Aufgabe der Frau, dem Ernährer zu essen zu geben, wenn er nach Hause kommt, ohne Rücksicht auf ihre eigenen Bedürfnisse oder ihren eigenen Tagesablauf. Dieser kulturelle Imperativ, hungrige Männer zu füttern, gilt meiner Überzeugung nach auch für den sexuellen Bereich. Frauen sind in dem Glauben erzogen worden, daß Männer »sexuelle Bedürfnisse« haben, die eine Frau befriedigen muß. Es ist Aufgabe und Pflicht *der Frau*, den sexuellen Appetit des Mannes ebenso zu befriedigen wie seinen Appetit auf Nahrung. Wenn sie das nicht gut genug macht, ist er berechtigt, für diese *männlichen* Bedürfnisse außerhalb des Hauses Befriedigung zu suchen. Obwohl bis heute niemand an Orgasmusmangel gestorben ist, vermittelt uns die kulturelle Mythologie der vergangenen Jahrhunderte, daß es die Schuld der Frau sei, wenn ein Mann in seiner Ehe nicht glücklich ist. Mein Großvater hat meine Großmutter zum Teil deshalb verlassen – so wurde mir erklärt –, weil sie für ihn nicht »Frau genug« war. (Wir können nur Vermutungen darüber anstellen, was das heißen soll.)

Viele Frauen haben mir erzählt, in ihrer Kindheit seien die Mahlzeiten um das Nachhausekommen des Vaters herum zelebriert worden. Wenn er zu spät kam, warteten sie stundenlang, während die Mutter versuchte, das Essen appetitlich und die hungrigen Kinder ruhigzuhalten, bis sich schließlich alle zusammen zu einer »richtigen« Familienmahlzeit hinsetzen konnten. Mary Catherine Bateson weist nach, daß die Anwesenheit eines Mannes in einem Haushalt den Arbeitsaufwand deutlich erhöht – nicht, weil er so viel mehr schmutzige Socken herumliegen ließe, sondern wegen der *Ansprüche*, die er an alle um sich herum stellt und die diese *an sich selbst* stellen. »Frauen werden gelehrt, sich um der Ehe willen selbst zu verleugnen«, schreibt Bateson; »Männer werden gelehrt, die Ehe sei dazu da, sie zu unterstützen.«[3] Es liegt in unserer Hand, diese Situation zu verändern – indem wir zuerst einmal darauf achten, inwiefern wir selbst für ihr Weiterbestehen sorgen.

Viele Frauen haben mir erzählt, wieviel einfacher das Leben für sie ist, wenn ihr Mann auf Reisen ist und sie sich mit dem Essen, Putzen und Ausruhen nicht nach seinem Tagesablauf richten müssen. Da ihnen ihr

Leben lang eingehämmert wurde, daß ihr Wert vom Bekochen eines Mannes abhinge, kochen viele Frauen *überhaupt nicht für sich selbst*, wenn kein Mann da ist, dem sie damit gefallen können. Sie haben verinnerlicht, daß das Kochen nur für ihn die Mühe wert ist – nicht für sie selbst. Und jahrelang haben sie sich im stillen darüber geärgert.

Vielen Männern wurden ihre Bedürfnisse nach körperlicher und emotionaler Nahrung seit ihrer Geburt von Frauen erfüllt. Wenn diese Männer heiraten, machen ihre Frauen oft an der Stelle weiter, wo ihre Mütter aufgehört haben. Wenn ein Mann kocht oder sich um die Kinder kümmert, wird das von der Gesellschaft nicht erwartet, und daher wird es fast immer als Geschenk angesehen, als etwas Besonderes, das er für die Familie leistet. Wenn eine Frau mir erzählt, daß sie jeden Abend drei verschiedene Mahlzeiten zubereitet, weil in ihrem Haushalt alle verschiedene Vorlieben haben, verschreibe ich ihr auf der Stelle ein Buch oder eine Selbsthilfegruppe zum Thema Co-Abhängigkeit. Drei verschiedene Essen für Menschen zu kochen, die diese Mühe nicht einmal schätzen – und sich sogar noch abfällig darüber äußern – ist ein klassisches Symptom für Beziehungssucht. (Wenn die Frau andererseits für ihre Mühe belohnt wird, gerne kocht und sich mit ihrer Familie auf diese Regelung geeinigt hat, ist das natürlich kein Problem.)

Meine Mutter und Tausende von anderen Frauen haben zum Beispiel Zwiebeln angebraten, um den Eindruck zu erwecken, das Essen stünde bereits auf dem Herd – und diese subtilen Unehrlichkeiten haben sie dann an uns weitergereicht. Erst etwa in den letzten fünf Jahren ist mir bewußtgeworden, wie weit ich selbst mit dem Abbau dieser frühen Prägungen gekommen bin. An Tagen, an denen ich zu Hause bin und mein Mann nicht, ist mir meine persönliche Programmierung, daß das Haus aufgeräumt sein und daß ich mit dem Essenkochen angefangen haben sollte, bevor er von der Arbeit kommt, sehr bewußt. Sie ist mir bewußt – aber ich handle nicht mehr unbedingt danach, es sei denn, das ist mein Wunsch. Ich möchte Sie dazu ermutigen, einmal Ihre eigenen subtilen oder weniger subtilen Programmierungen zu überprüfen.

Wie können wir uns bewußtmachen, welche Forderungen wir in bezug auf das Kochen an uns selbst stellen?

Die Essenszubereitung ist für viele Frauen ein Minenfeld. Man kann seine Ernährung jedoch erst dann umstellen, wenn man sein persönliches Minenfeld (von der Kindheit bis zur Gegenwart) vermessen hat und die Annahmen, man sei Chefköchin und oberste Tellerwäscherin oder man könne sich nicht die Zeit nehmen, für sich selbst ein gutes Essen zuzubereiten und es genüßlich zu verzehren, ehrlich überprüft hat. Heute, da die große Mehrheit der Frauen ganztags außer Haus arbeitet, sollten wir die Erwartungen, die wir in bezug auf das Kochen an uns selbst haben und die zum Teil immer noch denen unserer Mütter entsprechen, auf den neuesten Stand bringen.

Stellen Sie sich folgende Fragen:
Fühle ich mich persönlich für die Planung, den Einkauf und die Zubereitung der Mahlzeiten für die Familie verantwortlich? Habe ich ein schlechtes Gewissen, wenn der Kühlschrank leer ist und jemand in der Familie Hunger hat? Oder betrachte ich mich dann als schlechte Hausfrau? Habe ich darüber schon einmal mit meinem Mann gesprochen? Mit meinen Kindern? Mit meinen Freunden/Freundinnen?

Bevor mir die Forderungen bewußt wurden, die ich in bezug auf die Nahrungszubereitung an mich selbst stellte und die ich genauso in die Ehe mitgebracht hatte wie meine Hoffnungen und Träume, ärgerte ich mich manchmal, wenn mein Mann unschuldig fragte: »Was machen wir zum Abendessen?« Ich dachte, er wolle mich dazu veranlassen, die Mahlzeiten zu planen, die Lebensmittel einzukaufen und zu kochen. Er verstand nicht, warum ich gereizt reagierte. Eine Weile lang verstand ich das auch nicht. Dann wurde mir klar, daß ich automatisch annahm, ich sei für sein Essen zuständig, obwohl wir beide im gleichen Beruf Überstunden machten! Als meine Programmierung mir einmal bewußt geworden war, gab ich ihm nicht mehr die Schuld daran, daß ich mich zum Kochen und Putzen *verurteilt* gefühlt hatte.

Gleichzeitig damit, daß mir meine Konditionierungen klarer wurden, begann mein Mann, sich seine eigenen anzusehen, mit etwas Unterstützung von meiner Seite. Er erkannte, daß er von mir *erwartete*, daß ich die Arbeiten übernahm, die seine Mutter immer getan hatte. Als wir uns beide unsere unbewußten Erwartungen in bezug auf Essen, Kochen und Putzen klargemacht hatten, wurde unsere Beziehung in diesem Bereich besser. (In den meisten Beziehungen müssen die unausgesprochenen Erwartungen von beiden Beteiligten formuliert werden – womit ich nicht sagen will, daß das leicht ist.)

Fragen Sie sich nun:
Bereite ich gerne Essen zu? Koche ich mir selbst etwas Leckeres, auch wenn ich allein bin? Wenn nein, suche ich mir dann etwas Gesundes aus, wenn ich essen gehe oder wenn andere für mich kochen?

Für mich lohnt sich ein Urlaub nicht, wenn ich drei Mahlzeiten am Tag auf den Tisch bringen muß. Wir haben einmal ein Häuschen auf einer Insel gemietet, und ich hatte das Gefühl, ich würde immerzu kochen und aufräumen. Die Kinder wollten ständig etwas zwischendurch knabbern, waren aber noch nicht alt genug, sich das selbst zu machen. Nach dieser Woche war ich nicht erholt, sondern wütend. Im Urlaub zu kochen kann allerdings auch Spaß machen – wenn man sich die Arbeit mit anderen teilt.

Meine Mutter hat neulich gesagt: »Kein Wunder, daß Rentner so gerne essen gehen. Viele von diesen Frauen mußten 40 Jahre lang drei Mahlzeiten am Tag zubereiten. Kein Wunder, daß sie das satt haben.« Und obwohl das Essen in Flugzeugen nicht besonders gesund ist, lasse ich mich lieber bedienen, als daß ich mir gesundes Essen mitbringe. Ich glaube, das kommt daher, daß ich schon so lange Mutter bin und andere bedienen muß, während ich mich selbst übergehe. Ich genieße es, bedient zu werden und anschließend nicht abwaschen zu müssen.

Sich selbst nähren: Eine neue Vorstellung entwickeln

Um uns selbst optimal zu nähren, müssen wir unsere Vorstellung von Nahrung beträchtlich erweitern. Nahrung ist nicht nur das Essen, das wir in den Mund stecken. Sie ist auch die Umgebung um uns herum, die Menschen, mit denen wir zusammen sind, das Sonnen- und Sternenlicht vom Himmel und die Farbe unserer Wände. Wenn wir den Begriff des Nährens auf alle Ebenen übertragen und lernen, wie wir uns selbst Nahrung geben können, wird unser Kampf mit der physischen Nahrung merklich nachlassen. Wir brauchen uns dann um unser Körpergewicht nicht mehr zu kümmern. Das klingt einfach, ist aber nicht leicht.

Es ist unüblich, daß wir Frauen Nahrung nur um unseretwillen zu uns nehmen und nicht, um anderen zu gefallen. Frauen sind dazu erzogen worden, mit anderen umzugehen und ihnen ihre Liebe zu zeigen, indem sie täglich Nahrungsmittel für diese Menschen einkaufen, sie zubereiten, sie servieren und nach der Mahlzeit saubermachen. Wenn die Beziehungen zu Hause oder bei der Arbeit nicht ganz befriedigend und nährend sind, versuchen Frauen (und Männer), das Loch, das sie in ihrer Mitte spüren, mit Essen aufzufüllen – ein Loch, das auch mit noch so viel Essen nicht gefüllt werden kann. Aufgrund des massiven kulturellen Drucks »von außen«, der uns in Eßmustern festhält, die unsere innere Leere füllen sollen, werden Ihre Versuche, Ihre Ernährung zu verbessern, solange mißlingen, bis Sie sich intellektuell und emotional darüber klarwerden, warum Sie zuviel essen oder gar nicht essen oder nur Lebensmittel mit geringem Nährwert zu sich nehmen. Nur wir selbst können den ersten Schritt zur Befreiung von diesen Einflüssen unternehmen. Wenn genügend Frauen diesen Schritt tun, dann wird sich auch die Kultur verändern.

Während Sie Ihr Eßverhalten erkunden, ist es auch wichtig, daß Sie verstehen, daß eine Ernährung auf der Grundlage von Fleisch und industriell verarbeiteten Lebensmitteln schon an sich zum Teil für unausgewogenes Essen und Zuvielessen verantwortlich ist. Eine Ernährung, in der Vollkornprodukte, Bohnen und frisches Gemüse fehlen, ist fast schon eine Garantie für Gelüste auf spezielle Nahrungsmittel. Industriell verarbeitete Nahrungsmittel fördern Freßanfälle, weil sie nicht »ganz« sind. Der Körper weiß das und nimmt sich, was er kriegen kann, weil er die fehlenden Spurenelemente, Ballaststoffe und Vitamine sucht.

Etwa um vier Uhr nachmittags wird der Teil unseres Energiesystems, den man als »Emotionalkörper« bezeichnet, am aktivsten. Aus diesem Grunde beginnen viele Frauen am späten Nachmittag, übermäßig viel zu essen. Wenn ich mir am späten Nachmittag eine Ruhepause gönne, lange ich erst beim Abendbrot zu. Jahrelang, vor allem während meiner Zeit als Assistenzärztin, habe ich gegessen, um mir selbst etwas Gutes zu tun, obwohl ich eigentlich eine Ruhepause brauchte. Meine Erfahrungen lassen mich vermuten, daß viele andere Frauen das ebenso machen.

Verbesserungen in der Ernährung und Bewegungsprogramme müssen fehlschlagen, wenn sie nicht von viel Selbstliebe, Humor und persönlicher Flexibilität begleitet werden. Mit jedem kleinen Selbstvorwurf beim Eisessen steuern Sie bereits auf einen Fehlschlag zu. Eine meiner Patientinnen, die die makrobiotische Ernährungsweise anwandte, um ihre Myome zu heilen, machte die Erfahrung, daß ihre Freßgier verschwand, wenn sie sagte: »Ich liebe und respektiere mich.« Je besser ihr Gefühl zu sich selbst war, desto größer war ihr Bedürfnis, gesund zu essen.

Welches Gewicht ist richtig für mich? Die »Diät-Mentalität« überdenken

Übergewicht sind gespeicherte Träume. Es gibt eine Legende, daß wir Zeit speichern könnten. Primitive Kulturen lagern Vorräte für den Winter ein. Wir lagern Zeit in unseren Hüften ein.
(Paulanne Balch, M.D.)

Über die Jahre haben zahllose Frauen mich gefragt: »Wieviel sollte ich wiegen?« Wir werden zwar alle von Geburt an gewogen und gemessen und mit dem gesellschaftlichen »Ideal« verglichen, doch jede einzelne Frau muß ihr eigenes, *natürliches* Gewicht finden, ein Gewicht, das vielleicht nicht mit den Gewichtstabellen von Versicherungsgesellschaften und Ärzten übereinstimmt. Die Vorstellung vom »idealen« Körpergewicht ist für viele Frauen äußerst hinderlich – und außerdem ändert sie sich ständig! Vor fünfundzwanzig Jahren wog das ideale Mannequin acht Prozent weniger als der Durchschnitt der amerikanischen Frauen jener Zeit. Heute wiegt ein Top-Model 25 Prozent weniger als die durchschnittliche amerikanische Frau.[4] Das derzeit von den Medien vermittelte Bild der »Idealfigur« ist für die meisten Frauen unerreichbar – es sei denn, sie nehmen täglich Abführmittel, sind magersüchtig oder machen krampfhaft körperliche Übungen, um ihr Gewicht niedrig zu halten. Die Tabellen von Lebensversicherungen, die das Idealgewicht einer Frau in Abhängigkeit von Knochenbau und Körpergröße angeben, können irreführend sein und sind ebenfalls Veränderungen unterworfen. Sie berücksichtigen weder die biologischen Unterschiede zwischen Frauen, noch , daß der Körper einer Frau vielleicht »weiß«, was das »richtige« Gewicht für sie ist – ein Gewicht, das sich mit den Jahreszeiten verändern und selbst innerhalb eines Monats schwanken kann.

Zeitschriften für junge Mädchen sind voll mit Diätkuren und Informationen über das Körpergewicht und dienen bloß dazu, junge Frauen ihr Leben lang an die Beschäftigung mit Gewicht und Ernährung zu fesseln und so ihre Energie und ihre Kräfte gebunden zu halten, bis sie irgendwann den Mut und die Einsicht finden, diese Sackgasse zu verlassen. Derzeit ist ein Prozent der weiblichen Bevölkerung in den USA magersüchtig.[5] Bis zu 20 Prozent aller Studentinnen leiden unter Bulimie, die sich in Freßanfällen, selbst herbeigeführtem Erbrechen, dem Gebrauch von Abführmitteln oder Diuretika oder körperlichen Übungen zum Zweck des Abnehmens äußert. Sie tritt hauptsächlich bei jungen Frauen unter 30 Jahren auf. Männer machen weniger als fünf Prozent der Fälle aus.[6] Trotzdem verlieren die meisten von Bulimie betroffenen Frauen ihr Übergewicht nicht, sondern wiegen etwas mehr, als sie sich wünschen. Die Ärzteschaft unterstützt diese suchtartigen Verhaltensweisen, indem sie als »Gewichtspolizei« dient, Frauen auf die Waage steigen läßt und sie Jahr für Jahr zum Abnehmen ermahnt, ohne die komplizierte Frage der Selbst-Nährung bei Frauen anzusprechen. Die Mehrzahl der Ärzte sind Männer, und ihr inneres Bild von der »idealen« Frau ist stark von den Medien beeinflußt. Häufig werden die Erfahrungen der Männer mit dem Abnehmen als Vorbild für Frauen angeführt. Einer meiner Kollegen ruderte während des Studiums in der »Leichtgewichts«-Mannschaft. Er wog bei einer Größe von 1,83 m immer etwa 72 Kilo. Wenn sein Gewicht eine Woche vor einem Rennen über der zugelassenen Höchstgrenze lag, aß er einfach ein paar Tage lang keine Nachspeise und lief etwas mehr. Die Gewichtskontrolle war für ihn immer einfach – sie war kein »moralisches« Problem. Seine persönlichen Erfahrungen damit lehrten ihn, daß »man einfach nur etwas weniger Nachtisch essen und etwas mehr Sport treiben muß«. Seine Haltung ist in der Ärzteschaft die Regel: Abnehmen, so wird den Frauen gesagt, sei einfach eine Frage der Selbstdisziplin und der Willenskraft. Wenn man seinen Körper also nicht so hinkriegt, wie man ihn haben möchte , ist man schwach und unbeherrscht.

Die meisten Frauen müßten eigentlich einen fülligeren Körper haben, als das gesellschaftliche Ideal vorschreibt. Der Körper einer Frau lagert mehr Fett ein als der eines Mannes, denn auf diese Weise stellt die Natur sicher, daß die Nahrungsbedürfnisse während einer Schwangerschaft auch in Hungerzeiten erfüllt werden können. Testosteron, das männliche Geschlechtshormon, trägt bei Männern zu einem schlankeren Körper und zu einem sehr viel aktiveren Stoffwechsel bei. Außerdem haben Männer relativ gesehen mehr Muskelmasse als Frauen, was ebenfalls zu einem lebhafteren Stoffwechsel beiträgt. Da eine Frau von den kulturellen Erwartungen her gesehen nie zu dünn sein kann und da Schlanksein mit Selbstbeherrschung assoziiert wird, ist in unserer Gesellschaft ein lebenslanges Ringen mit Essen und Körpergewicht die Regel. Die Figur und das Gewicht einer Frau sind die Maßstäbe, an denen die Gesellschaft abliest, wie »lieb«, wie attraktiv sie ist und wieviel sie wert ist.

Wie lange müssen wir Frauen Selbstbeherrschung üben und unsere Körper mißhandeln, bevor uns aufgeht, daß an der ganzen Einstellung zum »Gewichtsproblem« grundsätzlich etwas verkehrt ist? Willenskraft und Selbstbeherrschung sind genau das Gegenteil von dem, was wir eigentlich brauchen. Selbst Frauen mit kulturell gesehen »perfekten« Körpern berichten mir, daß sie mit sich nicht glücklich sind. Ungeachtet unserer Konfektionsgröße sind Selbstachtung und Selbstakzeptanz die Grundlagen dafür, daß wir mit unserem Gewicht Frieden schließen. Es liegt in unserer Macht, aus der Gewichtstretmühle auszusteigen und zu beginnen, unser Leben zu genießen, ganz gleich, wo wir gerade stehen.

Besitzen Sie eine »Diät-Mentalität«?

- Haben Sie solche Angst vor dem Zunehmen, daß Sie alles Essen, das Sie wirklich gern mögen, meiden?
- Vermeiden Sie es, tagsüber zu essen, damit Sie beim Abendessen ordentlich »zuschlagen« können?
- Sagen Sie sich, wenn Sie vor einem Büffet stehen, normalerweise, daß Sie das, was Sie eigentlich essen möchten, nicht essen dürfen?
- Wiegen Sie sich regelmäßig, wenn Sie Sport getrieben haben?
- Machen Sie sich Vorwürfe, wenn Sie auf die Waage steigen und ein Pfund mehr als sonst wiegen? Lassen Sie sich von diesem Pfund den Tag verderben und hat es Einfluß darauf, was Sie essen?
- Lassen Sie es zu, daß Sie so hungrig werden, daß Sie herunterschlingen, was immer gerade da ist und es dabei kaum schmecken?
- Sagen Sie: »Ich esse jetzt noch das hier, aber Montag (oder nach Neujahr) fange ich mit einer Diät an?»
- Trinken Sie tagsüber als Ersatz für feste Nahrung üblicherweise Kaffe oder koffeinhaltige Diätlimonaden?
- Entfernen Sie von einem gekauften Sandwich immer die Hälfte des Brotes, um Kalorien zu »sparen«?
- Kennen Sie von fast jedem Nahrungsmittel die Kalorienzahl?

Wenn Sie eine dieser Fragen mit Ja beantwortet haben, haben Sie wahrscheinlich die »Diät-Mentalität« verinnerlicht. Bob Schwartz hat eine Untersuchung mit Menschen durchgeführt, die mit ihrem Gewicht oder ihrem Eßverhalten keine Probleme hatten, um zu sehen, ob die »Diät-Mentalität« durch verminderte Nahrungsaufnahme aufgebaut werden kann.[7] Die Teilnehmer an der Untersuchung wurden auf Schlankheitsdiät gesetzt und sollten jeweils zehn Pfund abnehmen. Während dieser Schlankheitskur entwickelten viele, die vorher nie ans Abnehmen gedacht hatten, eine »Diät-Mentalität«. Sie beschäftigten sich nur noch mit dem Essen, häufig zum erstenmal in ihrem Leben. Nachdem sie die geforderten zehn Pfund abgenommen hatten, erreichten viele nicht nur wieder ihr ursprüngliches Gewicht, sondern nahmen darüber hinaus noch fünf Pfund zu. Diese zusätzlichen fünf Pfund wieder loszuwerden fiel ihnen sogar noch schwerer. Allein durch die Einschränkung der Nahrungsaufnahme und die Schlankheitskur wurden diese vorher schlanken Menschen zu Menschen mit Gewichtsproblemen.

Als ich diese Untersuchung gelesen hatte, verstand ich endlich, warum ich seit meinem dreizehnten Lebensjahr immer gegen die gleichen zehn Pfund angekämpft hatte. Meine allererste Schlankheitskur hatte mir die »Diät-Mentalität« eingepflanzt und mein Körper hatte rebelliert, indem er jeden weiteren Versuch, abzunehmen, noch viel mühsamer gemacht hatte.[8] Auf der Stelle schwor ich mir, damit aufzuhören, und seitdem habe ich mich nicht mehr gewogen, außer für den Gesundheitstest einer Versicherung. Wenn ich darauf vertrauen wollte, daß mein Körper selbst wisse, was ich wiegen sollte, so dachte ich mir, dann sollte ich ihm auch eine Chance geben. Da der Schritt auf die Waage für mich zu belastet war, wußte ich, daß ich mich erst dann wieder wiegen durfte, wenn das Ergebnis mich emotional in keiner Weise mehr, weder positiv noch negativ, betreffen würde. Mich zu wiegen tat mir nicht gut (und tut es immer noch nicht). Ich hatte mir von den Zahlen auf einer Badezimmerwaage sagen lassen, ob ich gut oder schlecht war, und ich hatte der Waage gestattet, die Lebensqualität meines Tages zu bestimmen. Wenn ich weniger als 56 Kilo wog, war es ein guter Tag – und wenn ich mehr wog, ein schlechter. Jetzt steht die Waage nicht mehr zwischen mir und meiner Körperwahrnehmung.

Wir alle haben gelernt, daß überschüssige Pfunde nicht nur unschön, sondern auch ein Gesundheitsrisiko sind. In Untersuchungen ist zum Beispiel ein Zusammenhang zwischen Übergewicht und hohem Blutdruck, Herzkrankheiten und Krebs festgestellt worden.[9] Ein Mensch, dessen Gewicht zwanzig Prozent über dem »wünschenswerten« Körpergewicht liegt, wird als übergewichtig bezeichnet. Nach dieser Definition sind 27,1 Prozent aller Frauen zwischen zwanzig und fünfundsiebzig in den USA übergewichtig.[10]

Manche Frauen brauchen »starke« Körper – die Gründe dafür sind mir ein Rätsel. Bei manchen dicken Frauen steckt der ganze Körper voller Energie und Vitalität. Sie mögen sich selbst, und diese Selbstliebe durchdringt ihre ganze Körperfülle. Ich bezweifle, daß sich bei einer wissenschaftlichen Untersuchung für die Gruppe dieser Frauen ein erhöhtes Krankheitsrisiko ergeben würde. Interessanterweise hat eine Untersuchung von Dr. Margaret Mackensie, einer Sozialanthropologin in West-Samoa, wo Körperfett in keiner Weise als unerwünscht betrachtet wird, gezeigt, daß die dicken Frauen dort weder mehr noch andere Gesundheitsprobleme haben als die anderen.[11] Überschüssiges Fett bedeutet offensichtlich nicht für alle Frauen eine Gesundheitsgefährdung. Dr. Karen Johnson, eine Psychotherapeutin, die sich auf Frauenfragen spezialisiert hat, schreibt: »Das ständige Bemühen einer Frau, ihr Verlangen nach Essen zu beherrschen, entspricht der ständigen Furcht unserer Kultur, daß Frauen ›zu stark‹ werden könnten.«[12] Wenn ich das Gefühl habe, daß die Energie einer Frau »stark« ist und daß sie einen umfangreichen Körper braucht, der diese Energie auch fassen kann, sage ich ihr das. In unserer Kultur werden dicke Männer, die überschüssiges Fett haben, häufig geschätzt – warum nicht auch dicke Frauen?

Es besteht kein Zweifel daran, daß für viele übergewichtige Frauen das überschüssige Fett ein Panzer gegen Schmerz ist, den zu erleben sie vermieden haben. Oft liegt dem übermäßigen Essen ein durch sexuellen Mißbrauch oder Inzest verursachter Schmerz zugrunde. Bei der Häufigkeit dieser Verbrechen ist es kein Wunder, daß so viele Frauen essen, um Schmerz zu verdecken. Wenn Fett als Schutzschild gegen die Welt eingesetzt wird, ist es tatsächlich ein Gesundheitsrisiko, denn es ist zum Symbol für ungelebtes Leben geworden – für eingelagerte Träume. Die Forschung beginnt gerade, den Zusammenhang zwischen frühem Mißbrauch und späterer Fettleibigkeit aufzudecken.[13]

Die Einstellung ändern, um gesünder zu werden

Trotz der Schlankheitsindustrie, die jährlich viele Milliarden umsetzt, nimmt nur ein kleiner Prozentsatz von Frauen auf Dauer ab. Ständiges Abnehmen und wieder Zunehmen kann, unabhängig vom tatsächlichen Körpergewicht, negative Konsequenzen für die Gesundheit haben.[14] Doch ganz gleich, welches Verhältnis Sie bis jetzt zu Ihrem Gewicht und zum Essen gehabt haben: Sie können lernen, Ihr *natürliches* Gewicht zu erlangen und zu halten, indem Sie sich selbst besser nähren und Ihren Stoffwechsel wieder in die Gänge bringen. Ihr natürliches Gewicht ist das Gewicht, das Ihr Körper mühelos hält, wenn Sie Ihrem Appetit entsprechend essen und sich regelmäßig bewegen. Während Sie Ihrem Körper erlauben, seinen natürlichen Umfang zu »finden«, würde ich Ihnen empfehlen, die Waage wegzustellen und statt dessen darauf zu achten, wie Ihre Kleider passen und wie Sie sich körperlich fühlen. Um Ihr natürliches Gewicht zu erlangen, müssen Sie auch die Programmierungen, denen Sie in bezug auf Ihren Körperumfang ausgeliefert waren, löschen. Das natürliche Gewicht zu erreichen und den Stoffwechsel wieder ins Gleichgewicht zu bringen ist ein Prozeß, der sich gleichzeitig im Kopf und im Körper abspielt. Die folgenden Schritte wirken am besten, wenn sie alle angewendet werden. Ebenso wie in anderen Bereichen der

Gesundheit, muß eine Frau ihre innere Einstellung zum Essen ändern, während sie ihr Eßverhalten ändert, damit sie wirklich Gesundheit erlangt und nicht in ein weiteres Suchtverhalten verfällt. Sie können zumindest mit einem Teil des Programms sofort beginnen, auch wenn das nur bedeutet, daß Sie einmal in der Woche spazierengehen, Ihr Frühstück mehr in Ruhe genießen oder zusätzlich Vitamine einnehmen. Jeder Schritt, den Sie unternehmen, wird es Ihnen erleichtern, mit dem nächsten Schritt zu beginnen.

Wenn Frauen langsam und allmählich ihr Körpergewicht verändern, fällt es ihnen viel leichter, das neue Gewicht zu halten, denn sie haben Zeit, es in ihr Selbstbild zu integrieren. Menschen, die ihr Leben lang dick waren und dann schnell abnehmen, haben häufig weiterhin ein verzerrtes Bild von ihrem Körper und können buchstäblich nicht sehen, wie sie wirklich aussehen, selbst wenn ihr Leibesumfang inzwischen normal ist.[15]

Erster Schritt: Benutzen Sie Nahrung nicht mehr als Suchtmittel und machen Sie eine ehrliche Bestandsaufnahme von dem, was Sie essen. Sehen Sie sich ehrlich an, wie Sie mit Essen umgehen und wieviel Sie tatsächlich essen. Beobachten Sie, wann, wie und warum Sie essen. Wenn Sie Ihr Eßverhalten wirklich in den Griff kriegen wollen, sollten Sie sich zwei Wochen lang oder länger genau aufschreiben, was Sie gegessen haben, wo Sie es gegessen haben und wie Sie sich dabei gefühlt haben. Diese Übung durchbricht die Selbsttäuschung und wird Ihnen helfen zu erkennen, wie gut (oder schlecht) Sie sich mit Lebensmitteln nähren. Wenn Sie essen, um sich zu trösten, möchten Sie das vielleicht nicht sofort aufgeben. Das macht nichts. Eine meiner Patientinnen, die bis zum Alter von 21 Jahren fettleibig war, erzählte mir, sie hätte immer gewußt, daß sie abnehmen würde, wenn sie einmal von zu Hause ausziehen würde und nicht mehr für ihre psychisch kranke Mutter und ihre jüngeren Geschwister sorgen müßte. Obwohl ihre Eltern sie von Arzt zu Arzt schleppten und sie eine Reihe von Schlankheitskuren durchmachte, wußte sie, daß sie das Essen brauchte, um die Schmerzen, die ihre Lebenssituation ihr bereitete, nicht zu spüren. Als die Umstände sich änderten, nahm sie ab.

Wir können keine einzige Information zur Verbesserung der Ernährung wirksam nutzen, solange wir unsere Probleme mit dem Essen nicht aufrichtig betrachtet und uns ehrlich entschlossen haben, damit Frieden zu schließen. Aus diesem Grund sollten Sie sich, wenn Sie vorhaben, Ihre Ernährung zu verbessern, vielleicht vorher oder gleichzeitig mit den Schritten zur Heilung im 15. Kapitel befassen.

Zweiter Schritt: Erforschen Sie, warum Sie abnehmen (oder zunehmen) wollen. Der einzige Grund, die Ernährung zu verbessern oder ein Bewegungsprogramm zu beginnen, sollte der sein, daß Sie Ihren Körper besser nähren wollen. Tun Sie es nicht, damit Ihr Mann Sie mehr liebt, damit Ihre Mutter sich freut oder weil ein Klassentreffen bevorsteht, sondern tun Sie es nur sich selbst zuliebe. (Es kann auch nicht so schlimm sein, den Familienmitgliedern zu sagen, daß man kein Essen mehr auftischen wird, das ihrer Gesundheit schadet, einfach weil sie einem zu sehr am Herzen liegt. Eine bessere Ernährung verringert auch für Männer und Kinder die wichtigsten Gesundheitsrisiken – alle Beteiligten profitieren davon.)

Dritter Schritt: Verlassen Sie sich nicht mehr zu sehr auf Ratschläge anderer, die Ihnen sagen wollen, was Ihr Körper braucht. Solange meine Patientinnen mir oder jemand anderem die Rolle der »Essenspolizei« zuschieben, werden sie nie in der Lage sein, auf die besonderen Nahrungsbedürfnisse ihres Körpers zu achten. Sie werden ständig gegen eine Autoritätsperson ankämpfen, die sie selbst als »die richtige Lösung« eingesetzt haben, weil sie nicht wissen, daß »die richtige Lösung« nicht von außen kommen kann, sondern in ihnen selbst liegt.

Vierter Schritt: Essen Sie, was Sie mögen und wann Sie mögen. Respektieren Sie, daß Ihr Heißhunger auf bestimmte Nahrungsmittel vielleicht eine Äußerung Ihrer inneren Stimme ist. Um auf die innere Stimme in bezug auf Ernährung und Gewicht hören zu lernen, müssen Sie als erstes damit beginnen, Essen und Körpergewicht auseinanderzuhalten. Mit anderen Worten: Verurteilen Sie nicht automatisch Ihr Verlangen nach Essen, weil Sie eine vorgefaßte Meinung dazu haben, wie dieses Essen Ihr Gewicht beeinflussen wird. Jedesmal, wenn wir uns Nahrung versagen, die wir wirklich gern essen möchten, schaffen wir damit die Voraussetzung für einen späteren Freßanfall. Das heißt, daß Ihr Körper in direktem Verhältnis dazu, wie stark und wie lange Sie Ihr Bedürfnis nach Nahrung unterdrücken, Heißhunger entwickelt. Dieser Teufelskreis von Versagung und Freßanfällen scheint fast ein Naturgesetz zu sein.

Essen Sie, was immer Ihr Körper möchte, wenn Sie dabei nicht völlig die Beherrschung verlieren. Wenn Sie Heißhunger auf einen Rosinenkeks haben, kaufen Sie sich die beste Sorte, die Sie finden können, und essen Sie dann langsam. Normalerweise wird das den Heißhunger befriedigen. Wenn Sie Schokolade essen, nehmen Sie keine Billigmarke, sondern machen Sie ein besonderes Ereignis daraus und genießen Sie die Süßigkeit. So bauen Sie Ihr Verlangen danach ab, und wahrscheinlich werden Sie wochenlang keinen Appetit mehr darauf haben. Es geht hier darum, die Einstellung zum Essen zu verändern. Essen Sie bewußt und mit Ihrem ganzen Wesen.

Vertrauen Sie darauf, daß Ihr Körper weiß, was er braucht, wenn Sie ihm eine Chance geben und anfangen, auf ihn zu hören. Manchmal kann eine zweiwöchige »intuitionsreinigende« Vollwertkost-Diät Ihrem Körper die Möglichkeit geben, von sich aus seine natürlichen Nahrungsbedürfnisse anzumelden.

Fünfter Schritt: Respektieren Sie Ihren Körper unabhängig von seinem Gewicht. Lernen Sie, Ihren Körper so anzunehmen, wie er ist, und zwar Tag für Tag. Die Entscheidung, den Körper zu respektieren, ist ein wichtiger Schritt in Richtung Wohlbefinden und gutes Aussehen. Frauen, die sich selbst mögen, sind unwiderstehlich, und man ist gern mit ihnen zusammen, ganz gleich, welche Konfektionsgröße sie haben.

Sechster Schritt: Sprechen Sie mit anderen über Ihr Problem mit dem Essen, nehmen Sie Hilfe an und geben Sie selber Unterstützung. Um am Ball zu bleiben, sollten Sie erwägen, sich einer Selbsthilfegruppe anzuschließen, die sich mit Nahrung, Gewicht und Gefühlen beschäftigt, wie die Overeaters Anonymous (OA). Lesen Sie das Buch ›Essen als Ersatz. Wie man den Teufelskreis durchbricht‹ von Geneen Roth, und machen Sie die Übungen, die Ihnen geeignet erscheinen.[16] Es gibt auch viele andere ausgezeichnete Bücher, die Hilfe anbieten. Machen Sie sich klar, daß die große Mehrheit der Frauen Probleme mit dem Essen hat, aus all den Gründen, die ich besprochen habe. Sie sind also damit nicht allein.

Siebter Schritt: Essen Sie, wenn Sie Hunger haben, und hören Sie auf, wenn Sie satt sind, in dem Bewußtsein, daß Sie essen können, wann immer Sie das Bedürfnis danach haben. Im Bereich des Essens und des Nährens müssen Sie sich selbst Mutter werden. Lernen Sie, sich auf Ihren Körper einzustimmen und sich zu essen zu geben, wenn Sie körperlich hungrig sind. Ich habe manchmal gegessen, wenn ich keinen Hunger hatte, um später nicht hungrig zu sein. Dieses Muster stammt wahrscheinlich aus der Kindheit, als ich auf die »richtigen« Essenszeiten warten mußte, ganz gleich, welche Bedürfnisse mein Körper hatte. Ich habe bemerkt, daß meine Kinder manchmal glauben, sie hätten Hunger, wenn sie sich in Wirklichkeit langweilen. Ich fordere sie dann auf, in ihren Körper hineinzuspüren, damit sie den Unterschied fühlen. Wenn sie körperlich hungrig sind, dürfen sie sofort essen. Ich verlange dann nicht, daß sie bis zur nächsten Hauptmahlzeit warten.

Hören Sie auf, wenn Sie satt sind – aber nicht erst kurz vor dem Platzen. Sie können jederzeit essen, wenn Sie wieder Hunger haben, ganz gleich, wann das ist oder wer Ihnen zusieht. Eine gute Methode ist es, aufzuhören, wenn man eigentlich noch ein bißchen essen möchte, und 15 Minuten zu warten. Normalerweise dauert es etwa so lange, bis das Gehirn die Sättigung registriert hat. Meine Schwester hat früher immer gesagt: »Mein Magen ist satt, aber mein Mund möchte noch mehr.« Diese Wartezeit von 15 Minuten bringt Mund und Magen häufig auf einen Nenner.

Achter Schritt: Essen Sie mit Bedacht – genießen Sie Ihr Essen. In den meisten Büchern über Schlankheitskuren werden wir angewiesen, nur im Sitzen zu essen. Ich selbst finde das zwar schwierig, wenn ich gerade beschäftigt oder bei der Arbeit bin, doch es ist trotzdem eine ausgezeichnete Methode, um bewußt langsam zu essen und das Essen richtig zu genießen. Wenn wir das Essen im Vorbeigehen herunterschlingen, mißachten wir uns selbst und unsere tiefsten Bedürfnisse. Wenn wir uns nicht die Zeit nehmen, das Essen zu schmecken, es zu genießen und in Ruhe einzunehmen, so wie wir es in einer anderen Umgebung vielleicht tun würden, neigen wir oft dazu, mehr zu essen – um die Leere zu füllen. Wenn eiliges Essen zur Gewohnheit wird, ist es kein Wunder, daß unser Körper nach mehr schreit, denn er macht dann selten die Erfahrung, daß er richtig genährt wird.

Wir können uns selbst auch besser nähren, wenn wir uns gestatten, während des Essens nichts anderes zu tun. Versuchen Sie, Ihre Lieblingsspeise zu essen, ohne dabei zu lesen oder fernzusehen. Sprechen Sie nicht mit vollem Mund. Denken Sie daran, daß Sie nur die Nahrung genießen können, die Sie im Augenblick im Mund haben. Wenn Sie an die Nachspeise, die nächste Mahlzeit oder das Fernsehprogramm denken, ist Ihr Körper an dem Prozeß der Selbst-Nährung nicht voll beteiligt, und Ihre Nahrung wird anders verwertet, als wenn Sie ganz dabei sind.

Dieser Schritt bereitet anfangs vielleicht Schwierigkeiten, aber er wird Sie zwingen, auf den Geschmack der Nahrung und auf das Erlebnis des Essens zu achten. Sie werden Ihrem Körper Zeit geben, den Akt der körperlichen Nahrungsaufnahme intensiv zu erleben. Die Heißhungeranfälle werden nachlassen. Frauen, die gern zunehmen möchten, stellen oft fest, daß es ihnen auch hilft, ihr natürliches Gewicht zu erreichen, wenn sie langsamer essen und ihre Nahrung wirklich genießen.

Neunter Schritt: Vergessen Sie, daß Sie abnehmen wollen – stellen Sie Ihre Ernährung um, um gesünder zu werden. Viel zu viele Frauen betrachten Nahrungsmittel nur unter dem Gesichtspunkt, ob sie davon dick oder schlank werden. Ob ein Nahrungsmittel wenig Kalorien hat, wird dann wichtiger als die Frage, ob es gesund ist. Wenn wir uns entschließen, uns gesund zu essen, und uns bewußt wird, wie Nahrungsmittel sich auf unser Wohlbefinden auswirken, können wir mit alten, zerstörerischen Ernährungsgewohnheiten für immer brechen.

Eine 39 Jahre alte Künstlerin verbesserte ihre Ernährung, um die Heilung ihrer chronischen Vaginitis (siehe 9. Kapitel) zu unterstützen. Sie berichtete mir: »Ich fühle mich leichter, wenn ich so esse – und sauberer. Meine Nase läuft nicht mehr die ganze Zeit. Und ich habe sieben Pfund abgenommen, seit ich zum letzten Mal bei Ihnen war. Ich habe überhaupt nicht das Gefühl, daß mir etwas fehlt. Ich weiß, daß ich essen kann, wann immer ich will. Sie haben gesagt, ich sollte einen Monat lang keinerlei Fleisch- und Milchprodukte essen und anschließend experimentieren. Also habe ich nach etwa einem Monat wieder Käse gegessen, habe aber festgestellt, daß er sich in meinem Körper nicht gut anfühlt. Ich habe wieder damit aufgehört, und es geht mir besser. *Das, was ich essen möchte, ist immer öfter auch genau das, was mir am besten bekommt.* Die Ernährungsumstellung ist keine Strafe, sondern einfach eine andere Art, die Dinge zu sehen. Für mich ist es eine totale Veränderung der Denkweise.«

Diese Patientin ist ein Musterbeispiel dafür, wie sich die Einstellung zum Essen verändern läßt. Das Abnehmen war eine Nebenwirkung. Sie stellte ihre Ernährung um, um gesund zu werden – nicht um abzunehmen. Doch die Folge dieser Umstellung war, daß sie nicht nur abnahm, sondern mit der Zeit auch an den Punkt gelangte, an dem die Nahrung, die sie am liebsten aß, auch die Nahrung war, die ihrem Wohlbefinden am zuträglichsten war. Sie befindet sich jetzt in Harmonie mit der Weisheit ihres Körpers, und ihr früherer »Krieg« gegen sich selbst ist vorbei.

Zehnter Schritt: Verbringen Sie Ihre Zeit mit Menschen, die keine Essens- oder Gewichtsprobleme haben und die daher normal essen. Viele meiner Patientinnen sehen Freundschaften, die ungesundes Eßverhalten unterstützen, jetzt in einem anderen Licht. Wenn sie ständig mit Menschen zusammen sind, die das Essen einsetzen, um ihre Emotionen zu unterdrücken, oder für die es die einzige Form der Unterhaltung ist, fühlen sie sich in Gegenwart dieser Menschen buchstäblich schwerer, und das Handeln fällt ihnen dann ebenfalls schwerer. Vielleicht müssen auch Sie ein paar neue Freundschaften schließen.

Elfter Schritt: Bringen Sie nach dem ständigen Abnehmen und wieder Zunehmen Ihren Stoffwechsel wieder in Gang. Manche Frauen stellen fest, daß sie scheinbar nicht abnehmen können, ganz gleich, was sie essen, daß sie aber schon bei 1200 Kalorien pro Tag zunehmen. Diese Frauen haben vermutlich einen sehr langsamen Stoffwechsel, eine Folge von jahrelangen Schlankheitskuren. Mit 20 und 30 konnten sie wahrscheinlich problemlos schnell fünf Pfund abnehmen, egal mit welcher Diät. Aber inzwischen, nach jahrelangen Kuren und anschließendem heißhungrigem Essen, hat ihr Stoffwechsel sich möglicherweise dauerhaft verlangsamt. Nach jedem Zyklus von Abnehmen und Zunehmen vergrößert sich der relative Anteil an Fettgewebe im Körper einer Frau. Und auch mit dem Alter wird, ob eine Frau nun viele Schlankheitskuren gemacht hat oder nicht, ihre Muskelmasse allmählich durch Fett ersetzt.

All das kann rückgängig gemacht werden. Um den Stoffwechsel wieder zu beschleunigen, muß man die Menge des Fettgewebes im Körper verringern und die Muskelmasse vergrößern. Muskeln haben einen aktiveren Stoffwechsel als Fett und verbrennen mehr Kalorien, selbst wenn wir schlafen. Muskeln wiegen auch mehr als Fett, ein weiterer Grund, warum Körpergewicht sehr wenig mit Gesundheit zu tun hat. Eine Frau, deren Fettgewebe 35 Prozent ihres Körpergewichts ausmacht, kann viel weniger wiegen als eine Frau, deren Fett nur 20 Prozent ihres Gewichts beträgt.

- Bewegung: Wenn eine Frau altert, wird Muskelmasse oft durch Fettgewebe ersetzt, weil sie zu wenig Bewegung hat. Bewegung kehrt diese Tendenz um, ganz gleich, in welchem Alter man damit beginnt. Frauen, die regelmäßig Sport treiben, haben im Schnitt 20 produktive Lebensjahre mehr vor sich als jene, die das nicht tun. Aerobic-Übungen müssen, damit sie Wirkung zeigen, dreimal in der Woche mindestes 15 bis 20 Minuten lang durchgeführt werden. (Der gewünschte Effekt tritt dann ein, wenn Sie sich so intensiv bewegen, daß Ihr Pulsschlag mindestens 15 Minuten lang auf Ihrem individuellen Zielwert bleibt – siehe 18. Kapitel.) Je mehr Sie sich körperlich betätigen, desto schneller kommt Ihr Stoffwechsel wieder in Gang. Schnelles Gehen ist ebenfalls sehr wirksam. (Passen Sie auf – wenn Sie es mit der Bewegung übertreiben, kann auch sie zur Sucht werden.) Die durch die Übungen erhöhte Stoffwechselgeschwindigkeit bleibt auch nach Beendigung der Übungen bestehen.

- Reduzieren Sie den Verzehr von Fetten: Fett in der Nahrung wird schneller in Fettgewebe umgewandelt als jedes andere Nahrungsmittel. Kaufen Sie sich eine Nährwerttabelle im Buchladen und informieren Sie sich über den Fettgehalt der Nahrungsmittel.
  Den Fettgehalt der Nahrung zu bestimmen ist kinderleicht. Nach etwa zwei Tagen werden Sie es heraushaben. Wenn Sie früher Kalorien gezählt haben, werden Sie feststellen, daß Sie viel mehr essen können, als Sie je gedacht haben. Reduzieren Sie den Fettkonsum auf weniger als 40 Gramm pro Tag.[17] Nach einem zweiwöchigen Probelauf können Sie die Fettmenge wieder erhöhen, bis Sie ein Niveau finden, das Ihnen zusagt. Für manche liegt das bei 60, für andere bei nur 25 Gramm. Werfen Sie Ihre Kalorientabelle weg. Lesen Sie beim Lebensmitteleinkauf die Aufschriften. Meistens ist angegeben, wieviel Gramm Fett ein Nahrungsmittel enthält. Heutzutage gibt es mehr Produkte, die fettarm sind oder gar kein Fett enthalten, als je zuvor. Wenn Sie ab und zu in einer Nachspeise mit hohem Fettgehalt schwelgen, können Sie das später problemlos wieder ausgleichen.
- Nehmen Sie mehr Ballaststoffe zu sich: Eine Ernährung auf der Grundlage von Vollkorngetreide (wie Naturreis, Hirse, Gerste und Hafer), Bohnen, dunkelgrünem Blattgemüse, anderem Gemüse sowie Obst ist grundsätzlich immer fettarm und nährstoffreich. Lernen Sie, Fleisch nur als »Gewürz« zu benutzen. Man hat festgestellt, daß diese Art von Ernährung auch das Krebsrisiko senkt. Als ich mich 1980 auf hauptsächlich vegetarische Ernährung umstellte, tat ich das, weil mir dieses Essen so gut schmeckte.
  Ein schöner Nebeneffekt dabei war, daß ich nicht mehr ständig ab- und zunahm, je nachdem, was ich gerade zum Frühstück oder zum Abendbrot gegessen hatte. Bei einer Ernährung auf der Grundlage von Getreide und Gemüse ist das Verhältnis von Kohlenhydraten und Eiweiß so ausgewogen (etwa sieben zu eins), daß der Heißhunger auf unausgewogene Lebensmittel spürbar nachläßt.
- Ergänzen Sie Ihre Nahrung durch Mineralstoffe und Kräuter. Man hat festgestellt, daß das Mineral Chrom den Stoffwechsel beschleunigt. Neun von zehn Amerikanern nehmen zu wenig Chrom zu

sich,[18] und diese Substanz ist für eine normale Insulinproduktion unentbehrlich. Man hat nachgewiesen, daß die Einnahme von 200 mg Chrom täglich zu einem deutlichen Verlust an Fettgewebe führt, während das Muskelgewebe erhalten bleibt oder zunimmt.[19] Bei ›*Women to Women*‹ haben wir festgestellt, daß bestimmte Kräuterpräparate in Kombination mit Chrom ebenfalls dazu beitragen, den Heißhunger auf Zucker und Fett zu verringern.[20]

Zwölfter Schritt: Erkennen Sie zwanghaftes Essen als Problem an und unternehmen Sie etwas dagegen. Wenn eine Frau zwanghaft zuviel ißt, möchte und braucht sie vielleicht für eine Weile einen festen Ernährungsplan. Dieser Plan wirkt als äußeres Kontrollsystem, während sie lernt, welche inneren Auslöser bei ihr zum Zuvielessen führen. Viele Frauen haben noch nicht erkannt, daß sie das Essen einsetzen, um ihren emotionalen Schmerz zu beherrschen. Andere sind vielleicht so großen Belastungen ausgesetzt, daß ihr Immun- und ihr Stoffwechselsystem Schaden gelitten haben. Bei diesen Frauen können schon kleine Mengen von Süßigkeiten und hefehaltigen, salz- oder fettreichen Nahrungsmitteln zu Freßanfällen führen. Die meisten Frauen gehören zwei großen Kategorien an: Die einen verschlingen fettreiche Süßigkeiten, zum Beispiel Eiscreme, und die anderen stürzen sich auf salzige, fettreiche Speisen wie Kartoffelchips. Süße oder salzige fettreiche Speisen wirken auf solche Frauen wie Alkohol auf einen Alkoholiker. Zuckersüchtige Frauen haben mir erzählt, daß ihnen davon schwindlig wird, daß sie sich betrunken und desorientiert fühlen und daß sie ein unersättliches Verlangen nach immer mehr zuckerhaltigen Nahrungsmitteln bekommen, wenn sie einmal damit angefangen haben. (Das gleiche kann auch für fettreiche und salzhaltige Speisen gelten.) Wenn Frauen diese »Auslöser« vermeiden, normalisieren sich ihre Eßgewohnheiten.

Mir ist aufgefallen, daß Frauen, die aus Familien mit Alkoholikern stammen oder selbst Alkoholikerinnen waren, häufig zu Nahrungsmittelsüchten neigen. Sie selbst wissen wahrscheinlich schon, ob Sie von diesem Problem betroffen sind. Sie sind dann nicht in der Lage, nach zwei Löffelchen Eiscreme, zwei Schokoladenkeksen oder zwei Kartoffelchips oder Maischips aufzuhören. Bis Sie in bezug auf diese Nahrungsmittel wieder »nüchtern« geworden sind, was Monate oder sogar Jahre dauern kann, müssen Sie sie völlig meiden, damit sie nicht zu Auslösern für Freßanfälle werden können. Wenn Sie weiterhin diese Lebensmittel essen, werden Sie keinen Kontakt zu Ihrer inneren Stimme und zu Ihren Gefühlen, zum Beispiel zu Ihrer Wut, finden.

Den Frauen, die unter Freßanfällen leiden, fehlen häufig B-Vitamine und Magnesium[21] sowie Chrom. Eine Ergänzung der Ernährung durch 200 mg Chrom täglich kann für einen optimalen Blutzuckerstoffwechsel sorgen.[22] Daher empfehle ich allen Frauen, die unter Freßanfällen, Bulimie, ständigem Ab- und Zunehmen oder Magersucht leiden, ein gutes Multivitamin- und Mineralpräparat.

Die Meinungen über die Wirksamkeit von Diäten gehen auseinander. Manche Frauen haben das Bedürfnis, jahrelang nach einem Ernährungsplan zu essen. Manche Gruppen von Overeaters Anonymous verwenden Ernährungspläne, die Produkte aus raffiniertem Mehl und Zucker sowie Nüsse und salzige Lebensmittel wie Kartoffelchips einschränken – andere tun das nicht. Manche Frauen haben, wenn sie sich einmal mit den emotionalen Fragen beschäftigen, die zur Freßsucht führen, kein Bedürfnis mehr nach der »äußerlichen Autorität« eines Ernährungsplanes. Wenn Sie nach dem Verzehr von raffinierten – also industriell verarbeiteten – Nahrungsmitteln einen Freßanfall bekommen, ist es klüger, solche Lebensmittel zu meiden und einmal zu sehen, wie sich das auf Sie auswirkt.

Welcher Ernährungsplan für Sie richtig ist, werden Sie erkennen, indem Sie sich an Ihre innere Stimme wenden. Spüren Sie nach, welcher Plan sich richtig anfühlt. Wählen Sie nicht den, von dem Sie *denken*, daß Sie ihn wählen *sollten*. Entscheiden Sie sich für den, der sich für ihren Körper reichhaltig und angenehm anfühlt. Marcelle Pick und Susan Doughty, zwei meiner Kolleginnen bei *Women to Women*, beide Krankenschwestern, haben Beispiele für Ernährungspläne aufgestellt und Richtlinien und Vorschläge zusammengestellt, damit Sie sich mit der Ernährungsweise, die wir bei uns in der Praxis und in unseren Kursen praktizieren, vertraut machen und anfreunden können (siehe Anhang).

Essen und Energie

Eine stark raffinierte, zucker- und fettreiche Ernährung fördert die Nahrungsmittelsucht. Bei Vollwertkost dagegen sind Freßanfälle nur schwer denkbar. Oder haben Sie schon mal acht Äpfel essen können, wenn Sie traurig waren? Drei Stücke Käsekuchen dagegen rutschen recht gut. In einer Reihe von Untersuchungen wurde der Zusammenhang zwischen der Art der Nahrung, Verhalten und Stimmung belegt. Religiöse Orden, vor allem in Asien, haben bemerkt, daß eine vegetarische Ernährung die Ausrichtung auf das Geistige fördert, während der Verzehr von rotem

Fleisch eher zu aggressiven Tendenzen führt. Viele meiner Patientinnen fühlen sich ruhiger, wenn sie sich auf der Grundlage von Getreide, Bohnen und Gemüse ernähren, neigen aber stark zu gewalttätigen Träumen und Ängsten, wenn sie rotes Fleisch gegessen haben. Auch mein Mann hat diese Erfahrung gemacht und meidet daher rotes Fleisch. Experimentieren Sie selbst, damit Sie sehen, wie die Energie eines bestimmten Nahrungsmittels auf Sie wirkt. In einer Reihe wissenschaftlicher Untersuchungen ist belegt worden, daß zwischen Gewalttätigkeit und viel Cholesterin und Triglyzeriden in der Nahrung ein Zusammenhang besteht. Die häufigste Ursache für solche hohen Werte ist das im konsumierten Fleisch enthaltene Fett. Zum Beispiel zeigte eine Untersuchung, die kürzlich im *Lancet* publiziert wurde, daß hohe Triglyzeridwerte im Serum bei Männern mit Aggressionen, feindseligen Handlungen und Herrschsucht verbunden waren, unabhängig vom Zigaretten- und Alkoholkonsum. Bei Frauen zeigte sich ein Zusammenhang zwischen hohen Cholesterinwerten und abfälligem Verhalten anderen gegenüber.[23]

Untersuchungen an Schulkindern und die Beobachtungen vieler Eltern haben ergeben, daß Nahrungsmittel, die nährstoffarm und reich an Zucker, Koffein und Zusatzstoffen sind, manchmal zu sprunghaftem Verhalten führen. Alexander Schauss hat eine Verbindung zwischen Ernährung und Straftaten aufgezeigt und belegt, daß zwischen einer Ernährung, die reich an Zucker und Konservierungsstoffen ist, und unberechenbarem Verhalten ein Zusammenhang besteht.[24]

Jahrelange klinische Praxis hat mich davon überzeugt, daß die Energie der Nahrung emotionale und psychische Auswirkungen hat. Lebensmittel werden beim Verdauungsprozeß nicht vollständig in anonyme Kohlenhydrate, Fette und Eiweiße abgebaut, sondern sie behalten etwas von ihrer ursprünglichen Energie. Wie ein Mensch ist auch ein Nahrungsmittel mehr als die Summe seiner Teile. Es wird davon beeinflußt, wie es angebaut und verarbeitet wird, wie man mit ihm umgeht und wie man es kocht. Kurz, jedes Nahrungsmittel hat sein eigenes, einzigartiges Energiefeld – *prana* oder *chi*. In alten Klöstern war es nur den spirituell am weitesten fortgeschrittenen Mönchen erlaubt, mit Lebensmitteln umzugehen und sie zu kochen, weil man glaubte, daß das Energiefeld eines Menschen die Nahrung beeinflusse. Nahrung hat noch andere Auswirkungen als nur die, die mit den Verdauungsendprodukten Fett, Kohlenhydraten und Eiweiß zusammenhängen.[25]

Gemüse, Vollkorngetreide und Bohnen sind zentrierende Nahrungsmittel und stehen in der Mitte einer Skala, deren Endpunkte Fleisch auf der einen und Zucker auf der anderen Seite sind. Im makrobiotischen

Sinne werden Fleisch und Käse durch Zucker »ausgeglichen«. Fleisch wird als stark zusammenziehend und dicht – oder yang – angesehen, und Zucker und Desserts sind stark ausdehnend oder yin.[26] Unter diesen Gesichtspunkten ist die übliche amerikanische Ernährung zwar ausgeglichen, aber nicht zentrierend. Der Verzehr von Fleisch führt zu einem Heißhunger auf Süßes und umgekehrt. Eine hauptsächlich auf Getreide, Bohnen und Gemüse basierende Ernährung wirkt stärker zentrierend und führt seltener zu Heißhungeranfällen.

Getreide, Bohnen und Gesundheit: Die Makrobiotik

Wissenschaftliche Untersuchungen zeigen, daß eine größtenteils vegetarische, fettarme Vollwertkost die beste Präventivmedizin ist, während die übliche fett- und eiweißreiche Ernährung eine Gefahr für die Gesundheit darstellt.[27] Viele Studien legen nahe, daß unsere inzwischen überhandnehmenden Herzkrankheiten sich in den letzten 70 Jahren zu häufen begannen, als gehärtete (hydrierte) Fette, Nahrungsmittel, die solche enthielten, und raffinierte Nahrungsmittel, denen Antioxidantien fehlten, eingeführt wurden. Entgegen den Überzeugungen unserer Gesellschaft liefert eine vorwiegend vegetarische, auf Getreide basierende Ernährung uns in völlig ausreichender Menge alles, was wir an Nährstoffen brauchen. Als ich begann, mich mit Makrobiotik zu beschäftigen, hatte ich gerade acht Jahre Ausbildung in einer Weltanschauung hinter mir, die die Krankheit als den Feind betrachtet, der herausgeschnitten, unterdrückt oder ausgemerzt werden muß. Nun erfuhr ich von einem System, das Krankheit als das Ergebnis eines Ungleichgewichtes betrachtet. Dieses System geht auf das Ungleichgewicht ein, nicht nur auf die daraus resultierenden Symptome.

Michio Kushi, der mit östlichen Diagnosetechniken arbeitet, zeigte mir die Meridiane – die Energiebahnen – des menschlichen Körpers und erklärte mir, wie ein Ungleichgewicht in einem System zu einem Ungleichgewicht in einem anderen System führt. Die Makrobiotik lehrt, daß wir nicht für einen Bereich ein Medikament geben oder dort Symptome unterdrücken können, ohne daß dieser Eingriff anderswo Konsequenzen hat. Dieser Ansatz ist von Respekt für das natürliche Heilvermögen gekennzeichnet, das der Körper besitzt, sobald man ihm die notwendigen Bedingungen schafft. Zu den wichtigsten Rezepten für das Gesundwerden und Gesundbleiben gehört in diesem System eine Ernährung auf der Grundlage von Getreide, ergänzt durch Blattgemüse, heimische Produkte und einige in Japan traditionelle Lebensmittel wie Misosuppe. Außerdem werden Joga, Shiatsu, täglicher Aufenthalt im Freien und allgemein eine ehrfürchtige Haltung dem Leben gegenüber empfohlen. Es heißt, daß die üblichen ernährungsbedingten Gesundheitsprobleme bei Frauen durch übermäßigen Verzehr von Milchprodukten, Zucker und Fleisch hervorgerufen werden.

Frauen, die sich zwei oder drei Monate lang gewissenhaft makrobiotisch ernähren und engagiert die makrobiotische Lebensweise befolgen, stellen erstaunliche Veränderungen in ihrer äußeren Erscheinung fest. Häufig sehen sie nach ganz kurzer Zeit zehn oder zwanzig Jahre jünger aus. Bridget war 35, als bei ihr Schilddrüsenkrebs diagnostiziert wurde. Als Teil ihrer Heilbehandlung machte sie eine Ernährungsberatung am Kushi Institute mit. Sie befolgte die ihr verschriebene streng makrobiotische Heildiät drei Monate lang ganz genau. Als sie wieder zu mir kam, fiel mir ihre strahlend gesunde Haut auf, und sie hatte mühelos neun Kilo abgenommen. Am auffallendsten war jedoch, daß die Energie, die sie ausstrahlte, sie völlig verändert hatte. Sie wirkte nicht nur jünger, sondern auch weiser – so als leuchte sie von innen heraus.

Bei anderen Patientinnen konnte eine makrobiotische Diät chronische Krankheiten wie Sklerodermie, chronische Erkrankung der Gefäße und Bindegewebe, Morbus Crohn und sogar einige Krebsarten heilen. Die geheilten Frauen sagten, sie fühlten sich so wohl wie noch nie in ihrem Leben. Cindy, eine 32 Jahre alte Krankenschwester, hatte, nachdem bei ihr Morbus Crohn diagnostiziert worden war, eine Ernährungsberatung aufgesucht. Üblicherweise wird diese Entzündung des Darms mit Steroiden behandelt. Cindy kannte die Nebenwirkungen dieser Medikamente gut und suchte daher nach Alternativen. Einen Monat, nachdem sie ihre Ernährung umgestellt hatte, verschwanden die Symptome im Darm. Außerdem sah sie strahlend gesund aus – so gesund, wie sie seit zehn Jahren nicht mehr ausgesehen hatte. Ihre Kolleginnen wollten alle wissen, woher das kam. Solange sie raffinierte Nahrungsmittel und Milchprodukte meidet und sich an eine Ernährung hält, die hauptsächlich aus Getreide und Gemüse besteht, treten keine Symptome auf. Ihre Nachfolge-Biopsien sind seitdem negativ und zeigen keine Anzeichen für Morbus Crohn. Eine so auffallende körperliche Veränderung habe ich, wenn diese Krankheit auf konventionelle Weise behandelt wurde, nicht sehr oft gesehen.

Auf diese Erfahrung gestützt begann ich, in meiner eigenen Praxis diejenigen Frauen, die dafür aufgeschlossen waren, einfache Ernährungsumstellungen zu verschreiben, häufig mit guten Ergebnissen. Ich bemerkte, daß durch das Weglassen von Koffein, Milchprodukten und Produkten mit raffiniertem Zucker oft Kopfschmerzen, Infektionen der Vagina und prämenstruelle Beschwerden geheilt wurden.

Am wichtigsten war aber meine Erfahrung, daß mein Körper zu den makrobiotischen Gerichten, die ich kennenlernte, ja sagte. Das Essen war nahrhaft, schmackhaft und beruhigend. Ich stellte meine Ernährung langsam um und besuchte eine Reihe von Kochkursen am Kushi Institute. Vollkorngetreide, Bohnen und Gemüse sind seitdem in unserer Familie die Hauptnahrungsmittel. Makrobiotische Gerichte sind, wenn sie von jemandem zubereitet werden, der mit den Lebensmitteln vertraut ist, genauso köstlich wie jede andere gute Küche, und ich esse sie am liebsten. Ich spreche hier *nicht* von einer makrobiotischen Heildiät, die sehr streng ist und nur unter Aufsicht von Fachleuten durchgeführt werden sollte. Meine Familie und ich begannen mit der makrobiotischen Ernährung jedoch nicht, weil wir krank gewesen wären. Unsere Nahrung besteht zu achtzig bis neunzig Prozent aus Vollwertkost. Den Rest machen die besten vegetarischen oder fischhaltigen Gerichte aus, die wir in Restaurants, am Krankenhaus und auf Reisen finden können. Im Notfall hat man uns auch schon einmal bei McDonald's gesehen (allerdings haben wir dort keine Hamburger gegessen), und ich wünsche mir weiterhin, daß es leichter wäre, auf Reisen gesund zu essen. Am Wochenende gehen wir häufig zum Essen aus und genießen das. Zu häufig habe ich erlebt, daß Prinzipienreiterei in Ernährungsfragen zum Bruch zwischen Menschen führte. Es gibt nichts Schlimmeres, als wenn jemand in punkto Nahrungsmitteln allzu rechthaberisch ist. (Diese Rechthaberei ist vermutlich schädlicher für die Gesundheit als alle Hamburger der Welt.) Einmal habe ich in einem makrobiotischen Sommercamp einen frischen Pfirsich gegessen. Ein junger Mann trat auf mich zu und sagte: »Das ist Gift.« Aus seiner Sicht war der Pfirsich zu stark yin (ausdehnend) und erfüllte seine Kriterien für ein »zentrierendes« Nahrungsmittel nicht. Sein Standpunkt ist vielleicht für diejenigen vernünftig, die eine strikte Heildiät befolgen, aber für die meisten ist er einfach zu puristisch.

Makrobiotik im weiteren Sinne ist eine ganzheitliche Philosophie und Lebensweise, nicht nur eine Ernährungsweise. *Makrobiotik* heißt »die Kunst, das Leben zu verlängern« – eine Lebensweise mit der Vorstellung, daß wir im Gleichgewicht mit unserer Umgebung leben, indem wir die als *yin* und *yang* bezeichneten Energien in uns ins Gleichgewicht bringen. Bei der streng makrobiotischen Ernährungsweise ißt man, wenn irgend möglich, nur das, was in der Umgebung angebaut wird. Dahinter steht die Auffassung, daß wir, um im Hier und Jetzt gegenwärtig zu sein, das essen sollen, was im Hier und Jetzt verfügbar ist. Für einen Eskimo würde eine makrobiotische Ernährung Seehundfleisch und Walfischspeck einschließen. Für einen Indianer aus dem Nordosten Amerikas würden Wild und Mais dazugehören. Die makrobiotische Küche verändert sich mit den Jahreszeiten. Rein vom Gefühl her ist das ohne weiteres verständlich: Kühle Salate (yin) werden meistens im Sommer serviert, wenn es heiß (yang) ist, während warme Eintöpfe (yang) im Winter besser schmecken, wenn es draußen kalt (yin) ist.[28] Die Mahlzeiten werden den vier Jahreszeiten entsprechend angerichtet, so daß wir leicht erfassen können, wie wir jeweils in Harmonie mit dem Wandel der Jahreszeiten kochen können. Bei dieser Lebensweise wird unsere Verbindung zur Erde und zu deren natürlichen Rhythmen beachtet und gestärkt. Um uns bestmöglicher Gesundheit zu erfreuen – und schon aus einem natürlichen Bedürfnis heraus –, essen wir im Sommer anders als im Winter: nämlich im Sommer Salate und kühlere Speisen und im Winter Eintöpfe und herzhaftere Kost. Um im Hier und Jetzt gegenwärtig zu sein, ist es hilfreich, das zu essen, was in unserer näheren Umgebung in der jeweiligen Jahreszeit wächst.

In den sechziger Jahren, als viele junge Menschen begannen, sich einer stärker vegetarisch ausgerichteten Ernährungsweise zuzuwenden, warnten die Ärzte, daß sie dabei nicht genug Eiweiß, Kalzium und Vitamin B_{12} zu sich nehmen würden. Da bei den meisten Amerikanern die vegetarische Ernährungsweise keine Tradition hat, ist diese Sorge zum Teil berechtigt. Für manche besteht vegetarische Ernährung aus Pommes Frites, Salat, Coca Cola und einem halben Pfund Käse pro Tag. Wenn ich in manchen Lokalen ein vegetarisches Gericht bestelle, bekomme ich einen großen Teller mit zerkochtem Gemüse. An ein Gericht aus Getreide oder Bohnen ist gar nicht zu denken. Kein Wunder, daß die vegetarische Ernährung so oft mißverstanden wird. Unsere Gesellschaft hat offenbar vergessen, daß die Hauptnahrungsmittel fast jeder Zivilisation Getreide und Gemüse waren, nicht aber Fleisch. Als ich begann, das, was ich über Ernährung lernte, in meiner Praxis anzuwenden, sah ich, daß die Verbesserung der Ernährung und regelmäßige körperliche Bewegung wirksame Methoden sind, um Gesundheit zu schaffen (siehe Tabelle 8). Die meisten Frauen staunen, wieviel wohler sie sich fühlen, wenn sie den größten Teil an raffinierten Nahrungsmitteln, Fleisch, Milchprodukten und Koffein vom Speiseplan streichen. Die Verbindung zwischen Ernährung, Fett und den weiblichen Organen ist, wie wir im 2. Teil dieses Buches gesehen haben, beeindruckend. Unsere fettreiche, ballaststoffarme Ernährung ist zum Teil der Grund dafür, daß Brustkrebs, Endometriose und Uterusmyome zunehmen. Millionen von Frauen sind davon betroffen. 60 Prozent der speziellen Krebserkrankungen bei Frauen (Eierstock, Gebärmutter und Brust) hängen mit der Höhe des Fettkonsums zusammen.[29] Zwischen einem zu hohen Östrogenspiegel und sowohl gut- als auch bösartigen Gewächsen in Eierstöcken, Brust und Gebärmutter besteht ein Zusammenhang.[30] Eine Ernährung, die reich an einer Vielzahl von pflanzlichen Ballaststoffen ist, kann den Östrogenspiegel einer Frau senken und damit das Brustkrebsrisiko verringern. Ballaststoffe verändern den Östrogenstoffwechsel im Darm: Weniger Östrogen kann aus dem Darm in die Blutbahn abgegeben werden, und mehr Östrogen wird ausgeschieden.

Frauen, die früh zu menstruieren beginnen und bei denen die Menopause spät einsetzt, sind einem erhöhten Brustkrebsrisiko ausgesetzt. Bei amerikanischen Frauen tritt die Menarche im allgemeinen früh ein (mit 12 oder 13 Jahren) und die Menopause spät.[31] Aber Frauen aus Völkern, die sich fettarm und vegetarisch ernähren, wie zum Beispiel die Chinesen und die !Kung, beginnen im allgemeinen erst mit 16 oder 17 zu menstruieren. Außerdem tritt die Menopause bei ihnen früher ein. Brustkrebs ist bei ihnen sehr selten.[32]

Tabelle 8
Positive und negative Auswirkungen von Ernährungsgewohnheiten

Eine fettarme, hauptsächlich vegetarische, ballaststoffreiche Kost mit wenig oder keinen Milchprodukten	**Die übliche fett- und eiweißreiche amerikanische Kost**
verringert das Darmkrebsrisiko	erhöht das Darmkrebsrisiko
verringert die Gefahr von Brust-, Eierstock- und Gebärmutterkrebs	erhöht die Gefahr von Brust-, Eierstock- und Gebärmutterkrebs
verringert die Gefahr von Herz-Kreislauf-Erkrankungen	erhöht die Gefahr von Herz-Kreislauf-Erkrankungen
verringert die Gefahr von Krampfadern	erhöht die Gefahr von Krampfadern
verringert die Gefahr von Gallensteinen	erhöht die Gefahr von Gallensteinen
verringert das Auftreten von Verstopfungen	erhöht das Auftreten von Verstopfungen
verringert die Gefahr von Osteoporose	erhöht die Gefahr von Osteoporose
mildert starke Menstruationsblutungen	verstärkt starke Menstruationsblutungen

Eine fettarme, hauptsächlich vegetarische, ballaststoffreiche Kost mit wenig oder keinen Milchprodukten	Die übliche fett- und eiweißreiche amerikanische Kost
hilft bei Entzündungen der Gebärmutterschleimhaut	kann Entzündungen der Gebärmutterschleimhaut verschlimmern
verringert die Gefahr von Myomen	förder das Auftreten von Myomen
verringert die Empfindlichkeit der Brüste	erhöht die Empfindlichkeit der Brüste
verringert das Auftreten von Zysten in der Brust	fördert das Auftreten von Zysten in der Brust
hilft gegen Eierstockzysten	fördert das Auftreten von Eierstockzysten
fördert das natürliche Körpergewicht	fördert die Bildung von überschüssigem Fettgewebe
fördert das emotionale Wohlbefinden	kann Stimmungsschwankungen und Depressionen verstärken
hilft gegen prämenstruelle Beschwerden	verstärkt prämenstruelle Beschwerden

Achtung: Die positiven Auswirkungen können stark abgeschwächt sein, wenn Alkohol, raffinierter Zucker, Koffein oder Tabak als Suchtmittel verwendet werden.

Brustgewebe reagiert, wie wir im 10. Kapitel gesehen haben, auf fettreiche Ernährung und einen erhöhten Östrogenspiegel außerordentlich sensibel. Bei fettreicher Kost wird das Brustgewebe durch übermäßige Östrogenproduktion gereizt, was bei vielen Frauen zu Brustschmerzen und Zystenbildung führt.[33] Viele Brustkrebstumoren werden durch Hormone wie Östrogen im Wachstum angeregt. Die Wirkung vieler Medikamente, die zur Behandlung von Brustkrebs eingesetzt werden, beruht darauf, daß sie den Effekt des Östrogens auf das Brustgewebe verringern. Je mehr Fett im Körper und in der Nahrung vorhanden ist, desto höher ist der Östrogenspiegel und desto größer das Risiko, an Brustkrebs und anderen frauenspezifischen Krebsleiden zu erkranken.[34] Das Körperfett selbst produziert durch die Umwandlung von Cholesterin das Östrogen Östron.

Wie Sie sehen, besteht ein auffallender Zusammenhang zwischen Ernährung, Fett und dem weiblichen Körper. Dr. Dean Ornish hat zweifelsfrei belegt, wie Krankheiten der Herzkranzgefäße im »oberen Herzen« durch gesunde Ernährung, körperliche Bewegung und emotionale Unterstützung günstig beeinflußt werden können.[35] Und, wie Sie sich erinnern werden, was für das »obere Herz« gut ist, ist auch gut für das »untere Herz« – den Gebärmutter- und Eierstockbereich. Die gleiche Ernährung, die Herzkrankheiten abklingen läßt oder verhütet, wirkt sich auch auf die üblichen Frauenleiden, die mit übermäßiger Östrogenstimulation zusammenhängen, günstig aus: auf Eierstockzysten, empfindliche Brüste, gutartige Knoten in der Brust, starke Menstruation, Myome und Endometriose (siehe 6. Kapitel).[36]

Ihre Hauptmotivation für die Umstellung der Ernährung wird wahrscheinlich sein, daß Sie gesund oder gesünder werden möchten. Wenn Sie einfach nur das Fett in Ihrer Nahrung auf 20 bis 40 Gramm pro Tag reduzieren, ohne unbedingt den Verzehr von Fleisch oder Milchprodukten ganz einzustellen, kann das bei empfindlichen Brüsten oder Gebärmutterproblemen, wie starken Menstruationsblutungen oder Druck durch Fibrome, Erleichterung schaffen. Untersuchungen zeigen, daß Menschen, die den Konsum von tierischen Eiweißen und Fetten einschränken, im allgemeinen gesünder sind als andere, selbst wenn sie weiterhin genausoviel pflanzliches Fett zu sich nehmen. Je weniger Fette, raffinierte Nahrungsmittel, Milchprodukte und Fleisch wir zu uns nehmen, desto schneller zeigen sich im allgemeinen positive Ergebnisse. (Vorsicht: Jedes Tun kann zur Sucht werden. Übertreiben Sie nicht, und stellen Sie Ihre Kost nicht ohne einen fundierten Ernährungsplan um.) Hier ist ein Beispiel dafür, wie der Heilungsprozeß einer Patientin mit Hilfe einer Ernährungsumstellung verlief.

Als Melanie, Physiotherapeutin von Beruf, Mitte der achtziger Jahre zum ersten Mal zu mir kam, war sie anämisch und hatte wegen ihrer starken Blutungen mehrere Gebärmutterausschabungen hinter sich. Die Untersuchungen zeigten, daß sie keinen Krebs hatte. Ihr wohlmeinender Arzt hatte ihr damals gesagt, sie müsse viel gutes rotes Fleisch essen, was sie auch fast täglich tat. Doch ihre unkontrollierbaren Blutungen wurden schlimmer, und schließlich riet man ihr zu einer Hysterektomie (Entfernung der Gebärmutter). Melanie sucht mich auf, um eine weitere Meinung dazu einzuholen.

Als ich sie untersuchte, war ihre Gebärmutter aufgrund von Myomen auf eine Größe angewachsen, die der 14. Schwangerschaftswoche entsprach. Die schwammige Konsistenz der Gebärmutter ließ außerdem eine Adenomyose vermuten, eine Krankheit, bei der die Drüsen in der Gebärmutterschleimhaut in das Muskelgewebe des Organs hineinwachsen. Das verursacht »Blutlachen« im Inneren der Gebärmutterwand und kann zu sehr schweren Menstruationsblutungen führen.

Aufgrund ihrer Krankengeschichte und der Ergebnisse meiner Untersuchung erklärte ich Melanie, die Hysterektomie sei in ihrem Fall sicherlich eine denkbare Lösung, wenn sie aber an Alternativen interessiert sei und ihre Gebärmutter gerne retten würde, würde ich ihr vorschlagen, es mit einer fettarmen Diät zu versuchen. Ich betonte, daß sie sich die Gebärmutter immer noch entfernen lassen könnte, wenn die Diät nicht anschlüge oder wenn sie einen Widerwillen dagegen habe. Ich erklärte ihr, daß überschüssiges Fett und Cholesterin (ihr Cholesterinspiegel lag bei 298) überschüssiges Östrogen produzieren, welches wiederum zur Produktion von anormalem, myomartigem Gewebe führen könne (siehe Abbildung 5, im 6. Kapitel). Ich sagte ihr auch, daß eine Hysterektomie durchaus notwendig sein könne, wenn sie sich nicht völlig auf eine fettarme Ernährung ohne Milchprodukte umstellen wolle.

Melanie wollte das unbedingt versuchen, und fragte sich, warum sie nicht früher schon etwas von dem Zusammenhang zwischen Ernährung und Myomen erfahren hatte. Sie vereinbarte einen Termin mit einer makrobiotischen Ernährungsberaterin und stellte daraufhin ihre Ernährung und die Lebensweise ihrer ganzen Familie um. Begleitend zu einer strengen makrobiotischen Heildiät empfahl die Beraterin Melanie fünfmal pro Woche heiße Sitzbäder, bei denen das Wasser eben die Hüfte bedeckt. Zum Badewasser sollte sie Meersalz und Seetangwasser hinzugeben. (Seetang wird in kochendem Wasser eingeweicht, und dieses Wasser wird dann in das Badewasser gegossen. Seetangwasser ergibt zusammen mit Meersalz eine sehr mineralreiche Lösung.) Nach dem Bad sollte Melanie sich zwanzig Minuten hinlegen. Sie merkte bald, daß sie sich auf diese Bäder und die anschließenden Ruhezeiten freute. Früher hätte sie sich den Luxus nicht gegönnt, Zeit nur für sich selbst in Anspruch zu nehmen. Die Ruhepausen, die der Entspannung und der Meditation gewidmet waren, führten für Melanie zu einer ganz neuen Seinsweise. Sie wurde ruhiger, ausgeglichener und bewußter.

Die makrobiotische Ernährungsweise bedeutete für Melanie und ihre Familie keine völlige Umstellung. Sie hatten sowieso nie Süßigkeiten gegessen und hatten immer selbst Gemüse im Garten angebaut und frisches Gemüse gegessen. Aber wie die meisten Amerikaner hatten sie sehr viel Käse und rotes Fleisch verzehrt. Melanies Ehemann begleitete sie zu Kochkursen und half ihr, Mahlzeiten zuzubereiten. Außerdem hatte Melanie sich schon seit Jahren für natürliche und spirituelle Heilweisen interessiert und ab und zu Joga praktiziert. Jetzt aber machte sie diese Übungen zu einem festen Bestandteil ihres täglichen Lebens. Sie und ihr Mann kamen sich näher. Seine Arbeitswut ließ nach und damit auch sein Streß. Als die Tochter sah, welche Veränderungen mit Melanie vorgingen, begleitete sie ihre Eltern zu einigen Kochkursen. Bald übernahm sie selbst die neue Ernährungsweise, um ihren eigenen Gesundheitszustand zu verbessern. Innerhalb von acht Monaten verkleinerte sich Melanies Gebärmutter auf eine Größe, als wäre sie in der achten Woche schwanger, und die Blutungen und die Anämie verschwanden völlig. Nach zwei Jahren war ihr Uterus wieder bei einer ganz normalen Größe angelangt. All das erforderte zugegebenermaßen ungeheure Konzentration und Disziplin, aber Melanie berichtete mir, das Gefühl von Wohlbefinden, strahlender Gesundheit und Energie, welches die Folge war, habe ihr geholfen, durchzuhalten.

Etwa fünf Jahre, nachdem Melanie ihre Blutungen und Myome geheilt hatte, starb ihre Mutter – ihre Herzkranzgefäße waren vollständig mit Cholesterin verstopft. Melanie erkannte, daß sie sich, wenn sie sich für die ursprüngliche Lösung der Hysterektomie entschieden hätte, wahrscheinlich nun auf einem ähnlichen Weg befände. »Daß ich einen kleinen Bereich meines Körpers weise behandelt habe«, sagt sie, »brachte mir eine Heilung und ein Verständnis, die über mich hinaus in meine Familie und meine berufliche Beziehung als Physiotherapeutin zu meinen Patienten hineinreichen und sich grenzenlos auf jeden Aspekt meines Lebens auswirken. Jeder Teil von uns ist schließlich ein Stück des Ganzen und reicht letztendlich in die Gesamtheit allen Lebens hinein.«

Wenn Sie sich, wie Melanie, zur Makrobiotik hingezogen fühlen, würde ich Ihnen empfehlen, mit einer Köchin oder einer Beraterin zusammenzuarbeiten, die in der Philosophie und der Anwendung der makrobiotischen Prinzipien ausgebildet ist. Es ist zwar relativ einfach, die Ernährung umzustellen, indem man sich an Rezepte in einem Buch hält, doch es ist viel schöner, wenn einem bei der Planung der ganzen Sache geholfen wird. Eine Ernährungsberaterin kann Ihnen auch helfen, einen fettarmen Speiseplan aufzustellen, wenn Sie sich mit einer solchen Veränderung im Moment am wohlsten fühlen.[37]

Es gibt eine große Zahl von Ernährungsweisen, bei denen man gesund sein kann, und zu jeder gibt es eine Fülle von individuellen Varianten. Ich selbst habe mit der makrobiotischen Kost am meisten Erfahrung, und außerdem finde ich, daß sie von den Möglichkeiten, sich hauptsächlich vegetarisch zu ernähren, die leckerste und vielseitigste ist. (Siehe Tabelle 9.)

Häufige Fragen

Bekomme ich genug Eiweiß? Als wir uns auf eine hauptsächlich vegetarische Ernährung umstellten, machte mein Mann sich Sorgen, daß unsere Kinder nicht genug Eiweiß bekommen könnten. Diese Befürchtung höre ich häufig, obwohl schon seit Jahren nachzulesen ist, daß das Gegenteil der Fall ist.

Tabelle 9
Ernährungsweisen für Frauen

Gesundheitsfördernd	**Gesundheitsschädlich**
Die übliche makrobiotische Ernährungsweise 50 Prozent Vollkorngetreide, 10 bis 20 Prozent Bohnen, 20 bis 30 Prozent heimisches, biologisch angebautes Gemüse und Obst, Meeresgemüse, Nüsse, Samen. Dazu gehören auch in Japan traditionelle Nahrungsmittel wie Tempeh, Tofu und Miso. Gelegentlich Fisch, Fleisch und Eier, je nach Aktivitätsgrad und persönlicher Konstitution. Die Ernährung ist fettarm, ballaststoffreich und eiweißarm. Nahrungsmittel und Zubereitungsarten verändern sich mit den Jahreszeiten. Minimaler Konsum von Kaffee, Alkohol, raffiniertem Zucker, raffiniertem Mehl.	*Die fettreiche, eiweißreiche übliche amerikanische Ernährungsweise* Fleisch, Geflügel, Eier, fetter Käse und fette Milchprodukte, verarbeitetes Fleisch, fette Fleischsorten, wenig Gemüse und Obst. Hoher Konsum von raffiniertem Zucker und Produkten aus raffiniertem Mehl. Normalerweise ballaststoffarm und fettreich.
Die veganische (streng vegetarische) Ernährungsweise Getreide, Bohnen, Gemüse, Obst, Nüsse, Samen. Keine tierischen Produkte (keine Eier, keine Milch). Fettarm, eiweißarm, ballaststoffreich. Möglicherweise ist die zusätzliche Einnahme von Vitamin B_{12} erforderlich.	
Die fett- und eiweißarme Ernährungsweise Sie kann sowohl vegetarische als auch von Tieren stammende Nahrungsmittel einschließen. Reduktion des Fettkonsums auf höchstens 40 Gramm pro Tag. Reduktion des Eiweißkonsums auf höchstens 50 Gramm pro Tag. Viele Ballaststoffe.	
Die vegetarische Ernährungsweise Getreide, Bohnen, Gemüse, Obst, Nüsse, Samen, Milchprodukte, Eier. Fleisch, Geflügel und Fisch sind ausgeschlossen. Normalerweise ballaststoffreich.	

Die Ernährungswissenschaftler dachten ursprünglich, die neun Aminosäuren, die die Bausteine für Eiweiß darstellen, müßten *in der gleichen Mahlzeit enthalten sein und gleichzeitig gegessen* werden, damit das Eiweiß in vegetarischer Nahrung vom Körper vollständig verwertet werden könnte. Heute wissen wir, daß das nicht stimmt. John McDougall schreibt: »Vielleicht haben Sie einmal gelernt, daß ›vollständiges Eiweiß‹ mit ausreichenden Mengen aller Aminosäuren in vegetarischen Nahrungsmitteln nicht vorhanden sei oder daß man die Nahrungsmittel sehr sorgfältig zusammenstellen müsse, zum Beispiel Bohnen und Reis, um eine vollständige Eiweißversorgung zu erhalten. Glücklicherweise haben wissenschaftliche Untersuchungen das als komplizierten Unsinn entlarvt.«[38] Das Eiweiß in den Haferflocken, die Sie zum Frühstück gegessen haben, kann sich mit dem Eiweiß aus der Linsensuppe zu Mittag verbinden, um Ihnen Ihre essentiellen Aminosäuren zu liefern. Mit anderen Worten: Die meisten vegetarischen Ernährungsweisen enthalten eine ausreichende Menge an Eiweiß.

In traditionellen Speisen anderer Völker werden sich ergänzende Aminosäuren von alters her kombiniert, zum Beispiel durch Bohnen und Mais, Reis und Sojabohnen, Linsen und Couscous. *Für den größten Teil der Weltbevölkerung ist Fleisch nur eine Zutat, kein Hauptgericht.* Frauen können anfangen, weniger Fleisch zu essen, indem sie sich vorstellen, es sei nur ein Gewürz. Ein Getreidegericht oder ein anderes vegetarisches Gericht sollte der Hauptgang sein. Viele Frauen wissen das zwar vom Verstand her, doch bei der Zubereitung einer Mahlzeit handeln sie nicht danach – die alten Muster sind stärker, und die Frauen fühlen sich genötigt, »schöne dicke Wurstbrote« zu schmieren.

Die meisten Menschen im Westen nehmen sowieso mehr Eiweiß zu sich, als sie brauchen. In einer umfassenden Untersuchung von T. Colin Campbell, einem Nahrungsmittelchemiker an der Cornell University, wurde die amerikanische Ernährungsweise mit der chinesischen verglichen. Es stellte sich heraus, daß es einen Zusammenhang zwischen dem Eiweißkonsum, insbesondere von tierischem Eiweiß, und chronischen Krankheiten gibt. Campbell fand heraus, daß nur sieben bis zehn Prozent der Eiweißmenge, die die Chinesen zu sich nehmen, tierischer Herkunft ist, im Vergleich zu 70 Prozent bei den Amerikanern. Die höchsten Prozentsätze von Herzkrankheiten, Krebs und Diabetes – den Wohlstandskrankheiten der westlichen Welt – sind in den Gegenden Chinas zu finden, in denen am meisten Eiweiß gegessen wird.[39]

Hühnerfleisch aus der Geflügelindustrie weist ebensoviele Hormon- und Pestizidrückstände auf wie Rindfleisch, Kalbfleisch, Schweinefleisch und Lamm (rotes Fleisch). Andererseits wirkt sich mageres Rindfleisch auf den Cholesterinspiegel und andere Blutfettwerte nicht anders aus als Fisch und Huhn.[40] Das Problem ist, daß das im Handel erhältliche Rindfleisch meist stark mit Fett durchsetzt ist.

Den meisten Frauen würde es sehr schwer fallen, über Nacht zu Vegetarierinnen zu werden. Ein bißchen Huhn und Fisch ist daher völlig in Ordnung, ebenso wie magere Stückchen rotes Fleisch. Ann-Louise Gittleman weist darauf hin, daß manche Frauen ab und zu etwas rotes Fleisch brauchen, um sich wirklich wohlzufühlen.[41] Wild hat im allgemeinen sehr wenig Fett, und in manchen Geschäften bekommt man es inzwischen häufiger.

Bekomme ich genug Vitamen B_{12}? Der Vitamin-B-Komplex ist für das Immunsystem wichtig und kann helfen, Krebs zu verhüten.[42] Diese Gruppe von Wirkstoffen unterstützt auch den Östrogenstoffwechsel[43] und die Darmfunktion[44] Der Vitamin-B-Komplex kommt in vielen unverarbeiteten Lebensmitteln in natürlicher Form vor. Beim Vermahlen von Getreide zu raffiniertem Mehl gehen viele B-Vitamine verloren. Vitamin B_{12} findet sich in kleineren Mengen in Tempeh und Meeresgemüse, am meisten enthalten aber rotes Fleisch, Fisch, Eier und Milchprodukte. Trotzdem finden sich die meisten Fälle von Vitamin-B_{12}-Mangel bei Menschen, die Fleisch essen, nicht bei Vegetariern. Manche Wissenschaftler sind der Ansicht, schon ein geringer Mangel an Vitamin B_{12} könne zu psychischen Symptomen führen, darunter Gemütsleiden, Psychosen, gewalttätiges Verhalten und Demenz (Schwachsinn).[45]

Wieviel Vitamin B_{12} dem Körper zur Verfügung steht, hat wenig damit zu tun, ob Sie Vegetarierin sind oder nicht, sondern es hängt mit dem Gesamtkonsum dieses Wirkstoffes zusammen und mit der Fähigkeit des Organismus, das Vitamin aufzunehmen und in den Stoffwechsel einzubauen. Am Beispiel von Vitamin B_{12} erkennt man, wie unterschiedlich Menschen in biochemischer Hinsicht sind. Manche können im Körper genügend von diesem Vitamin herstellen, so daß sie es nicht aus der Nahrung beziehen müssen, während andere anscheinend keine ausreichenden Mengen aus der Nahrung absorbieren können.[46] Bei den meisten Vegetariern deckt der Verzehr von kleinen Mengen an Lebensmitteln tierischer Herkunft in Form von etwas Fisch, magerem rotem Fleisch oder gelegentlich einem Ei den Vitamin-B_{12}-Bedarf. Andere nehmen es lieber in Kapselform zu sich.

Aber man braucht doch Milch oder? Auch mir wurde beigebracht, übermäßig viele Milchprodukte zu verzehren, obwohl drei Viertel der Weltbevölkerung es schaffen, gesund zu bleiben, ohne nach dem Säuglingsalter noch Milch zu trinken.[47] Wenn man Milchprodukte vom Speiseplan streicht, hilft das oft bei Menstruationskrämpfen, bei Schmerzen aufgrund von Endometriose (siehe 6. Kapitel), bei Allergien, Nebenhöhlenentzündungen und selbst bei wiederholt auftretender Vaginitis (Scheidenentzündung). Weil eine ganze Generation von geburtenstarken Jahrgängen mit Kuhmilch statt mit Muttermilch aufgezogen wurde, wird die Kuh auf einer tieferen Bewußtseinsebene jetzt mit »Mutter« und »Nähren« assoziiert. Allein der Gedanke daran, keine Milchprodukte mehr zu essen, verursacht manchen meiner Patientinnen Herzklopfen. Sie können es sich einfach nicht vorstellen – »Aber *brauche* ich denn nicht Milch?«

Als Gynäkologin bekomme ich auch viele Krankheiten zu sehen, die mit dem Konsum von Milchprodukten zusammenhängen: Gutartige Brusttumoren, chronischen Scheidenausfluß, Akne, Menstruationskrämpfe, Myome, chronische Darmverstimmungen und schmerzhafte Endometriose. Ich werde den Verdacht nicht los, daß es möglicherweise zwischen der Überstimulation der Milchdrüsen bei Kühen und der Überstimulation unserer eigenen Milchdrüsen, die zu gutartigen Brusttomoren führt, einen Zusammenhang gibt. Kinder, die gestillt werden, sind von dem, was ihre Mütter essen, genauso betroffen wie die Mütter selbst. Sie entwickeln manchmal Symptome einer Kuhmilchallergie, wenn ihre Mütter viel Kuhmilch trinken.

Der Verzehr von fettreichen Milchprodukten ist sowohl mit Brustkrebs als auch mit Eierstockkrebs in Verbindung gebracht worden.[48] Bei der hohen Zahl von Brustkrebsfällen, die derzeit auftreten, sollten alle Frauen einer fett- und eiweißreichen Ernährung kritisch gegenüberstehen.

Aber wo bekomme ich mein Kalzium her? Frauen können ihr Kalzium aus den gleichen Quellen beziehen wie Rinder: aus Getreide und dunkelgrünem Blattgemüse wie Grünkohl und Brokkoli. Der größte Teil der Weltbevölkerung, einschließlich der Chinesen, die in ländlichen Gebieten Brustkrebs und Osteoporose kaum kennen, versorgt sich mit Kalzium aus Gemüse. T. Colin Campbells Untersuchungen zeigen auch, daß, obwohl die Chinesen nur halb soviel Kalzium aufnehmen wie die Amerikaner, die Osteoporose in China selten ist, trotz einer durchschnittlichen Lebenserwartung von fünfundsiebzig Jahren – das sind nur fünf Jahre weniger als in den USA.[49]

Afrikanische Bantufrauen essen keine Milchprodukte, verzehren jedoch mit ihrer Nahrung 150 bis 400 mg Kalzium am Tag. Das ist halb soviel Kalzium, wie eine Amerikanerin im Durchschnitt zu sich nimmt. Doch bei den zehn Prozent der Bantufrauen, die älter als 60 Jahre werden, ist Osteoporose so gut wie unbekannt. Als Grund dafür wurde ein genetischer Schutzeffekt angenommen, doch das ist widerlegt worden. Wenn Angehörige dieser Bantustämme in wohlhabendere Gesellschaften auswandern und sich reichhaltiger ernähren, werden Osteoporose und Zahnkrankheiten häufiger.[50]

Die Industriezweige, die Kalziumpräparate und Milchprodukte herstellen, haben uns so geschickt ein »Patentrezept« gegen Osteoporose angeboten, daß wir meinen, wir könnten die Komplexität der Knochenphysiologie auf die einfache Formel der Einnahme von Kalziumtabletten reduzieren. Doch unsere Knochen werden von einer Vielzahl von Faktoren beeinflußt (siehe 14. Kapitel), und die Gesundheit der Knochen ist stark von unserer täglichen Ernährung und der körperlichen Bewegung abhängig.

Derzeit wird in *den USA und in Deutschland* für Frauen über 25 die tägliche Einnahme von 800 mg Kalzium empfohlen. 50 Prozent der amerikanischen Frauen verzehren nicht soviel Kalzium, daher nimmt man an, daß bei ihnen ein erhöhtes Osteoporoserisiko besteht.

Die derzeitige Empfehlung der Weltgesundheitsorganisation (WHO) für die Einnahme von Kalzium liegt bei 400 mg pro Tag – die Hälfte der Menge, die in den USA (und von der Deutschen Gesellschaft für Ernährung) empfohlen wird. Für den größten Teil der Bevölkerung ist das angemessen. In China, wo ein sehr geringes Osteoporoserisiko besteht, werden täglich im Schnitt 544 mg Kalzium konsumiert, wogegen die Bewohner der westlichen Welt im Durchschnitt 1143 mg pro Tag aufnehmen.[51] Wenn unsere Ernährung zum größten Teil aus grünem Blattgemüse, anderen Gemüsesorten und Bohnen bestünde, würden unsere Knochen trotz einer relativ geringen Kalziumzufuhr eher gesund bleiben, solange wir außerdem Sport treiben und uns der Sonne aussetzen würden, um Vitamin D zu bekommen.

Kann ich Osteoporose vorbeugen, indem ich mehr Kalzium zu mir nehme? Üblicherweise wird Frauen heutzutage empfohlen, sogar noch mehr Milch zu trinken und/oder alle möglichen Arten von Kalziumpräparaten oder Antazida (Medikamente zur Neutralisation der Magensalzsäure, die unter anderem Kalziumverbindungen enthalten) einzunehmen, um Osteoporose zu verhüten. Doch die Osteoporose ist von vielen Faktoren abhängig, unter denen die Kalziumzufuhr nur eine relativ geringe Rolle spielt. Die Diskussion um die Osteoporose sollte daher nicht auf das Kalzium allein beschränkt werden. Die Vorbeugung vor Osteoporose ist *ein sehr komplexes Problem*, das man nicht einfach durch erhöhte Kalziumzufuhr aus der Welt schaffen kann.

Die Knochen bestehen keineswegs nur aus Kalzium.[52] In unserer Nahrung ist viel weniger Magnesium als Kalzium enthalten, weil viele Menschen sich schlecht ernähren (raffiniertes Getreide und zu wenig dunkelgrünes Blattgemüse), der Boden durch Erosion ausgelaugt ist und an Stelle von biologischen Anbaumethoden übermäßig viel Kunstdünger Verwendung findet. Wir sollten unsere Nahrung auch durch Magnesium ergänzen, nicht nur durch Kalzium, weil das Gleichgewicht zwischen Kalzium und Magnesium sehr wichtig ist.[53]

Wenn unser Speiseplan zuviel Eiweiß enthält, schafft der Prozeß des Eiweißstoffwechsels einen leicht sauren Wert im Blut. Um einen Ausgleich zu schaffen, baut der Körper Knochensubstanz ab und verwendet das Kalzium als Puffer gegen die Säure. Da unsere übliche Ernährung zuviel Eiweiß enthält, sind wir alle, nicht nur Frauen nach der Menopause, osteoporosegefährdet.[54] Eine fettreiche Ernährung kann auch insofern die Voraussetzungen für Osteoporose schaffen, als sie dazu beiträgt, daß aus der Nahrung *weniger Kalzium absorbiert wird*. (Wir essen immer noch viel zu fett. In der chinesischen Küche stammen etwa 15 Prozent der Kalorien aus dem Fett, gegenüber etwa 40 Prozent in den Vereinigten Staaten.) Andere »Grundnahrungsmittel«, wie Koffein, Alkohol und Zigaretten, tragen ebenfalls stark zur Entstehung von Osteoporose bei. Antazida setzen die Wirkung der Magensäure herab, was zu einer verringerten Kalziumaufnahme beiträgt.

Colahaltige Getränke und andere Limonaden tragen ebenfalls zur Entstehung von Osteoporose bei, weil die Farbstoffe und der Phosphor, die in diesen Getränken enthalten sind, den Kalziumstoffwechsel stören.[55] In unserer suchterzeugenden Gesellschaft beschwichtigt ein führender Getränkehersteller unsere Ängste vor solchen Nebenwirkungen, indem er seinen Diätgetränken Kalzium zusetzt. Viele Frauen halten ihr Gewicht, indem sie täglich ein bis zwei Liter Diät-Cola trinken und Mahlzeiten auslassen. Auch chronischer Streß trägt zur Entstehung von Osteoporose bei, da hohe Werte von Adrenalin, das von den Nebennieren gebildet wird, den Kalziumverlust durch den Urin verstärken können.[56]

Um die Stabilität der Knochen zu verbessern geht man am besten ganzheitlich vor und berücksichtigt alle Faktoren – Ernährung, Umwelt und Veranlagung –, die mit der Entstehung von Osteoporose zusammenhängen. Eine ausgewogene, hauptsächlich vegetarische Ernährung, die reich an grünem Gemüse wie Grünkohl und Brokkoli ist, ist der erste Schritt dazu (siehe Tabelle 10).

Beachten Sie bei kalziumhaltigen Nahrungsmitteln folgende Punkte:

- Der Nährwert eines Nahrungsmittels ist abhängig vom Ort des Anbaus, vom Zeitpunkt der Ernte, von der Bodenqualität und so weiter.
- Der Mineralstoffgehalt von Nahrungsmitteln kann je nach Mineralstoffgehalt des Bodens große Unterschiede aufweisen.
- Biologisch angebautes Gemüse hat einen höheren Nährstoffgehalt.
- Die Zahlen in Tabelle 10 geben die durchschnittlichen Kalziummengen an, die zum Zeitpunkt der Untersuchung in den analysierten Lebensmitteln gefunden wurden.
- Kalzium ist nur einer von vielen Mineralstoffen, die für eine optimale Ernährung nötig sind.
- Kalziumlieferanten, die keine Milchprodukte sind, enthalten besonders viele der anderen Mineralien, die zur Gesunderhaltung nötig sind. Gelegentlich wird argumentiert, daß Pflanzenoxalate, die in Spinat und anderem grünem Gemüse vorkommen, die Kalziumaufnahme stören würden. Neuere Ergebnisse lassen jedoch vermuten, daß diese Frage der Kalziumaufnahme stark überbewertet wurde und nicht sehr bedeutend ist.[57]

Tabelle 10
Kalziumreiche Nahrungsmittel[58]

Nahrungsmittel	**Menge**	**Kalziumgehalt**
Grüne Blattgemüse (gekocht, wenn nicht anders angegeben)		
Grünkohlspitzen	100 g	120 mg
Brokkoli	100 g	60 mg
Grünkohl	100 g	72 mg
Spinat	100 g	111 mg
Blätter von Rote Bete	100 g	66 mg
Pak-Choi (chinesische Kohlart)	100 g	80 mg
Brunnenkresse (roh)	100 g	21 mg
Petersilie (roh)	100 g	59 mg
Löwenzahnblätter	100 g	59 mg

Tabelle 10, Fortsetzung siehe Seite 608

Tabelle 10, Fortsetzung

Nahrungsmittel	Menge	Kalziumgehalt
Meeresgemüse (gekocht, wenn nicht anders angegeben)		
Hijiki (Seegras)	100 g	244 mg
Wakame (weiche, dünnblättrige Braunalge)	100 g	208 mg
Kombu (Kelp; Braunalge, Blattang)	100 g	122 mg
Agar-Agar zum Andicken für Soßen usw. (Flocken)	100 g	160 mg
Dulse, getrocknet (Rotalge)	100 g	227 mg
Fisch (die Hauptkalziumquelle im Fisch sind die Gräten)		
Sardinen (mit Gräten, abgetropft)	100 g	300 mg
Lachs (aus der Dose)	100 g	172 mg
Austern, roh	100 g	90 mg
Bohnen und Hülsenfrüchte		
fester Tofu	100 g	etwa 100 mg
Tempeh	100 g	143 mg
Kichererbsen (gekocht)	100 g	60 mg
schwarze Bohnen (gekocht)	100 g	54 mg
bunte Bohnen (gekocht)	100 g	51 mg
Maistortillas	2 Stück	120 mg
Nüsse und Samen		
Sesamsamen (gemahlen, damit sie aufgenommen werden können)	1 Eßlöffel	100 mg
Mandeln	100 g	120 mg
Sonnenblumenkerne (geschält)	100 g	70 mg
Paranüsse	100 g	104 mg
Haselnüsse	100 g	113 mg
Andere Kalziumquellen		
dunkle Melasse	1 Eßlöffel	137 mg
Orangensaft mit Kalziumzusatz (Hohes C)	1 Liter	1296 mg
Mineralwasser		
Perrier	1 Liter	140 mg
San Pellegrino	1 Liter	200 mg
Apollinaris	1 Liter	91 mg
Contrex	1 Liter	448 mg
Milchprodukte		
Magermilch	1 Liter	1200 mg
Vollmilch	1 Liter	1152 mg
Käse (Schweizer, Cheddar)	100 g	750 mg
fettarmer Joghurt	100 g	118 mg
Hüttenkäse (fettarm)	100 g	60 mg

Kalziumreiche Kräuteraufgüsse
»Sauertöpfchen«, Mineralstoffmix nach Susun Weed[59]
1 Eßlöffel davon enthält 150–200 mg Kalzium.
Nehmen Sie dazu eines oder mehrere der folgenden Kräuter:
Gelber Ampfer (Rumex) Blätter/Wurzeln;
Löwenzahn (Taraxacum) Blätter/Wurzeln;
Wegerich (Plantago) Blätter;
Brennessel (Urtica) Blätter;
Himbeere (Rubus) Blätter/Zweige/Beeren;
Beifuß (Artemisia vulgaris) Blätter;
Beinwell (Symphytum) Blätter/Blütenstiele
Rotklee (Trifolium pratense) Blüten
saubere Eierschalen/Knochen
Füllen Sie ein Literglas mit frischen Kräutern. Gießen Sie Apfelessig über die Kräuter, bis das Glas voll ist. (Essig löst Kalzium und andere Mineralstoffe aus den Kräutern.) Bedecken Sie das Glas mit einem Plastikdeckel und lassen Sie die Mischung sechs Wochen lang stehen. Verwendung: Über Salat oder Bohnen gießen, zur Suppe hinzufügen oder 1 Eßlöffel in einer Tasse Wasser verrühren und 1 Eßlöffel dunkle Melasse hinzufügen (das sind 137 mg Kalzium zusätzlich).

Kräftiger Knochentrunk
(1/4 Liter enthält 300 mg Kalzium)
Brennessel (Urtica dioica): 30 Gramm getrocknet
Schachtelhalm (Equisetum arvense): 2 Gramm (1 Eßlöffel) getrocknet
Salbei (Salvia officinalis): 2 Gramm (1 Eßlöffel) getrocknet
Zerreiben Sie den Salbei zwischen den Handflächen und geben Sie ihn mit den anderen beiden Kräutern in ein Literglas. Mit kochendem Wasser auffüllen, fest verschließen und vier Stunden ziehen lassen. Abseihen. Statt der Brennesseln kann man auch Rotklee, Haferstroh oder Himbeerblätter nehmen.

Anmerkung: Betrachten Sie Kräuter als mineralreiche dunkelgrüne Blattgemüse. Mit den obigen Rezepten kann man auf ganz einfache Weise der Nahrung Mineral- und Nährstoffe zufügen.

Soll ich Butter oder Margarine verwenden? Essentielle Fettsäuren, die Grundbausteine der Fette, sind für die Gesundheit notwendig, aber in unserer Nahrung fehlen sie häufig. Mit ein Grund dafür ist die Einführung von gehärteten Fetten. Der Schaden, den Fett unseren Arterien zufügt, entsteht zum großen Teil durch instabile Moleküle, die man als *freie Radikale* bezeichnet. Eine Ernährung, die viele gehärtete Fette und nur wenig Antioxidantien enthält, begünstigt die Produktion freier Radikale, die an Zellschädigungen beteiligt sind, die nicht nur zu Arteriosklerose, sondern auch zu Krebs führen können. Teilweise gehärtete Fette führen anscheinend sogar zu höheren Krebsraten als gesättigte Fette.[60]

Teilweise gehärtetes Fett (eine Trans-Fettsäure) ist ein künstlich hergestelltes Produkt. Es wird durch einen chemischen Prozeß gewonnen, bei dem natürlich vorkommenden, mehrfach ungesättigten

Fetten bei sehr hohen Temperaturen Wasserstoff zugeführt wird. Das dabei entstehende Fett ist äußerst lange haltbar, kommt in der Natur aber nirgends vor. Unsere Körper sind nicht darauf eingestellt, es zu verarbeiten. Trotzdem wird es inzwischen fast allen Nahrungsmitteln zugesetzt, und es bildet die Grundlage für Margarine. Wenn Sie sich angewöhnen, die Aufschriften auf den Verpackungen zu lesen, werden Sie sehen, daß teilweise gehärtete Fette in fast allen Keksen, Crackers und Backwaren vorkommen. Sie sind sogar in Fertignahrung für Babies enthalten!

Gehärtete Fette ersetzen oft die natürlich vorkommenden essentiellen Fettsäuren in Lebensmitteln. Diese künstlichen Fette hemmen auch den normalen Fettsäurenstoffwechsel im Körper und haben daher zu dem weit verbreiteten Mangel an den für die Gesundheit notwendigen essentiellen Fettsäuren beigetragen. Essentielle Fettsäuren treten natürlicherweise in unverarbeiteten Samen, Nüssen und den daraus gewonnenen Ölen auf.

Essentielle Fettsäuren sind vor allem deshalb wichtig, weil sie bei der Synthese der Prostaglandine, einer Reihe von hormonähnlichen Substanzen mit vielfältigen Wirkungen, eine große Rolle spielen. Zuviel Eiweiß in der Nahrung, gesättigte Fette, Streß, Alkohol und nicht ausreichende Mengen von Magnesium, Zink, Vitamin B_3, Vitamin B_6 und Vitamin C sind Faktoren, die der Umwandlung von Fettsäuren in diese Prostaglandine, die der weibliche Körper für seine optimale Gesundheit braucht, im Wege stehen. Wasseransammlungen (Ödeme), eine verstärkte Bildung von Blutgerinnseln und verstärkte Gebärmutterkrämpfe können die Folge sein.[61] Ein Mangel an essentiellen Fettsäuren ist auch mit Brustschmerzen, Menstruationskrämpfen und einer Reihe anderer gesundheitlicher Probleme in Zusammenhang gebracht worden.[62]

Durch Ergänzen unserer Nahrung mit essentiellen Fettsäuren können wir uns etwas gegen die gesundheitsschädigenden Auswirkungen der gehärteten Fette schützen. Das in der Natur vorkommende Fett, vor allem die ungesättigten Fettsäuren, ist gesünder als Margarine, die ein gehärtetes, unnatürliches Produkt der chemischen Industrie ist. Borretschöl, Nachtkerzenöl, Leinsamenöl, Öl aus den Kernen der schwarzen Johannisbeere und Kaltwasserfisch (Dorsch, Makrele, Sardine, Lachs) oder geschrotete Leinsamen (ein Eßlöffel pro Tag) sind gute Lieferanten für essentielle Fettsäuren. Man konnte sogar zeigen, daß die essentiellen Fettsäuren in Nachtkerzenöl, Leinsamenöl, dem Öl der Kerne schwarzer Johannisbeeren und Borretschöl den krebserzeugenden Auswirkungen von Strahlung und Karzinogenen entgegenwirken.[63] Diese speziellen Öle hemmen außerdem möglicherweise die Entstehung von Brustkrebs und anderen Krebsarten, indem sie die Funktionen des Immunsystems regulieren.[64] In einer Untersuchung zeigte sich, daß Patienten mit multipler Sklerose, die eine Diät beibehielten, die reich an natürlich vorkommenden mehrfach ungesättigten Fettsäuren und arm an gesättigten Fettsäuren war, 30 Jahre lang nur minimale Behinderungen hatten. Im Gegensatz dazu wurde bei jenen Patienten, die diese therapeutische Diät aufgaben, die Krankheit wieder aktiviert, und ihre Symptome wurden deutlich stärker.[65] Essentielle Fettsäuren wirken auch der Verhärtung der Arterien entgegen, indem sie das »Festkleben« von Blutzellen an den Arterienwänden verhindern.[66]

Eine vollständige Erörterung des komplexen und faszinierenden Themas der Fette in der Ernährung und ihrer Auswirkungen ginge über den Rahmen dieses Kapitels weit hinaus.[67] Für die Praxis kann man sich merken, daß man nur solche Öle verwenden sollte, die gekühlt werden *müssen.* Vermeiden Sie Backwaren, die mit gehärteten Ölen zubereitet sind, deren Haltbarkeitsdauer Ihre derzeitige Lebenserwartung übersteigt. Da das nicht immer möglich ist, verschreibe ich essentielle Fettsäuren oft als Ergänzungspräparate. Zum Kochen empfehle ich Mais-, Sesam- oder Distelöl. Verwenden Sie Öl im allgemeinen immer nur sparsam.

Soll ich Ergänzungspräparate einnehmen? Ich empfehle Frauen, die viel reisen, selten kochen, häufig essen gehen oder aus anderen Gründen ihre Ernährungsbedürfnisse durch die Nahrung allein nicht vollständig decken können, Ergänzungspräparate. Trotzdem ist die Nahrung selbst immer noch die beste Nährstoffquelle für den Körper, denn unser Körper ist von der Natur darauf eingerichtet, sie zu verarbeiten, und sie ist billiger als hochwertige Ergänzungspräparate.

Frauen, die hauptsächlich biologisch angebaute Produkte essen, deren Speiseplan reich an biologisch angebautem Getreide und Bohnen ist und die ihren Speiseplan mit nährstoffreichen Lebensmitteln wie Meeresgemüse und Grünkohl ergänzen, brauchen normalerweise keine Ergänzungspräparate. Doch solche Frauen sind selten.

Die wissenschaflichen Empfehlungen für die täglich einzunehmenden Vitaminmengen wurden entwickelt, um zu verhüten, daß weite Teile der Bevölkerung schwere Mangelkrankheiten bekommen. Diese Empfehlungen wurden erst aufgestellt, nachdem raffiniertes Mehl allgemein üblich geworden war und Mangelkrankheiten ganze Bevölkerungsgruppen befielen, weil sie keine Vollwertkost mehr aßen. Die Empfehlungen berücksichtigen allerdings die individuellen biologischen Unterschiede nicht. Für eine Frau mögen 80 mg Vitamin C optimal sein – für eine andere sind 1000 mg pro Tag besser. Unsere Nährstoffbedürfnisse sind so individuell wie unsere Fingerabdrücke.

Über die Jahre haben mir zahllose Patientinnen erzählt, wieviel besser es ihnen geht, wenn sie ein ausgewogenes Vitamin- und Mineralpräparat mit zusätzlichen Nährstoffen einnehmen, sofern das angezeigt ist. Sehr häufig hat solch eine Kur die Abnahme winterlicher Erkältungen zur Folge.

Vitamin C, ein Antioxidans, ist (wenn es in Dosierungen von 500 bis 3 000 mg pro Tag eingenommen wird – je nach dem individuellen Bedarf) für die Stärkung der körpereigenen Abwehrkräfte besonders gut, und viele Untersuchungen haben auch andere Vorzüge zutage gebracht.[68]

Man hat gezeigt, daß auch die anderen Antioxidantien (Vitamine A und E, Coenzym Q, Selen und Beta-karotin) für die Stärkung des Immunsystems und zur Abwehr von Infektionen und Krebs wichtig sind.[69] Zink, das auf den gleichen Stoffwechselbahnen wirkt wie die anderen Antioxidantien, ist für die Immunreaktion ebenfalls bedeutsam, und man hat festgestellt, daß viele Frauen zu wenig davon haben.[70] Von Magnesium[71] und anderen Spurenelementen sowie von Knoblauch und Zwiebeln[72] wurde ebenfalls festgestellt, daß sie für die Arbeit des Immunsystems von Bedeutung sind. Es kann gut sein, daß Frauen, die Ausdauersportarten betreiben oder sonst körperlich sehr aktiv sind, einen erhöhten Magnesiumbedarf haben.[73]

Bis die Erde geheilt ist, die Böden sich erholt haben und McDonald's vegetarisches Fast-Food serviert, werden viele Frauen Ergänzungspräparate benötigen, um sich optimaler Gesundheit und Leistungsfähigkeit zu erfreuen. Ich betone »optimal« – denn eine Frau wird wohl kaum deutliche Vitaminmangelerscheinungen bekommen, wenn sie keine Ergänzungspräparate einnimmt. Doch wenn sie sich nicht ständig ausgezeichnet ernährt, wird sie sich möglicherweise auch nicht so wohl fühlen, wie sie eigentlich könnte.

Ich empfehle allen Frauen, die daran denken, schwanger zu werden, vor der Empfängnis Ergänzungspräparate einzunehmen (es sei denn, sie ernähren sich sehr gesund), damit ihr Körper zum Zeitpunkt der Empfängnis bestmöglich mit Nährstoffen versorgt ist. Untersuchungen haben gezeigt, daß besonders Folsäure das Auftreten zum Beispiel von Spina bifida verringern kann.[74] Man hat gezeigt, daß Vitamin B_6 (das immer zusammen mit dem gesamten Vitamin-B-Komplex genommen werden sollte) Übelkeit und Erbrechen während der Schwangerschaft verringert.[75]

Allen Frauen, die sich Sorgen wegen Osteoporose machen, sich immer noch fett- und eiweißreich ernähren und das, aus welchen Gründen auch immer, nicht ändern wollen, empfehle ich ein Multimineralpräparat mit mindestens ebensoviel Magnesium wie Kalzium – 800 bis 1000 mg pro Tag sind ideal, unter der Voraussetzung, daß weitere 200 bis 300 mg mit der Nahrung aufgenommen werden. Denken Sie daran, daß allein die Tatsache, daß Sie ein Ergänzungspräparat einnehmen, noch keine Garantie dafür ist, daß der Körper es aufnimmt und richtig verwertet. Der Darm absorbiert nur das, was der Körper am gleichen Tag braucht. Wählen Sie ein Ergänzungspräparat, das keine Füllstoffe, Bindemittel und künstliche Inhaltsstoffe enthält, die die Aufnahme blockieren könnten.

Ich empfehle Ihnen, eine Ernährungsberaterin zu konsultieren, die sich mit Ergänzungspräparaten auskennt, oder an ein paar Firmen zu schreiben und um Informationen zu bitten, bevor Sie sich für ein Präparat entscheiden. Die Ernährungsmedizin ist ein Spezialgebiet, und es gibt viele ausgezeichnete Ärzte, die Ihnen helfen können.

Jeder Mensch kann bestimmte ergänzende Nährstoffe in seiner Ernährung brauchen. Fast alle Ernährungswissenschaftler, Diätetiker und Ärzte der Ernährungsmedizin stimmen darin überein, daß eine vollwertige Ernährung – und nicht einfach täglich eine Handvoll von Ergänzungspräparaten – der Grundstein für jedes Ernährungsprogramm ist.

Kann eine geeignete Ernährung bei Darm- und Verdauungsproblemen helfen? Viele Frauen nehmen häufig Antibiotika ein, gegen Akne, Entzündungen der Harnwege und der oberen Atemwege. Der dauernde Einsatz von Antibiotika tötet die natürliche Darmflora ab, die für einen gut funktionierenden Darm notwendig ist, denn im Darm spielen Bakterien eine wichtige Rolle bei der Aufnahme und Umwandlung von Nährstoffen. Außerdem hat man gezeigt, daß der häufiger Gebrauch von Aspirin und von anderen nichtsteroidalen entzündungshemmenden Wirkstoffen (Ibuprofen und Acetaminophen) die physiologische Funktion sowohl des Magens als auch des Darms beeinträchtigen. (Die Hälfte bis zwei Drittel der Patienten, die ständig nichtsteroidale entzündungshemmende Medikamente einnehmen, zeigen Anzeichen für Dünndarmentzündungen.)[76]

Da wir dazu neigen, Antibiotika und Aspirin (und andere nichtsteroidale entzündungshemmende Medikamente zu häufig einzusetzen und da wir uns meistens von raffinierten Lebensmitteln ernähren und ein streßreiches Leben führen, haben viele Frauen Verdauungsschwierigkeiten, zum Beispiel chronische Verstopfung, Blähungen, häufigen Durchfall und Schmerzen im Unterbauch. Diese Symptome können durch ein Ungleichgewicht der natürlichen Darmflora, durch Darmparasiten verschiedener Art, übermäßige Ausbreitung von Hefepilzen im Darm oder eine erhöhte Durchlässigkeit der Darmschleimhaut verursacht werden. In ihrer Gesamtheit werden diese Leiden als *Darmdysbiose* bezeichnet. Darmdysbiose tritt oft mit anderen Krankheiten zusammen auf oder verursacht diese: chronische Vaginitis, Migräne, Arthritis, Autoimmunkrankheiten und Lebensmittelallergien.[77]

Bei *Women to Women* diagnostizieren wir diese Störung entweder klinisch, nämlich aufgrund von Symptomen wie chronische Blähungen oder Durchfall, oder indem wir Stuhlproben an ein Labor schicken, das auf diese Untersuchungen spezialisiert ist. Häufig werden auch Darmparasiten entdeckt.[78] Alle möglichen Ergänzungsstoffe, wie Acidophilus- und Bifidobakterien, werden dann eingesetzt, um die natürliche Darmflora wieder herzustellen und die Hefepilze unter Kontrolle zu bringen. Manchen Frauen wird eine hefefreie Diät verordnet (siehe Anhang). Auch eine hauptsächlich vegetarische Vollwertkost ist hilfreich.

Woher weiß ich, ob ich Lebensmittelallergien habe? Eine Darmdysbiose wird häufig von Lebensmittelallergien begleitet.[79] In unserer Klinik verwenden wir einen Bluttest, der als RAST-Test bekannt ist, um solche Allergien zu diagnostizieren. Dieser Test sollte von einem Arzt angeordnet werden, der mit diesem Testverfahren vertraut ist und von einem Labor durchgeführt werden, das darauf spezialisiert ist. Je nach Ergebnis wird dann eine besondere Diät verschrieben. Lebensmittelallergien werden meistens bei Frauen festgestellt, die eine sehr belastete Kindheit hatten (Vergewaltigung, Inzest oder Mißbrauch) und die weiterhin mit Arbeitsbedingungen oder in Beziehungen leben, die ihnen nicht zuträglich sind, und wir betonen diesen Frauen gegenüber, daß sie nicht allein durch eine Ernährungsumstellung gesund werden können. Lebensstil, Streß und die Teile des Immunsystems, die für die Gesundheit von Darm und Vagina sorgen, wirken eng zusammen.[80] Vielen Frauen bringt es sehr viel, wenn sie ihrem Körper durch eine Ernährungsumstellung helfen, während sie gleichzeitig lernen, sich selbst emotional und seelisch zu stützen. Untersuchungen haben gezeigt, daß die Reaktionen des Immunsystems dadurch normalisiert werden. Ich nenne diesen Schritt »den ausgelaugten Boden wieder mit Nährstoffen versorgen«.

Muß ich mir Kaffee abgewöhnen? Koffein ist überall auf der Welt eine sehr beliebte Droge, vielleicht sogar die beliebteste. Die Amerikaner trinken im Durchschnitt pro Jahr etwa 121 Liter koffeinhaltige Limonaden und 106 Liter Kaffee, und in mehr als tausend nicht rezeptpflichtigen Medikamenten ist Koffein als Bestandteil aufgeführt. 95 Prozent aller schwangeren Frauen konsumieren Koffein.[81] Ich selbst trinke vor allem entkoffeinierten Kaffee und etwa drei oder vier Tassen koffeinhaltigen Kaffee pro Woche.

Koffein regt das Zentralnervensystem an und beeinflußt das Herz, die Skelettmuskulatur, die Nieren und auch die Nebennieren. Anfangs regt es die Denktätigkeit an. Es kann jedoch als Umkehreffekt auch Verwirrung zur Folge haben, wenn die Wirkung nachgelassen hat. Bei manchen Frauen trägt Koffein zu Brustschmerzen und Zystenbildung bei. Gelegentlich reagieren Frauen so sensibel darauf, daß der Verzehr von einem Stückchen Schokolade dazu führt, daß vor der nächsten Menstruation ihre Brüste empfindlich werden.

Häufig verschwinden Schlafstörungen, wenn kein Koffein mehr konsumiert wird, und zu häufiges Wasserlassen ebenfalls. Einige Untersuchungen haben ergeben, daß die Wirkung von Koffein bei Frauen abhängig von ihrem Östrogenspiegel unterschiedlich sein kann.[82] Bei manchen Frauen kann selbst entkoffeinierter Kaffee Brust und Blase reizen.

Hier ist ein Test, mit dessen Hilfe Sie erkennen können, ob Sie koffeinabhängig sind: Nehmen Sie drei Tage lang kein Koffein zu sich. Wenn Sie Kopfschmerzen bekommen, sind Sie abhängig. Wenn nicht, hat Koffein wahrscheinlich keine große Wirkung auf Sie. Ein Koffeinentzug dauert nur zwei bis drei Tage. Die Kopfschmerzen und die Müdigkeit, die diesen Entzug begleiten, können einen jedoch ziemlich stark schwächen. Ich empfehle allen Frauen, einen solchen Entzug über ein Wochenende vorzunehmen, oder wann immer sie Zeit haben, sich auszuruhen und sich selbst etwas Gutes zu tun. Trinken Sie während eines Koffeinentzugs viel Wasser und täglich drei bis vier Tassen Kamillentee. Dieser Tee wird als nervenstärkend betrachtet und hilft beim Wachbleiben. Viele meiner Patientinnen bemerken, daß sie mit den Jahren immer weniger Koffein vertragen. Diejenigen, die kein Koffein mehr zu sich nehmen und es dann wieder probieren, merken häufig, daß die Droge eine sehr starke Wirkung auf sie hat.

Vielleicht ist der Entzug von Koffein für Sie ein Schritt in die richtige Richtung. Wenn Sie eine Schwangerschaft planen, sollten Sie diesen Schritt auf jeden Fall tun.

Ich weiß, daß ich aufhören sollte zu rauchen... Ich halte Raucherinnen keine großen Vorträge, weil ich weiß, daß sie im allgemeinen sowieso aufhören wollen. Manchmal können ein paar Fakten ihnen die Entscheidung erleichtern:

- Zur Zeit haben die Zigarettenfirmen junge Mädchen zu ihrer Hauptzielgruppe gemacht, weil man festgestellt hat, daß weibliche Jugendliche das niedrigste Selbstwertgefühl besitzen und daher am ehesten aufgrund von Gruppendruck zu rauchen beginnen. (An dieser Stelle sei allen Zigarettenfirmen herzlich gedankt.)
- 41,2 Prozent aller weißen High-School-Schüler und Schülerinnen rauchen oder konsumieren andere Tabakerzeugnisse.
- Durch Tabak sterben jedes Jahr mehr Nichtraucher als durch AIDS, illegale Drogen und jugendlichen Alkoholmißbrauch.
- Tabak kostet die amerikanische Öffentlichkeit jedes Jahr über 100 Milliarden Dollar.[83]
- Einer von sechs Todesfällen in den Vereinigten Staaten hängt mit Tabak zusammen.
- Jedes Jahr sterben mehr Amerikaner an Tabak als an Feuer, Autounfällen, illegalen Drogen, Mord und AIDS zusammengenommen.
- Tabak tötet in zwei Tagen mehr Menschen als Crack und Kokain in einem ganzen Jahr.[84]
- Zigarettenfirmen wissen, daß Frauen, wenn sie einmal abhängig sind, schwerer wieder aufhören als Männer. (Krankenschwestern in der Ausbildung *beginnen* häufiger zu rauchen als Auszubildende aller anderen Berufe.)
- Zigaretten wirken stärker suchterzeugend als Heroin, weil ein Lungenzug im Gehirn sofort eine starke Drogenwirkung verursacht. Es ist, als würde man die am stärksten suchterzeugende Substanz der Welt fixen. Manche Jugendliche sind schon nach einer einzigen Zigarette abhängig.
- Tabak ist mit mehr als viertausend Chemikalien verseucht, darunter sind zweihundert bekannte Gifte wie DDT, Arsen, Formaldehyd und Kohlenmonoxid.

Daß das Rauchen bei Frauen zu bestimmten Gesundheitsproblemen führt, ist inzwischen so gut belegt, daß die Raucherinnen unter uns einfach abschalten, wenn sie davon hören. Der Zusammenhang zwischen Sucht und Verdrängung tritt nirgendwo deutlicher in Erscheinung als im Fall einer schwangeren Patientin, die während ihrer ganzen

Schwangerschaft weiter raucht, obwohl sie vorher unfruchtbar war. Sehen Sie sich einmal folgende Untersuchungsergebnisse an:

- Die Fehlgeburtenrate ist bei Raucherinnen doppelt so hoch wie bei Nichtraucherinnen. Die Fehlgeburten sind genetisch normale Foeten.
- Säuglinge von Müttern, die rauchen, sterben doppelt so häufig am »plötzlichen Kindstod«.[85]
- Rauchen während der Schwangerschaft ist der Hauptgrund für ein niedriges Geburtsgewicht bei Neugeborenen. Bei diesen Säuglingen ist die Todesrate viel höher als bei normalgewichtigen Babys.
- Bei Kindern von Eltern, die rauchen, treten mehr Atemwegserkrankungen (wie Asthma) auf als bei Kindern von Nichtrauchern.
- Bei Raucherinnen ist das Risiko, daß Gebärmutterhalskrebs, Vulvakrebs und anomale Abstriche auftreten, größer als bei Nichtraucherinnen, wahrscheinlich, weil Rauchen die Vitamine C und A und das Provitamin Beta-karotin verbraucht, lauter Antioxidantien, die eine gewisse Schutzwirkung gegen Krebs haben.[86] Rauchen vergiftet buchstäblich die Eierstöcke.
- Rauchen führt zu einem schnelleren Altern der Haut.
- Inzwischen ist bei Frauen nicht mehr Brustkrebs, sondern Lungenkrebs die Krebsart mit der häufigsten Todesfolge.
- Bei Raucherinnen besteht ein erhöhtes Risiko, daß sie an Osteoporose erkranken, vorzeitig altern oder Herzleiden bekommen.

Dr. Andrew Weil weist darauf hin, daß in die Säulen des Kapitols in Washington, Tabakblätter eingemeißelt sind - ein Zeugnis für die miteinander verflochtenen Interessen von Regierung und Zigarettenindustrie. Da das Rauchen in den Vereinigten Staaten jedoch zunehmend in die öffentliche Kritik gerät, richten die Bemühungen der Tabakproduzenten sich jetzt auf die fast unbegrenzten Märkte im Ausland, zum Beispiel in China.

Wie man mit dem Rauchen aufhört

- Jeder Versuch, aufzuhören, erhöht die Chance, daß Sie es beim nächsten Mal tatsächlich schaffen. Loben Sie sich dafür, daß Sie es versucht haben.
- Versuchen Sie, solange Sie noch rauchen, sich des Rauchens sehr bewußt zu werden. Gehen Sie ins Freie, atmen Sie tief ein, und achten Sie auf Ihre Lungen.

- Bitten Sie Ihre Lungen um Erlaubnis, wenn Sie rauchen. Spüren Sie nach, wie sich das Rauchen in diesen Organen Ihres Körpers anfühlt.
- Genießen Sie Ihre Zigarette so intensiv, wie Sie nur können. Dabei geht es, ebenso wie beim Essen, darum, daß Sie Ihr Bewußtsein in bezug auf das Rauchen verändern. Intensives Rauchen wird den »automatischen« Griff zur Zigarette verhindern, der den Gewohnheitsraucher ausmacht.
- Man muß nicht unbedingt zunehmen, wenn man mit dem Rauchen aufhört. Der einzige Grund für das Zunehmen ist, daß Frauen ein Suchtmittel durch ein anderes ersetzen, wenn sie das Rauchen einstellen. (Das Schlankheitsgebot wirkt so stark, daß viele Raucherinnen lieber Lungenkrebs – und damit den Tod – als Übergewicht riskieren. Einige sehr ehrliche Raucherinnen haben mir das erzählt.)
- Holen Sie sich Hilfe – schließen Sie sich einer Gruppe Anonymer Raucher oder anderen Menschen an, die ebenfalls mit dem Rauchen aufhören wollen.
- Es ist bekannt, daß Akupunktur und traditionelle chinesische Medizin beim Entzug von Tabak und anderen suchterzeugenden Substanzen helfen können. In New York empfehlen zwei Krankenhäuser ihren Suchtpatienten eine auf Akupunktur basierende Behandlung. Eine dreijährige Untersuchung an 2282 Patienten ergab, daß Akupunktur in einem Nikotin-Entgiftungs-Programm bei 90 Prozent der Fälle zum Erfolg führte.[87]

Darf ich Alkohol trinken? Übermäßiger Alkoholkonsum führt zu einem erhöhten Brustkrebsrisiko, Unregelmäßigkeiten bei der Menstruation, Osteoporose und Mißbildungen bei Neugeborenen. Ebenso wie bei Zigaretten, fordere ich Frauen, die regelmäßig Alkohol konsumieren, dazu auf, sich bewußt zu werden, warum und wie sie Alkohol einsetzen. Wenn sie das Bedürfnis verspüren, jeden Abend zwei Gläschen zur »Entspannung« zu trinken, ob zu Hause oder »auswärts«, stelle ich dieses Verhalten ernsthaft in Frage. Meditation, Musikhören oder ein gemütliches Bad sind gute Alternativen.

Ich weise darauf hin, daß zwei Gläser Alkohol am Abend den REM-Schlaf unmöglich machen – das ist die Schlafphase mit raschen Augenbewegungen, während der man träumt. Träumen ist eine Möglichkeit, mit der inneren Stimme in Kontakt zu treten. Warum sollte man das durch Alkohol verhindern?

Die Alkoholmenge, die eine Frau konsumiert, hat wenig damit zu tun, ob sie alkoholabhängig ist. Was eine Alkoholikerin ausmacht, ist ihre *Beziehung* zum Alkohol. Eine meiner Patientinnen erkannte, daß sie sich viel wohler fühlte, wenn sie ihre Flasche Sherry neben dem Bett stehen hatte. Sie trank selten davon, aber wenn die Flasche nicht da stand, war sie unruhig. Daher ging sie zu einigen Treffen der Anonymen Alkoholiker und stellte fest, daß sie tatsächlich eine Tendenz zum Alkoholismus hatte.

Für viele Frauen ist das »Cocktailstündchen« ein heiliges Ritual. Wenn ich ihnen vorschlage, als Alternative Mineralwasser oder Apfelschorle zu trinken und so herauszufinden, welche Wirkung der Alkohol auf sie hat, gibt ihre Reaktion auf diesen Vorschlag mir Hinweise auf ihr Verhältnis zum Alkohol. Eine Frau sagte: »Aber mein Mann und ich freuen uns immer auf dieses Stündchen. Wir haben dabei soviel Spaß, daß wir oft das Abendessen vergessen.«(!) Eine andere Patientin sagte, sie könnte den Alkohol nicht gegen ein nichtalkoholisches Getränk eintauschen, weil dann »alle anderen so blöd dastehen« würden. (Soso.)

Bitte, seien Sie gut zu sich selbst. Überprüfen Sie Ihre Beziehung zum Alkohol und verändern Sie sie, wenn nötig. Wenn Sie das Gefühl haben, nicht ohne Ihr abendliches Glas Wein oder Ihren Cocktail auskommen zu können, sind Sie abhängig.

Wie kann ich meinen Kindern helfen, gut zu essen? Ich war sechs Wochen mit meiner ersten Tochter schwanger, als ich begann, mich auf eine Ernährung auf der Grundlage von Getreide umzustellen. Meine zweite Tochter ist seit der Empfängnis mit Vollwertkost ernährt worden. Täglich höre ich Frauen klagen, sie könnten ihre Ernährung nicht umstellen, weil in ihrer Familie niemand solche Gerichte essen würde. Die Umstellung muß allmählich vor sich gehen.

Bitten Sie Ihre Familie nicht um die Erlaubnis, etwas für Ihre Gesundheit – und für die Ihrer Lieben wahrscheinlich auch – zu tun. Sprechen Sie einfach mit der Familie darüber, was Sie da machen und warum.

Gewinnen Sie Ihre Familie so weit wie möglich fürs Mitmachen. Fast jedem schmecken einige gesunde Gerichte. Finden Sie heraus, welche Ihre Familie am liebsten ißt.

Drängen Sie nicht. Nehmen Sie es mit Humor und fahren Sie mit Ihrem Programm fort, wenn Sie auf Widerstand stoßen. Der Stiefsohn einer Kollegin witzelte als Jugendlicher über ihre Ernährungsgewohnheiten.

Er und seine Freunde machten sich über den Tofu und den Reis im Kühlschrank lustig und prahlten, wie lecker ihre Hot Dogs seien, wobei sie sie wie Trophäen herumschwenkten. Inzwischen hat er eine eigene Wohnung und interessiert sich sehr für seine Gesundheit. Ihm ist aufgefallen, wieviel besser er sich fühlt, wenn er gesund kocht und gesund ißt. Er sucht in Fragen des Kochens und der Ernährung bei meiner Kollegin Rat. Er und seine Freunde sind ausgezeichnete vegetarische Köche geworden.

Respektieren Sie die Vorlieben Ihrer Familie und lassen Sie Ihren Lieben Zeit. Anfangs 1980, war mein Mann von meinen Gerichten aus Naturreis und Tofu nicht gerade begeistert. Heute würde er keine andere Kost mehr dagegen eintauschen, und er brüstet sich mit einem Cholesterinspiegel von 130! Außerdem ist er ein sehr guter vegetarischer Koch geworden. Mein ältester Bruder, der früher am liebsten Fleisch und Kartoffeln aß, hat seine Ernährung kürzlich ebenfalls umgestellt und zieht Gerichte mit Getreide und Bohnen inzwischen jeder anderen Küche vor.

Meine jüngere Tochter fühlt sich mit dem Älterwerden immer mehr von tierischen Nahrungsmitteln angezogen. Sie ißt gerne Hot Dogs, beschränkt den Verzehr aber auf ein Minimum. Rotes Fleisch mag sie allerdings nicht. Dieses Jahr hat sie verkündet, viele unserer Gerichte schmeckten ihr nicht. Daher haben wir zusammen eine Liste von fettarmen, nichtvegetarischen Nahrungsmitteln aufgestellt, die sie gerne ißt. Darunter sind Huhn vom Bio-Bauern, fettarme Kekse und Cracker (sogar manche Sorten mit gehärteten Fetten) und fettarmer Joghurt. Sie ist jetzt alt genug, um in die Welt hinauszugehen und ihren eigenen Geschmack zu entwickeln. Ich kann ihre Ernährung nicht mehr kontrollieren, daher habe ich den Kompromiß geschlossen, ihr die besten und fettärmsten Nahrungsmittel anzubieten, die ich finden kann und die ihr schmecken. Wenn sie nicht zu Hause ist, ißt sie all das, was die meisten amerikanischen Jugendlichen ihres Alters essen – sowohl das Gute als auch das Schlechte. Ich mußte lernen, daß ich nicht darüber bestimmen kann. Und ich bin zwar versucht, herumzumeckern, aber mir ist klar, daß ich ihre Vorlieben und ihr Verhalten nicht ändern kann. Je schneller Mütter das begreifen, desto besser.

Informieren Sie sich. Als wir mit der makrobiotischen Ernährung begannen und keine Milchprodukte mehr zu uns nahmen, mußten wir uns gegen die üblichen Kommentare der Unwissenden behaupten. Meine Schwester erzählte einer befreundeten Kinderärztin, meine Kinder würden keine Milch trinken. Ihre Reaktion war: »Die werden sterben.« Das ist keine wissenschaftlich begründete Antwort sondern reine Emotion und eine recht typische Reaktion.

Ich habe meine Kinder beinahe bis zum Alter von zwei Jahren gestillt. Für das angemessene Wachstum und die optimale Entwicklung von Menschenbabies ist Muttermilch, ein lebendiges, biodynamisches Nahrungsmittel, vorgesehen. Kuhmilch unterscheidet sich in der Zusammensetzung stark von der Muttermilch, denn Kuhmilch soll das rasche Wachstum und die Entwicklung von Kälbern fördern. Kinder sind heute größer als früher. Kuhmilch verursacht bei Kindern schnelles Wachstum, genauso wie bei Kälbern. Das ist einer der Gründe, warum die in den USA geborenen Kinder von relativ kleinwüchsigen Einwanderern soviel größer sind als ihre Eltern. In diesem Land assoziieren wir größer mit besser.[88]

Da Sie in unserer Gesellschaft nur sehr wenig Unterstützung finden werden, wenn Sie Milch aus dem Speiseplan Ihrer Kinder streichen, ist es hilfreich, wenn Sie gut mit Informationen gerüstet sind. Dr. Frank Oski, der Chefkinderarzt an der John Hopkins Medical School, hat einen Zusammenhang zwischen Milchprodukten und Allergien, Ekzemen, Bettnässen und Mittelohrentzündungen bei Kindern nachgewiesen.[89] Zahllose Kinder werden ganz unnötig mit Antibiotika behandelt, weil sie wiederholt Mittelohrentzündungen haben, die nicht mehr auftreten würden, wenn die Kinder keine Milchprodukte mehr bekämen. Ich schätze Dr. Oskis Aufrichtigkeit in bezug auf die gesundheitsschädigenden Wirkungen von Milchprodukten.

Bitten Sie um Hilfe und Mitarbeit. Meine Kinder sind an der Nahrungszubereitung und am Einkaufen beteiligt. Es ist ein Muß, daß diejenigen, mit denen Sie gemeinsam essen, auch beim Aufstellen des Speiseplans und bei der Vorbereitung helfen. Jedes Kind, ob Mädchen oder Junge, das älter als zehn Jahre ist, kann ohne weiteres die Grundlagen des Kochens erlernen. Das gilt auch für Männer jeden Alters.

Wir sind in unserer Familie übereingekommen, daß unsere Kinder, wenn wir reisen oder auswärts essen, eine gewisse Menge »ungesundes Zeug«, wie Pommes frites, essen dürfen. Uns selbst schmeckt das auch. Wenn wir »verbotene« Speisen festlegten, würde das Verlangen danach nur noch größer werden. Wir beschränken Eiscreme auf eine Portion pro Woche. Unsere Kinder verlangen nicht jede Woche danach, vor allem im Winter nicht. (Als ich in ihrem Alter war, habe ich fast jeden Abend Eiscreme gegessen, daher betrachte ich das als Fortschritt.)

Seien Sie flexibel. Respektieren Sie die innere Weisheit eines jeden Familienmitgliedes. Es wäre dumm von einer Mutter, zu glauben, sie hätte die Ernährung ihrer Kinder ganz in der Hand. Süßigkeiten, Eiscreme, Pommes frites und Pizza sind in unserer Gesellschaft Grundnahrungsmittel, und Ihre Kinder essen sie wahrscheinlich auch. Das ist kein Problem, wenn sie regelmäßig gesunde Nahrung bekommen haben, so daß ihr Körper den Unterschied spüren kann. Meine Töchter merken selbst, indem sie auf ihre innere Stimme hören, welche Nahrungsmittel am besten für sie sind. Das liegt daran, daß sie gesunde Alternativen kennen. Da ich in meiner Praxis auch nach dieser Theorie vorgehe, gibt es keinen Grund, warum ich meinen Kindern diese Entscheidungen nicht zutrauen sollte – auch wenn ich ihre Mutter bin.

Bis meine Töchter vier Jahre alt waren, hatte ich natürlich mehr Einfluß darauf, was sie aßen, als jetzt. Als sie klein waren, fiel mir auf, daß sie häufig wenige Stunden, nachdem sie zum Beispiel Eiscreme oder Süßigkeiten gegessen hatten, Fieber oder Durchfall bekamen. Andere Mütter, die ihre Kinder mit Vollwertkost ernähren, berichten von ähnlichen Erfahrungen. Der Körper sorgt buchstäblich für eine »Entgiftung« oder »Abstoßung« der raffinierten Nahrungsmittel. Selbst heute noch betrachte ich die Krankheiten meiner Töchter, vor allem Erkältungen, als Methoden des Körpers, um zu fasten, sich auszuruhen und überflüssige Stoffe loszuwerden. Ich habe mein Bestes getan, um eine gute Ernährungsgrundlage für meine Kinder zu schaffen. Wenn sie eines Tages an »Mutters Küche« zurückdenken, werden sie sich an Naturreis und Grünkohl erinnern, nicht an Roastbeef und Yorkshire-Pudding. Diese Grundlage ist sehr wertvoll für sie. Als meine ältere Tochter neulich von einer einwöchigen Klassenfahrt zurückkam, wollte sie nichts weiter als Naturreis. Sie hatte das normale amerikanische Essen satt. Wenn ich eine Weile unterwegs war, habe ich auch einen Heißhunger auf Naturreis und frisch gedämpftes grünes Gemüse.

Erwarten Sie nicht, daß Ihre Ernährung perfekt ist. Meine Töchter und ich ernähren uns nicht »optimal«. Ich habe keinen Naturreis und kein Gemüse bei mir, wenn ich unterwegs bin. Manche Leute halten das anders und kommen damit gut zurecht. Wir alle müssen unseren eigenen Weg finden, je nach unserem familiären Hintergrund, unserer gesundheitlichen Verfassung und unserem Bedürfnis nach Abwechslung. Eine vor allem vegetarische, eiweiß- und fettarme Ernährung, die ballaststoffreich und qualitativ hochwertig ist, tut mir und vielen meiner Patientinnen gut – und ab und zu gehört ein Schokoladenkeks dazu.

Wie man anfängt

Jetzt können Sie darangehen, diese Informationen zu verwerten. Sie können lernen, sich selbst zu nähren und dabei Lebensmittel zu verwenden, die Ihnen helfen, eine Krankheit zu heilen oder ganz allgemein gesund zu bleiben oder noch gesünder zu werden. Eine Grundhaltung ist allerdings für die Umstellung wichtig: Sie wollen Ihr Verhältnis zum Essen verändern, um sich selbst zu nähren und sich einen Gefallen zu tun. Wenn Sie mit dieser Einstellung an die Sache herangehen, ist Ihnen der Erfolg sicher. Das Essen wird dann Ihr Verbündeter sein, ein Genuß, gut für Ihre Gesundheit und eine köstliche Art, sich selbst zu nähren. Irgendwann müssen Sie sich selbst Mutter werden. Sie müssen sich selbst so nähren und ernähren, wie Sie es sich immer von jemanden anderem erhofft hatten.

Kein Durchbruch in der Behandlung von Krebs oder Herzkrankheiten kann jemals so erfolgreich sein wie eine Ernährung, die diese Krankheiten von Anfang an verhindert. Verbesserungen der Ernährung werden oft von positiven Veränderungen im geistigen, emotionalen und physischen Bereich begleitet. Eine leitende Angestellte in einer der Firmen hier am Ort schrieb mir kürzlich folgendes: »Als neue Schülerin der makrobiotischen Philosophie erlebe ich starke Veränderungen, die auf die andere Ernährung und die Neuorientierung meiner Haltung dem Leben gegenüber zurückzuführen sind. Neben den körperlichen Veränderungen (Gewichtsabnahme, Steigerung der Energie und ein allgemeines Gefühl des Wohlbefindens) habe ich etwas erlebt, das ich nur als ›spirituelles Verbundensein‹ bezeichnen kann und als Motivation, bei der Heilung der Seelenkrankheit der Erde zu helfen. Für mich bedeutet das eine starke und ›seltsame‹ Veränderung. Ich habe zehn Jahre lang im Kommunikationsbereich von Unternehmen gearbeitet. Ich komme mir zwar manchmal etwas verrückt vor, wenn ich dieses Anliegen zugebe, aber ich muß es tun.Ich schreibe Ihnen, um Ihren Rat zu meiner Idee zu erbitten. Ich möchte die Fähigkeiten im Kommunikationsbereich, die ich in den letzten zehn Jahren erworben habe, einsetzen, um das Bewußtsein für Umweltbedrohungen, die das Überleben der Menschheit gefährden, zu schärfen und um Lösungen zur Wahrung der Lebensqualität vorzustellen oder zu unterstützen.«

In meiner Antwort auf diesen Brief habe ich die Schreiberin darin bestärkt, ihr sich gerade neu herausbildendes Lebensziel weiterzuverfolgen, und ich habe ihr geschrieben, ich sei überzeugt, daß sich ganz von selbst ein Weg für sie auftun würde, jetzt, da sie ihre Intuition durch eine Ernährungsumstellung geweckt habe. Die Erfahrung, die diese Frau gemacht hat, ist nicht ungewöhnlich.

Wenn wir uns in einem Bereich unseres Lebens verändern, eröffnen sich immer auch in anderen Bereichen neue Möglichkeiten. Manchmal ist das Ergebnis einfach, daß man sich besser fühlt, so daß einem die Arbeit, die man bereits tut, leichter fällt. Eine meiner Patientinnen, die eine gutgehende Kunstgalerie leitet, sagte, nachdem ihr diese Verbesserung aufgefallen war: »Warum hat mir nie jemand gesagt, daß ich kein Koffein und keinen weißen Zucker mehr zu mir nehmen soll? Ich bin bei so vielen Ärzten gewesen und habe jahrelang diese Kopfschmerzen gehabt. Jetzt sind sie endlich weg. Danke.«

Beginnen Sie da, wo Sie gerade stehen

Wenn Sie zur Beratung zu mir gekommen wären und in meiner Praxis auf dem Sofa säßen, würden wir gemeinsam einen Plan zur Verbesserung Ihrer Ernährung aufstellen und dabei berücksichtigen, in welcher Lebenssituation Sie sich gerade befinden und womit Sie sich wohlfühlen. Wenn Sie mit einem Alkoholiker verheiratet sind und vorhaben, sich von ihm zu trennen, haben Sie vermutlich eine bessere Verwendung für Ihre Energie, als sich kopfüber in die Zubereitung von Vollwertkost zu stürzen. Die Anonymen Alkoholiker oder eine andere Unterstützung könnten dann eher für Sie in Frage kommen. Wenn Sie eine alleinstehende Mutter von zwei Kindern im Alter von ein und drei Jahren sind, würde ich Ihnen empfehlen, das zu tun, was nötig ist, um die nächsten paar Jahre gut zu überstehen. In diesem Fall würde ich Ihnen sehr davon abraten, ein schlechtes Gewissen zu bekommen, wenn Sie Fertig- und Schnellgerichte auf den Tisch bringen.

Treffen Sie eine Entscheidung und bleiben Sie dabei

Entscheiden Sie sich, einen Monat lang von Vollkorngetreide, Bohnen und Gemüse als Grundnahrungsmittel zu leben und Fleisch, Milchprodukte, Koffein und soviele raffinierte Nahrungsmittel wie möglich von Ihrem Speiseplan zu streichen. Wenn ich sage: »Streichen Sie Milchprodukte«, meine ich damit nicht, daß Sie herausbekommen sollen, ob der Teig des Brötchens, das Sie zum Frühstück bestellt haben, vielleicht etwas Milch enthält. Ich spreche hier von den Milchprodukten, die man als solche erkennen kann: Sahnesoßen, Butter, Käse, Quark, Joghurt, Eiscreme, Sahnecremesuppen und Milch.) Eier sind keine Milchprodukte – sie stammen nicht von Kühen. (Sie würden staunen, wie viele Menschen glauben, daß Eier zu den Milchprodukten zählen – das liegt an der früheren Einteilung der Nahrung in vier Hauptgruppen, bei der Eier und Milchprodukte in die gleiche

Gruppe gehörten.) Wenn Sie aber versuchen, eine Krankheit zu kurieren, würde ich Ihnen empfehlen, Eier ebenfalls wegzulassen.

Dieser eine Monat ist ein Experiment, um zu sehen, wie Ihr Körper auf die Nahrung reagiert. Ich bezeichne das als die »Reinigung der Ernährungsintuition«. Das Programm sollte nicht als Entzug oder als Strafe empfunden werden. Wenn Sie es als Strafe ansehen und nicht als Möglichkeit zum Wachsen, sollten Sie es lieber lassen – es ist noch nicht an der Zeit für Sie.

Wenn eine Umstellung auf Getreide und Bohnen eine zu große Veränderung für Sie bedeutet, dann sollten Sie damit beginnen, den Fettgehalt Ihrer Nahrung auf 20 bis 40 Gramm täglich zu reduzieren, wenn Sie abnehmen wollen, oder auf 30 bis 50 Gramm, wenn Sie Ihr Gewicht halten wollen. Kaufen Sie sich eine Nährwerttabelle, und machen Sie sich bewußt, wieviel Fett Sie täglich zu sich nehmen. Solche Tabellen sind in jedem Buchladen erhältlich. Wenn Sie nicht ohne Milchprodukte auskommen, sollten Sie fettarme Produkte wählen und sich überlegen, ob Sie den Verzehr von Milchprodukten auf ein- bis höchstens zweimal am Tag beschränken können.

Sie können ausprobieren, wieviel Fett für Sie am besten ist. Beginnen Sie damit, daß Sie ausrechnen, wieviel Fett in Ihrer derzeitigen Nahrung enthalten ist. Reduzieren Sie die Fettmenge dann auf 35 bis 40 Gramm pro Tag, wenn Sie abnehmen wollen. Bleiben Sie einige Wochen bei dieser Menge und beobachten Sie, wie Ihnen das bekommt. Manche Frauen fühlen sich mit 20 Gramm pro Tag am wohlsten, mit gelegentlichen Abweichungen nach oben, andere brauchen 60 bis 70 Gramm pro Tag. Gehen Sie nicht länger als zwei bis drei Monate unter 20 Gramm, es sei denn, Sie decken Ihren Bedarf an essentiellen Fettsäuren durch Ergänzungspräparate. Wenn Sie dann dazu bereit sind, können Sie Ihren Speiseplan ab und zu durch ein Getreide- oder Bohnengericht ergänzen.

Besuchen Sie einen Kochkurs

Ich empfehle Kochkurse, weil die meisten von uns kaum etwas über die Zubereitung von Getreide und Bohnen wissen. Das aus einem Buch zu lernen ist schwierig.

In fast jeder großen Stadt gibt es makrobiotische Zentren. Viele von ihnen bieten Vollwert-Kochkurse an; das ist eine gute Starthilfe, selbst wenn Sie nicht vorhaben, sich ausschließlich makrobiotisch zu ernähren. (Viel zuviele vegetarische Kochbücher und Köche stützen sich auf Sahnesoßen, Käse und andere Rezepte, die reich an Milchprodukten sind – machen Sie einen Bogen darum.)

Jeff Woodward ist ein bekannter Koch, der auch Vorträge über Vollwertküche für Feinschmecker hält[90]. Er kommt etwa viermal im Jahr nach Maine und bietet Kurse an, wie man Vollwertkost in unseren hektischen Lebensstil integrieren kann. Immer wenn er in der Stadt ist, empfehle ich meinen Patientinnen seine Kurse. Sie finden seine Methoden praktisch, schmackhaft und unterhaltsam. Eine Teilnehmerin sagte: »Meinen Mann und mich hat das, was Jeff zu sagen hatte, wirklich inspiriert. Ich bin so dankbar für das, was ich gelernt habe, und das Essen war so gut. Es ist ein Gefühl, als hätte sich mir eine ganze neue Welt aufgetan.«

Von Annemarie Colbin, Begründerin der Natural Gourmet Cookery School in New York[90], gibt es einen großartigen Kochkurs auf Video. Daraus kann man lernen, mit ganzem Getreide und Bohnen zu kochen, ohne daß man dazu seine Wohnung verlassen muß. Colbins ›Book of Whole Meals‹ war mein erstes Vollwert-Kochbuch. Dieses Buch ist insofern einzigartig, als es zu Beginn eine Einkaufsliste für Grundnahrungsmittel enthält, so daß man seine Küche leicht mit den nötigen Vorräten ausstatten kann. Als ich begann, mich mit der Vollwertkost zu beschäftigen, hatte ich von solchen Lebensmitteln wie Kuzu, einem Bindemittel, das gesünder ist als Maisstärke, oder Miso, einer köstlichen Sojabohnenpaste, oder verschiedenen Gewürzen wie Gomasio (Sesamsalz) noch nie etwas gehört. ›The Book of Whole Meals‹ führt Sie so durch die Zubereitung der Mahlzeit, daß alles Essen zur gleichen Zeit fertig ist.

Rick Perry, der Chefkoch der Hurricane Island Outward Bound School in Maine, serviert den Schülern den ganzen Sommer über Vollwertkost. Ihm fällt auf, daß die Schüler den Unterschied in der Ernährung erst nach ein bis zwei Wochen bemerken. Er erzählt die Geschichte von einem recht hartgesottenen Burschen aus New York City, der zuerst gar nicht verstehen konnte, warum er soviel Energie hatte und sich so wohl fühlte. Ungeachtet der kräftigen Luft und der Atmosphäre auf Hurricane Island sagte der Junge zu Perry: »Das muß wohl am Essen liegen.« [91]

Kochen Sie mit gutem Kochgeschirr

Viele Haushalte sind mit unzureichendem Kochgeschirr ausgestattet. Wie so viele andere Frauen und Männer habe ich früher die Kunst der Nahrungszubereitung geringgeschätzt, indem ich die Geräte, die ich dazu verwendete, nicht weiter beachtete. Besitzen Sie ein heilloses Durcheinander von Töpfen, die ohne Deckel in Ihrem Küchenschrank herumfliegen? Oder kann man Ihre Töpfe auch auf den Eßtisch stellen, und benutzen Sie sie mit Vergnügen? Meinen Sie nicht, daß Sie für etwas so Wichtiges wie die Nahrungszubereitung für sich und andere die richtigen Gerätschaften verdienen? Schließlich sind diese Gegenstände für den täglichen Gebrauch gedacht. Das gilt auch für Messer.

Aluminiumtöpfe oder -pfannen möchte ich nicht empfehlen. Es gibt Hinweise darauf, daß die Ansammlung von Aluminium im Gehirn ein Faktor bei der Entstehung der Alzheimer-Krankheit sein könnte und vielleicht eine Rolle bei anderen degenerativen Krankheiten spielt. Wenn Wasser in einem Aluminiumtopf erhitzt wird, ist der Aluminiumgehalt des erhitzten Wassers anschließend fünfundsiebzigmal höher. Dieser Wert geht weit über das hinaus, was für Trinkwasser als unschädlich angesehen wird.[93] Lassen Sie also zumindest in Ihrer eigenen Küche die Finger von Aluminiumkochtöpfen.

Auch gegen den ständigen Gebrauch von Mikrowellenherden habe ich Bedenken, weil Mikrowellen die ursprüngliche Energie der Nahrung verändern. In einer Untersuchung wurde festgestellt, daß sich in mit Mikrowellen erhitzter Babyfertignahrung die Aminosäurenstruktur der Nahrung veränderte und eine Aminosäure namens d-Prolin erzeugt wurde. Diese Veränderungen treten nicht auf, wenn Milch auf konventionelle Weise erhitzt wird. Es wurde nachgewiesen, daß d-Prolin für die Nieren, das Gehirn, die Nerven und die Leber giftig ist.[94] Wenn sich Aminosäuren in mit Mikrowellen erhitzter Babynahrung derart verändern, muß man sich fragen, wie sich das Kochen mit der Mikrowelle wohl auf die molekulare Struktur anderer Lebensmittel auswirkt – auf eine Struktur, auf die unser Organismus sich über Jahrtausende hinweg eingerichtet hat.

Nahrung und Bewußtsein

Ein schlechtes Gewissen ist eines der schwerverdaulichsten Nahrungsmittel.
(Bill Tims, Berater für makrobiotische Ernährungsweise)

Wenn Sie in Hawaii am Strand sitzen und Romane lesen würden, könnten Sie fast alles essen, was Sie wollten, und Sie würden kaum darunter leiden – selbst nicht unter Nahrungsmitteln, die Sie normalerweise nicht vertragen (vorausgesetzt natürlich, daß Ihnen Hawaiii, der Strand und Ihr Roman gefallen). Wenn Sie allerdings unter Streß, in Eile oder unglücklich sind, werden die Verdauung und Verwertung der Nahrung negativ beeinflußt. Es ist wichtig, diesen Zusammenhang zu erkennen. Die Wirkung der Nahrung wird vom Bewußtsein beeinflußt. Verdauung,

Absorption und Assimilierung unserer Nahrung sind also auch von unserem Gemütszustand abhängig. Wenn Sie also Naturreis und Gemüse aus schlechtem Gewissen heraus essen oder um sich damit zu bestrafen, besteht die Möglichkeit, daß diese Nahrungsmittel nicht im entferntesten die wohltuenden Wirkungen haben, die sie sonst erzeugen können.

An der Ohio State University ist eine inzwischen berühmt gewordene Untersuchung über Herz- und Gefäßleiden an Kaninchen durchgeführt worden. Diese Kaninchen waren darauf gezüchtet worden, Arteriosklerose und Herzkranzgefäßleiden zu bekommen. Die Kaninchen wurden mit fettreichem Futter gefüttert, weil der Krankheitsverlauf beschleunigt werden sollte. Am Ende der Untersuchung, als die Kaninchen geopfert wurden, stellten die Forscher fest, daß mehr als 15 Prozent der Kaninchen fast keine Herzkranzgefäßleiden aufwiesen – ihre Arterien waren nicht verstopft. Nach vielem Kopfzerbrechen entdeckte man, daß die Kaninchen mit den »sauberen Arterien« diejenigen Käfige bewohnt hatten, die auf Hüfthöhe standen. Die Studentinnen, die die Kaninchen gefüttert hatten, hatten diese Tiere oft vor dem Füttern aus ihren Käfigen herausgenommen und eine Weile mit ihnen gespielt und sie gestreichelt.[95] Diese Untersuchung ist mehrmals wiederholt worden, hauptsächlich deshalb, weil ursprünglich niemand die Ergebnisse glauben konnte, doch der Effekt trat immer wieder auf. Untersuchungen wie diese widersprechen allen Gesetzen, an die wir normalerweise glauben. Ich sage meinen Patientinnen, wenn sie Rippchen essen wollten, sollten sie sich vorher massieren lassen – oder aber beten.

Menschen mit einer multiplen Persönlichkeitsstörung können allergisch auf ein Nahrungsmittel reagieren, wenn sie sich in einer Persönlichkeit befinden, während das gleiche Nahrungsmittel ihnen ausgezeichnet bekommt, wenn sie eine andere Person sind – im gleichen Körper. Bei Nahrungsmitteln und Ernährung geht es eindeutig um mehr als einfach nur um Fette, Kohlenhydrate, Eiweiß, Vitamine und Kalorien. Letztenendes ist die Ernährung nur ein Faktor für gute Gesundheit, allerdings ein sehr bedeutender. Zahlreichen Untersuchungen zufolge sind Ernährungsmuster, bei denen Krebs und Herzleiden seltener auftreten, normalerweise bei solchen Personen anzutreffen, deren Lebensstil auch auf andere Weise mit einem niedrigen Krebsrisiko verbunden ist. Dazu gehören ein geringerer Konsum von Alkohol und Fast Food und mehr körperliche Bewegung.

Ich möchte Sie dazu ermutigen, mit vollwertigen, nicht verarbeiteten Lebensmitteln zu experimentieren. Machen Sie sich klar, daß Ihre bewußte innere Einstellung zu einem Nahrungsmittel die Wirkung dieses Nahrungsmittels auf Ihren Körper verändern kann. Für mich persönlich zählt das Vergnügen, mit meiner Familie in einem Restaurant zu essen, wo ich mich entspannen und bedienen lassen kann, gelegentlich mehr als der Schaden, den ich meinem Körper durch gehärtete Fette in der Salatsoße oder im Fisch zufüge. Melvin Morses Untersuchung mit Menschen, die knapp dem Tode entgangen sind, hat gezeigt, daß diese Menschen besser essen als Personen in Kontrollgruppen und daß sie überhaupt besser für sich sorgen. Das tun sie nicht aus Angst vor dem Tod, sondern weil sie infolge ihrer Erfahrung von Todesnähe ihrem Leben einen größeren Wert beimessen als jemals zuvor. Indem sie gut essen, erkennen sie ihren eigenen Wert an und nähren sich.[96]

Der inzwischen weit über neunzig Jahre alte Komiker und Schauspieler George Burns hat einmal gesagt: »Wenn ich gewußt hätte, daß ich so lange lebe, hätte ich besser für mich gesorgt.« Zum Teil liegt das Geheimnis seiner Langlebigkeit sicher in seinem Sinn für Humor. Behalten auch Sie Ihren Humor – insbesondere, wenn es um Essen und Ernährung geht!

Achtzehntes Kapitel

Die Heilkraft der Bewegung

Unser Körper erschafft unsere Seele ebenso, wie unsere Seele unseren Körper erschafft.

(David Spangler[1])

Wenn man gesund werden und gesund bleiben will, ist Sport oder regelmäßige körperliche Bewegung sehr wichtig. Der Körper ist darauf eingerichtet, sich zu bewegen, sich zu dehnen und zu laufen. Ich treibe Sport, weil ich das Gefühl mag, einen starken Körper und ein starkes Herz zu haben. Zum ersten Mal seit Jahren kann ich mir jetzt die Zeit dazu nehmen, ohne daß ich hetzen muß, denn meine Kinder sind inzwischen größer. Daß ich mir diese Zeit gönne, ist eine Folge meiner Entscheidung, etwas für mich selbst zu tun. Es wäre ein leichtes, den Sport zu verschieben, bis das Haus sauber ist, ich ein paar Seiten mehr geschrieben oder die Post durchgesehen habe. Doch meistens ziehe ich trotzdem meine Shorts an und lege los. Die endlose Arbeit in Haushalt und Beruf wird immer auf mich warten, auch dann noch, wenn ich tot bin. Wenn der Sport mir hilft, länger zu leben, *spare* ich durch das Sporttreiben Zeit.

Wenn wir erst für uns selbst sorgen, wenn alles andere erledigt ist, kommen wir nie dazu, uns zu bewegen. Wenn wir uns die Zeit dafür nicht *schaffen*, haben wir sie nicht. Mir selbst macht körperliche Bewegung Freude. Ich treibe nicht Sport, um abzunehmen, und obwohl in meiner Familiengeschichte Herzerkrankungen und ein genetisch bedingt niedriger HDL-Spiegel (das »gute« Cholesterin) auftreten, treibe ich auch nicht Sport aus Angst vor einem Herzinfarkt. Der alte Spruch der Feministinnen »*Wie* du es machst, so ist das Ergebnis« gilt für körperliche Bewegung genauso wie für jeden anderen Lebensbereich.

Unser kulturelles Erbe

Viele Frauen müssen sich erst von ihren frühkindlichen Wahrnehmungen von sich selbst und ihren körperlichen Fähigkeiten befreien, bevor sie sich mit körperlichen Aktivitäten anfreunden können. In der Schule und in unserer Gesellschaft überhaupt werden sportliche Fertigkeiten oft mit Fitneß verwechselt. Daß man körperlich fit ist, muß aber nicht unbedingt heißen, daß man einen Ball gut werfen kann. Viele Mädchen halten von ihrer körperlichen Verfassung einfach deswegen nicht viel, weil sie im Sport nicht »gut« sind. Der einzige Grund, warum viele Mädchen keine sportlichen Fertigkeiten besitzen, ist der, daß sie ihnen nie beigebracht wurden. Eine Freundin, die professionell Baseball gespielt hat, erzählte mir, daß Jungen, wenn sie das Werfen lernen, ebenfalls »wie ein Mädchen« werfen. »Wie ein Junge« zu werfen lernen die Jungen durch ständiges Trainieren mit anderen, die schon weiter fortgeschritten sind. Das ist ein Teil ihres kulturellen Erbes.

Gehören Sie zu denen, die nie für die Volleyball-Mannschaft der Schule ausgewählt wurden? Haben Sie geglaubt, Sie müßten Ballspiele mit Jungen sein lassen, als Ihre Brüste zu wachsen begannen? Denken Sie einmal darüber nach, ob Ihre Vergangenheit und die Botschaften, die Sie als Mädchen erhielten, Sie heute davon abhalten, sich mit Freude zu bewegen. Wenn das der Fall ist, sollten Sie sich diese Konditionierungen bewußt machen, damit Sie sie ganz nacherleben können, und sie dann loslassen. Brian Swimme, Physiker und Autor des Buches ›Das Universum ist ein grüner Drache‹, hat es sehr treffend ausgedrückt: »*Bewegen* bedeutet eigentlich auf den *Weg* bringen, in Aktion versetzen. Wenn wir Sport treiben, versetzen wir unsere ererbten Erinnerungen in Aktion. Unser Körper erinnert sich daran, daß wir einst in Wäldern und auf Bäumen gelebt haben. Wir müssen robben, klettern und rennen, wenn wir unsere intellektuellen, emotionellen und spirituellen Kapazitäten entwickeln wollen ... Wir neigen dazu, Bewegung nur noch als Mittel zum Abnehmen anzusehen, als Methode, unser Fett wegzutrimmen. Doch Bewegung ermöglicht es dem Körper, sich an seine Vergangenheit zu erinnern, so daß er mit all seinen verwobenen Kräften des Lebens, Denkens und Reflektierens aktiv werden kann.«[2]

Viele der körperlichen Veränderungen, die wir als Folge des Älterwerdens ansehen, haben mit dem Alterungsprozeß an sich nichts zu tun. Weniger Muskelmasse und mehr Fettgewebe mögen zwar in unserer Gesellschaft im Alter normal sein, das heißt aber nicht, daß eine derartige Entwicklung auch natürlich ist – und wir brauchen uns nicht darauf einzurichten. Eine solche Veränderung wird durch mangelnde Aktivität ausgelöst, die durch die Erwartung bestärkt wird, wir müßten mit dem Älterwerden gleichzeitig schwächer werden. Wie wir gesehen haben, war die Kondition der 60jährigen Läufer bei den Tara Humaras *besser* als die der 20jährigen.

Leider besteht der kollektive Glaube unseres »Stammes« darin, daß wir zerfallen, wenn wir altern. Es gibt in unserer Kultur keine Tradition, die uns vermittelt, daß unsere Kräfte im Alter wachsen können. Wir leiden immer noch unter der kollektiven Wahnvorstellung, daß Alter Schwäche bedeutet, obwohl es zahllose Gegenbeweise gibt.

Positive Auswirkungen der Bewegung

Die Gesundheitsberaterin Joanne Cannon definiert körperliche Leistungsfähigkeit als »die Fähigkeit, die alltäglichen physischen Anforderungen plus ein unvorhergesehenes Ereignis zu bewältigen.« Diese Definition gefällt mir, weil sie die individuelle Situation berücksichtigt. Sich stark und leistungsfähig zu fühlen ist für den Aufbau einer guten Gesundheit unerläßlich. Untersuchungen zeigen, daß Frauen, die körperlich einigermaßen aktiv sind, gegenüber Frauen, die ständig nur sitzen, folgendes voraus haben:[3]

- Niedrigere Krebsraten und eine bessere Funktion des Immunsystems (mehr weiße Blutkörperchen und ein höherer Immunglobulinspiegel)[4]
- Eine durchschnittlich sieben Jahre höhere Lebenserwartung[5]
- Weniger Depressionen und Ängste und größere geistige Leistungsfähigkeit und Schnelligkeit (manchmal auch höhere IQ-Werte)[6]
- Größere Entspanntheit, größere Selbstsicherheit, mehr Spontanität und Begeisterungsfähigkeit sowie eine positivere Einstellung zum Körper[7]
- Stärkere Knochen, größere Knochendicke, höhere Knochenmasse und größere Widerstandsfähigkeit der Knochen gegen mechanische Belastung und Bruch[8]
- Erholsamerer Schlaf[9]
- Höheres Selbstwertgefühl[10]

Eine weitere positive Auswirkung körperlicher Bewegung ist, daß sie die Insulinempfindlichkeit erhöht und daher insulinunabhängigen Diabetes (NIDDM) verhüten kann.[11] Außerdem gewinnen Sie Energie. Wenn Sie ständig müde sind, bewegen Sie sich vielleicht nicht genug. (Aber manchmal liegt es auch daran, daß Sie Ruhe nötig haben – das müssen Sie selbst herausbekommen.) Häufig hilft Sport gegen prämenstruelle Beschwerden.[12] Und schwangere Frauen, die mäßig Sport treiben, leiden seltener unter Verstopfung, Hämorrhoiden, Krampfadern und morgendlicher Übelkeit.[13]

Selbst für körperlich behinderte Frauen oder Frauen, die im Rollstuhl sitzen, ist es von Nutzen, wenn sie ihren Oberkörper stärken und ihr Herz-Kreislauf-System in Schwung halten. Wenn man gerade eine Diät macht, erhöht regelmäßige Bewegung deren Effektivität. Wenn Sie also gerade eine fettarme Diät befolgen, werden Sie schneller abnehmen und es wird Ihnen bessergehen, als wenn Sie sich nicht bewegen würden.

Bewegung und Intuition

Der Körper wird vom Geist durchdrungen. Mich rhythmisch zu bewegen hilft mir, eine Verbindung zu meiner Intuition herzustellen, und dadurch wird ein größerer Bereich meiner geistigen Fähigkeiten für mich zugänglich – der »Geist« in meinen Beinen, in meinem Herzen und in meinen Bizeps. Bewegung erscheint mir wie ein notwendiger Prozeß, damit ich meine Gedanken vollständig verdauen kann. Wenn ich meinen Pulsschlag steigere, bringe ich *mehr* von mir selbst ins Spiel. Mein Körper wacht auf – und damit auch mein Geist. Während meines Trainings kommen mir ganz spontane Einsichten.

Untersuchungen haben gezeigt, daß sich rhythmisch wiederholende Bewegungen die Zahl der Alphawellen im Gehirn erhöhen – und der Alpha-Zustand fördert die Intuition. Ein hartes Training ist ein ideales Gegengewicht zu der geistigen Aktivität, die im modernen Leben so oft von uns gefordert wird.

Die individuellen Einstellungen zu Fitneßtraining und körperlicher Aktivität überhaupt sind sehr verschieden. Wir alle haben ein angeborenes Empfinden dafür, was für unseren Körper richtig ist. Als Wissenschaftlerin in einer Familie von Sportbegeisterten mußte ich selbst herausbekommen, was für mich am besten ist.[14] Sie werden das ebenfalls für sich herausfinden müssen. Es wird nicht unbedingt mit dem übereinstimmen, was irgend eine Autorität Ihnen als Richtschnur empfiehlt. Und in verschiedenen Lebensphasen können jeweils andere Arten von Bewegung sinnvoll sein. Manche Frauen brauchen nur dreimal in der Woche einen 20minütigen Spaziergang. Andere fühlen sich mit Aerobic, Hanteltraining oder Tanzen am besten. Vor allem aber sollten Sport und körperliche Bewegung Spaß machen.

Verschiedene Möglichkeiten der Bewegung

Aerobic und Herzfrequenz

In den sechziger Jahren galt das Konzept des Aerobic als revolutionärer Durchbruch in der Bewegungsphysiologie. Aerobicübungen halten das Herz, die Lungen und das gesamte Herz-Kreislauf-System in guter Verfassung. Außerdem wird dabei überschüssiges Fett verbrannt. Jede Bewegungsart, bei der der Pulsschlag für 15 bis 20 Minuten in den Bereich des sogenannten »Zielwertes« hinein gesteigert wird, kann man als aerobische Übung bezeichnen.

Ihren persönlichen Zielwert berechnen Sie folgendermaßen:

1. Ziehen Sie Ihr Alter von 220 ab.
2. Ziehen Sie von dem Ergebnis Ihren Ruhepuls (Herzschläge pro Minute) ab.
3. Multiplizieren Sie diese Zahl mit Ihrem »Übungsquotienten«. Dieser beträgt für eine Anfängerin 0,6 und für eine trainierte Frau 0,8.
4. Addieren Sie nun zu dem Ergebnis von Schritt 3 wieder Ihren Ruhepuls. Als Summe erhalten Sie Ihren persönlichen Zielwert (Pulsschläge pro Minute). Wenn Sie ihn durch 6 teilen, dann erhalten Sie Ihren Zielwert für einen Zeitraum von 10 Sekunden.

Beispiel: Sie sind 32 Jahre alt. Ihr Ruhepuls liegt bei 60, und Sie sind Anfängerin. Also rechnen Sie: 220 – 32 = 198.
198 – 60 = 138. 138 × 0,6 = 82,8. 82,8 + 60 = 142,8. Ihr Zielwert beträgt also 143 Herzschläge pro Minute oder 24 Schläge für einen Zeitraum von 10 Sekunden.

Die meisten Fachleute sind sich einig, daß 20 Minuten aerobische Übungen dreimal pro Woche ausreichen, um Herz und Kreislauf fit zu halten.

Aerobic und Training mit Gewichten

Aerobicübungen werden durch zusätzliches Training mit Gewichten noch wirksamer, weil das Gewichttraining die Muskelmasse im Verhältnis zum Fettgewebe vergrößert, und zwar viel effektiver, als Aerobicübungen allein das vermögen.[15] Diese Erkenntnis ist relativ neu.

Untersuchungen zeigen, daß wir beim Älterwerden jährlich im Schnitt anderthalb Pfund Fettgewebe zulegen. Außerdem verlieren wir jedes Jahr ein halbes Pfund Muskelmasse, wenn wir nicht regelmäßig trainieren. Verlust an Muskelmasse führt zu einer Zunahme des Fettgewebes. Das zusätzliche Training mit Gewichten verhindert nicht nur diesen Verlust, sondern formt die Muskeln auch, was zu einem gesünderen Aussehen führt. Die durch das Training bedingte größere Muskelkraft ist ebenfalls sehr nützlich für Frauen, weil sie oft schwache Oberkörper haben. (Ältere Frauen brechen sich das Hüftgelenk nicht nur, weil sie Osteoporose haben, sondern auch, weil ihre Muskulatur schwach ist, sie weniger Kraft haben und daher leichter stürzen.)

Daß das Training mit Gewichten zusammen mit Aerobicübungen zu einer höheren Zunahme an Muskelmasse führt, ist noch aus einem anderen Grund wichtig: Man braucht für die Erhaltung von einem Pfund Muskeln pro Tag 30 bis 50 Kalorien – für ein Pfund Fettgewebe benötigt man wesentlich weniger. Menschen mit mehr Muskelmasse haben einen aktiveren Stoffwechsel. Das ist ein Grund dafür, daß übergewichtige Frauen mit sehr viel Fettgewebe ihr Körpergewicht oft beibehalten, auch wenn sie verhältnismäßig wenig essen. Um ihren Stoffwechsel anzukurbeln, müssen sie ihre körperliche Aktivität steigern. Erst das führt dann zu einer Verringerung ihres persönlichen »Normalgewichtes« – des Gewichtes, das sich einstellt, wenn wir unserem Appetit entsprechend essen.

Es ist bekannt, daß der Mineralstoffgehalt der Knochen mit physischer Aktivität steigen kann.[16] Wenn man die Knochen durch gewichtstragende Bewegungsarten wie Gehen, Joggen, Fahrradfahren, Gewichtheben oder Treppensteigen, »vertikalen Kraftvektoren«, aussetzt, erzeugt man einen minimalen elektrischen Strom im Knochen, der als piezoelektrischer Effekt bezeichnet wird. Dieser Strom zieht Kalzium und andere Mineralstoffe an, die wir für eine optimale Knochendichte und -stärke brauchen. Zu diesem Zweck sind 20 Minuten Gewichtheben täglich oder 30 Minuten dreimal in der Woche ideal.

Kampfsportarten

Kampfsportarten im weitesten Sinne, wie Aikido oder Tai-chi Ch'uan, beziehen ganz bewußt Körper, Geist und Seele ein. Bei Untersuchungen an Menschen, die regelmäßig Tai-chi Ch'uan ausüben, ist zum Beispiel festgestellt worden, daß diese Bewegungskunst die biologischen Funktionen über das Nerven- und das Hormonsystem eher reguliert als beherrscht. Man hat gezeigt, daß Tai-chi Ch'uan mit Erfolg bei der Behandlung von Herzkrankheiten, hohem Blutdruck, Schlaflosigkeit, Asthma und Osteoporose eingesetzt werden kann. Außerdem hilft es beim Abbau von Depressionen, Spannungen, Wut, Müdigkeit, Verwirrung und Angst.[17]

Als Studentin habe ich den grünen Gürtel in Jiu-Jitsu gemacht. Das ist zwar keine besonders große Leistung, aber ich mußte dazu gegen ein paar große Kerle aus Cleveland Heights antreten. Daraus habe ich gelernt, daß ich die Kraft und den Willen habe, mich in Notwehr gegen jemanden körperlich zu verteidigen. Untersuchungen über Vergewaltiger zeigen, daß diese Männer sich meistens die Frauen aussuchen, die am zerbrechlichsten wirken. Das Selbstvertrauen und die aus dem Wissen sich verteidigen zu können, resultierende selbstbewußte Körperhaltung, übertragen sich auf das Energiefeld, das einen umgibt, und verringern so die Wahrscheinlichkeit einer Vergewaltigung. Außerdem können Kampfsportarten Ihnen helfen, Ihre Stimme zu entdecken.[18]

Sanfte Bewegungarbeit

Die Wirkung der Schwerkraft und alles, was wir so »auf dem Buckel herumschleppen«, ziehen uns im wahrsten Sinne des Wortes nach unten. Mit der Zeit machen die Muskeln schlapp, und die aufrechte Körperhaltung läßt nach, es sei denn, wir sind uns dessen bewußt und unternehmen etwas dagegen. Joga, Feldenkrais, Alexanderarbeit und andere sanfte Techniken eignen sich ausgezeichnet, um Muskeln und Organe zu entspannen, zu dehnen und sanft anzuregen. Außerdem führen sie zu einer optimalen Körperhaltung gegenüber der Schwerkraft und Wirbelsäule und Gelenke bleiben geschmeidig.

Körperliches Training und Sucht

Fast alles Tun kann zur Sucht werden, und körperliche Bewegung bildet da keine Ausnahme. Manche Menschen haben sich tatsächlich schon wegen Laufsucht in Therapie begeben. Wenn man körperliche Bewegung einsetzt, um vor den Belastungen des Alltags davonzulaufen, ist das nichts anderes, als wenn man valiumsüchtig ist. (Sport an sich mag zwar gesünder sein als Valium, aber der Suchtprozeß ist der gleiche.)

Daß unsere Gesellschaft Fitneßtraining als Patentrezept ansieht, wird ausgezeichnet in einem Artikel veranschaulicht, der im Mai 1991 (gerade vor Beginn der »Bademoden-Saison«) in der Zeitschrift ›Longevity‹ (zu deutsch: ›Länger leben‹) erschien. Dieser Artikel war überschrieben: »Die wirksamsten Rezepte: Notfallstrategien zum Abnehmen und für eine gute Figur – von 8 berühmten Körpern.«[19] In der oberen linken Ecke stand die Zeile »Noch 30 Tage bis zum Sommer«. (Das sollte die Leserin für die Bekämpfung ihrer Zellulitis in Stimmung bringen.)

In diesem Artikel wurden gefeierte Persönlichkeiten und ihre fast nicht nachvollziehbaren Tagesabläufe vorgestellt. Ich konnte kaum fassen, was da stand. Wie viele von uns haben persönliche Trainer – oder auch nur eine Stunde pro Tag Zeit für ein Fitneßtraining? Uns gewöhnlichen Sterblichen derartige Informationen über berühmte Frauen zu präsentieren und zu erwarten, daß wir deren Maßstäben genügen würden, ist einfach lächerlich. Stars bauen ihre Karriere darauf auf, daß sie »perfekte« Körper haben, und ihre Körper zahlen den Preis dafür. Das gehört zu ihrem Beruf. Sie müssen nicht außerdem noch Kinder großziehen und einer anderen Arbeit nachgehen. Man braucht keine Drogenberaterin zu sein, um in diesem Artikel – und in Hunderten von anderen – die Sprache und die typischen Merkmale einer Sucht zu erkennen. Gefeierte Stars fallen den gleichen Suchtauslösern zum Opfer wie die übrige Gesellschaft. »Ich trainiere einfach noch härter«, sagte Jane Fonda in dem Artikel auf die Frage, welche Fitneßübungen sie macht, wenn sie schnell ein paar Pfunde loswerden muß. Die Stars haben einfach mehr Geld für die B etreuung ihrer Kinder – und mehr Zeit für ihr Fitneßtraining.

Leider benutzen viele Frauen körperliches Training tatsächlich als Mittel, um vor Belastungen davonzulaufen oder um ihr Gewicht niedrig zu halten. Beides läßt sich zwar damit erreichen, aber man kann niemals eine gesunde Beziehung zu körperlicher Aktivität und zum Körper überhaupt entwickeln, wenn man sich nur bewegt, um Streß abzubauen oder um abzunehmen.

Körperliche Bewegung, Amenorrhoe und Knochenschwund

Wiederholt haben Untersuchungen ergeben, daß Sportlerinnen, die nicht mehr menstruieren, unter vorzeitigem Knochenschwund leiden.[20] Früher habe ich befürchtet, daß diese Ergebnisse verwendet werden könnten, um Frauen davon abzuhalten, ihre Körper ebenso vollständig und kraftvoll einzusetzen wie Männer. (Bei einer Schwangerschaft wird der Körper so vollständig und kraftvoll eingesetzt wie bei nur irgend einer Sportart.)

Folgeuntersuchungen haben gezeigt, daß viele Sportlerinnen aus eben dem gleichen Grund keine Periode mehr haben wie viele Frauen, die streng Diät halten oder magersüchtig werden: Sie essen nicht genug und haben nur noch sehr wenig Fettgewebe. Das führt zu einem Ausbleiben der monatlichen Regelblutung (Amenorrhoe) und zu früher

Osteoporose.[21] In einer Untersuchung wurde festgestellt, daß die Regelblutung bei Sportlerinnen wieder einsetzte, wenn sie 500 bis 700 Kalorien pro Tag mehr zu sich nahmen. (Die meisten Leistungssportlerinnen wollen das allerdings nicht.)

Eine Studie von Dr. Nancy Lane belegt, daß Marathonläuferinnen, die soviel trainieren, daß ihre Regel ausbleibt, eine Knochendichte haben, die vergleichbar mit der einer 50jährigen ist. Ab wann Laufen für den weiblichen Körper schädlich wird, läßt sich nicht genau festlegen. Bei Leistungssportlerinnen scheinen schädliche Wirkungen allerdings ab etwa 80 Trainingskilometer pro Woche aufzutreten.

Nicht alle Frauen laufen Gefahr, daß bei extremem Training ihre Periode ausbleibt. Dr. Lane stellte in ihrer Untersuchung fest, daß vor allem junge, kinderlose Frauen von diesem Problem betroffen sind, weil Schwangerschaft und Geburt es anscheinend schwerer machen, hormongesteuerte Abläufe durch extremes Training zu unterdrücken. Es wird schwieriger, den Menstruationszyklus zu unterbrechen. Deswegen leiden Läuferinnen über 30, die Kinder geboren haben, nur selten unter Amenorrhoe.[22] Ich glaube, es gibt noch einen weiteren Grund dafür, daß Mütter nicht so anfällig für dieses Problem sind: Sie neigen viel weniger zu knallhartem Konkurrenzdenken – das wird einer Veränderung der chemischen Prozesse im Körper zugeschrieben. Die Geburt eines Kindes verändert eine Frau oft ganz grundlegend und zwar emotional, seelisch, körperlich und geistig.

Ein weiterer Grund dafür, daß Sportlerinnen unter Amenorrhoe leiden, ist, nach anderen Untersuchungen, daß Magerkeit *in Verbindung mit* der chronischen Sorge, übergewichtig zu werden, zu Zyklusstörungen führen kann.[23] Sportlerinnen sind von dem Schlankheitsideal in unserer Kultur genauso beeinflußt wie andere Frauen. Aus diesem Grund nehmen sie oft weniger Kalorien zu sich, als sie bei der Leistung, die sie sich abverlangen, eigentlich bräuchten. Eßstörungen treten bei Sportlerinnen genauso häufig auf wie bei anderen Frauen, aber Sportlerinnen benutzen manchmal ihr Training zur Gewichtskontrolle. Sie trainieren hart und essen anschließend nicht – hier besteht kein Unterschied zu anderen Formen der Magersucht.

Da es eine Weile dauern kann, bis die Menstruationsblutungen wieder einsetzen, ist eine Progesterontherapie zum Wiederaufbau der Knochenmasse oft hilfreich. Sobald die Ovulationszyklen wieder eingesetzt haben, erhöht sich auch die Konzentration der Mineralstoffe in den Knochen wieder.[24]

Meine eigene Geschichte: Frieden schließen

Ich bin, wie schon erwähnt, in einem Umfeld aufgewachsen, in dem ständig Sport getrieben wurde. Meistens waren es anstrengende Sportarten im Freien, wie Laufen und Skifahren. Zu meinem Leidwesen konnten meine Eltern und Geschwister es selbst an Weihnachten kaum erwarten, »auf die Piste« zu kommen. Meine Mutter machte zwar Joga, und ich lernte die Grundstellungen in der achten Klasse, doch es war für uns keine Art der Meditation, bei der wir auf die Atmung geachtet hätten, sondern wir sahen es als lustigen Wettbewerb an, wer seinen Körper am besten in die Stellungen bringen konnte. Besonders gern machten wir Kopfstand – das sah so imponierend aus.

Meine Schwester betrachtete jede Art von meditativer Dehnung oder Muskeltonisierung als kindisch und schwächlich. Wenn sie nicht auf der Aschenbahn war, lief sie mit Skistöcken den Berg hinter unserem Haus hoch und machte ihre »Trockenübungen«. Ein Urlaub mit der Familie hieß immer Zelten oder Wandern, und das Wandern hatte meistens etwas von »Gipfelstürmen« an sich. Ich tat nicht einmal so, als ob mich das interessieren würde. Ich war gern draußen in der Natur, aber nicht, um sportliche Wettkämpfe auszutragen.

Inzwischen macht meine Schwester regelmäßig Joga und Tai-chi und achtet dabei auf ihren Atem und auf ihre Gefühle. Nachdem sie jahrelang hart trainiert hat und sich mehrere Verletzungen zugezogen hat, kann sie jetzt keine Fitneßgeräte mehr sehen. Ich dagegen interessiere mich zur Zeit für Aerobic und Gewichttraining. Allerdings verändere ich mein Bewegungsprogramm ständig, je nachdem, wie ich mich fühle. Wir haben beide zu einer ausgewogenen Form von körperlicher Aktivität gefunden, und dabei haben sich unsere Wege gekreuzt.

Während meiner Zeit als Studentin und Assistenzärztin habe ich drei- bis viermal pro Woche 20 bis 30 Minuten lang gejoggt und zum Ausgleich etwas Joga gemacht. Leider lief ich damals dem flüchtigen »Laufrausch« hinterher. Wenn ich auf jene Jahre zurückblicke, erinnere ich mich am deutlichsten daran, wie herrlich es war, draußen im Sonnenschein und an der frischen Luft zu sein, nachdem ich so viele Stunden lang in einem Krankenhaus eingesperrt gewesen war. Aus diesem Grund freute ich mich immer auf mein Laufen, aber außerdem wollte ich meine 30 Aerobicpunkte für die Woche schaffen. Dafür lief ich sogar vor roten Ampeln auf der Stelle. Im Nachhinein wünsche ich mir, ich hätte noch viel mehr auf die Luft und das Licht geachtet – und weniger darauf, wie weit ich lief oder wie hoch mein Puls war. Ich wußte damals nicht, daß man am besten aus Freude an der Bewegung läuft. Ich tat es, um etwas zu erreichen – nicht weil mir das Laufen an sich Spaß machte (typisches Suchtverhalten).

Während meiner Schwangerschaften habe ich Joga für Schwangere gemacht. Wie viele andere schwangere Frauen auch, stellte ich fest, daß Joggen sich dabei einfach gräßlich anfühlte. Ich habe auch nicht wieder damit begonnen. Nachdem die Kinder geboren wurden und während sie klein waren (unter vier), bin ich gelegentlich spazierengegangen, aber das war ein paar Jahre lang so ziemlich alles. (Ich habe nicht viele Erinnerungen an jene Jahre – es verschwimmt alles in Windeln und Müdigkeit.) Wenn ich abends nach Hause kam, konnte ich mich nicht dazu aufraffen, nochmal zum Laufen vor die Tür zu gehen. Die Kinder schienen meine Aufmerksamkeit zu sehr zu brauchen. Es dauerte eine Weile, bis ich gelernt hatte, meine und ihre Bedürfnisse miteinander zu vereinbaren. Sie sind schließlich nur einmal klein, und ich wußte instinktiv, daß es wichtig war, so viel Zeit wie möglich mit ihnen zu verbringen.

Als die Kinder jedoch älter wurden, kaufte ich ein Skilanglauf-Ergometer und stellte es vor dem Fernseher auf. Etwa dreimal in der Woche trainierte ich 20 Minuten lang und guckte dabei irgendein Unterhaltungsprogramm oder hörte Musik. Während der ersten paar Monate jammerten meine Kinder, beschwerten sich und wollten dauernd etwas zu trinken bekommen oder ihre Schuhe zugebunden haben oder etwas anderes, das ihnen meinc uneingeschränkte Beachtung sicherte. Daraufhin erklärte ich ihnen, sie könnten im gleichen Zimmer malen oder spielen und ich würde schließlich nicht weggehen, um Sport zu treiben. Das verstanden die Kinder. Wenn ich mir über meine Bedürfnisse im klaren war, ohne deswegen ein schlechtes Gewissen zu haben, hatten sie selbst als kleine Kinder eine Weile Verständnis. Außerdem versprach ich ihnen, daß ich mit ihnen spielen würde, sobald ich fertig war, oder ihnen auf andere Weise die Beachtung geben würde, die sie brauchten. Das klappte einige Jahre lang gut.

Unsere gesamte Einstellung zu Fitneß und Sport muß völlig neu überdacht werden, wenn wir unsere lebenslange Leistungsfähigkeit als Ziel vor Augen haben. Individualsportarten oder Aktivitäten, die man auch nach Ende der Schulzeit noch lange mit Freude beibehält, sollten in den Lehrplan der Schulen aufgenommen werden. Tennis, Joga, Tanzen und Kampfsportarten werden an Universitäten zwar häufig angeboten, aber ich würde sie gern schon in Grundschulen sehen.

Ein guter Einstieg

Erster Schritt: Entscheiden Sie sich für eine Bewegungsart. Die Vorstellung vom »idealen« Trainingsprogramm aufzugeben ist ebenso gesund, wie die Vorstellung vom »Ideal«gewicht fallenzulassen. Wenn Patientinnen mich fragen, welches Fitneßprogramm am besten ist, antworte ich: »Das, was Sie gerade machen.« Die sportlichen Aktivitäten meiner Patientinnen sind weit gestreut. Sie reichen von Joga, Tai-chi Ch'uan über Tanzen bis hin zur Leitung von Überlebenstraining.

Machen Sie ein Experiment: Erinnern Sie sich daran, wie Sie als Kind draußen gespielt haben – wie Sie herumgehüpft oder Seil gesprungen sind oder einfach zum Spaß mit einem Ball geworfen haben. Oder erinnern Sie sich daran, wie Sie getanzt haben – wie Sie sich solange gedreht haben, bis Sie schwindlig umfielen. Spielen Sie im Geiste eine Weile mit dieser Erinnerung und spüren Sie, wie sich das damals anfühlte. Riechen Sie die Gerüche von damals. Spüren Sie die Sonne oder den Wind auf Ihrem Gesicht. Spüren Sie, was für ein schönes Gefühl es war, sich voller Freude und Energie zu bewegen und den Körper ganz zu fordern.

Wenn Sie damit fertig sind, kommen Sie sachte wieder in die Gegenwart zurück. Beginnen Sie nun, sich so zu bewegen, wie Sie es damals getan haben. Spüren Sie, wie es sich jetzt anfühlt. Seien Sie *in* Ihrem Körper. Genießen Sie ihn, bewundern Sie ihn – experimentieren Sie mit Ihren Bewegungen. Haben Sie sich an eine Bewegungsart erinnert, die sich wirklich toll anfühlte? Welche war das? Wie können Sie sie in Ihr jetziges Leben einfügen?

Zweiter Schritt: Entschließen Sie sich dazu, sich zu bewegen. Entscheiden Sie sich fest dafür, sich in irgend einer Weise dreimal in der Woche 20 bis 30 Minuten lang körperlich zu bewegen. Bewegung und fettarme Ernährung sind eine ideale Kombination, um abzunehmen und mehr Energie zu gewinnen.

Machen Sie sich das Fitneßtraining so einfach wie möglich. Für mich heißt das, daß ich, wenn ich nach der Arbeit nach Hause komme, T-Shirt und Shorts anziehe. Mein Trainingsgerät steht vor dem Fernseher – ich brauche nichts weiter vorzubereiten. Unser Haus ist dafür da, daß ich darin gut leben kann und nicht dafür, daß es perfekt aussieht, falls Besuch kommen sollte. Wenn wir Gäste haben, stellen wir das Gerät weg und bauen es anschließend wieder auf. Beschließen Sie, einen Monat lang regelmäßig Ihr Programm durchzuführen. Während dieser Zeit wird Ihr Körper wahrscheinlich beginnen, sich darauf zu freuen.

Wenn Sie eine Weile aussetzen, sagen Sie sich, daß Sie weitermachen werden, sobald Sie können. Verschwenden Sie keine einzige Sekunde auf Selbstvorwürfe.

Dritter Schritt: Passen Sie auf, daß Sie Ihre Bemühungen nicht selbst zunichte machen. Einer der häufigsten Gründe, warum Frauen mit dem Fitneßtraining wieder aufhören, ist der, daß sie zu schnell zu viel machen (ein Zeichen von Suchtverhalten). Nachdem sie drei Jahre lang gar nichts getan haben, schwören sie sich, daß sie jetzt eine Woche lang jeden Tag fünf Kilometer laufen und sich ganz schnell in Form bringen werden. Viel besser ist es, wenn man *weniger* tut, als man eigentlich könnte – für eine Weile zumindest. Das vermittelt Ihrem Körper den Eindruck, daß er Ihnen vertrauen kann, daß Sie auf ihn achten und ihn nicht bis zur Erschöpfung fordern. Ihr Körper wird merken, daß Bewegung Spaß macht! Hunde gehen wahnsinnig gern spazieren – und wir würden uns mit der gleichen Begeisterung bewegen, wenn wir uns ebenso von unseren Instinkten leiten ließen wie die Tiere.

Wenn Sie sich allerdings *nie* fordern und *immer* weniger tun, als erwartet wird oder als nötig ist, sollten Sie sich vielleicht manchmal einen kleinen Schubs geben. Es tut gut, wenn man weiß, daß der Körper bei Bedarf zu größeren Leistungen fähig ist. Mißbrauchen Sie das Training aber niemals dazu, Ihren Körper gefügig zu machen oder ihn für seine Unzulänglichkeit zu bestrafen. (Annc Wilson Schaef sagt, ihrer Meinung nach sei die Abhängigkeit vom Selbstmißbrauch wahrscheinlich die häufigste Sucht in unserer Gesellschaft, und ich stimme ihr zu.)

Achten Sie darauf, ob Sie körperliche Bewegung einsetzen, um vor Ihren Gefühlen davonzulaufen oder um Streß abzubauen. Man kann dabei zwar gut »Dampf ablassen«, aber wenn das Training in erster Linie diesem Zweck dient, kann es zum »Patentrezept« gegen Streß werden. Sie werden die Bewegung dann benutzen, um Ihre emotionalen Schmerzen zu »behandeln«. Viel besser ist es, sich statt dessen mit den Ursachen für den Streß oder die Schmerzen zu beschäftigen.

Wenn Sie Ihr Trainingsprogramm gräßlich finden und sich dazu überreden oder zwingen müssen, bauen Sie nur Widerstände dagegen auf. Irgendwann werden Sie dann sowieso aufhören oder sich eine Verletzung zuziehen, oder Sie werden das Programm als äußere Autorität einsetzen, die Sie kontrolliert: Dann werden Sie Ihre eigenen Bemühungen so sabotieren, daß Sie sie schließlich ganz einstellen werden.

Vierter Schritt: Genießen Sie die Bewegung. Eine meiner Patientinnen, eine Lehrerin für Kunsterziehung in den Vierzigern, hat angefangen, Gewichte zu heben. Es macht ihr großen Spaß. Sie ist frisch geschieden, und die Kräftigung ihrer Muskulatur spiegelt ihre Stärkung in anderen Lebensbereichen wider. Sie sieht großartig aus und fühlt sich auch so – voller Kraft. Bewegung setzt im Körper sogenannte Endorphine frei, endogene Morphine, die mit Morphium und anderen Opiaten verwandt sind. Daher führt körperliches Training ganz von selbst dazu, daß man sich wohlfühlt.

Versuchen Sie es einmal mit physischer Aktivität. Wenn, wie David Spangler sagt, unser Körper unsere Seele ebenso erschafft, wie unsere Seele unseren Körper erschafft, dann können Sie Ihrer Seele auf diese Weise zu ordentlichen Muskelpaketen verhelfen!

Neunzehntes Kapitel

Uns selbst heilen – unsere Welt heilen

Wenn du das hervorbringst, was in dir ist,
Wird dich das, was du hervorbringst, retten.
Wenn du nicht hervorbringst, was in dir ist,
Wird dich das, was du nicht hervorbringst, zerstören.

(Jesus, in *The Gospel According to Thomas*)

Wir alle müssen das Erbe, das uns als Frauen zugefallen ist, anerkennen und Zeugnis davon ablegen, wenn wir uns heilen wollen. Wir tragen nicht nur den eigenen Schmerz im Körper, sondern auch den Schmerz unserer Mütter und Großmütter, und wenn auch noch so unbewußt. Bei den meisten Frauen sitzt der Haß auf ihren Körper sehr tief – Generationen tief. Die meisten von uns hatten Mütter, die dazu erzogen wurden, ihrem Körper und seinen Fuktionen zu mißtrauen, genauso wie ihre Mütter, Großmütter und Urgroßmütter vor ihnen auch.

Ab und zu habe ich eine sehr lebhafte Empfindung: Ich betrete einen Raum in mir, den ich als »den Schmerz der Frauen« bezeichne. Als das zum erstenmal geschah, bei einem Intensivkurs mit Anne Wilson Schaef, spürte ich, wie mein Bewußtsein in der Zeit zurückging und Schicht um Schicht und Jahrhundert um Jahrhundert der Verdrängung abblätterten. Dieser Prozeß begann damit, daß Anne zu mir sagte: »Du bist so müde« und mir vorschlug, ich sollte mich auf eine Matte legen und sehen, »was hochkommt«. Daß eine Frau, eine Mentorin, meine Müdigkeit sah und akzeptierte, statt weitere Aufopferung zu verlangen, war eine der tiefgreifendsten Erfahrungen meines Lebens. Zuerst, als Anne bei mir saß und sagte, ich solle bei mir bleiben, spürte ich, wie sehr mein Körper sich dagegen wehrte, das zu fühlen, was ich fühlte. Ich merkte, wie gut ich trainiert war, meine Tränen herunterzuschlucken und meine Arbeit weiterzumachen. Aber nach einer Weile, als Anne wieder sagte, ich solle einfach bei mir bleiben, erlebte ich, wie mein Bewußtsein durch all die Zeiten zurückging, in denen ich mich nicht ausgeruht hatte: als ich meine Kinder bekam, während meiner Zeit als Assistenzärztin, während des Studiums, in der Schulzeit. Immer weiter zurück – bis in meine Kindheit. »Bitte nicht um eine leichtere Last, sondern um einen stärkeren Rücken«, hörte ich meine Mutter sagen. Und ich weinte um mich und um den Teil von mir, der das Ausruhen so nötig brauchte. Als ich schließlich all die Tränen geweint hatte, die ich früher nicht um mich geweint hatte, begann ich, um meine Mutter zu weinen – um die vielen Gelegenheiten, bei denen sie ihren Gefühlen nicht nachgeben oder sich nicht ausruhen durfte, um all die Nächte, die sie bei einem kranken Kind gewacht hatte, um ihren unendlichen Kummer über den Verlust zweier Kinder.

Und als das vorbei war, fühlte ich den Schmerz meiner Großmutter, die von ihrer zwölfjährigen Schwester aufgezogen worden war, nachdem ihre Mutter im Kindbett gestorben war. Und dann ging ich noch weiter zurück – bis ich um alle Frauen klagte, um all die Schmerzen, die Geburten, bei denen niemand Beistand leistete, über all die Ungerechtigkeit, so viele tausend Jahre lang. Was sehr persönlich begonnen hatte, wurde allgemein: Es war nicht mehr mein Schmerz, sondern *der* Schmerz.

Als das alles vorüber war, mehrere Stunden später, wußte ich genau, warum ich auf der Erde war und was meine Aufgabe war: an der Heilung dieses kollektiven Schmerzes mitzuarbeiten. Blitzartig wurde mir klar, daß es keine Zufälle gibt, daß ich dazu bestimmt gewesen war, Geburtshelferin und Gynäkologin zu werden, und daß kein anderer Weg für meine Aufgabe genauso gut geeignet gewesen wäre wie dieser. Ich wußte, warum ich geweint hatte, als ich vor vielen vielen Jahren als Studentin zum erstenmal Zeugin einer Geburt gewesen war: Ich hatte Zugang zu eben diesem »Gebiet« gefunden. Die Geburt mitzuerleben rief Gefühle in mir wach, für die ich damals, 1973, keine Worte hatte. Ich wußte nur, daß diese Geburt mich über alles verständliche Maß hinaus bewegt hatte und daß für mich kein anderer Bereich der Medizin in Frage kam als die Frauenheilkunde. Aber damals drückte ich, wie bei so vielen anderen Gelegenheiten auch, diese Gefühle wieder weg, statt sie ganz zuzulassen. Zwei Tage nach diesem Erlebnis bekam ich meine Regel, für mich eine Bestätigung, daß das Material aus unseren tiefsten Schichten oft kurz vor der Menstruation ins Bewußtsein kommt – in der Zeit, wenn der Schleier zwischen den Welten dünner ist.

Etwa eine Woche später erzählte ich meiner Mutter am Telefon von dieser Reise in die Tiefe. Als ich zu Ende war, schwieg sie lange. Dann sagte sie: »Ich bin sexuell mißbraucht worden. Ich erinnere mich an das

Zimmer, ich erinnere mich an den Geruch seiner Pfeife. Ich sehe es vor mir, als würde es jetzt gerade passieren. Es war der alte Bill, der Mann, der bei meiner Mutter zur Untermiete wohnte. Er hat gesagt, ich dürfte niemals jemandem etwas davon erzählen. Ich habe mich schmutzig gefühlt. Ich war acht Jahre alt.«

Meine Mutter war zu jener Zeit 63 Jahre alt und hatte sich vorher nie an dieses Ereignis erinnert. Irgendwie war ich mit meinem Erlebnis in die Erinnerungs-Datenbank der Familie eingebrochen – und so kam auch meine Mutter leichter an die gespeicherten Informationen heran. Einige Monate zuvor hatte sie wiederholt geträumt, an ihrem Körper würden sich schreckliche Auswüchse bilden. Sie war in panischem Schrecken erwacht. Jetzt wußte sie, daß ihre Träume mit dem so lange verdrängten Mißbrauch zusammenhingen; die Auswüchse auf ihrer Haut waren Anzeichen dafür, daß das Material, das ins Bewußtsein aufstieg, »knapp unter der Oberfläche lag« – schlimmes, schreckliches Material.

Mom war gerade allein in ihrem Häuschen, als ich anrief und sie sich an den Mißbrauch erinnerte. Ich fragte sie, ob sie allein zurechtkäme, wenn wir aufgelegt hätten. Sie bejahte das, meinte aber, sie würde mich wieder anrufen, falls sie Hilfe brauchte. Ich schlug ihr vor, bereitwillig bei dem zu bleiben, was »unerträglich« war. Sie betete um Führung und es gelang ihr, die ekelerregenden Gefühle zu erleben, die mit der Erinnerung an den sexuellen Mißbrauch auftauchten. Dann ging sie schlafen. Ihr Dachzimmerfenster war offen – es war eine milde Herbstnacht –, und später erzählte sie mir, daß drei blaue Lichter zum Fenster hereingekommen seien, gefolgt von einer großen, schimmernden Kugel aus weißem Licht. Das nächste, was ihr bewußt wurde, war, daß der Morgen da war. Sie erwachte mit einem Gefühl tiefen Friedens und wußte, daß sie eine Gnade erfahren hatte.

Unsere Mütter: Die Zellen

Unsere Erinnerungen sind im Körper gespeichert. Nach einer Uterusbiopsie (Entnahme einer Gewebeprobe aus der Gebärmutter) werden Erinnerungen an Inzest wach, und nach einer Unterleibsoperation steigt Traurigkeit auf, alles mit gutem Grund. Wir tragen unsere persönliche Geschichte in unserem Zellgewebe in uns wie in einer Datenbank. Aber wir tragen noch viel mehr mit uns herum als nur die persönliche Vergangenheit. Auf einer bestimmten Ebene haben wir alles und jeden – das Kollektive – in unseren Zellen gespeichert.

Es ist bekannt, daß die DNS in den Mitochondrien, jene DNS, die die täglichen Aktivitäten des Zytoplasmas der Zellen ausführt, ausschließlich über die mütterliche Linie vererbt wird. Die gesamte Menschheit läßt sich so bis auf eine Gruppe von Frauen in Afrika zurückverfolgen.[1] Diese Tatsache verleiht meinen Erlebnissen und den Erlebnissen meiner Patientinnen, die in Erfahrungsbereiche weit jenseits logischer Zusammenhänge eingetreten sind, auf biologischer Ebene Glaubwürdigkeit. Manchmal sind körperliche Symptome nicht nur die Tür zu unserem eigenen Schmerz, sondern auch zum Schmerz anderer, zum kollektiven Schmerz.

Ein alter Spruch der Sufis erfaßt das Wesen dieser Erfahrung und gibt eine Anleitung für den Umgang damit. Er lautet sinngemäß:

> *Überwinde alle Bitterkeit, die dich vielleicht befallen hat, weil du der Größe des Schmerzes, mit dem du betraut wurdest, nicht gewachsen warst.*
> *Wie die Mutter der Welt den Schmerz der Welt in ihrem Herzen trägt, so ist jeder von uns ein Teil ihres Herzens und daher mit einem gewissen Maß an kosmischem Schmerz beladen. Du hast an der Gesamtheit dieses Schmerzes teil.*
> *Du bist aufgerufen, ihm mit Freude und nicht mit Selbstmitleid zu begegnen. Das Geheimnis liegt darin, dein Herz als Gefäß anzubieten, um darin kosmisches Leid in Freude zu verwandeln.*

Stephen Levine hat mich gelehrt, daß die Arbeit, die wir tun, um unser Leid aufzulösen, das Leiden der ganzen Welt verringert. Wenn wir Raum für unseren Schmerz haben, haben wir auch Raum für den Schmerz anderer und helfen mit, das Leid anderer zu »tragen«. Nur dann kann es in Freude verwandelt werden.

Ein Erinnerungsritual: Brendas Geschichte

Vor einigen Jahren beschloß meine engste Freundin aus der Kinderzeit, sich ihre Spirale herausnehmen zu lassen, weil sie schwanger werden wollte. Sie hatte fast 18 Jahre lang ohne Probleme die Spirale zur Empfängnisverhütung benutzt, aber jetzt, mit 40, war sie einem Mann begegnet, mit dem sie ihr Leben teilen und Kinder haben wollte. Da diese Entscheidung ein bedeutender Wendepunkt in ihrem Leben war, wollte sie, daß ein ihr nahestehender Mensch bei dem Ereignis dabei war. Daher bat sie mich, die Spirale zu entfernen, während sie bei mir in Maine zu Besuch war.

Wir beschlossen, vorher eine einfache Zeremonie durchzuführen, um den Vorgang, die Spirale zu entfernen und ein Kind einzuladen, aufmerksam und bewußt anzugehen. Daher begaben wir uns an einem herrlichen Sonntagnachmittag im Herbst, als die Bäume in ihrer ganzen Farbenpracht leuchteten, zu *Women to Women* hinüber, legten auf dem Teppich in meinem Büro einen Kreis aus Stoff aus, pflückten von einer Topfgeranie eine Blüte ab und suchten ein paar Muscheln zusammen, um sie in unseren Kreis zu legen. Wir füllten eine Muschel mit Wasser, zündeten ein paar Kerzen an, und dann setzen wir uns um unseren kleinen Kreis herum, dankten den Kräften der Natur, Gott und den Geheimnissen des Lebens und luden sie ein, bei uns zu sein.

Wir riefen Brendas Verlobten an (er arbeitete zu der Zeit in einem anderen Bundesstaat). Ich bat die beiden, sich über ihre Ängste und Hoffnungen in bezug auf ein Kind zu unterhalten, und das taten sie. Der Verlobte war bereits vor vielen Jahren einmal Vater geworden, aber er sehnte sich danach, diesmal stärker beteiligt zu sein. Während er sprach, war es deutlich und offensichtlich, daß er Brenda liebte und unterstützte. Er war zweifellos bereit, aktiv die Vaterrolle zu übernehmen. Sein Entschluß, Brenda zur Seite zu stehen, war klar und ermutigend. In ihrer Beziehung erschien mir das Männliche in seiner besten Form verkörpert, wenn es das Weibliche ganz unterstützt.

Brenda wollte zwar gern ein Baby haben, sagte aber, sie hätte Angst, weil sie nicht wisse, wie man ein Kind zur Welt bringt. Trotz dieser Angst war sie jetzt bereit, sich die Spirale entfernen zu lassen. Wir verabschiedeten uns von ihrem Verlobten und versprachen ihm, gleich nach dem Eingriff wieder anzurufen.

Dann gingen wir in eines meiner Untersuchungszimmer hinüber, und ich betäubte Brendas Muttermund lokal mit einer geringen Menge Anästhetikum. Als Brenda bereit war, bat ich sie, zu husten, während ich die Spirale herauszog. (Wenn man hustet, während etwas in den Gebärmutterhals eindringt oder herauskommt, werden häufig die Schmerzbahnen unterbrochen, so daß der Vorgang weniger unangenehm wird.)

Ich sagte Brenda, sie würde ihre Gebärmutter spüren, während die Spirale herausgezogen würde, und das wäre ein Moment, um sich auf Eindrücke, die dort gespeichert seien, einzulassen. Ich erklärte ihr, daß der Körper Erinnerungen aufbewahrt und daß diese manchmal während eines leichten Eingriffs wie einer Endometriumbiopsie (Strichkürettage) oder der Entfernung einer Spirale wieder lebendig werden würden. Ich sagte, ich würde nach dem Vorgang eine Weile meine Hände über ihre Gebärmutter legen, um »ihr Energiefeld wieder zusammenzusetzen«. Sie brauche dabei nur aufmerksam auf Gedanken oder Gefühle, die vielleicht auftauchen würden, zu achten.

Die Spirale ließ sich ohne Schwierigkeiten entfernen. Dann nahm ich Brendas Fersen aus den Haltern, bat sie, sich auszustrecken und ließ meine Hände ein paar Mal von Kopf bis Fuß über ihren Körper gleiten. Als ich damit fertig war, legte ich ihr die Hände auf den Unterbauch. Brenda weinte und lachte gleichzeitig, während ihr Körper die Spannung und den emotionalen Druck, die mit einem derartigen Vorgang verbunden sind, freiließ. Ich ermutigte sie, alles zu tun, wonach ihr zumute war. Und ich erinnerte sie daran, einfach bei dem zu bleiben, was hochkommen würde.

Nachdem Brenda eine Weile geweint hatte, schloß sie die Augen und fing dann an zu lachen. Sie sprach davon, daß sie in einem Wald sei und daß Licht durch die hohen Bäume hinunterscheine. Sie beschrieb sich als jung, zu jung. Dann bekam sie wieder Angst. Diesmal wußte ich nicht genau, was vor sich ging, aber ich ließ die Hände einfach weiter auf ihrem Unterbauch ruhen. Sie sagte, es fühle sich gut an, daß ich meine Hände dort hätte, und ich solle sie dort liegenlassen.

Sie erinnerte sich weiter daran, wie sie ein junges Mädchen war, allein im Wald. Sie war schwanger, und niemand war bei ihr. Ihr Körper begann, Bewegungen zu machen, die wie Wehen wirkten. Brenda sagte immer wieder: »Es ist zu früh. Ich weiß nicht, wie das geht.« Sie hatte erst normale Wehen und dann Preßwehen. (Ich habe so vielen Frauen assistiert, die in den Wehen lagen, daß ich weiß, was der Körper einer Frau in den Wehen durchmacht.) Nach etwa zehn Minuten sah Brenda auf etwas hinunter, und als sie es beschrieb, erschien es mir wie ein 30 Wochen altes, totgeborenes Kind. Brenda fragte mich: »Was ist das Weiße, das wie ein Strick aussieht und aus meiner Vagina herauskommt?« Sie beschrieb die Nabelschnur. Ich sagte ihr, es sei die Nabelschnur und die Plazenta fehle noch. Ihr Körper machte eine weitere Wehe durch und bewegte sich dann, als würde er eine Plazenta herauspressen. Brenda hatte noch nie ein 30 Wochen altes Frühgeborenes gesehen, und auch weder eine Plazenta noch eine weiße, durchscheinende Nabelschnur, aber sie konnte alles perfekt beschreiben – allerdings mit der Neugier eines jungen Mädchens, das nicht genau weiß, wie ihm geschieht, nicht wie eine erfahrene 40jährige.

An diesem Punkt, als die »energetischen« Wehen und die »Geburt« beendet waren, fing Brenda an zu lachen. Und sie sang: »O-ne-an-ta, O-ne-an-ta.« Es hörte sich an wie eine Indianersprache. Zwischendurch sagte sie einmal: »Ich kann die ganze Sprache.« Ich wünsche, ich hätte einen Kassettenrecorder gehabt – wir hätten vielleicht herausbekommen, welche Sprache es war.

Wir blieben noch eine Weile in dem Untersuchungszimmer, während Brenda ins 20. Jahrhundert zurückkehrte und die Beine ausstreckte. Wir waren beide völlig erstaunt über das, was gerade geschehen war. Ich wies Brenda darauf hin, daß ihr Körper tatsächlich wußte, wie man ein Kind gebärt – sie hatte es gerade getan, wenn auch nicht auf der Ebene, die wir üblicherweise als körperlich bezeichnen würden. Trotzdem »wußte« oder »erinnerte« sich ihr Körper jetzt, wie Wehen und Geburt sich anfühlten, und Brendas Angst davor war verschwunden. Wir gingen wieder in mein Büro zurück, sangen zusammen ein Wiegenlied und bliesen die Kerzen aus. Als Brenda soweit war, rief sie ihren Verlobten an und erzählte ihm das Erlebnis.

Brenda hatte das kollektive Unbewußte angezapft, hatte Zugang zu uralten Erinnerungen gewonnen, die immer noch in ihren Zellen weiterlebten. Es war ein außergewöhnliches Erlebnis. Ich glaube, indem wir die Spirale herausnahmen und den folgenden Vorgang sich entwickeln ließen, konnten wir eine tiefe Wunde heilen – auf einer Ebene, die uns allen zugänglich ist, die wir uns aber nur selten zu berühren erlauben.

Martha tat das gleiche, als sie Magenschmerzen hatte (siehe 3. Kapitel). *Unsere Körper bergen Informationen, die über das, was wir mit dem Verstand fassen können, hinausgehen. Wir sind viel mehr, als wir zu sein glauben.*

Die Angst vor unserer schamanischen Vergangenheit überwinden

Im Mittelalter wurden 9 Millionen Frauen als Hexen verbrannt. Dieser Hexenwahn, der von der katholischen Kirche geschürt wurde, hielt jahrhundertelang an und ist gut dokumentiert worden.[2] Es geschieht nicht selten, daß Frauen, die sich ihre Kraft wieder zu eigen machen oder ihre persönliche Wahrheit aussprechen, schreckliche Träume haben, daß sie verbrannt werden. Ich habe das zahllose Male bei meiner Arbeit gehört. Jahrhundertelang hat man die Zeiten, in denen Frauen verbrannt wurden, verdrängt, aber jetzt tauchen sie in unserem Bewußtsein wieder auf.

Wenn eine Frau beginnt, ihren Körper zu heilen und ihr inneres Wissen zu äußern, muß sie das kollektive Feld aus Angst und Schmerz durchbrechen, das uns überall umgibt und uns während der letzten fünf Jahrtausende einer machthungrigen Gesellschaft umgeben hat. Dieses Feld ist mit der Angst vor Vergewaltigung, Schlägen und Verlassenwerden angefüllt.

Der britische Biologe Rupert Sheldrake postuliert, daß alles Wissen über die Vergangenheit der Erde um uns herum vorhanden ist, und zwar in Form von elektromagnetischen Feldern aus Informationen, sogenannten »morphogenetischen Feldern«.[3] Wenn ein Sportler zum erstenmal einen Weltrekord bricht, bemerkt Sheldrake, muß er dafür oft jahrelang trainieren, und man sagt ihm, sein Vorhaben sei nicht durchführbar – es sei einfach nicht menschenmöglich. Zum Beispiel hat man früher einmal geglaubt, niemand würde jemals eine Meile in weniger als vier Minuten laufen können. Sobald aber ein Rekord einmal gebrochen ist, fangen plötzlich Sportler auf der ganzen Welt an, ihn zu brechen. Sheldrake erklärt, daß das morphogenetische Feld um diesen Weltrekord herum von dem ersten Menschen, der ihn bricht, verändert wird und daß es damit für andere leichter wird, die gleiche Leistung zu erbringen, indem sie das neue morphogenetische Feld anzapfen.

Viele Frauen auf der ganzen Welt finden inzwischen den Mut, das kollektive morphogenetische Feld aus Scham, Angst und Schmerz zu durchbrechen. Eine meiner Patientinnen ging kürzlich zu ihrem Vater und erzählte ihm, wie schlimm es für sie war, in einer Familie aufzuwachsen, in der er sie selbst und ihre Schwestern jahrelang sexuell mißbrauchte. Sie stand da und sagte alles, nicht um ihn zu ändern, sondern um das jahrelange Schweigen zu durchbrechen. Später erzählte sie mir: »Ich bin bereit, den Namen meines Vaters landesweit im Fernsehen zu verkünden. Er hat nicht nur meine eigene Kindheit ruiniert, sondern er hat auch fast jedes Mädchen in der Nachbarschaft mißbraucht!« Einer anderen Patientin von mir mußte kürzlich eine Brust entfernt werden. Wenn jemand beiläufig fragt, wie es ihr geht, sagt sie – auch wenn es ein Geschäftsmann ist, der nichts davon weiß – liebenswürdig: »Ich erhole mich gerade sehr gut von meiner Brustamputation. Sie wissen doch, daß mir eine Brust abgenommen wurde?« Diese beiden Frauen brechen das Schweigen und geben die Geheimnisse preis, die uns alle gefangenhalten. Sie sagen: »Schluß damit!« Auf der ganzen Welt verändern solche Frauen das morphogenetische Feld der Angst und des Schweigens.

Das Schweigen zu brechen erfordert Mut. Ich kenne keine Frau, die ihre innere Kraftquelle angezapft hat, ohne vorher durch einen beinahe stofflichen Schleier der Angst gegangen zu sein, oft mit einem Gefühl, als wäre ihr Leben bedroht, wenn sie die Wahrheit sagen würde. Die Journalistin Vivian Gornick sagt: »Die Angst loszuwerden ist für eine Frau so, als ob ein Süchtiger Drogen absetzt. Ich kenne keine andere Methode, mit dieser Angst umzugehen, als mit Hilfe anderer Frauen hindurchzugehen, die sie ebenfalls erlebt haben und auf der anderen Seite herausgekommen sind. Millionen von Heilerinnen und weisen Frauen und von Männern, die auf ihrer Seite waren, wurden getötet, weil sie die Wahrheit sagten. Angesichts der kollektiven Geschichte der Frauen ist es kein Wunder, daß wir Angst haben. Wenn wir diese Angst leugnen oder ihr Vorhandensein bei anderen ignorieren, geben wir ihr nur noch mehr Macht. Es ist ein sehr wichtiger Schritt in Richtung Heilung, wenn wir unsere kollektive Angst erfahren – wir brauchen sie dann weder bei uns selbst noch bei anderen zu verurteilen.

Doch indem eine von uns ihrer Angst begegnet und durch sie hindurchgeht, wird die Heilung für die nächsten Frauen viel leichter, genauso, als wenn ein Weltrekord gebrochen wird. Gemeinsam verändern wir das morphogenetische Feld, indem Tausende von Frauen gleichzeitig ihre Angstbarrieren durchbrechen. Die ersten Frauen, die die Wahrheit über ihren Inzest sagten, wurden noch beschuldigt, alles erfunden zu haben. Wenn eine Frau sich jetzt erinnert und darüber spricht, stehen ihr Unterstützung, Bücher und Selbsthilfegruppen zur Verfügung. Sie ist nicht mehr allein.

Ich stelle mir oft vor, daß ich auf den Schultern all der starken Frauen stehe, die vor mir da waren, und daß sie mich unterstützen – Frauen, die den Mut hatten, ihre Wahrheit zu äußern, selbst angesichts großer Widerstände. Ich mache mir mit dem Gedanken Mut: »Diesmal können sie mich nicht verbrennen. Wir sind diesmal zu viele. Diesmal bin ich sicher.«

Unsere Träume: Die Träume der Erde

Während wir gesund werden, indem wir unseren Kummer und unsere Freude spüren, wird die Erde geheilt. Zum Teil beruht der Aufstieg des Weiblichen, den ich überall in unserem Land (und auf der ganzen Welt) bemerke, darauf, daß die Bindungen zwischen Frauen stärker werden. Gwendolyn, eine der Frauen, der wir bereits begegnet sind, sagte, sie habe jetzt als Folge ihrer Heilung »schöne Beziehungen zu Frauen. Das war vorher nie der Fall, weil ich soviel Energie auf Männer richtete. Jetzt entwickelt sich bei mir eine Schwesterlichkeit. Wenn man sich Zeit nimmt, auf sich selbst und seine Bedürfnisse zu hören, ensteht Schwesterlichkeit.«

Ohne die Hilfe meiner Schwestern im ganzen Land könnte ich die Arbeit, die ich mache, so nicht leisten. Meine Freundinnen und Kolleginnen stehen mir bei. Ich fühle mich unterstützt und gesegnet. Brian Swimme hat einmal geschrieben, daß wir Menschen der Raum sind, wo die Erde träumt. Unsere Träume sind nicht nur unsere eigenen Träume – es sind die Träume der Erde, die durch uns träumt. Die Sehnsucht unserer Herzen ist die Sehnsucht der Erde – das, worum sie uns bittet. Unsere suchterzeugende Gesellschaft hat uns immer eingeprägt: »Wenn es nicht wehtut, hat es keinen Wert – ohne Mühe kein Lohn.« Aber häufig ist genau das Gegenteil richtig. Wenn das, was man tut, einem keine Freude macht, kein Vergnügen, wenn es einem kein Gefühl von Sinnhaftigkeit oder Erfüllung gibt – eben *dann* hat es keinen Wert! Ihre gesundheitliche Verfassung ist das Barometer dafür. Ihre Zellen wissen, was Sie tun müssen – *hören Sie zu!*

Jede Zelle Ihres Körpers reagiert auf Ihre Träume. Sie sind notwendig für Ihre Gesundheit und für die Gesundheit unseres Planeten. Durch Sie träumt die Erde andere Träume als durch mich. Aber ich muß Ihre Träume erfahren, und Sie müssen meine Träume erfahren – sonst erfahren wir nicht alles. Das Suchtsystem hat jahrhundertelang ein starkes Interesse daran gehabt, zu verhindern, daß wir uns gegenseitig zuhören. Aber jetzt ist unsere Zeit gekommen. Hören wir einander zu!

Persönliche Heilung ist Heilung der Erde

Seit es schriftliche Überlieferung gibt, werden die Erde und die Welt der Natur als weiblich angesehen, mit »jungfräulichen Bodenschätzen«, die es »auszubeuten« gilt. Zwischen dem, was einer einzelnen Frau widerfährt und dem, was unserem Planeten widerfährt, besteht eine Verbindung. Daß wir die Natur, die Frauen und das Weibliche herabsetzen, muß jetzt aufhören – sonst kann auch alles andere nicht helfen.

Die Wissenschaft, wie sie derzeit praktiziert wird, wird uns nicht retten. Ihr fehlt die Stimme der Intuition, die weibliche Stimme, die Stimme, die aus dem Körper spricht. Wir brauchen jetzt ein Gleichgewicht. Wir brauchen verkörperte Weisheit, die durch *uns alle* spricht – und die das enthält, was das Bewußtsein unseres Körpers und unserer inneren Stimme uns sagt.

Kürzlich wurde auf dem Titelbild der Zeitschrift *Ms.* unter der Überschrift WUT + FRAUEN = MACHT eine große Menge von Frauen gezeigt.[4] Bei dieser Botschaft war mir zuerst unwohl, bis ich sah, welches Potential darin liegt. Der Ärger und Zorn zum Schweigen gebrachter Frauen sind, wenn sie als Treibstoff für Veränderungen genutzt werden, tatsächlich eine große Macht. Aber es muß eine Macht sein, die von innen kommt, eine Kraft, die ganz geerdet und zentriert ist – nicht Wut, die *gegen* jemanden oder etwas gerichtet ist. *Umgewandelter* Zorn ist Macht. Zorn läßt sich in *Stärke* verwandeln.

Anne Wilson Schaef schreibt: »Wir Frauen wurden in unseren Tätigkeiten, unseren Aussagen, unseren Gedanken und unseren Gefühlen beschnitten. Wir geben das nicht gerne zu. Und dennoch wissen wir tief innen: Viele Kräfte sind am Werk, die unser Leben einschränken und gegen die wir nur sehr wenig ausrichten können. Jemand muß schon völlig gefühllos und unwußt sein, um nicht die schwelende Wut wahrzunehmen, die manchmal in unserem Innern aufflackert.

Es schien bislang, als hätten wir in unserer Eigenschaft als Frauen nur zwei Möglichkeiten: entweder den Autoritäten zu folgen und sie damit zu unterstützen – oder sie zu bekämpfen und damit ebenso zu unterstützen. In beiden Fällen sind wir die Verlierer.

Zum Glück gibt es eine dritte Alternative: Wir können ganz einfach wir selbst sein. Wir können herausfinden, was wichtig für uns ist, und es auch tun. Aber vielleicht müssen wir erst unsere Wut erfahren und überwinden, um diesen dritten Weg beschreiten zu können.«[5]

Wenn eine Frau ihre Arbeit als »politisch« bezeichnet, vor allem, wenn es dabei um den weiblichen Körper und um andere »Frauensachen« geht, ist das ein Akt der Stärke. Wenn Sie Mutter sind, ist Ihre Arbeit politisch – glauben Sie mir. Wenn Sie Krankenschwester, Erzieherin oder irgend etwas Ähnliches sind, ist Ihre Arbeit politisch. Wenn Sie Ihr Myom heilen, oder wenn Sie sich an den sexuellen Mißbrauch erinnern, den Sie als Kind erlebt haben, leisten Sie politische Arbeit.

Es ist so erfrischend, die Heilung unseres Körpers als politische Tätigkeit anzusehen. Wir wollen ihr die Bedeutung zukommen lassen, die sie verdient! Gloria Steinem hat einmal gesagt: »Jede Frau, die den Hintern hochgekriegt hat, ist Teil der Frauenbewegung.« Das gefällt mir sehr – es bietet Raum für eine große Palette von Auffassungen. Uns stehen viele Möglichkeiten offen. Niemand anders als Sie selbst können bestimmen, wie Sie sich heilen, wie Sie Ihre Politik betreiben. Brauchen Sie sechs Wochen Urlaub, um nach einer Unterleibsoperation wieder gesund zu werden? Betrachten Sie das als politische Frage. Und wenn Sie daraus etwas gelernt haben, versuchen Sie, ob Sie in Zukunft die neugewonnene Energie Ihres Körpers in Arbeit hineinlenken können, die positiv und lebensbejahend ist.

Im Epilog ihres Buches ›Burst of Light‹, in dem sie ihre Heilung vom Brustkrebs schildert, schreibt die Dichterin Audre Lorde: »Ich konnte sowohl in meinen Träumen als auch bei der medizinischen Überprüfung meines Immunsystems die verheerenden Auswirkungen der Überanstrengung beobachten. Sich zu überanstrengen und sich zu fordern sind zwei verschiedene Dinge. Ich mußte feststellen, wie schwer es ist, den

Unterschied zu erkennen. Für mich selbst zu sorgen heißt nicht, daß ich mich gehenlasse, sondern es ist Selbsterhaltung, und das ist eine politische Handlung.«[6]

In einem politischen System, in dem weibliche Wertvorstellungen bisher nicht vertreten werden, muß jede Frau sich selbst vertreten und für ihre eigenen Bedürfnisse kämpfen. Sich selbst zu pflegen, so gut man nur irgend kann, ob man nun eine gesellschaftlich akzeptierte Krankheit hat oder nicht, ist tatsächlich eine politische Handlung.

Ärztin, heile dich selbst – Fortsetzung

Während ich dieses Buch schrieb, meldete sich meine innere Stimme durch meine Gebärmutter bei mir. Ein Myom wurde diagnostiziert, das meinen Uterus auf eine Größe wie bei einer Schwangerschaft von dreizehn Wochen vergrößerte. Ich hatte keine Beschwerden. Ich hatte mich seit Jahren fettarm und fast ohne Milchprodukte ernährt. Zuerst war ich traurig und wollte nicht, daß jemand davon erfuhr. Ich trauerte um den Verlust meiner »normalen« Gebärmutter. Als Annie Rafter[7] mich untersuchte und mir von dem Myom erzählte, durchzuckte mich als erstes der Gedanke: »Ich muß sehen, daß ich dieses Jahr mit dem Buch fertig werde, denn dieses Gewächs hängt bestimmt damit zusammen.« Ich spürte intuitiv, daß es in der Frühphase meines Schreibprozesses, vor zwei Jahren, begonnen hatte. Und ich dachte auch: »Verdammt, ich bin mit zu vielen Frauen mit Myomen zusammengewesen. Vielleicht habe ich mir eins eingefangen.«[8]

Ich hatte ein Gefühl, als hätte ich etwas falsch gemacht, als hätte ich irgendwie versagt. Ich wurde daran erinnert, daß unsere Gefühle nicht immer dem Stand unserer intellektuellen Entwicklung entsprechen. Ich fühlte mich gedemütigt. Als ich abends im Bett lag, legte ich die Hände auf den Unterleib und sagte zu meiner Gebärmutter: »Okay, jetzt muß ich meine eigene Medizin nehmen und zuhören, was du mir sagst.« Meine Gebärmutter gab mir folgende Botschaft: »Dieses Myom ist ein Warnsignal dafür, daß du lernen mußt, die Energie effizienter durch deinen Körper fließen zu lassen. Wenn du jetzt gut für dich sorgst und aufmerksam bist, kannst du ernstere Probleme in Zukunft vermeiden. Das hier ist auch eine ausgezeichnete Gelegenheit, anderen Frauen mit gutem Beispiel voranzugehen. Denk daran, die Arbeit, die du mit anderen machst, betrifft dich selbst genauso. Du hast immer geglaubt, daß es möglich ist, Myome zu entmaterialisieren. Hier ist deine Chance.« Ich meditierte über Kreativität und darüber, was durch mich geboren werden mußte.

Am nächsten Tag begann ich mit Rizinusölpackungen und Akupunktur, einer Behandlung, die ich als allgemeine vorbeugende Maßnahme schon lange vorgehabt hatte. Meine Akupunkteurin erklärte mir, in meinem Nierenmeridian und im Dreifach-Erwärmer-Meridian würde nur sehr wenig Energie fließen, und das sei schon seit einiger Zeit so. Das hinge mit Überarbeitung und Streß zusammen. Ich mußte an den Energieblock denken, den ich chronisch in meiner rechten Körperseite hatte und der in der östlichen Medizin als »blockiertes Blut« oder »blockiertes *qi*« bezeichnet wird. Meine früheren Migränekopfschmerzen waren auf der rechten Seite gewesen, Caroline Myss hatte einmal ein »Energieleck« an meiner rechten Hüfte festgestellt, das sich in Form von rechtsseitigen Hüftbeschwerden manifestierte, mein Brustabszeß war rechts gewesen – und jetzt hatte ich in der rechten Seite meiner Gebärmutter ein Myom. Alle diese Dinge passierten rechts – auf der »männlichen« oder *yang*-Seite –, und energetisch gesehen hatten alle miteinander zu tun. Für mich bedeutete das, daß es wichtig gewesen war, ein starkes Fundament für meine Arbeit zu schaffen und sie in die Welt hinauszutragen – das war meine »männliche« Aufgabe. Bis vor einigen Jahren hatte ich davor noch Angst gehabt, weil ich früher den Eindruck hatte, daß die Welt noch nicht bereit war, das zu hören, was ich zu sagen hatte, und daß es gefährlich für mich sein würde. So erklärten sich die wiederholten »Verletzungen« auf meiner rechten Seite. Das Myom war einfach der jüngste Ausdruck dafür – und es kam genau zum richtigen Zeitpunkt, wenn man bedachte, daß meine Lebensaufgabe in der Arbeit mit Frauen bestand. Und obwohl ich dabei war, von meiner Beziehungssucht zu genesen, war mir klar, wie sehr ich mich immer noch nach Bestätigung durch andere sehnte, und ich verstand endlich, wie wenig Macht ich darüber habe, was andere Leute von mir denken. Langsam begriff ich, daß es bei dem Myom um mehr ging als um das Buch und die ausgelaugten Meridiane. Nach mehreren Monaten Behandlung mit Akupunktur und Rizinusölpackungen schien es eher größer als kleiner zu werden. Ich mußte noch viel tiefergehen. Was hatte ich zu lernen? Ich bat eine gute Freundin, ihre Motherpeace-Karten mit ins Büro zu bringen, damit ich mich mit Hilfe ihrer Fähigkeiten im Kartenlegen noch intensiver auf mein Myom einstellen konnte. Sie ließ mich die Karten mischen, ausbreiten und dann eine Frage stellen. Die Frage lautete: »Was ist die wichtigste Lehre, die mein Myom mir vermitteln will?« Ich konzentrierte mich auf die Frage und zog eine Karte. Die Karte, die ich zog, bedeutet »Gefesseltsein«. Sie zeigt eine Frau mit Ketten um Hände, Hals und Beine. Nach einer Meditation darüber wurde mir klar, daß meine Beziehung zu meiner Praxis und meinem Beruf sich ändern mußte – daß ich an eine veraltete Form gefesselt war. Im Grunde meines Herzens wollte ich schreiben, Vorträge halten und Frauen eine ganz neue Art der Beziehung zu ihrem Körper beibringen, aber mein intellektuelles Verständnis von »Verantwortlichkeit« befahl mir, weiter so Medizin zu praktizieren, wie ich es gelernt hatte: Patientinnen zu betreuen, zu operieren und meinen Anteil an den Notdiensten zu übernehmen wie alle anderen auch (meine Beziehungssucht in wieder anderer Verkleidung!). In dem Myom manifestierte sich meine Verantwortungssucht, meine Abhängigkeit vom alten Schema, die zu einer Blockierung der neuen, kreativen Formen führte, die jetzt einen Ausdruck finden wollten. Mir wurde klar, daß ich mehr Freiheit brauchte. Ich mußte meine Arbeit verlagern und mehr von dem Stoff dieses Buches anwenden. Ich mußte meinen tiefsten Träumen und meiner innersten Weisheit besser gerecht werden.

Der generelle Gesundheitszustand der Frauen wird sich erst dann grundlegend ändern, wenn große Gruppen von Frauen anfangen, sich die Weisheit ihres Körpers gemeinschaftlich wieder zu eigen zu machen. Für mich folgte daraus, daß ich die Rolle der »Frau Doktor« loslassen mußte, die ich Hunderten von Frauen gegenüber eingenommen hatte, mit denen ich über die Jahre hinweg so gern gearbeitet hatte. Ich wollte das Praktizieren nicht aufgeben – ich wollte es grundlegend verändern. Ich wußte, daß ich die gewöhnlichen ärztlichen Untersuchungen mit all ihren gesellschaftlichen Bedingungen nicht mehr durchführen konnte, denn diese Bedingungen hielten mich in Grenzen gefangen, die ich nicht mehr ertragen konnte.

Das Myom war ein Symbol für den riesigen Stapel von Karteikarten auf meinem Schreibtisch und für die zahllosen Anrufe, um die ich mich kümmern mußte. Ich mußte das alles loslassen und zu einer völlig neuen Form des Praktizierens finden. Deutlicher als je zuvor wurde mir bewußt, daß die Einzelbehandlung, bei der eine Ärztin und eine Patientin zusammenarbeiten, zwar ihren Wert hat, daß sie aber dazu führen kann, daß die Probleme der einzelnen Frau isoliert gesehen werden und daß die Ärztin nicht die nötige Zeit hat, um alle Patientinnen ausführlich über die Vielzahl der Einflüsse auf ihren Körper und über die verschiedenen Ansatzpunkte für eine Selbstheilung zu informieren. Ich begann also, darauf hinzuarbeiten, Frauen in Gruppenarbeit beizubringen, wie sie im Alltag Gesundheit schaffen könnten.

Ich schrieb einen Brief an meine Patientinnen. Darin stand: »Ich höre nicht auf zu praktizieren, aber ich definiere es neu und gehe in neue Bereiche hinein, die mir wesentlich dafür erscheinen, daß die gesundheitliche Verfassung der Frauen langfristig besser wird.« Ich erklärte, daß das wissenschaftlich-technische Aufspüren und Diagnostizieren von Krankheiten, das ich in meiner Ausbildung gelernt hatte, und das Schaffen von Gesundheit, was mir am Herzen lag, zwei verschiedene Dinge waren. Ich mußte mich jetzt auf eine neue Form besinnen. In meinem Brief bat ich meine Patientinnen, über folgende Fragen nachzudenken, und ich möchte Sie jetzt bitten, das gleiche zu tun:

- Wie wäre es für Sie, wenn Sie wieder Zugang zur Weisheit Ihres Körpers finden würden und lernen würden, seinen Botschaften zu vertrauen?
- Wie würde Ihr Leben aussehen, wenn Sie vor Bakterien, Viren und Krebs keine Angst mehr hätten?
- Wie würde sich Ihr Leben verändern, wenn Ihr Körper Ihre Freundin und Vertraute wäre?
- Wie würde sich Ihr Leben verändern, wenn Sie lernen würden, Ihren Körper zu lieben und zu respektieren, so als wäre er Ihre eigene, kostbare Schöpfung, so wertvoll wie ein geliebter Mensch oder ein Kind? Inwiefern würden Sie anders mit sich selbst umgehen?
- Wie wäre es, wenn Sie tief innen wüßten, daß jedem Teil und jedem Prozeß Ihres weiblichen Körpers Weisheit und Kraft innewohnt?

Das sind die Fragen, mit denen ich mich beim Aufbau meiner neuen Gesundheitspraxis beschäftige und die die Grundlage meiner Arbeit bilden. Mit meinem Myom haben Körper und Seele mir einen Tritt in den Hintern gegeben. Es hat mich zu einem wichtigen nächsten Schritt geführt, den ich sonst vielleicht nicht unternommen hätte (zumindest nicht so bald). Dafür, und für die politische Bedeutung, die es in meinem Leben hatte, bin ich dankbar. Einige Monate, bevor dieses Buch fertig war, kümmerte ich mich nicht mehr darum, ob mein Myom blieb oder wegging. Als ich dann die Schreibarbeiten abschloß und begann, immer mehr Gruppen von Frauen zu unterrichten, begann das Myom allmählich zu schrumpfen. Vielleicht geht es nicht ganz weg. Vielleicht wird es in meinem Körper bleiben, als Barometer, an dessen Größe ich ablesen kann, ob ich mir selbst und der Arbeit, die ich am meisten liebe, treu bin.

Die Welt zu einem sicheren Ort für Frauen machen

Wenn wir jemals in der Welt draußen Sicherheit für uns schaffen wollen, müssen wir zuerst in unserem eigenen Körper Sicherheit gewinnen. Wenn wir beim abendlichen Ausziehen in den Spiegel gucken und uns wegen der Größe unserer Brüste und wegen unserer Zellulitis schämen, befolgen wir unsere eigenen Vorsätze nicht. Wir sind dann *bei uns selbst nicht sicher*. Wenn wir in uns keine Selbstsicherheit für unseren Körper erlangen können – für seine Gestalt, seinen Umfang, seine natürlichen Funktionen und sein Gewicht, und wenn wir unseren Körper immer abwerten, ihn hungern lassen und ihm feindliche Botschaften zukommen lassen, wie können wir dann jemals erwarten, daß jemand anders uns von außen gesund macht? Selbst wenn jemand das täte, würden wir immer noch unsere eigene innere Terroristin mit uns herumschleppen!

In Wahrheit können wir nur uns selbst ändern, niemand anderen und nichts anderes. Das ist eine erfreuliche Nachricht – es heißt, daß wir nicht darauf warten müssen, daß jemand anders es für uns tut. Eine meiner Freundinnen hat ihrer Tochter ein T-Shirt geschenkt, auf dem steht: »Und wenn der Ritter in der schimmernden Rüstung niemals kommt?« Was für ein Gedanke! Und was für eine Erleichterung! Nachdem uns jahrhundertelang gesagt wurde, daß jemand anders sich um uns kümmern könnte, müßte und würde, haben wir jetzt die Möglichkeit, zu lernen, uns selbst um uns zu kümmern – gemeinsam. Auf der Broschüre des Boston Women's Fund steht: »Die Leute, auf die wir gewartet haben, sind wir selbst.« Bekommen Sie nicht schon Energie, wenn Sie das bloß lesen? Wir können sofort anfangen, uns zu retten. Wir können sofort anfangen, unser Leben zu leben.

Wenn wir uns *innerlich* verändern, indem wir uns erlauben, unsere lange unterdrückten Gefühle zu erleben und anzuerkennen, *ebenso* wie Hoffnungen und Träume für uns selbst, unsere Familien und unseren Planeten, dann verändern sich auch die äußeren Bedingungen unseres Lebens. Der Einsatz für gesellschaftliche Veränderungen muß mit der Bereitschaft zusammengehen, all die verinnerlichten Botschaften aus Vorwürfen, Selbstzweifeln und Selbsthaß, die in unseren Zellen gespeichert sind, zu heilen. Andernfalls entspringen unsere Handlungen ungesunden Motiven in uns und schaffen oft Polarisierung und Schmerz. Sich vom Geist leiten zu lassen bedeutet, in Übereinstimmung mit der inneren Stimme zu leben. Hören Sie still zu. Was müssen Sie als nächstes tun? Der beste Weg, etwas für die eigene Heilung oder für andere zu tun, besteht jetzt gerade vielleicht darin, einfach einen Augenblick lang still zu sein. Vielleicht brauchen Sie im Moment gar nichts zu *tun*. Die allein »richtige« Methode, um den Körper zu heilen, gibt es nicht. Und das gilt auch für alle anderen Lebensbereiche. Sie müssen Ihren Weg selbst finden. Emerson hat einmal geschrieben: »Das Wesen des Heldentums ist Selbstvertrauen.« Selbstvertrauen ist jedoch mehr als nur das Wesen des Heldentums. Es ist auch die Basis dafür, daß wir unserer Intuition und der heilenden Stimme unserer Zellen vertrauen. Die echten Botschaften unseres innersten Wesens (und der Zellen) zu erkennen, ist keine leichte Arbeit. Es ist wahrhaftig eine Aufgabe für Heldinnen.

Es gehört Mut dazu, sich selbst und den eigenen Körper respektieren zu lernen, ganz gleich, wie sehr man verletzt worden ist, ganz gleich, wieviel man jetzt gerade wiegt, ganz gleich, wen man geheiratet hat oder ob man lesbisch oder heterosexuell ist. Die Frauen, deren Geschichten ich Ihnen erzählt habe, sind ganz normale Frauen; es sind Frauen, die sich auf dem Weg der Heilung befinden. Ihre Geschichten sind zugleich Geschichten der Verwundung und der Heilung unseres Planeten. Diese Frauen sind meine Heldinnen.

Sich selbst zu heilen ist ein sehr persönlicher und individueller Prozeß. Selbstheilung erfordert eine persönliche Abrüstung, die Weigerung, weiter Krieg gegen einen Teil des eigenen Körpers zu führen, der versucht, einem etwas mitzuteilen. Lassen Sie das Wettrüsten bei sich enden. Eine meiner Patientinnen, die seit 15 Jahren Mitglied der Anonymen Alkoholiker ist, hat das sehr schön zusammengefaßt: »Jeden Morgen bete ich um die Bereitschaft, das zu tun, was ich tun muß. *Und ich bete auch darum, daß ich weiterhin belehrbar bleibe.* Es hat Zeiten in meinem Leben gegeben, in denen niemand mir etwas beibringen konnte. Ich dachte, ich wüßte alles. Da will ich nie wieder hinkommen.«

Entschließen Sie sich, Ihre Träume zu leben – von Tag zu Tag. Das ist der Prozeß, der erforderlich ist, um unsere Familien, unsere Gesellschaft und unseren Planeten zu heilen. Sie können jetzt gleich damit anfangen: Legen Sie sich ein bißchen hin, nehmen Sie ein Kind in die Arme, spüren Sie die Sonne auf Ihrem Gesicht, oder essen Sie langsam eine gute Mahlzeit – während Sie im tiefsten Innern wissen, daß der nächste Schritt zur Heilung und zu einem glücklichen Leben schon da ist und darauf wartet, daß Sie ihn hören, darauf wartet, daß er zur Welt gebracht wird – von Ihnen, liebe Frau.

Anhang

Die Richtlinien von Women to Women für eine gesunde Einstellung zum Thema Ernährung

Empfehlungen für ein gesundes Eßverhalten (Allgemeine Richtlinien für eine gesunde Einstellung zum Thema Ernährung)*

1. Darauf achten zu lernen, wann man wirklich hungrig ist, ist häufig am allerschwersten. Am besten geht es, wenn man eine Art Skala dabei anwendet. 1 auf dieser Skala heißt zum Beispiel, daß man einen Riesenhunger hat, 8 heißt, daß man pappsatt ist, und 4 bedeutet ein angenehmes Sättigungsgefühl. Vielen leistet solch eine Skala anscheinend gute Dienste. Wenn Sie Ihren Zustand mit 1 oder 2 einschätzen, empfehle ich Ihnen, sich hinzusetzen und zu essen. Wenn Ihr Sättigungsgefühl irgendwo zwischen 3 und 8 angesiedelt ist, sollten Sie mit dem Essen warten, bis Sie wirklich hungrig sind – also bei 1 oder 2 auf Ihrer Skala.
2. Setzen Sie sich zum Essen immer hin, am besten an den Eßtisch oder an einen anderen Platz, wo Sie gerne essen.
3. Kein Lesen, Schreiben oder Fernsehen beim Essen! Nur dann sind Sie in der Lage, auf Ihr Eßverhalten zu achten. Stellen Sie sich folgende Fragen: Esse ich schnell? Esse ich langsam? Kaue ich mein Essen gründlich? Beginnen Sie, solche Einzelheiten aufmerksam zu beobachten.

---

* Quelle: Marcelle Pick, RNC, *Women to Women,* Yarmouth, ME.

Allgemeiner Gesundheitsspeiseplan (Beispiel)*

	1. Tag	2. Tag	3. Tag
Frühstück	Saures Obst (Pampelmuse oder Erdbeeren); Kräutertee	Gemüse (sautiert, roh, gedämpft, Reste); Salat oder Bratkartoffeln m. Olivenöl	Getreideflocken (Vollkorn, warm oder kalt; mit Soja-, Nuß- oder Getreidemilch (Granola-Haferflocken)
So fühle ich mich:			
Snacks	Rohe Mandeln (ein paar Handvoll, gut gekaut)	Birne	Apfelsine
So fühle ich mich:			
Mittagessen	Gemüse- oder Bohnensuppe (frisch oder aus der Tüte oder Dose); Vollweizen-Salat; Wasser	Vollkornsandwich (Humus, Tofusalat, Sojakäse); Wasser	Fischsalat mit Gemüse und Tofumayo oder natürlichem Dressing; Wasser
So fühle ich mich:			
Snacks	Milchreis (125 g); oder natürliche Eiskrem	Natürliche Kekse (Vollkorn, natürlich gesüßt)	Biologisches Popcorn mit wenig kaltgepreßtem Öl und Meersalz
Nachtisch	(Fondant mit Carobstückchen, Zitrone)		
So fühle ich mich:			
Abendessen (Stärke und Gemüse)	Gebratener oder sautierter Fisch; Kräuter; Gemüse; Salat (nach Belieben), Bio-Bier (nach Belieben); Wasser	Vollkorn- oder Maispfannenkuchen oder Gemüsecrèpes oder Gemüsechili und Salat; Wasser	Vollkornnudeln mit fleischloser Soße; gemischter Gemüsesalat; Wasser
So fühle ich mich:			
Getränke	Gefiltertes Wasser oder natürliches Mineralwasser	Gefiltertes Wasser oder Mineralwasser	Gefiltertes Wasser oder nach Belieben
So fühle ich mich:			
Allgemeine Beobachtungen			

*Quelle: Marcelle Pick, RNC, *Women to Women*, Yarmouth, ME.

4. Tag	5. Tag	6. Tag	7. Tag
Tofu- und Gemüsepfanne, Gewürze; Wasser oder koffeinfreier Kaffee oder freie Auswahl	Süßes Obst (Apfelsine, Apfel, Banane); Obstsaft	Vollkornbagel, -toast oder ungesüßtes Muffin	1 biologisches Ei (Omelett oder Rührei) und Gemüse (viel) oder gar kein Frühstück
Burritos, Maischips (ein paar Handvoll)	Vollkorncracker ohne Hefe oder freie Auswahl	Rohes und gedämpftes Gemüse mit oder ohne natürlichen Dip/ Cashewmus (1 Eßl.)	Schorle mit natürlichem Obstsaft
Mandelmus in Bleichselleriesalat, Dressing; dazu Kräuter; Wasser	Naturreis- oder Vollkorn- und Gemüsesalat mit natürlichem Dressing oder Olivenöl und Zitrone; Wasser	Vollkornpizza (frisch oder tiefgefroren), Sojakäse, Gemüsesalat; Wasser	Gemüsesandwich Vollkornbrötchen; natürliche Chips; Salat; Wasser
Weintrauben oder Apfel	Im Backofen geröstete Sonnenblumenkerne	Trockenobst (Datteln, Rosinen, Korinthen, Aprikosen)	Freie Auswahl oder Reste
Biologischer Langkorn-Naturreis und gebratenes Gemüse; Tofu, Fisch, »biologisches« Huhn (wahlweise); Wasser	Mexikanischer Taco mit Bohnen oder Enchilada oder Tostada mit mit Vollkorn-Tortilla; Salat; Wasser	Freie Auswahl oder verschiedene Gemüse mit Tofu; Tempeh; Wasser	Vollkornnudeln (Weizen oder Buchweizen); oder Gemüsepfanne mit verschiedenen Gemüsen; Wasser
Gefiltertes Wasser oder Eis-Kräutertee	Gefiltertes Wasser Kaffee-Ersatz	Gefiltertes Wasser oder Bio-Wein	Gefiltertes Wasser oder Carobtee

4. Immer, wenn Sie merken, daß Sie nach etwas Eßbarem greifen, versuchen Sie, sich einen Augenblick Zeit zu nehmen, sich hinzusetzen, die Augen zu schließen und herauszufinden, was gerade in Ihrem Körper vor sich geht. Meistens läßt sich das, was im Körper geschieht, in eine Emotion übersetzen. Sie können übermäßiges Essen oder einen Freßanfall häufig verhindern, wenn Sie dieses Gefühl anerkennen und darauf eingehen.
5. Führen Sie über das, was Sie essen, ein Tagebuch. (Sie können dabei dem »Beispiel für gesunde Ernährung« auf den Seiten 662–663 folgen.) Tragen Sie die Nahrungsmittel sofort ein, wenn Sie sie verzehrt haben, nicht erst am Ende des Tages, denn oft vergessen wir manches, was wir gegessen haben.
6. Versuchen Sie, sich nicht zu kritisieren. Jede Ihrer Bemühungen trägt zur Änderung Ihres Eßverhaltens bei. Allerdings brauchen Sie Geduld, denn dieser Prozeß erfordert Zeit. Mit anderen Worten: Seien Sie freundlich zu sich selbst.
7. Notieren Sie am Ende jeder Mahlzeit in Ihrem Essenstagebuch, wie Sie sich nach dem Essen körperlich fühlen (siehe »Beispiel für gesunde Ernährung«). Fühlen Sie sich aufgebläht? Sind Sie satt? Sind Sie hungrig? Haben Sie das Gefühl, daß Ihnen etwas fehlt? Wenn ja, fragen Sie sich, warum.
8. Sehr wichtig ist, daß Sie herausfinden, wieviele Mahlzeiten am Tag Ihnen am besten bekommen. Manche Frauen essen gern dreimal am Tag, andere lieber nur zweimal, und wiederum andere fühlen sich am wohlsten, wenn sie tagsüber mehrere kleine Mahlzeiten zu sich nehmen. Hören Sie, was Ihr Körper Ihnen sagen möchte, und richten Sie sich mit Ihren Eßgewohnheiten danach. Diese können sich auch im Laufe eines Monats ändern, vor allem, wenn Sie noch menstruieren.

*Richtlinien für eine hefefreie Diät**

Folgende Nahrungsmittel enthalten Hefe oder Schimmelpilze und sollten daher bei einer hefefreien Diät vermieden werden:

1. In den meisten Brotsorten, Keksen, Brötchen, Brezeln, Crackers und Gebäckarten ist Hefe enthalten. Sie lassen sich durch hefefreie Produkte wie Knäckebrot oder Reiswaffeln ersetzen.

---

* Quelle: *Women to Women*, Yarmouth, ME.

2. Alle fermentierten Getränke enthalten Hefe: alkoholische Getränke, Medikamente, die Alkohol enthalten, und z.B. Ginger Ale. Trockene Getreideflocken, Cornflakes oder ähnliche Produkte, Ersatzkaffee und Milchmixgetränke, die Malz enthalten, sollten ebenfalls gemieden werden.
3. Trockenobst, industriell produzierter Obstsaft (in der Dose und tiefgefroren), Tomaten in Dosen, Tomatensaft und alle Tees (außer Kräutertees) enthalten Hefe oder Schimmelpilze.
4. Alle Käsesorten, einschließlich Hüttenkäse, Buttermilch und Quark, enthalten Hefe. Manche Leute vertragen Magermilch, Naturjoghurt und Butter, aber wir empfehlen, diese Milchprodukte ebenfalls wegzulassen.
5. Speisepilze und Trüffel sind hefeähnliche Nahrungsmittel.
6. Alle fermentierten Gewürze und alle Gewürze, die Essig enthalten, sollten vermieden werden. Dazu gehören Sojasoße, Tamari, Miso, Tempeh, Sauerkraut, Oliven und alle Arten von eingelegtem Gemüse, außerdem Ketchup, Mayonnaise, fertige Salatsoßen, Barbecue-Soßen, Senf und Meerrettich. Statt dessen kann man selbstgemachte Mayonnaise und Salatsoßen ohne Essig verwenden.
7. Waschen Sie Obst und Gemüse, um Hefepilze auf der Oberfläche zu entfernen, und essen Sie keine überreifen Früchte.
8. Medikamente, die aus Schimmelpilzen oder Hefe gewonnen werden, sollten nicht eingenommen werden: Penicillin, Mycin, Chloromycetin, Tetracyclin, Vitamin-B-Kapseln oder Hefetabletten, Multivitaminpräparate mit B-Vitaminen, die aus Hefe hergestellt sind, sowie alle Vitaminpräparate, die Vitamin B_{12} enthalten.

Eine Diät, in der die meisten Hefequellen ausgeschlossen werden, enthält folgende Nahrungsmittel:

1. Frisches Gemüse, roh und gekocht (große Mengen)
2. Fisch, Geflügel und mageres Fleisch
3. Frisches Obst, roh und gekocht
4. Vollkorngetreide in ganzen Körnern
5. Rohe Nüsse und Samen
6. Hülsenfrüchte
7. Magermilch, Naturjoghurt und Butter
8. Kaltgepreßte pflanzliche Öle

Im Rahmen dieser Vorgaben hat man beim Frühstück zum Beispiel folgende Möglichkeiten:

1. Eier, pochiert oder weichgekocht
2. Gekochtes Getreide (Haferflocken, Buchweizen, Hirse oder Naturreis)
3. Granola (ungesüßt)
4. Hefefreies Brot
5. Im Ofen gebackene oder gekochte Kartoffeln

Zum Mittagessen gibt es hauptsächlich Salate und gekochtes Gemüse:

1. Gemüsesalat
2. Gedämpftes Gemüse
3. Gebackener Kürbis, gebackene Zwiebeln, Pastinaken, Süßkartoffeln usw.
4. Gemüsesuppe
5. Sandwiches mit hefefreiem Brot (zum Beispiel mit Thunfisch und hefefreier Mayonnaise)
6. Fisch, Geflügel oder mageres Fleisch gebacken, gegrillt oder gedünstet
7. Butter (in Maßen)
8. Salatsoßen aus Öl, frischer Zitronensaft, Senfpulver, Knoblauch, Kräutern und Salz.

Beim Abendessen hat man die gleiche Auswahl wie mittags.

Als Zwischenmahlzeit eignen sich:
1. Frisches Obst
2. Gemüse
3. Nüsse und Samen
4. Naturjoghurt mit kleingeschnittenem frischem Obst
5. Reiswaffeln, Knäckebrot

Geeignete Getränke während dieser hefefreien Zeit sind:
1. Quellwasser
2. Mineralwasser mit frisch ausgepreßter Zitrone, Limone oder Orange
3. Frisch ausgepreßte Obst- oder Gemüsesäfte
4. Selbstgemachte Limonade (halb Obstsaft, halb Mineralwasser)
5. Gemüsebrühe

Checkliste zur Vermeidung von Hefe und Schimmelpilzen (vereinfachte Fassung)*

Alle angekreuzten Nahrungsmittel dürfen Sie essen, es sei denn, Sie vermeiden Sie aus anderen Gründen. Führen Sie ein Tagebuch über Ihre Ernährung und die dadurch ausgelösten Symptome. Lesen Sie immer sorgfältig die Aufschriften auf den Verpackungen.

Milchprodukte

✓	Butter
✓	Eier
Keine	Eiscreme
✓	Joghurt
Kein	Käse
✓	Margarine
✓	Milch (Kuh)
✓	Milch (Ziege)

Fleisch und Geflügel
(Vorsicht bei gebratenem und paniertem Fleisch, Würstchen und Wurstaufschnitt.)

✓	Ente
✓	Huhn
✓	Kalbfleisch
✓	Lamm
✓	Leber (vom Rind)
✓	Pute
✓	Rindfleisch
✓	Schweinefleisch

Fisch und Meerestiere

✓	Austern
✓	Barsch
✓	Blaubarsch
✓	Dorsch
✓	Flunder
✓	Flußbarsch
✓	Forelle
✓	Heilbutt
✓	Hering
✓	Hummer
✓	Jakobsmuscheln
✓	Karpfen
✓	Krabben
✓	Krebs
✓	Lachs
✓	Makrele
✓	Miesmuscheln
✓	Sardinen
✓	Schellfisch
✓	Schwertfisch
✓	Stint
✓	Thunfisch
✓	Weißfisch
✓	Zander

Getreide und Getreideprodukte

✓	Buchweizen
✓	Gerste
✓	Hafer
✓	Hirse
✓	Mais
✓	Maistortillas
Kein	Malz
✓	Naturreiscracker
✓	Popcorn
✓	Puffreis
✓	Reis
✓	Reiswaffeln
Kein	Rohrzucker
✓	Roggen
✓	Teigwaren
✓	Weizen
✓	Weizenschrot

Nüsse

✓	Cashewkerne
✓	Cashewnußmus
Keine	Erdnüsse
✓	Haselnüsse
✓	Kokosnüsse
✓	Mandeln
✓	Mandelmus
✓	Paranüsse
✓	Pekannüsse
✓	Pistazienkerne

* Quelle: *Women to Women*, Yarmouth, ME.

✓	Tahini (Sesammus)
✓	Walnüsse

Obst

✓	Äpfel
✓	Ananas
✓	Apfelsinen
✓	Avocados
✓	Bananen
✓	Birnen
✓	Blaubeeren
✓	Brombeeren
Keine	Datteln
Keine	Dörrpflaumen
✓	Erdbeeren
Keine	Feigen
✓	Himbeeren
✓	Honigmelonen
✓	Kantalupe
✓	Kirschen
✓	Limonen
✓	Mandarincn
✓	Nektarinen
✓	Pampelmuse
✓	Pfirsiche
✓	Pflaumen
Keine	Rosinen
✓	Wassermelonen
Keine	Weintrauben

Gemüse (frisch und tiefgefroren)

✓	Artischocken
✓	Auberginen
✓	Blumenkohl
✓	Bohnen (grüne und weiße)
✓	Brokkoli
✓	Endiviensalat
✓	Erbsen (grüne)
✓	Gurken
✓	Kartoffeln
✓	Kichererbsen
✓	Kidney-bohnen
✓	Kohl
✓	Kohlrabi
✓	Kopfsalat
✓	Kürbis
✓	Lauch
✓	Limabohnen
✓	Linsen
✓	Mairüben
✓	Mais
✓	Mangold
✓	Möhren
Keine	Oliven
✓	Paprika-schoten
✓	Pastinaken
✓	Petersilie
Keine	Pilze
✓	Rettich
✓	Rhabarber
✓	Rosenkohl
✓	Sellerie
✓	Sojabohnen
✓	Spargel
✓	Spinat
✓	Süßkartoffeln
✓	Tomaten
✓	Zitronen
✓	Zwiebeln

Verschiedenes

Kein	Ahornsirup
Keine	Backhefe
Keine	Bierhefe
✓	Carob
✓	Gelatine
Kein	Honig
Kein	Kaugummi
Keine	Kekse
Kein	Kuchen
Keine	Pralinen
Keine	Schokolade
Keine	sonstigen Süßigkeiten
Kein	Zucker

Zutaten und Gewürze

✓	Backfette
✓	Dill
Kein	Essig
✓	Fenchel
✓	Ingwer
Kein	Ketchup
✓	Knoblauch
✓	Kümmel
✓	Lorbeer
✓	Majoran
Keine	fertige Mayonnaise
✓	Minze
✓	Mohnsamen
✓	Muskatblüte
✓	Muskatnuß
✓	Nelken
✓	Öle
✓	Oregano
✓	Paprika
✓	Pfeffer, weißer
✓	Pfefferminze
✓	Piment
Keine	fertigen Salatsoßen

✓	Salbei
✓	Sesamsamen
Kein	(fertiger) Senf
✓	Senfkörner
✓	Sonnenblumenkerne
✓	Süßholz (Lakritze)
✓	Thymian
Keine	Vanille
✓	Zimt

Getränke

Kein	Alkohol
Kein	Filterkaffee
✓	entkoffeinierter Kaffee
Keine	kakaohaltigen Getränke
✓	Kräutertees
keine	fertigen Limonaden
✓	Milch
✓	Mineralwasser
✓	frisch gepreßte Obstsäfte
Keine	gekauften Obstsäfte
✓	Quellwasser
Kein	Tee

*Ernährungsempfehlungen für Frauen, die ein extremes Bedürfnis nach Süßigkeiten haben oder zwanghaft essen**

Die folgenden Empfehlungen sind als flexibles Programm gedacht, das auf die individuellen Bedürfnisse zugeschnitten und verändert werden kann. Die Portionsgrößen dienen nur als Vorschlag. Vielleicht brauchen Sie mehr oder weniger Nahrung als andere. Wenn Sie außerdem Gewichtsprobleme oder Allergien haben, brauchen Sie noch weitere Informationen. *Wenn Sie unter Nahrungsmittelallergien leiden, dürfen Sie möglicherweise einige der aufgeführten Lebensmittel nicht zu sich nehmen.* Auch Frauen, die keine spezifischen Gesundheitsprobleme haben, können diesem Ernährungsprogramm folgen.

Wichtige Hinweise vor dem Beginn der Diät

Nicht alle Menschen haben in bezug auf die Ernährung die gleichen Bedürfnisse, und was für die einen gesund ist, kann bei anderen allergische Reaktionen auslösen. Die häufigsten Allergene in der Nahrung sind Weizen, Milch und Milchprodukte, Hefe, Mais, Eier, Rindfleisch und Zitrusfrüchte. Ihr Arzt oder Heilpraktiker wird Ihnen helfen, diejenigen Nahrungsmittel aufzuspüren, die bei Ihnen möglicherweise zu allergischen Symptomen führen. Sie müssen selbst mit diesen Empfehlungen experimentieren, um herauszufinden, wie Sie sich für Ihr ganzes Leben gesunde Eßgewohnheiten aneignen können.

* Quelle: *Women to Women*, Yarmouth, ME.

Es ist ganz wichtig, daß Sie bei allen Produkten die *Packungsaufschriften* lesen, bis Sie mit den Zutaten vertraut sind. Verwenden Sie keine Nahrungsmittel, die künstliche Aromastoffe, künstliche Farbstoffe, Süßstoffe oder Konservierungsstoffe enthalten.

Denken Sie daran: Die sichersten und vertrauenswürdigsten Lebensmittelgeschäfte sind *Naturkostläden*. Doch selbst in diesen Läden gibt es Produkte, die nicht ausschließlich gesund sind und vielleicht Substanzen enthalten, die Sie nicht vertragen. Es ist also auch dort wichtig, daß Sie die Packungsaufschriften lesen.

Versuchen Sie, *Salz* in Ihrer Nahrung zu vermeiden. Als Alternative können Sie Tamari (Sojasoße) verwenden, aber da diese auch viel Salz enthält, sollte sie verdünnt und nur sparsam angewandt werden. *Verwenden Sie keine Sojasoße, wenn Sie eine Hefeallergie haben.* Nehmen Sie andere Kräuter und Gewürze, einschließlich Zwiebeln und Knoblauch. Probieren Sie einmal, mit Zitronensaft zu würzen, um Ihr Bedürfnis nach Salz zu verringern – der Hunger auf Salz ist nur eine antrainierte Gewohnheit.

Trinken Sie am besten *ungesüßte Fruchtsäfte*, die mit mindestens der gleichen Menge gefiltertem Wasser oder Mineralwasser verdünnt sind, Kräutertees, Gemüsesäfte und Kaffee-Ersatz aus Getreide.

Bereiten Sie Salatsoßen frisch zu, mit Kräutern, Gewürzen, Joghurt, Zitronensaft oder mit Öl und Essig. Nehmen Sie nur Olivenöl aus erster Pressung oder unraffiniertes Leinöl. Verwenden Sie keinen Essig, wenn Sie auf Hefe allergisch sind. Salatsoßen sollten keinen Süßstoff enthalten. Es gibt Salatsoßen ohne Salz, die in Naturkostläden erhältlich sind. Ungesüßtes Ketchup und ungesüßte Mayonnaise ohne Zusätze und Süßstoffe gibt es ebenfalls in Bioläden.

Ganz und gar zu vermeiden sind: Zucker; Produkte aus weißem oder raffiniertem Mehl (Gebäck, Weißbrot und ähnliche Nahrungsmittel); Koffein (koffeinhaltige Limonaden, Kaffee, Tee, kakaohaltige Getränke); alkoholische Getränke; weißer (geschälter) Reis; alle Produkte mit Gerstenmalz, Honig, Ahornsirup, konzentriertem Fruchtsaft, Melasse oder künstlichem Süßstoff; *alle* Margarinen und teilweise gehärteten Pflanzenöle; Trockenobst. Vermeiden Sie künstliche Geschmacks- und Farbstoffe sowie Konservierungsstoffe. Wenn Ihre gesundheitliche Verfassung besser wird, können Sie natürliche Süßstoffe und Trockenobst in kleinen Mengen wieder in Ihren Speiseplan aufnehmmen, besprechen Sie das aber bitte erst mit Ihrem Arzt oder Heilpraktiker.

Wenn Sie eine hefefreie Diät machen, müssen Sie folgende Nahrungsmittel weglassen: Brot, Käse, eingelegtes Gemüse, Essig, Sauer-

kraut, Sojasoße, Sprossen, Beeren, Melonen und Alkohol. Bitte beachten Sie: Für Menschen mit verschiedenen Lebensmittelallergien sind manche Lebensmittel in dieser Diät nicht geeignet, passen Sie daher auf, wenn Sie Ihre Mahlzeiten zusammenstellen. Wenn Sie bei einem bestimmten Nahrungsmittel Zweifel haben, fragen Sie bitte Ihren Arzt oder Heilpraktiker.

Empfehlungen für die verschiedenen Nahrungsmittelgruppen

Suchen Sie sich aus den folgenden Listen verschiedene naturbelassene, nicht industriell verarbeitete Lebensmittel aus. (Wenn Sie eine Hefeallergie haben, gelten die Einschränkungen auf Seite 712.) Die Mengenangaben stehen jeweils für eine Portion.

Eiweiß

Ca. 150 Gramm Hülsenfrüchte, wie Linsen, Kichererbsen, bunte Bohnen, Kidneybohnen, getrocknete Erbsen, weiße Bohnen, Azukibohnen, schwarze Bohnen, Limabohnen; verschiedene Zubereitungsarten finden Sie in Kochbüchern.
Ca. 100 Gramm Sojaprotein (Tofu oder Tempeh; nehmen Sie kein Tempeh, wenn Sie keine Hefe essen dürfen)
125 Gramm fettarmer Hüttenkäse (Natur oder mit Kräutern; nicht mit Fruchtzubereitung, da diese Zucker enthält)
250 Gramm fettarmer Naturjoghurt
1–2 Eier, hartgekocht, weichgekocht oder pochiert
Ca. 50 Gramm Nüsse oder Samen
1–2 Eßlöffel Nußmus, zum Beispiel Mandel- oder Haselnußmus
Ca. 100 Gramm Fisch (am besten Lachs)
Ca. 100 Gramm Huhn oder mageres Fleisch (wenn Sie Geflügel und Fleisch in Ihren Ernährungsplan einbeziehen wollen. Wir möchten Sie jedoch ermutigen, es mit einer eher vegetarischen Ernährung ohne Milchprodukte zu versuchen.)

Getreide und stärkehaltiges Gemüse

1–2 Scheiben Brot aus 100 Prozent Vollkornmehl. Vollkorntortillas, Chapati oder Matzen werden ohne Hefe hergestellt, ebenso Knäckebrot und Reiswaffeln
150–250 Gramm gekochte Haferflocken (keine Schmelzflocken) oder andere Vollkorngetreide, wie Naturreis, Hirse, Gerste, Buchweizen

(Kasha oder Hafergrütze), Roggen, Quinoa oder Vollkornteigwaren, zum Beispiel aus Buchweizen oder Weizen
Ca. 50 Gramm Popcorn (ohne Fett und Salz geröstet)
Ca. 200 Gramm stärkehaltige Gemüse (Kartoffeln, Süßkartoffeln, Yamswurzeln, Rüben)

Gemüse

Alfalfasprossen
Auberginen
Avocados
Blumenkohl
Bohnen (grün)
Brokkoli
Erbsen
grüne Bohnen
Grünkohl
Gurken
Kartoffeln
Kohl (rot oder grün)
Kürbis (alle Arten)
Limabohnen
Mais
Mangold
Möhren
Mungobohnensprossen
Okra
Paprikaschoten (rot, grün)
Petersilie
Rettich
Rosenkohl
Rübchen
Rübstiel
Salat (alle Arten)
Sellerie
Senfgrün
Spargel
Spinat
Süßkartoffeln
Tomaten
Yamswurzeln
Zucchini
Zwiebeln

Das sind nur Vorschläge; Sie können auch alle anderen Gemüsesorten essen. Wählen Sie eher frischcs Gemüse als tiefgefrorenes oder Dosengemüse. Versuchen Sie, täglich verschiedene grüne und gelbe oder orangefarbene Gemüse zu essen.

Obst

Ananas
Äpfel
Apfelsinen
Aprikosen
Avocados
Bananen
Birnen
Blaubeeren
Brombeeren
Erdbeeren
Himbeeren
Honig- oder andere Melone
Kantalupen
Kirschen
Kiwi
Pampelmusen
Papayas
Pfirsiche
Pflaumen

Eine Portion Gemüse oder Obst entspricht etwa 150 bis 250 Gramm.

Zwischenmahlzeiten

Generell: Suchen Sie sich Ihre Zwischenmahlzeiten und Snacks aus den Nahrungslisten aus und versuchen Sie über den Tag verteilt sehr vielseitig zu essen. Sie können Haupt- und Zwischenmahlzeiten vertauschen, aber denken Sie bitte daran, daß Sie sich bei keiner Mahlzeit überessen und auch im Laufe des ganzen Tages verteilt nicht zuviel essen. Setzen Sie, wie immer, Ihren gesunden Menschenverstand ein.

Beispiele für Zwischenmahlzeiten

- *1/2 Portion eiweißhaltige Nahrung:* Naturjoghurt; ein Rest Linsensuppe; ein paar Mandeln, Haselnüsse oder Walnüsse; Sonnenblumen- oder Kürbiskerne (Nüsse und Samen ungesalzen); ein kleines Stück Fisch; Tofuburger; Humus (ein Püree aus Kichererbsen, Sesam, Zitrone und Knoblauch, das man als Dip verwenden kann); fettarmer Hüttenkäse
- *1/2 Portion Vollkorn oder stärkehaltiges Gemüse:* eine gebackene Kartoffel; Vollkornbrot mit Mandelmus oder einem der Eiweißgerichte aus der Liste oder Tofusalat; Vollkornbrot oder Reiswaffeln mit zerdrückter Banane oder ungesüßtem Apfelmus oder fettarmem Hüttenkäse; ein Rest Naturreis mit Tofu und/oder Gemüse; Haferflocken mit Obst
- *Obst* (Wenn Sie auf Hefe allergisch sind, müssen Sie darauf achten, wieviel Obst Sie pro Tag zu sich nehmen; Sie vertragen vielleicht nur 1 bis 2 Stück Obst pro Tag.)

Empfehlungen für den Speiseplan

Nach Belieben: Nach dem Aufstehen 1 Portion Obst oder ungesüßten Fruchtsaft, der mit mindestens gleichviel gefiltertem Wasser oder Mineralwasser verdünnt ist. Bei Candidose ist es besser, den Obstverzehr auf 1 bis 2 Portionen Obst am Tag zu beschränken.

Wenn Sie Lebensmittelallergien haben, müssen Sie sich individuell beraten lassen. Wenn Sie unter Candidose leiden, dürfen Sie keine Nahrungsmittel essen, die Hefe enthalten oder fermentiert sind oder schimmelig sein könnten; darunter fallen auch Reste, die zu lange aufbewahrt wurden, und die bereits erwähnten Nahrungsmittel.

Frühstück:
1 Portion Eiweiß
1 Portion Obst (wenn Sie noch keines gegessen haben)

1 Portion Vollkorngetreide (gekochtes Getreide wie Haferflocken- oder Mehrkornbrei enthält normalerweise ausreichend Eiweiß, kann aber auch mit Samen oder Nüssen gemischt werden. Andere Möglichkeiten sind Vollkornbrot mit pochierten oder gekochten Eiern oder aber Joghurt mit frischem Obst und Haferkleie oder auch Samen, wie Sonnenblumenkerne oder Leinsamen. Nehmen Sie etwaige Ergänzungspräparate für den Morgen erst nach dem Frühstück ein.)

Vormittags:
Snacks (siehe die Liste für Zwischenmahlzeiten) sind Ihnen freigestellt, es sei denn, Sie leiden unter Hypoglykämie (niedrigem Blutzuckerspiegel)

Mittagessen:
1 Portion Eiweiß
1 Portion Getreide oder stärkehaltiges Gemüse (wie Kürbis oder Kartoffeln)
Frischer Salat mit Salatsoße oder frischem Zitronensaft und/oder leicht gedämpftem Gemüse. Vermeiden Sie Essig, wenn Sie keine Hefe essen dürfen. Wenn Sie sich bei den Zutaten in einem Restaurant nicht sicher sind, bitten Sie um Öl und Zitrone oder Essig.
Ergänzungspräparate für mittags, wenn empfohlen.

Nachmittags:
Siehe die Liste für Zwischenmahlzeiten, nehmen Sie aber etwas anderes als am Vormittag.

Nach Belieben:
Vor dem Abendessen 0,1 l ungesüßter Obstsaft, verdünnt wie oben angegeben, oder Gemüsesaft oder 1 Portion Obst

Abendessen:
1 Portion Eiweiß
1 Portion Getreide
Frischer Salat und/oder gekochtes Gemüse
1 Portion Obst (wenn nicht vor dem Abendessen verzehrt)
Ergänzungspräparate wie empfohlen

Späterer Abend:
Eine Zwischenmahlzeit ist sehr hilfreich, wenn Sie unter Hypoglykämie leiden; sonst nach Belieben.

Sprechen Sie mit Ihrer Ärztin oder Heilpraktikerin über die Anzahl von Mahlzeiten und Zwischenmahlzeiten. Am besten ist es, die gewohnte Zahl der Mahlzeiten beizubehalten und die Portionsgrößen so anzupassen, daß die notwendige Kalorienaufnahme erreicht wird. Wenn Sie Gewichtsprobleme haben, sollten Sie unbedingt über Ihre Bedürfnisse sprechen. Wenn die empfohlenen Portionen für Sie zu groß oder zu klein sind, können sie angepaßt werden, so daß sie Ihrer Stoffwechselgeschwindigkeit und Ihrem Grad an Aktivität entsprechen. Denken Sie daran, daß eine bestimmte Diät niemals allen individuellen Bedürfnissen gerecht werden kann. Nehmen Sie Ihren gesunden Menschenverstand und professionellen Rat zu Hilfe, um eine vernünftige Auswahl zu treffen, und versuchen Sie, sich so vielseitig wie möglich zu ernähren.

Speiseplan: Sich selbst nähren

(Für alle diejenigen, die zwanghaft essen oder die einen festen Speiseplan für die Behandlung von Eßstörungen haben möchten)

Grundsätzliche Hinweise

1. Dieser Speiseplan ist für Frauen gedacht, die festgestellt haben, daß sie Probleme mit dem Essen haben. Sie dürfen kein weißes Mehl und keinen Zucker essen. Es ist unbedingt erforderlich, daß sie keinerlei Nahrungsmittel zu sich nehmen, die in diesem Ernährungsplan nicht erlaubt sind.
2. Der Speiseplan berücksichtigt grundlegende gesundheitliche Bedürfnisse, mögliche Anpassungsschwierigkeiten des Körpers und die Grundregeln einer gesunden Ernährung. Es gibt nur drei Mahlzeiten, mit einem zusätzlichen Nachtisch nach dem Abendessen, um häufig auftretende Stoffwechselprobleme zu verringern.
3. Während Sie dieses Programm durchführen, müssen Sie alle Lebensmittel solange abwiegen und abmessen, bis Ihnen die Portionsgrößen vertraut sind. Schaffen Sie sich einen Meßbecher, einen Meßlöffel und eine gute Waage an.
4. Achten Sie darauf, ob Zucker als Zutat auf den Packungen aufgeführt ist. In Salatsoßen darf nur wenig Zucker sein, und in alkoholfreien Getränken, Müslis, Frühstücksflocken, Würzmischungen oder Soßen sollte er gar nicht enthalten sein. Dextrose, Traubenzucker, Sukrose, Fruktose, Maissyrup, Maissüße, Honig, Syrup, Melasse – das ist alles Zucker, der vermieden werden sollte. Als Zuckerersatz eignet sich zum Beispiel Saccharin.
5. Achten Sie auf Zucker in Ihren Medikamenten. Fragen Sie in der Apotheke nach zuckerfreien Hustenmitteln, wenn nötig.
6. *Lite* oder *light* oder *kalorienarm* heißt nicht unbedingt zuckerfrei; lesen Sie die Liste der Zutaten auf der Packung. Der Hersteller kann den Kaloriengehalt auch verringern, indem er den Fettgehalt ändert, den Zuckeranteil aber gleichläßt oder nur wenig verringert.
7. Weißes Mehl und Maisstärke sollten vermieden werden. Modifizierte Speisestärke, wie sie in manchen Salatsoßen enthalten ist, sollte sehr sparsam benutzt werden. Als Bindemittel kann Pfeilwurz verwendet werden.
8. Frische und tiefgefrorene Produkte und Lebensmittel in Dosen können verwendet werden, sofern sie keinen Zucker enthalten.

9. Wer einen erhöhten Cholesterinspiegel hat, sollte nur drei Eier pro Woche essen. Das Programm kann gut bei erhöhtem Triglyzeridspiegel helfen und bei Problemen, die durch übermäßige Kalorienzufuhr in Form von Kohlenhydraten oder Alkohol entstanden sind.
10. Abstinenzlerinnen mit hohem Blutdruck, denen eine natriumarme Diät verschrieben wurde, sollten beachten: Frische Nahrungsmittel sind am besten, und tiefgefrorenes Fleisch und Gemüse ist eine gute Alternative. Lesen Sie außer dem Zuckergehalt auch immer den Salzgehalt auf den Packungen nach.
11. Als Ersatz für Gemüse kann Tomatensaft oder Gemüsesaft ohne Zucker verwendet werden; $^1/_4$ Liter entspricht $^1/_2$ Pfund Gemüse.
12. Wenn kein frisches Obst zur Verfügung steht, kann Obst aus der Dose oder tiefgefrorenes Obst verwendet werden (in Wasser oder im eigenen Saft und ohne Zucker – Saft abgießen). Man kann auch Obstsaft verwenden; für die Portionsgrößen siehe unter »Obst« (sie sind unterschiedlich).
13. Sojasoßen, die sehr wenig Zucker enthalten, können verwendet werden. Tamarisoße kann ebenfalls zum Würzen verwendet werden, ähnlich wie Sojasoße.
14. Bei der Nahrungszubereitung dürfen normaler Senf, kalorienarme Mayonnaise und zuckerfreies Ketchup verwendet werden. Geschlagene Dressings sollten vermieden werden. Man kann bis zu 1/8 Liter Tomatensoße und einen Eßlöffel Zitronensaft bei der Nahrungszubereitung verwenden.
15. Salatdressings sollten auf 4 Eßlöffel pro Tag beschränkt werden.
16. Koffeinhaltige Getränke und Nahrungsmittel – Kaffee, Tee, Cola und Schokolade – sollten vermieden werden, weil Koffein den Appetit anregt.
17. Sie können einen Teil Ihres Milchpulvers als Kaffeeweißer für entkoffeinierten Kaffee nehmen. In diesem Programm darf ein Prozent Milch verwendet werden.
18. Wenn Sie Probleme mit Verstopfung haben, helfen acht 0,2-l-Gläser Wasser pro Tag (ca. $1^1/_2$ Liter insgesamt) zusammen mit dem Getreide, dem frischen Obst und dem Gemüse auf Ihrem Speiseplan. Auch körperliche Bewegung hilft.
19. Wenn Sie sich Ihrem Ziel einmal bis auf fünf Pfund oder noch weiter genähert haben, können Sie Nahrungsmittel aus dem allgemeinen Gesundheits-Speiseplan (S. 662–663) in Ihr Programm aufnehmen. Sie werden auch die Nahrungsmittel wiegen und abmessen müssen, bis Sie mit der erlaubten Portionsgröße vertraut sind.

Multiple Allergien

Übergangsspeiseplan (Beispiel)*

(Bei Lebensmittelallergien: Diese Mahlzeiten werden ohne Mais, Milch- und rohes Fleisch zubereitet.)

	Montag	**Dienstag**	**Mittwoch**
Frühstück	Selbstgemischtes Müsli	Haferflocken	Selbstgemischtes Müsli

Sie können jeden Milchersatz verwenden, den Sie vertragen: Sojamilch, Mandel-
Süßkartoffeln, wenn Sie zusätzlich Kalorien brauchen. Sie können auch

Mittagessen	Hirsesalat oder Kroketten, kalter Fischteller, Brunnenkresse	Gemüse-Gerste-Suppe, Geflügelsalat, Reiswaffeln	Bohnen/Avocado auf Reiswaffeln, Salat aus gekochtem Gemüse
Abendessen	Gegrillter Fisch, neue Kartoffeln, grüner Salat, Brokkoli	Naturreis, Dal (Linsen), gedämptes grünes Gemüse, Zuckererbsen	Artischocken mit warmem Knoblauchöl, Quinoa-Nudeln mit Lachs oder Shrimps, Kohlsalat

Nachtisch
Als Nachtisch sind gut geeignet: Frisches oder gekochtes Obst, Muffins, Reiswaffeln Gerstenmalz, Reissyrup, jede Art von Zucker, Ahornsyrup, Fruktose oder Maissyrup.

---

* Quelle: *Women to Women*, Yarmouth, ME.

produkte, Weizen, Erdnüsse, Zitrusfrüchte, Koffein, Soja, Eier, Hefe

Donnerstag	Freitag	Samstag	Sonntag
Hirsebrei	Selbstgemischtes Müsli	Reisflocken	Selbstgemachte Pfannkuchen aus nichtallergenem Getreide mit Apfelmus

milch, Kokosmilch, Reismilch (Amazake). Nehmen Sie gekochte Kartoffeln oder Nüsse, Samen und Obst über die Getreideflocken streuen.

Thunfischsalat, Roggenknäcke, Rote-Bete-Salat mit Olivenöl-Dressing	Putenbraten, Kartoffelbrei, Brokkoli	Wildreis-Salat, gedünsteter Kohl, Reiswaffeln mit Tahini	Humus mit Gemüse, Reiswaffeln grüne Bohnen, Naturreis
Maiskolben, »biologisches« Putensandwich, gebackene Süßkartoffel, Rosenkohl	Kichererbsenbratlinge, Basmati- od. Naturreis, Rotkohlsalat, gedämpftes Blattgemüse	Pfannengemüse mit Jakobsmuscheln, Naturreis, grüner Salat	Akuzibohnen, gebackenes Hühnchen, Brunnenkressesalat, gedämpfte Möhren

mit Aufstrich. Verwenden Sie keine konzentrierten Süßmittel wie Honig,

Eiweiß
Eier – Frühstück: 1 großes Ei; Mittagessen oder Abendbrot: 2 kleine Eier
250 Gramm getrocknete Bohnen
100 Gramm vegetarisches Eiweiß

Milchersatzprodukte
50 Gramm Sojakäse

Getreideflocken und Getreide
Mischung aus 1 Eßlöffel Weizenkeimen und 2 Eßlöffeln Haferkleie
125 Gramm mit Obstsaft gesüßten Getreideflocken
125 Gramm gekochte Haferflocken
125 Gramm Naturreis
125 Gramm Gerste
125 Gramm gekochter Buchweizen, geröstet oder ungeröstet
125 Gramm Sojaflocken
125 Gramm gekochte Getreideflocken, ohne Weizen und ohne Zucker (125 Gramm trockene Flocken, 200 ml Wasser)
Richten Sie sich bei weizenfreien, zuckerfreien Fertig-Frühstücksflocken nach den Portionsangaben auf der Packung.

Stärkehaltige Gemüse
(zwei Portionen pro Woche)
Bohnen, getrocknet*, alle Sorten – 125 Gramm (gekocht)
Erbsen, getrocknet – 250 Gramm
Erbsen, grün – 250 Gramm
Kartoffeln, gebacken – 1 kleine
Kartoffeln, Mus – 250 Gramm
Kürbis, alle Sorten – 250 Gramm
Mais, Körner – 250 Gramm
Mais, Kolben – ca. 15 cm lang
Pastinaken – 250 Gramm
Reis, gekocht – 125 Gramm
Süßkartoffeln, frisch – 1/2 mittelgroße
Süßkartoffeln, Mus – 125 Gramm

Obst und Säfte
Ananas – 250 Gramm oder 1/4 Ananas
Apfel – 10 cm Durchmesser
Apfelmus (natürlich) – 250 Gramm

Apfelsaft - 0,2 Liter
Apfelsine - 1 große
Apfelsinensaft - 0,25 Liter
Aprikosen - 3 mittelgroße
Bananen - 1 kleine+
Beeren: z.B. Brombeeren, Erdbeeren, Preiselbeeren, Kranbeeren, Himbeeren, Heidelbeeren - 250 Gramm
Birne - 1 große (3 Hälften aus der Dose)
Dörrpflaumen, gekocht oder in Saft - 3 mittelgroße
Kakis - 2 mittelgroße
Kantalupe - 1/2 Frucht (15 cm Durchmesser)
Kiwi - 2
Limonen - 2
Mandarinen - 2
Mango - 1 kleine
Melone, z. B. Honig- oder Netzmelone+ - 1/4 Frucht (18 cm Durchmesser), Wassermelone - 500 Gramm
Nektarinen - 1 mittelgroße
Pampelmuse - 1/2 große
Papaya - 250 Gramm
Pfirsich - 1 großer (oder 3 Hälften aus der Dose)
Pflaumen - 3 mittelgroße
Pflaumensaft - 0,25 Liter
Rhabarber - 250 Gramm
Weintrauben - 250 Gramm
Zitronen - 2

Gemüse
(jeweils 250 Gramm bzw. 1/4 Liter)

Artischocken (nicht in Öl eingelegt)	Bohnen, gelb oder grün	Chicoree
		Chinakohl
Auberginen	Bohnensprossen	Endiviensalat
Bambussprossen	Brokkoli	Gemüsesaft++
Blumenkohl	Brunnenkresse	Grünkohl

* Eine Tasse gekochte getrocknete Bohnen oder Reis entspricht einer Portion Eiweiß.
\+ Diese Obstarten sind kalorienreich.
++ Hoher Natriumgehalt, daher sollten diese Lebensmittel bei einer natriumarmen Diät nicht verwendet werden.

Gemüse

Gurken	Pickles++ (eingelegte	Sellerie
Kohl	Gemüse, ungesüßt)	Senfgrün
Kürbis	Pilze	Spargel
Löwenzahn	Rettich	Spinat
Mangold	Rhabarber	Steckrüben
Möhren	Römischer Lattich	Tomaten
Okra	Rosenkohl	Tomatensaft++
Pak-Choi	Rote Bete	Wasserkastanien
Paprikaschoten,	Rübstiel	Zucchini
rot oder grün	Salat	Zuckererbsen
Petersilie	Sauerkraut++	Zwiebeln

Fett

erlaubte Salatsoßen – 4 Eßlöffel pro Tag

Öle mit mehrfach ungesättigten Fettsäuren (Maiskeim-, Distel- oder Sonnenblumenöl) – 2 Eßlöffel pro Woche oder 1/3 Eßlöffel pro Tag

Gewürze

Alle zucker- und weizenfreien Gewürze oder Soßen, z.B. Senf, Tamari- und Salsasoße und Sojasoße ohne Zucker

Beschränken Sie den Gebrauch von Würzmitteln auf die in den Rezepten angegebene Menge oder auf nicht mehr als 1 Teelöffel pro Tag an Gewürzen und nicht mehr als 2 Eßlöffel pro Mahlzeit an Soßen.

Speiseplan

Frühstück
1 Portion Milchersatzprodukte
1 Portion Eiweiß
1 Portion Getreideflocken und Getreide
1 Portion Obst
Kalorienfreies Getränk*

Mittagessen
1 Portion Eiweiß
1 Portion Gemüse
1 Portion Salat oder Gemüse oder Rohkost
2 Eßlöffel kalorienarmes oder kalorienfreies Dressing
Kalorienfreies Getränk*

Abendessen
1 Portion Eiweiß
1 Portion Gemüse
2 Tassen Salat
Bis zu 2 Eßlöffel kalorienarmes oder kalorienfreies Dressing
Stärkehaltige Gemüse (zweimal pro Woche)
Kalorienfreies Getränk*

Zur Regulierung des Stoffwechsels, falls nötig (4 Stunden vor oder nach dem Abendessen)
1 Portion Getreideflocken und Getreide
1 Portion Milchersatzprodukte
1 Portion Obst

Vor dem Mittagessen oder vor dem Abendessen kann man außerdem täglich eine klare Suppe zu sich nehmen.

---

*Vorsicht: Produkte mit Süßstoff werden bei manchen Menschen zum Auslöser für Eßanfälle!

Anmerkungen

1. Kapitel – Der patriarchalische Mythos und das Suchtsystem

1. Jamake Highwater: *Myth and Sexuality.* Penguin, New York 1988, S. 8–9.
2. Anne Wilson Schaef: *The Addictive Organization.* Harper, San Francisco 1988, S. 58.
3. David Sadker, Myra Sadker und Sharon Epperson: »Studies Link Subtle Sex Bias in Schools with Women's Behaviour in the Workplace.« In: *The Wall Street Journal.* 16.9.1988. Siehe auch American Association of University Women, 1991: »Shortchanging Girls, Shortchanging America,« Washington, D. C. AAUW. American Assoc. of University Women, 1992: »How Schools Shortchange Girls,« Washington, D. C. AAUW Educational Foundation and National Education Foundation.
4. Simone de Beauvoir: *Das andere Geschlecht* (1949). Neu übersetzt von Uli Aumüller und Grete Osterwald. Rowohlt Verlag, Reinbek 1992, S. 773.
5. Anne Wilson Schaef: *Weibliche Wirklichkeit. Ein Beitrag zur ganzheitlichen Welt.* Bögner-Kaufmann, Berlin 1991.
6. Anne Wilson Schaef und Diane Fassel: *The Addictive Organization.* Harper, San Francisco 1988.
7. Sonia Johnson: *Going Out of Our Minds. The Metaphysics of Liberation.* Crossing Press, Freedom, CA 1987, S. 267.
8. Angaben von Oxfam America, 115 Broadway, Boston, Massachusetts 02116.
9. B. Grad u.a.: »An Unorthodox Method of Treatment on Wound Healing in Mice.« In: *International Journal of Parapsychology,* Band 3, S. 5–24. In dieser ausführlichen Untersuchung wird nachgewiesen, daß die Wundheilung bei Mäusen erheblich beschleunigt werden konnte, wenn ein selbsternannter Heiler seine Hände über den Käfig des Tieres legte.
10. Randolph C. Byrd: »Positive Therapeutic Effects of Intercessory Prayer in a Coronary Care Unit Population.« In: *Southern Medical Journal.* Band 81, Nr. 7, Juli 1933, S. 826–829.
11. Zitiert in: *Health.* Band 6, Nr. 2, April 1992. Angaben über Ärzte aus: *Unhealthy Doctors.* Herausgegeben von der School of Medicine, University of California, Los Angeles.
12. Stephen Hall: »Cheating Fate.« In: *Health,* April 1992, S. 38. Jeder Arzt kennt zumindest einige Fälle von »Spontanheilungen«; und in der medizinischen Fachliteratur wird Jahr für Jahr darüber geschrieben. Aber diese Fälle

werden nicht untersucht, sondern viel zu häufig ignoriert. Ihre Existenz widerspricht den herrschenden medizinischen Auffassungen.
13. Thomas E. Andreoli u.a.: *Cecil's: Essentials of Medicine.* 2. Aufl. W.B. Saunders and Co., Philadelphia 1990, S. 422 f; dt.: *Cecil's Kompendium der inneren Medizin,* Blackwell, Berlin 1992.
14. J. M. Thorp und W. A. Bowes: »Episiotomy: Can Its Routine Use Be Defended? Teil 1.« In: *American Journal of Obstetrics and Gynecology.* Band 160, Nr. 5, Mai 1989, S. 1027–1030; S. B. Thacker und H. D. Banta: »Benefits and Risks of Episiotomy: An Interpretive Review of the English Literature, 1860–1980.« In: *Obstetric and Gynecological Survey.* Band 36, 1983, S. 322–338.
15. Anne Wilson Schaef: *When Society Becomes an Addict.* Harper, San Francisco 1987, S. 72; dt.: *Im Zeitalter der Sucht: Wege aus der Abbhängigkeit.* Aus d. Amerik. v. Brigitte Jakobeit. dtv, München 1991.
16. Clarissa Pinkola Estes: *Women Who Run With the Wolves: Myths and Stories of the Wild Woman Archetype.* Ballantine, New York 1992, S. 33; dt.: *Die Wolfsfrau: die Kraft der weiblichen Urinstinkte.* Aus d. Amerik. von Mascha Rabben. Heyne, München 1993.
17. Ich habe angefangen, das Suchtsystem zu begreifen, als ich den Begriff der Co-Abhängigkeit kennenlernte. Später wurde mir jedoch klar, daß das Konzept der Co-Abhängigkeit genauer definiert werden mußte, um wirksam helfen zu können. Co-Abhängigkeit ist ein verschwommener Begriff, mit dem die Betroffenen nicht weiterkommen, weil er Verhalten nur in bezug auf andere beschreibt, also etwa: »Wenn mein Mann mit dem Trinken aufhören würde, wäre mein Leben in Ordnung.« Die Bezeichnung eines Menschen als co-abhängig trifft nicht den Kern, nämlich daß das Verhalten sein eigenes Problem ist. Der Begriff Beziehungssucht ist da wesentlich präziser, weil er sich auf selbstzerstörerisches Verhalten bezieht, das nur der einzelne selbst ändern kann. Vergleiche Anne Wilson Schaef: *Die Flucht vor der Nähe: Warum Liebe, die süchtig macht, keine Liebe ist.* A. d. Amerik. von Brigitte Jakubeit. Hoffmann und Campe, Hamburg 1990. Zweifellos ist eine Beziehung, die wir nur aufrechterhalten können, wenn wir die eigenen Bedürfnisse hintanstellen oder vorgeben, gar keine Bedürfnisse zu haben, alles andere als gesund. Solche ungesunde Beziehungen sind Suchtbeziehungen.
18. Schaef: *When Society Becomes an Addict.* S. 72.
19. Patricia Reis: »The Women's Spirituality Movement: Ideas Generated and Questions Asked.« Vortrag vor einem feministischen Seminar. Proprioceptive Writing Center, Maine 3.12.1990.

2. Kapitel – Weibliche Intelligenz und neue Methoden der Heilung

1. Stephanie Field u.a.: *Science News,* Band 127, Nr. 301. Zitiert in: *Brain/Mind Bulletin,* 9.12.1985.
2. Marshall H. Klaus und John H. Kennel: *Parent/Infant Bonding.* 2. Ausg. C. V. Mosby Co., St. Louis 1982.
3. L. F. Berman und S. L. Syme: »Social Networks, Host Resistance, and Mor-

tality: A Nine-Year Follow-up of Alameda County Residents.« In: *American Journal of Epidemiology,* Band 109, 1978, S. 186–204.

4. Jeanne Achterberg: *Imagery in Healing: Shamanism and Modern Medicine.* Shambhala, Boston 1985.
5. Anne Moir und David Jessel: *Brain Sex.* Carol Publishing Co., a Lyle Stuart Book, New York 1991, S. 195; dt.: *Brainsex: der wahre Unterschied zwischen Mann und Frau.* A. d. engl. v. Joachim Pente. Econ Taschenbuchverlag, Düsseldorf, Wien 1993.
6. Robert Bly und Deborah Tannen: »Where Are Women and Men Today.« In: *New York Age,* Jan./Feb. 1992, S. 32.
7. S. J. Schleifer u.a.: »Depression and Immunity: Lymphocyte Function in Ambulatory Depressed Patients, Hospitalized Schizophrenic Patients, and Patients Hospitalized for Herniorrhaphy.« In: *Archives of General Psychiatry,* Band 42, 1985, S. 129–133.
8. J. K. Kiecolt-Glaser u.a.: »Stress, Loneliness, and Changes in Herpes Virus Latency.« In: *Journal of Behavioral Medicine.* Band 8, Nr. 3, 1985, S. 249–260.
9. Die folgenden Autoimmunkrankheiten betreffen Frauen wesentlich häufiger als Männer: Systemischer Lupus erythematodes – 90 Prozent Frauen; Erb-Goldflam-Krankheit (Myasthenia gravis) – 85 Prozent Frauen; Autoimmunerkrankungen der Schilddrüse – 80 Prozent Frauen; rheumatische Arthritis – 75 Prozent Frauen; multiple Sklerose – 70 Prozent Frauen.
10. S. F. Maier u.a.: »Opiate Antagonists and Long Term Analgesic Reaction Induced by Inescapable Shock in Rats.« In: *Journal of Comparative Physiology and Psychology,* Band 4, Dez. 1980, S. 1177–1183; M. L. Laudenslager: »Coping and Immunosuppression: Inescapable But Not Escapable Shock Suppresses Lymphocyte Proliferation.« In: *Science,* Aug. 1983, S. 568–570; Steven Locke u.a.: »Life Change Stress, Psychiatric Symptoms and Natural Killer Cell Activity.« In: *Psychosomatic Medicine,* Band 46, Nr. 5, 1984, S. 441–453. B. S. Linn u.a.: »Degree of Depression and Immune Responsiveness.« In: *Psychosomatic Medicine,* Band 44, 1982, S. 128.
11. R. J. Weber und C. B. Pert: »Opiatergic Modulation of the Immune System.« In: E. E. Muller und Andrea R. Genazzani, Hg.: *Central and Peripheral Endorphins.* Raven Press, New York 1984, S. 35.
12. R. L. Roessler u.a.: »Ego Strength, Life Changes, and Antibody Titers.« Vortrag vor der Jahresversammlung der American Psychosomatic Society. Dallas, Texas, 25. März 1979.
13. Ellen Langer: *Mindfulness.* Addison-Wesley, Reading, MA 1989, S. 100–113; dt.: *Aktives Denken. Wie wir geistig auf der Höhe bleiben.* Dt. v. Ilse Stratmann. Rowohlt, Reinbek 1991.
14. Maude Guerin: »Psychosocial Lecture Notes.« Department of Obstetrics and Gynecology, Michigan State University School of Medicine, Lansing, MI 1991.
15. Elisabeth Kübler-Ross: *On Death and Dying.* Macmillan, New York 1969; dt.: *Über den Tod und das Leben danach.* Aus dem Amerikanischen von Tom Hockemeyer. 10. Aufl. Die Silberschnur, Neuwied 1989.

3. Kapitel – Die innere Stimme

1. Stephen Sullivan: »Inhibition of Salivary and Lacrimal Secretion by an Enkephalin Analogue.« In: *American Journal of Psychiatry*, Band 139, Nr. 3, März 1982, S. 385f.
2. W. H. Frey u.a.: »Effect of Stimulus on the Composition of Tears.« In: *American Journal of Ophthalmology*, Band 92, Nr. 4, 1982, S. 559–567.
3. Olga und Ambrose Worrall: *The Gift of Healing*. Ariel Press, Columbus, OH 1985. Die Arbeit von Olga Worrall, einer international bekannten intuitiven Heilerin, wurde von Ärzten der Johns Hopkins School of Medicine untersucht und dokumentiert. Das Buch kann über Ariel Press, P.O. Box 30975, Columbus, OH 43230 bezogen werden. Ihre Arbeit wird derzeit von Dr. Robert Leichtman fortgeführt. Edgar Cayce ist ein weiterer bekannter intuitiver Heiler.
4. Marylin Ferguson: »Commentary: Waking Up in the Dark.« In: *Brain/Mind and Common Sense*, April 1993, S. 3.
5. Fox zitiert in Michael Toms: »Renegade Priest: An Interview with Matthew Fox«. In: *The Sun*, Ausgabe 89, Aug. 1991, S. 10.

4. Kapitel – Das weibliche Energiesystem

1. Graham Bennette: »Psychic and Cellular Aspects of Isolation and Identity Impairment in Cancer.« In: *Annals of the New York Academy of Science*, Band 131, 1972, S. 352–363.
2. C. E. Wenner und S. Weinhouse: »Diphosphopyridine Nucleotide Requirements of Oxidations by Mitochondria of Normal and Neoplastic Tissues.« In: *Cancer Research*, Band 12, 1952, S. 306 f.
3. Es geht hier um allgemeine Muster. Einige Krankheiten sind geheimnisvoll, ja fast archetypisch, und passen nicht zu den in diesem Abschnitt beschriebenen persönlichen Mustern.
4. D. B. Clayson: *Chemical Carcinogenesis*. Churchill Publishers, London 1962.
5. Caroline B. Thomas und K. R. Duszynski: »Closeness to Parents and the Familiy Constellation in a Prospective Study of Five Disease States: Suicide, Mental Illness, Malignant Tumor, Hypertension, Coronary Heart Disease.« In: *Johns Hopkins Medical Journal*, Band 134, 1974, S. 251–270.
6. Siehe Norm Shealy und Caroline Myss: *The Creation of Health*. Stillpoint Publications, Walpole, NH 1988. Hier wird ausführlicher auf das menschliche Energiesystem eingegangen. Der Neurochirurg Dr. Shealy, Gründer der American Holistic Medical Association, hat sich zusammen mit Caroline Myss ausführlich mit dem Gebiet der Energiemedizin beschäftigt. Die internationale Heilerin Myss erstellt anhand von Namen und Alter eines Menschen eine vollständige Diagnose, selbst wenn sich dieser an einem ganz anderen Ort aufhält. Seit mehreren Jahren stellt sie bei den Patientinnen aus unserem Zentrum Energiediagnosen, deren körperlicher Zustand auf ihre Energieanatomie zurückging. Myss hat ihre intutitiven Fähigkeiten plötzlich und ganz unerwartet entdeckt. Sie hatte sich bis dahin nie für

Krankheiten und Heilungsmethoden interessiert und war zunächst »wütend auf Gott«, der ihr diese Gabe aufgebürdet hatte. Dr. Shealy hat Mitte der achtziger Jahre ihre Fähigkeiten und die Genauigkeit ihrer Diagnosen am Shealy-Institut wissenschaftlich überprüft. Seitdem arbeiten und veröffentlichen sie gemeinsam. Das Material, das ich in diesem Kapitel verwendet habe, stammt zu einem großen Teil aus meiner eigenen Zusammenarbeit mit Myss.

7. G. A. Bachmann u.a.: »Childhood Sexual Abuse and Consequences in Adult Women.« In: *Obstetrics and Gynecology,* Band 71, Nr. 4, 1988, S. 631–641.
8. R. C. Reiter u.a.: »Correlation Between Sexual Abuse an Somatization in Women with Somatic and Nonsomatic Pain.« In: *American Journal of Obstetrics and Gynecology,* Band 165, Nr. 1, 1991, S. 104.
9. Wissenschaftliche Untersuchungen, die diese These unterstützen, berufen sich u.a. auf M. Tarlau und M. A. Smalheiser: »Personalitiy Patterns in Patients with Malignant Tumors of the Breast and Cervix.« In: *Psychosomatic Medicine,* Band 13, 1951, S. 117. In dieser Untersuchung mit Frauen, die an Gebärmutterhalskrebs erkrankt waren, hatten die meisten der Probandinnen negative Einstellungen zu heterosexuellen Beziehungen. Bei den meisten waren sexuelle Erfahrungen vor der Ehe häufiger, und fast 75 Prozent waren mehrere Ehen eingegangen, die mit Scheidung oder Trennung endeten.
10. »Die Unterschiede im Körperbild zwischen den Gruppen mit Krebs der inneren und der äußeren Organe reflektieren anscheinend grundlegende Unterschiede in der Orientierung der Persönlichkeit.« Fisher und Cleveland: »Relationship of Body Image to Site of Cancer.« In: *Psychosomatic Medicine,* Band 18, Nr. 4, 1956, S. 309.
11. Tarlau und Smalheiser. Siehe Anmerkung 9.
12. J. I. Wheeler und B. M. Caldwell: »Psychological Evaluation of Women with Cancer of the Breast and Cervix.« In: *Psychosomatic Medicine,* Band 17, Nr. 4, 1955, S. 256–260; M. Reznikoff: »Psychological Factors in Breast Cancer: A Preliminary Study of Some Personality Trends in Patients with Cancer of the Breast.« In: *Psychosomatic Medicine,* Band 17, 1955, S. 96; A. H. Labrum: »Psychological Factors in Gynecologic Cancer.« In: *Primary Care,* Band 3, Nr. 4, 1976, S. 811–824.

5. Kapitel – Der Menstruationszyklus

1. E. Hartman: »Dreaming Sleep (The D State) and the Menstrual Cycle.« In: *Journal of Nervous and Mental Disease,* Band 143, 1966, S. 406–416; E. M. Swanson und D. Foulkes: »Dream Content and the Menstrual Cycle.« In: *Journal of Nervous and Mental Disease,* Band 145, Nr. 5, 1968, S. 358–363.
2. F. A. Brown: »The Clocks: Timing Biological Rhythms.« In: *American Scientist,* Band 60, 1972, S. 756 f. M. Gauguelin: »Wrangle Continues over Pseudoscientific Nature of Astrology.« In: *New Scientist,* 25. Feb. 1978; W. Menaker: »Lunar Periodicity in Human Reproduction: A Likely Unit of Biological Time.« In: *American Journal of Obstetrics and Gynecology,*

Band 77, Nr. 4, 1959, S. 905–914; E. M. Devan: »On the Possibility of the Perfect Rhythm Method of Birth Control by Periodic Light Stimulation.« In: *American Journal of Obstetrics and Gynecology,* Band 99, Nr. 7, 1967, S. 1016–1019.

3. R. P. Michael, R. W. Bonsall und P. Warner: »Human Vaginal Secretion and Volatile Fatty Acid Content.« In: *Science,* Band 186, 1974, S. 1217–1219.
4. Demetra George: *Mysteries of the Dark Moon: The Healing Power of the Dark Goddess.* Harper, San Francisco 1992, S. 70 f.
5. Menaker: *Lunar Periodicity.* Siehe Anmerkung 2.
6. Die Monddaten habe ich von Caroline Myss übernommen.
7. Hartman: *Dreaming Sleep*; Swanson und Foulkes: *Dream Content.* Beide siehe Anmerkung 1.
8. Therese Benedek und Boris Rubenstein: »Correlations Between Ovarian Activity and Psychodynamic Processes: The Ovulatory Phase.« In: *Psychosomatic Medicine,* Band 1, Nr. 2, 1939, S. 245–270.
9. Bernard C. Gindes: »Cultural Hypnosis of the Menstrual Cycle.« In: *New Concepts of Hypnosis,* George Allen Press, London 1953.
10. Diane Ruble: »Premenstrual Symptoms: A Reinterpretation.« In: *Science,* Band 197, 15. Juli 1977, S. 291 f.
11. Zur weiteren Information vergleiche Riane Eisler: *Von der Herrschaft zur Partnerschaft: weibliche und männliche Prinzipien in der Geschichte.* Aus d. Amerik. von Christel Rost. Bertelsmann, München 1989. Die Degradierung weiblichen Wissens hat sich nach und nach entwickelt. Die Stellung der Frauen bei den indigenen Völkern der heutigen USA vor der Ankunft der europäischen Siedler war verschieden. In manchen Völkern wurden Frauen und ihre Körperprozesse entwertet und mit Scham besetzt, in anderen wurde weiblichen Wissen verehrt.
12. Für den Begriff der »weiblichen Aufgaben« danke ich Tamara Slayton. Siehe auch Brooke Medicine Eagle: »Women's Moontime: A Call to Power.« In: *Shaman's Drum,* Band 4, Frühjahr 1986, S. 21.
13. Brown und W. M. O'Neil, zitiert in P. Shuttle und P. Redgrove: *Die weise Wunde Menstruation.* A. d. Amerik. von Helma Schleif. Fischer Verlag, Frankfurt 1986.
14. Zitiert von Dr. Ronald Norris bei einem Vortrag über PMS. Rockland, ME Nov. 1982.
15. R. Loudall, P. Snow und J. Johnson: »Myths about Menstruation: Victims of Our Folklore.« In: *International Journal of Women's Studies,* Band 1, 194, S. 70; W.M. O'Neil: Time and the Calendars. University Press, Manchester 1976; P. L. Brown: *Megaliths, Myths and Men: An Introduction to Astro-Archeology.* Blandford Press 1976.
16. Dr. John Goodrich in einem Vortrag über Gynäkologie bei Heranwachsenden im Maine Medical Center, Portland, Maine, 29. Juli 1992.
17. Zitiert aus einer Tampax-Gebrauchsanweisung, die mir Gina Orlando gab.
18. Michael, Bonsall und Warner: *Human Vaginal Secretion.* Siehe Anmerkung 3.
19. M. K. McClintock: »Menstrual Synchrony and Suppression.« In: *Nature,* Band 299, 1971, S. 244 f.

20. M.C.P. Rees, A. Anderson u.a.: »Prostaglandins in Menstrual Fluid in Menorrhagia and Dysmenorrhea.« In: *British Journal of Obstetrics and Gynaecology,* Band 91, 1984, S. 673.
21. G. E. Abraham: »Primary Dysmenorrhea.« In: *Clinical Obstetrical Gynecology,* Band 21, Nr. 1, 1978, S. 139–145.
22. F. Facchinetti u.a.: »Magnesium Prophylaxis of Menstrual Migraine.« In: *Headache,* Band 31, 1991, S. 298–304; Facchinetti: *Oral Magnesium.*
23. E. B. Butler und E. McKnight: »Vitamin E in the Treatment of Primary Dysmenorrhea.« In: *Lancet,* Band 1, 1955, S. 844–847.
24. Während des Menstruationszyklus kann Epinephrin, das durch Streß freigesetzt wird, das natürliche Gleichgewicht des autonomen Nervensystems stören. E. W. Winenman: »Autonomic Balance Changes During the Human Menstrual Cycle.« In: *Psychophysiology,* Band 8, Nr. 1, 1971, S. 1–6.
25. Es gibt keine allgemein akzeptierte Definition von PMS in der medizinischen Fachliteratur, so daß viele Untersuchungen über die Häufigkeit dieser Störung widersprüchliche Angaben machen. Unabhängig von der medizinischen Definition machen Tausende von Frauen die Erfahrung, daß ihr Zyklus emotionales und physisches Leid mit sich bringt. R. L. Reid und S. S. Yen: »Premenstrual Syndrome.« In: *American Journal of Obstetrics and Gynecology,* Band 139, 1981, S. 86.
26. Ronald Norris: »Progesterone for Premenstrual Tension.« In: *Journal of Reproductive Medicine,* Band 28, Nr. 8, Aug. 1983, S. 509–515.
27. D. L. Jakubowicz, E. Godard und J. Dewhurst: »The Treatment of Premenstrual Tension with Mefenamic Aid: Analysis of Prostaglandin Concentration.« In: *British Journal of Obstetrics and Gynaecology,* Band 91, 1984, S. 78.
28. Einer Untersuchung zufolge konsumierten PMS-Patientinnen fünfmal mehr Milchprodukte als die Kontrollgruppe ohne PMS. Möglicherweise verhindert die übermäßige Kalziumzufuhr durch die Milchprodukte die Aufnahme von Magnesium. G. S. Goci und G. E. Abraham: »Effect of Nutritional Supplement ... on Symptoms of Premenstrual Tension.« In: *Journal of Reproductive Medicine,* Band 83, 1982, SW. 527–531.
29. A. M. Rossignol: »Caffeine-Containing Beverages and Premenstrual Syndrome in Young Women.« In: *American Journal of Public Health,* Band 75, Nr. 11, 1985, S. 1335–1337.
30. B. L. Snider und D. F. Dietman: »Pyridoxine Therapy for Premenstrual Acne Flare.« In: *Archives of Dermatology,* Band 110, Juli 1974; G. E. Abraham und J. T. Hargrove: »Effect of Vitamin B on Premenstrual Tension Syndrome: A Double Blind Crossover Study.« In: *Infertility,* Band 3, 1980, S. 155; M. S. Biskind: »Nutritional Deficiency in the Etiology of Menorrhagia, Cystic Mastitis, Premenstrual Syndrome, and Treatment with Vitamin B Complex.« In: *Journal of Clinical Endocrinology and Metabolism,* Band 3, 1943, S. 227–334; R. W. Engel: »The Relation of B Complex Vitamins and Dietary Fat to the Lipotropic Action of Choline.« In: *Journal of Biological Chemistry*, Band 37, 1941, S. 140.
31. D. G. Williams: »The Forgotten Hormone.« In: *Alternatives,* Band 4, Nr. 6, 1991, S. 11.

32. B. L. Denrefer u.a.: »Progesterone and Adenosine 3,5'Monophosphate Formation by Isolated Corpora Lutea of Different Ages: Influence of Human Chorionic Gonadotropin and Prostaglandins.« In: *Journal of Clinical Endocrinology and Metabolism,* Band 3, 1943, S. 227–234.
33. B. R. Goldin u.a.: »Estrogen Excretion Patterns and Plasma Levels in Vegetarian and Omnivorous Women.« In: *New England Journal of Medicine,* Band 307, 1982, S. 1542–1547; B. R. Goldin u.a.: »Effect of Diet on Excretion of Estrogens in Pre- and Post-Menopausal Women.« In: *Cancer Research,* Band 41, 1981, S. 3771–3773.
34. G. E. Abraham: »Nutritional Factors in the Etiology of the Premenstrual Tension Syndromes.« In: *Journal of Reproductive Medicine,* Band 28, 1983, S. 446; M. Lubran und G. Abraham: »Serum and Red Cell Magnesium Levels in Patients with Premenstrual Tension.« In: *American Journal of Clinical Nutrition,* Band 34, 1982, S. 2364; G. E. Abraham und J. T. Hargrove: »Effect of Vitamin B on Premenstrual Tension Syndrome: A Double Blind Crossover Study.« In: *Infertility,* Band 3, 1980, S. 155; F. Facchinetti u.a.: »Oral Magnesium Successfully Relieves Premenstrual Mood Changes.« In: *Obstetrics and Gynecology,* Band 78, Nr. 2, Aug. 1991, S. 177–181; Snider und Dietman: *Pyridoxine Therapy.*
35. R. S. Landau u.a.: »The Effect of Alpha Tocopherol in Premenstrual Symptomatology: A Double-Blind Trial.« In: *Journal of the American College of Nutrition,* Band 2, 1983, S. 115–123; M. R. Werbach: *Nutritional Influences on Illness.* Third Line Press, Tarzana, CA 1988.
36. L. M. Abraham: *Serum and Red Cell Magnesium Levels.* Siehe Anmerkung 34; F. Facchinetti: *Oral Magnesium.* Siehe Anmerkung 22.
37. B. L. Parry u.a.: »Morning vs. Evening Bright Light Treatment of Late Luteal Phase Dysphoric Disorder.« In: *American Journal of Psychiatry,* Band 146, 1991, S. 9.
38. J. Ott: *Risikofaktor Kunstlicht: Streß durch falsche Beleuchtung.* A. d. Amerik. vom Kollektiv Druck-Reif. Droemer Knaur, München 1989.
39. Kim Dirke u.a.: »The Influence of Dieting on the Menstrual Cycle of Healthy Young Women.« In: *Journal of Clinical Endocrinology and Metabolism,* Band 60, Nr. 6, 1985, S. 1174–1179.
40. I. Goodale, A. Domar und H. Benson: »Alleviation of Premenstrual Syndrome Symptoms with the Relaxation Response.« In: *Obstetrics and Gynecology,* Band 75, Nr. 4, April 1990, S. 649–689.
41. J. Prior u.a.: »Conditioning Exercise Decreases Premenstrual Symptoms: A Prospective Controlled Six-Month Trial.« In: *Fertiliy and Sterility,* Band 47, 1987, S. 402–409.
42. Parry: *Morning vs. Evening.* Siehe Anmerkung 37. Zur umfassenden Erörterung der Lichttherapie vgl. J. Lieberman: *Light Medicine of the Future: How We Can Use It to Heal Ourselves Now.* Bear and Co., Santa Fe, NM 1991.
43. Kontrollierte Versuche mit Progesteron, die in der gynäkologischen Literatur beschrieben wurden, bestätigen meine Erfahrung hier *nicht.* Wahrscheinlich liegt das daran, daß Diät, Sport und Vitaminpräparate in

diese Untersuchungen nicht einbezogen wurden. Ein anderer Grund könnte der sein, daß die untersuchten Frauen nicht wußen, daß PMS ein Ungleichgewicht in ihrem Leben signalisiert.

44. Wegen dieses Dr. Jekyll-Mister Hyde-Phänomens, aber auch wegen der prämenstruell stärkeren Hautausschläge wurde in der PMS-Forschung jahrelang darum gestritten, ob es bei Frauen vor der Periode eine Art »Menstruationsgift« gibt.
45. A. Barbarino, L. De Marinis, G. Folli u.a.: »Corticotrophin-Releasing Hormone Inhibition of Gonadotropin Secretion During Menstrual Cycle.« In: *Metabolism,* Band 38, 1989, S. 504–506; Nagata, Kota, Seki und Furuya: »Ovulatory Disturbances: Causative Factors Among Japanese Women Student Nurses in a Dormitory.« In: *Journal of Adolescent Health Care,* Band 7, 1986, S. 1–5; M. R. Soules, R. I. McLachlan, E. K. Marit u.a.: »Luteal Phase Deficiency: Characterization of Reproductive Hormones over the Menstrual Cycle.« In: *Journal of Clinical Endocrine Metabolism,* Band 69, 1989, S. 804–812.
46. S. Zuckerman: »The Menstrual Cycle.« In: *Lancet,* 18. Juni 1949, S. 1031–1035.
47. Glandulär-zystische und adenomatöse Hyperplasie des Endometriums ist nach Phasen ausbleibender Monatsblutungen oder anovolatorischen Zyklen sehr verbreitet und gutartig, solange es keine »atypischen« Zellen gibt. Gute gynäkologische Pathologen können anhand der Zellen der Gewebsprobe die Gefährlichkeit dieses Zustands voraussagen.
48. Clomifen hat eine östrogenähnliche Struktur. In der ersten Zyklushälfte regt es den Hypothalamus zu einer erhöhten Produktion der LH- und FSH-Hormone an, was wiederum die Eierstöcke und damit die Eireifung stimuliert.
49. Dewan: *Perfect Rhythm Method of Birth Control.* Siehe Anmerkung 2.
50. J. D. Cohen und H. W. Rubin: »Functional Menorrhagia: Treatment with Bioflavonoids and Vitamin C.« In: *Current Therapeutic Research,* Band 2, 1960, S. 539.
51. D. M. Lithgow und W. M. Politzer: »Vitamin A in the Treatment of Menorrhagia.« In: *South African Medical Journal,* Band 51, 1977, S. 1991.
52. Kelley u.a.: »The Relationship between Menstrual Blood Loss and Prostaglandin.« In: *Leukotrienes Medicine,* Band 16, 1984, S. 69; A. Anderson u.a.: »Reduction of Menstrual Blood Loss by Prostaglandin-Synthetase Inhibitors.« In: *Lancet,* 1976, S. 774.
53. Dieses Konzept habe ich von Tamara Slayton gelernt.

6. Kapitel – Die Gebärmutter

1. S. Zuckerman: »The Menstrual Cycle.« In: *Lancet,* 18. Juni 1949, S. 1031–1035.
2. Bei der Arbeit an diesem Kapitel hat mich überrascht, wie wenig Material, abgesehen von der Schwangerschaft, es zum Uterus gibt. Dieser Mangel spricht Bände.

3. M. E. Davis: »Complete Caesarean Hysterectomy.« In: *American Journal of Obstetrics and Gynecology,* Band 62, 1951, S. 838, zitiert in Robert C. Park und Patrick Duff: »Role of Caesarean Hysterectomy in Modern Obstetric Practice.« In: *Clinical Obstetrics and Gynaecology,* Band 23, Nr. 2, Juni 1980, S. 602. Anmerkung: Hysterektomien nach einer Entbindung werden nie routinemäßig durchgeführt – sie sind viel zu riskant. Ich habe dieses Zitat nur benutzt, um die Einstellung des Autors zur Gebärmutter zu verdeutlichen.
4. Celso-Ramon Garcia und Winnifred Cutler: »Preservation of the Ovary: A Reevaluation.« In: *Fertility and Sterility,* Band 42, Nr. 4, Okt. 1984, S. 510–514.
5. Information von Caroline Myss.
6. Dr. Isaac Schiff (Leiter des Department of Gynecology am Massachusetts General Hospital) während der »Great Round«-Konferenz am Maine Medical Center, Portland, ME.
7. Nancy Petersen und B. Hasselbring: »Endometriosis Reconsidered.« In: *Medical Self Care,* Mai–Juni 1987.
8. David B. Redwine: »The Distribution of Endometriosis in the Pelvis by Age Groups and Fertility.« In: *Fertility and Sterility,* Band 47, Jan. 1987, S. 173.
9. Weitere Belege finden sich in Vaughan Bancroft, C. A. Williams und M. Elstein: »Minimal/Mild Endometriosis and Infertility: A Review.« In: *British Journal of Obstetrics and Gynaecology,* Band 96, Nr. 4, S. 454–450. Die Rolle einer minimalen oder leichten Endometriose in der Ätiologie der Unfruchtbarkeit bleibt unklar, aber ein höherer Gehalt an Prostanoiden (?) und eine erhöhte Aktivität der Makrophagen in der Bauchfellflüsigkeit können über verschiedene Mechanismen Auswirkungen darauf haben. Dazu gehören Veränderungen in der Bewegungsfähigkeit der Eileiter, Spermafunktion und frühere Fehlgeburten. Die Funktion der Eierstöcke kann sich auf verschiedenste Weise verändern, einschließlich zahlreicher subtiler Anomalien, die nur durch eine genaue Untersuchung festgestellt werden können. Auch Autoimmun-Phänomene können eine Einfluß haben.
10. John Sampson: »Peritoneal Endometriosis Due to the Menstrual Dissemination of Endometrial Tissue into the Peritoneal Cavity.« In: *American Journal of Obstetrics and Gynecology,* 1984.
11. Diese Theorie basiert auf der Arbeit von Dr. David Redwine, der zusammen mit der Krankenschwester Nancy Peterson das Programm zur Endometriosebehandlung am St. Charles Medical Center in Bend, OR entwickelt hat.
12. Petersen und Hasselbring: *Endometriosis Reconsidered.* Siehe auch David Redwine: »Age-Related Evolution in Color Appearance of Endometriosis.« In: *Fertility and Sterility,* Band 48, Nr. 6, Dez. 1987, S. 1062 f.; David Redwine: »Is Microscopic Peritoneal Endometriosis Invisible.« In: *Fertility and Sterility,* Band 50, Nr. 4, Okt. 1988, S. 665 f.
13. Norbert Gleicher: »Is Endometriosis an Autoimmune Disease?« In: *Obstetrics and Gynecology,* Band 70, Nr. 1, Juli 1987; E. Surrey and J. Halme: »Effect of Peritoneal Fluid from Endometriosis Patients on Endometrial Stromal Cell Proliferation in Vitro.« In: *Obstetrics and Gynecology,*

Band 76, Nr. 5, Teil 1, Nov. 1990, S. 792–798; S. Kalma u.a.: »Production of Fibronectin by Peritoneal Macrophages and Concentration of Fibronectin in Peritoneal Fluid from Patients With or Without Endometriosis.« In: *Obstetrics and Gynecology,* Band 72, Juli 1988, S. 13–19; J. Halme, S. Becker und S. Haskill: »Altered Maturation and Function of Peritoneal Macrophages: Possible Role in Pathogenesis of Endometriosis.« In: *American Journal of Obstetrics and Gynecology,* Band 156, 1987, S. 783; J. Halme, M.G. Hammond, J. F. Hulka u.a.: »Retrograde Menstruation in Healthy Women and in Patients with Endometriosis.« In: *Obstetrics and Gynecology,* Band 64, 1984, S. 13–18.

14. Francis Hutchins, Jr.: Uterine Fibroids: »Current Concepts in Management.« In: *Female Patient,* Band 15, Okt. 1990, S. 29.
15. A. D. Feinstein: »Conflict over Childbearing and Tumors of the Female Reproductive System: Symbolism in Disease.« In: *Somatics,* Herbst/Winter 1983.
16. R. C. Reiter, P. L. Wagner und J. C. Gambone: »Routine Hysterectomy for Large Asymptomatic Leiomyomata: A Reappraisal.« In: *Obstetrics and Gynecology,* Band 79, Nr. 4, April 1992, S. 481–484.
17. Es gibt sehr viel Literatur zur heilenden Kraft der Töne. Jedes Chakra ist zum Beispiel mit einer bestimmten Schwingung verbunden. Heiler, die mit Klang arbeiten, schlagen etwa den Patienten vor, bestimmte Töne zu singen oder eine speziell komponierte Musik zu hören. Mehr Informationen über diese Behandlungsmethode bieten W. David: *The Harmonics of Sound, Color, and Vibration: A System for Self Awareness and Evolution.* DeVorss and Co., Marina Del Rey, CA 1985; Kay Gardner: *Sounding the Inner Landscape.* Caduceus Publications 1993.
18. L. Zussman u.a.: »Sexual Response after Hysterectomy-Oophorectomy: Recent Studies and Reconsideration of Psychogenesis.« In: American Journal of Obstetrics and Gynecology, Band 140, Nr. 7, 1. Aug. 1981, S. 725–729.
19. B. Ranney and S. Abu-Ghazaleh: »The Future Function and Control of Ovarian Tissue Which is Retained in Vivo During Hysterectomy.« In: *American Journal of Obstetrics and Gynecology,* Band 128, 1977, S. 626.
20. Unrininkontinenz reagiert gut auf Biofeedback. Vor einer chirurgischen Lösung empfehle ich den betroffenen Frauen immer einen Biofeedback-Kurs. Die Kegelschen Übungen sind bei Inkontinenz sehr effektiv, wenn sie sorgfältig gemacht werden. Allerdings wissen 99 Prozent aller Frauen nicht, wie sie richtig durchgeführt werden. Durch Biofeedback lernen die Frauen, nicht nur die Darm-, sondern auch die vaginalen and Beckenbodenmuskeln zusammenzuziehen. Siehe auch B. J. Parys u.a.: »The Effects of Simple Hysterectomy on Vesicourethral Function.« In: British Journal of Urology, Band 64, 1989, S. 594–599; S. J. Snooks u.a.: »Perineal Nerve Damage in Genuine Stress Urinary Incontinence.« In: *British Journal of Urology,* Band 42, 1985, S. 3–9; C. R. Wake: »The Immediate Effect of Abdominal Hysterectomy on Intervesical Pressure and Detrusor Activity.« In: *British Journal of Obstetrics and Gynaecology,* Band 87, 1980, S. 901 f;

A. G. Hanley: »The Late Urological Complications of Total Hysterectomy.« In: *British Journal of Urology,* Band 41, 1969, S. 682–684.

21. J. H. Manchester u.a.: »Premenopausal Castration and Documented Coronary Atherosclerosis.« In: *American Journal of Cardiology,* Band 28, 1971, S. 33–37; A. B. Ritterband u.a.: »Gonadal Function and the Development of Coronary Heart Disease.« In: *Circulation,* Band 27, 1963, S. 237–287.
22. A. J. Friedman u.a.: »A Randomized Double-Blood Trial of Gonadotropin ... in the Treatment of Leiomyomata Uteki.« In: *Fertility and Sterility,* Band 49, 1987, S. 404.
23. Gestagene können täglich vom 14. bis zum 28. Zyklustag genommen werden, um den übermäßigen Aufbau des Endometriumgewebes in der Gebärmutter zu verringern. Diese Behandlungsmethode funktioniert manchmal wie eine Ausschabung und wird gelegentlich auch als »medikamentöse Ausschabung« bezeichnet. Ich empfehle sie den Frauen, bei denen starke Blutungen nicht auf Ernährungsumstellung reagieren oder die ihre Ernährung nicht umstellen können. Gelegentlich wird die Behandlung auch von anderen Therapien, etwa einer Akupunktur, begleitet. Jeder Fall reagiert darauf anders.
24. Alan de Cherney, M. D., Leiter des Department of Obstetrics and Gynecology am Tufts University Medical Center, gilt als Pionier dieser Operation und bildet Ärzte in der Methode aus.
25. Shiatsu ist eine Massage, die durch Druck auf die Akupunktur-Meridiane den Fluß des *chi* im Körper stimuliert.
26. Durch die Lage und Göße der Myome kam eine Abtragung des Endometriums nicht in Frage.
27. Die »Hysterectomy Educational Resources and Services (HERS)« bietet Artikel zum Thema, telefonische Beratung und Kontakte zu Fachärzten, die Alternativen zur Operation anbieten. Schreiben Sie an HERS, 422 Bryn Mawr Avenue, Bala Cynwyd, PA 19004.

7. Kapitel – Die Eierstöcke

1. R. H. Asch und R. Greenblatt: »Steroidogenesis in the Postmenopausal Ovary.« In: *Clinical Obstetrics and Gynecology,* Band 4, Nr. 1, 1977, S. 85.
2. E. R. Novak, B. Goldberg und G. S. Jones: »Enzyme Histochemistry of the Menopausal Ovary Associated with Normal and Abnormal Endometrium.« In: *American Journal of Obstetrics and Gynecology,* Band 93, 1965, S. 669; C.R. Garcia und W. Cutler: »Preservation of the Ovary: A Reevaluation.« In: *Fertility and Sterility,* Band 42, Nr. 4, Okt. 1985, S. 510–514.
3. K. P. McNatty u.a.: »The Production of Progesterone, Androgens, and Estrogens by Granulosa Cells, Thecal Tissue, and Stromal Tissue by Human Ovaries in Vitro.« In: *Journal of Clinical Endocrinology and Metabolism,* Band 49, 1979, S. 687.
4. B. Dennefors u.a.: »Steroid Production and Responsiveness to Gonadotropin in Isolated Stromal Tissue of Human Postmenopausal Ovaries.« In:

American Journal of Obstetrics and Gynecology, Band 136, 1980, S. 997; G. Mikhail: »Hormone Secretion of Human Ovaries.« In: *Gynecological Investigation,* Band 1, 1970, S. 5.

5. Mantak Chia und Maneewan Chia: *Cultivating Female Sexual Energy: Healing Love Through the Tao.* Healing Tao Books, Huntington, NY 1986. Zu beziehen über Healing Tao Books, 2 Creskill Place, Huntington, NY 11743.
6. Frank P. Paloucek und John B. Graham: »The Influence of Psychosocial Factors on the Prognosis in Cancer of the Cervix.« In: *Annals of the New York Academy of Sciences,* Band 125, 1966, S. 815 f.
7. Kelly u.a.: »Psychodynamic Psychological Correlates with Secondary Amenorrhea.« In: *Psychosomatic Medicine,* Band 16, 1954, S. 129; M.M. Gill: »Functional Disturbances in Menstruation.« In: *Bulletin of the Menninger Clinic,* Band 7, 1943, S. 12.
8. T. Piotrowsky: »Psychogenic Factors in Anovulatory Women.« In: *Fertility and Sterility,* Band 13, 1962, S. 11; T. Loftus: »Psychogenic Factors in Anovulatory Women; Behavioral and Psychoanalytic Aspects of Anovulatory Amenorrhea.« In: *Fertility and Sterility,* Band 13, 1962, S. 20.
9. W. Menaker: »Lunar Periodicity in Human Reproduction: A Likely Unit of Biological Time.« In: *American Journal of Obstetrics and Gynecology,* Band 77, Nr. 4, 1959, S. 905–914; E. M. DeWan: »On the Possibility of the Fact of the Rhythm Method of Birth Control by Periodic Light Stimulation.« In: *American Journal of Obstetrics and Gynecology,* Band 99, Nr.7, 1967, S. 1016–1019.
10. Man könnte argumentieren, daß deshalb alle, auch relativ kleine Zysten nach der ersten Diagnose entfernt werden sollten, aber ich bin anderer Meinung. Nicht alle Zysten wachsen schnell, und nicht alle Zysten ersetzen das gesamte normale Eierstockgewebe. Und natürlich verschwinden manche Zysten auch von selbst wieder.
11. B. S. Centerwall: »Premenopausal Hysterectomy.« In: *American Journal of Obstetrics and Gynecology,* Band 139, 1981, S. 38; R. Punnonen und L. Raurama: »The Effect of Long-Term Oral Oestriol Succinate Therapy on the Skin of Castrated Women.« In: *Annals of Gynaecology,* Band 66, 1977, S. 214.
12. J. G. Annegers u.a.: »Ovarian Cancer: Reappraisal of Residual Ovaries.« In: *American Journal of Obstetrics and Gynecology,* Band 97, 1967, S. 124; G. V. Smith: »Ovarian Tumors.« In: *American Journal of Surgery,* Band 95, 1958, S. 336; V.S. Counsellor u.a.: »Carcinoma of the Ovary Following Hysterectomy.« In: *American Journal of Obstetrics and Gynecology,* Band 69, 1955, S. 538; R. H. Grogan: »Reappraisal of Residual Ovaries.« In: *American Journal of Obstetrics and Gynecology,* Band 97, 1967, S. 124.
13. Theodore Speroff: »A Risk-Benefit Analysis of Elective Bilateral Oophorectomy: Effect of Changes in Compliance with Estrogen Therapy on Outcome.« In: *American Journal of Obstetrics and Gynecology,* Jan. 1991, S. 165–174.

14. D. W. Cramer und B. L. Harlow: »Author's Response to Progress in Nutritional Epidemiology of Ovarian Cancer.« In: *American Journal of Epidemiology,* Band 134, Nr. 5, 1991, S. 460 f.; D.W. Cramer u.a.: »Galactose Consumption and Metabolism in Relationship to Risks for Ovarian Cancer.« In: *Lancet,* Band 2, 1989, S. 66–71; D. W. Cramer: »Lactose Persistence and Milk Consumption as Determinants of Ovarian Cancer Risk.« In: *American Journal of Epidemiology,* Band 130, 1989, S. 904–910; D.W. Cramer u.a.: »Dietary Animal Fat and Relationship to Ovarian Cancer Risk.« In: *Obstetrics and Gynecology,* Band 63, Nr. 6, 1984, S. 833–838.
15. C. J. Mettlin und M. S. Diver: »A Case-Control Study of Milk-Drinking and Ovarian Cancer Risk.« In: *American Journal of Epidemiology,* Band 132, 1990, S. 871–876. C. J. Mettlin: »Invited Commentary: Progress in Nutritional Epidemiology of Ovarian Cancer.« In: *American Journal of Epidemiology,* Band 134, Nr. 5, 1991, S. 457–459.
16. D. W. Cramer, W. R. Welsh, R. E. Scully und C. A. Wojciechowski: »Ovarian Cancer and Talc: a Case-Control Study.« In: *Cancer,* Band 50, 1982, S. 372–376; W. J. Henderson, T. C. Hamilton und K. Griffith: »Talc in Normal und Malignant Ovarian Tissue.« In: *Lancet,* Band 1, 1979, S. 499.
17. G. E. Egli und M. Newton: »The transport of carbon particles in the human female reproductive tract.« In: *Fertility and Sterility,* Band 12, 1961, S. 151–155.
18. B. L. Harlow u.a.: »The Influence of Lactose Consumption on the Association of Oral Contraceptive Pills and Ovarian Cancer Risk.« In: *American Journal of Epidemiology,* Band 134, Nr. 5, 1991, S. 445–461.
19. S. E. Hankinson u.a.: »Tubal ligation, hysterectomy, and risk of ovarian cancer: a prospective study.« In: *J.A.M.A.,* 15. Dez. 1993; A.S. Whittemore, R. Harris, J. Intyre und die Collaborative Ovarian Cancer Group: »Characteristics Relating to Ovarian Cancer Risk: Collaborative Analysis of 12 US Case-Control Studies. Teil II: Invasive Epithelial Ovarian Cancers in White Women.« In: *American Journal of Epidemiology,* Band 136, 1992, S. 1184–1203.
20. C. Granai: Sounding Board: »Ovarian Cancer: Unrealistic Expectations.« In: *New England Journal of Medicine,* Band 327, Nr. 3, 1993, S. 197–200.
21. Die bekannte Schauspielerin Gilda Radner, die mit Gene Wilder verheiratet war, starb an Eierstockkrebs, der in ihrer Familie lag. Um andere davor zu bewahren, hat Wilder das genetische Risiko publiziert, das entsteht, wenn Eierstockkrebs in der Familie vorkommt. Betroffen sind vor allem Verwandte ersten Grades mütterlicherseits.
22. J. K. Tobachman u.a.: »Intra-abdominal Carcinomatosis after Prophylactic Oophorectomy in Ovarian Cancer Prone Families.« In: *Lancet,* Band 2, 1989, S. 795; Elvio Silva und Rosemary Jenkins: »Serious Carcinoma in Endometrial Polyps.« In: *Modern Pathology,* Band 3, Nr. 2, 1990, S. 120–122.

8. Kapitel – Wiederaneignung der Erotik

1. Josephine Lowdes Sevely: *Eve's Secrets: A New Theory of Female Sexuality.* Random House, New York 1987, S. 89 f.
2. Caroline Muir und Charles Muir: *Tantra: Die Kunst des bewußten Liebens.* Aus d. Amerik. v. Sarah Neves. Ariston Verlag, Genf, München 1991.
3. Die Muirs sagen, daß eine Frau allein den »heiligen Ort« oft schwer findet, und selbst wenn, hat sie Schwierigkeiten, ihn zu stimulieren. Stimulation ist aber der einzige Weg, auf dem seine Heilkraft und sein sexuelles und spirituelles Potential zugänglich wird. Dennoch können Sie versuchen, ihn zu finden: Stecken Sie zwei Finger in die Scheide und drücken Sie die Finger nach oben in Richtung Nabel, während Sie gleichzeitig mit der anderen Hand unten auf das Schambein drücken. Gelingt es Ihnen, diese Umgebung zu stimulieren oder zu massieren, wird der heilige Ort anschwellen, so daß Sie ihn zwischen Ihren Fingern spüren können. Die meisten Frauen benötigen für diesen Erwachensprozeß die zärtliche Berührung eines Partners, der die empfindliche Natur dieses Ortes respektiert.
4. Muir und Muir: *Tantra.* S. 74. Siehe Anmerkung 2.
5. Naura Hayden: *Wie man eine Frau befriedigt.* A. d. Engl. v. Natascha Wolf. Heyne Verlag, München 1993.
6. Paula Brown Doress und Diana Laskin Siegal: *Ourselves Growing Older.* Simon and Schuster, New York 1987.
7. H. B. Van de Weil, W. C. Schultz u.a.: »Sexual Functioning Following Treatment of Cervical Cancer.« In: *European Journal of Gynecologic Oncology,* 1988, S. 275–281.
8. Die sogenannten »natürlichen« männlichen sexuellen Bedürfnisse sind ebenfalls stark von der Kultur beeinflußt. Barbara Hand Clow macht in ihrem Buch »*The Liquid Light of Sex*« (Bear and Co., Santa Fe 1991) deutlich, daß viele Männer in unserer Kultur die Erektion durch die Kraftzentren ihres dritten Chakras erreichen. Solche Erektionen sind eine Form der Machtausübung, und Erektionen aus der Energie des dritten Chakras sind die Grundlage für Vergewaltigungen, bei denen es nicht um Sexualität, sondern um Macht und Herrschaft geht. Laut Caroline Myss gibt es in unserer Kultur einen Zusammenhang zwischen der Größe der Brieftasche und der Größe der Erektion. Ist ein Mann in der Lage, seine tieferen Chakren von der Negativät zu befreien, kommen seine Erektionen stärker aus dem vierten Chakra oder der Herzenergie. Dann wird der Geschlechtsverkehr zu einem Akt der Gemeinsamkeit, der Zuwendung und der Liebe. Ein solcher Orgasmus ist ein Symbol für die Liebe des Mannes nicht nur zu der Frau, mit der er zusammen ist, sondern zur Schöpfung selbst.
9. »A View from Above: The Dangerous World of Wannabes.« In: *Time,* 25. Nov. 1991, S. 77.
10. *A View from Above.* Siehe Anmerkung 9.
11. John Stoltenberg: *Refusing to Be a Man: Essays on Sex and Justice.* Penguin, New York 1990. Die von Stoltenberg zitierten Angaben stammen aus Chicago: »›Out Reach‹ Is the Name of the Game.« In: *Family Planner,* Band 8, März/April 1977, S. 2–4.

12. Barbara Walker: *The Women's Encyclopedia of Myths and Secrets.* Harper, San Francisco 1983, S. 1049–1051. Die Jungfrauengeburt ist wissenschaftlich untersucht worden. »In antiken Zeiten war die Befruchtung durch einen Geist eine akzeptable Erklärung für Schwangerschaften in den meisten heidnischen Ländern, in denen der Geschlechtsverkehr Teil der Fruchtbarkeitsriten war, und deshalb hielten die Christen die Befruchtung durch einen Geist weiter für glaubwürdig, ob der angebliche Vater nun ein toter Held, ein Teufel, ein Inkubus oder sogar – bei manchen Sekten – noch einmal der Heilige Geist war.« R. Holmes: *Witchcraft in History.* Citadel Press, Secaucus, NJ 1974. Zitiert in Walker: *Encyclopedia,* S. 1050.
13. Elizabeth Cady Stanton: *The Original Feminist Attack on the Bible.* Arno Press, New York 1974, S. 114. Zitiert in Walker: *Encyclopedia.* S. 1051. Siehe Anmerkung 12.
14. Barbara Walker weist darauf hin, daß das hebräische Evangelium Maria als »mah« bezeichnet, was fälschlich mit »Jungfrau« übersetzt wurde, eigentlich jedoch »junge Frau« bedeutet. Siehe auch Esther Harding: *Women's Mysteries, Ancient and Modern.* Rider and Co., New York 1955.
15. Der weibliche Geruchssinn ist schärfer als der männliche. Ein Geruch kann einen ganzen Strom von Erinnerungen auslösen, positive wie negative. Ein Geruch wird von allen Sinneseindrücken am längsten erinnert. Er evoziert Erinnerungen stärker als Sehvermögen, Gehör oder Tastsinn. Das Geruchszentrum im Gehirn liegt sehr nahe an einem Bereich, der mit der Gedächtnisfunktion verbunden ist.
16. Gegenseitige Sexualität ist Teil des normalen Delphinlebens. Männliche Delphine schlingen ihren Penis oft spielerisch um den Unterkörper des Weibchens – als Kommunikationsmittel, nicht wegen der Fortpflanzung. Das kommt gelegentlich auch vor, wenn ein männlicher Delphin mit Menschen kommuniziert. Meiner Schwester ist das einmal passiert – für sie war es eine ekstatische Erfahrung.
17. Mantak Chia und Maneewan Chia: *Cultivating Female Sexual Energy: Healing Love Through the Tao.* Healing Tao Books, Huntington, NY 1986. Zu beziehen über Healing Tao Books, 2 Creskill Place, Huntington, NY 11743.
18. Mehr Inforamtionen über die Benutzung von Vaginalkegel und ihre Wirksamkeit sind bei der Dacomed Corporation, 1701 East 79th Street, Minneapolis, MN 55425, Telefon: (800) 823–1108 oder (612) 854–7522 erhältlich.
19. Chia und Chia: *Cultivating.* Siehe Anmerkung 17.

9. Kapitel – Vulva, Vagina und Gebärmutterhals

1. R. Good: »Attitudes Toward Douching.« In: *Female Patient,* Band 15, Okt. 1990, S. 53–57.
2. Vergleiche das Buch des Body-Shop-Teams: *Mamamoto: A Celebration.* Viking, New York 1992. S. 78.
3. Barbara Walker: *The Women's Encyclopedia of Myths and Secrets.* Harper, San Francisco 1983, S. 1034.

4. M. Tarlau und M. A. Smalheiser: »Personality Patterns in Patients with Malignant Tumors of the Breast and Cervix.« In: *Psychosomatic Medicine,* Band 13, 1951, S. 117. Frauen mit Gebärmutterhalskrebs sind meist schon früh abgelehnt worden; die Patientinnen sind meist in Familien ohne Vaterfigur großgeworden, weil der Vater die Familie verlassen hatte oder gestorben war.
5. James H. Stephenson und William Grace: »Life Stress and Cancer of the Cervix.« In: *Psychosomatic Medicine,* Band 16, Nr. 4, 1954, S. 287–294.
6. A. Schmale und H. Iker: »Psychological Setting of Uterine Cervical Cancer.« In: *Annals of the New York Academy of Sciences,* Band 125, 1966, S. 807–813.
7. Leopold G. Koss: »Human Papilloma Viruses and Genital Cancer.« In: *Female Patient,* Band 17, Feb. 1992, S. 25–30.
8. J. Buscema: »The Predominance of Human Papilloma Virus – Type 16 in Vulvar Neoplasia.« In: *Obstetrics and Gynecology,* Band 71, Nr. 4, 1988, S. 601–605.
9. R. Kiecolt Glaser, J. K. Glaser, C. E. Speicher und J. E. Holliday: »Stress, Loneliness, and Changes in Herpes Virus Latency.« In: *Journal of Behavioral Medicine,* Band 8, Nr. 3, 1985, S. 249–260.
10. Zur Diagnose unsichtbarer oder sogenannter flacher Warzen muß der Penis in Essig getaucht und dann durch eine Art Vergrößerungslinse betrachtet werden. Nur so werden die flachen weißen Warzen erkennbar. Die Behandlungsmethoden für Männer sind die gleichen wie für Frauen.
11. Nähere Informationen über Podophyllin können Sie oder Ihr Arzt schriftlich bei Oclassen Pharmaceuticals, Inc., 100 Pelican Way, San Rafael, CA 94901, anfordern.
12. In zwei Studien konnten Warzen bei vielen Patienten erfolgreich durch Hypnose entfernt werden. Siehe R. H. Rulison: Warts: »A Statistical Study of 921 Cases.« In: *Archives of Dermatology and Syphilology,* Band 46, 1942, S. 66–81; M. Ullman: »On the Psyche and Warts. II: Hypnotic Suggestion and Warts.« In: *Psychosomatic Medicine,* Band 22, 1960, S. 68–76.
13. N. Whitehead u.a.: »Megaloblastic Changes in Cervical Epithelium: Association of Oral Contraceptive Therapy and Reversal with Folic Acid.« In: *Journal of the American Medical Association,* Band 226, 1993, S. 1421–1424; J. N. Orr: »Localized Deficiency of Folic Acid in Cervical Epithelial Cells May Promote Cervical Dysplasia and Eventually Carcinoma of the Cervix. In: *American Journal of Obstetrics and Gynecology,* Band 151, 1985, S. 632–635; J. Lindenbaum u.a.: »Oral Contraceptive Hormones, Folate Metabolism, and Cervical Epithelium.« In: *American Journal of Clinical Nutrition,* April 1975, S. 346–353; S. L. Romney u.a.: »Plasma Vitamin C and Uterine Cervical Dysplasia.« In: *American Journal of Obstetrics and Gynecology,* Band 151, Nr. 7, 1985, S. 976–980; S. L. Romney u.a.: »Retinoids in the Prevention of Cervical Dysplasia.« In: *American Journal of Obstetrics and Gynecology,* Band 141, Nr. 8, 1981, S. 890–894; S. Wassertheil-Smaller u.a.: »Dietary Vitamin C and Uterine Cervical Dysplasia.« In: *American Journal of Epidemiology,* Band 114, Nr. 5, 1981,

S. 714–721; C. LaVecchia u.a.: »Dietary Vitamin A and the Risk of Invasive Cervical Cancer.« In: *International Journal of Cancer,* Band 34, 1985, S. 319–322; P. Ramsnamy und R. Natarajan: »Vitamin B_6 Status in Patients with Cancer of the Uterine Cervix.« In: *Nutrition and Cancer,* Band 6, 1984, S. 176–180; E. Dawson u.a.: »Serum Vitamin and Selenium Changes in Cervical Dysplasia.« In: *Federal Proceedings,* Band 43, 1984, S. 612.

14. L. Koutsky u.a.: »Underdiagnosis of Genital Herpes by Current Clinical and Viral-Isolation Procedures.« In: *New England Journal of Medicine,* Band 326, Nr. 23, 1992, S. 1533–1539.
15. H. C. Taylor: »Vascular Congestion and Hyperemia.« In: *American Journal of Obstetrics and Gynecology,* Band 57, Nr. 22, 1949, S. 22; M. E. Kemeny u.a.: »Psychological and Immunological Predictors of Genital Herpes Recurrence.« In: *Psychosomatic Medicine,* Band 52, 1989, S. 195–208.
16. M. A. Adefumbo und B. H. Lau: »Allium Sativum (Garlic): A Natural Antibiotic.« In: *Medical Hypothesis,* Band 12, Nr. 3, 1983, S. 327–337.
17. Es gibt verschiedene Knoblauchpräparate auf dem Markt. Am besten Sie lassen sich in der Apotheke oder im Reformhaus beraten.
18. Nicht alle Produkte, die sich »Teebaum-Öl« nennen, haben die gleiche Wirkung. Bei Women to Women verwenden wir Melaleuca-Öl oder Melagel von Melaleuca. Siehe auch Richard Bruse: *Melaleuca: Nature's Antiseptic.* 1989. Sunnyside Health Center, 8800 S.E. Sunnyside Rd., Suite 111, Clackamus, Oregon 97015, Telefon: (503) 654–8225.
19. G. Eby: »Use of the Topical Zinc to Prevent Recurrent Herpes Simplex Infection: Review of Literature and Suggested Protocols.« In: *Medical Hypothesis,* Band 17, 1985, S. 157–165; G. T. Terezhabny u.a.: »The Use of a Water-Soluble Bioflavonoid Ascorbic Acid Complex in the Treatment of Recurrent Herpes Labialis.« In: *Oral Surgery, Oral Medicine, and Oral Pathology,* Band 45, 1978, S. 56–62; G. R. B. Skinner: »Lithium Ointment for Genital Herpes.« In: *Lancet,* Band 2, 1983, S. 288; E. F. Finnerty: »Topical Zinc in the Treatment of Herpes Simplex.« In: *Cutis,* Feb. 1986, S. 130.
20. M. H. Antoni und K. Goodkin: »Host Moderator Variables in the Promotion of Cervica Neoplasia – I. Personality Facets.« In: *Journal of Psychosomatic Research,* Band 32, Nr. 3, 1988, S. 327–338; K. Goodkin u.a.: »Stress and Hopelessness in the Promotion of Cervical Epithelial Neoplasia to Invasive Squamous Cell Carcinoma of the Cervix.« In: *Journal of Psychosomatic Research,* Band 30, Nr. 1, 1986, S. 67–76.
21. Das Labor, das die Abstriche untersucht, ist sehr wichtig. Die Pathologen an unserer Klinik sind sehr gut qualifiziert; ich kann persönlich mit ihnen über jede Anomalie sprechen und weitere Proben von der Patientin nehmen, wenn es notwendig ist.
22. J. D. Oriel: »Sex and Cervical Cancer.« In: *Genitourinary Medicine,* Band 64, 1988, S. 81–89; C. LaVecchia, A. Decarli, A. Fasoli u.a.: »Oral Contraceptives and Cancer of the Breast and of the Female Genital Tract: Interim Results of a Case-Control Study.« In: *British Journal of Cancer,* Band 54, 1986, S. 311; J. J. Schlesselman: »Cancer of the Breast and Reproductive Tract in Relation to Use of CC's.« In: *Contraception,* Band 40, 1989, S. 1.

23. Abstriche werden auch dann noch gemacht, wenn der Gebärmutterhals bei einer Hysterektomie entfernt worden ist. Das ist besonders für die Frauen wichtig, bei denen vor der Operation anomale Zellen festgestellt wurden.
24. Therapeutische Berührung, eine Heilungsmethode mit den Händen, ist eingehend untersucht worden. Delores Kreiger hat ihre positiven Wirkungen an der Columbia University ausführlich dokumentiert. Marcelle Pick von Women to Women hat bei Dr. Kreiger studiert.
25. Meiner Meinung nach sind bei manchen Frauen auch Chlamydien Bestandteil der normalen vaginalen Umgebung und führen nur dann zu Problemen, wenn ein Ungleichgewicht herrscht. Chlamydien können ebenfalls zu den »Geiern« gehören, die sich um das sterbende Kalb sammeln, auch wenn mir viele Kollegen hier widersprechen würden.
26. Gardiner-Caldwell SynerMed: »The Role of Reduced Regimens in the Management of Vulvovaginitis.« In: *Medical Monitor,* Band 1, Nr. 1, April 1991. Zu beziehen über Gardiner-Caldwell SynerMed, P.O. Box 458, Califon, NJ 07830.
27. Mary Ryan Miles, M. D., Linda Olsen, M. D., Alvin Rogers, Ph. D.: »Recurrent Vaginal Candidiasis: Importance of an Intestinal Reservoir.« In: *Journal of the American Medical Association,* 24. Okt. 1977.
28. Mary Ryan Miles, M. D. u.a.: Siehe Anmerkung 29.
29. D. Stewart u.a.: »Psychosocial Aspects of Chronic, Clinically Unconfirmed Vulvovaginitis.« In: *Obstetrics and Gynecology,* Band 76, Nr. 5, Teil 1, Nov. 1990, S. 852–856.
30. S. Mathur u.a.: »Anti-ovarian and Anti-lymphocyte Antibodies in Patients with Chronic Vaginal Candidiasis.« In: *Journal of Reproductive Immunology,* Band 2, 1980, S. 247–262.
31. Ich bin keine AIDS-Expertin und behandle zur Zeit auch keine AIDS-Patientinnen. Ich weiß jedoch von einzelnen HIV-Positiven, die mit Hilfe der im dritten Teil dieses Buches beschriebenen Methoden HIV-negativ geworden sind. Vgl. die Literaturangaben in Anmerkung 35.
32. Caroline Myss: *AIDS, Passageway to Transformation.* Stillpoint Publications, Walpole, MA 1985.
33. Niro Markoff, früher HIV-positiv, heute negativ, lehrt mittlerweile international. Ihre Geschichte und ihre Lehre finden sich in: *Why I Survive AIDS.* Simon and Schuster, New York 1991; Bob Owen: *Roger's Recovery from AIDS.* Davar Press, Cannon Beach, OR 1987. In Owens Buch wird ebenfalls eine Heilung von AIDS beschrieben. Es kann schriftlich bei Davar Press, P.O. Box 1100, Cannon Beach, OR 97110 bestellt werden.
34. Eine Kopie dieses Vortrags kann bei der American Holistic Association (AHMA 4101 Lake Bone Trail, Suite 201, Raleigh, NC 27607, Telefon: [919] 787-5181) angefordert werden. Siehe auch Laurence Badgley: *Healing AIDS Naturally.* Human Energy Press, San Bruno, CA 1987. Zu beziehen über Human Energy Press, Suite D, 370 West San Bruno Avenue, San Bruno, CA 94066.

10. Kapitel – Die Brust

1. Im 19. Jahrhundert stellte Herbert Snow mit seinen ungewöhnlichen Fallstudien eine Verbindung zwischen Brust- und Gebärmutterkrebs und einer »kranken Seele und chronischen Unruhe« her. Besonders deutlich war der Verlust einer wichtigen Beziehung bei den von ihm untersuchten Frauen als Vorläufer der Tumorentstehung. Siehe Herbert Snow: *The Proclivity of Women to Cancerous Disease.* London 1883.
In unserem Jahrhundert stellten M. Tarlau und M. A. Smalheiser bei Frauen mit Brustkrebs als typisches Muster die psychische Abwesenheit des Vaters fest, während bei Frauen mit Gebärmutterhalskrebs der Vater in der Regel physisch abwesend war; er hatte die Familie verlassen oder war gestorben. Siehe M. Tarlau und M. A. Smalheiser: »Personality Patterns in Patients with Malignant Tumors of the Breast and Cervix.« In: *Psychosomatic Medicine,* Band 13, 1951, S. 117. Weiter stellten sie fest, daß Frauen mit Brustkrebs sämtlich negative Gefühle zu ihrer Sexualität hatten, sich durch Verleugnung ihrer Sexualität anpaßten und häufig eine negative Einstellung zu heterosexuellen Beziehungen überhaupt hatten. Frauen mit Gebärmutterhalskrebs dagegen standen positiver zu ihrer Sexualität. Patientinnen mit Brustkrebs neigten häufiger dazu, in unbefriedigender Ehe zu bleiben, während Patientinnen mit Gebärmutterhalskrebs häufiger geschieden oder mehrmals verheiratet waren. Siehe M. Tarlau und M. A. Smalheiser: »Personality Patterns in Patients with Malignant Tumors of the Breast and Cervix.« In: *Psychosomatic Medicine,* Band 13, 1951, S. 117.
Bacon und seine Kollegen stellten in einer Untersuchung fest, daß Frauen mit Brustkrebs häufig nicht in der Lage waren, Wut, Aggressivität oder Feindseligkeit zu entladen oder angemessen damit umzugehen. Diese Frauen versteckten diese Gefühle oft hinter einer Fassade der Freundlichkeit. Frauen mit Brustkrebs reagierten oft auch mit »Verweigerung und unrealistischer Aufopferung«, um den feindlichen Konflikt mit ihrer Mutter zu lösen. Siehe C. L. Bacon u.a.: »A Psychosomatic Survey of Cancer of the Breast.« In: *Psychosomatic Medicine,* Band 14, Nr. 6, 1952, S. 453–459. Siehe auch C. B. Bahnson: »Stress and Cancer: The State of the Art.« In: *Psychosomatics.* Band 22, Nr. 3, 1981, S. 207–220.
2. Sandra Levy u.a.: »Perceived Social Support and Tumor Estrogen Progesterone Receptor Status as Predictors of Natural Killer Cell Activity in Breast Cancer Patients.« In: *Psychosomatic Medicine,* Band 52, 1990, S. 73–85.
3. A. Bremond, G. Kune und C. Bahnson: »Psychosomatic Factors in Breast Cancer Patients: Results of a Case Control Study.« In: *Journal of Psychosomatic Obstetrics and Gynecology,* Band 5, 1986, S. 127–136.
4. K. W. Pettingale u.a.: »Serum IgA Levels and Emotional Expression in Breast Cancer Patients.« In: *Journal of Psychosomatic Research,* Band 21, 1977, S. 395.
5. In meiner gesamten Laufbahn habe ich auf diese Weise nur einmal einen Krebs diagnostizieren können, der sonst nicht entdeckt worden wäre. Da

die Laborkosten für eine Zytologie bei 70 bis 90 Dollar liegen, hat sich das Einsenden von Flüssigkeit aus jeder Brustzyste nicht als »kostengünstig« erwiesen. Dennoch wollen die meisten meiner Patientinnen, daß sie zur Sicherheit gemacht wird.

6. V. L. Ernster u.a.: »Effects of Caffeine-Free Diet on Benign Breast Disease: A Randomized Trial.« In: *Surgery,* Band 91, Nr. 3, 1982, S. 263–267; C. Boyle u.a.: »Caffeine Consumption and Fibrocystic Breast Disease: A Case Control Study.« In: *Journal of National Cancer Institute,* Band 72, Nr. 5, 1984, S. 1015–1019; J. P. Minton u.a.: »Caffeine, Cyclic Mastalgia and Breast Disease.« In: *Surgery,* Band 86, 1979, S. 105–109; J. P. Minton: »Caffeine and Benign Breast Disease.« In: *Leserbrief an Journal of the American Medical Association,* Band 254, Nr. 17, 1985, S. 2408f.; F. Lubin u.a.: »A Case Control Study of Caffeine and Methylxanthines in Benign Breast Disease.« In: Journal of the American Medical Association, Band 253, Nr. 16, 1985, S. 2388–2392.
7. J. K. Pye u.a.: »Clinical Experience of Drug Treatments for Mastalgia.« In: *Lancet,* Band 2, 1985, S. 373–377.
8. R. S. London u.a.: »The Effect of Alpha-Tocopherol on Premenstrual Symptomatology.« In: *Cancer Research,* Band 41, 1981, S. 3811–3813; R. S. London u.a.: »The Effect of Alpha-Tocopherol on Premenstrual Symptomatology.« In: *Cancer Research,* Band 41, 1981, S. 3814–3816; R. S. London u.a.: »The Effect of Alpha-Tocopherol on Premenstrual Symptomatology: A Double-Blind Study.« In: *Journal of American College Nutrition,* Band 3, 1984, S. 351–356; R. S. London u.a.: »The Role of Vitamin E in Fibrocystic Breast Disease.« In: *Obstetrics and Gynecology,* Band 65, 1982, S. 104–106; A. A. Abrams: »Use of Vitamin E for Chronic Cystic Mastitis.« In: *New England Journal of Medicine,* Band 272, 1965, S. 1080 f.
9. B. A. Eskin u.a.: »Mammary Gland Dysplasia in Iodine Deficiency.« In: *Journal of the American Medical Association,* Band 200, 1967, S. 115–119.
10. Gina Kolata: »Breast Cancer Screening Under 50: Experts Disagree if Benefit Exists.« In: *The New York Times,* 14. Dez. 1993, S. C-1; W. Gilbert Welch und William Black: »Advances in Diagnostic Imaging.« In: *New England Journal of Medicine,* Band 328, April 1993, S. 1237–1243; M. Nielson u.a.: »Breast Cancer and Atypia Among Young Middle-Aged Women: A Study of 110 Medical-Legal Autopsies.« In: *British Journal of Cancer,* Band 56, 1987, S. 814–819. Eine unveröffentlichte Autopsiestudie mit ähnlichen Ergebnissen wurde am Cook County Hospital in Chicago durchgeführt. Sie können persönlich mit Kate Havens, M. D., Kontakt aufnehmen.
11. National Center for Health Statistics: *Vital Statistics of the United States,* 1987. Band 2: *Mortality, Teil A.* DHHS publication no. (PHS) 90–1101. U.S. Government Printing Office, Washington, DC 1990.
12. Die folgenden Chemikalien spielen eine Rolle: die Pestizide DDT, Heptachlor und Atrazin, verschiedene polyzyklische aromatische Kohlenwasserstoffe, Nebenprodukte bei der Erdölverarbeitung, Dioxin und polychlorierte Biphenile (PCB). Siehe auch Janet Raloff: Ecocancer: »Do Environmental

Factors Underlie a Breast Cancer Epidemic?« In: *Science News,* Band 144, 3. Juli 1993, S. 10–13.

13. P. Buell: »Changing Incidence of Breast Cancer in Japanese-American Women.« In: *Journal of the National Cancer Institute,* Band 51, 1973, S. 1479–1483; L. Kinlen: Meat and Fat Consumption and Cancer Mortality: »A Study of Strict Religious Orders in Britain.« In: *Lancet,* 1982, S. 946–949; W. Willett u.a.: »Dietary Fat and Risk of Breast Cancer.« In: *New England Journal of Medicine,* Band 316, Nr. 22, 1987.
14. M. H. Holl u.a.: »Gut Bacteria and Aetiology of Cancer of the Breast.« In: *Lancet,* Band 2, 1971, S. 172 f.; R. E. Hughes: Hypothesis: »A New Look at Dietary Fiber in Human Nutrition.« In: *Clinical Nutrition,* Band 406, 1986, S. 81–86.
15. H. Adlercreutz u.a.: »Dietary Phytoestrogens and the Menopause in Japan.« In: *Lancet,* Band 339, 1992, S. 1233; H. P. Lee u.a.: »Dietary Effects on Breast Cancer Risk in Singapore.« In: *Lancet,* Band 337, 18. Mai 1991, S. 1197–1200.
16. J. Michnovicz and H. Bradlow: »Altered Estrogen Metabolism and Excretion in Humans Following Consumption of Indole-3-Carbinol.« In: *Nutrition and Cancer,* Band 16, 1991, S. 59–66.
17. K. P. McConnell u.a.: »The Relationship Between Dietary Selenium and Breast Cancer.« In: *Journal of Surgical Oncology,* Band 5, Nr. 1, 1980, S. 67–70.
18. B. Goldin and J. Gorsbach: »The Effect of Milk and Lactobacillus Feeding on Human Intestinal Bacterial Enzyme Activity.« In: *American Journal of Clinical Nutrition,* Band 39, 1984, S. 756–761.
19. T. T. Kellis und L. E. Vickery: »Inhibition of Human Estrogen Synthetase (Aromatase) by Flavonoids.« In: *Science,* Band 255, 1984, S. 1032–34. Die Bioflavonoide konkurrieren als Substrat des Fettstoffwechsels mit den Östrogenen.
20. R. R. Brown u.a.: »Correlation of Serum Retinol Levels with Response to Chemotherapy in Breast Cancer.« In: *American Journal of Obstetrics and Gynecology,* Band 148, Nr. 3, S. 309–312.
21. S. Seely and D. F. Horrobin: »Diet and Breast Cancer: The Possible Connection with Sugar Consumption.« In: *Medical Hypotheses,* Band 3, 1983, S. 319–327; K.K. Carroll: »Dietary Factors in Immune-Dependent Cancers.« In: M. Winick, Hrsg.: *Current Concepts in Nutrition,* Band 6. In: *Nutrition and Cancer,* John Wiley and Sons, New York 1977, S. 25–40; S. K. Hoeh und K. K. Carroll: »Effects of Dietary Carbohydrate in the Incidence of Mammary Tumors Induced in Rats by 7,12-dimethylbenzanthracene.« In: *Nutrition and Cancer,* Band 1, Nr. 3, 1979, S. 27–30.
22. L. Rosenberg u.a.: »Breast Cancer and Alcoholic Beverage Consumption.« In: *Lancet,* Band 1, 1982, S. 267.
23. I. Kato u.a.: »Alcohol Consumption in Cancers of Hormone Related Organs in Females.« In: *Japan Journal of Clinical Oncology,* Band 19, Nr. 3, 1989, S. 202–207.

24. W. Willett u.a.: »Dietary Fat and the Risk of Breast Cancer.« In: *New England Journal of Medicine,* Band 316, 1987, S. 22–28.
25. S. Narod u.a.: »Familial Breast-Ovarian Cancer Locus on Chromosome 17q12q23.« In: *Lancet,* Band 338, 13. Juli 1991, S. 82 f.
26. Sonia Johnson: Wildfire: *Igniting the She-volution.* Wildfire Books, Albuquerque, NM, S. 38.
27. Im konventionellen Sinne kann Brustkrebs jederzeit wieder auftauchen. Etwa 80 Prozent der Frauen sterben daran. Daher würde kein konventioneller Arzt Monika als »geheilt« betrachten, sondern sagen, der Krebs sei »vorübergehend abgeklungen«. Aber wie man es auch nennt, mir gefällt, wie sie aussieht und ihr Leben lebt.
28. Anthony Sattilaro und Tom Monte: *Gesundes Leben auf natürliche Weise: die praktischen Hinweise eines erfolgreichen Arztes nach seiner spektakulären Krebsheilung.* A. d. Amerik. von Renate Schneidereit und Jampa Jigne. Verlag Mahajira, Holthausen/Münster 1987. Der Anästhesist Dr. Sattilaro, Leiter des Methodist Hospitals in Philadelphia, hat seinen Prostatakrebs durch makrobiotische Ernährung geheilt, nachdem die konventionellen Standardtherapien erfolglos blieben. Seine Geschichte hat viele Menschen inspiriert.
29. Michio Kushi: *Do-In-Buch. Übungen zur körperlichen und geistigen Entwicklung.* Aus d. Amerikanischen v. Angelika Nichols. Martin, Südgllersin 1990.
30. Joan Borysenho: *Ich bin, wie ich bin. Das Aufbauprogramm für ein intaktes Selbstbewußtsein.* Aus d. Amerik. v. Sabine Steinberg. Scherz Verlag, Bern, München, Wien 1992.
31. A. R. Staib und D. R. Logan: »Hypnotic Stimulation of Breast Growth.« In: *American Journal of Clinical Hypnosis,* April 1977; R. D. Willard: *Breast Enlargement Through visual Imagery and Hypnosis.* April 1977. Ein Video mit dem Titel *Natural Breast Enlargement* kann über P.O. Box 1358, Glendora, CA, Telefon: (818) 963-3108, bezogen werden.

11. Kapitel – Fruchtbarkeit

1. Vor kurzem traf ich eine chinesische Gynäkologin, die mir erzählte, sie hätte zwanzigtausend Abtreibungen vorgenommen. In China ist nur ein Kind für jedes Paar erlaubt – manchmal nicht mal eins, und Abtreibung ist ein verbreitetes Mittel zur Geburtenkontrolle. Hat ein Paar mehr als ein Kind, droht den Eltern Arbeitsplatzverlust oder andere Sanktionen. Dies hat dazu geführt, daß chinesische Paare jetzt gezielt weibliche Foeten abtreiben; eine ganze Generation junger Männer findet nicht mehr genug Frauen in ihrem Alter – eine Tragödie, aber gleichzeit auch ein grausamer Akt der Gerechtigkeit.
2. Carroll Smith-Rosenberg: *Disorderly Conduct: Visions of Gender in Victorian America.* Oxford University Press, New York 1986.
3. In einer Gesellschaft, in der es Inzest und Vergewaltigung so häufig sind, ist das sexuelle Verhalten häufig von Kind an gestört. Jede Frau, die sich von

sexuellem Mißbrauch erholt hat, wird bestätigen, daß wechselnde sexuelle Partner und sexuelles »ausagieren« zu den Folgen zählt. Ich gebe die Schuld nicht diesen Frauen. Ich schlage nur vor, den Heilungsprozeß irgendwo zu beginnen.

4. Smith-Rosenberg: *Disorderly Conduct*. S. 218. Siehe Anmerkung 2.
5. Gladys McGarey: *Born to Live.* Gabriel Press, Phoenix, AZ 1980, S. 54.
6. R. Hatcher u.a.: *Contraceptive Technology.* Irvington Publishers, Inc., New York 1991.
7. M. K. Horwitt u.a.: »Relationship Between Levels of Blood Lipids, Vitamins C, A, E, Serum Copper, and Urinary Excretion of Tryptophan Metabolites in Women Taking Oral Contraceptive Therapy.« In: *American Journal of Clinical Nutrition,* Band 28, 1975, S. 403–412; K. Amatayakul: »Vitamin Metabolism and the Effects of Multivitamin Supplementation in Oral Contraceptive Users.« In: *Contraception,* Band 30, Nr. 2, 1984, S. 179–196; J. L. Webb: »Nutritional Effects of Oral Contraceptive Use.« In: *Journal of Reproductive Health,* Band 25, Nr. 4, 1980, S. 151.
8. Das wahre Ausmaß wissenschaftlicher Unterstützung für natürliche Familienplanung erfuhr ich bei einem Vortrag von Dr. Joseph Stanford auf der Jahresversammlung 1993 der American Holistic Medical Association in Kansas City, Kansas. Die in diesem Abschnitt erwähnten Forschungsergebnisse wurden mir freundlicherweise von Dr. Stanford zur Verfügung gestellt. Er unterrichtet zur Zeit am Department of Family and Preventive Medicine, University of Utah, 50 North Medical Drive, Salt Lake City, Utah 84132.
9. Die Kalendermethode basiert mehr auf zeitlichen Schätzungen der Fruchtbarkeit als auf ihren physiologischen Anzeichen. Sie ist wesentlich unzuverlässiger als die im Text diskutierten Methoden.
10. Die Beobachtung des Zervixschleims in der Vagina zur Bestimmung der fruchtbaren Phasen wurde ursprünglich von den Ärzten John und Evelyn Billings entwickelt und ist auch unter dem Namen Billings-Methode bekannt.
11. T. W. Hilgers, A. I. Bailey und A. M. Prebil: »Natural Familiy Planning IV. The Identification of Postovulatory Infertility.« In: *Obstetrics and Gynecology,* Band 58, Nr. 3, 1981, S. 345–350.
12. T. W. Hilgers: *The Medical Applications of Natural Family Planning: A Contemporary Approach to Women's Health Care.* Pope Paul VI Institute Press, Omaha, NE 1991; T.W. Hilgers: »The Statistical Evaluation of Natural Methods of Family Planning.« In: *International Review of Natural Family Planning,* Band 8, Nr. 3, Herbst 1984, S. 226–264; J. Doud: »Use-Effectiveness of the Creighton Model of NFP.« In: *International Review of Natural Family Planning,* Band 9, Nr. 54, 1985.
13. Thomas Hilgers u.a.: »Cumulative Pregnancy Rates in Patients with Apparently Normal Fertility and Fertility-Focused Intercourse.« In: *The Journal of Reproductive Medicine,* Band 37, Nr. 10, Okt. 1992, S. 864–866.
14. Zitiert nach dem Manuskript einer Rede von J. Stanford auf der Jahresversammlung der American Holistic Medical Association, März 1993. Die zitierte Studie ist aus T. W. Hilgers: *The Medical Applications of Natural Family Planning.* op. cit. 1991.

15. G. Freundl u.a.: »Demographic Study on the Family Planning Behavior of the German Population: The Importance of Natural Methods.« In: *International Journal of Fertility,* Band 33, 1988, Anhang, S. 54–58.
16. H. Klaus: »Natural Family Planning: A Review.« In: *Obstetrics and Gynecology,* Band 37, Nr. 2, Feb. 1982, S. 128–150; T. W. Hilgers, A. M. Prebil: »The Ovulation Method-Vulvar Observations as an Index of Fertility/Infertility.« In: *Obstetrics and Gynecology,* Band 53, Nr. 1, Jan. 1979, S. 12–22; World Health Organization: »A Prospective Multicentre Trial of the Ovulation Method of Natural Family Planning. I. The Teaching Phase.« In: *Fertility and Sterility,* Band 362, Aug. 1981, S. 152–158.
17. T. W. Hilgers, G. F. Abraham und D. Cavanagh: »Natural Family Planning. I. The Peak Symptom and Estimated Time of Ovulation.« In: *American Journal of Obstetrics and Gynecology,* Band 52, Nr. 5, Nov. 1978, S. 575–582.
18. Das Material für diesen Abschnitt hat mir freundlicherweise J. Stanford überlassen.
19. J. F. Cattanach und B. J. Milne: »Post-Tubal Sterilization Problems Correlated with Ovarian Steroidogenesis.« In: *Contraception,* Band 38, Nr. 5, 1988; J. Donnez, M. Wauters und K. Thomas: »Luteal Function After Tubal Sterilization.« In: *Obstetrics and Gynecology,* Band 57, Nr. 1, 1981; M. M. Cohen: »Long-Term Risk of Hysterectomy After Tubal Sterilization.« In: *American Journal of Epidemiology,* Band 125, 1987.
20. I. Gerhard u.a.: »Prolonged Exposure to Wood Preservatives Induces Endocrine and Immunologic Disorders in Women.« In: *American Journal of Obstetrics and Gynecology,* Band 165, Nr. 2, Aug. 1991, S. 487 f.; P. Thompkins: »Hazards of Electromagnetic Fields to Human Reproduction.« In: *Fertility and Sterility,* Band 53, Nr. 1, Jan. 1990, S. 185.
21. A. Stagnaw-Green u.a.: »Detection of At Risk Pregnancy by Means of Highly Sensitive Assays for Thyroid Autoantibodies.« In: *Journal of the American Medical Association,* Band 269, Nr. 11, 19. Sept. 1990, S. 1422–1425; O. B. Christiansen u.a.: »Autoimmunity and Spontaneous Abortion.« In: *Human Reproduction (Dänemark),* Band 4, Nr, 8, 1989, S. 913–917.
22. Ellen Hopkins: »Tales from the Baby Factory.« In: The *New York Times Magazine,* 15. März 1992.
23. Karl Menninger: »Somatic Correlations with the Unconscious Repudiation of Femininity in Women.« In: *Journal of Nervous and Mental Disease,* Band 89, 1939, S. 514; Therese Benedek und Boris Rubenstein: »Correlations Between Ovarian Activity and Psychodynamic Processes: The Ovulatory Phase.« In: *Psychosomatic Medicine,* Band 1, Nr. 2, 1939, S. 245–270; A. Mayer: »Sterility in Women as a Result of Functional Disturbance.« In: *Journal of the American Medical Association,* Band 105, 1935, S. 1474.
24. Therese Benedek u.a.: »Some Emotional Factors in Infertility.« In: *Psychosomatic Medicine,* Band 15, Nr. 5, 1953, S. 485–498.
25. Havelock Ellis: *Studies in the Psychology of Sex.* Davis and Co., Philadel-

phia 1928; T.H. Van de Veld: *Fertility and Sterility in Marriage.* Covici-Fried, New York 1931.

26. D. Levy: »Maternal Overprotection.« In: *Journal of Psychiatry,* Band 2, 1939, S. 563; R. P. Knight: »Some Problems Involved in Selecting and Rearing Adopted Children.« In: *Bulletin of Menninger Clinic,* Band 5, 1941, S. 65.
27. T. E . Mandy und A. J. Mandy: »Psychosomatic Aspects of Infertility.« In: *International Journal of Fertility,* Band 3, 1958, S. 287; H. R. Cohen: »The Psychosomatic Factor in Infertility.« In: *International Journal of Fertility,* Band 6, 1961, S. 396; A. W. McLeod: »Some Psychogenic Aspects of Infertility.« In: *Fertility and Sterility,* Band 15, 1969, S. 124.
28. H. F. Dunbar: *Emotions and Bodily Changes.* Columbia University Press, New York 1935, S. 595; R. L. Dickerson: »Medical Analysis of 1000 Marriages.« In: *Journal of the American Medical Association,* Band 97, 1931, S. 529; C. C. Norris: »Sterility in the Female Without Gross Pathology.« In: *Surgery, Gynecolgy and Obstetrics,* Band 15, 1912, S. 706.
29. D. H. Hellhammer u.a.: »Male Infertility, Relationships Among Gonadotropins, Sex Steroids, Seminal Parameters, and Personality Attitudes.« In: *Psychosomatic Medicine,* Band 47, Nr. 1, 1985, S. 58–66.
30. Sie können sich schriftlich an Niravi Payne wenden: 100 Remsen, Brooklyn, NY 11201 oder telefonisch: (800) 666-HEALTH oder (718) 625–4802.
31. E. Dewan: »On the Possibility of a Perfect Rhythm Method of Birth Control by Periodic Light Stimulation.« In: *American Journal of Obstetrics and Gynecology,* Band 99, Nr. 7, 1. Dez. 1967, S. 1016–1019. Siehe auch Anmerkungen zu Kapitel 5: Der Menstruationszyklus.
32. E. R. Gonzalez: »Sperm Swim Singly after Vitamin C Therapy.« In: *Journal of the American Medical Association,* Band 20, 1983, S. 2747; T. R. Hartoma u.a.: »Zinc, Plasma Androgens, and Male Sterility.« Leserbrief in: *Lancet,* Band 3, 1977, S. 1125 f.; M. Igarashi: »Augmentative Effects of Ascorbic Acid upon Induction of Human Ovulation in Clomiphene Ineffective Anovulatory Women.« In: *International Journal of Fertility,* Band 22, Nr. 3, 1977, S. 68–73; D. W. Dawson: »Infertility and Folate Deficiency.« Fallstudie in: *British Journal of Obstetrics and Gynaecology,* Band 89, 1982, S. 678.
33. J. Hargrove und E. Guy: »Effect of Vitamin B_6 on Infertility in Women with Premenstrual Tension Syndrome.« In: *Infertility,* Band 2, Nr. 4, 1979, S. 315–322.
34. D. E. Stewart u.a.: »Infertility and Eating Disorders.« In: *American Journal of Obstetrics and Gynecology,* Band 163, 1990, S. 1196–1199.
35. Alan DeCherney zitiert in: »The New York Times Magazine.«
36. Hopkins: *Tales From the Baby Factory.* Siehe Anmerkung 22.
37 A. Blau u.a.: »The Psychogenic Etiology of Premature Births.« In: *Psychosomatic Medicine,* Band 25, 1963, S. 201; Robert J. Weil: »The Problem of Spontaneous Abortion.« In: *American Journal of Obstetrics and Gynecology,* Band 73, 1957, S. 322.

38. Robert J. Weil und C. Tupper: »Personality, Life Situation, Communication: A Study of Habitual Abortion.« In: *Psychosomatic Medicine,* Band 22, Nr. 6, 1960, S. 448–455.
39. Weil und Tupper: *Personality.* Siehe Anmerkung 38.
40. E. R. Grimm: »Psychological Investigation of Habitual Abortion.« In: *Psychosomatic Medicine,* Band 24, Nr. 4, 1962, S. 370–378.
41. R. L. VandenBergh: »Emotional Illness in Habitual Aborters Following Suturing of Incompetent Cervical Os.« In: *Psychosomatic Medicine,* Band 28, Nr. 3, 1966, S. 257–263.
42. Lucia Cappachione: *The Wisdom of Your Other Hand.* Newcastle Publishing Co., North Hollywood, CA 1990.
43. Nähere Informationen können Sie schriftlich bei Whitney Oppersdorff, RR Nr. 2, Box 606, Lincolnville, ME 04849, anfordern.
44. Union of Concerned Scientists, 26 Church Street, Cambridge, MA 02238, Telefon: (617) 547–5552.

12. Kapitel – Schwangerschaft und Geburt

1. U. S. Department of Health, Education, and Welfare, the National Center for Health Statistics: Wanted and Unwanted Births by Mothers 15–44 Years of Age: United States, 1973. Government Printing Office, Washington DC, 1973; Vorausmaterial aus: *Vital and Health Statistics,* Nr. 9, 10. Aug. 1977; National Institutes of Health, Institute of Child Health and Human Development, research reports. Nov. 1992. Zu beziehen bei NICHD Office of Research Reporting, building 31, room 2A312, National Institutes of Health, Bethesda, MD 20892, Telefon: (301) 496–5133; M. D. Muylder u.a.: »A Woman's Attitude Toward Pregnancy: Can It Predispose Her to Preterm Labor?« In: *Journal of Reproductive Medicine,* Band 37, Nr. 4, April 1992; R. Newton und L. Hunt: »Psychosocial Stress in Pregnancy and Its Relationship to Low Birth Weight.« In: *British Medical Journal,* Band 288, 1984, S. 1191.
2. G. Berkowitz und S. Kasl: »The Role of Psychosocial Factors in Spontaneous Preterm Delivery«. In: *Journal of Psychosomatic Research,* Band 27, 1983, S. 283; R. Newton u.a.: »Psychosocial Stress in Pregnancy and Its Relation to the Onset Of Premature Labour.« In: *British Medical Journal,* Band 2, 1979, S. 411; A. Blau u.a.: »The Psychogenic Etiology of Premature Births: A Preliminary Report.« In: *Psychosomatic Medicine,* Band 25, 1963, S. 201.
3. V. Laukaran und C. Van Den Berg: »The Relationship of Maternal Attitude to Pregnancy Outcomes and Obstetric Complications: A Cohort Study of Unwanted Pregnancies.« In: *American Journal of Obstetrics and Gynecology,* Band 139, 1981, S. 956; R. McDonald: »The Role of Emotional Factors in Obstetric Complications.« In: *Psychosomatic Medicine,* Band 30, 1968, S. 222; M. D. De Muylder: »Psychological Factors an Preterm Labour.« In: *Journal of Reproductive Psychology,* Band 7, 1989, S. 55.
4. R. Myers: »Maternal Anxiety and Fetal Death.« In: L. Zichella und

P. Pancheri, Hg.: *Psychoneuroendocrinology and Reproduction,* Elsevier, New York 1979.

5. E. Muller-Tyl und B. Wimmer-Puchinger: »Psychosomatic Aspects of Toxemia.« In: *Journal of Psychosomatic Obstetrics and Gynecology,* Band 1, Nr. 3–4, 1982, S. 111–117; C. Ringrose: »Psychosomatic Influence in the Genesis of Toxemia of Pregnancy.« In: *Canadian Medical Association Journal,* Band 84, 1961, S. 647; A. J. Copper: »Psychosomatic Aspects of Pre-eclamptic Toxemia.« In: *Journal of Psychosomatic Research,* Band 2, 1958, S. 241.
6. R. L. McDonald: »Personality Characteristics in Patients with Three Obstetric Complications.« In: *Psychosomatic Medicine,* Band 27, Nr. 4, 1965, S. 383–390.
7. Katz u.a.: »Catecholamine Levels in Pregant Physicians and Nurses: A Pilot Study of Stress and Pregnancy.« In: *Obstetrics and Gynecology,* Band 77, Nr. 3, März 1991, S. 338–341.
8. Judith Levitt: *Brought to Bed: Childbearing in America, 1750–1950.* Oxford University Press, New York 1988.
9. R. Sosa u.a.: »The Effect of Supportive Companions on Perinatal Problems, Length of Labor, and Mother-Infant Interaction.« In: *New England Journal of Medicine,* Band 303, 1980, S. 597–600; M. H. Klaus, J. H. Kennell, S. S. Robertson und R. Sosa: »Effects of Social Support During Parturition in Maternal and Infant Mortality.« In: *British Medical Journal,* Band 293, 1986, S. 585–587; M. H. Klaus, J. H. Kennel, G. Berkowitz und P. Klaus: »Maternal Assistance and Support in Labor: Father, Nurse, Midwife, or Doula?« In: *Clinical Consultation in Obstetrics and Gynecology,* Band 4, Dez. 1992.
10. F. T. Kapp u.a.: »Some Psychological Factors in Prolonged Labor Due to Inefficient Uterine Action.« In: *Comparative Psychiatry,* Band 4, 1963, S. 9; L. Gunter: »Psychopathology and Stress in the Life Experience of Mothers of Premature Infants.« In: *American Journal of Obstetrics and Gynecology,* Band 86, 1963, S. 333; A. Davids und S. Devault: »Maternal Anxiety During Pregnancy and Childbirth Abnormalities.« In: *Journal of Psychosomatic Medicine,* Band 24, 1972, S. 464.
11. J. J. Oat u.a.: »Characteristics and Motives of Women Choosing Elective Induction of Labor.« In: *Journal of Psychosomatic Research*, Band 30, Nr. 3, 1986, S. 375–380.
12. Zitiert in Gayle H. Peterson: *Birthing Normally: A Personal Approach to Childbirth.* Mindbody Press, Berkeley, CA 1981, Anhang 2, S. 181–199. Siehe auch Lewis Mehl, Gayle Peterson u.a.: Complications of Home Delivery: »Analysis of a Series of 287 Deliveries from Santa Cruz, California.« In: *Birth and Family Journal,* Band 2, Nr. 4, 1975, 123–131; Gayle Peterson, Lewis Mehl u.a.: »Outcome of 1146 Elective Home Births.« In: *Journal of Reproductive Medicine,* Band 19, Nr. 3, 1977, S. 281–290.
13. Die Angaben stammen von der Houston Healthcare Coalition, Houston, Texas 1986; persönliche Anfragen an Dr. Bethany Hays.
14. Lucy Shy u.a.: »Effects of Electronic Fetal Heart Rate Monitoring, As Com-

pared with Periodic Auscultation, on the Neurologic Development of Premature Infants.« In: *New England Journal of Medicine,* 1. März 1990.
15. S. Gardner: »When Your Patient Demands a C-Section.« In: *OBG Management,* Nov. 1991.
16. Wilcox u.a.: »Episiotomy and Its Role in the Incidence of Perineal Lacerations in a Maternity Center and a Tertiary Hospital Obstetric Service.« In: *American Journal of Obstetrics and Gynecology,* Band 160, 1989, S. 1074–1052.
17. Die Angaben stammen aus Watson Bowes: »Should Routine Episiotomy Be Performed Routinely in Primiparous Women.« In: *Ob/Gyn Forum,* Band 5, Nr. 4, 1991, S. 1–4.
18. P. Shiono u.a.: »Midline Episiotomies: More Harm than Good.« In: *American Journal of Obstetrics and Gynecology,* Band 75, Nr. 5, Mai 1990, S. 765–760.
19. Walker u.a.: »Epidural Anesthesia, Episiotomy, and Obstetric Laceration.« In: *American Journal of Obstetrics and Gynecology,* Band 77, Nr. 5, Mai 1991, S. 668–671.
20. James Thorpe u.a.: »The Effect of Continuous Epidural Anesthesia on Caesarean Sections for Dystocia in Primiparous Patients.« In: *American Journal of Obstetrics and Gynecology,* Sept. 1989; H. Kaminski, A. Stafl und J. Aiman: »The Effect of Epidural Analgesia on the Frequency of Instrumental Obstetric Delivery.« In: *American Journal of Obstetrics and Gynecology,* Band 69, Nr. 5, Mai 1987; L. Fusi, P. J. Steer, M. J. A. Maresh und R. W. Bears: »Maternal Pyrexia Associated with the Use of Epidural Analgesia in Labour.« In: *Lancet,* 1989, S. 1250–1252.
21. Jeanne Achterberg: Die *Frau als Heilerin.* A. d. Amerik. von Susanne Kahn-Ackermann. Scherz Verlag, Bern, München, Wien 1991.
22. Wird auch als McRoberts-Manöver bezeichnet. Sie können das feststellen, wenn sie in der Rückenlage ihr Beine in eine »Hockstellung« bringen.
23. Normalerweise platzen die Eihäute bei einer Unterleibsuntersuchung nicht. Daß mir das passiert ist, kann an dem ungewöhnlichen Sitz der Nabelschnur liegen, aber vielleicht war es ja auch einfach an der Zeit.
24. Wie wir sehen werden, ist die »Ablenkung« in einem so wichtigen Prozeß wie der Geburt nicht unbedingt der beste Ansatz.
25. Vicky Noble: *Shakti Woman.* Harper and Row, San Francisco 1992.

13. Kapitel – Mutterschaft: Der Prozeß der Bindung an das Neugeborene

1. Marshall H. Klaus und John H. Kennell: *Mutter-Kind-Bindung. Über die Folgen einer frühen Trennung.* München 1987.
2. Marshall Klaus und John Kennell: *Parent-Infant Bonding.* St. Louis, MO, 1982.
3. Stephanie Field: In: *Science News,* Band 127, 9. Dez. 1985.

4. Die ersten Untersuchungen über Babies im Brutkasten wurden an Frühgeborenen vorgenommen, denen man keine Überlebenschancen gab und die daher von ihren Müttern »aufgegeben« worden waren. Martin Cooney, ein Pionier auf dem Gebiet der medizinischen Betreuung Neugeborener, legte mehrere von diesen Säuglinge in Brutkästen und ging mit ihnen auf Reisen, sogar zur Chicago World's Fair, wo diese Attraktion als »Lebende Babies im Brutkasten« bezeichnet wurde; nur Sally Rand, die Fächertänzerin, hatte mehr Zulauf. Wenn die Babies ein bestimmtes Gewicht erreicht hatten, versuchte er, sie ihren Müttern zurückzugeben, aber die Mütter wollten sie nicht haben, weil sie keine emotionale Beziehung zu ihnen aufgebaut hatten. Diese Information stammt aus: Klaus und Kennell: *Mutter-Kind-Bindung* (Anmerkung 1).
5. George Dennison: »Unnecessary Circumcision«. In: *Female Patient,* Band 17/Juli 1992, S. 13.
6. Daten über die Auswirkungen der Beschneidung sind erhältlich bei: Circumcision Resource Center, attn. Ronald Goldman, P.O. Box 232, Boston, MA 02133, USA, Tel. 001-617-5230088.
7. E. E. Ziegler u.a.: »Cow's Milk Feeding in Infancy: Further Observations on Blood Loss from the Gastrointestinal Tract.« In: *Journal of Pediatrics,* 116/1990, S. 11–18.
8. Frank Oski: *Don't Drink Your Milk.* Syracuse. 1983. Erhältlich bei: Teach Services, Route 1, Box 182, Brushton, NY 12916, USA, Tel. 001-800-3671844.
9. A. Lucas u.a.: »Breast Milk and Subsequent Intelligence Quotient in Children Born Preterm.« In: *Lancet,* 1. Feb. 1992, S. 261–264.
10. Ellen Goodman: »Search for Father Dominating Lives.« In: *Portland Press Herald,* 10. April 1992. Zuerst erschienen im *Boston Globe.*
11. Nancy McBrine Sheehan, 11 Fox Run, East Sandwich, MA 02537. Hier mit Erlaubnis der Autorin verwendet.

14. Kapitel – Die Wechseljahre

1. Zitiert in Tamara Slayton: *Reclaiming the Menstrual Matrix: Evolving Feminine Wisdom – A Workbook.* Petaluma, CA: Menstrual Health Foundation, 1990, S. 39.
2. Ebd., S. 41.
3. Ebd., S. 41.
4. Jerilynn Prior: »Critique of Estrogen Treatment for Heart Attack Prevention: The Nurses Health Study.« In: *A Friend Indeed,* Band 8, Nr. 8, Januar 1992, S. 3–4.
5. Emily Martin: »Medical Metaphors of Women's Bodies: Menstruation and Menopause.« In: *International Journal of Health Services,* Band 18, Nr. 2, 1988. Dieser Artikel ist zuerst erschienen als 3. Kapitel in Emily Martin: *Die Frau im Körper. Weibliches Bewußtsein, Gynäkologie und die Reproduktion des Lebens.* Aus dem Engl. v. W. Möller-Falkenberg. Frankfurt 1989.
6. C. Longscope, R. Hunter und C. Franz: »Steroid Secretion by the Post-

menopausal Ovary.« In: *American Journal of Obstetrics and Gynecology,* 138/1980, S. 564–568; C. Longscope, C. Bourget und C. Flood: »The Production and Aromatization of Dehydroepiandrosterone in Postmenopausal Women.« In: *Maturitas,* 4/1982, S. 325–332.

7. C. Longscope, W. Jaffe und G. Griffing: »Production Rates of Androgens and Oestrogens in Post-Menopausal Women.« In: *Maturitas,* 3/1981, S. 215–223.
8. C. B. Coulam, S.C. Adamson und J. F. Annegers: »Incidence of Premature Ovarian Failure.« In: *American Journal of Obstetrics and Gynecology,* Band 67, Nr. 4, 1986.
9. M. des Moraes Ruehsen u.a.: »Autoimmunity and Ovarian Failure.« In: *American Journal of Obstetrics and Gynecology,* Band 112, Nr. 5, 1972; T. Miyake u.a.: »Acute Oocyte Loss in Experimental Autoimmune Oophoritis as a Possible Model of Premature Ovarian Failure.« In: *American Journal of Obstetrics and Gynecology,* Band 158, Nr. 1, 1988; »Evidence of Autoimmune Etiology in Some Premature Menopause.« In: *ObGyn News,* Nov. 1985; M. Leer, B. Patel, M. Innes und D. P. Cameron: »Secondary Amenorrhea Due to Autoimmune Ovarian Failure.« In: *Australia and New Zealand Journal of Obstetrics and Gynecology,* 20/1980, S. 177–179; Hurlimann J. Gloor: »Autoimmune Oophoritis.« In: *American Journal of Clinical Pathology,* 81/1984, S. 105–109; und C. B. Coulam: »Premature Gonadal Failure.« In: *Fertility and Sterility,* 38/1982, S. 645.
10. L. L. Doyle u.a.: »Human Luteal Function Following Hysterectomy as Assessed by Plasma Progestin.« In: *American Journal of Obstetrics and Gynecology,* 110/1971; N. Siddle, P. Sarrel und M. Whitehead: »The Effect of Hysterectomy on the Age of Ovarian Failure: Identification of a Subgroup of Women with Premature Loss of Ovarian Function and Literature Review.« In: Fertility and Sterility, Band 47, Nr. 1, 1987.
11. I. Cohen und L. Speroff: »Premature Ovarian Failure: Update.« In: *Obstetrics and Gynecologic Survey,* Band 47, Nr. 3, 1987.
12. T. T. Hung u.a.: »Artificially Induced Menstrual Cycle with Natural Estradiol and Progesterone.« In: *Fertility and Sterility,* Band 51, Nr. 6, 1989.
13. Aus einem Essay von Ann Wright, zitiert in: Ann Voda, Myra Dinnerstein und Cheryl R. O'Donnell (Hrsg.): *Changing Perspectives on Menopause.* Austin 1982.
14. Die Daten werden zitiert in: Judith K. Brown und Virginia Kerns (Hrsg.): *In Her Prime: A New View of Middle-Aged Women.* Amherst, MA, 1985.
15. Vicki Noble: *Shakti Woman.* San Francisco 1992.
16. Jerilynn Prior u.a.: »Progesterone and the Prevention of Osteoporosis.« In: *Canadian Journal of Ob/Gyn and Women's Health Care,* Band 3, Nr. 4, 1991, S. 178–183.
17. *Health and Nutritional Examination Survey* (HANES 1 Survey). Diese Untersuchung, die zwischen 1971 und 1975 vom U.S. National Center for Health Statistics durchgeführt wurde, zeigte ein starkes Überwiegen (6 bis 18 Prozent) von anormal niedriger Dichte der Substantia corticalis bei Frauen. Siehe auch J. Mangaroo, J. H. Glasser, W. Roht und A. S. Kapadia:

»Prevalence of Bone Demineralization in the United States.« In: *Bone,* 6/1985, S. 135–139.

18. W. A. Wallace: »The Increasing Incidence of Fractures of the Proximal Femur: An Orthopaedic Epidemic.« In: *Lancet,* 1983, S. 1413; und der Leitartikel: »More People Are Fracturing More Bones More Often.« In: *Nutritional Review,* 49/1991, S. 25.
19. L. Avioli: Osteoporosis: »A Growing National Health Problem.« In: *Female Patient,* Band 17, Sept. 1992, S. 84.
20. M. E. Farmer, L. R. White, J. A. Brody und K. R. Bailey: »Race and Sex Differences in Hip Fracture Incidence.« In: *American Journal of Public Health,* 74/1984, S. 1374–1380.
21. R. A. Owen, L. J. Melton, J. C. Gallaher und B. L. Riggs: »The National Cost of Acute Care of Hip Fractures Associated with Osteoporosis.« In: *Clinical Orthopedics,* 150/1980, S. 175.
22. M. Hernandez-Avila u.a.: »Caffeine, Moderate Alcohol Intake, and Risk of Fracture of the Hip and Forearm in Middle-Aged Women.« In: *American Journal of Clinical Nutrition,* 54/1991, S. 157–163.
23. D. E. Nelson, R. W. Suttin, J. A. Langois, C. A. DeVito und J. A. Stevens: »Alcohol as a Risk Factor for Fall Injury Events Among Elderly Persons Living in the Community.« In: *Journal of Geriatric Society,* 40/1992, S. 658–661.
24. J. M. Gertner: »Pregnancy as a State of Physiologic Absorptive Hypercalcinuria.« In: *American Journal of Medicine,* 81/1986, S. 451–456.
25. M. Sowers u.a.: »A Prospective Evaluation of Bone Mineral Change in Pregnancy,« Band 77, Nr. 6, Juni 1991, S. 841–845.
26. J. C. Prior: »Spinal Bone Loss and Ovulatory Disturbances.« In: *New England Journal of Medicine,* 323/1990, S. 1221–1227; R. Marcus u.a.: »Menstrual Function and Bone Mass in Elite Women Distance Runners.« In: *Annals of Internal Medicine,* 102/1985, S. 158–163; C. E. Cann, M. C. Martin und R. B. Jaffe: »Decreased Spina Mineva Content in Amenorrheic Women.« In: *Journal of the American Medical Association,* Band 25, Nr. 5, 3. Feb. 1984, S. 626–629; J. S. Lindberg, M. R. Powell, Hund u.a.: »Increased Vertebral Bone Mineral in Response to Reduced Exercise in Amenorrheic Runners.« In: *Western Journal of Medicine,* 146/1987, S. 39–42.
27. Ein Grund für die Konzentration auf Östrogene liegt darin, daß natürliches Progesteron und selbst synthetisches Progestin natürlich vorkommende Wirkstoffe sind, die nicht patentiert werden können. Die Zulassung eines neuen Medikamentes durch die Food and Drug Administration kostet derzeit etwa 3 Millionen Dollar. Wenn eine Pharmafirma nicht damit rechnen kann, daß ein bestimmtes Medikament Profit abwirft, hat es für das Unternehmen keinen Sinn, die notwendigen Untersuchungen durchzuführen. Das ist ein weiterer Grund dafür, daß die Wirkung so vieler »natürlicher« Heilmittel weitaus weniger gut erforscht worden ist als die von synthetisch hergestellten Medikamenten. Siehe auch J. C. Prior u.a.: »Progesteron as a Bone-Tropic Hormone.« In: *Endocrine Reviews,* 11/1990, S. 386–398; und

G. R. Snow und C. Anderson: »The Effect of 17 Beta Estradiol und Progestogen on Trabecular Bone Remodeling in Oophorectomized Dogs.« In: *Calcification Tissue,* 39/1986, S. 198–205.

28. J. McCann, N. Horwitz: »Provera Alone Builds Bone.« In: *Medical Tribune,* July 22, 1987, S. 4–5; H. I. Abdalla, D. M. Hart, D. Purdee u.a.: »Prevention of Bone Mineral Loss in Postmenopausal Women by Norethisterone.« In: *Obstetrics and Gynecology,* 66/1985, S. 789–792; R. Lindsay, D. M. Hart, D. Purdee u.a.: »Comparative Effectiveness of Estrogen and a Progestogen on Bone Loss in Post Menopausal Women.« In: *Clinical Science Molecular Medicine,* 54/1978, S. 93–95; Dequeker and DeMuyider: »Longterm Progestogen Treatment and Bone Remodeling In Premenopausal Women: A Longitudinal Study.« In: *Maturitas,* 4/1982, S. 309–313; B. L. Riggs, J. Jowsey, P. J. Kelly u.a.: »Effect of Sex Hormones in Bone in Primary Osteoporosis.« In: *Journal of Clinical Investigation,* 48/1969, S. 1065–1072.
29. C. C. Johnston, S. Slemenda und L. J. Melton: »Clinical Use of Bone Densitometry.« In: *New England Journal of Medicine,* Band 324, Nr. 16, April 1991, S. 1105–1109.
30. Dieses Programm wurde ursprünglich von Dr. John Lee entwickelt und getestet. So, wie es hier vorgestellt wird, enthält es meine Ergänzungen.
31. F. H. Nielsen u.a.: »Effects of Dietary Boron on Mineral, Estrogen, and Testosterone Metabolism in Postmenopausal Women.« In: *Federation of American Societies for Experimental Biology Journal,* 1/1987, S. 394–397; J. U. Reginster u.a.: »Preliminary Report of Decreased Serum Magnesium in Postmenopausal Osteoporosis.« In: *Magnesium,* Band 8, Nr. 2, 1989, S. 106–109; F. H. Nielsen: »Studies on the Relationship Between Boron and Magnesium Which Possibly Affects the Formation and Maintenance of Bones.« In: *Magnesium Trace Elements,* Band 9, Nr. 2, 1990, S. 61–91.
32. J. R. Willson: »Sexuality in Aging.« In: J. J. Sciarra (Hrsg.): *Gynecology and Obstetrics.* Philadelphia 1987, S. 1–12.
33. G. A. Bachmann: »Correlates of Sexual Desire in Postmenopausal Women.« In: *Maturitas,* Band 7, Nr. 3, S. 211; zitiert in: »David Youngs: Common Misconceptions About Sex and Depression During Menopause: A Historical Perspective.« In: *Female Patient,* Band 17, April 1992, A. 25–28.
34. J. Pfenninger: »Sex and the Maturing Female.« In: *Mature Health,* Jan.–Feb. 1987, S. 12–15; und William Masters und Virginia Johnson: *Die sexuelle Reaktion.* Reinbek bei Hamburg 1984.
35. Mantak & Maneewan Chia: *Tao Yoga der heilenden Liebe: Der geheime Weg zur weiblichen Liebesenergie.* Aus dem Amerikanischen von W. Ferrari. Interlaken 1987, S. 38.
36. J. K. Meyers, M. M. Weissman und G. L. Tischler: »Six-Month Prevalence of Psychiatric Disorder in Three Communities.« In: *Archives General Psychiatry,* 41/1984, S. 959.
37. McKinley, McKinlay und Bramblilla: »Health Status and Utilization Behav-

ior Associated with Menopause.« In: *American Journal of Epidemiology,* 125/1987, S. 110.

38. Marian Van Eck McCain: *Transformation Through Menopause.* Amherst, MA, 1991.
39. Marguerite Holloway: »The Estrogen Factor.« In: *Scientific American,* Juni 1992.
40. Vortragsmitschrift bei einem Grand-Rounds-Vortrag, Maine Medical Center, 20. Juni 1990.
41. L. Bergkvist, H. O. Adami, L. Persson u.a.: »The Risk of Breast Cancer After Estrogen and Estrogen-Progestin Replacement.« In: *New England Journal of Medicine,* 321/1989, S. 293–297.
42. Siller-Arenas u.a.: »Menopausal Hormone Replacement Therapy and Breast Cancer: A Meta-Analysis.« In: *Obstetrics and Gynecology,* Band 79, Nr. 2, Feb. 1992; G. A. Colditz et al.: »Prospective Study of Estrogen Replacement Therapy and Risk of Breast Cancer in Postmenopausal Women.« In: *Journal of the American Medical Association,* 264/1990, S. 2648–2652.
43. R. D. Gambrell, Jr.: »Complications of Estrogen Replacement Therapy.« In: D. P. Swartz (Hrsg.): *Hormone Replacement Therapy.* Baltimore, MD, 1992, Kapitel 9.
44. Einige Ergebnisse weisen sogar darauf hin, daß eine Östrogenbehandlung das Risiko von Herzkrankheiten nicht verhindern, sondern eher vergrößern könnte.
45. Jerilynn Prior: »Postmenopausal Estrogen Therapy and Cardiovascular Disease.« Leserbrief in: *New England Journal of Medicine,* Band 326, Nr. 10, 1992, S. 705–707.
46. H. Aldercreutz u.a.: »Dietary Phyto-oestrogens and the Menopause in Japan.« In: *Lancet,* 339/1992, S. 1233.
47. C. A. B. Clemetson, S. J. DeCarol, G. A. Burney, T. J. Patel, N. Kozhiashvili u.a.: »Estrogens in Food: The Almond Mystery.« In: *International Journal of Gynecology and Obstetrics,* 15/1978, S. 515–521; S. O. Elakovich and J. Hampton: »Analysis of Couvaestrol, a Phytoestrogen, in Alpha Tablets Sold for Human Consumption.« In: *Journal of Agricultural Food Chemistry,* 32/1984, S. 173–175.
48. Dr. Isaac Schiff, Vortrag am Maine Medical Center, Juni 1990.
49. Susun Weed, aus einer Ankündigung zu: *Menopausal Years, The Wise Woman's Way.* Woodstock, NY, 1992.
50. Clarissa Pinkola Estes: »The Dancing Grandmas.« In: *Common Boundary,* März-April 1993, S. 38–41.

15. Kapitel – Zwölf Schritte zur Heilung

1. Gespräch mit Leslie Kussman (6. Mai 1992) vor den Dreharbeiten zu ihrem Film ›Harbour of Hope‹, einem Dokumentarfilm über Menschen, die von einer chronischen oder tödlichen Krankheit genesen sind. Informationen sind erhältlich bei Aquarius Productions, 31 Martin Road, Wellesley, MA 02181, USA, Tel. 001-617-237-0608.

2. Joe Dominguez und Vicki Robin: *Your Money or Your Life.* New York 1992; und Joe Dominguez: *Transforming Your Relationship with Money and Creating Financial Independence.* Broschüre, erhältlich bei: New Road Map Foundation, P.O. Box 15981, Seattle, WA 98115, USA.
3. Die Übung stammt aus einem Workshop mit Annie Gill O'Toole, an dem die Autorin teilgenommen hat. Siehe auch Annie Gill: *Choosing Life.* Westborough, MA, erhältlich bei: Choosing Life Publications, P.O. Box 964, Westborough, MA 01581, USA.
4. Bei einem meiner Workshops erzählte mir eine schwarze Frau aus Atlanta, daß sie in ihrer Frauengruppe diese Tiefenarbeit einfach »den Prozeß« nennen. Sie hatte von Anne Wilson Schaef oder ihrer Arbeit noch nie etwas gehört.
5. Anne Wilson Schaef, Intensivkurs, Hermet, CA, Oktober 1987.
6. Naomi Wolf hat die tragischen Aspekte dieses Themas dokumentiert in: *Der Mythos Schönheit.* Übers. v. C. Holfelder v. der Tann, S. Hübner und U. Locke-Gross. Rowohlt 1991.
7. Michael Marron: *Instant Makeover Magic.* New York 1983.
8. Pythia Peay: »The Presence of Angels.« In: *Common Boundary,* Jan.–Feb. 1991, S. 31.
9. Von diesem Werk gibt es verschiedene deutsche Ausgaben. Die hier zitierte ist: Florence Scovell Shinn: *Das Lebensspiel und seine mentalen Regeln.* Aus d. Amerik. v. C. Wendling. München, 3. Aufl. 1992 [1925].
10. Patricia Reis, Autorin von *Through the Goddess* (Freedom, CA, 1991) hat bei *Women to Women* vier Jahre lang mit uns gearbeitet und uns die tiefsitzenden Muster erklärt, die Frauen in der Psyche und im Körper festhalten.
11. Karen Vogel und Vicki Noble: *Motherpeace Round Tarot Deck. Tarot für Frauen.* Ill. v. Lily Hillwomyn. CH-Neuhausen 1992.
12. Vicki Noble: *Mythen, Musen und Tarot (Motherpeace).* Aus d. Amerik. v. S. Kahn-Ackermann und A. Ohlig. München 1987.
13. Eine ausführliche Beschreibung dazu findet sich in: Vicki Noble: *Shakti Woman.* San Francisco 1992.
14. Interview mit Natalie Goldberg, von Cat Saunders, in: *The Sun,* Chapel Hill, NC, 1991, S. 9.
15. Weitere Informationen sind erhältlich bei: Proprioceptive Writing Center, P.O Box 83333, Portland, ME 05102, USA, Tel. 001-207-772-1847.
16. Natalie Goldberg: *Der Weg des Schreibens. Durch Schreiben zu sich selbst finden.* Aus d. Amerik. von Thomas Poppe. München 1991; und Natalie Goldberg: *Wild Mind.* New York 1990.
17. »Rediscovering the Wild Woman.« Interview mit Clarissa Pinkola Estès, von Peggy Taylor. In: *New Age Journal,* Dez. 1992, S. 60–65.
18. Der Begriff Trauminkubation wurde aus der Arbeit von Patricia Reis übernommen.
19. Peter Rutter: *Verbotene Nähe. Wie Männer mit Macht das Vertrauen von Frauen mißbrauchen.* Düsseldorf 1991.
20. Anne Wilson Schaef: *Mein Weg zur Heilung. Ganzheitliche Lebenshilfe in der Praxis.* Aus d. Amerik. von O. Rinne. Hamburg 1993.

21. Boston Women's Health Book Collective: *The New Our Bodies, Ourselves.* New York 1984; Riane Eisler: *Kelch und Schwert. Von der Herrschaft zur Partnerschaft. Weibliches und männliches Prinzip in der Geschichte.* München 1993.
22. Stephen Levine: *Guided Meditations, Explorations and Healings.* New York 1991, S. 324.
23. David Ehrenfeld: *The Arrogance of Humanism.* Zitiert in Richard Sandor: »The Attending Physician.« In: *Sun,* Band 4, Sept. 1991, S. 4.
24. Zitiert in Jerry Hicks und Esther Hicks: *A New Beginning,* Teil I und II, erhältlich bei P.O. Box 106, Boerne, TX, USA, Tel. 001-210-755-2299.

16. Kapitel – Medizinische Betreuung optimal nutzen

1. Norman Cousins: *Anatomy of an Illness as Perceived by the Patient.* New York 1979, S. 49-50.
2. H. Benson u.a.: »The Placebo Effect: A Neglected Asset in the Care of Patients.« In: *Journal of the American Medical Association,* Band 232, Nr. 12, 23. Juni 1975; A. B. Carter: The Placebo: Its Use and Abuse. In: *Lancet,* 17. Okt. 1973, S. 823; B. Blackwell u.a.: »Demonstration to Medical Students of Placebo Responses and Non-Drug Factors.« In: *Lancet,* Band 2, Juni 1972, S. 1279; S. Wolf: »The Pharmacology of Placebo.« In: *Pharmacological Review,* 2/1959, S. 698; H. K. Beecher: »The Powerful Placebo.« In: *Journal of the American Medical Association,* 159/1955, S. 1602–1606.
3. Interview mit Karl-Hendrick Robert: »That Was When I Became a Slave.« Spezialthema: »Making It Happen: Effective Strategies for Changing the World.« In: *In Context,* Nr. 28, Frühjahr 1991, Bainbridge Island, Washington, S. 13.
4. Das Wort *heroisch* wird in diesem Zusammenhang entsprechend der Philosophie von Susun Weed verwendet, einer weisen Kräuterheilkundigen, die die heroische Tradition mit der allopathischen Medizin verbindet.
5. *Gentle Visions: A Pre-operative Relaxation Program.* 1991, 1992. Um weitere Informationen zu erhalten oder um eine Bestellung aufzugeben, schreiben Sie bitte an: Healing Images, P.O. Box 2972, Framingham Center Station, Framingham, MA 01701, USA.
6. In einem Sommer rammte ich mir bei einer Besteigung des Mount Katahdin einen Stock ins Schienbein. Es tat nicht nur weh, sondern verursachte auch eine klaffende Wunde. Ich wußte, daß ich eine Narbe zurückbehalten würde, und trauerte um mein Bein, auch als mein Bruder scherzte: »Warum machst du dir denn darüber Gedanken? Du bist doch kein Mannequin – du brauchst keine schönen Beine für deinen Beruf.«

17. Kapitel – Sich gesund essen

1. K. Johnson und T. Ferguson: *Trusting Ourselves: The Sourcebook of Psychology for Women.* New York 1990, S. 371.
2. Susie Orbach: *Anti-Diätbuch: Über die Psychologie der Dickleibigkeit, die*

Ursachen von Eßsucht. Aus d. Engl. von I. Wacker. München 1979. Und: *Antidiät II: Eine praktische Anleitung zur Überwindung von Eßsucht.* Aus d. Engl. von C. Holfelder v. der Tann. München 1984.

3. Mary Catherine Bateson: *Composing a Life.* New York 1989, S. 200.
4. Statistische Daten aus Kerry O'Nell: »The Famine Within Probes Women's Pursuit of Thinness.« Besprechung von Katherine Gilday's Film: *The Famine Within.* In: *Christian Science Monitor.* 31. August 1992.
5. L. K. G. Hsu: »The Treatment of Anorexia Nervosa.« In: *American Journal of Psychiatry,* 143/1986, S. 573.
6. J. E. Mitchell, M. C. Seim, E. Clon et al.: »Medical Complications and Medical Management of Bulimia.« In: *Annals of Internal Medicine,* 71/1987.
7. Bob Schwartz: *Diets Don't Work.* Houston, TX, 1982.
8. Die Situation von stark leistungsorientierten Jugendlichen an amerikanischen Privatschulen bietet die Voraussetzungen für Magersucht. Schätzungen zufolge leiden 50 Prozent der Mädchen an Privatschulen bis zu einem gewissen Grad an Bulimie oder Magersucht. Marion Woodman führt sehr schön aus, welche Probleme Eßstörungen zugrundel iegen: Marion Woodman: *Heilung und Erfüllung durch die Große Mutter. Eine psychologische Studie über den Zwang zur Perfektion und andere Suchtprobleme als Folgen ungelebter Weiblichkeit.* Aus d. Amerik. v. W. Ferrari. Interlaken, 2. Aufl. 1988.
9. Obesity: »The Cancer Connection.« Leitartikel in: *Lancet,* 1/1982, S. 1223.
10. J. B. Wyngaarden, L. H. Smith und S. Bennett: *Cecil's Textbook of Medicine,* 19. Auflage, Philadelphia 1992.
11. M. Mackensie: »A Cultural Study of Weight: America vs. Western Samoa.« In: *Radiance,* Band 3, Nr. 3, Sommer/Herbst 1986, S. 23–25. Zitiert in Johnson und Ferguson, a.a.O. (s. Anmerkung 1).
12. Johnson und Ferguson, a.a.O., S. 370 (s. Anmerkung 1).
13. V. J. Felitti: »Long-Term Medical Consequences of Incest, Rape, and Molestation.« In: *Southern Medicine Journal,* 84/1991, S. 328–331; I. Cleary-Merker: »Childhood Sexual Abuse as an Antecedent to Obesity.« In: *Bariatrician,* Frühling 1991, S. 17–22, und Sommer 1991, S. 11–16; und D. A. Drossman, J. Leserman, G. Nachman, u.a.: »Sexual and Physical Abuse in Women with Functional or Organic Gastrointestinal Disorders.« In: *Annals of Internal Medicine,* 113/1990, S. 828–833.
14. L. Lissner u.a.: »Variability of Body Weight and Health Outcomes in the Framingham Population.« In: *New England Journal of Medicine,* 324/1991, S. 1839–1844. Die ständigen Gewichtsschwankungen sind anscheinend an sich schon gefährlich.
15. Einer der Chirurgen, bei dem ich studierte, führte bei bedrohlich übergewichtigen Frauen (und Männern) Bypass-Operationen am Darm durch. Die Patientinnen nahmen zwar schnell ab, aber viele konnten sich nach der Operation nicht an ihr neues Gewicht gewöhnen und dachten und fühlten weiterhin so, als wären sie dick.
16. Geneen Roth: *Essen als Ersatz. Wie man den Teufelskreis durchbricht.* Reinbek 1989.

17. Martin Katahn und Jamie Popo-Cordie: *The T-Factor Diet*. New York 1989. Ein ausgezeichneter Leitfaden, mit Rezepten und Angaben zum Fettgehalt.
18. R. A. Anderson und A. S. Koslovsky: »Chromium Intake, Absorption, and Excretion of Subjects Consuming Self-Selected Diets.« In: *American Journal of Clinical Nutrition*. 41/1985, S. 1177–1183.
19. W. Mestz et al.: »Present Knowledge of the Role of Chromium.« In: *Federal Proceedings*, 33, S. 2275–2280.
20. Bei *Women to Women* verwenden wir zur Zeit Sportron Power Pack, eine Kombination aus Kräutern und Mineralstoffen. Dieses Produkt hat einigen Frauen geholfen, ihren Stoffwechsel auf ungefährliche Weise wieder in Gang zu bringen, wenn es zusammen mit einer gesunden Ernährung und einem Bewegungsprogramm eingenommen wurde.
21. Liz Gunner: »Alcoholism and Eating Disorders.« In: *Nutrition and Dietary Consultant*, Mai 1987, S. 14, erhältlich bei 1641 Sunset Road, B-117, Las Vegas, NV 89119, USA.
22. Persönliche Mitteilung von Phyllis Havens.
23. Fowkes u.a.: »Serum Cholesterol, Triglycerides, and Aggression in the General Population.« In: *Lancet*, Band 340, 24. Okt. 1992, S. 995–998.
24. Alexander Schauss: *Diet, Crime, and Delinquency*. Berkeley, CA, 1980.
25. Saul Miller: *Food for Thought: A New Look at Food and Behavior*. New York 1979.
26. Das Konzept von Yin und Yang ist zwar sehr sinnvoll, aber auch seine dauernde Anwendung kann zur Sucht werden. Alberne Diskussionen über Fragen wie: »Bin ich zu yin oder zu yang?« oder: »Ist eine Möhre mehr yin als eine Pastinake?« können endlos ausufern.
27. U.S. Department of Health, Education and Welfare, Public Health Service: *Healthy People*. Publication Nr. 79-55071. Washington, DC, 1979; B. R. Goldin u.a.: »Estrogen Excretion Patterns and Plasma Levels in Vegetarian and Omnivorous Women.« In: *New England Journal of Medicine*, 307/1982, S. 1542–1547; R. Bavalve u.a.: »Vegetables Inhibit in Vivo, the Mutagenicity of Nitrite Combined with Nitrosable Compounds.« In: *Mutation Research*, 120/1983, S. 145; U.S. Academy of Sciences: *Diet, Nutrition, and Cancer*. Washington, DC, 1982; Maine Vegetarian Resource Groups, c/o Shari Greenfield, RFD, Box 194, Belfast, ME 04915, USA; P. Hill: »Environmental Factors and Breast and Prostate Cancer.« In: *Cancer Research*, 41/1981, S. 3817; S. Gorbach: »Estrogens, Breast Cancer, and Intestinal Flora.« In: *Review Infectious Disease*, Band 6, Ergänzungsband 1/1984, S. S85; B. Goldin: »Effect of Diet on Excretion of Estrogens in Pre- and Post-Menopausal Women.« In: *Cancer Research*, 41/1981, S. 3771; und A. H. Follingstad: »Commentary: Estriol, The Forgotten Estrogen.« In: *Journal of the American Medical Association*, Band 239, Nr. 1, 1978, S. 29–38.
28. Eine gründliche Diskussion des Konzepts von Yin und Yang würde den Rahmen dieses Buches sprengen. Ich verweise auf die Bücher von Michio Kushi, vor allem auf: Michio und Aveline Kushi: *Das große Buch der makrobiotischen Ernährung und Lebensweise. Ausgeglichen essen für*

ein harmonisches Leben. Hrsg. von A. Jack. Aus d. Amerik. v. M. Seidl. Völklingen, 1990.

29. Siehe die ausführliche Bibliographie medizinischer Literatur in: *Diet, Nutrition, and Cancer.* A.a.O, S. 73–105 (siehe Anmerkung 27).
30. B. MacMahan u.a.: »Urine Estrogen Profiles in Asian and North American Women.« In: *International Journal of Cancer,* 14/1974, S. 161–167; L. E. Dickinson u.a.: »Estrogen Profiles of Oriental and Caucasian Women in Hawaii.« In: *New England Journal of Medicine,* 291/1974, S. 1211–1213; D. A. Snowden: Leserbrief. In: *Journal of the American Medical Association,* Band 3, Nr. 254, 1985, S. 356–357; T. McKenna: »Pathogenesis and Treatment of Polycystic Ovary Syndrome.« In: *New England Journal of Medicine,* 318/1988, S. 558; und D. Polson: »Polycystic Ovaries – A Common Finding in Normal Women.« In: *Lancet,* 1/1988, S. 870.
31. P. Hill: »Diet, Lifestyle and Menstrual Activity.« In: *American Journal of Clinical Nutrition.* 33/1980, S. 1192.
32. A. Sanchez: »A Hypothesis on the Etiologic Role of Diet on the Age of Menarche.« In: *Medical Hypotheses,* 7/1981, S. 1339; und S. Schwartz: »Dietary Influences on the Growth and Sexual Maturation in Premenarchal Rhesus Monkeys.« In: *Hormones and Behavior,* 22/1988, S. 231.
33. N. Boyd: »Effect of a Low-Fat, High-Carbohydrate Diet on Symptoms of Cyclical Mastopathy.« In: *Lancet,* 2/1988, S. 128; D. Rose: »Effect of a Low-Fat Diet on Hormone Levels in Women with Cystic Breast Disease. I: Serum Steroids and Gonadotropins.« In: *Journal of the National Cancer Institute,* 78/1987, S. 623; und D. Rose: »Effect of a Low-Fat Diet on Hormone Levels in Women with Cystic Breast Disease. II: Serum Radioimmunoassayable Prolactin and Growth Hormone and Bioactive Lactogenic Hormones.« In: *Journal of the National Cancer Institute,* 78/1987, S. 627.
34. M. Woods: »Low-Fat, High-Fiber Diet and Serum Estrone Sulfate in Premenopausal Women.« In: *American Journal of Clinical Nutrition,* 49/1989, S. 1179; D. Ingram: »Effect of Low-Fat Diet on Female Sex Hormone Levels.« In: *Journal of the National Cancer Institute,* 79/1987, S. 1225; und H. Aldercreutz: »Diet and Plasma Androgens in Postmenopausal Vegetarian and Omnivorous Women and Postmenopausal Women with Breast Cancer.« In: *American Journal of Clinical Nutrition,* 49/1989, S. 433.
35. Dean Ornish: »Can Lifestyle Changes Reverse Coronary Heart Disease?« In: Laucet, Band 336, 21. Juli 1990, S. 129–133.
36. D. Baird: »Medical Management of Fibroids.« In: *British Medical Journal,* 296/1988, S. 1684; G. Abraham: »Nutritional Factors in the Etiology of the Premenstrual Tension Syndromes.« In: *Journal of Reproductive Medicine,* 28/1983, S. 446; und J. Vaitukaitis: »Premenstrual Syndrome.« In: *New England Journal of Medicine,* 311/1984, S. 1371.
37. In vielen nordamerikanischen Städten gibt es Ost/West-Zentren, in denen man das makrobiotische Kochen erlernen kann. In Deutschland muß man sich meist an die entsprechende Literatur halten – siehe Anmerkung 28.
38. John McDougall: *The McDougall Program: 12 Days to Dynamic Health.* New York 1990, S. 44–45.

39. Campbells Daten werden zitiert in: »More on the Dietary Fat and Breast Cancer Link: The Chinese Study.« In: *NABCO News,* Band 4, Nr. 3, Juli 1990, S. 1f., erhältlich bei: National Alliance of Breast Cancer Organizations (NABCO), 2nd floor, 1180 Avenue of the Americas, New York, NY 10036, USA, Tel: 001-212-719-0154.
40. »Lean Beef Shown to Be as Healthy as Chicken and Fish.« In: *Food Chemistry News,* Band 32, Nr. 39, 1990, S. 6. Zitiert in: Jeffrey Bland: Leserbrief. In: *New England Journal of Medicine,* Band 326, Nr. 3, 1992, S. 200.
41. Ann-Luise Gittleman: *Supernutrition for Women.* New York 1991.
42. J. A. Levy u.a.: *Basic and Clinical Immunology,* 46. Auflage, Los Angeles, CA, 1982, S. 297-305; F. Price: »Theoretical Involvement of Vitamin B_6 in Tumor Initiation.« In: *Medical Hypothesis,* 15/1985, S. 421–428; und M. E. Poyduck u.a.: »Inhibiting Effect of Vitamin C and B_{12} on the Mitotic Activity of Acites Tumors.« In: *Experimental Cell Biology,* Band 47, Nr. 3, 1979, S. 210–217.
43. M. S. Biskind: »The Effect of Vitamin B Complex Deficiency on the Inactivation of Estrone in the Liver.« In: *Endocrinology,* 31/1942, S. 109–114.
44. M. I. Botez: »Neurologic Disorders Response to Folic Acid Therapy.« In: *Canadian Medical Association Journal,* 15/1976, S. 217.
45. »Subtle B_{12} Shortage May Be a Factor in Alzheimer's.« In: *Brain/Mind Bulletin,* Band 17, Nr. 7, April 1992; John Dommisse: Artikel in *Medical Hypotheses,* Band 34, S. 131–140.
46. Makrobiotische Lebensmittel wie Tempeh und Tamari enthalten Vitamin B_{12}. Ob die Vitaminmenge in diesen Sojabohnenprodukten für alle Menschen ausreichend ist, ist eine Streitfrage. John McDougall weist darauf hin, daß nur von zwölf Fällen berichtet wird, in denen ein Vitamin-B_{12}-Mangel belegt wurde. Doch aufgrund dieser Fälle empfiehlt er ein B_{12}-Ergänzungspräparat (etwa 5 mg pro Tag, nur nachdem man drei Jahre überhaupt kein tierisches Eiweiß mehr gegessen hat). Siehe McDougall: *McDougall Program,* a.a.O. (siehe Anmerkung 38); und Dan Seamans: »Eating for Optimum Health: Is There a Place for Animal Food in a Healthy Diet?« Interview mit Ballantine and Doell. In: *Natural Health,* Nov.–Dez. 1992,S. 65.
47. In vielen traditionellen Kulturen wird jedoch etwas Käse, Joghurt und Schaf- oder Ziegenmilch verzehrt.
48. Daniel Cramer u.a.: »Galactose Consumption and Metabolism in Relation to the Risk of Ovarian Cancer.« In: *Lancet,* 8. Juli 1989.
49. Campbell wird zitiert in: »More on the Dietary Fat an Breast Cancer Link,« a.a.O. (siehe Anmerkung 39). »Das Cornell-Oxford Project on Nutrition, Health, and Environment, bekannt als ›The China Health Project (CHP)‹, bezieht seine Daten aus einer Reihe von großangelegten Umfragen, durch die man 1983 begann, die alltäglichen Lebensgewohnheiten von 6500 Chinesen in 65, weit über das ländliche China verstreuten Provinzen zu untersuchen. Diese Untersuchung wurde als ›The Grand Prix of epidemiology‹ bezeichnet.« Nathaniel Mead: »The Champion Diet.« In: *East West,* Sept. 1990, S. 45.

50. William Manahan: *Eat for Health.* Tiburon, CA, S. 164–165. Zahnärzte weisen darauf hin, daß die Osteoporose sich zuerst im Unterkiefer zeigt und daß sie mit Paradontose verbunden ist, der häufigsten Ursache für Zahnausfall bei Erwachsenen.
51. T. Colin Campbell: »Nutrition, Environment and Health Project; Chinese Adacemy of Preventive Medicine – Cornell-Oxford.« Referiert in Mead: *Champion Diet.* a.a.O., S. 46 (siehe Anmerkung 49).
52. Für den Knochenstoffwechsel werden außerdem Vitamin C, Vitamin D und eine Reihe von Spurenelementen, darunter Zink, Silizium, Kupfer, Bor und Mangan, gebraucht. Bei der Knochenbildung arbeiten diese Stoffe alle synergistisch zusammen.
53. L. Cohen und R. Kitzes: »Infrared Spectroscopy and Magnesium Content of Bone Mineral in Osteoporotic Women.« In: *Israel Journal of Medical Science,* 17/1981, S. 1123–1125; L. Cohen u.a.: »Magnesium Malabsorption in Postmenopausal Osteoporosis.« In: *Magnesium,* 2/1983, S. 139–143; L. Cohen u.a.: »Bone Magnesium, Crystallinity Index and State of Body Magnesium on Subjects with Senile Osteoporosis, Maturity Onset Diabetes and Women Treated with Contraceptive Preparations.« In: *Magnesium,* 2/1983, S. 70–75.
54. M. M. Linkswiler u.a.: »Calcium Retention of Young Adult Males as Affected by Level of Protein and Calcium Intake.« In: *Transactions of the New York Academy of Science,* 36/1974, S. 333; R. A. Chander u.a.: »Effect of Protein Intake on Calcium Balance in Young Men Given 500 mg Calcium Daily.« In: *Journal of Nutrition,* 104/74, S. 695–700; und R. M. Walker u.a.: »Calcium Retention in the Adult Human Male as Affected by Protein Intake.« In: Journal of Nutrition, 102/1972, S. 1297–1302.
55. Persönliche Mitteilung von Jeffrey Bland.
56. Jeffrey Bland: *How Do You Stand.* Osteoporose-Lehrprogramm, erhältlich bei HealthComm, Inc., Gig Harbor, WA 98335, USA.
57. Jeffrey Bland: »The Calcium Pushers.« In: *East/West,* 1987; Jeffrey Bland: *The Bone Loss Seminar.* Eine Folge von Kassetten über die Verhütung von Osteoporose. Erhältlich bei HealthComm, Inc. (Adresse siehe Anmerkung 56).
58. Die Quellen für diese Tabelle sind: U.S. Department of Agriculture: *Composition of Foods.* Handbooks Nr. 8 und 456. Washington, DC, 1963; J. A. Duke and A. A. Atchley: *Handbook of Proximate Analysis – Tables of Higher Plants.* CRC Press 1986; Leonard Jacobs: Artikel in: *East/West Journal,* Mai 1985; John Lee: »Osteoporosis Reversal: The Role of Progesterone.« In: *International Clinical Nutrition Review,* 10/1990; Judith Cooper Madlener: *The Sea Vegetable Book.* New York 1977; Nutrition Search, Inc., John Kirschmann, dir. comp.: *Nutrition Almanac.* Überarbeitete Ausgabe, New York 1979; U. S. Department of Agriculture: *Nutritive Value of Foods,* Handbook Nr. 72. Washington, DC, 1971; Pedersen: *Nutritional Herbology.* Pedersen 1987; und Maine Coast Sea Vegetables Co., Shore Road, Franklin, ME 04634, USA.
59. Diese Rezepte stammen aus: Susun Weed: *Menopausal Years. The Wise Woman's Way: Alternative Approaches for Women 30–90.* Woodstock,

NY, 1992. Eine große Vielfalt an Quellen ist aufgelistet in: Susun Weed: *HeilWeise.* Aus d. Engl. v. L. Francia. München 1990.
60. M. G. Enig u.a.: »Dietary Fat and Cancer Trends: A Critique.« In: *Federal Proceeding,* 37/1978, S. 2215–2230.
61. G. Abraham: »Primary Dysmenorrhea.« In: *Clinical Obstetrics and Gynecology,* Band 21, Nr. 1, 1978, S. 139–145.
62. J. F. Balch: *Prescription for Nutritional Healing.* New York 1990.
63. U. N. Das et al.: »Benzo(a)pyrene and Gamma Radiation Induced Genetic Damage in Mice May Be Prevented in Mice by GLA but Not Arachidonic Acid.« In: *Nutrition Research,* 5/1985, S. 101–105.
64. D. Horrobin u.a.: »Omega 6 Fatty Acids May Reverse Carcinogenesis by Restoring Natural PGE-1 Metabolism.« In: *Medical Hypotheses,* 6/1980, S. 469–486; und J. U. Jarkowski, W. T. Cave: »Dietary Fish Oil May Inhibit Development of Breast Cancer.« In: *Journal of the National Cancer Institute,* 74/1985, S. 1145–1150.
65. R. L. Swank u.a.: »Effect of Low Saturated Fat Diet in Early and Late Cases of Multiple Sclerosis.« In: *Lancet,* 336/1990, S. 37–39.
66. P. L. McLennon: »Reversal of Arrythmogenic Effects of Long-Term Saturated Fatty Acid Intake by Dietary N3 and N6 Polyunsaturated Fatty Acids.« In: *American Journal of Clinical Nutrition,* 51/1990, S. 53–58; D. Kim u.a.: »Dietary Fish Oil Added to Hyperlipidemic Diet for Swine Results in Reduction in Excessive Numbers of Monocytes Attached to Arterial Endothelium.« In: *Atherosclerosis,* 81/1991, S. 209–216; und C. J. Diskin et al.: Fish Oil to Prevent Intimal Hyperplasia and Thromboses. In: *Nephron,* 55/1990, S. 445–447.
67. Zur weiteren Lektüre empfehle ich die »Bibel« zu diesem Thema: Udo Erasmus: *Fats and Oils.* Vancouver, B. C., ebenso wie Clare Felix' informativen Rundbrief: *The Felix Letter: A Commentary on Nutrition.* P.O. Box 7094, Berkeley, CA 94707, USA.
68. S. Villance: »Relationship between Ascorbic Acid and Serum Proteins of the Immune System.« In: *British Medical Journal,* 2/1977, S. 437–438.
69. M. Alexander u.a.: »Oral B Carotene Can Increase the Number of OK T4 + Cells in Human Blood.« In: *Immunology Letters,* 9/1985, S. 221–224; W. C. Willet, G. Mac Mahon: »Diet and Cancer: An Overview.« In: *New England Journal of Medicine,* Band 310, Nr. 11/1984, S. 697–703; W. C. Willet u.a.: »Prediagnostic Serum Selenium and the Risk of Cancer.« In: *Lancet,* 2/1983, S. 130–133; R. A. Winchurch u.a.: »Supplementary Zinc Restores Antibody Formation of Aged Spleen Cells.« In: *European Journal of Immunology,* Band 17, S. 127–132.
70. Cox u.a.: »Red Blood Cell Magnesium and Chronic Fatigue Syndrome.« In: *Lancet,* 337/1991, S. 757–760.
71. Ouchi, u.a.: »Effect of Dietary Magnesium on Development of Atherosclerosis in Cholesterol-Fed Rabbits.« In: *Arteriosclerosis,* 10/1990, S. 732–737.
72. S. Belman: »Onion and Garlic Oil Inhibit Tumor Growth.« In: *Carcinogenesis,* Band 4, Nr. 8, 1983, S. 1063–1065.
73. I. Casoni, u.a.: »Changes in Magnesium Concentration in Endurance Ath-

letes.« In: *International Journal of Sports Medicine,* 11/1990, S. 234–237.

74. MRC Vitamin Study Research Group: »Prevention of Neural Tube Defects. Results of Medical Research Council Vitamin Study.« In: *Lancet,* 338/1991, S. 131–137.
75. V. Sahakian, u.a.: »Vitamin B6 Is Effective Therapy for Nausea and Vomiting in Pregnancy: A Randomized, Double-Blind Placebo Controlled Study.« In: *Journal of Obstetrics and Gynecology,* 78/1991, S. 33–36.
76. M. DeVos: »Articular Disease and the Gut: Evidence for a Strong Relationship Between Spondylarthropathy and Inflammation of the Gut in Man.« In: *Acta Clinica Belgica,* Band 45, Nr. 10, 1990, S. 20–24; P. Jackson u.a.: »Intestinal Permeability in Patients with Eczema and Food Allergy.« In: *Lancet,* 1/1981, S. 1285.
77. D. N. Golding: »Is There Allergic Synovitis?« In: *Journal of the Royal Society of Medicine,* 83/1990, S. 312–314; R. S. Panush: »Food Induced (Allergic) Arthritis: Clinical and Serological Studies.« In: *Journal of Rheumatology,* Band 17, Nr. 3, 1990, S. 291–294; C. G. Graul: »Food Allergies and the Migraine.« In: *Lancet,* 5. Mai 1979, S. 966–969; R. A. Finn u.a.: »Serum IgG Antibodies to Gliadin and Other Dietary Antigens in the Adult with Atopic Dermatitis.« In: *Clinical Experimental Dermatology,* Band 10, Nr. 3, 1985, S. 222–228; I. Waxman: »Case Records of the MGH: A 59-Year-Old Woman with Abdominal Pain and an Abnormal CT Scan.« In: *New England Journal of Medicine,* Band 329, Nr. 5, S. 343–349.
78. Die Diagnose von Lebensmittelallergie ist unter Schulmedizinern sehr umstritten, und manche Allergiefachleute glauben nicht, daß es Lebensmittelallergien gibt bzw. daß man etwas dagegen unternehmen kann.
79. Es ist bekannt, daß bei Krankheiten, die mit Darmdysbiose und Lebensmittelallergien zusammenhängen, der IgE-Spiegel verändert ist. IgE (Immunglobuline der Klasse E, sogenannte hautsensibilisierende Antikörper) sind Immunglobuline, die dazu führen, daß der Körper auf Substanzen von außen, wie Pollen, Schuppen von Tieren, Gras oder Weizen, die normalerweise nicht schädlich sind, allergisch reagiert. Bei Menschen, die entweder emotional oder körperlich unter ständigem Streß stehen, ist der IgE-Spiegel erhöht, so daß eine Überempfindlichkeitsreaktion auf solche in unserer Umwelt natürlich auftretenden Substanzen auftreten kann. Bei manchen Menschen ist der IgE-Spiegel dagegen herabgesetzt, was zu einer Schwächung des Immunsystems und damit zu einer erhöhten Anfälligkeit für Erkältungen usw. führt.
80. T. Shirakawa u.a.: »Lifestyle Effect on Total IgE: Lifestyles Have a Cumulative Impact on Controlling Total IgE Levels.« In: *Allergy,* 46/1991, S. 561–569; I. Waxman, a.a.O. (s. Anmerkung 77).
81. Die Daten stammen aus: *Brain/Mind Bulletin* (Dez. 1988).
82. Thomas Petros, Artikel in: *Physiology and Behavior,* Band 41, S. 25–30.
83. Statistische Daten aus ASH – Action on Smoking and Health, 2013H Street NS, Washington, DC 20006, USA, Tel: 001-203-659-4310.
84. Daten aus: Sheldon Ganberg: »Help for Nicotine Addiction Through Acupuncture.« In: *Journal,* Juli 1991, S. 1, 6.

85. B. Haglund u.a.: »Cigarette Smoking as a Risk Factor for Sudden Infant Death Syndrome.« In: *American Journal of Public Health,* 80/1990, S. 29–32.
86. R. A. Riemersma, u.a.: »Risk of Angina Pectoris and Plasma Concentration of Vitamins A, C, E, and Carotene.« In: The *Lancet,* Band 337, S. 1–5.
87. Ganberg, a.a.O. (siehe Anmerkung 84); » James S. Olms, M.D., of Ohio: *The American Journal of Acupunture,* Band 12, Nr. 4.
88. Interessanterweise enthält Muttermilch etwa 300 mg Kalzium pro Liter, während Kuhmilch 1200 mg pro Liter enthält. Doch Säuglinge, die gestillt werden, nehmen mehr Kalzium auf als Kinder, die mit Kuhmilch ernährt werden. Mehr ist also nicht unbedingt besser. Quelle: William Manahan: *Eat for Health.* H. J. Kramer, Inc. 1988, S. 164.
89. Frank Oski: *Don't Drink Your Milk.* Mollica Press 1983, erhältlich bei Teach Services, Route 1, Box 182, Brushton, NY 12916, USA, Tel. 001-800-367-1844.
90. Jeff Woodward: *The Healing Power of Food: A Gourmet Cookbook for Lives in Transition.* Minneapolis 1988, erhältlich bei: Traditional Cooking Arts, 5336 York Avenue South, Minneapolis, MN 55410, USA, Tel. 001-612-929-2207.
91. Annemarie Colbin: *Food and Healing.* New York 1987; Annemarie Colbin: *Book of Whole Meals.* New York 1985; und Annemarie Colbin: *The Basics of Healthy Cooking,* Video. Erhältlich bei: Natural Gourmet Cookery School, 48 West 21st Street, Suite 202, New York, NY 10010, USA, Tel. 001-212-645-5170.
92. Rick Perry: *Hurricane Kitchen.* Augusta, ME, 1988.
93. Kristina Turner: *The Self-Healing Cookbook.* Grass Valley, CA, 1987.
94. H. A. Jackson u.a.: »Aluminium from a Coffee Pot.« In: Lancet, 1/1989, S. 781–782.
95. G. Lubec u.a.: »Amino Acid Isomerization and Microwave Exposure.« In: *Lancet,* 2/1987, S. 1392–1393.
96. J. S. Bland: Leserbrief. In: *New England Journal of Medicine,* Band 326, Nr. 3, 1992, S. 200.
98. Melvyn Morse, *Transformed by the Light.*

18. Kapitel – Die Heilkraft der Bewegung

1. David Spangler, Vortragsmitschrift von einer Konferenz mit dem Thema: Energy and Medicine: Intuition as a Prerequisite for 21st Century Medicine, Regents Park, London, Nov. 1991.
2. Brian Swimme: *Das Universum ist ein grüner Drache. Ein Dialog über die Schöpfungsgeschichte oder von der mystischen Liebe zum Kosmos.* Aus d. Amerik. von Peter Athmann. München 1991.
3. Viele der folgenden Untersuchungen sind zu finden in R. A. Anderson: *Wellness Medicine.* Lynnwood, WA, 1987.
4. Body Bulletin. Rodale Press, Emmaus, PA, Januar 1984.
5. Belloc und Breslow: »Relationship of Physical Fitness and Health Status.«

In: *Preventive Medicine,* Band 1, Nr. 3, 1972, S. 109–121.

6. R. J. Young: »Effect of Regular Exercise on Cognitive Functioning and Personality.« In: *British Journal of Sports Medicine,* Band 13, Nr. 3, 1979, S. 110–117; B. Gutin: »Effect of Increase in Physical Fitness on Mental Ability Following Physical and Mental Stress.« In: *Research Quarterly,* Band 37, Nr. 2, 1966, S. 211–220.
7. M. S. Bahrke: »Exercise, Meditation, and Anxiety Reduction.« In: *American Corr. Therapy Journal,* Band 33, Nr. 2, 1979, S. 41–44; J. W. Collingswood und L. Willet: »The Effects of Physical Training Upon Self-Concept and Body Attitude.« In: *Journal of Clinical Psychology,* Band 27, Nr. 3, 1971, S. 411–412.
8. R. Prince u.a.: »Prevention of Postmenopausal Osteoporosis: A Comparative Study of Exercise, Calcium Supplementation, and Hormone Replacement Therapy.« [Journal] Band 325, Nr. 17, 1991, S. 1189–1204; J. F. Aloia u.a.: »Prevention of Involutional Bone Mass by Exercise.« In: *Annals of Internal Medicine,* Band 89, Nr. 3, 1978, S. 351–358; Consensus Development Conference on Osteoporosis. National Institutes of Health, Washington, DC, 1989.
9. S. J. Griffin und J. Trinder: »Physical Fitness, Exercise, and Human Sleep.« In: *Psychophysiology,* Band 15, Nr. 5, 1978, S. 447–450.
10. J. Morgan u.a.: »Psychological Effects of Chronic Physical Activity.« In: *Medical Science Sports,* Band 2, Nr. 4, 1970, S. 213–217.
11. Helmrich u.a.: »Physical Activity and Reduced Occurrence of Non-Insulin-Dependent Diabetes Mellitus.« In: *New England Journal of Medicine,* Band 325, Nr. 3, 18. Juli 1991.
12. J. Prior: »Conditioning Exercise Decreases Premenstrual Symptoms: A Prospective, Controlled 6-Month Trial.« In: *Fertility and Sterility,* Band 47, Nr. 402, 1987.
13. B. P. Worth u.a.: »Running Through Pregnancy.« In: *Runner's World,* Nov. 1978, S. 54–59.
14. Meine Familie rennt immer noch mit Vergnügen draußen herum. Für sie ist es genau das Richtige. Manchmal macht mein Mann bei ihren heroischen Unternehmungen mit, und ich bin damit aus dem Schneider!
15. Ich habe festgestellt, daß das Aerobictraining mit Gewichten sehr wirkungsvoll ist, wenn man dazu Zeit hat. Jede Trainingseinheit dauert zwischen 45 und 60 Minuten, und wenn man durchschnittlich dreimal in der Woche trainiert, spürt man das Training bereits nach etwa 5 Trainingseinheiten im Körper.
16. H. H. Jones u.a.: »Humeral Hypertrophy in Response to Exercise.« In: *Journal of Bone and Joint Surgery,* Band 59, Nr. a2, 1977, S. 204–208; N. K. Dalen und E. Olsson: »Bone Mineral Content and Physical Activity.« In: *Acta Ortho Scanda,* Band 45, Nr. 2, 1974, S. 170–174.
17. Putai, Jin: »Changes in Heart Rate, Noradrenaline, Cortisol, and Mood During Tai Chi.« In: *Journal of Psychosomatic Research,* Band 33, Nr. 2, 1989, S. 197–206.
18. Ich bin sehr dafür, Dummies (große Puppen) zusammenzuschlagen – ein

Training, das Frauen hilft, eine Strategie zu entwickeln, mit der sie einen Angriff abwehren können.
19. Ann Ray Martin und Valerie Gladstone: »The Quickest Fixes.« In: *Longevity,* Mai 1991, S. 48 f.
20. R. Markus u.a.: »Menstrual Function and Bone Mass in Elite Women Distance Runners: Endocrine and Metabolic Features.« In: *Annals of Internal Medicine,* 102/1985, S. 158–163.
21. N. A. Rigotti u.a.: »Osteoporosis in Women with Anorexia Nervosa.« In: *New England Journal of Medicine,* 311/1989, S. 1601–1605.
22. Nancy Lane, M. D.: »Exercise and Bone Status.« In: *Complementary Medicine,* Mai/Juni 1986.
23. L. L. Schweiger u.a.: »Caloric Intake, Stress, and Menstrual Function in Athletes.« In: *Fertility and Sterility,* 49/1988, S. 447–450.
24. B. L. Drinkwater u.a.: »Bone Mineral Density After Resumption of Menses in Amenorrheic Athletes.« In: *Journal of the American Medical Association,* Band 256, S. 380–382; J. S. Lindbergh u.a.: »Increased Vertebral Bone Mineral in Response to Reduced Exercise in Amenorrheic Runners.« In: *Western Journal of Medicine,* Band 146, S. 39–47.

19. Kapitel – Uns selbst heilen – unsere Welt heilen

1. C. W. Birky: »Relaxed Cellular Controls and Organelle Heredity.« In: *Science,* 222/1983, S. 466–475; M. C. Corballis, M. J. Morgan: »On the Biological Basis of Human Laterality.« In: *Journal of Behavioral Science,* 2/1978, S. 261–336; Norman Geschwind und Albert Galaburda: »Cerebral Lateralization, Biological Mechanisms, and Pathology.«
2. *The Burning Tree* ist ein Dokumentarfilm über die Verbrennung von 9 Millionen Frauen und ihrer Anhängerinnen als Hexen im Mittelalter. Weitere Informationen bei Donna Reed Film maker, Direct Cinema, P. O. Box 10003, Santa Monica, CA 90410, USA, Tel. 001-310-396-4774 oder 001-800-525-4000. Weitere Informationen zu diesem Thema auch in dem Buch von Starhawk: *Der Hexenkult als Ur-Religion der Großen Göttin. Magische Übungen, Rituale und Anrufungen.* Aus dem Amerik. v. Ulla Schuler. München 1992.
3. Rupert Sheldrake: *Das Gedächtnis der Natur. Das Geheimnis der Entstehung der Formen in der Natur.* Aus d. Engl. v. J. Eggert. München 1992; und: *Das schöpferische Universum. Die Theorie des morphogenetischen Feldes.* Aus d. Engl. v. W. Landmann und K. Wesel. München 1983. In Sheldrakes Theorie geht es um »morphologische Einheiten«, die als Energieformen betrachtet werden können. »Das begriffliche Denken vermag diese Aspekte von Form und Energie nicht auseinanderzuhalten, in Wirklichkeit aber sind sie stets miteinander verbunden. Keine morphologische Einheit kann Energie ohne Form haben, umgekehrt ist eine materielle Form ohne Energie unmöglich.« (Sheldrake, 1983, S. 111.) Die charakteristische Form einer gegebenen morphologischen Einheit wird von der Form früherer, ähnlicher Systeme bestimmt, die über Zeit und Raum hinweg auf sie

wirken, in einem Prozeß der »morphologischen Resonanz« durch »morphogenetische Felder«. Dieser Einfluß hängt von den dreidimensionalen Strukturen des Systems und von den Schwingungsmustern ab.
Ein Beispiel: In einem Labor in London werden Tausende von Ratten darauf trainiert, eine neue Aufgabe zu lösen. Wenn Sheldrakes Theorie stimmt, dann müßten zu einem späteren Zeitpunkt und in Labors irgendwo anders auf der Welt ähnliche Ratten fähig sein, die gleiche Aufgabe in kürzerer Zeit zu bewältigen, weil die ersten Versuchsratten das »morphogenetische Feld« bezüglich der Lernprozesse von Ratten verändert haben. Diese Wirkung sollte eintreten, ohne daß zwischen den beiden Labors eine Verbindung oder Kommunikation auf physischer Ebene besteht.
Über Beweise dafür, daß diese Wirkung tatsächlich eintritt, berichten Ager u.a.: »Fourth (final) Report on a Test of McDougall's Lamarckian Experiment in the Training of Rats.« In: *Journal of Experimental Biology,* 3/1954, S. 304–321.
4. Ms., Titelblatt, Jan.–Feb. 1992.
5. Anne Wilson Schaef: *Nimm dir Zeit für dich selbst. Tägliche Meditationen für Frauen, die zuviel arbeiten.* München 1992, Meditation für den 15. Mai.
6. Audre Lorde: *Burst of Light.* Ithaca, NY, 1988, S. 131. Ihrem Buch zufolge wurden 1984 bei Audre Lorde Metastasen von Brustkrebs in der Leber diagnostiziert. 1992 wurde sie zum Poet laureate von New York State ernannt. Normalerweise beträgt die Lebenserwartung bei einem Tumor mit Metastasen in der Leber sechs Monate. Audre Lorde lebte nach dieser Diagnose noch neun Jahre lang.
7. Annie Rafter ist Krankenschwester und eine der Mitbegründerinnen von *Women to Women.* Als sie kürzlich von ihrem derzeitigen Wohnsitz in Santa Fe zu uns zu Besuch kam, trafen sie, Marcelle Pick und ich uns, untersuchten uns gegenseitig und machten Abstriche. Dr. Bethany Hays, eine unserer neuesten Mitarbeiterinnen, bezeichnete das als »Pap-a-rama«!
8. An diesem Gedanken ist etwas Wahres dran. Medizinstudenten sind dafür bekannt, daß sie die Symptome der Patienten, mit denen sie zusammenkommen, bei sich selbst feststellen, wenn sie gerade die verschiedenen Krankheiten kennenlernen. Ich konnte mich früher nicht besonders gut abgrenzen und habe zuviel von dem, was in der Praxis passierte, »mit nach Hause« genommen. Da ich mich den ganzen Tag im Energiefeld von Myomen aufhalte und mich ziemlich stark in meine Patientinnen einfühle, ist mein Energiefeld zweifellos von ihren Energiefeldern beeinflußt worden – und doch muß ich selbst die Verantwortung für dieses Leiden übernehmen und daraus lernen und daran wachsen.

Register

C

F

H

N

R

W

Y

Z